La Pratique

DES

Maladies des Enfants

DIAGNOSTIC ET THÉRAPEUTIQUE

PUBLIÉ EN FASCICULES PAR

APERT, ARMAND-DELILLE, AVIRAGNET, BARBIER, BROCA, CASTAIGNE, FARGIN-FAYOLLE, GÉNÉVRIER, GRENET, GUILLEMOT, GUINON, GUISEZ, HALLÉ, MARFAN, MÉRY, MOUCHET, SIMON, TERRIEN, ZUBER (de Paris), NOVÉ-JOSSERAND, PÉHU, WEILL (de Lyon), ANDERODIAS, CRUCHET, DENUCÉ, DUBREUILH, MOUSSOUS, PETGES, ROCAZ (de Bordeaux), FRŒLICH, HAUSHALTER (de Nancy), CARRIÈRE (de Lille), DALOUS (de Toulouse), LEENHARDT (de Montpellier), AUDEOUD, BOURDILLON (de Genève), DELCOURT (de Bruxelles).

SECRÉTAIRE DE RÉDACTION : R. CRUCHET

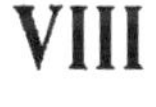

VIII

Chirurgie

du Crâne, du Rachis, du Thorax, du Bassin et des Membres

Orthopédie

PAR

M. DENUCÉ
Professeur de clinique chirurgicale infantile et orthopédique
à la Faculté de médecine de Bordeaux.

ET

M. NOVÉ-JOSSERAND
Professeur agrégé
Chargé du Cours de chirurgie infantile
à l'Université de Lyon.

Avec 287 Figures

PARIS — J.-B. BAILLIÈRE ET FILS — 1913

La Pratique

DES

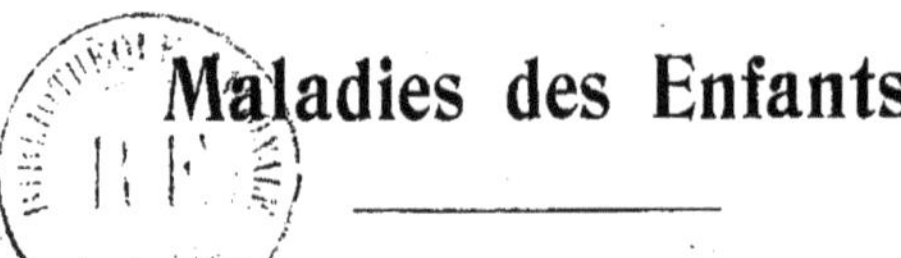

Maladies des Enfants

VIII

CHIRURGIE

du Crâne, du Rachis, du Thorax,
du Bassin et des Membres

Orthopédie

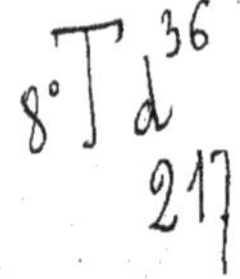

LISTE DES COLLABORATEURS

ANDÉRODIAS.................. Professeur agrégé à la Faculté de médecine de Bordeaux, accoucheur des hôpitaux.
APERT.................. Médecin de l'hôpital Andral.
ARMAND-DELILLE.............. Ancien interne des hôpitaux de Paris.
AUDÉOUD.................. Privat-docent de pédiatrie à la Faculté de médecine de Genève.
AVIRAGNET.................. Médecin de l'hôpital des Enfants-Malades.
BARBIER.................. Médecin de l'hôpital Hérold.
BOURDILLON.................. Privat-docent de pédiatrie à la Faculté de médecine de Genève.
BROCA (Auguste).............. Professeur agrégé à la Faculté de médecine de Paris, chirurgien de l'hôpital des Enfants-Malades.
CARRIÈRE.................. Professeur à la Faculté de médecine de Lille, médecin des hôpitaux.
CASTAIGNE.................. Professeur agrégé à la Faculté de médecine de Paris, médecin des hôpitaux.
CRUCHET.................. Professeur agrégé à la Faculté de médecine de Bordeaux, médecin des hôpitaux.
DALOUS.................. Professeur agrégé à la Faculté de médecine de Toulouse, médecin des hôpitaux.
DELCOURT.................. Agrégé à la Faculté de médecine de Bruxelles.
DENUCÉ.................. Professeur de clinique chirurgicale infantile et orthopédie à la Faculté de médecine de Bordeaux.
DUBREUILH (W.).............. Professeur de clinique des maladies cutanées et syphilitiques.
FARGIN-FAYOLLE.............. Dentiste des hôpitaux de Paris.
FRŒLICH.................. Professeur agrégé à la Faculté de médecine de Nancy, chargé du cours clinique de chirurgie orthopédique et infantile.
GENEVRIER.................. Ancien interne des hôpitaux de Paris.
GRENET.................. Médecin des hôpitaux de Paris.
GUILLEMOT.................. Ancien chef de clinique des maladies des enfants à la Faculté de médecine de Paris, médecin des hôpitaux de Paris.
GUINON.................. Médecin de l'hôpital Trousseau.
GUISEZ.................. Assistant d'oto-rhino-laryngologie à la clinique chirurgicale de l'Hôtel-Dieu de Paris.
HALLÉ.................. Médecin des hôpitaux de Paris.
HAUSHALTER.................. Professeur de clinique médicale infantile à la Faculté de médecine de Nancy.
LEENHARDT.................. Professeur agrégé à la Faculté de médecine de Montpellier.
MARFAN.................. Professeur à la Faculté de médecine de Paris, médecin de l'hôpital des Enfants-Malades.
MÉRY.................. Professeur agrégé à la Faculté de médecine de Paris, médecin de l'hôpital des Enfants-Malades.
MOUCHET.................. Chirurgien des hôpitaux de Paris.
MOUSSOUS.................. Professeur de clinique médicale infantile à la Faculté de médecine de Bordeaux.
NOVÉ-JOSSERAND.............. Professeur agrégé à la Faculté de médecine de Lyon, charge du cours de chirurgie infantile.
PÉHU.................. Ancien chef de clinique des maladies infantiles à la Faculté de médecine de Lyon, médecin des hôpitaux.
PETGES.................. Professeur agrégé à la Faculté de médecine de Bordeaux, médecin des hôpitaux.
ROCAZ.................. Ancien chef de clinique des maladies des enfants à la Faculté de médecine de Bordeaux, médecin des hôpitaux.
SIMON.................. Ancien interne des hôpitaux de Paris.
TERRIEN (F.).................. Professeur agrégé à la Faculté de médecine de Paris, ophtalmologiste de l'hôpital des Enfants-Malades.
WEILL.................. Professeur de clinique médicale infantile à la Faculté de médecine de Lyon, médecin des hôpitaux.
ZUBER.................. Ancien interne des hôpitaux de Paris.

DIVISION EN FASCICULES

FASC. I. — *Introduction à la médecine des Enfants*.............. 10 fr.
FASC. II. — *Maladies du Tube digestif*.............. 12 fr.
FASC. III. — *Appendice et Péritoine; Foie, Pancréas, Reins, Surrénales, Sang, Ganglions et Rate*.............. 12 fr.
FASC. IV. — *Maladies du Cœur et des Vaisseaux, du Nez, du Larynx, des Bronches, des Poumons, des Plèvres, du Médiastin.* 16 fr.
FASC. V. — *Tissu cellulaire; Os, Articulations; Nutrition; Système nerveux*.............. 16 fr.
FASC. VI. — *Maladies de la peau et Fièvres éruptives.*
FASC. VII. — *Chirurgie des Enfants*.............. 14 fr.
FASC. VIII. — *Chirurgie du crâne, du rachis, du thorax, du bassin et des membres; Orthopédie*.............. 14 fr.

Chaque fascicule se vend également cartonné avec un supplément de 1 fr. 50.

La Pratique
DES
Maladies des Enfants
DIAGNOSTIC ET THÉRAPEUTIQUE

PUBLIÉ EN FASCICULES PAR

APERT, ARMAND-DELILLE, AVIRAGNET, BARBIER, BROCA, CASTAIGNE, FARGIN-FAYOLLE, GENEVRIER, GRENET, GUILLEMOT, GUINON, GUISEZ, HALLÉ, MARFAN, MÉRY, MOUCHET, SIMON, TERRIEN, ZUBER (de Paris); NOVÉ-JOSSERAND, PEHU, WEILL (de Lyon); ANDÉRODIAS, CRUCHET, DENUCÉ, DUBREUILH, MOUSSOUS, PETGES, ROCAZ (de Bordeaux); FRŒLICH, HAUSHALTER (de Nancy); CARRIÈRE (de Lille); DALOUS (de Toulouse); LEENHARDT (de Montpellier); AUDEOUD, BOURDILLON (de Genève); DELCOURT (de Bruxelles).

SECRÉTAIRE DE RÉDACTION : R. CRUCHET

VIII

CHIRURGIE
du Crâne, du Rachis, du Thorax, du Bassin et des Membres
Orthopédie

PAR

Le Dr DENUCÉ
Professeur de clinique chirurgicale infantile
et orthopédique
à la Faculté de médecine de Bordeaux.

ET

Le Dr G. NOVÉ-JOSSERAND
Professeur agrégé
Chargé du Cours de chirurgie infantile
à l'Université de Lyon.

Avec 287 figures

PARIS — J.-B. BAILLIÈRE ET FILS — 1913
19, RUE HAUTEFEUILLE, 19

LA PRATIQUE
DES MALADIES DES ENFANTS

CHIRURGIE ET ORTHOPÉDIE DES MEMBRES

PAR

G. NOVÉ-JOSSERAND

Chargé du cours de chirurgie infantile à l'Université de Lyon,
Chirurgien de la Charité.

La plupart des affections chirurgicales des membres présentent dans l'enfance un caractère particulier en raison surtout de l'état de croissance des tissus sur lesquels elles se développent. Mais il en est un certain nombre qui appartiennent plus spécialement à la chirurgie infantile par leur fréquence et l'importance des déformations dont elles sont la cause. C'est à ce groupe de maladies que nous avons limité notre exposé, et encore avons-nous dû, pour ne pas dépasser les limites assignées à cet ouvrage, restreindre leur étude aux notions essentielles pour établir le diagnostic et poser les indications du traitement.

MEMBRE SUPÉRIEUR

Nous avons divisé les affections du membre supérieur en cinq chapitres : *affections traumatiques*, *affections inflammatoires*, *affections paralytiques*, *malformations congénitales* et *déformations acquises*.

AFFECTIONS TRAUMATIQUES

Les traumatismes du membre supérieur forment un des chapitres les plus intéressants et les plus utiles de la pathologie infantile. Ils sont, en effet, très fréquents et parfois suivis de conséquences graves. Nous étudierons les *fractures* de la *clavicule*, de l'*humérus* et des *os de l'avant-bras*, les *luxations* du *coude* et la *pronation douloureuse.*

Fractures de la clavicule.

Causes. — Les fractures de la clavicule sont fréquentes chez l'enfant, surtout avant l'âge de cinq ans.

Cette prédisposition s'explique par le développement de cet os. Comme il se forme par l'imprégnation calcaire d'une ébauche conjonctive et sans passer par le stade cartilagineux, son ossification est plus précoce que celle des os voisins. Il est donc, pendant les premières années, le point le plus résistant et le moins élastique de l'épaule; aussi ressent-il plus vivement que les os voisins l'effet des traumatismes portant sur cette région.

Les chocs directs sont rarement en cause; le plus souvent il s'agit de fractures indirectes qui se produisent à la suite d'une chute sur le moignon de l'épaule ou sur le bras tenu en abduction.

Anatomie pathologique. — Le trait de fracture se trouve ordinairement à la partie moyenne de l'os. Il peut exceptionnellement siéger plus en dedans ou plus en dehors. Cette dernière variété mérite seule une description spéciale sous le nom de fracture du tiers externe.

1° Fractures de la partie moyenne. — Dans la grande majorité des cas, la fracture est incomplète ou sous-périostée sans déplacement. Les fractures complètes analogues à celles de l'adulte sont beaucoup plus rares.

a. Fractures incomplètes. — On en distingue trois variétés: l'*inflexion simple*, sans interruption véritable de l'os, dont l'existence est démontrée par une pièce de Gurlt, mais qui paraît être très rare; la *fracture incomplète* représentée par une fissure limitée au bord antérieur et à la face supérieure de l'os; enfin la *fracture complète sous-périostée*, dans laquelle la fissure s'étend à toute l'épaisseur de l'os, mais où les fragments restent maintenus au contact par le périoste épais et résistant.

Dans ces trois variétés, le déplacement est à peu près nul. Tout au plus observe-t-on une légère coudure à sommet dirigé en avant; mais celle-ci est souvent plus apparente que réelle, la déformation que l'on observe en clinique étant due en grande partie à l'infiltration des parties molles et à l'épaississement du périoste.

b. Fractures complètes. — Le trait de fracture est, comme chez l'adulte, oblique de haut en bas, de dehors en dedans et parfois d'arrière en avant. Le fragment interne est soulevé par le sterno-cléido-mastoïdien ; le fragment externe est abaissé par le poids de l'épaule et entraîné en dedans par l'action traumatique et par les muscles. Il en résulte un chevauchement du fragment externe au-dessous du fragment interne et quelquefois au-devant de lui ; assez souvent aussi, les fragments forment entre eux une coudure angulaire à sommet dirigé en haut.

2° **Fractures du tiers externe.** — Cette variété est beaucoup plus rare. Le trait siège à 2 ou 3 centimètres de l'extrémité externe de la clavicule, et sa direction est perpendiculaire à l'axe de l'os. Le périoste se déchire sur la face supérieure ; il résiste au contraire sur la face inférieure. Il n'y a donc pas de chevauchement, mais le fragment inférieur, entraîné par le poids de l'épaule, s'abaisse par un mouvement de charnière, et il tend à se faire une déformation angulaire à sommet dirigé en haut.

Symptômes. — Les symptômes diffèrent beaucoup suivant la variété de la fracture.

a. Dans les **fractures incomplètes** ou **sous-périostées** de la partie moyenne, la douleur et l'impotence sont très variables.

Quelquefois l'enfant tient son bras pendant, immobile et crie à l'occasion du moindre mouvement. Plus souvent la douleur est assez modérée pour permettre l'usage de l'avant-bras et de la main, et elle s'exaspère seulement quand on cherche à mouvoir l'épaule. Il y a enfin des cas où les symptômes subjectifs sont tellement peu accentués que la fracture reste méconnue et se révèle seulement plus tard par la saillie d'un cal volumineux.

L'*examen* montre au niveau de la clavicule une tuméfaction œdémateuse, habituellement sans ecchymose : l'épaule est un peu abaissée à cause de la douleur, mais il n'y a pas de déformation. Le palper provoque une douleur vive localisée à la partie moyenne de la clavicule ; celle-ci est épaissie surtout à sa face antérieure ; ses contours se sentent mal. On ne trouve en général ni mobilité anormale, ni crépitation.

Évolution. — L'évolution de ces fractures est simple : la consolidation se fait en deux à trois semaines, avec un cal presque toujours volumineux. Celui-ci est parfois assez gros pour faire sous la peau un relief bien visible et donner l'impression d'une exostose ; mais cette déformation assez disgracieuse s'atténue assez vite et, après quelques mois, il n'en reste plus rien.

b. Les **fractures obliques avec déplacement** donnent un tableau clinique identique à celui qu'on observe chez l'adulte. La douleur et l'impotence sont très accentuées, la tuméfaction considérable accompagnée d'ecchymose. Le moignon de l'épaule est abaissé, et la clavicule semble raccourcie. Par le palper combiné avec les mouvements de l'épaule, on sent la mobilité anormale, accompagnée parfois de crépitation; la déformation s'atténue lorsqu'on porte le moignon de l'épaule en haut et en arrière; elle se reproduit dès qu'on abandonne le bras à lui-même.

c. Dans les **fractures du tiers externe**, la douleur et l'impotence sont généralement assez vives. Il n'y a pas de tuméfaction ni de déformation sur le trajet de la clavicule; mais le moignon de l'épaule est abaissé, et l'on provoque une douleur vive en pressant sur la clavicule à 2 ou 3 centimètres de son extrémité externe. En relevant le moignon de l'épaule, on sent que le fragment externe se meut comme le côté d'une charnière, et on détermine quelquefois une crépitation fine. L'évolution est simple et la consolidation se fait sans difficulté, grâce sans doute au périoste de la face inférieure.

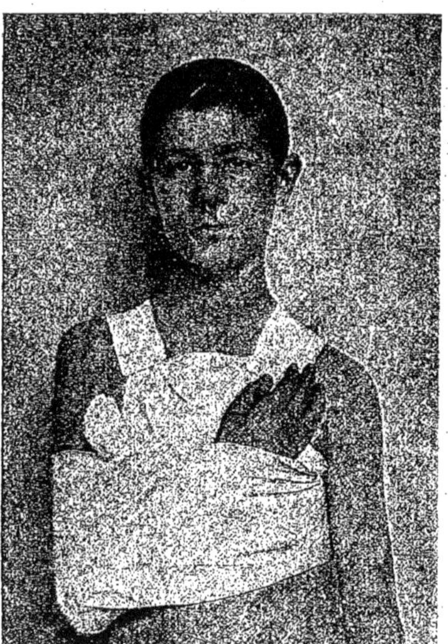

Fig. 1. — Écharpe pour immobiliser l'épaule.

Traitement. — Dans les fractures sans déplacement, qui sont, dans le jeune âge, de beaucoup les plus fréquentes, il n'y a pas à faire de réduction, et il suffit d'immobiliser le membre pour calmer la douleur et prévenir le développement exagéré du cal.

Ce résultat est obtenu par une *simple écharpe* : après avoir garni d'ouate l'aisselle et la région de l'épaule, on applique le bras sur le côté du thorax et l'avant-bras fléchi à angle aigu contre la poitrine. On prend alors une écharpe triangulaire dont la base s'applique autour du thorax enserrant le bras, et dont le sommet se replie en passant sous l'avant-bras pour venir se fixer à des bretelles qui passent sur l'épaule et vont s'attacher à la base de l'écharpe dans le dos, au niveau de la ceinture (fig. 1).

Lorsqu'il existe un déplacement important, comme le cas se présente dans les fractures complètes obliques, il faut faire la réduction en portant le moignon de l'épaule en haut et en arrière. Mais le maintien est très difficile à réaliser : chez l'adulte, le meilleur moyen que l'on connaisse actuellement est la méthode du décubitus, dite de Couteau, mais elle n'est pas applicable chez l'enfant.

Ombrédanne a proposé récemment de la remplacer par un *bandage plâtré* fixant le membre dans la même attitude que donne le décubitus. L'avant-bras étant fléchi, le chirurgien saisit le coude du malade et le porte le plus loin possible en haut et en arrière, de sorte que la main vient se placer sur le côté du thorax. La réduction se fait ainsi : après s'être assuré qu'elle est complète, on fait un bandage plâtré circulaire autour du tronc, du bras et de l'avant-bras, et on dégage ensuite la pointe du coude et les doigts.

La consolidation des fractures de la clavicule demande, chez l'enfant, environ trois semaines. Les fonctions du membre se rétablissent ensuite spontanément.

Fractures de l'humérus.

Les fractures de l'humérus occupent la première place parmi les traumatismes de l'enfance. Il faut distinguer les fractures de l'*extrémité supérieure*, de la *diaphyse* et de l'*extrémité inférieure*.

Fractures de l'extrémité supérieure.

Cette fracture peut se rencontrer chez le nouveau-né, à la suite des manœuvres obstétricales; elle est alors tantôt isolée, tantôt associée avec les lésions du plexus brachial.

Plus tard, son âge de prédilection est de dix à vingt ans. A ce moment, l'extrémité supérieure de l'humérus, en voie de croissance très active, est le point faible de l'épaule, comme la clavicule chez les enfants plus jeunes ; c'est donc elle qui se fracture le plus souvent dans les chutes sur le moignon de l'épaule ou sur le bras tenu en abduction. La force agissant directement sur l'humérus ou transmise suivant l'axe du membre détermine la fracture dans le point le moins résistant. Le mécanisme de l'arrachement ne semble intervenir que dans des cas exceptionnels où le traumatisme se complique d'un mouvement de torsion ou de rotation.

Anatomie pathologique. — Chez le **nouveau-né**, il s'agit généralement d'un véritable décollement épiphysaire ; à cet âge, l'épiphyse est très volumi-

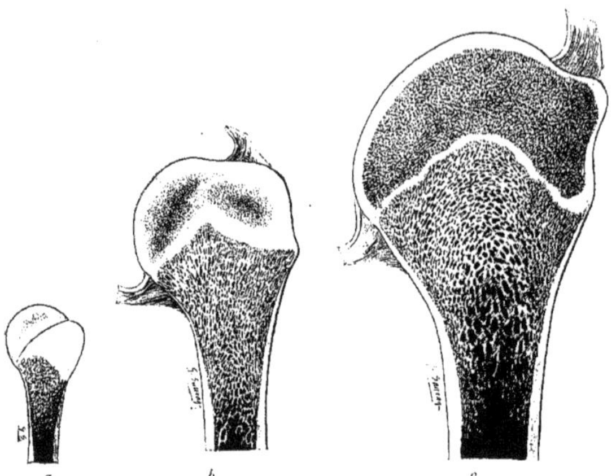

Fig. 2. — Développement de l'extrémité supérieure de l'humérus (d'après Ollier).

a, Nouveau-né. — *b*, seconde enfance. — *c*, adolescence.

La ligne diaphyso-épiphysaire, basse chez le nouveau-né, remonte à mesure que l'ossification s'avance, tandis que l'épiphyse s'étale et se creuse en forme de calotte.

neuse (fig. 2, *a*) ; elle descend jusqu'à 1 centimètre au-dessous du trochiter ; la solution de continuité siège donc bas ; elle se trouve au niveau de la base du col chirurgical. Le déplacement est rare ; quand il se produit, il consiste surtout, comme l'a montré Kustner, dans une rotation du fragment inférieur, en dedans.

Dans la **seconde enfance**, la conformation de l'extrémité supérieure de l'humérus est différente. A mesure que l'os s'accroît en longueur, l'épiphyse diminue de hauteur, et le cartilage de conjugaison se rapproche de la tête pour venir finalement se loger dans son épaisseur (fig. 2, *b*, *c*). Après dix ans, l'épiphyse se trouve réduite à une sorte de calotte aplatie, et l'extrémité de la diaphyse forme un gros moignon large, à surface convexe, qui pénètre profondément dans la tête humérale.

A ce moment, on peut distinguer deux variétés de fractures : la variété *trans-tubérositaire* et la variété *sous-tubérositaire*.

a. Fracture trans-tubérositaire. — C'est presque un décollement épiphysaire ; le trait de fracture suit le cartilage de conjugaison dans sa partie interne, et il s'en écarte seulement en dehors pour descendre plus ou moins directement en bas, en détachant un fragment de la partie externe de la diaphyse.

b. Fracture sous-tubérositaire. — Elle siège sur le col chirurgical, à une distance variable de la base des tubérosités ; il y a tous les intermédiaires entre les fractures diaphysaires proprement dites et les fractures trans-tubérositaires.

Le trait est généralement rectiligne, transversal, ou plus ou moins oblique.

Dans la plupart des cas, le périoste n'est pas déchiré complètement autour de la fracture ; il résiste à la face postérieure et se décolle sur une certaine longueur, formant un sautoir périostique qui maintient les fragments au contact et dont l'ossification rapide accélère la consolidation. L'engrènement vrai des fragments se voit aussi quelquefois ; il se fait par pénétration du fragment inférieur dans le tissu spongieux du fragment supérieur.

Le déplacement peut être nul ou très minime, les fragments étant engrenés ou maintenus par le périoste. Mais ce cas paraît être relativement rare. Habituellement les fragments se déplacent, et ils chevauchent souvent l'un sur l'autre. Le fragment inférieur se porte soit directement en avant, soit en avant et en dedans, soit plus ou moins directement en dehors. Cette dernière variété s'observe surtout dans les fractures sous-tubérositaires. Le chevauchement coïncide habituellement avec les déplacements en avant ou en dedans ; il peut atteindre un degré tel que le fragment inférieur perforant le deltoïde vient jusque sous la peau.

Symptômes. — Les fractures obstétricales sont souvent méconnues, l'attention étant attirée de préférence par la paralysie radiculaire qui coexiste souvent. Les signes propres à la fracture sont l'impotence, la douleur à la pression au niveau du cartilage conjugal et la sensation à ce niveau d'un renflement annulaire de l'os.

Chez les enfants plus âgés, les *symptômes subjectifs* présentent de grandes variations. La douleur et l'impotence, qui sont quelquefois très accentuées, sont, dans d'autres cas, assez faibles pour que les malades n'aient pas au premier moment la notion d'un accident grave.

L'*inspection* montre toujours une certaine tuméfaction de l'épaule avec une ecchymose qui siège ordinairement en avant ; elle ne révèle pas autre chose lorsque le déplacement est nul ou s'est fait en dehors.

Mais, lorsqu'il existe un déplacement, on observe une déformation qui varie suivant le sens de ce déplacement. Lorsque le fragment inférieur se porte en dedans et en haut, la ressemblance avec la luxation de l'épaule est assez grande : l'axe de l'humérus est dévié en avant et en dedans ; on voit et on sent une dépression anormale au-dessous de l'acromion, et on découvre vers la coracoïde le relief du fragment inférieur, qui se présente tantôt sous la forme d'une saillie mince dentelée rappelant la diaphyse humérale, tantôt comme une grosse masse arrondie à surface mousse que l'on pourrait facilement confondre avec la tête humérale. Avec le déplacement du fragment inférieur en dehors, la déformation est moins accentuée; on distingue cependant une exagération du relief du deltoïde, et on peut sentir par le palper l'arête externe du bord inférieur qui déborde à ce niveau.

La *pression* sur l'extrémité supérieure de l'humérus détermine toujours une douleur bien nette et assez vive. La crépitation est rare à cause de l'engrènement et de la fixation des fragments par le périoste. Pour la même raison, la mobilité anormale n'est souvent pas bien nette; cependant on peut généralement la faire apparaître en cherchant à exagérer la déformation.

La *gêne fonctionnelle* est assez variable : elle est souvent assez peu accentuée pour que le malade conserve l'usage de l'avant-bras et de la main. Les mouvements actifs de l'épaule sont toujours très limités; les mouvements passifs restent possibles dans une certaine mesure, mais ils sont douloureux.

ÉVOLUTION. — La fracture de l'extrémité supérieure de l'humérus se consolide rapidement, grâce surtout au sautoir périostique. En général le retour de la fonction se fait assez vite et complètement. La persistance du déplacement a surtout des inconvénients esthétiques; cependant, lorsque le fragment inférieur est très saillant en haut et en avant, il peut venir buter contre la voûte acromio-claviculaire et gêner le mouvement du bras en avant. Avec le déplacement en dehors, on peut avoir également de la limitation du mouvement d'abduction par suite de la butée du fragment inférieur contre la voûte acromio-coracoïdienne.

Des *troubles de croissance* consécutifs ont été signalés par Ollier, Bruns, Vogt; on a vu le raccourcissement qui en résulte atteindre 13 centimètres; mais ce sont là des faits exceptionnels.

Diagnostic. — Chez les **nouveau-nés**, le diagnostic se pose avec la *paralysie du plexus brachial* et avec les autres causes de pseudo-paralysie. La fracture se caractérise par la douleur à la pression au niveau du cartilage conjugal et par la sensation à ce niveau d'un épaississement de l'os. La *maladie de Parrot* peut donner des symptômes semblables, mais elle a pour elle la multiplicité fréquente des lésions osseuses, leur apparition à une date plus éloignée de la naissance et la coexistence d'autres lésions spécifiques.

Chez les **adolescents**, la confusion avec une simple *contusion* est fréquente dans les cas où la déformation n'est pas bien nette. Le diagnostic se base sur la présence dans la fracture d'un point douloureux bien localisé sur la région juxta-épiphysaire et sur la recherche de la mobilité anormale et de la crépitation. Dans les cas douteux il faut recourir à la radiographie.

Lorsqu'il existe un déplacement en avant et en dedans, c'est avec la *luxation de l'épaule* que le diagnostic se discute. Mais il faut remarquer chez l'adolescent que cette luxation est tout à fait rare. Les signes distinctifs sont d'ailleurs faciles à trouver. Dans la fracture, il y a presque toujours une mobilité anormale suffisante pour permettre de rapprocher le coude du tronc ; la dépression sous-acromiale siège plus bas que dans la luxation ; la saillie osseuse, que l'on sent vers la coracoïde, est plus irrégulière, et sa surface présente souvent des dentelures caractéristiques.

Traitement. — Dans les **fractures sans déplacement**, il suffit d'immobiliser le bras pour calmer la douleur. Chez le nourrisson, ce résultat est obtenu en fixant le membre contre le thorax avec quelques tours de bande. Plus tard, la simple écharpe que nous avons décrite à propos de fractures de la clavicule (fig. 1) suffit le plus souvent; on peut la compléter en faisant de l'extension continue au moyen d'un poids attaché au niveau du coude.

Si la fracture est très mobile et occasionne une douleur vive, il est préférable de faire un bandage plâtré.

Celui-ci se compose (fig. 3) d'une attelle externe descendant jusqu'au poignet et se divisant sur l'épaule en deux chefs qui s'entre-croisent et vont se rejoindre dans l'aisselle du côté opposé, en passant l'un en avant, l'autre en arrière du thorax.

Quand **il existe un déplacement**, il faut chercher à en OBTENIR LA RÉDUCTION si les fragments sont encore mobiles.

Sous anesthésie, on porte le bras en abduction pour fixer le fragment supérieur, puis on exerce une forte traction sur le fragment inférieur, et on agit directement sur lui en le repoussant dans le sens opposé au déplacement. Si la manœuvre réussit, on peut immobiliser le membre dans l'appareil plâtré indiqué plus haut, en y ajoutant une traction continue avec un poids fixé au niveau du coude.

Mais la réduction n'est pas toujours possible : lorsqu'il y a un chevauchement très accentué, il peut arriver que la traction sous anesthésie ne soit pas suffisante, ou bien que le fragment inférieur n'arrive pas à se dégager de la boutonnière musculo-aponévrotique; plus souvent, c'est l'ossification rapide de la jetée périostique postérieure qui immobilise les fragments.

Dans le premier cas, on a encore la ressource de l'extension continue, le membre étant en abduction, mais il est souvent difficile d'appliquer cette méthode chez les jeunes enfants. Si donc la réduction échoue ou ne se maintient pas, c'est l'intervention sanglante qui vient en discussion.

INTERVENTION SANGLANTE. — Nous la croyons formellement indiquée dans les fractures compliquées de plaie, ou bien lorsque le chevauchement est tellement accentué qu'on peut craindre une ulcération secondaire de la peau ou une grosse déformation.

Il faut alors découvrir le foyer de la fracture par l'incision de la résection de l'épaule, dégager les fragments, souvent réséquer une partie du fragment

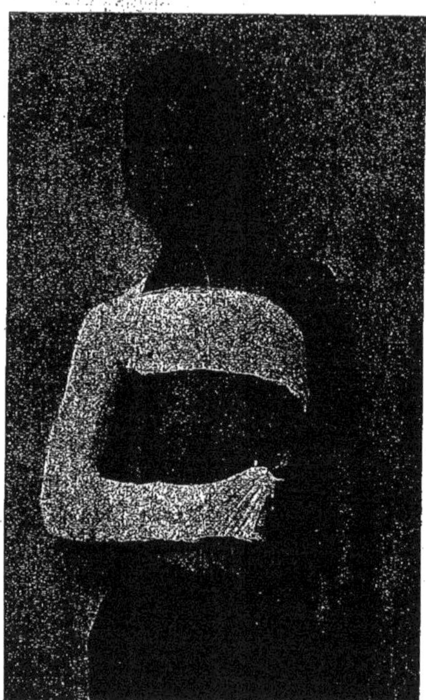

Fig. 3. — Appareil plâtré pour immobiliser l'épaule.

inférieur et réduire. Le maintien est assuré par l'appareil plâtré, sans qu'il soit nécessaire de recourir à la suture ou au vissage dangereux à cause de la proximité du cartilage conjugal.

Mais, dans la grande majorité des cas, il n'est pas nécessaire de rechercher à tout prix une réduction parfaite. Souvent la persistance d'un déplacement même accentué est compatible avec la conservation d'une forme assez correcte et le rétablissement d'une fonction assez bonne pour que l'intervention sanglante doive être réservée à des cas exceptionnels.

On a d'ailleurs la ressource de faire, s'il y a lieu, une opération tardive. Celle-ci se borne généralement au rabotage de l'os et à l'excision de la partie du cal dont l'exubérance gêne les mouvements. L'ostéotomie ne trouve son indication que dans les cas tout à fait rares où il est nécessaire de corriger une rotation défectueuse des fragments.

Fractures de la diaphyse humérale.

Particularités cliniques. — Ces fractures sont assez fréquentes. Elles peuvent se rencontrer chez le nouveau-né à la suite des manœuvres nécessitées par le dégagement des épaules. Plus tard, elles s'observent à tout âge et surtout à la suite de traumatismes agissant directement sur l'humérus, soit par un choc, soit par un mécanisme de flexion ou de torsion. Les chutes sur la main ou sur le coude déterminent plus souvent la fracture des extrémités que celles du corps de l'humérus.

Le trait de fracture est transversal et siège habituellement au-dessous de la partie moyenne de l'os. Souvent le périoste est conservé partiellement ; en tout cas le déplacement est exceptionnel.

La **symptomatologie** de ces fractures est des plus simple : il faut seulement rappeler les rapports du nerf radial avec la gouttière de torsion, expliquant la blessure possible de ce nerf par les fragments ou sa compression par le cal.

Le **traitement** consiste à immobiliser le bras en bonne position au moyen d'une attelle plâtrée semblable à celle que nous avons décrite plus haut pour la fracture de l'extrémité supérieure.

Chez les nourrissons, la gracilité du membre et la délicatesse de la peau créent des difficultés particulières ; les appareils les mieux combinés sont mal tolérés ou ne remplissent pas l'indication voulue. Le plus simple est d'entourer le bras d'ouate et de le fixer contre le tronc avec une bande de flanelle. On peut, au besoin, compléter ce bandage en plaçant le long du bras une ou deux petites attelles de carton.

Fractures de l'extrémité inférieure.

Généralités. — L'histoire de ces fractures est liée intimement au développement de l'extrémité inférieure de l'humérus.

Jusqu'à l'âge de trois ans, l'épiphyse est entièrement cartilagineuse (fig. 4, *a*), et les seules fractures possibles sont le décollement épiphysaire vrai, qui est assez fréquent, et la fracture juxta-épiphysaire, plus rare.

A quatre ans, la diaphyse émet un prolongement qui se dirige vers le fond de la trochlée, à travers l'épiphyse, et divise cette dernière en deux parties

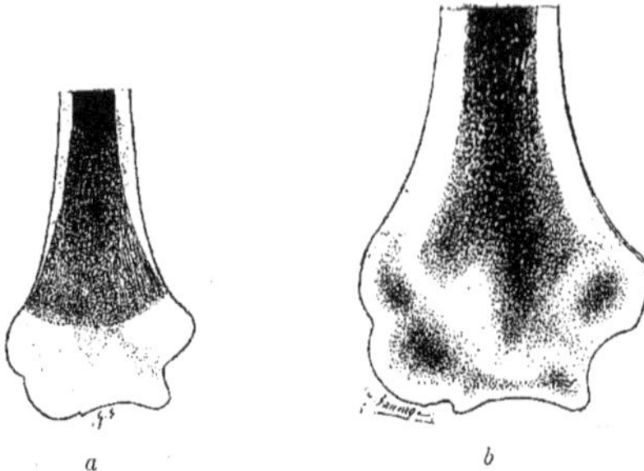

Fig. 4. — Développement de l'extrémité inférieure de l'humérus (d'après Farabeuf).

a, Nouveau-né. — b, seconde enfance : on distingue sur la figure b le prolongement de la diaphyse dans l'épiphyse, le noyau condylien avec ses deux points d'ossification accessoires, épicondylien et trochléen, et le noyau épitrochléen.

inégales (fig. 4, b). La partie externe, la plus grande, est aussitôt occupée par le noyau d'ossification du condyle qui grandit, s'augmente de dix à

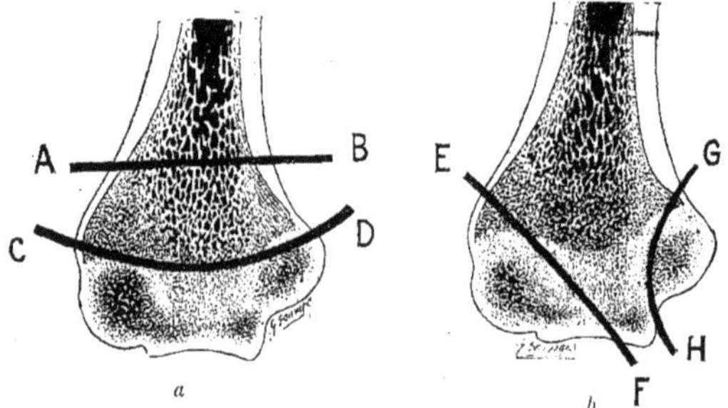

Fig. 5. — Schéma des fractures du coude.

a, Fractures sus-condyliennes ; AB indique la limite supérieure et CD la limite inférieure de la zone où se font ces fractures. — b, fracture du condyle, EF ; fracture de l'épitrochlée, GH.

douze ans par l'adjonction des noyaux complémentaires de l'épicondyle et de la lèvre interne de la trochlée et se soude à la diaphyse vers l'âge de quinze ans. La partie interne, plus petite, correspond à l'épitrochlée ; le noyau d'ossification qui s'y développe apparaît à cinq ans, et il ne se soude à la diaphyse qu'à l'âge de seize ou dix-huit ans; parfois même il persiste jusqu'à vingt-cinq ans.

Il résulte de ce développement complexe qu'il y a dans l'extrémité inférieure de l'humérus trois points faibles : la région juxta-épiphysaire, qui est le siège de la *fracture sus-condylienne*(fig. 5, *a*), la région du condyle, où se produit la fracture du condyle ou *oblique externe* (fig. 5, *b*, EF), enfin la région de l'*épitrochlée* (fig. 5, *b*, GH).

Nous limiterons notre exposé à ces trois variétés de fractures, qui sont de beaucoup les plus fréquentes : les fractures du condyle interne et les fractures complexes ne méritent pas chez l'enfant une étude détaillée.

FRACTURE SUS-CONDYLIENNE.

Définition. — Cette fracture est caractérisée par un trait transversal qui sépare de la diaphyse humérale toute l'extrémité inférieure de l'os, y compris l'épicondyle et l'épitrochlée (fig. 5, *a*).

Elle se produit à la suite d'une chute sur le bras tendu en avant, ou sur le coude fléchi à angle droit, et son mécanisme reste encore discuté. Broca et Mouchet admettent qu'au moment de la chute le coude tend à s'infléchir en hyperextension ou latéralement et que les ligaments mis en forte tension fracturent l'os par arrachement. D'autres, au contraire, admettent la transmission directe de la force le long de la tige osseuse qui se fracture alors à son point le plus faible (Dehais, Kocher, Destot, Vignard et Barlatier). Très probablement les deux mécanismes peuvent se réaliser.

Anatomie pathologique. — Chez les jeunes enfants, AVANT TROIS ANS, il s'agit le plus souvent d'un véritable décollement épiphysaire qui a été bien étudié par Broca. La solution de continuité se fait à l'union de l'os avec le cartilage empiétant parfois un peu sur la diaphyse, dont un petit fragment se trouve arraché et reste adhérent à l'épiphyse. Elle se dirige transversalement, en décrivant une courbe à convexité inférieure, de sorte que le fragment supérieur a la forme d'une palette large et présente une surface mousse et arrondie. Le déplacement est assez rare ; lorsqu'il se produit, il se fait de telle sorte que l'humérus se porte en avant et en dehors, l'épiphyse se déplaçant en arrière et en dedans.

APRÈS TROIS ANS, il s'agit d'une véritable fracture ; celle-ci siège habituellement sur la diaphyse, à peu de distance du cartilage conjugal (fig. 5, *a*, CD), mais elle peut aussi se trouver plus haut à l'endroit où la diaphyse commence à perdre sa forme cylindrique (fig. 5, *a*, AB). La direction du trait de fracture doit être envisagée par rapport au plan frontal et au plan sagittal. Suivant le plan frontal, il est généralement transversal, et, lorsqu'il siège bas, il présente une courbure à convexité inférieure qui le fait ressembler à celui du décollement épiphysaire des jeunes enfants. Il est quelquefois aussi un peu oblique dans un sens ou dans l'autre et se rapproche alors de la fracture oblique externe. Dans le plan sagittal, le trait de fracture est le plus souvent oblique de haut en bas et d'arrière en avant (fracture par extension) ; quelquefois il est horizontal ; plus rarement il est oblique de haut en bas et d'avant en arrière (fracture par flexion).

Quand la fracture siège plus haut, le trait est souvent oblique dans un sens ou dans l'autre ; on peut trouver ainsi tous les intermédiaires entre les fractures du condyle externe ou interne à gros fragment et les fractures sus-condyliennes proprement dites.

La fracture peut être incomplète ; on voit alors une fissure qui occupe la moitié antérieure de l'os et bâille parfois assez largement, lorsque la paroi

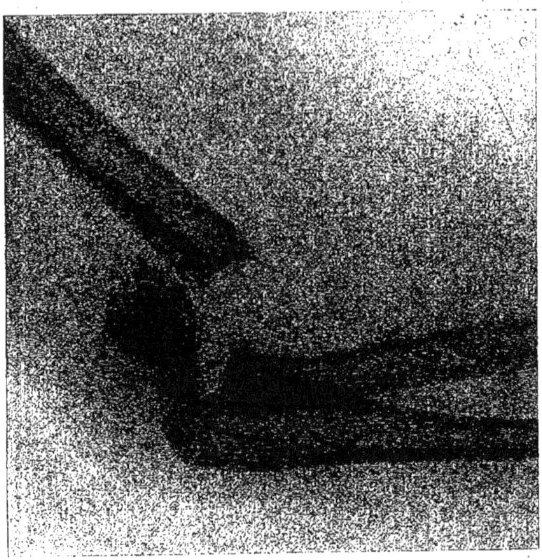

Fig. 6. — Radiographie d'une fracture sus-condylienne avec déplacement du fragment inférieur en arrière.

postérieure de l'os s'est infléchie et a permis au fragment inférieur de se déplacer en arrière.

Dans la fracture complète, les fragments peuvent rester au contact lorsque le périoste a résisté ; mais, dans la plupart des cas, il se fait un déplacement par suite duquel le fragment inférieur se porte en arrière ou en dehors. Le déplacement en arrière (fig. 6) est le plus classique ; suivant son étendue, on peut observer tous les degrés entre la simple inflexion angulaire à sommet antérieur et le chevauchement complet dans lequel le fragment inférieur se luxe en arrière et vient reposer sur la face postérieure de l'humérus. Le déplacement latéral, moins connu, est cependant, comme l'ont montré Destot, Vignard et Barlatier, presque aussi fréquent que le précédent : il s'associe souvent avec lui, mais il peut aussi exister seul. Le fragment inférieur se porte le plus souvent en dedans, quelquefois en dehors, et, suivant le cas, il déborde le fragment supérieur du tiers, de la moitié et quelquefois de toute l'étendue de sa largeur (fig. 7).

Ces déplacements considérables ne vont pas sans être accompagnés de dégâts importants du côté des parties molles. La peau est quelquefois déchirée; mais ce sont surtout les nerfs qui en subissent le contre-coup. D'après les statistiques de Müller, Broca et Mouchet, on observe des complications

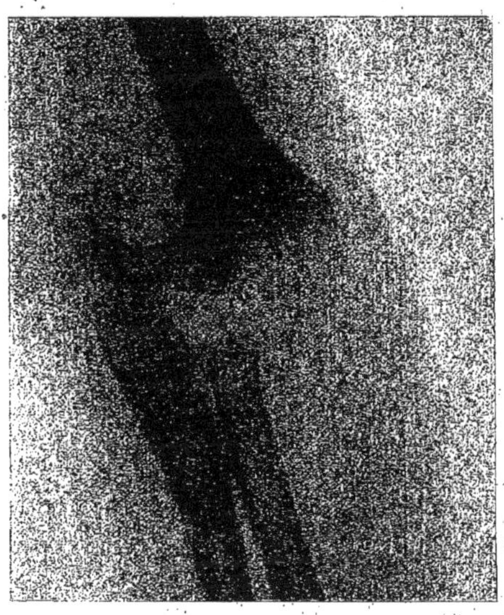

Fig. 7. — Radiographie d'une fracture sus-condylienne avec déplacement du fragment inférieur en dedans.

nerveuses dans un cinquième des fractures sus-condyliennes graves. Le médian et le radial sont atteints avec une fréquence sensiblement égale; la lésion du cubital est très rare.

Symptômes. — Les FRACTURES SANS DÉPLACEMENT donnent des signes très analogues à ceux de l'entorse. La douleur n'est pas très vive; le malade peut soulever l'avant-bras et faire quelques mouvements; le gonflement est modéré et l'ecchymose inconstante. Le signe capital est l'existence d'un point douloureux, précis, éveillé par la pression au niveau de la fracture : on ne trouve ni mobilité anormale, ni crépitation.

Lorsque la FRACTURE EST COMPLÈTE, la douleur est vive et l'impotence fonctionnelle absolue. La région du coude est le siège d'une tuméfaction importante qui a son maximum à la face antérieure, mais s'étend souvent tout autour de l'articulation. Elle s'accompagne d'une *large ecchymose* qui se développe surtout en avant, dans le pli du coude, et se diffuse plus ou moins sur les côtés.

La *déformation* varie suivant le sens et l'étendue du déplacement. Lorsque le fragment inférieur s'est porté en arrière, l'avant-bras se tient en demi-flexion, et il semble raccourci ; le diamètre antéro-postérieur du membre est augmenté et le pli du coude effacé ; l'olécrane fait une saillie exagérée en arrière, et, au-dessus de lui, on voit une dépression plus ou moins nette. Avec le déplacement latéral, l'avant-bras est en extension presque complète, et plus ou moins dévié en cubitus varus ou valgus; le coude paraît élargi, et on distingue souvent le relief du fragment supérieur sur l'un de ses côtés.

Au *palper*, après avoir déprimé l'œdème, on reconnaît généralement assez bien les saillies du coude. L'olécrane a ses rapports normaux avec l'épicondyle et l'épitrochlée. Si la fracture est complète, on peut déterminer de la mobilité anormale et parfois de la crépitation en maintenant l'humérus d'une main et en mobilisant sur lui l'épiphyse saisie avec l'autre main suivant la ligne épitrochléo-olécranienne. On peut aussi sentir les fragments lorsqu'ils sont déplacés. Dans le cas de déplacement en arrière qui est le plus commun, on perçoit une dépression profonde à deux travers de doigt au-dessus de l'olécrane, et l'on sent dans le pli du coude le fragment supérieur qui se présente sous la forme d'un cylindre avec dentelures ou d'une palette élargie et mousse suivant que la fracture siège plus ou moins bas.

La mensuration révèle un raccourcissement de 1 à 2 centimètres. Les mouvements provoqués sont toujours limités dans le sens de la flexion; souvent ils sont exagérés dans le sens de l'hyperextension.

La *radiographie* doit être aujourd'hui le complément indispensable de l'examen clinique. Sur les épreuves prises de face, on distingue le trait de fracture transversal, et on apprécie le déplacement latéral. Sur les radiographies de profil, on voit l'obliquité du trait et le déplacement en arrière. Dans le décollement épiphysaire pur des jeunes enfants, la solution de continuité siégeant dans le cartilage ne se voit pas sur les épreuves; mais on distingue presque toujours le petit fragment osseux diaphysaire, qui, resté adhérent à l'épiphyse, l'accompagne et permet de reconnaître son déplacement.

Évolution. — Les fractures sans déplacement et celles qui ont été bien réduites guérissent sans laisser de traces appréciables.

La raideur est toujours importante, et elle diminue lentement, mais elle finit par disparaître entièrement dans l'espace d'environ six mois. Cette longue durée s'explique par l'arthrite traumatique, l'infiltration des muscles et des ligaments, et surtout l'excès de volume du cal qui comble les fossettes coronoïdienne et olécranienne; le retour de la flexion et de l'extension ne peut être complet que s'il se fait une sorte de modelage du cal, ce qui demande beaucoup de temps. Le massage, la mobilisation forcée augmentent et entretiennent la raideur, en excitant les propriétés ostéo-formatives du périoste; ils sont la cause la plus ordinaire des ossifications qui se développent parfois autour de l'articulation et jusque dans les muscles, et qui peuvent aboutir à l'ankylose.

Lorsque la réduction n'est pas parfaite, ce qui est le cas ordinaire dans les fractures graves, la consolidation vicieuse peut avoir pour conséquence une déformation et une gêne fonctionnelle.

La déformation est généralement peu importante dans les cas où le déplacement du fragment inférieur s'est fait en arrière : le coude est plus épais, on peut même distinguer la coudure du cal, mais cette difformité n'est pas bien apparente. Au contraire, le déplacement latéral a pour conséquence une déviation de l'avant-bras en cubitus valgus ou varus, qui est souvent très disgracieuse. Le cubitus varus est le plus fréquent.

Au point de vue fonctionnel, la fracture sus-condylienne donne presque toujours un résultat satisfaisant. Les mouvements de pronation et de supination reviennent complètement. L'extension est aussi généralement complète, même dans les cas de cals vicieux; c'est la flexion qui est la plus compromise, parce que le fragment supérieur, saillant en avant, forme un promontoire contre lequel les os de l'avant-bras viennent buter lorsque la flexion dépasse l'angle droit. Cette gêne n'est pas toujours définitive. Le butoir peut se résorber, comme le fait chez les jeunes toute saillie osseuse qui ne sert à rien; en outre, il s'éloigne de plus en plus de l'articulation par suite de la croissance de l'os en longueur. Aussi Trèves a-t-il pu montrer, dans sa thèse récente, que la flexion peut se compléter tardivement, un an, deux ans et même davantage après la fracture.

Diagnostic. — Dans les fractures sans déplacement, le diagnostic se pose surtout avec l'*entorse*. La fracture se distingue par un point douloureux situé un peu au-dessus de la ligne épicondylo-épitrochléenne; mais ce signe n'est pas toujours bien net, et souvent la radiographie permet seule d'établir le diagnostic.

Lorsque le déplacement est faible, c'est surtout avec la *fracture du condyle* que le diagnostic est à discuter. Mais, dans cette dernière, la douleur, la tuméfaction et l'ecchymose sont limitées à la face externe du coude, tandis que, dans la sus-condylienne, ils s'étendent à la face interne; de plus, il est généralement facile de se rendre compte que, dans ce dernier cas, l'épitrochlée fait partie du fragment inférieur et peut être mobilisée avec lui par rapport à l'humérus.

Lorsqu'il y a un déplacement important en arrière, la déformation ressemble beaucoup à celle de la *luxation du coude en arrière*. Le diagnostic se base alors sur les signes suivants. En examinant les rapports réciproques des saillies du coude, on voit que, dans la fracture, l'olécrane reste sur la ligne épicondylo-épitrochéenne comme à l'état normal, tandis que, dans la luxation, il remonte bien au-dessus de cette ligne. Ce signe est souvent difficile à percevoir à cause du gonflement; mais l'examen du radius en donne un autre bien plus sûr. On arrive toujours en effet à reconnaître la tête radiale; dans la fracture, celle-ci est recouverte par le condyle huméral; dans la luxation, au contraire, elle est libre, et on sent facilement sa cupule rouler sous le doigt pendant les mouvements de pronation. A la face antérieure, dans la luxation, l'humérus fait une saillie volumineuse qui descend à deux travers de doigt au-dessous du pli du coude et présente les contours de la surface articulaire normale; dans la fracture, l'os saillant en avant descend peu au-dessous du pli du coude; il est moins gros, quelquefois cylindrique et présente à sa surface des dentelures plus ou moins nettes. Enfin, dans la fracture, la mobilité du coude est exagérée; la flexion de l'avant-bras se fait jusqu'à l'angle droit, et la déformation se réduit plus facilement, mais elle se reproduit aussitôt; dans la luxation, la rigidité est plus grande, la flexion est impossible, la réduction plus difficile, mais aussi plus stable.

Lorsque la lésion est ancienne, les ossifications périostiques et l'adaptation fonctionnelle rendent le diagnostic beaucoup plus difficile, et souvent la radiographie peut seule donner une solution certaine.

Dans les fractures avec déplacement latéral, le diagnostic avec la luxation du coude en dehors repose sur les mêmes principes. Il est en général plus facile, car les surfaces osseuses sont plus accessibles au palper et par suite mieux reconnaissables.

Traitement. — Dans les fractures incomplètes qui s'accompagnent de peu de douleur et d'une impotence relative, on peut appliquer une simple écharpe et faire du massage; mais celui-ci doit être très léger et ne pas s'accompagner de mobilisation précoce du membre. Dès que la douleur est vive et l'impotence accentuée, l'*immobilisation* est préférable, car elle réduit au minimum les réactions périostiques et rend ainsi le etour des fonctions du membre plus rapide et plus complet.

On la réalise avec une attelle plâtrée en forme de demi-gouttière postérieure qui part de l'aisselle et vient se terminer sur le dos de la main par un crochet placé entre le pouce et l'index. L'attitude qui convient le mieux est la flexion à angle droit, avec demi-pronation (fig. 8).

Lorsqu'il existe un déplacement, il faut chercher à le réduire et à maintenir la réduction en fixant le membre dans l'attitude la plus favorable. Dans le cas de déplacement du fragment inférieur en arrière, la réduction se fait par

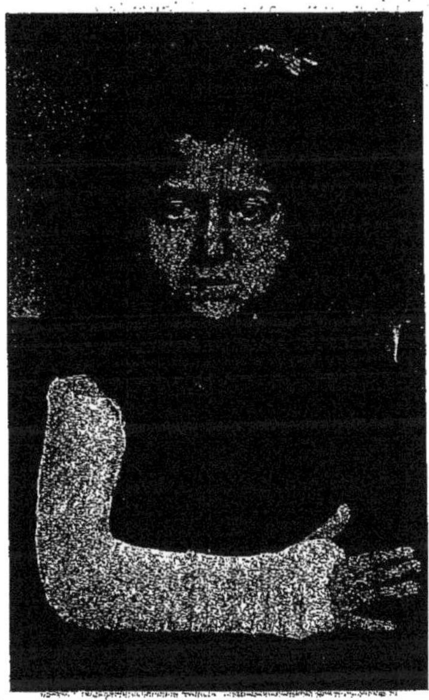

Fig. 8. — Appareil plâtré immobilisant le coude en flexion à angle droit et demi-pronation.

une traction suivant l'axe de l'humérus, suivie d'un mouvement de flexion forcée du coude pour ramener le fragment en avant. Lorsque le membre a repris sa forme et que la saillie du fragment supérieur en avant a tout à fait disparu, on immobilise le coude en flexion forcée et en supination (fig. 9).

Dans le cas de déplacement latéral, la réduction se fait par traction sur l'avant-bras et pression directe sur le fragment supérieur.

L'attitude la plus favorable pour le maintien est alors l'extension complète avec supination (fig. 10) ; elle permet, mieux que la flexion, d'éviter le cubitus varus ou valgus, qui est alors la déformation la plus à craindre, et elle n'a pas d'inconvénients au point de vue des mouvements.

Lorsque la réduction a été difficile, il est toujours prudent de la contrôler par la radiographie.

La question de la *réduction sanglante* se pose lorsqu'il n'est pas possible, malgré des tentatives répétées, d'obtenir une coaptation suffisante. Nous croyons que cette intervention n'est pas indiquée dans les cas de beaucoup les plus fréquents où la réduction, sans

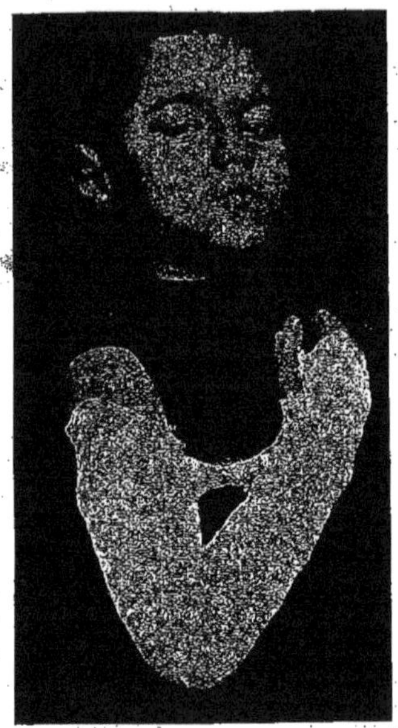

Fig. 9. — Appareil plâtré immobilisant le coude en flexion forcée.

être parfaite, se fait suffisamment bien pour que la forme du membre soit rétablie et les mouvements possibles. Nous la réservons pour les fractures compliquées soit d'une plaie cutanée, soit d'une lésion nerveuse primitive, et pour celles dont le déplacement très accentué demeure irréductible. Il faut alors ouvrir le foyer de la fracture par l'incision qui permet le mieux de découvrir le fragment supérieur; on le dégage, on régularise sa surface, et au besoin on en résèque une partie, puis on réduit, sans faire de suture osseuse, et on immobilise le membre dans la même attitude que s'il s'agissait d'une fracture fermée.

L'immobilisation ne doit pas se prolonger au delà de vingt jours. Il faut laisser ensuite les mouvements revenir spontanément. Le massage, la mobilisation passive ou active irritent le cal, excitent le périoste et augmentent ainsi la raideur; la douleur qu'ils déterminent engage l'enfant à immobiliser instinctivement sa jointure et retarde ses progrès.

Les cals vicieux nécessitent une intervention soit pour restaurer la forme, soit pour améliorer la fonction du membre.

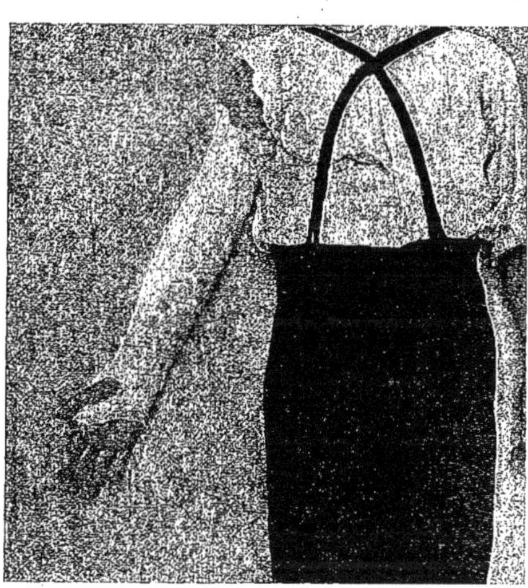

Fig. 10. — Appareil plâtré immobilisant le coude en extension et supination.

La déformation est surtout importante dans les fractures avec déplacement latéral qui laissent une déviation en cubitus varus ou valgus. Dans ce cas, la correction est possible par l'ostéotomie sus-condylienne, suivie d'une immobilisation en extension.

Le trouble fonctionnel le plus fréquent est la limitation de la flexion qui résulte de la saillie du fragment supérieur en avant. Nous avons dit précédemment que cette gêne s'atténue souvent avec le temps, et, de même que Broca et Mouchet, nous sommes de moins en moins partisans de l'intervention dans les cas de ce genre. Cependant, si la flexion ne dépasse pas l'angle droit et si elle ne tend pas à augmenter au bout d'un délai assez long, d'un an par exemple, il paraît indiqué de faire la *résection de ce butoir osseux*. On l'aborde facilement par une incision antérieure ou antéro-externe, et on le résèque au ciseau sans toucher au cal lui-même.

FRACTURE DU CONDYLE OU OBLIQUE EXTERNE.

Définition et causes. — Cette fracture est caractérisée par un trait qui sépare de l'humérus le massif condylien en respectant la partie interne de l'épiphyse.

Elle peut se produire pendant toute la durée de l'évolution du noyau condylien, c'est-à-dire de quatre à quinze ans. Sa cause la plus fréquente est une chute sur la paume de la main, le bras étant étendu et en abduction. Son mécanisme a donné lieu aux mêmes discussions que celui de la sus-condylienne. Pour Broca et Mouchet, c'est un arrachement par le ligament latéral externe; pour Denucé, Forgues, Kocher, Destot, Vignard et Barlatier, c'est une pression directe transmise au condyle par la tige radiale. Il est très probable que ces deux mécanismes sont également vrais et qu'ils correspondent à des variétés anatomiques distinctes, ainsi qu'on va le voir.

Anatomie pathologique. — On peut observer, au niveau du condyle externe, un vrai décollement épiphysaire dans lequel la solution de continuité se fait exactement dans l'épaisseur du cartilage de conjugaison. Mais cela est rare, et habituellement il s'agit d'une fracture juxta-épiphysaire.

Le trait de fracture (fig. 5, *b*) commence sur le bord externe de l'humérus, à quelques millimètres au-dessus du cartilage de conjugaison ; il se dirige en bas et en dedans, atteint ce dernier vers sa partie moyenne et chemine quelque temps dans son épaisseur; il traverse enfin l'épiphyse pour aboutir au fond de la gorge de la trochlée. Le fragment détaché de l'humérus comprend donc le noyau condylien tout entier avec son cartilage de conjugaison et une portion de la diaphyse humérale, dont l'épaisseur ne dépasse généralement pas quelques millimètres. Quelquefois cependant on trouve de gros fragments atteignant une hauteur de 2 et 3 centimètres et qui comprennent ainsi une grande partie de l'extrémité inférieure de l'humérus. Ce sont des formes intermédiaires entre la fracture du condyle et la fracture sus-condylienne à trait oblique.

Le fragment condylien peut rester à sa place, ou subir seulement un léger changement de son orientation, tel que sa face inférieure regarde un peu plus en avant. Mais il est beaucoup plus fréquent d'observer un déplacement qui peut se faire suivant *deux types principaux*.

Dans le premier, le fragment condylien glisse simplement en arrière en dehors et en haut (fig. 11), comme s'il avait été repoussé dans cette direction. Cette variété, qui, d'après Destot, Vignard et Barlatier se rencontre dans le quart des cas, correspond très probablement au mécanisme de la pression directe de la tête radiale contre le condyle; on pourrait l'appeler fracture par écrasement.

Le second type, plus fréquent, donne bien au contraire l'impression d'un arrachement par le ligament latéral externe. Le fragment condylien est entraîné en dehors et en bas, et il subit un mouvement de bascule qui fait regarder sa base en dehors et sa surface articulaire en dedans (fig. 12). Cette rotation reste généralement inférieure à 90°; on la voit cependant quelquefois dépasser cette limite et atteindre même 180°; le fragment est alors complètement retourné, de sorte que sa surface articulaire regarde plus ou moins directement en haut.

Habituellement le déplacement se limite au fragment condylien, et les os de l'avant-bras conservent leurs rapports normaux avec le reste de l'humérus. Assez souvent cependant le cubitus et le radius se déplacent légèrement en

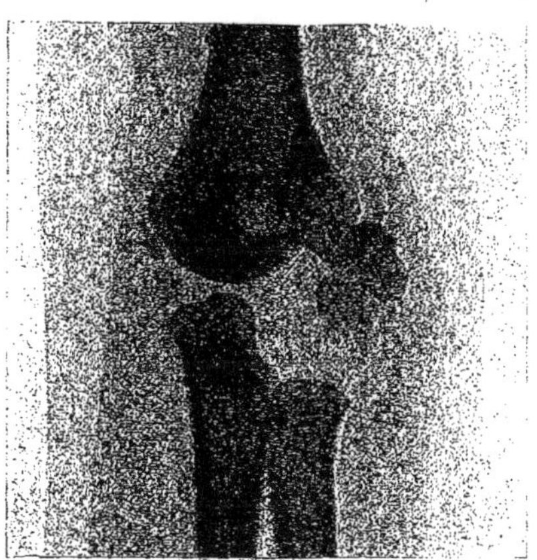

Fig. 11. — Fracture du condyle avec déplacement en dehors et en arrière.

dedans, de sorte que la gouttière épitrochléo-olécranienne est rétrécie; ils s'inclinent aussi en dedans, formant un cubitus varus plus ou moins accentué.

Dans les fractures à gros fragment, il peut arriver que le radius et quelquefois même le cubitus restent adhérents au fragment condylien et se déplacent avec lui; il se fait ainsi une sorte de luxation du coude qui porte soit sur le radius seul, soit sur les deux os de l'avant-bras.

Les fractures du condyle donnent rarement lieu à des *complications* du côté des parties molles et des nerfs. Cependant on a noté quelquefois la paralysie du cubital, qui est attribuée au rétrécissement de la gouttière en épitrochléo-olécranienne par suite du déplacement du cubitus en dedans. Cette paralysie peut être précoce, mais elle est plus souvent tardive, se produisant jusqu'à plusieurs années après l'accident.

La *consolidation* des fractures du condyle est souvent *défectueuse*. Il peut arriver que le fragment condylien ne se soude pas à l'humérus par un cal osseux ; il se forme alors un cal fibreux, quelquefois assez lâche pour qu'il y ait une véritable pseudarthrose.

Le cal est aussi souvent exubérant par le fait de l'hyperostose périostique et du déplacement du fragment condylien en dehors. Dans certains cas, il atteint un volume assez considérable pour figurer une véritable exostose.

Enfin, il persiste aussi fréquemment une *déviation de l'avant-bras en cubitus varus*, dont la pathogénie soulève une discussion intéressante. Rieffel a cherché à l'expliquer par un trouble de croissance. Le trait de fracture intéresse en effet le cartilage de conjugaison dans sa moitié interne ; celle-ci peut

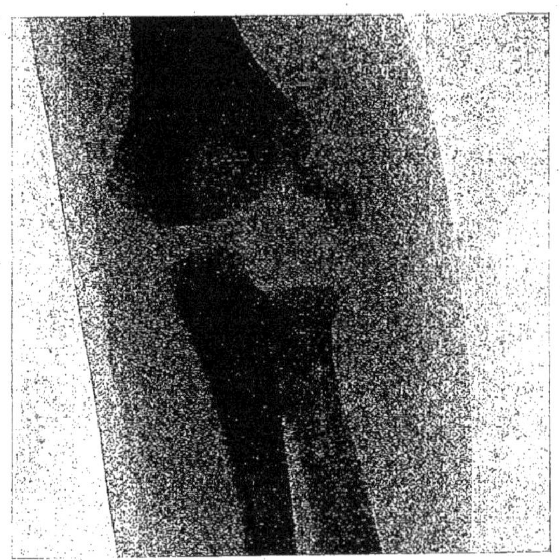

Fig. 12. — Fracture du condyle, avec déplacement en dehors et rotation du fragment dont la face inférieure regarde en haut et en dedans.

se trouver ainsi stérilisée, tandis que la moitié externe continue son évolution et produit de l'os qui allonge le côté externe de l'humérus et modifie ainsi l'orientation de l'épiphyse et de tout l'avant-bras, qui s'incline en dedans.

Cette interprétation n'est exacte que dans des cas exceptionnels. Nous avons montré dans la thèse de Müller que presque toujours le cubitus varus se voit déjà peu de temps après la guérison, dès que le malade peut étendre son bras, et qu'il reste dès lors stationnaire. Or, s'il était d'origine ostéogénique, il devrait apparaître plus tard et se développer progressivement. Il faut donc le considérer plutôt comme une conséquence de la réduction imparfaite de la fracture, et Trèves, dans son travail récent, admet cette interprétation. Le relâchement du ligament latéral externe paraît aussi dans certains cas jouer un rôle dans le développement de cette déformation.

Symptômes. — On peut distinguer dans les fractures du condyle trois types cliniques : la fracture sans déplacement, la fracture avec déplacement limité au condyle et la fracture avec déplacement des os de l'avant-bras.

La *fracture sans déplacement* donne une symptomatologie semblable à celle de l'entorse : la douleur et l'impotence sont modérées ; la face externe du coude présente une légère tuméfaction ; en pressant sur l'humérus un peu au-dessus de l'épicondyle, on détermine une douleur bien nette, et on perçoit souvent une légère tuméfaction de l'os. Quelquefois cette tuméfaction, qui est due à l'hémorragie et au gonflement du périoste, est assez prononcée et assez limitée pour faire croire à un déplacement du condyle en dehors.

La *fracture avec déplacement limité au condyle* est le type le plus ordinaire. L'impotence est complète et la douleur généralement vive. La tuméfaction et l'ecchymose sont limitées ou prédominantes à la face externe du coude ; la direction de l'avant-bras n'est pas modifiée. Les mouvements sont peu gênés ; la flexion va jusqu'à l'angle droit ; l'extension peut se faire à peu près complète, ainsi que la pronation. Broca considère la gène de la supination comme un bon signe de la fracture du condyle ; mais, d'après nos observations, ce symptôme ne se trouve que dans la moitié des cas. Si l'on cherche à provoquer des mouvements de latéralité, on voit que l'adduction s'exagère facilement, mais l'abduction reste dans ses limites normales, et elle provoque de la douleur.

Les sensations données par le palper sont un peu différentes suivant que le déplacement s'est fait en haut et en dehors ou en bas. Dans le premier cas, on parvient généralement bien à sentir le fragment condylien, qui fait un relief sensible sur le bord externe de l'humérus ; on peut le repousser, et souvent on provoque ainsi de la crépitation. Dans le second, au contraire, le fragment condylien plus petit, noyé dans une tuméfaction souvent considérable, est difficile à reconnaître ; il est plus difficile encore de le saisir pour constater la mobilité anormale, et la crépitation est tout à fait exceptionnelle.

Les *fractures avec déplacement des os de l'avant-bras* reproduisent tous les symptômes que nous venons d'indiquer, mais la déformation est plus accentuée.

En général, les os de l'avant-bras sont déplacés en dedans et déviés en cubitus varus. On trouve alors sur la face externe du coude une tuméfaction considérable formée non plus par de l'œdème, mais par le relief de l'extrémité inférieure de l'humérus ; l'exploration de la face interne du coude montre que le cubitus, déplacé en dedans, rétrécit la gouttière épitrochléo-olécranienne et vient quelquefois presque au contact de l'olécrane.

Dans les cas plus rares où les deux os de l'avant-bras accompagnent le fragment condylien, celui-ci, qui est en général volumineux, se déplace tantôt en dedans, tantôt plus ou moins en arrière. On a alors une déformation qui ressemble beaucoup à celle des fractures sus-condyliennes.

Évolution. — La fracture du condyle peut guérir avec une restauration parfaite de la forme et de la fonction, lorsqu'il n'y a pas de déplacement, ou bien lorsque celui-ci s'est fait en dehors et en haut, comme dans la variété dite par écrasement.

Dans les autres cas, il y a presque toujours une *consolidation vicieuse*, caractérisée surtout par une déformation. Celle-ci est souvent peu accentuée : le coude reste un peu augmenté de volume sur son côté externe; l'olécrane est légèrement déplacé en dedans, et l'axe de l'avant-bras dévie de quelques degrés en cubitus varus ou valgus. Dans d'autres cas, la saillie externe devient une véritable exostose saillante, volumineuse, et la déviation de l'avant-bras s'exagère. C'est alors le cubitus varus qui est le plus fréquent. La déformation qui en résulte est des plus disgracieuse.

Le résultat fonctionnel est généralement beaucoup plus favorable que le résultat esthétique. La pronation et la supination reviennent complètement ; la flexion et l'extension sont quelquefois un peu réduites, mais dans une faible mesure, et, sauf exceptions rares, le membre retrouve toujours une aptitude fonctionnelle à peu près complète.

Diagnostic. — Pour différencier la fracture sans déplacement de l'*entorse*, la clinique ne dispose que d'un signe : l'existence d'un point douloureux bien limité au-dessus du condyle. Aussi le diagnostic se fait-il le plus souvent par la radiographie. Celle-ci est parfois même d'une interprétation difficile, car, lorsqu'il s'agit d'un décollement épiphysaire pur, on ne voit pas de trait de fracture; il faut alors se guider sur le léger changement d'orientation que présente le condyle lorsqu'on compare le côté malade avec le côté sain sur des épreuves prises de profil et bien symétriques. La fracture du col radial donne aussi un gonflement localisé à la face externe du coude avec un point douloureux limité; mais celui-ci siège sur le radius et non sur l'humérus; de plus, les mouvements de pronation et de supination sont plus limités et douloureux.

Dans les fractures avec déplacement, le diagnostic est généralement possible par le seul examen clinique, même lorsque le gonflement ne permet pas de bien sentir le fragment condylien. En effet, la localisation de la tuméfaction et de l'ecchymose à la face externe du coude, l'absence de douleur et de mobilité anormale au niveau de l'épitrochlée, suffisent pour éliminer la *fracture sus-condylienne*. La luxation de la tête radiale, isolée ou accompagnée de fracture du cubitus, se reconnaît aussi facilement parce que l'os, déplacé en dehors, **présente** la cupule caractéristique et roule sous le doigt pendant les mouvements de pronation et de supination.

Le diagnostic est beaucoup plus difficile dans les fractures à gros fragments compliquées de déplacement des os de l'avant-bras. Alors la radiographie est généralement seule capable de la différencier d'avec la fracture sus-condylienne.

Traitement. — Dans la **fracture sans déplacement**, le massage et la mobilisation précoce ont les mêmes inconvénients que dans les fractures sus-condyliennes. Il est donc préférable d'*immobiliser avec une gouttière plâtrée,* semblable à celle que nous avons indiquée précédemment. En général, on met le coude en flexion à angle droit et demi-pronation; mais, lorsqu'il existe une légère inflexion du condyle tournant sa face inférieure en avant, l'attitude en extension et supination semble plus indiquée.

Les **fractures avec déplacement** présentent des indications différentes suivant les cas.

Lorsque le fragment est déplacé *en haut et en dedans*, la réduction se fait en général facilement par une pression directe sur le condyle, et celui-ci, une fois remis en place, y reste volontiers. L'attitude à donner au membre est alors la flexion à angle droit et la pronation.

Lorsque le déplacement se fait *en bas* et s'accompagne de bascule du fragment, il est généralement impossible sinon de réaliser, du moins de maintenir la réduction. Le fragment petit, mobile, noyé dans un gonflement souvent considérable, échappe à notre action. On peut quelquefois le saisir et le ramener à sa place, mais il est illusoire d'espérer le maintenir par l'attitude de l'avant-bras ou la pression de l'appareil plâtré. Le plus sage est alors de le négliger et de mettre tous ses soins à éviter la déviation de l'avant-bras. En général, on immobilise le coude en flexion à angle droit et pronation. Mais, lorsqu'il existe une tendance accentuée au cubitus valgus ou varus, je ne crains pas l'attitude en extension, qui permet mieux d'assurer la rectitude du membre.

La RÉDUCTION SANGLANTE serait ici théoriquement séduisante pour éviter la déformation disgracieuse qui résulte de la saillie du fragment sur le côté externe du coude. Ce sujet est encore à l'étude. Il semble que la reposition du fragment et sa fixation soient assez difficiles pour qu'on se trouve souvent dans l'obligation de le réséquer. D'autre part, il n'est pas prouvé que la suppression de ce fragment fasse disparaître le cubitus varus et rétablisse le coude dans des conditions normales. Enfin il est à craindre que l'ouverture de l'articulation soit suivie de raideur définitive. Pour ces raisons, nous croyons que, dans l'état actuel des choses, il faut réserver cette intervention pour les fractures ouvertes et pour celles dans lesquelles on est en droit de prévoir un résultat fonctionnel mauvais.

Les *cals vicieux* peuvent rarement être améliorés par des interventions tardives. L'ostéotomie sus-condylienne n'a pas donné des résultats durables dans les cas de cubitus varus accentué; la déformation se reproduit par suite, semble-t-il, de la laxité du ligament latéral externe.

On a pratiqué quelquefois l'excision du fragment condylien ou son modelage pour diminuer la saillie volumineuse que forme parfois cet os sur le côté externe du coude. Mais ces interventions ne donnent que des résultats partiels; elles ne sont recommandables que si la déformation est très accentuée.

Enfin, lorsque le déplacement du condyle en avant gêne le mouvement de flexion, il peut être indiqué de le réséquer ou de le régulariser. Il faut alors, comme le recommandent Broca et Mouchet, limiter l'excision osseuse au strict nécessaire.

FRACTURE DE L'ÉPITROCHLÉE.

Causes. — Chez l'enfant, cette fracture peut se produire pendant toute la durée de l'évolution du noyau osseux épitrochléen, c'est-à-dire de cinq à dix-huit et quelquefois vingt-cinq ans. Elle succède presque toujours à une chute sur la main au cours de laquelle le ligament latéral interne, mis en tension, arrache son point d'insertion huméral. Elle est, comme l'a dit Kocher, le premier temps de la luxation du coude; de fait, ces deux lésions sont souvent associées. Trèves a trouvé 13 cas de luxation sur 34 fractures de l'épitrochlée.

Anatomie pathologique. — Habituellement, le trait de fracture passe dans le cartilage de conjugaison; il s'agit donc d'un véritable décollement épiphysaire. Quelquefois cependant la fracture empiète un peu sur la diaphyse (Mouchet). On peut observer aussi une fracture partielle, limitée à la partie inférieure de l'apophyse (Trèves).

Le déplacement n'est pas constant. Lorsqu'il existe, il se fait généralement en bas, soit directement, soit avec un mouvement en avant ou en arrière. Il peut se compliquer d'une rotation du fragment qui se place horizontalement ou même tourne complètement sur lui-même à 180°.

Lorsque le déplacement est accentué, l'épitrochlée vient se mettre au contact de la coronoïde ou de l'olécrane avec lequel il peut se souder. Lorsqu'il y a une luxation concomitante, le fragment peut se trouver entraîné dans l'articulation et devenir une cause d'irréductibilité ou de gêne grave des mouvements.

Le nerf cubital peut se trouver lésé soit directement par une contusion produite au moment de l'accident, soit secondairement par la compression exercée sur lui par le cal exubérant.

Symptômes. — Les FRACTURES SANS DÉPLACEMENT se traduisent seulement par un gonflement douloureux au niveau de l'épitrochlée.

Dans les FRACTURES COMPLÈTES, la tuméfaction est plus accentuée, tout en restant limitée à la face interne du coude; elle s'accompagne d'une ecchymose de forme arrondie et bien délimitée. Les mouvements sont normaux; quelquefois la mobilité de l'avant-bras est exagérée dans le sens de l'abduction, et cette manœuvre réveille une certaine douleur.

Au *palper*, on ne trouve plus la saillie de l'épitrochlée, mais on sent à sa place une surface irrégulière, mousse, douloureuse à la pression. L'épitrochlée se trouve plus bas sur la face interne de l'articulation; elle forme à ce niveau un petit noyau osseux, qu'il est généralement facile de sentir et de mobiliser dans tous les sens.

Évolution. — La fracture de l'épitrochlée est, dans la très grande majorité des cas, un *accident bénin*.

La consolidation peut se faire par un cal osseux (Trèves), mais le plus souvent le fragment reste écarté de son point normal d'insertion. Quelquefois il se soude à la coronoïde; dans d'autres cas, on peut le voir se déplacer tardivement et tendre à reprendre sa position normale (Trèves).

Malgré ces consolidations vicieuses, la forme du coude reste presque toujours normale. Le cubitus valgus signalé par Trèves est rare et peu accentué.

Au point de vue fonctionnel, on observe dans les trois quarts des cas une restitution intégrale des mouvements. Dans les autres cas, la gêne, le plus souvent légère, porte sur la flexion ou plus souvent sur l'extension. Elle peut aller jusqu'à l'ankylose presque complète lorsque des proliférations osseuses soudent l'articulation à la partie interne, ou lorsque le fragment a été entraîné entre les surfaces articulaires. Il s'agit alors presque toujours de fractures compliquées de luxations, avec déchirures périostiques importantes.

La *paralysie du cubital* n'est pas très rare; elle résulte de la compression du nerf par le fragment ou de l'irritation du voisinage.

Diagnostic. — Le diagnostic de la fracture de l'épitrochlée est généralement facile pour peu que l'on y pense. La confusion se fait le plus souvent avec l'*entorse*, mais la localisation de la douleur et du gonflement et l'existence de l'ecchymose doivent attirer l'attention et faire examiner de plus près la région épitrochléenne.

Il faut encore chercher les signes de la fracture de l'épitrochlée, lorsque, après une *luxation du coude* réduite, il persiste de la douleur et de l'impotence fonctionnelle au delà des délais ordinaires. Mais alors il peut être très difficile de sentir le noyau osseux s'il est noyé dans des épaississements périarticulaires ou inclus dans l'articulation, et seule la radiographie permettra de le reconnaître.

Traitement. — La fracture de l'épitrochlée ne nécessite pas une immobilisation rigoureuse; une simple écharpe suffit en général pour calmer la douleur. Le *massage* et la *mobilisation précoce* n'ont pas ici les mêmes inconvénients que dans les autres fractures du coude ; ils ont au contraire l'avantage de prévenir la soudure du fragment avec le cubitus.

L'intervention sanglante primitive recommandée par Kocher n'est pas justifiée, étant donnée la bénignité habituelle de cette fracture.

Dans les ankyloses qui résultent de la consolidation vicieuse du noyau épitrochléen, il suffit le plus souvent d'exciser ce noyau avec les ossifications qui se sont formées autour de lui. Cependant on connaît des cas où la résection de l'extrémité inférieure de l'humérus a été rendue nécessaire par la pénétration du fragment entre les surfaces articulaires (Sprengel, Nové-Josserand).

Luxation du coude.

La luxation du coude est plus fréquente chez les enfants qu'on ne le pense généralement; elle est toutefois beaucoup plus rare que la fracture. Il faut distinguer la *luxation des deux os* de l'avant-bras et la *luxation isolée du radius*. Nous en rapprocherons la *pronation douloureuse*, qui, pour beaucoup d'auteurs, n'est qu'une variété de la luxation de la tête radiale.

LUXATION DES DEUX OS.

Cette lésion ne s'observe guère que dans la seconde enfance, à partir de cinq ou six ans; sa fréquence augmente à mesure qu'on s'approche de l'adolescence.

Anatomie pathologique. — Les os de l'avant-bras se déplacent généralement en arrière (fig. 13) et en dehors ; la luxation directe en dehors existe aussi, mais elle est plus rare (fig. 14).

Suivant le degré de la dislocation, on peut distinguer des luxations *incomplètes* et des luxations *complètes*. Dans les premières, les surfaces articulaires restent partiellement au contact ; ainsi dans le cas de luxation postérieure, le bec de la coronoïde s'arrête sur la partie la plus saillante de la trochlée. La luxation devient complète lorsque cette apophyse remonte jusque dans la cavité olécranienne, perdant tout rapport avec la surface articulaire de l'humérus.

Les lésions des parties molles ne présentent rien de particulier à l'enfance, mais la fragilité des os et la résistance du périoste occasionnent des désordres accessoires qui peuvent devenir de véritables complications.

L'arrachement de pièces osseuses est fréquent; c'est l'épitrochlée (fig. 14) qui en est le siège habituel, au point qu'on a pu dire que la fracture de cet os est chez l'enfant le premier temps de la luxation. On a vu aussi des fractures partielles du condyle ou de l'épicondyle, ou bien l'arrachement d'un fragment plus ou moins volumineux de la face postérieure de l'humérus.

Le périoste, au lieu de se déchirer comme chez l'adulte, résiste particulièrement à la face postérieure. Il se décolle de l'humérus sur une certaine hauteur et forme un sautoir étendu de la diaphyse à l'olécrane et à la tête radiale. Cette *jetée périostique huméro-radiale* s'ossifie rapidement ; au bout de huit à dix jours, elle peut être déjà assez résistante pour s'opposer à la

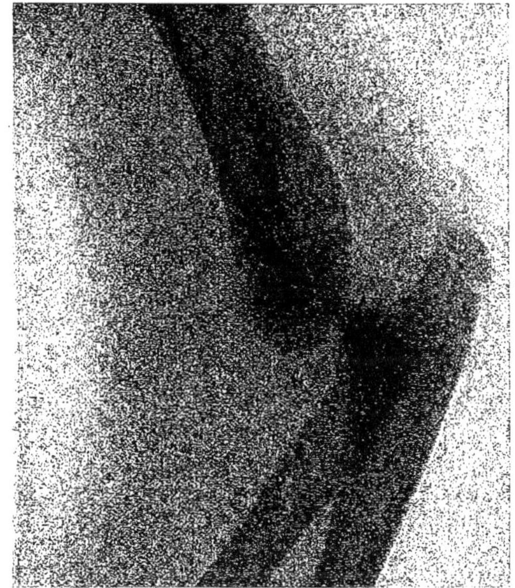

Fig. 13. — Luxation du coude en arrière.

réduction, et on peut la trouver ossifiée en grande partie au bout de trois à quatre semaines.

Lorsque la luxation n'a pas été réduite, ce périoste irrité arrive bientôt à reformer une véritable diaphyse.

Symptômes. — L'aspect du membre varie suivant que le déplacement s'est fait *en arrière* ou *en dehors*. Nous décrirons ces deux cas extrêmes ; les cas intermédiaires se comprendront ensuite d'eux-mêmes.

Dans la **luxation en arrière**, l'avant-bras est en extension presque complète sur le bras, et il paraît raccourci ; le relief de l'olécrâne est exagéré, et les dimensions antéro-postérieures du coude sont augmentées. Les mouvements spontanés sont nuls ; les mouvements provoqués sont limités dans le sens de la flexion, qui n'atteint généralement pas l'angle droit. Au palper, on sent que l'olécrâne, très saillant en arrière, est remonté au-dessus de la ligne épicondylo-épitrochléenne. En déprimant les tissus, on reconnaît facilement à côté de lui l'extrémité supérieure du radius, dont la cupule est libre

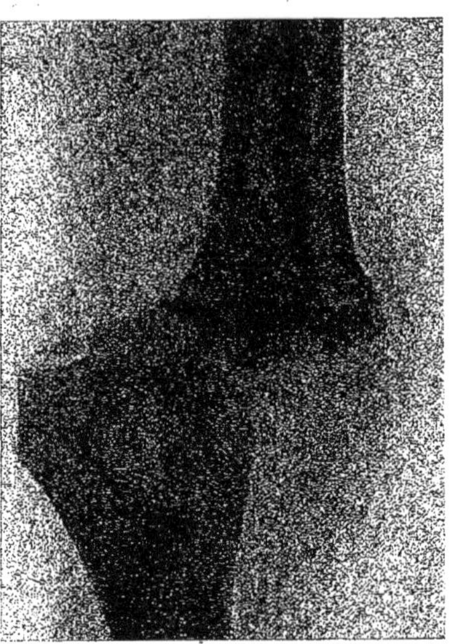

Fig. 14. — Luxation du coude en dehors. L'épitrochlée arrachée est venue se placer au-dessous de la trochlée.

et roule sous le doigt. Sur la face antérieure, la diaphyse humérale fait un relief accentué qui descend jusqu'à deux travers de doigt au-dessous du pli du coude ; on parvient généralement à sentir son contour et à reconnaître les saillies caractéristiques de la surface articulaire

Dans la **luxation en dehors**, le membre se présente soit en extension, soit en flexion légère, et l'avant-bras est plus ou moins dévié en cubitus varus. Le coude est élargi ; on distingue parfois sous les téguments le relief de la tête radiale en dehors et celui de l'épitrochlée en dedans. Ces saillies osseuses sont en tout cas faciles à reconnaître par le palper; au contraire, le cubitus, difficilement accessible, ne donne pas des sensations bien nettes.

Dans les **luxations anciennes**, le tableau clinique se modifie d'une façon assez sensible. L'ossification de la jetée périostique huméro-radiale devient déjà perceptible au bout de trois ou quatre semaines; on sent au palper une masse osseuse qui recouvre le cubitus et le radius, masque la dépression de la face postérieure du bras et ne permet plus de sentir la cupule radiale. Sur la radiographie, on voit une bande sombre qui se détache de la face postérieure de l'humérus et vient se perdre à la face postérieure du radius. Plus tard, cette néoformation s'épaissit et devient une véritable diaphyse.

Ces luxations anciennes occasionnent des *troubles fonctionnels* très variables suivant les cas. Souvent la néarthrose s'assouplit assez pour que la flexion atteigne ou même dépasse l'angle droit, et que le fonctionnement de bras soit en somme assez satisfaisant. Cela s'observe surtout dans les luxations en dehors et dans les luxations en arrière avec déplacement peu accentué. Mais, lorsque les os de l'avant-bras sont très remontés, la butée du cubitus contre l'humérus arrête le mouvement de flexion, et il persiste une ankylose plus ou moins complète.

Diagnostic. — Le diagnostic de la luxation du coude se pose surtout avec la *fracture sus-condylienne*; nous avons exposé précédemment d'après quels signes il peut s'établir (Voy. p. 12).

L'existence d'une fracture concomitante de l'épitrochlée ou du condyle ne peut généralement se reconnaître que par la radiographie, tant que la luxation n'a pas été réduite.

Traitement. — La réduction est généralement facile lorsque la luxation est récente et non compliquée; elle nécessite presque toujours l'anesthésie.

Le procédé le plus simple consiste à exercer une traction vigoureuse suivant l'axe de l'avant-bras tenu en extension, puis à fléchir brusquement le coude lorsqu'on juge que l'abaissement de l'os déplacé est suffisant.

Un autre bon procédé consiste à saisir le coude avec les deux mains de telle sorte que les pouces reposent sur l'olécrane, les quatre derniers doigts embrassant la face antérieure de l'avant-bras. On fait alors une pression énergique des pouces sur l'olécrâne pour repousser celui-ci en bas et en avant; dès que la coronoïde a franchi le sommet de la trochlée, l'avant-bras se met en flexion, et la réduction se fait.

Le coude est ensuite immobilisé pendant huit à dix jours dans un bandage simple, puis on le laisse s'assouplir spontanément. Il faut, comme après les fractures, user avec beaucoup de modération du massage et de la mobilisation méthodique de crainte de faire naître des ossifications péri-articulaires.

Lorsque les mouvements ne se rétablissent pas vite, il faut incriminer une fracture concomitante, qui siège habituellement sur l'épitrochlée.

L'irréductibilité des luxations du coude est assez fréquente chez les enfants; elle peut être précoce ou tardive. *Précoce*, elle est due à l'interposition entre les surfaces articulaires soit d'un fragment osseux, soit d'une bride capsulaire ou musculaire qui les empêche de reprendre leurs rapports normaux. Le traitement qui s'impose est alors l'arthrotomie. L'articulation est découverte par l'incision en baïonnette d'Ollier; on recherche l'obstacle et on le lève en réséquant le fragment osseux ou en sectionnant la bride, et la réduction est alors facile. Cette opération est généralement suivie du retour complet des mouvements.

L'*irréductibilité tardive* est causée par l'ossification du périoste et particulièrement de la jetée huméro-radiale ; elle peut se rencontrer déjà au bout de trois ou quatre semaines. Les indications qui en résultent varient suivant l'âge de la lésion et l'état fonctionnel du membre. Lorsque l'accident est relativement récent, on peut encore tenter de faire la RÉDUCTION SANGLANTE après avoir reséqué la jetée huméro-radiale. Nous avons réussi plusieurs fois à obtenir ainsi des résultats parfaits. Mais, au bout de six semaines environ, les progrès de l'ossification et l'adaptation de l'articulation à ses conditions anormales sont tels que la réduction devient généralement impossible. Il faut alors tenir compte de l'état fonctionnel. Si le membre s'assouplit assez bien pour que la flexion dépasse un peu l'angle droit, et si la déformation n'est pas trop disgracieuse, on peut en rester là, car l'intervention ne donnerait très probablement pas un résultat fonctionnel plus satisfaisant. Si au contraire le membre reste raide, et en rectitude plus ou moins complète, la résection reste la seule ressource. On fait alors une *résection semi-articulaire humérale* : l'articulation peut être abordée soit par l'incision en baïonnette d'Ollier, soit par l'incision interne qui se voit moins et conduit plus directement sur l'humérus souvent déplacé un peu en dedans. La résection totale s'impose seulement dans le cas d'ankylose serrée avec ossifications péri-articulaires étendues. Il est alors nécessaire, pour éviter le retour de l'ankylose, de faire une intervention large et d'enlever le périoste sur une certaine hauteur au niveau du futur interligne articulaire.

LUXATION DE L'EXTRÉMITÉ SUPÉRIEURE DU RADIUS.

Causes. — La luxation de la tête radiale peut se produire isolément, surtout chez les jeunes enfants, de deux à quatre ans, à la suite d'un choc violent sur la paume de la main, l'avant-bras étant en extension et en supination. Mais cette lésion s'observe plus souvent à la suite d'une luxation totale du coude dont la réduction a été incomplète et a porté seulement sur le cubitus; elle accompagne aussi assez fréquemment la fracture du tiers supérieur du cubitus.

Le déplacement se fait presque toujours en avant, plus rarement en dehors et presque jamais en arrière. Le ligament annulaire est tantôt déchiré, tantôt désinséré, soit du côté de l'humérus, soit du côté du radius, qui se trouve décalotté. C'est la lésion de ce ligament qui est le point intéressant de cette luxation. Souvent, en effet, il s'interpose entre les surfaces articulaires et devient une cause d'irréductibilité.

Plus souvent encore sa déchirure entraîne la récidive du déplacement, car il est seul capable d'assurer la fixation du radius contre l'humérus, les deux surfaces articulaires ne présentant aucun emboîtement.

Symptômes. — Les symptômes sont bien caractéristiques lorsque le *déplacement* s'est fait *en dehors*. Le membre est déformé par un léger degré de cubitus varus, et le coude paraît élargi à sa partie externe. Au palper, on reconnaît facilement la tête radiale à sa forme arrondie et à l'existence d'une cupule à son extrémité.

Dans les luxations *en avant*, les signes sont beaucoup moins accentués, et le déplacement peut être facilement méconnu. La tête étant cachée profondément sous les muscles épicondyliens, il n'y a pas de déformation bien nette. Pour la sentir, il faut la faire rouler sous le doigt en imprimant à l'avant-bras de petits mouvements alternatifs de pronation et de supination. On constate ainsi qu'elle déborde en avant le condyle, tandis qu'à sa place il y a une légère dépression au niveau de laquelle le condyle huméral est découvert. Au début, les mouvements sont limités par la douleur; mais ils ne tardent pas à reprendre leur amplitude normale, sauf dans les cas de luxation accentuée en avant, où la tête radiale, butant contre l'humérus, limite un peu la flexion.

Traitement. — Pour pratiquer la réduction, on saisit l'avant-bras de la main droite et le bras de la main gauche, puis on exerce une forte traction dans l'axe du radius, tandis que le pouce de la main gauche presse directement sur la tête radiale. Celle-ci reprend sa place par un léger glissement. Il faut alors immobiliser le membre dans une attelle plâtrée pendant une quinzaine de jours; l'attitude la plus favorable est la demi-pronation avec flexion forcée quand la luxation est en avant et flexion moyenne dans les autres cas.

L'irréductibilité primitive est fréquente : elle est due à l'interposition du ligament annulaire; on sent la tête se déplacer sous le doigt comme si elle reprenait sa place, mais dès qu'on cesse de presser sur elle, elle revient à sa mauvaise position avec l'élasticité d'une touche de piano. Il faut alors répéter la manœuvre de réduction en donnant au membre des attitudes variées de flexion et de pronation.

Intervention sanglante. — Si l'on échoue, l'*arthrotomie* reste la seule ressource, mais nous allons voir que son résultat reste incertain en raison de la difficulté du maintien.

Que la tête ait été réduite par des manœuvres non sanglantes ou par l'arthrotomie, il est en effet impossible de la maintenir lorsque le ligament annulaire, qui est son seul agent de fixation, est déchiré ou gravement altéré; la luxation se reproduit alors, et, pour cette raison, souvent l'arthrotomie a abouti à la résection de la tête radiale.

Cette résection n'est pas sans inconvénients chez les jeunes sujets à cause de la déformation tardive qui peut résulter de la suppression du cartilage de conjugaison (Ollier). D'autre part, dans le jeune âge, la faculté d'adaptation est telle que souvent, malgré la persistance du déplacement, l'état fonctionnel du membre devient satisfaisant au bout de quelques mois. Il est donc préférable de s'abstenir d'une intervention sanglante dans les luxations récentes lorsque les manœuvres de réduction ont échoué ou que le maintien est impossible. Il vaut mieux chercher à obtenir une bonne utilisation du bras par le massage et la mobilisation méthodique du membre. On aura toujours la ressource de faire tardivement la résection de la tête radiale si les mouvements restent gênés et le résultat fonctionnel imparfait.

PRONATION DOULOUREUSE.

Cet accident est connu aussi sous le nom de *subluxation de la tête radiale* et de *torpeur douloureuse des jeunes enfants*. On l'observe surtout de deux à quatre ans; il n'est pas très rare chez le nourrisson.

Symptômes. — Les circonstances dans lesquelles il se produit sont toujours les mêmes : il s'agit d'un tiraillement exercé sur l'avant-bras pour éviter une chute, monter un escalier, passer un vêtement, etc. L'enfant se met à crier, et, lorsque la douleur aiguë est calmée, on remarque qu'il refuse de se servir de son membre, et qu'il paraît souffrir lorsqu'on cherche à le saisir ou à le palper.

A l'*examen*, on trouve que le bras est pendant le long du corps et souvent immobile comme s'il était atteint d'une paralysie. L'enfant, il est vrai, remue les doigts, parfois même il peut lever le bras, mais ces mouvements se font lentement et avec une certaine appréhension. On n'observe le plus souvent ni gonflement ni ecchymose; quelquefois cependant il existe un peu d'œdème sur l'avant-bras et jusque sur la main. Par le palper, on localise la douleur au niveau du coude et particulièrement sur la tête radiale; l'articulation paraît tout à fait normale; on note seulement que la supination ne se fait pas complètement, qu'elle est douloureuse; enfin on sent parfois pendant les mouvements de pronation et de supination un léger frottement au niveau de la tête radiale.

Cet ensemble symptomatique et le fait qu'il s'est manifesté à la suite d'un tiraillement de l'avant-bras suffisent en général pour établir le diagnostic. Il faut cependant toujours faire un examen complet du membre pour rechercher les signes d'une fracture de la clavicule, ou d'un décollement épiphysaire de l'épaule, du coude ou du poignet. On doit aussi rechercher s'il n'y a pas dans l'épaule ou dans le coude une arthrite qui, latente jusque-là, se serait révélée brusquement à la suite de l'accident.

L'évolution de la pronation douloureuse est des plus bénigne; parfois la guérison se fait tout d'un coup, à l'occasion d'une secousse ou d'un mouvement involontaire; plus souvent on voit les symptômes s'atténuer peu à peu, pour disparaître complètement au bout de trois ou quatre jours. La récidive est assez fréquente jusqu'à l'âge de quatre ou cinq ans, mais elle garde la même bénignité.

Pathogénie. — La nature véritable de cet accident prête encore à des discussions. On a cru autrefois à une distension nerveuse, mais il est aujourd'hui bien certain qu'il s'agit d'une lésion de l'articulation radio-cubitale supérieure favorisée par la laxité de cette jointure dans le jeune âge. Kirmisson, Broca, adoptent sans réserve la théorie de Duverney, d'après laquelle il s'agit d'une luxation incomplète de la tête radiale. La traction exercée sur l'avant-bras ferait glisser la tête en bas, à l'intérieur de son ligament annulaire trop lâche, sans qu'il se fasse de déchirure. Pour Denucé, au contraire, il s'agirait d'un pincement synovial qui se ferait entre le ligament annulaire et le ligament carré de Denucé. Ce dernier est une lame fibreuse étendue de la petite cavité sigmoïde du cubitus à la partie correspondante du col radial; il s'enroule autour du col pendant la pronation. Lorsqu'on fait une pronation forcée avec traction sur l'avant-bras, le bord antérieur du ligament carré descend au-dessous du ligament annulaire, et si la traction cesse brusquement, la synoviale, très lâche à ce niveau, peut se trouver pincée entre ces deux ligaments. En l'absence de faits anatomiques précis, il n'est pas possible actuellement de choisir entre ces deux théories, qui sont peut-être vraies toutes les deux. Cela n'a d'ailleurs pas une grande importance en pratique, puisqu'on est arrivé empiriquement à déterminer la manœuvre nécessaire pour tout remettre dans l'ordre.

Traitement. — On saisit le bras de l'enfant avec la main gauche et l'avant-bras avec la main droite. On exerce d'abord une traction assez forte sur le radius suivant son axe, puis, en soutenant cette traction, on étend complètement l'avant-bras, on le met en supination forcée, et enfin on le fléchit à angle aigu. Pendant cette manœuvre, le pouce de la main gauche qui repose sur la tête radiale sent généralement un ressaut, accompagné d'un claquement léger.

Le soulagement est immédiat. Une immobilisation ultérieure n'est pas nécessaire.

Fractures de l'avant-bras.

Les fractures de l'avant-bras sont multiples et variées. Il faut distinguer les fractures isolées du cubitus et du radius et les fractures qui portent simultanément sur ces deux os.

Fractures du cubitus.

Les fractures du cubitus ne présentent pas par elles-mêmes un grand intérêt chez l'enfant. La fracture de l'olécrâne est rare, de même que celle de l'extrémité inférieure. Les fractures de la diaphyse sont assez fréquentes, mais elles sont tout à fait banales lorsqu'elles existent seules, car le radius forme une attelle qui conserve la forme du membre. Il n'en est plus de même lorsque la fracture du cubitus est associée avec la luxation de la tête radiale. Ce traumatisme complexe, qui est assez fréquent, mérite d'être décrit avec quelques détails, car son diagnostic et son traitement présentent des difficultés assez grandes.

FRACTURE DU CUBITUS AVEC LUXATION DE LA TÊTE RADIALE.

Causes. — Cette lésion peut résulter d'un traumatisme direct qui, après avoir fracturé le cubitus, atteint le radius et le fait luxer en dehors; plus souvent elle est consécutive à une chute sur la main.

La fracture du cubitus siège ordinairement à l'union du tiers supérieur avec les deux tiers inférieurs; on peut la trouver quelquefois plus haut, à la base de l'olécrâne, ou plus bas vers la partie moyenne de l'os. Le trait est oblique de haut en bas et d'arrière en avant; il y a toujours du chevauchement, le fragment supérieur se déplaçant en avant et en dehors, vers l'espace interosseux (fig. 15).

La luxation du radius se fait presque toujours en avant, rarement en dehors ou en arrière.

Symptômes. — Les symptômes de cette fracture sont bien caractérisés. La douleur et l'impotence sont ordinairement assez grandes, mais moindres cependant que dans les fractures complètes du coude. L'avant-bras est le siège d'un gonflement accentué qui remonte au-dessus du pli du coude et s'accompagne d'une ecchymose à la face interne. La déformation est généralement peu apparente; cependant l'avant-bras est raccourci et souvent un peu dévié en dedans. En suivant par le palper la diaphyse cubitale, on rencontre vers son tiers supérieur un point très douloureux où l'on trouve de la crépitation, soit par la pression directe, soit en imprimant à l'avant-bras de légers mouvements de pronation et de supination. Si l'on palpe ensuite le radius, on voit que sa direction est modifiée, et on trouve son extrémité supérieure cachée sous les muscles épicondyliens. En la faisant rouler sous le doigt, on reconnaît bien

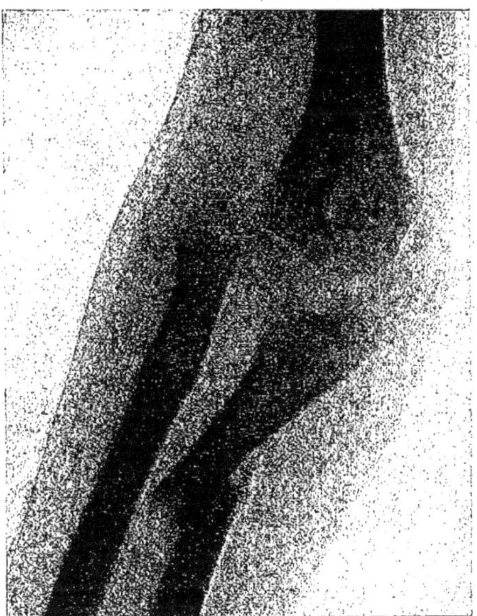

Fig. 15. — Fracture du cubitus au tiers supérieur avec luxation de la tête radiale.

son rebord, mais le plus souvent on ne sent pas sa cupule. Les mouvements du coude sont conservés, sauf la flexion qui est limitée par la butée de la tête radiale contre l'humérus, et la pronation et la supination qui sont douloureuses.

Diagnostic. — Le diagnostic de la fracture du cubitus avec luxation du radius est facile lorsqu'on recherche les signes que nous venons d'indiquer. En cas de doute, il faut recourir à la radiographie. Mais les erreurs sont fréquentes parce qu'on ne pense pas à cette lésion. Tantôt on croit à une *fracture du coude*, et on est dérouté par le résultat négatif de l'examen de cette jointure; tantôt on constate la fracture du cubitus, mais on méconnaît la luxation du radius. Il faut donc se rappeler le conseil de Malgaigne : *dans toute fracture du cubitus seul, méfiez-vous de la luxation du radius*; dans toute fracture de l'avant-bras où le gonflement dépasse le coude, explorez scrupuleusement l'articulation.

Traitement. — Le traitement doit s'occuper avant tout de *réduire la luxation radiale*. C'est en effet la condition indispensable d'une bonne réduction de la fracture cubitale. On procède comme nous l'avons indiqué plus haut pour les luxations isolées du radius. La réduction du radius a pour résultat de rétablir la forme du cubitus et de corriger le chevauchement de ses fragments. Il suffit alors d'immobiliser l'avant-bras en flexion à angle aigu pendant trois semaines dans une attelle plâtrée pour obtenir un résultat parfait.

Si le radius est irréductible, l'arthrotomie ne serait indiquée que dans le cas où la déformation du cubitus serait assez considérable, pour faire craindre une pseudarthrose ou une consolidation très vicieuse. En général chez l'enfant cette éventualité ne se présente pas. On se borne donc à réduire la fracture aussi complètement que possible, et, après sa consolidation, on cherche à assouplir la néarthrose par la mobilisation méthodique.

Une intervention tardive pourrait être indiquée par une gêne fonctionnelle importante résultant de la luxation du radius, ou par une pseudarthrose du cubitus. Il faudrait faire dans les deux cas la résection de la tête radiale et y ajouter dans le second l'avivement des fragments du cubitus avec ou sans suture. Mais les indications de ce genre sont exceptionnelles chez les enfants.

Fractures du radius.

Parmi les fractures isolées du radius, il faut retenir comme ayant un intérêt particulier chez l'enfant celles des deux extrémités de cet os. Les fractures du milieu de la diaphyse confondent leur histoire avec celles des fractures des deux os.

FRACTURE DE L'EXTRÉMITÉ SUPÉRIEURE.

Caractères anatomo-cliniques. — Chez les jeunes sujets, il s'agit presque toujours d'une *fracture du col radial* dont le trait se trouve à peu près à égale distance entre la cupule radiale et la tubérosité du biceps; il est généralement transversal ou un peu oblique en bas et en dehors. Le déplacement, sans être constant, est la règle ; la tête s'infléchit en dehors de manière à former avec le fragment inférieur un angle à sommet dirigé en dedans. Le déplacement en avant est plus rare.

Cette fracture s'observe surtout *dans la seconde enfance* à partir de huit ans. Elle est consécutive à une chute sur la paume de la main et résulte manifestement de la transmission directe de la force le long de la tige radiale jusqu'à l'articulation radio-humérale.

Les **symptômes** sont peu accentués. Il y a un peu de douleur et d'impotence du membre, mais pas de déformation, presque pas de tuméfaction, et les grands mouvements du coude sont conservés. Les signes propres à la fracture doivent donc être recherchés ; ce sont la gêne des mouvements de pronation et de supination et la douleur localisée par la pression en un point précis, à 1 centimètre au-dessous de la tête radiale. On peut quelquefois sentir le relief de la tête basculée en dehors et au-dessous d'elle une dépression. La crépitation n'existe que lorsqu'il n'y a pas d'engrènement.

Traitement. — Le traitement est rendu difficile par le petit volume du fragment supérieur sur lequel on ne peut exercer aucune action. Broca et Mouchet conseillent de faire simplement du massage et de la mobilisation précoce, sans s'inquiéter de la réduction. Destot, Vignard et Barlatier proposent au contraire de chercher à réduire par une traction sur l'avant-bras combinée avec une pression exercée directement sur le fragment et d'immobiliser ensuite en extension. Cette manœuvre paraît recommandable, car elle donne des chances d'atténuer au moins la déformation, sans compromettre en rien les mouvements.

La *consolidation vicieuse* n'a généralement pas de conséquences sérieuses. Si pourtant les mouvements de pronation et de supination étaient trop compromis par un cal volumineux, il serait indiqué de faire la résection de la tête radiale.

FRACTURE DE L'EXTRÉMITÉ INFÉRIEURE.

Causes. — Chez les jeunes sujets, les traumatismes qui agissent sur l'extrémité inférieure du radius produisent presque toujours un décollement épiphysaire. La fracture de l'extrémité inférieure de la diaphyse, si fréquente chez l'adulte, est tout à fait rare chez l'enfant.

Le décollement épiphysaire se produit surtout de *dix à vingt ans*. Il résulte le plus habituellement d'une chute sur la paume de la main, et son mécanisme reste discuté ; pour les uns, il s'agit d'une action directe du choc transmis au radius par l'intermédiaire du carpe ; pour les autres, c'est un mécanisme d'arrachement par le ligament antérieur de la radio-carpienne mis en forte tension par l'hyperextension du poignet.

Anatomie pathologique. — Le trait de fracture suit le cartilage de conjugaison sur sa face diaphysaire dans la plus grande partie de sa longueur; presque toujours cependant il empiète çà ou là sur la diaphyse radiale et en détache un fragment plus ou moins volumineux (fig. 16). Le déplacement est souvent nul ou se limite à un léger glissement de l'épiphyse radiale en dehors (Broca). Lorsqu'il est plus accentué, il est analogue à celui de la fracture typique de l'adulte : le fragment inférieur se porte en arrière et en dehors, le fragment supérieur en avant et en dedans, et ils forment entre eux un angle à sommet dirigé en avant.

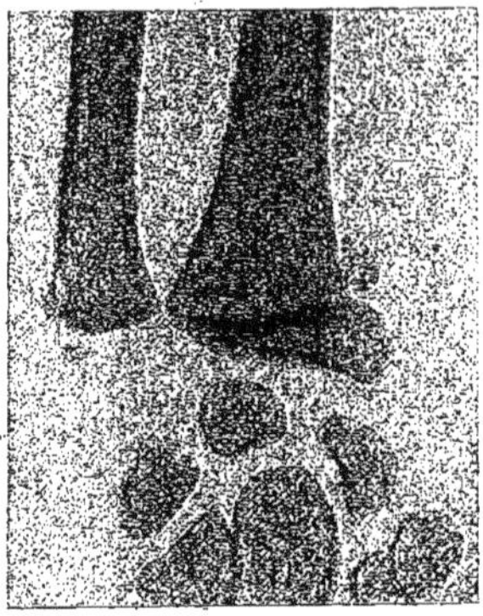

D'après Kirmisson, on trouverait souvent une lésion concomitante du cubitus, consistant dans une fracture complète ou incomplète qui siégerait sur la diaphyse, la région juxta-épiphysaire ou l'apophyse styloïde.

Les fractures à grand déplacement sont assez souvent compliquées de déchirure de la peau, par le fragment supérieur, qui refoule les tendons en dedans et blesse quelquefois le médian et l'artère radiale.

Fig. 16. — Radiographie d'un décollement de l'épiphyse radiale inférieure avec déplacement du fragment inférieur en dehors.

Symptômes. — Les symptômes varient beaucoup suivant l'importance du déplacement. Lorsque celui-ci est NUL OU TRÈS FAIBLE, on a les signes d'une entorse; mais le palper révèle à 6 ou 7 millimètres au-dessus de l'interligne un *point douloureux* net. Quelquefois, en observant le malade peu de temps après l'accident, on perçoit au niveau de la fracture une *tuméfaction* dure et profonde, produite par l'hémorragie sous-périostée qui pourrait faire croire à un déplacement. La radiographie ne montre pas le trait de fracture lorsqu'il chemine en plein cartilage, mais la ligne du cartilage de conjugaison paraît élargie par comparaison avec le côté sain, et on distingue souvent un petit fragment diaphysaire.

Dans les FRACTURES AVEC DÉPLACEMENT, la douleur, l'impotence et le gonflement sont plus accentués; on a de plus une déformation qui rappelle le dos de fourchette classique chez l'adulte. Le poignet est épaissi, l'apophyse styloïde du radius remontée et la main légèrement inclinée sur le bord radial. Le fragment inférieur étant plus petit que chez l'adulte, son relief à la face dorsale du poignet est moins accentué, ainsi que la dépression sus-jacente; au contraire, à la face palmaire, on sent la grosse masse du radius qui soulève les tendons et fait une voussure bien nette. La crépitation est inconstante; la mobilité anormale est aussi souvent difficile à percevoir, le trait de fracture étant très proche de l'articulation.

A part les lésions cutanées et nerveuses que nous avons signalées, la complication la plus importante de cette fracture est le *trouble de croissance*, observé le plus souvent à ce niveau : sur quarante faits rassemblés par Poland, 18 concernent le radius; le raccourcissement qui en résulte peut atteindre 4 à 5 centimètres. L'absence de déplacement ne paraît pas mettre à l'abri de cette complication.

Traitement. — Dans les fractures sous-périostées *sans déplacement* où la douleur est minime et l'impotence peu accentuée, il suffit d'immobiliser le poignet avec une attelle en carton, et on peut commencer de bonne heure le massage et la mobilisation. Cette méthode expose toutefois à des douleurs assez persistantes au niveau du cal; c'est pourquoi nous préférons recourir à l'attelle plâtrée même dans les formes légères.

Il suffit alors de faire une petite attelle plâtrée palmaire allant du tiers supérieur de l'avant-bras au pli de flexion des doigts.

Lorsque *la fracture est complète* et s'accompagne d'une déformation, il faut la réduire en tirant sur la main et en la portant en flexion palmaire et adduction sur le bord cubital. L'attelle plâtrée est alors plus importante : elle commence au-dessus du coude, recouvre la face dorsale de l'avant-bras et se termine par un crochet correspondant au premier espace interosseux.

Les cals vicieux qui résultent de la saillie persistante du fragment supérieur sur la face palmaire de l'avant-bras ne nécessitent généralement pas un traitement : la déformation est, il est vrai, assez disgracieuse, mais la gêne fonctionnelle est absolument nulle.

Fractures des deux os de l'avant-bras.

Parmi les fractures de deux os de l'avant-bras, il en est un grand nombre qui ne se prêtent pas à une description d'ensemble. Ce sont les fractures par *cause directe* dont le siège varie à l'infini suivant la direction et la nature du traumatisme qui les a produites. Ces fractures, d'ailleurs, n'ont rien de spécial à l'enfance.

Au contraire, les *fractures indirectes* qui succèdent à une chute sur la main méritent une mention particulière.

Anatomie pathologique. — Elles siègent à la partie moyenne de l'avant-bras, ou un peu au-dessous. Les deux os sont généralement atteints d'une façon inégale : le radius présente la lésion principale, le cubitus étant seulement infléchi, ou fracturé incomplètement.

Ces fractures peuvent être sous-périostées sans déplacement ; elles peuvent aussi s'accompagner de coudure, de chevauchement, ou de la rotation de la partie inférieure du membre en pronation ; elles n'ont alors rien de bien spécial à l'enfance. Mais leur histoire est plus intéressante lorsqu'elles prennent la forme toute particulière des *fractures en bois vert*.

Celles-ci se rencontrent de trois à dix ans ; à cet âge, les os de l'avant-bras sont assez souples et élastiques pour se courber sous l'action du traumatisme,

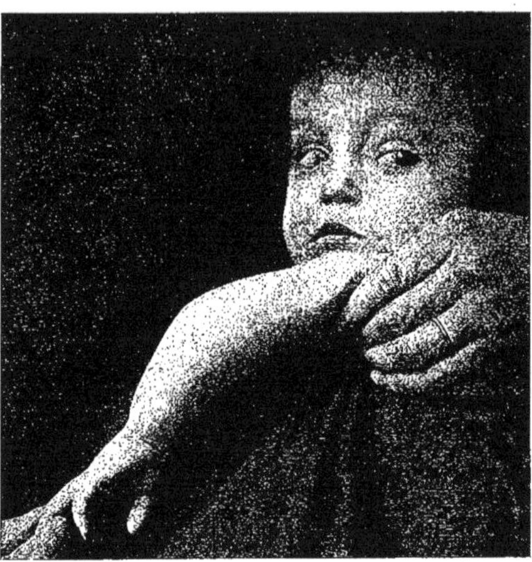

Fig. 17. — Fracture des deux os de l'avant-bras avec coudure à sommet postérieur.

et lorsqu'ils se fracturent, ils le font à la façon d'une baguette de noisetier qui casse incomplètement et reste ensuite fléchie.

L'os présente donc une incurvation plus ou moins accentuée ; vers le sommet de cette courbure, on trouve, du côté de la convexité, une fissure à bords dentelés dirigée perpendiculairement à la surface de l'os, et qui s'étend ordinairement jusqu'au canal médullaire ; du côté de la concavité, le tissu osseux est seulement infléchi, tassé, mais sa continuité n'est pas interrompue. Quelquefois des fissures secondaires se détachent de la fissure principale et se prolongent longitudinalement en suivant l'axe de l'os.

L'incurvation est maintenue par l'engrènement des dentelures qui bordent la fissure ; ces dentelures longues, inégales, butent les unes contre les autres et opposent une résistance considérable au redressement.

Le sens de l'inflexion varie: son sommet se dirige tantôt en avant, tantôt en arrière, tantôt latéralement ; ce dernier cas est toutefois plus rare.

Symptômes. — Les particularités anatomiques de la fracture en bois vert lui donnent une symptomatologie bien spéciale. La continuité de l'os n'étant pas interrompue, la plupart des *signes ordinaires des fractures font défaut*. La douleur et l'impotence sont généralement peu accentuées; souvent le malade continue à se

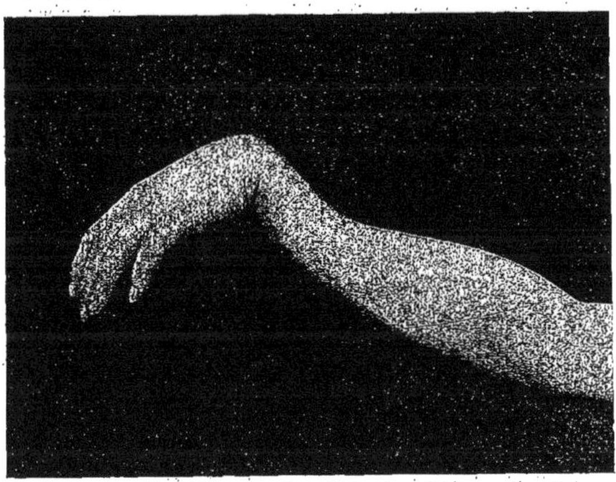

Fig. 18. — Fracture des deux os de l'avant-bras avec incurvation à sommet antérieur.

servir de son membre avec une aisance qui laisse difficilement croire à une fracture. Le gonflement est aussi souvent très modéré, et l'examen ne montre ni crépitation ni mobilité anormale.

Le seul symptôme important est la *déformation*. Celle-ci est quelquefois considérable, l'avant-bras est coudé en avant, en arrière ou sur le côté au point de frapper l'œil le moins exercé. Mais souvent aussi la déformation est au début assez peu accentuée pour passer facilement inaperçue, étant masquée par la légère enflure de l'avant-bras ou le relief des muscles; il faut alors la rechercher attentivement en comparant le membre malade avec le membre sain mis dans une attitude symétrique. En prenant l'avant-bras à pleine main par ses extrémités, on voit aussi qu'il est facile d'exagérer cette déformation, mais, si on veut la corriger, on rencontre de la résistance et on provoque de la douleur. Ce signe est précieux pour établir le diagnostic lorsqu'on n'a pas la ressource de la radiographie.

Traitement. — Le traitement des fractures des deux os de l'avant-bras comporte deux indications, la réduction du déplacement lorsqu'il existe et l'immobilisation en bonne position.

La **réduction** est facile dans les fractures complètes. Il suffit d'exercer une traction sur le poignet pour voir la coudure s'effacer et le membre reprendre une forme correcte. Dans les fractures en bois vert, il en est autrement, et, pour obtenir la correction, il est nécessaire de compléter la fracture. Sous anesthésie, on saisit l'avant-bras à deux mains; on exagère d'abord la courbure au maximum, puis on fait un mouvement en sens inverse, et on le poursuit jusqu'à ce qu'un craquement bien net indique que l'os a cédé. Il est alors facile de le remettre en rectitude.

L'**immobilisation** se fait avec une gouttière plâtrée semblable à celle que nous avons décrite pour la fracture du radius. Il est très important que le bandage maintienne la main en supination légère, le pouce regardant en haut, pour éviter que le poids de la main entraîne les fragments inférieurs en pronation forcée, tandis que les fragments supérieurs sont maintenus en pronation moyenne par la tonicité des muscles.

La durée de l'immobilisation est de trois semaines, mais il n'est pas rare de voir des retards de consolidation nécessiter une contention plus longue.

Les *cals vicieux* sont assez fréquents; ils sont dus à une persistance de l'incurvation de l'avant-bras, ou au décalage des fragments inférieurs fixés en pronation forcée, tandis que les fragments supérieurs sont restés en pronation moyenne. La croissance et l'adaptation fonctionnelle atténuent généralement assez ces déformations pour qu'il n'y ait pas lieu de faire une intervention secondaire, si elles ne sont pas très accentuées.

AFFECTIONS INFLAMMATOIRES

Parmi les affections inflammatoires du membre supérieur, nous retiendrons seulement la *tuberculose des grandes articulations* et les *ostéites* des *petits os* de la *main* et des *doigts*.

Tuberculose de l'épaule.

Causes. — La tuberculose de l'épaule est relativement rare, surtout chez les jeunes enfants; on l'observe un peu plus souvent de dix à vingt ans, à l'âge où l'extrémité supérieure de l'humérus a son développement le plus actif et où commencent les travaux manuels.

Elle peut revêtir la forme fongueuse ou la forme sèche. Mais la première est relativement rare, et son histoire est assez banale. Au contraire la forme sèche a un réel intérêt, parce qu'elle se présente au niveau de cette articulation avec son aspect le plus typique, qui lui a fait donner par Volkmann le nom de *carie sèche*. C'est elle que nous aurons particulièrement en vue dans notre description.

Anatomie pathologique. — Les lésions osseuses siègent habituellement sur l'humérus. Elles sont variables comme situation et comme étendue.

Dans les cas les plus typiques, on trouve seulement à la surface de la tête ou du col de petites cavités cupuliformes creusées dans un os assez dense et renfermant des granulations grêles, d'aspect fibroïde. Plus rarement il existe de grosses lésions circonscrites d'infiltration caséeuse et des séquestres qui peuvent être limités à la tête ou s'étendre au delà du cartilage de conjugaison jusque dans la diaphyse (Mondan).

L'os présente de plus, dans son ensemble, une tendance à l'atrophie et à la résorption qui a son maximum à l'extrémité supérieure, mais qui atteint la diaphyse tout entière. La tête humérale s'atrophie, parfois elle disparaît entièrement ainsi qu'une partie du col. Le cartilage de conjugaison semble stérilisé, même s'il n'est pas au contact direct des lésions; la croissance de l'os en longueur se ralentit ou s'arrête. La diaphyse elle-même paraît formée d'un os grêle, fragile.

Toutes ces lésions s'associent pour produire un raccourcissement toujours précoce et important de l'ensemble de l'os.

Les lésions des parties molles se caractérisent par la même tendance à l'*atrophie* et à la *sclérose*. La synoviale et la capsule sont fusionnées en une membrane épaisse et rétractile ; la cavité articulaire disparaît, et il s'établit une ankylose fibreuse plus ou moins serrée.

L'atrophie s'étend aussi aux muscles péri-articulaires ; le deltoïde est pris le premier et toujours d'une façon prédominante; mais l'atrophie peut s'étendre loin, aux pectoraux et aux muscles scapulaires.

Les *abcès* sont rares, petits et tardifs ; ils se forment principalement sur les faces antérieure, postérieure et inférieure de l'articulation, et peuvent fuser dans quatre directions : en avant, vers l'interligne delto-pectoral, en arrière le long du grand rond et du grand dorsal, vers le bras en suivant la gaine du biceps ou enfin dans l'aisselle.

Symptômes. — Le *début* est généralement insidieux; la gène des mouvements, qui est le premier signe, est masquée pendant longtemps par la mobilité supplémentaire de l'omoplate. Il y a cependant des formes aiguës qui ont la symptomatologie bruyante d'un rhumatisme articulaire aigu.

A la *période d'état*, les deux traits caractéristiques de la forme sèche sont l'atrophie de l'épaule et l'enraidissement progressif de l'articulation.

Le moignon de l'épaule est aplati (fig. 19); l'acromion fait une saillie anormale, et la tête paraît un peu déplacée en avant et en dedans; dans les cas anciens, la déformation rappelle dans son ensemble celle de la luxation de l'épaule. Au palper, on sent que le deltoïde a presque disparu, il est réduit à une mince lame plaquée contre l'os; les muscles sus et sous-épineux, le grand pectoral sont aussi très atrophiés. Profondément l'articulation est sèche, sans épanchement ni fongosités; la tête, facile à sentir, paraît petite. La radiographie montre que cette diminution de son volume est réelle; elle révèle parfois une destruction partielle ou totale de la tête. Le membre est raccourci presque dès le début de 1 à 2 centimètres. Dans les lésions anciennes, le raccourcissement peut atteindre 7 à 8 centimètres.

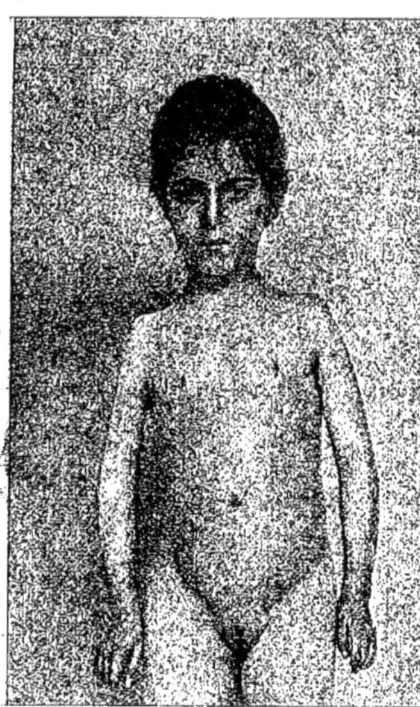

Fig. 19. — Carie sèche de l'épaule droite.

Le bras est immobile, serré contre le tronc ou en légère abduction. Les mouvements peu étendus qu'exécute le malade se passent dans la ceinture scapulaire. Si on fixe l'omoplate, les mouvements actifs et passifs deviennent à peu près nuls.

La douleur est très variable : souvent elle est provoquée seulement par la pression sur la tête humérale et par les mouvements. Dans d'autres cas, elle apparaît spontanément sous la forme de poussées rhumatoïdes, ou de névralgies irradiées vers le bras, le cou ou le dos; elle peut alors avoir une intensité et une ténacité remarquables et devenir ainsi le symptôme dominant.

Les abcès sont rares : ils se développent tardivement, gardent un petit volume et suppurent peu lorsqu'ils sont fistulisés.

Il est assez fréquent de voir une scoliose se développer secondairement à l'attitude anormale de l'épaule. Lorsque le bras est en abduction, l'épaule s'abaisse et la scoliose développe sa convexité du côté sain; lorsqu'il s'applique contre le thorax, l'épaule s'élève et la déviation se fait en sens inverse.

L'évolution de la carie sèche est lente. Traitée sévèrement et dès le début, elle peut guérir complètement, avec conservation des mouvements. Le plus souvent, il s'établit une ankylose plus ou moins complète. La guérison spontanée est possible en deux ou trois ans (Kœnig); mais les rechutes sont fréquentes (Martel). Plus souvent la maladie s'aggrave lentement en conservant les mêmes caractères jusqu'au jour où les douleurs et la gêne fonctionnelle obligent le malade à se faire traiter.

Diagnostic. — Le diagnostic de l'arthrite sèche de l'épaule est généralement facile.

L'atrophie du membre et son impotence font quelquefois penser à une *paralysie*; mais dans cette dernière l'articulation est généralement relâchée et présente une mobilité exagérée, tandis que l'arthrite produit au contraire l'ankylose. La *fracture de l'extrémité supérieure de l'humérus* se distingue par l'antécédent d'un traumatisme, les signes propres de la fracture et l'amélioration rapide de l'état fonctionnel. Lorsqu'il existe des douleurs rhumatoïdes, on pourrait croire à du *rhumatisme* suivi de raideur articulaire; mais ce dernier est rare et la gêne fonctionnelle qu'il occasionne s'améliore par les mouvements; dans la tuberculose, au contraire, la mobilisation aggrave la douleur et l'impotence.

Traitement. — A l'épaule la contracture des muscles et le poids du membre réalisent dans une certaine mesure l'immobilisation et l'extension continue. Ces conditions favorables rendent la guérison possible spontanément ou avec l'aide d'une simple écharpe (1).

(1) Pour éviter des redites, nous indiquons ici d'une façon générale les règles directrices du traitement de la tuberculose articulaire.

Le *traitement général* doit toujours être mis au premier plan, car c'est la réaction de l'organisme qui est le véritable élément de guérison, et il faut la favoriser par tous les moyens.

La nécessité du traitement général est d'autant plus grande que l'articulation lésée est plus importante et que le malade est moins en état de mener une vie normale.

Il faut d'abord faire un examen complet du malade et traiter par les moyens appropriés les tares physiques qu'il peut avoir (troubles digestifs, végétations adénoïdes, affections pulmonaires, etc.).

Le second point est de mettre le malade dans les meilleures conditions d'existence : repos, vie au grand air, bonne alimentation. La cure marine, la cure solaire, l'altitude sont à ce point de vue des éléments très importants.

Le traitement médicamenteux ne vient que bien loin derrière les moyens précédents; il consiste dans l'administration d'huile de foie de morue, de préparations phosphatées, iodées, etc.

Le *traitement local* a pour base essentielle l'immobilisation de la jointure malade, et, dans les formes graves, sa décharge pour éviter les méfaits de l'ulcération de pression.

L'immobilisation doit être précoce, continue et complète; c'est seulement en observant ces règles qu'on peut lui donner toute son efficacité. Les moyens de la réaliser varient suivant les indications particulières que nous étudierons à propos de chaque articulation; en règle générale, c'est l'appareil plâtré qui convient dans

Mais l'*immobilisation complète* de la jointure donne un résultat plus rapide et plus sûr.

On la réalise au moyen d'un bandage de Velpeau fait avec des bandes plâtrées ou silicatées : l'aisselle et le coude sont soigneusement garnis d'ouate ; le bras est maintenu légèrement écarté du corps pour rendre son utilisation plus facile en cas d'ankylose ; l'appareil doit comprendre le coude et l'avant-bras pour supprimer les mouvements de rotation de l'épaule.

L'immobilisation doit être poursuivie jusqu'à la disparition complète de la douleur. On peut obtenir une restauration intégrale des mouvements dans les formes bénignes soignées de bonne heure; si une ankylose se produit, il faut la respecter et s'attacher à développer la mobilité supplémentaire de l'omoplate, qui permet d'obtenir un état fonctionnel très satisfaisant.

L'indication de la *résection de l'épaule se pose rarement* chez l'enfant, parce que le cartilage de conjugaison joue un rôle important dans la croissance de l'humérus, et que le résultat fonctionnel

la plupart des cas lorsque le décubitus et l'extension continue ne s'imposent pas. Les appareils en celluloïd en cuir, etc., peuvent suffir pour de petites articulations, le poignet par exemple ; mais pour les grandes jointures ils n'ont pas la rigidité nécessaire.

Nous avons réussi depuis quelques mois à faire des bandages plâtrés amovibles que permettent l'exposition du membre au soleil et les soins de propreté tout en conservant les avantages essentiels du plâtre : rigidité, application exacte sans constriction, bon marché (Nové-Josserand et Rendu, *Lyon chirurgical*, juin 1912).

L'immobilisation doit être prolongée longtemps après la guérison apparente de la lésion. Elle n'est pas, comme on le croit généralement, une cause d'ankylose ; c'est au contraire son application exacte qui donne le plus de chance de sauvegarder les mouvements.

Lorsque les lésions du cartilage et de la capsule sont compatibles avec le retour de la mobilité, ce retour doit toujours être lent, tardif et se faire spontanément. Le massage et les manœuvres de mobilisation sont des causes de récidive.

Nous accordons peu d'importance à la révulsion, aux injections intra-articulaires et aux autres moyens locaux qui prétendent favoriser la guérison. Cependant l'héliothérapie semble avoir une réelle valeur soit pour hâter la résorption des exsudats, soit pour favoriser la réparation des os, soit enfin pour maintenir les muscles péri-articulaires en bon état et diminuer l'atrophie qui résulte de l'immobilisation. Ce moyen mérite une étude approfondie qui se poursuit en ce moment.

Les abcès sont traités par la ponction simple ou suivie d'une injection modificatrice ; nous employons habituellement la glycérine iodoformée au dixième. Si la collection se reproduit, on peut attendre environ six semaines avant de renouveler la ponction, car il s'agit souvent d'un liquide séreux susceptible de se résorber spontanément.

Les fistules sont simplement aseptisées par des lavages à l'alcool et des attouchements à la teinture d'iode. Nous ne conseillons pas de faire dans leur intérieur des injections modificatrices qui ont peu de chances d'atteindre les lésions ou de les modifier, et qui risquent au contraire de produire de l'infection secondaire.

La correction des attitudes vicieuses doit, en principe, se faire par des moyens de douceur, c'est-à-dire par l'extension continue ou le redressement par étapes suivant les cas. Si elles résistent à ces moyens, il vaut mieux les laisser persister pour les corriger par une opération orthopédique après la guérison de l'arthrite.

Les indications des interventions sanglantes varient beaucoup suivant les articulations; nous les discuterons à propos de chacune d'elles. En principe, nous sommes partisan du traitement conservateur, surtout chez les enfants âgés de moins de dix ans.

de la résection est peu supérieur à celui de l'ankylose spontanée. Il faut donc réserver cette opération pour les cas exceptionnels de lésions anciennes qui ne guérissent pas par l'immobilisation et provoquent des douleurs persistantes.

Tuberculose du coude.

La tuberculose du coude est fréquente à tous les âges; cette prédisposition s'explique bien par la complexité de cette jointure et les traumatismes auxquels elle est exposée.

Anatomie pathologique. — La synovite primitive existe certainement, mais il est difficile d'évaluer sa fréquence, car elle guérit ordinairement spontanément.

Les lésions osseuses siègent le plus souvent sur le cubitus, plus rarement sur l'humérus ou le radius. Il est assez fréquent de voir des foyers osseux juxta-épiphysaires évoluer isolément pendant un certain temps et envahir la jointure d'une façon tardive.

Les lésions osseuses secondaires ulcéreuses portent sur la trochlée humérale et la coronoïde du cubitus. Elles sont d'ailleurs peu importantes.

La synoviale présente les altérations ordinaires des synovites fongueuses; les formes sèches sont assez fréquentes.

Symptômes. — Le **début** est insidieux; l'attention est attirée tout d'abord par la gêne des mouvements et quelquefois par la tuméfaction du coude ; mais celle-ci est peu accentuée dans les formes sèches. Parfois c'est un accident, une chute qui révèle brusquement la lésion restée latente jusqu'alors.

La limitation des mouvements porte surtout sur la flexion et l'extension; la pronation et la supination persistent plus longtemps. Le gonflement se montre d'abord à la face postérieure de l'articulation; les gouttières situées de chaque côté de l'olécrâne s'effacent, puis elles deviennent le siège d'un empâtement plus ou moins net, particulièrement en arrière de la tête radiale; parfois la synoviale est distendue par un épanchement plus ou moins abondant qui fait apparaître ses culs-de-sac et donne même de la fluctuation.

A la **période d'état**, le coude est plus ou moins complètement enraidi; il se met en flexion légère et en pronation. La douleur spontanée est généralement faible; les douleurs provoquées par la pression et les mouvements sont plus ou moins vives suivant les cas. La tuméfaction est également très variable. Dans les formes fongueuses, elle se développe d'une façon parfois considérable, envahissant tout le pourtour de l'articulation, dont les saillies deviennent méconnaissables, et s'étendant parfois assez loin sur le bras et sur l'avant-bras. Dans les formes sèches au contraire, le coude est peu déformé, et on remarque seulement l'épaississement de la synoviale dans les gouttières péri-olécrâniennes.

Les *abcès* se forment ordinairement à la face postérieure, et ils viennent s'ouvrir directement à la peau ; ils peuvent aussi se développer à la face antérieure dans le pli du coude ; ils s'ouvrent alors directement à la peau, ou bien ils fusent sur les côtés en passant sous les muscles épicondyliens ou épitrochléens.

Évolution. — La tuberculose du coude peut guérir avec conservation intégrale des mouvements dans les formes légères, lorsque le traitement a été appliqué de bonne heure et suivi régulièrement. Mais ce résultat heureux est rare; presque toujours il persiste une certaine limitation de la flexion et de l'extension, peu gênante d'ailleurs pour la fonction du membre. Dans les cas graves, cette raideur devient une ankylose fibreuse plus ou moins serrée.

Traitement (pour les indications générales, voy. p. 53). — L'immobilisation du coude se fait au moyen d'un bandage plâtré analogue à celui que nous avons décrit à propos des fractures du coude (fig. 8). L'appareil doit remonter haut, jusqu'à l'aisselle, et se prolonger en bas par un crochet passant dans le premier espace interdigital pour empêcher les mouvements de pronation et de supination. L'attitude à donner au membre est la flexion à angle droit avec demi-pronation.

Les **indications opératoires** peuvent se poser soit au cours de l'arthrite, soit après sa guérison.

Au-dessous de dix à douze ans, la résection du coude donne des résultats médiocres : l'articulation est solide, mais ses mouvements restent généralement assez réduits dans tous les sens. Il faut donc la réserver pour les cas exceptionnels où l'infection secondaire rend nécessaire un large drainage de l'articulation, et pour ceux dans lesquels l'inflammation ne cède pas à l'immobilisation, où les abcès se reproduisent, où l'existence d'un séquestre est révélée par l'examen direct ou la radiographie.

Après douze ans, la guérison spontanée est plus rare, et le résultat fonctionnel de la résection est meilleur. On peut donc y recourir dès qu'on a l'impression d'avoir affaire à une forme grave, rebelle à l'immobilisation.

L'intervention précoce est indiquée dans les lésions osseuses para-articulaires même lorsqu'elles sont accompagnées d'arthrite légère. La pratique du plombage ostéo-articulaire permet alors d'évider la lésion ou de faire une résection partielle portant sur l'olécrâne ou la tête radiale en conservant l'intégrité de la jointure.

Les ankyloses incomplètes doivent être généralement respectées. C'est seulement lorsque l'inflammation est éteinte depuis longtemps qu'on peut chercher à augmenter l'amplitude des mouvements par des moyens de douceur qui sont la mobilisation manuelle et la traction continue.

La *mobilisation manuelle* doit se faire de la façon suivante (fig. 20) :

L'enfant est placé devant une table sur laquelle il place son membre, de telle sorte que le bras repose dans toute sa longueur et l'avant-bras, fléchi à

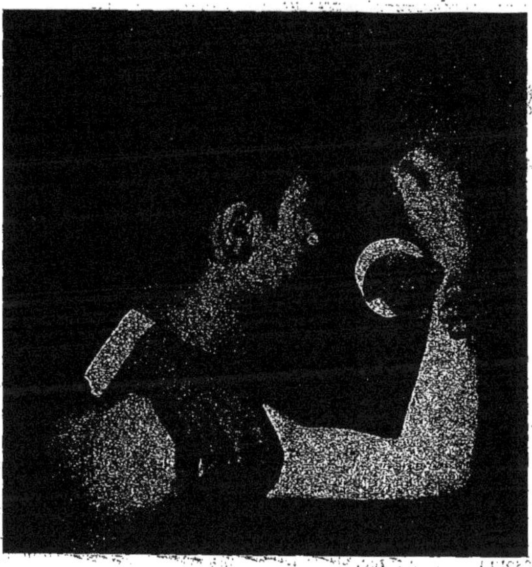

Fig. 20. — Mobilisation manuelle du coude.

angle droit, s'élève verticalement. On saisit celui-ci au niveau du poignet, et on l'entraîne doucement en flexion puis en extension ; il faut agir sans brusquerie et sans douleur pour ne pas provoquer de réaction de défense, faire des mouvements peu étendus et chercher à agir plutôt par la répétition des mouvements que par leur amplitude. Au bout de quelque temps, l'enfant est invité à répéter le mouvement lui-même, d'abord en s'aidant de la main, ensuite par le seul jeu de ses muscles. Plus tard, on peut rendre l'exercice plus actif en faisant tenir dans la main une haltère de 200 à 300 grammes.

La *traction continue* est facile à réaliser de la façon suivante :

Pour faire de l'extension, on attache au poignet un poids de 200 à 500 grammes, que l'on fait porter trois ou quatre heures chaque jour, le bras étant pendant le long du corps. Pour augmenter la flexion, on fait la traction élastique (fig. 21) avec une bande de caoutchouc fixée au poignet sur un bracelet en cuir et qui, passant sur l'épaule, va s'attacher en arrière à la ceinture du pantalon.

L'ankylose complète ne peut être modifiée que par la *résection orthopédique* du coude. Cette opération est formellement indiquée lorsque le membre est en extension plus ou moins complète, car alors la gêne fonctionnelle est considérable. Elle est plus discutable dans les cas où le coude est fléchi à angle droit. Le membre est alors utilisable et fort; il est possible de lui rendre par l'intervention des mouvements sinon parfaits, du moins généralement assez étendus en suivant les règles posées par Ollier. Mais, si l'on gagne en mobilité, on perd presque toujours en force. Il faut donc tenir compte surtout de la situation sociale du malade et de sa profession. L'intervention peut être utile si l'on désire plus de souplesse, et, par contre, il vaut mieux respecter l'ankylose si l'on a besoin plutôt de force.

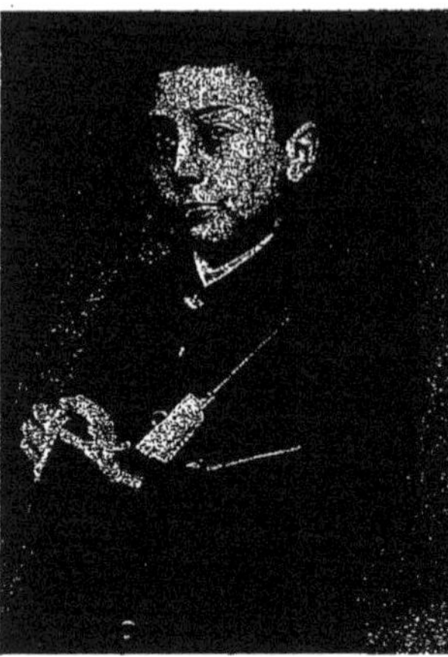

Fig. 21. — Appareil à traction élastique pour mobiliser le coude dans le sens de la flexion.

Tuberculose du poignet.

Étiologie. — La tuberculose du poignet est, après celle de l'épaule, *la plus rare* des arthrites tuberculeuses des membres chez l'enfant. Son étiologie est banale.

En général, l'articulation est atteinte primitivement; elle peut aussi être envahie secondairement à la suite des ostéites du radius ou des métacarpiens. Ces derniers n'ayant pas de cartilages de conjugaison à leur extrémité proximale, la propagation des lésions diaphysaires se fait facilement de ce côté. Il est par contre très rare de voir la tuberculose du poignet succéder aux synovites des tendons voisins, car ces lésions sont beaucoup moins fréquentes chez l'enfant que chez l'adulte.

Anatomie pathologique. — Chez les jeunes enfants, le squelette du carpe est en grande partie cartilagineux; aussi, jusqu'à l'âge de sept ans, la tuberculose du poignet est-elle surtout synoviale.

L'inflammation se diffuse de bonne heure à l'articulation tout entière, en raison de la disposition des synoviales du poignet. On sait en effet que les articulations de chaque rangée du carpe communiquent largement entre elles; d'autre part, la radio-carpienne est en relation avec la médio-carpienne par un prolongement qui passe entre le semi-lunaire et le pyramidal, et il existe aussi plusieurs communications entre la médio-carpienne et la carpo-métacarpienne. Seule, l'articulation du trapèze avec le premier métacarpien est constamment indépendante; elle peut donc rester indemne quand le reste du carpe est pris, ou bien être le siège d'une arthrite localisée, mais ce dernier cas est rare.

Après sept ans, les lésions osseuses sont fréquentes; elles sont généralement diffuses, mais on peut quelquefois déterminer une lésion prédominante, qui porte alors le plus souvent sur le scaphoïde, le grand os ou l'os crochu. Les altérations secondaires du radius ou des os du métacarpe ne sont pas rares.

Dans les formes graves, l'extension de l'œdème et des fongosités aux gaines tendineuses voisines peut déterminer des lésions qui aboutissent parfois à l'ankylose de ces tendons ou à leur destruction.

Symptômes. — Le DÉBUT est presque toujours insidieux : on remarque sur la face dorsale du poignet une *petite tuméfaction* qui est manifeste surtout lorsque l'articulation est fléchie et qui paraît due à l'épaississement de l'un des os du carpe. La douleur et la gêne fonctionnelle sont nulles; il y a seulement une très légère limitation du mouvement de flexion dorsale.

PÉRIODE D'ÉTAT. — Peu à peu la tuméfaction augmente, et elle s'étend à toute la face dorsale du carpe; on constate alors autour du poignet un bracelet d'œdème qui, plus accentué sur la face dorsale, finit par devenir perceptible même à la face palmaire. Les mouvements sont très limités, la main se tient en légère flexion, les doigts se mettent en griffe avec les premières phalanges en extension et les dernières en flexion, ils sont enraidis et deviennent bientôt incapables de rendre aucun service.

A la longue, il se produit une *déformation du poignet* : entraîné par le poids de la main, le talon de la main s'abaisse, le carpe se subluxe en avant et vient faire une saillie exagérée sur la face palmaire; au contraire, la face dorsale du poignet se creuse, ce qui fait ressortir la saillie du cubitus et du radius.

Les *abcès* se forment soit sur la face dorsale, soit sur la face palmaire; dans ce dernier cas, ils restent longtemps cachés sous les tendons et viennent faire saillie sur les côtés et particulièrement dans la gouttière du pouls; quelquefois ils fusent jusque dans la paume de la main.

Formes. — La tuberculose du poignet peut aussi se présenter sous la forme *sèche* et sous la forme d'une lésion *localisée*. Dans le premier cas, la raideur et la douleur sont les symptômes dominants, et le gonflement reste nul ou peu accentué. Les formes localisées ne se rencontrent guère que sur le trapèze : les symptômes inflammatoires restent longtemps localisés au niveau de cet os, et parfois un abcès se forme sans que le reste de l'articulation paraisse intéressé. Cependant elle finit presque toujours par être envahie secondairement.

Diagnostic. — Le diagnostic de la tuberculose du poignet se pose quelquefois au début avec les *kystes synoviaux* et avec les synovites tendineuses.

Les kystes se distinguent par leur relief plus accentué et leur mobilité relative, tandis que la tuméfaction de l'arthrite est étalée et fait davantage corps avec le squelette du carpe.

Les *synovites tendineuses* sont assez rares chez les enfants; elles se caractérisent par l'aspect de la tuméfaction, qui reproduit la forme et la direction d'une synoviale tendineuse, par l'absence de gonflement sur le reste du poignet et l'intégrité des mouvements de l'articulation.

Dans les FORMES SÈCHES, on pourrait discuter aussi le diagnostic avec la *maladie de Madelung*; mais, dans cette dernière, la déformation est assez typique, et elle se développe avant l'apparition de la douleur, qui est d'ailleurs légère.

Traitement (pour les indications générales, voy. p. 53). — L'*immobilisation du poignet* peut se faire soit avec la gouttière plâtrée, soit avec des appareils en celluloïde. Nous avons employé plusieurs fois avec avantage les appareils de Danis en treillis métallique moulé sur le poignet et recouvert de celluloïde. Ces appareils sont légers, peu encombrants, et ils donnent une immobilisation suffisante (fig. 22).

Le bandage doit maintenir le poignet en légère flexion dorsale, dans l'attitude de l'écriture, et laisser les doigts libres pour éviter leur enraidissement. Il remonte jusqu'à la partie supérieure de l'avant-bras et s'arrête dans la paume de la main, au premier pli de flexion, de façon à permettre la flexion des phalanges sur les métacarpiens. Un crochet passe dans le premier espace interdigital pour écarter le pouce et mieux fixer l'appareil.

Le traitement conservateur réussit souvent à obtenir la guérison avec conservation intégrale des mouvements; il peut réussir même dans les formes graves avec altérations diffuses et désordres étendus du côté des parties molles, surtout chez les jeunes enfants.

Ce n'est qu'à partir de douze ans que l'ossification des os du carpe est assez avancée pour qu'on ait à discuter la *résection*. Cette opération, qui donne un bon résultat orthopédique et fonctionnel, est indiquée dans les formes diffuses qui résistent à l'immobilisation et lorsqu'il y a des altérations nettes du côté des métacarpiens ou des os de l'avant-bras.

Dans la seconde enfance, on peut avoir à intervenir d'une façon précoce dans les cas de lésion limitée à un seul os du carpe avec

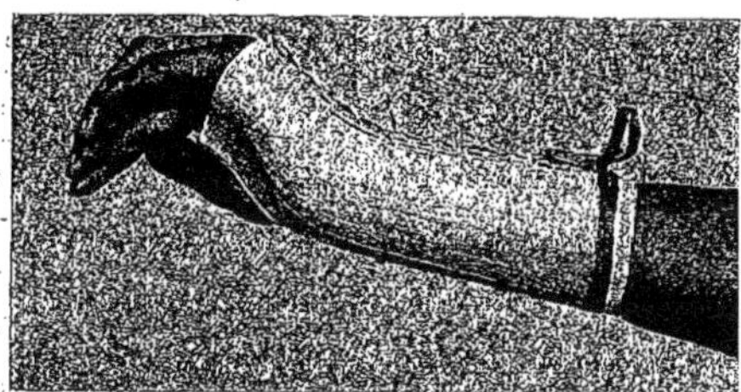

Fig. 22. — Immobilisation du poignet (appareil de Danis en treillis métallique recouvert de celluloïde).

intégrité du reste de la jointure. J'ai ainsi pu guérir par l'ablation du trapèze nécrosé un poignet qui a conservé toute sa mobilité.

Tuberculose des métacarpiens et des phalanges (spina ventosa).

Causes. — La tuberculose des petits os longs de la main est surtout une *affection de la première enfance*. Elle est assez fréquente chez les nourrissons et jusqu'à l'âge de trois ans; elle devient ensuite plus rare, mais on l'observe néanmoins pendant la seconde enfance et même l'adolescence.

Chez les très jeunes enfants, il s'agit souvent d'infections malignes à foyers multiples. Quelquefois toutes les lésions sont localisées sur les petits os des mains et des pieds; elles se présentent alors avec une certaine symétrie, évoluant simultanément ou successivement de manière à présenter sur un même sujet tous les stades de l'évolution du *spina ventosa*. Dans d'autres cas, on voit celui-ci coexister avec des arthrites des grandes jointures, ou des affections tuberculeuses variées de la peau des ganglions ou des viscères.

Anatomie pathologique. — Toutes les formes de l'ostéite et de l'ostéo-arthrite tuberculeuse peuvent se rencontrer sur les métacarpiens et les phalanges, mais le plus souvent les lésions affectent une forme particulière, qui est rare sur le reste du squelette et qui est connue sous le nom de *spina ventosa*.

Le début se fait dans le canal médullaire par de petites granulations grisâtres, qui se forment dans la moelle, et le plus souvent vers l'une des extrémités de l'os. L'évolution se poursuit ensuite suivant trois types anatomiques différents, le *spina ventosa* typique, la *forme destructive* et la *forme nécrosante*.

a. Dans le *spina ventosa* typique, la lésion tuberculeuse se développe dans le canal médullaire, dont elle détruit peu à peu les parois. Tandis que la cavité centrale s'agrandit ainsi, le périoste réagit et forme à la surface de la diaphyse de nouvelles couches osseuses, de sorte que la paroi de l'os se reforme à l'extérieur à mesure qu'elle est détruite à l'intérieur. L'os augmente ainsi peu à peu de volume; il se déforme et ressemble plus ou moins à un fuseau ou à une outre. A son centre se trouve une cavité spacieuse remplie de fongosités ou de matière caséeuse; sa paroi est mince; souvent elle présente des perforations plus ou moins larges par où les fongosités se répandent sous le périoste ou dans les tissus parostaux.

b. Dans la *forme destructive*, le périoste ne réagit pas; le travail destructeur qui se produit dans la cavité médullaire n'ayant plus sa contre-partie à l'extérieur de l'os, la paroi de ce dernier s'amincit et finit par disparaître. On trouve alors l'os représenté par une masse de fongosités entourées d'une mince lamelle de tissu cortical qui conserve tant bien que mal sa forme.

c. Enfin, dans la *forme nécrosante*, l'os, au lieu d'être détruit peu à peu par les granulations, meurt en bloc, au contact des toxines tuberculeuses. Il forme alors un séquestre qui peut comprendre la diaphyse tout entière ou se limiter à une partie de celle-ci dans sa longueur ou dans son épaisseur.

Ces trois formes sont souvent associées dans les proportions les plus diverses; ainsi il n'est pas rare de voir la cavité d'un *spina ventosa* typique contenir un séquestre, ou bien de trouver juxtaposées sur un même os la forme hyperostosante et la forme destructive.

Généralement la lésion reste longtemps diaphysaire. L'envahissement de l'épiphyse est retardé du côté où se trouve un cartilage de conjugaison, parce que ce dernier forme une sorte de barrière qui résiste longtemps. Lorsqu'elle est forcée, l'articulation ne tarde pas à être envahie à son tour, et on peut voir par là l'inflammation gagner le poignet ou les phalanges voisines.

Du côté des parties molles, l'extension de la lésion est plus fréquente et plus précoce. Lorsque le périoste est détruit, les fongosités envahissent le tissu cellulaire puis la peau.

Les gaines synoviales peuvent aussi se trouver atteintes de lésions fibreuses, fongueuses ou caséeuses; le tendon devient adhérent, parfois il est détruit.

Lorsque l'affection est laissée à sa marche naturelle, des déformations graves finissent par se produire. L'os malade peut se fracturer et se consolider ensuite vicieusement; il peut aussi se résorber et occasionner ainsi un retrait important du doigt; enfin la lésion articulaire peut donner lieu à des luxations ou à des subluxations pathologiques qui ont pour conséquence des déviations plus ou moins accentuées.

Symptômes. — En général, le début est insidieux, et c'est par hasard que l'on remarque la tuméfaction d'un métacarpien ou d'une phalange. Quelquefois, cependant, l'affection débute brusquement par une douleur vive accompagnée d'œdème, de rougeur diffuse, qui fait penser à une piqûre d'insecte. Mais ces signes aigus ne durent pas, et la maladie reprend bientôt son caractère torpide.

Période d'état. — La *tuméfaction* est le symptôme dominant. Au début, c'est une hyperostose profonde, qui s'étend sur toute la lon-

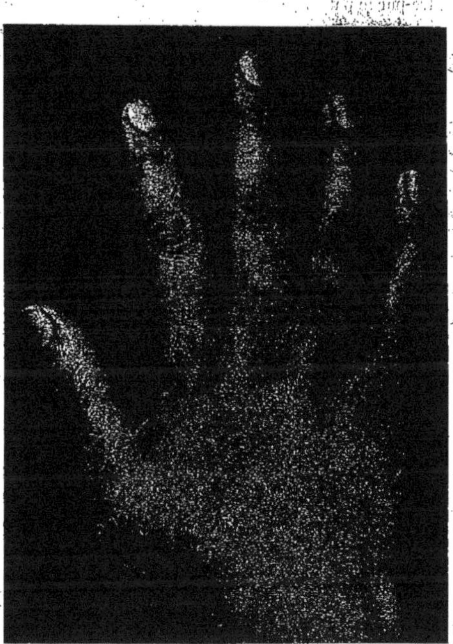

Fig. 23. — *Spina ventosa* du premier métacarpien ulcéré.

gueur de l'os, ou se limite à une de ses parties. La douleur et la gêne fonctionnelle sont alors à peu près nulles, et les téguments sont normaux.

Plus tard, la tuméfaction s'étend aux parties molles; un œdème dur, rosé, se développe autour de l'os malade et le déforme. Lorsqu'il s'agit d'une phalange, le doigt prend ainsi une *forme en fuseau* caractéristique. Alors la fonction devient gênée par l'épaississement des parties molles et l'infiltration des gaines tendineuses. Le doigt s'immobilise généralement en flexion; quelquefois il s'incline plus ou moins de côté.

La *suppuration* marque la troisième phase de l'évolution de la lésion. Quelquefois l'abcès se forme à la surface de l'os, sans qu'il y ait de réaction importante des tissus mous; il est alors facile à reconnaître par le palper. Mais souvent le développement de l'abcès

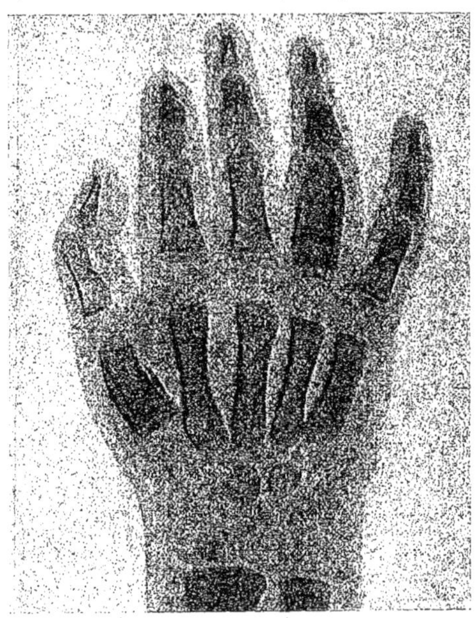

Fig. 24. — Radiographie de *spina ventosa* (premier métacarpien, première phalange de l'annulaire).

est masqué par l'œdème, et on le distingue seulement en voyant la peau rougir et s'ulcérer sur un point. La fistule qui s'établit (fig. 23) suppure généralement peu, mais elle persiste indéfiniment et devient souvent le point de départ d'infections secondaires qui aggravent l'état de l'os et des parties molles.

A ce stade avancé, il n'est pas rare d'observer des complications. La propagation de l'inflammation aux gaines et aux tendons se traduit par l'immobilisation de plus en plus complète du doigt.

L'envahissement de l'articulation occasionne une extension de l'œdème du côté de cette dernière; les mouvements deviennent douloureux ; les muscles se contracturent, déviant le doigt le plus souvent en flexion. A ces signes s'ajoutent enfin les déformations qui résultent des lésions osseuses. Le doigt malade peut être allongé par l'excitation de son cartilage de conjugaison; le plus souvent il est raccourci, et ce retrait atteint parfois plusieurs centimètres. Il peut aussi être dévié par une fracture vicieusement consolidée ou par une subluxation pathologique. Enfin, quelquefois, après l'élimination plus ou moins complète de l'os malade, il reste un doigt ballant, sans force, qui devient plus gênant qu'utile.

La **radiographie** est dans bien des cas un auxiliaire très utile de l'examen clinique. Dans les formes avec hyperostose, elle montre l'épaississement de l'os périostique (fig. 24). Dans les formes destructives, elle permet aussi de voir la raréfaction du tissu spongieux qui se traduit par des espaces clairs plus ou moins bien délimités et l'agrandissement du canal médullaire. Mais ces signes ne sont pas constants, et certaines lésions même étendues ne donnent pas sur les clichés des images bien nettes.

Diagnostic. — Le diagnostic du *spina ventosa* se pose surtout avec les ostéites non tuberculeuses de la main.

L'*ostéomyélite aiguë* est assez rare; elle se caractérise par son début aigu, fébrile, par son aspect phlegmoneux et la précocité de la suppuration. Les formes aiguës de *spina ventosa* n'ont pas ce caractère phlegmoneux ; les accidents aigus se calment plus vite, et la suppuration est tardive.

La *dactylite syphilitique* ressemble beaucoup à la dactylite tuberculeuse. Il s'agit en effet d'une infiltration gommeuse qui se développe sous le périoste ou dans le canal médullaire, en provoquant souvent autour d'elle de l'hyperostose et un œdème accentué des parties molles avec déformation du doigt en radis. L'ulcération des gommes aboutit à des fistules très semblables à celles de la tuberculose. Le siège et la répartition des lésions, leur aspect, leur multiplicité, l'âge des malades ne donnent pas le moyen de différencier sûrement ces deux affections. La radiographie n'a pas apporté davantage un élément certain de diagnostic. On en est donc réduit, comme pour beaucoup d'autres affections syphilitiques, à se fonder sur les antécédents du malade, sur la coexistence d'autres lésions nettement spécifiques et, si le doute existe, à faire un traitement d'épreuve.

Le diagnostic du *spina ventosa* se pose aussi avec les autres lésions tuberculeuses de la main : *ulcérations, synovites, abcès froid sous-cutané*. Ces lésions sont rares et, dans la plupart des cas, on ne peut les reconnaitre que par l'incision exploratrice. Il y a en effet des lésions osseuses assez petites pour ne pas déterminer une hyperostose appréciable et ne pas se révéler à l'examen par le stylet ou même à la radiographie ; la grande fréquence des lésions osseuses doit toujours faire considérer le squelette comme suspect *a priori*.

Pronostic. — Le *spina ventosa* peut guérir spontanément, surtout au début, lorsqu'il est à l'état de simple hyperostose. Alors la tuméfaction cesse de s'accroître ; la douleur s'apaise ; mais l'épaississement de l'os persiste ; il s'atténue seulement peu à peu.

A la période de suppuration, la guérison spontanée est encore possible, avec conservation de la forme et de la fonction, lorsqu'il s'agit d'une petite lésion très limitée. Mais, pour peu que le mal soit étendu, elle ne se fait plus qu'au bout d'un temps très long, et le doigt reste déformé, raccourci, enraidi, ce qui équivaut à sa perte fonctionnelle. Quelquefois même ces doigts difformes deviennent assez gênants, pour que le malade en demande l'amputation tardive.

Traitement. — Tant que l'affection paraît susceptible de rétrocéder, c'est au **traitement général** qu'il faut s'adresser pour venir en aide au travail spontané de guérison. Le **traitement local** a ici peu d'action, car la lésion siège profondément dans le canal médullaire ; cependant l'*immobilisation du doigt*, la *révulsion* avec de la teinture d'iode peuvent, dans une certaine mesure, concourir à la guérison.

INTERVENTION. — Lorsque la lésion progresse, il faut intervenir de bonne heure, avant que les lésions aient déterminé une altération grave du squelette ou se soient propagées en dehors de lui. Les injections modificatrices, les pointes de feu profondes, sont ici des moyens bien insuffisants. Seule l'*intervention sanglante* peut permettre d'atteindre la lésion cachée profondément et d'en faire l'ablation complète.

Dans la majorité des cas, on peut faire l'*évidement*.

L'incision, dorsale pour les métacarpiens, latérale pour les phalanges, doit donner un accès large sur la lésion, tout en respectant soigneusement les tendons. On ouvre le canal médullaire dans toute sa longueur et on en pratique l'évidement systématique avec la curette et le couteau-gouge en enlevant tous les tissus malades ou même douteux. Il faut chercher, toutes les fois que cela est possible, à conserver un manchon de tissu cortical ou du moins une bande d'os suffisante pour assurer la continuité de l'os et prévenir son raccourcissement et sa déformation. Après avoir bien nettoyé la cavité, on la remplit avec le mélange iodoformé de Mosetig, ou mieux avec la pâte au xéroforme, et on réunit en laissant seulement le passage d'un petit drain. Cette obturation iodoformée nous a paru abréger beaucoup la durée de la suppuration et améliorer sensiblement les résultats anatomiques et fonctionnels.

La *résection* s'impose dans les formes nécrosantes où l'os malade forme un séquestre comprenant toute son épaisseur; elle est aussi inévitable dans les formes destructives où il ne reste plus rien de l'os malade sur une partie de son étendue, et lorsqu'une extrémité articulaire a été envahie. Elle doit être aussi économique que possible, tout en enlevant largement les tissus malades. En effet les résections étendues ont pour conséquence inévitable un raccourcissement du doigt et parfois aussi une laxité anormale qui lui fait perdre une grande partie de sa force.

On a cherché à éviter ces inconvénients au moyen de l'*ostéoplastie*. Piéchaud, Bardenheuer, Schmieden ont remplacé le segment réséqué par un fragment d'os prélevé sur un métacarpien voisin, ou à distance sur le cubitus ou la crête du tibia. Les essais que nous avons faits de cette méthode n'ont pas été favorables : la récidive est fréquente, et on obtient difficilement la consolidation définitive du transplant. Cette question demande donc encore de nouvelles recherches.

L'*amputation* reste la dernière ressource. Elle est indiquée lorsque, sur un même doigt, deux phalanges sont atteintes d'une façon grave ainsi que l'articulation intermédiaire, et lorsque les lésions du squelette, des tendons ou des parties molles sont trop étendues. Il vaut mieux sacrifier le doigt que de le conserver désossé, immobile et beaucoup plus gênant qu'utile.

AFFECTIONS PARALYTIQUES

Nous n'avons pas à faire ici l'histoire complète des nombreuses paralysies qui peuvent atteindre le membre supérieur.

La plupart de celles qui sont particulières à l'enfance ont déjà été étudiées dans le fascicule V de cet ouvrage, et nous n'avons à les envisager qu'au point de vue des déformations dont elles peuvent devenir la cause. Nous nous bornerons donc à rappeler brièvement la distribution et les principaux caractères des paralysies obstétricales, de l'hémiplégie cérébrale et de la paralysie enfantile. Nous ferons une étude plus détaillée des *paralysies consécutives aux fractures* en raison de leur importance toute spéciale. Enfin la pseudo-paralysie de Volkmann, dont l'origine nerveuse est discutable, sera étudiée au chapitre des déformations acquises du membre supérieur.

Paralysies tronculaires consécutives aux fractures.

Nous avons déjà mentionné ces paralysies à l'occasion de l'étude des fractures, mais il est utile de les reprendre ici dans leur ensemble.

Étiologie. — Les fractures de la clavicule et de l'épaule se compliquent rarement de troubles nerveux chez les jeunes sujets. Au contraire ceux-ci sont fréquents à la suite des *fractures* du corps ou de l'extrémité inférieure de l'*humérus*, et de toutes les *fractures du coude*, parce que dans cette région le contact des nerfs avec le squelette est intime, et que les déplacements résultant de ces fractures sont souvent considérables.

Le NERF RADIAL est le plus souvent en cause (50 p. 100). Il peut être intéressé pendant son trajet dans la gouttière de torsion, à la suite des fractures de la diaphyse ; cette complication peut se produire même chez le nouveau-né. Il est aussi très menacé dans les fractures sus-condyliennes du coude, avec déplacement latéral : lorsque le fragment inférieur se porte en dehors, il vient lui-même soulever le nerf; quand il se porte en dedans, c'est le fragment supérieur qui peut atteindre le cordon nerveux.

La lésion du MÉDIAN est moins fréquente (25 p. 100) ; elle est due presque toujours à une fracture sus-condylienne avec déplacement du fragment supérieur en avant ; l'extrémité de ce fragment vient atteindre le nerf au niveau du pli du coude.

La paralysie du CUBITAL a une étiologie plus complexe. Sa cause la plus fréquente est la fracture de l'épitrochlée avec consolidation vicieuse de cet os venant comprimer directement le nerf. Elle peut se rencontrer aussi à la suite des fractures du condyle, lorsque la gouttière épitrochléo-olécrânienne se trouve rétrécie par le déplacement des os de l'avant-bras en dedans, ou qu'elle s'efface au contraire par suite du déplacement de ces os en dehors. Nous avons observé enfin cette paralysie après une fracture sus-condylienne et dans un cas de luxation du coude avec déplacement de l'avant-bras en dedans.

Anatomie pathologique. — Sur le *radial* et le *médian*, la lésion nerveuse peut aller depuis la simple compression jusqu'à la section complète. Ce dernier cas est rare ; je ne l'ai observé qu'une fois ; on en trouve aussi trois cas cités dans la thèse de Vennat. Presque toujours il s'agit d'une compression directe du nerf qui est soulevé par l'un des fragments. Souvent l'os présente à ce niveau une arête tranchante sur laquelle le nerf s'étale comme sur un chevalet ; il s'amincit alors au point de devenir presque méconnaissable et de ressembler à un simple tractus fibreux.

A côté de la compression, il faut faire aussi une large part à l'irritation de voisinage. Le nerf est au contact du cal, du périoste irrité, en voie d'épaississement ou même d'ossification ; ces tissus l'étranglent, l'irritent et provoquent un certain degré de névrite.

Cette pathogénie explique pourquoi la paralysie n'est pas toujours précoce, contemporaine de l'accident : souvent elle n'apparaît qu'au bout de quelques jours, lorsque le nerf commence à s'écraser sur le fragment osseux; quelquefois même elle ne se montre que vers la troisième semaine, et il est alors évident qu'elle est liée à l'évolution du cal agissant par son volume ou par l'irritation de voisinage.

Les *paralysies du cubital* sont généralement beaucoup plus tardives. Elles se révèlent depuis deux mois jusqu'à plusieurs années après l'accident : je connais un cas où l'intervalle a été de sept ans. Il s'agit alors de névrites dont la principale cause paraît être la compression faible mais prolongée du nerf par un fragment déplacé.

Symptômes. — Il est assez rare de constater la paralysie peu de temps après la fracture ; même lorsqu'elle est précoce, ses symptômes sont masqués par le gonflement et l'impotence fonctionnelle. Quelquefois la lésion nerveuse est indiquée par des douleurs tenaces siégeant soit dans le bras, soit à la main.

Lorsque l'affection est établie, ce sont en général les TROUBLES MOTEURS qui dominent : ceux-ci sont rarement étendus à tout le territoire du nerf lésé ; presque toujours quelques muscles ou groupes de muscles conservent leur action en partie ou en totalité.

Dans la *paralysie du médian*, on constate l'impossibilité de fléchir le pouce et les deux dernières phalanges de l'index ; les autres mouvements du pouce, et notamment son opposition, sont souvent conservés, ainsi que la pronation de l'avant-bras.

Dans la *paralysie du radial*, la main est tombante, le poignet et les doigts ne peuvent pas être relevés en flexion dorsale, sauf dans les deux dernières phalanges, qui obéissent aux interosseux. La flexion des doigts est aussi gênée parce que l'attitude de la main relâche les tendons fléchisseurs, mais elle reparaît dès qu'on relève artificiellement le poignet. La supination est généralement conservée.

Dans la *paralysie du cubital*, on constate l'impotence du cubital antérieur, des deux faisceaux internes du fléchisseur profond des doigts, des muscles interosseux, adducteur du pouce et de ceux de l'éminence hypothénar. Il en résulte bientôt la greffe cubitale : les doigts sont fléchis dans leurs deux dernières phalanges, tandis que la première est en hyperextension ; cette déformation est surtout accentuée sur les deux derniers doigts. Les mouvements d'inclinaison latérale des doigts et d'adduction du pouce sont abolis.

Les TROUBLES SENSITIFS sont beaucoup *plus inconstants*; il y a d'ailleurs une difficulté assez grande à les rechercher avec précision chez les enfants.

Dans la paralysie du médian, l'insensibilité peut être complète sur le pouce et l'index; souvent il y a seulement de la dysesthésie. Dans la paralysie du radial, on trouve inconstamment une zone d'anesthésie sur la face dorsale du deuxième métacarpien. Dans la paralysie cubitale, l'anesthésie porte sur le petit doigt; elle s'étend souvent au bord cubital de la main et remonte même parfois jusqu'au tiers inférieur de l'avant-bras.

Dans les cas de lésions graves, on peut trouver aussi de la douleur à la pression sur le trajet du nerf au point où il est comprimé.

Les TROUBLES TROPHIQUES sont fréquents : ils se révèlent par l'atrophie des muscles paralysés, des troubles vaso-moteurs avec sensation de froid, et souvent par des ulcérations sur l'extrémité de l'index ou du petit doigt lorsqu'il s'agit du médian ou du cubital.

L'EXAMEN ÉLECTRIQUE des muscles donne des résultats variables suivant la gravité de la lésion nerveuse. Souvent on note seulement une simple diminution de l'excitabilité électrique des muscles atteints. Lorsque la lésion est plus importante, l'excitabilité faradique diminue ou disparaît complètement, tandis que l'excitabilité galvanique augmente; finalement on voit s'établir la réaction de dégénérescence, caractérisée parce que la fermeture du courant au pôle négatif détermine une contraction égale ou inférieure à celle du pôle positif.

Évolution. — La *guérison spontanée* de ces paralysies est possible. Vennat, Broca et Mouchet, nous-même en avons observé des exemples

Ces cas favorables ne se distinguent ni par l'apparition précoce ou tardive de la paralysie, ni par l'existence ou l'absence de troubles de sensibilité, ni même par les réactions électriques. On a vu en effet la guérison survenir même lorsqu'il existait une réaction légère de dégénérescence (Broca et Mouchet). Leur fréquence est difficile à établir, car en général on intervient chirurgicalement.

La *paralysie*, abandonnée à elle-même, peut aussi rester *définitive*. J'en connais deux exemples, l'un cité dans la thèse de Vennat, l'autre que j'ai observé à la Croix-Rousse. Dans ces cas, l'examen électrique des nerfs n'a pas été fait : il est probable que la réaction de dégénérescence doit être alors précoce et accentuée, mais ce fait n'est pas établi.

Après la libération du nerf par l'intervention chirurgicale, la guérison est à peu près constante, pourvu que l'on intervienne avant la dégénérescence complète du nerf. La sensibilité se rétablit la première, et les troubles trophiques régressent; la mobilité revient ensuite assez lentement : il faut généralement d'un à six mois pour qu'elle soit complète. Dans les cas graves, il persiste souvent un peu d'atrophie, et quelquefois un peu de dysesthésie et des troubles trophiques pendant longtemps.

Traitement. — L'intervention immédiate est indiquée seulement dans les cas de fractures compliquées de plaie, ou bien lorsque la paralysie est d'emblée totale, faisant craindre une lésion grave du nerf. Ces éventualités sont rares; le plus souvent le diagnostic ne se fait pas avant quelques jours, et le traitement de la paralysie se discute seulement après la consolidation de la fracture.

Il faut alors se guider sur les réactions électriques. Dans le cas de lésion nerveuse grave, on voit, du cinquième au dixième jour, la contractilité faradique et galvanique diminuer; vers la troisième semaine, le muscle ne se contracte plus par le courant faradique, mais son excitabilité au courant galvanique augmente; la réaction de dégénérescence ne prend son caractère typique que bien plus tard. Lorsque le nerf se régénère, les muscles redeviennent excitables par le courant faradique vers la sixième semaine.

Quand il existe un trouble même léger des réactions électriques, il paraît prudent d'intervenir dès que la fracture est consolidée; la guérison spontanée est possible assurément, mais elle n'est pas certaine, et on peut craindre, en retardant trop l'intervention, de diminuer ses chances de succès.

Si, au contraire, la paralysie est incomplète, sans troubles de sensibilité ni troubles trophiques, et avec une réaction électrique normale, on peut attendre, en faisant l'électrisation régulière du nerf et des muscles qui sont dans son territoire. Mais il faut encore surveiller le malade de près, car la dégénérescence pourrait se produire plus tardivement, et on doit décider quand même l'intervention si un progrès sensible ne se montre pas trois mois après la fracture.

L'opération consiste à *dégager le nerf*. Elle est ordinairement assez facile.

On découvre le nerf par une incision appropriée: pour le radial, on passe dans l'interstice du biceps et du long supinateur; pour le médian, on fait l'incision de la ligature de l'humérale au pli du coude; pour le cubital, on incise directement dans la gouttière éptirochléo-olécrânienne.

Il faut avoir le soin de rechercher le nerf en tissu sain, loin par conséquent de la fracture au-dessus et au-dessous d'elle. On peut alors facilement reconnaître et dégager la portion intermédiaire, qui autrement est difficile à distinguer lorsque le nerf est aplati, étalé à la surface d'une arête osseuse. Il est très important de dégager le nerf très complètement de ses adhérences avec sa gaine et le cal sans interrompre sa continuité, même si elle est assurée seulement par des tissus d'apparence fibreuse ne ressemblant plus au nerf.

On résèque alors, s'il y a lieu, la saillie osseuse sous-jacente, puis on interpose entre le nerf et la surface de l'os une couche musculaire, et on referme la plaie.

Un **traitement électrique post-opératoire** est utile, mais il n'est pas indispensable. La régénération nerveuse se fait lentement et, comme nous l'avons dit plus haut, le rétablissement de la fonction se fait d'un à six mois après l'intervention.

Paralysies obstétricale, infantile, hémiplégique.

SYMPTOMES ET VARIÉTÉS CLINIQUES.

Paralysie obstétricale. — La paralysie obstétricale résulte presque toujours du tiraillement ou de la déchirure des racines du plexus brachial pendant le dégagement des épaules ou l'extraction de la tête venant dernière. La lésion peut atteindre le plexus tout entier, mais le plus souvent elle est limitée au groupe radiculaire supérieur constitué par les cinquième et sixième paires cervicales.

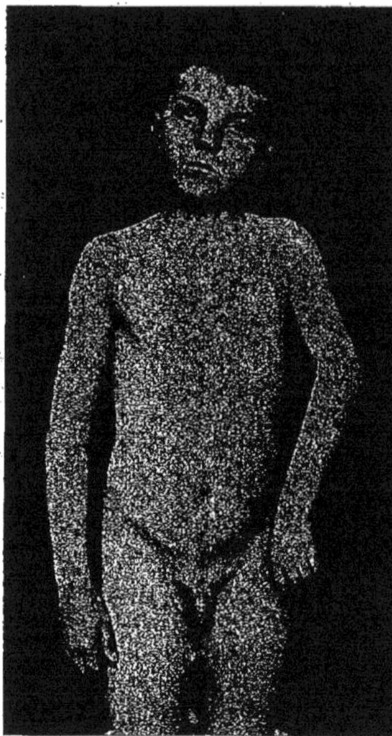

Fig. 25. — Paralysie obstétricale du plexus brachial. Torticolis.

Dans le premier cas, la paralysie est totale, mais souvent elle rétrocède partiellement pour se localiser sur l'extrémité du membre. Elle siège alors principalement sur les extenseurs des doigts, les fléchisseurs du poignet et les supinateurs.

La paralysie du groupe radiculaire supérieur porte sur les muscles deltoïde, biceps, brachial antérieur, coraco-brachial, long supinateur; elle atteint aussi, mais d'une manière inconstante, le sus-épineux, le grand rond, le grand pectoral et le grand dentelé.

Il s'agit toujours de paralysies flasques, mais la tonicité des muscles dont l'innervation est restée saine **tend à dévier le membre** dans la direction correspondante. C'est ainsi que, dans la paralysie totale, la conservation des pronateurs, des fléchisseurs des doigts et des extenseurs du poignet, détermine une *attitude en pronation*, extension du poignet et flexion des doigts. Dans la paralysie du type radiculaire supérieur, le bras se met *en pronation* dans l'épaule par l'action du sous-scapulaire, et dans le coude par l'action des pronateurs (fig. 25).

Avec le temps ces muscles peuvent se rétracter et fixer ainsi d'une façon définitive le membre dans son attitude anormale.

Les déformations qui résultent des paralysies obstétricales peuvent être compliquées par des lésions concomitantes du squelette.

Ainsi on observe souvent chez les nouveau-nés qui en sont atteints une sorte de dislocation de l'épaule qui peut aboutir à une luxation de la tête humérale en arrière par suite de la rétraction des adducteurs.

De même, le décollement épiphysaire peut causer une exagération de l'attitude du membre supérieur en pronation.

Paralysie infantile. — La paralysie infantile présente ici, selon son habitude, une distribution irrégulière; on peut cependant en individualiser deux types: le type *brachial* et le type *antibrachial*.

Le type **brachial** est le plus fréquent : la paralysie porte sur le deltoïde, le biceps, le brachial antérieur et le long supinateur; quelquefois elle se limite à un seul muscle, qui est alors le deltoïde; plus souvent elle s'étend au trapèze, aux muscles scapulaires, au grand dentelé. Le faisceau claviculaire du trapèze reste toujours indemne parce qu'il est innervé par le spinal.

Dans le type **antibrachial**, la lésion porte sur les extenseurs du poignet et des doigts; les supinateurs conservent généralement leur intégrité.

La paralysie infantile est rarement une cause de déformation. Tout au plus peut-on voir certains muscles tels que les adducteurs du bras, le biceps, les fléchisseurs du poignet, se rétracter et maintenir le membre dans une position fixe. Il se produit plutôt du relâchement des articulations et particulièrement de l'épaule.

Hémiplégie cérébrale infantile. — Cette affection frappe en bloc tous les muscles du membre supérieur d'une paralysie plus ou moins complète qui ne tarde pas à s'accompagner de contractures. Celles-ci fixent le membre dans une attitude caractéristique : le bras est accolé au tronc, le coude fléchi à angle droit; le poignet, la main, les doigts sont fléchis; parfois même ces derniers sont enroulés dans la paume de la main.

DÉFORMATIONS PARALYTIQUES.

Les déformations qui résultent de ces paralysies sont de deux sortes : tantôt le relâchement des muscles et les troubles trophiques, qui atteignent plus ou moins tous les tissus et particulièrement les ligaments articulaires déterminent une **laxité anomale des jointures** : l'*épaule paralytique* en est l'exemple le plus fréquent; tantôt au contraire les rétractions musculaires et tendineuses occasionnent de la raideur et des attitudes vicieuses.

Épaule paralytique. — A la suite des paralysies flasques de l'épaule, telles que la paralysie obstétricale et la paralysie infantile, notamment, la capsule articulaire, privée du concours des muscles, doit supporter seule le poids de tout le membre supérieur. Comme sa résistance est amoindrie par le trouble trophique résultant de la lésion nerveuse, elle se distend peu à peu, et il en résulte bientôt une véritable déformation.

La tête humérale s'abaisse, son relief se voit et se sent à un ou deux travers de doigt au-dessous de l'acromion, qui est lui-même anormalement relevé par les efforts répétés du trapèze pour soutenir le moignon de l'épaule. Entre ces deux saillies osseuses, on remarque une dépression plus ou moins accentuée au niveau de laquelle le doigt pénètre profondément dans l'articulation.

Celle-ci a une laxité exagérée; on peut repousser la tête humérale en haut et la refouler dans tous les sens; le membre pend comme un fléau. Il en résulte une aggravation sensible des troubles fonctionnels : en effet, le bras n'étant plus relié à la ceinture scapulaire que par un lien trop lâche, il ne profite plus des mouvements compensateurs que celle-ci pouvait lui transmettre et reste donc inerte. De plus, les muscles de l'avant-bras et de la main, ne trouvant plus à leur insertion supérieure un appui suffisamment fixe, perdent ainsi une grande partie de leur force.

Le **traitement** de l'épaule paralytique doit être d'abord *préventif*. Même dans les paralysies récentes, c'est une bonne précaution de maintenir l'humérus fixé contre l'acromion, tandis qu'on cherche par des moyens appropriés à traiter la paralysie elle-même.

Cette indication peut être remplie par un appareil composé d'un collier disposé autour de l'épaule, auquel se relie un brassard qui prend son appui au niveau du coude. L'appareil de Schussler (fig. 26) produit le même résultat par le moyen de trois petits ballons de caoutchouc remplis d'air, qui se placent l'un dans l'aisselle, les deux autres en avant et en arrière de la tête humérale, et sont assujettis sur une ceinture de caoutchouc placée autour de l'épaule.

Lorsque le relâchement capsulaire est constitué, les mêmes appareils peuvent empêcher ses progrès et en atténuer les inconvénients au point de vue fonctionnel.

INTERVENTION CHIRURGICALE. — On a cherché également à obtenir le même résultat par des interventions chirurgicales.

Le *plissement capsulaire*, l'*anastomose* du deltoïde avec la portion saine du trapèze (Hoffa, Gersuny) ont été employés dans quelques cas, mais la valeur de ces opérations n'est pas encore bien établie. L'*arthrodèse* est pour le moment notre meilleure ressource. Elle ne

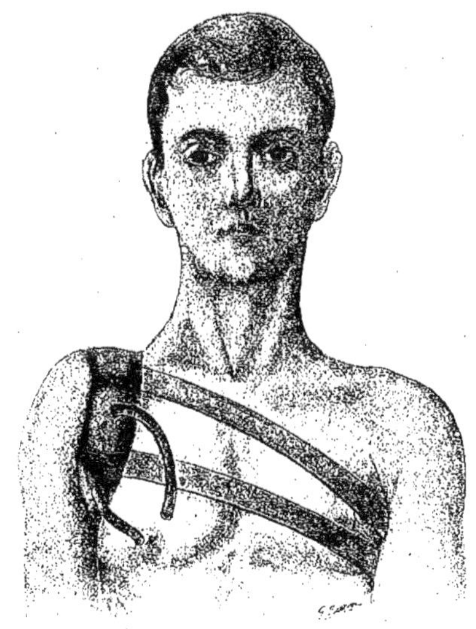

Fig. 26. — Appareil de Schussler.

donne pas toujours une ankylose osseuse, mais elle procure néanmoins en général une amélioration fonctionnelle sensible; le malade peut mouvoir son bras dans tous les sens et lever la main jusqu'à la bouche.

Le manuel opératoire est le suivant : après avoir ouvert l'articulation, on décortique la tête et la glène de leur cartilage, et on enlève la capsule. La tête est alors fixée par des fils d'argent à la glène, à l'acromion et à la coracoïde. Le membre est immobilisé dans un appareil pendant deux ou trois mois; il peut ensuite rester libre.

Variétés principales des rétractions musculaires et tendineuses. — Dans les paralysies d'origine cérébrale, la contracture porte inégalement sur les divers groupes musculaires, de sorte que le membre est dévié de bonne heure dans la direction correspondants aux muscles les plus atteints. Peu à peu cette contracture fait place à une *rétraction définitive*, qui porte non seulement sur les muscles, mais aussi sur les tissus fibreux, les aponévroses, les ligaments et même sur la peau.

Les paralysies d'origine médullaire ou radiculaire peuvent donner lieu à des rétractions analogues; mais celles-ci s'établissent beaucoup plus lentement.

Épaule. — A l'épaule, on observe quelquefois une rétraction des adducteurs qui maintient le bras serré contre le tronc et tend à entraîner la tête humérale en dedans. On peut voir aussi la rétraction du sous-scapulaire fixer le bras en pronation forcée.

Avant-bras. — A l'avant-bras, c'est la pronation forcée qui est la déformation la plus commune. Elle peut atteindre un degré extrême, au point de rendre le membre inutilisable.

Poignet. — Au poignet, la rétraction isolée du grand et du petit palmaire peut dévier la main en flexion et empêcher l'utilisation fonctionnelle des doigts.

Ces déformations, souples au début, se fixent au bout d'un certain temps par l'adaptation des parties molles. A la longue, les os peuvent eux-mêmes se déformer et faire ensuite obstacle au redressement.

Le **traitement** varie suivant le degré des attitudes vicieuses et leur fixité. Dans les cas légers, il suffit de combattre la tendance à la déviation par le *massage* et les *mouvements passifs,* et de maintenir le membre en position corrigée par des appareils simples.

Interventions. — Lorsque la résistance est plus grande, il faut sous anesthésie faire un véritable massage forcé, qui suffit généralement à faire céder tous les obstacles. Lange, Mencière, ont fait aussi à la main la section du grand et du petit palmaire, complétée soit par le raccourcissement des muscles extenseurs, soit par la transplantation du grand palmaire sur le deuxième radial externe.

Dans un cas de pronation extrême, j'ai dû faire la résection de la tête radiale pour parvenir à réduire la difformité.

MALFORMATIONS CONGÉNITALES

Les malformations congénitales du membre supérieur ne sont pas très fréquentes; nous avons décrit dans ce chapitre : l'*élévation con-*

génitale de l'omoplate, la *luxation congénitale de l'épaule* et du *coude*, l'*absence des os de l'avant-bras* et les *malformations des doigts*.

Élévation congénitale de l'omoplate.

Cette déformation, signalée déjà par Pravaz, Burncy et Sands, n'a été bien étudiée que depuis le travail de Sprengel en 1891.

Symptômes. — Elle est caractérisée parce qu'une omoplate et parfois les deux, se trouvent plus hautes que leur situation habituelle. Au lieu de se tenir entre la deuxième et la huitième côte, comme à l'état normal, l'omoplate est remontée dans une étendue qui peut aller jusqu'à 12 centimètres. L'élévation s'accompagne souvent d'un mouvement de bascule, qui porte la partie supérieure de l'os en avant et abaisse son angle externe.

Il en résulte une *asymétrie* assez accentuée du dos (fig. 27) : l'épaule paraît plus grosse et plus haute, la ligne de l'épaule est relevée, et le côté correspondant du cou semble plus court. Dans les formes accentuées, le bord supérieur de l'omoplate forme dans la région sus-claviculaire une véritable tumeur que l'on a prise pour une exostose. En même temps, il existe presque toujours une légère scoliose, dont la convexité est généralement tournée du côté de la malformation.

Les *mouvements du bras sont souvent gênés*, surtout dans le sens de l'abduction et de la rotation interne. Cette gêne est d'ordre mécanique ; elle n'est cependant pas toujours proportionnelle avec le degré de la malformation.

Enfin il n'est pas rare de rencontrer une *déformation* plus ou moins accentuée de l'*omoplate*. Cet os est quelquefois atrophié dans son ensemble ; plus souvent on a noté un développement anormal de sa portion supérieure, qui, dans ce cas, se recourbe en avant comme un cornet d'oubli. Enfin, assez souvent aussi, on a trouvé une pièce osseuse anormale étendue entre le bord spinal de l'omoplate et la septième cervicale ; cette pièce est articulée tantôt avec l'omoplate, tantôt avec la vertèbre, quelquefois des deux côtés.

Pathogénie. — On a donné de cette malformation des explications très différentes, qui ont probablement toutes une part de vérité.

Il est des cas où elle paraît due à une compression intra-utérine résultant d'un défaut de liquide amniotique, alors que le bras se serait trouvé retourné en arrière du fœtus.

Mais cette explication ne convient pas aux faits dans lesquels on trouve soit une anomalie de forme ou de volume de l'omoplate, soit d'autres malformations telles que l'absence de certains muscles de la ceinture scapulaire et notamment du grand pectoral, du sterno-mastoïdien, du rhomboïde. Alors il faut bien admettre une malformation primitive du germe.

On peut enfin considérer les faits où il existe une pièce osseuse surnuméraire soudant l'omoplate au rachis comme une anomalie régressive. En effet

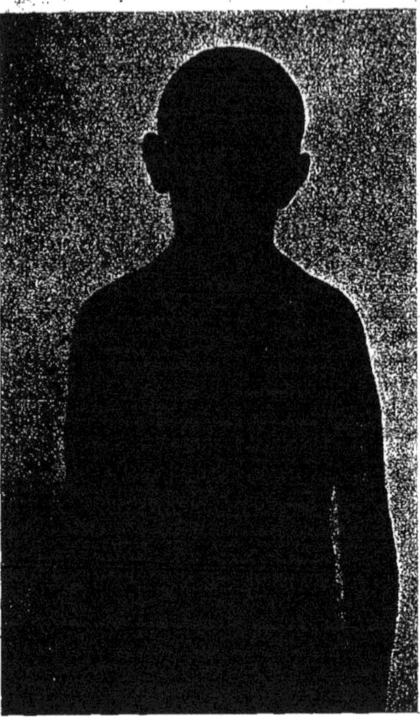

Fig. 27. — Élévation congénitale de l'omoplate droite.

une disposition analogue se retrouve chez la grenouille et chez certains poissons du groupe des sciènes.

Diagnostic. — Le diagnostic de l'élévation congénitale de l'omoplate est quelquefois malaisé, parce que la déformation est rarement vue dès la naissance ; on s'en aperçoit seulement au bout de quelques années et parfois même assez tard. Il faut donc la différencier des diverses sortes d'élévation acquise.

La plus ordinaire est celle qui accompagne la *scoliose*, mais, dans cette maladie, il faut une courbure rachidienne assez forte pour déplacer notablement l'omoplate; au contraire, dans l'élévation congénitale, l'anomalie de position de l'os est le fait dominant; la scoliose, si elle existe, est toujours disproportionnée avec cette déformation.

Les affections de l'épaule : *luxation*, *fracture*, *paralysie*, *ankylose*, déterminent une élévation de l'omoplate; mais il suffit d'examiner l'articulation pour reconnaître la lésion principale.

Kölliker a décrit une élévation de l'omoplate due au *rachitisme*. Cette déformation, qui ressemble beaucoup à l'élévation congénitale, paraît très rare; elle s'accompagne aussi d'une incurvation de la partie supérieure de l'omoplate en avant et d'une hypertrophie de la coracoïde qui peut gêner les mouvements du bras. Il ne semble pas possible de l'en différencier autrement que par la coexistence de signes nets de rachitisme.

Enfin l'élévation de l'omoplate peut être le fait d'une *contraction des muscles élévateurs* et particulièrement de l'angulaire. Cette élévation acquise a été décrite par Pravaz, Eulenbourg; on l'observe assez souvent au moment de la puberté chez les jeunes filles ayant une tare névropathique; elle se rencontre aussi à la suite de la chorée. Il est généralement facile de la distinguer de l'élévation congénitale, parce que la déformation est moins fixe; on parvient sans trop de peine à abaisser l'omoplate, puis on la voit remonter progressivement, en même temps que les muscles élévateurs deviennent durs et font un relief appréciable sous les téguments.

Traitement. — Chez les jeunes enfants, on peut chercher à mobiliser l'omoplate par le *massage* et les *manipulations* pour améliorer ainsi sa position. On a également employé la *traction élastique*, qui peut se réaliser facilement par un bandage entourant l'épaule, d'où partent deux tracteurs élastiques, dont l'un passe sous l'aisselle du côté opposé et l'autre se fixe à une ceinture.

Dans la seconde enfance et dans l'adolescence, on ne parvient généralement pas à modifier la position de l'os. Il faut se borner à assurer la meilleure forme du corps et le meilleur fonctionnement de l'épaule par la *gymnastique* suédoise et la *mobilisation méthodique* du membre.

Une **intervention** peut se discuter seulement dans les cas où il y a une gêne importante des mouvements de l'épaule. Lorsqu'il existe une pièce surnuméraire allant de l'omoplate au rachis, sa *résection* a donné des améliorations importantes (Wilson et Torrance, Nové-Josserand). Dans les autres cas, on a fait assez souvent la *section* des muscles élévateurs de l'omoplate, mais le résultat doit être plus définitif si l'on fait la résection de l'angle interne et du bord supérieur du scapulum ainsi que de la coracoïde pour supprimer tous les obstacles osseux qui s'opposent au bon fonctionnement du membre.

Luxation congénitale de l'épaule.

Symptômes. — Les faits authentiques de luxation congénitale de l'épaule sont en petit nombre. Souvent cette lésion a été confondue avec les déformations consécutives aux fractures et aux paralysies obstétricales. En effet ces dernières s'accompagnent très souvent d'un relâchement de la capsule, qui permet facilement des déplacements secondaires de la tête.

Dans les vraies luxations congénitales, le déplacement se fait dans des sens variés, en avant, en arrière ou en haut; il est quelquefois bilatéral. Le squelette est atrophié, particulièrement la cavité glénoïde du scapulum. On a vu quelquefois une néarthrose se forme comme dans les luxations traumatiques.

L'attitude du membre est habituellement en abduction et rotation interne, et les mouvements sont limités. L'épaule est atrophiée et déformée de façon variable suivant le sens du déplacement.

Traitement. — L'indication du traitement serait de réduire la luxation, mais habituellement cette réduction ne se maintient pas à cause de l'atrophie de la glène, et il faut se contenter d'assouplir la néarthrose par la mobilisation méthodique. S'il persistait une déformation trop gênante au point de vue esthétique et fonctionnel, on pourrait la corriger par une intervention. Phelps, Cinnston ont fait en pareil cas une réduction sanglante qui a abouti à une arthrodèse. Mayer a fait une ostéotomie cunéiforme du col et Scudder la résection de la tête humérale.

Luxation congénitale du coude.

La luxation congénitale des deux os de l'avant-bras est très rare; on n'en connaît que deux ou trois observations. La luxation isolée du cubitus n'a jamais été observée. Seule la *luxation isolée de la tête radiale* est assez fréquente.

Symptômes. — Cette lésion est bilatérale dans le tiers des cas; elle coexiste souvent avec d'autres déformations : main bote, pied bot, luxation de l'épaule, du genou, etc.

Le déplacement se fait le plus souvent en arrière, plus rarement en avant, exceptionnellement en dehors.

La tête radiale est arrondie, déformée, parfois petite, atrophiée; le condyle huméral est également atrophié. Dans les luxations en avant, une néarthrose se forme souvent sur la face antérieure du condyle. Dans les luxations en arrière, on note parfois un allongement anormal du radius. Il existe quelquefois une synostose radio-cubitale.

Les *symptômes objectifs* sont les mêmes que dans les luxations traumatiques de la tête radiale. Les troubles fonctionnels sont assez peu accentués pour que souvent l'affection reste méconnue jusqu'à un âge avancé.

Traitement. — C'est l'état fonctionnel du membre qui doit régler les indications du traitement. Dans les cas fréquents où les mouvements sont peu gênés, la forme assez correcte, on peut se contenter d'assouplir la néarthrose par la *mobilisation méthodique*. Si les troubles fonctionnels sont trop accentués, la seule ressource est de pratiquer la résection de la tête radiale et du col sur une hauteur assez grande pour permettre le retour de tous les mouvements.

Absence congénitale des os de l'avant-bras.

Cette malformation est beaucoup plus fréquente sur le radius que sur le cubitus. Elle est due très probablement à une lésion de l'amnios, qui comprime le fœtus au moment de la formation des membres.

La prédisposition du radius s'explique parce que, d'après les recherches de Strasser et Jordan, le radius se formerait après le cubitus ; il se trouverait ainsi plus exposé aux arrêts de développement.

ABSENCE CONGÉNITALE DU RADIUS.

L'absence congénitale du radius est bilatérale dans la moitié des cas. Elle est généralement totale ; l'absence partielle ne se trouve, d'après Kummel, que dans un cas sur six ; elle porte alors sur l'extrémité inférieure.

Anatomie pathologique. — Le cubitus est généralement raccourci et incurvé, de sorte que sa convexité est dirigée en arrière et en dedans ; il est de plus très sensiblement épaissi.

On observe en outre des déformations de l'humérus et de la main. Dans les cas d'absence totale, le condyle huméral et la coulisse bicipitale peuvent rester rudimentaires. A la main le pouce manque presque toujours, ou bien il est atrophié ; le défaut s'étend souvent au premier métacarpien, au trapèze, au scaphoïde et parfois au semi-lunaire.

Enfin on note aussi quelquefois des anomalies musculaires portant sur les radiaux, les supinateurs, la longue portion du biceps et les muscles du pouce.

Symptômes. — Les symptômes sont très caractéristiques. L'avant-bras est raccourci surtout suivant son bord externe, qui peut être réduit à une longueur minime. La main est inclinée sur le bord

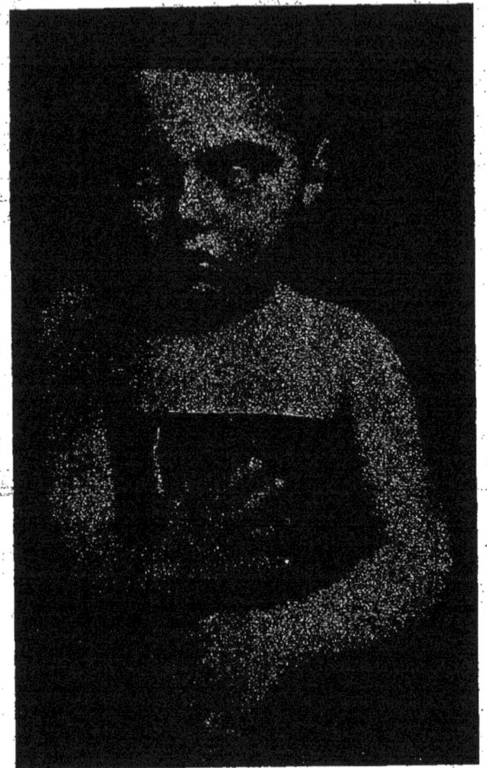

Fig. 28. — Absence congénitale du radius.

radial et déjetée en dehors, de sorte qu'elle s'articule non plus avec l'extrémité du cubitus, mais avec la face externe de cet os, dont l'extrémité inférieure fait un relief anormal sous les téguments. Le pouce manque ou est rudimentaire; parfois il y a une atrophie plus ou moins sensible de toute la main. Le palper montre l'absence du radius; le cubitus est gros, incurvé; on reconnaît l'absence du premier métacarpien et des os externes du carpe.

Les *mouvements passifs* sont assez étendus, sauf l'adduction : on peut souvent ramener la main presque dans l'axe de l'avant-bras, mais avec un certain effort, qui fait tendre les muscles et mettre les doigts en flexion; la main reprend sont attitude vicieuse dès qu'elle est laissée à elle-même.

Les *mouvements actifs* ont une force et une amplitude très variables. Habituellement le manque de solidité du poignet et le défaut de développement des muscles rendent l'état fonctionnel très imparfait. Certains malades arrivent cependant, par l'exercice, à faire des mouvements très variés et très complets.

Traitement. — Les indications du traitement dépendent de l'état fonctionnel. Lorsque celui-ci est bon, il est préférable de s'abstenir de tout traitement.

Chez les enfants, il est généralement assez facile d'obtenir le redressement de la main par des *manipulations* et des *bandages plâtrés successifs* ou par la *traction élastique*, mais ce résultat n'a pas grande valeur si l'on ne parvient pas à fixer solidement le poignet dans sa position corrigée. Bardenheuer, Mac Curdy ont tenté de le faire en fendant longitudinalement l'extrémité inférieure du cubitus et en fixant les os du carpe dans cette fente. Mais le résultat de cette tentative paraît bien incertain. Il en serait de même de l'arthrodèse du poignet. Si un redressement paraît nécessaire, il vaut mieux le réaliser par l'*ostéotomie cunéiforme* du cubitus et laisser dans son état naturel la néarthrose carpo-cubitale.

ABSENCE CONGÉNITALE DU CUBITUS.

Symptômes et traitement. — Kummel a pu en réunir 13 observations. L'absence est partielle ou totale; elle s'accompagne souvent du défaut des trois derniers doigts et d'un développement rudimentaire des deux premiers. La main est déviée du côté cubital de l'avant-bras. Les mouvements sont peu gênés, mais il y a souvent une ankylose complète du coude.

Nous en avons observé un exemple : l'avant-bras très court et très atrophié était en extension et fortement dévié en dedans, et la main était représentée seulement par deux doigts qui paraissaient correspondre à l'index et au médius. Les mouvements du coude faisaient défaut. Au palper, on sentait un rudiment de cubitus et et un radius fortement incurvé, dont l'extrémité supérieure était subluxée en haut.

Une intervention permit d'obtenir une amélioration sensible : le radius fut sectionné au niveau de l'extrémité inférieure du cubitus; son fragment inférieur fut amené dans l'axe de ce dernier, et on le fixa par une suture osseuse. L'avant-bras devint ainsi droit, et la main mieux soutenue fut utilisable. Je me propose, dans un second temps, d'enlever la partie supérieure du radius qui gêne les mouvements du coude.

Main bote congénitale.

Symptômes et traitement. — Cette déformation est caractérisée

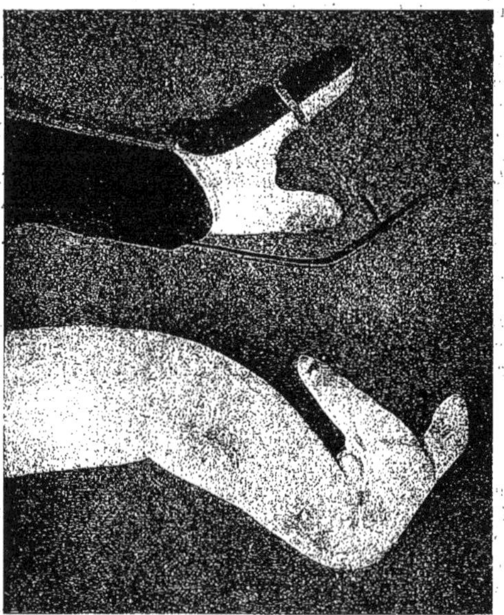

Fig. 29. — Main bote cubitale sans lésion osseuse de l'avant-bras, avec absence des trois derniers doigts. Redressement de cette déformation au moyen de l'appareil élastique de Martin.

par une déviation de la main vers le bord cubital, qui existe indépendamment de toute malformation des os de l'avant-bras. C'est manifestement l'homologue du pied bot.

Signalée par Bouvier, elle est considérée comme très rare. Avec Sayre, Kirmisson, nous la croyons assez fréquente; mais, comme elle se présente presque toujours à un degré assez faible et se corrige alors spontanément, elle n'a pas beaucoup retenu l'attention.

La *déformation* est presque toujours *bilatérale*. Les poignets sont fortement fléchis et les mains inclinées vers le bord cubital de l'avant-bras. Les doigts sont fléchis dans l'articulation métacarpo-phalangienne et étendus au niveau des phalanges. Le redressement est facile, mais la main reprend aussitôt après son attitude vicieuse.

L'aspect du membre fait penser à la paralysie radiale, mais on l'en différencie facilement en constatant les mouvements actifs d'extension des doigts.

Dans les formes accentuées qui ont été décrites par Hoffa, on peut constater une brièveté anormale des muscles fléchisseurs. Les doigts se mettent en griffe si l'on redresse le poignet et ne peuvent s'étendre que lorsque celui-ci est en forte flexion.

Le **traitement** consiste dans les formes légères en des massages qui améliorent rapidement l'attitude de la main et permettent le retour complet de ses fonctions. Dans les formes accentuées, qui sont exceptionnelles, l'appareil élastique de Martin (fig. 29), qui sera décrit plus loin à propos de la déformation de Volkmann, doit donner un résultat rapide et parfait.

Malformations congénitales des doigts.

Ces malformations sont fréquentes; elles présentent de très grandes variétés: le nombre des doigts peut être augmenté ou diminué; leur volume peut être exagéré ou insuffisant; ils peuvent présenter des flexions anormales ou des déviations latérales, ou enfin se trouver fusionnés ensemble. Nous ne pouvons retenir ici que les plus importantes de ces malformations, qui sont la *polydactylie*, l'*ectrodactylie* et la *syndactylie*.

POLYDACTYLIE.

Caractères cliniques. — Dans sa forme la plus commune, cette affection est caractérisée par l'existence d'un doigt supplémentaire. Il est tout à fait rare d'en trouver deux ou trois.

Le doigt surnuméraire se trouve sur un des bords de la main, tantôt du côté radial, tantôt du côté cubital, prolongeant la série des doigts normaux. Son développement est très variable; on trouve tous les intermédiaires entre le petit bourgeon informe qui représente un rudiment de doigt et le doigt complètement formé.

Les *doigts rudimentaires* sont généralement appendus au bord cubital ou au bord radial de la main, un peu au-dessus de l'articulation métacarpo-phalangienne du petit doigt ou du pouce. Ils se présentent sous la forme d'une petite tumeur ovoïde, longue d'un centimètre, portant à son extrémité un ongle petit, mais ordinairement bien formé. Leur insertion se fait quelquefois par un pédicule très mince, filiforme, qui leur permet de flotter librement; dans

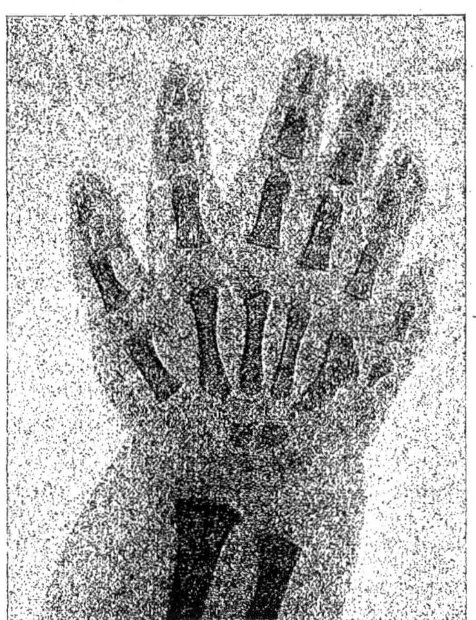

Fig. 30. — Radiographie d'une main ayant un sixième doigt surnuméraire cubital.

d'autres cas, leur pédicule, bien qu'aminci, présente une certaine épaisseur, et il se prolonge sous la peau pour venir adhérer au squelette. Leur consistance est quelquefois tout à fait molle, mais le plus souvent on sent à l'intérieur un petit noyau cartilagineux qui représente le squelette du doigt rudimentaire.

Les *doigts complètement formés* sont beaucoup plus rares. Ils ont leurs trois phalanges, avec leurs articulations et leurs muscles, ce qui leur permet quelquefois d'avoir des mouvements propres; ceux-ci sont toutefois réduits en général, et ils manquent de force.

L'insertion de ces doigts sur la main se fait par une véritable articulation sur le métacarpien correspondant; celui-ci est quelquefois bifurqué en V, de sorte qu'il y a deux articulations distinctes; d'autres fois, il élargit simplement sa tête; les deux doigts voisins ont alors leurs articulations adjacentes, et généralement celles-ci communiquent largement entre elles.

Les doigts surnuméraires sont souvent petits; il n'est pas rare que cette atrophie s'étende aussi à l'auriculaire ou au pouce voisin, et parfois on a quelque peine à distinguer quel est le doigt normal.

Enfin il peut arriver aussi que le doigt surnuméraire soit réuni avec son voisin par une syndactylie membraneuse et même par une véritable fusion osseuse. Cela est particulièrement fréquent au niveau du pouce (*pouce bifide*) (fig. 31).

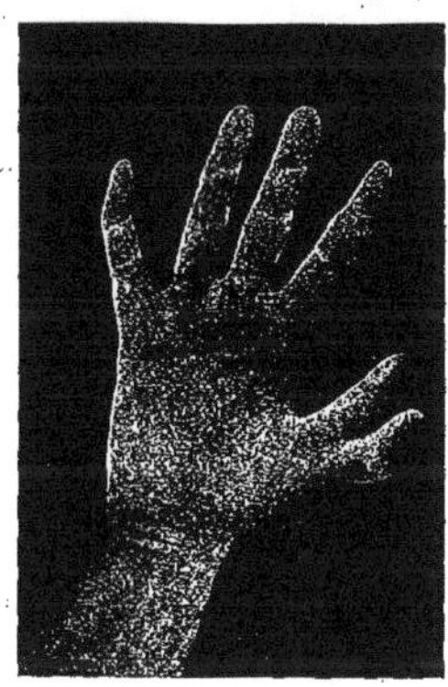

Fig. 31. — Pouce bifide.

Traitement. — Il faut *amputer les doigts incomplets* ou *rudimentaires* parce qu'ils déforment la main et gênent souvent ses fonctions. Il convient, au contraire, de *respecter les doigts complets* lorsqu'ils sont fusionnés étroitement avec leur voisin, comme dans le pouce bifide, ou bien lorsque leur ablation risquerait de compromettre le bon fonctionnement du doigt voisin. Le point de vue fonctionnel doit généralement primer le point de vue esthétique.

L'amputation peut se faire dès le bas âge; même dans les cas de doigt rudimentaire, il faut faire une opération régulière et exciser complètement le pédicule pour ne pas laisser persister un segment de doigt qui pourrait grandir plus tard. Lorsque le doigt est complet, on le désarticule suivant les règles ordinaires; il faut souvent, en outre, régulariser le métacarpien lorsqu'il est branché en V ou présente une tête très élargie.

ECTRODACTYLIE.

Caractères cliniques et traitement. — L'ectrodactylie est l'absence ou le développement imparfait d'un ou de plusieurs doigts.

Cette malformation peut résulter d'*amputations congénitales* causées par des brides amniotiques, dont on retrouve les sillons caractéristiques sur les autres doigts, l'avant-bras ou les autres extrémités. Les lésions sont alors des plus variées; elles échappent à toute description.

Plus intéressante est l'ECTRODACTYLIE VRAIE, où le défaut des doigts est une malformation primitive analogue à la polydactylie, mais en sens opposé. On peut en distinguer plusieurs variétés, qui sont :

a. L'ectrodactylie *incomplète*, dans laquelle un ou plusieurs doigts

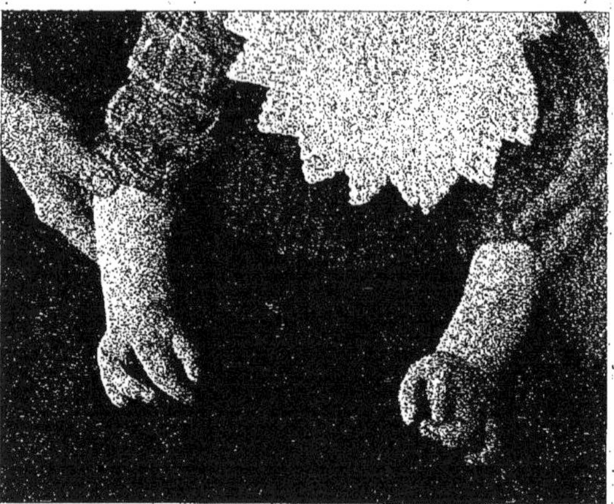

Fig. 32. — Ectrodactylie des deux mains.

sont anormalement petits et reposent sur des métacarpiens atrophiés, de sorte qu'ils sont en retrait;

b. L'ectrodactylie *complète* et *totale* dans laquelle tous les doigts sont réduits à l'état d'un moignon informe;

c. L'ectrodactylie *complète du pouce*, qui est ordinairement associée avec l'absence congénitale du radius, mais peut aussi s'observer isolément;

d. L'ectrodactylie *complète des trois derniers doigts*, qui est rare.

e. Enfin l'ectrodactylie des *doigts du milieu*, qui est une des plus fréquentes et qui présente deux types principaux. Dans le premier, le défaut ne porte que sur le médius et son métacarpien; c'est la *Spalthand* ou main fendue des Allemands (fig. 32). Les autres doigts sont alors tantôt normaux, tantôt plus ou moins incurvés ou atteints de syndactylie. Dans le second type, les trois doigts du milieu sont absents ou représentés seulement par des moignons informes. Seuls les deux doigts extrêmes sont bien développés; ils donnent à la main la forme d'une pince de homard. Les métacarpiens des doigts absents manquent quelquefois aussi; plus souvent ils sont mal développés, incurvés ou soudés avec leurs voisins.

Malgré sa conformation défectueuse, la main peut devenir un organe de préhension assez parfait. J'ai vu une femme qui présentait cette malformation ainsi que son enfant; elle pouvait facilement se livrer à tous les travaux de son ménage.

L'ectrodactylie donne rarement l'occasion d'intervenir chirurgicalement. Cependant, dans le cas de main en pince de homard, on peut quelquefois améliorer l'état fonctionnel en enlevant les portions de métacarpien ou de phalange qui occupent le sommet de la fissure et maintiennent les deux doigts extrêmes écartés. Ceux-ci se trouvent ainsi dégagés, assouplis, et ils sont mieux en état de servir.

SYNDACTYLIE.

Variétés cliniques. — Au début de la formation des membres, les doigts sont réunis entre eux par une membrane dont ils se dégagent à mesure qu'ils s'accroissent en longueur. La persistance de cette palmure constitue la syndactylie.

Cette malformation atteint souvent les deux mains symétriquement et parfois aussi les pieds. Elle peut porter sur tous les doigts ou se limiter à quelques-uns d'entre eux; ce sont alors les derniers doigts qui en sont le plus souvent le siège.

Les doigts sont réunis tantôt par une simple membrane, tantôt par une fusion plus ou moins complète de leur squelette. Il faut donc distinguer dans la syndactylie deux degrés : la syndactylie *membraneuse* et la syndactylie *osseuse*.

Dans la **syndactylie membraneuse**, le repli cutané qui s'étend entre les doigts s'arrête quelquefois vers le milieu de leur longueur, formant comme une commissure qui serait placée trop bas, mais cette forme est assez rare. Habituellement la membrane descend jusqu'au bout du doigt; elle laisse seulement libres la région de l'ongle et une partie de la troisième phalange. Quelquefois enfin la fusion est tout à fait complète. La membrane est parfois assez lâche et mince pour laisser aux doigts une certaine indépendance. Dans d'autres cas, elle est serrée, épaisse presque autant que les doigts, de sorte que les contours de ceux-ci ne sont plus apparents et que seul le palper permet de reconnaître l'existence de deux doigts enfermés dans une même gaine. Ceux-ci conservent en général leur développement et leur conformation normale; il n'est pas très rare, cependant, d'observer des anomalies dans leur structure, par exemple la brièveté ou même l'absence d'une pièce osseuse, métacarpien ou phalange.

Dans la **syndactylie osseuse**, la réunion des doigts est réalisée par une fusion plus ou moins complète des os. Souvent cette fusion existe seulement à l'extrémité du doigt, sur un point limité des troisièmes phalanges, les deux autres restant distinctes. Mais il peut arriver aussi que les deux doigts soient soudés intimement sur toute leur longueur ou bien que certaines pièces de l'un des doigts soient malformées, inclinées vicieusement ; la malformation se trouve alors sur la limite de l'ectrodactylie.

Traitement. — Le traitement de la syndactylie a pour but de séparer les doigts pour rendre à la main son aspect normal. Ce *traitement est difficile*, parce que, si l'on n'obtient pas une cicatrisa-

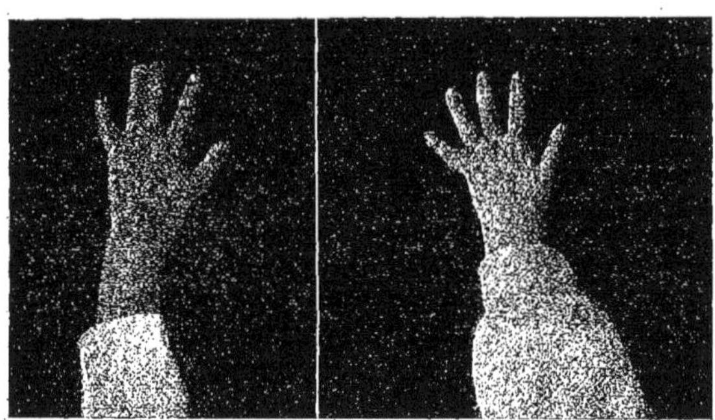

Fig. 33. — Syndactylie. A droite la même main après l'opération.

tion régulière et complète des surfaces de section, la récidive est à craindre, ou bien il se produit des cicatrices vicieuses qui déforment et immobilisent les doigts, quelquefois davantage que la lésion première. C'est la réfection de la commissure qui présente cette difficulté à son plus haut degré; aussi verrons-nous que l'on prend des soins tout particuliers pour ce temps de l'opération.

Lorsque la membrane est très mince et très large, on peut quelquefois employer le procédé de Velpeau, qui consiste à la sectionner en son milieu et à suturer les lèvres de la plaie de chaque côté. Dans ces cas faciles on pourrait aussi employer la section lente, qui a pour but d'obtenir l'épidermisation à mesure que la section se poursuit (Petroff, Spitzy). Mais ces procédés, comme celui de Velpeau, doivent toujours être un peu insuffisants en ce qui concerne la restauration de la commissure, et il vaut mieux appliquer à tous les cas la méthode que nous allons décrire. C'est une combinaison des procédés de Zeller et de Felizet pour la commissure, et de Didot pour la membrane elle-même (fig. 34).

En supposant une syndactylie du médius avec l'annulaire, on procède de la façon suivante : sur le milieu de la face dorsale de l'annulaire, on fait une incision parallèle à l'axe du doigt, qui descend jusqu'en bas de la membrane et s'arrête en haut à environ 1 centimètre au-dessous du siège de la future commissure. A chacune des extrémités de cette incision, on mène une petite incision transversale, qui se prolonge jusqu'au milieu de la face dorsale de l'index. On dissèque le lambeau ainsi circonscrit, qui a une forme rectangulaire et reste adhérent par sa base au médius. Sur la face palmaire on procède de même, mais en sens inverse, de telle sorte que le lambeau rectangulaire

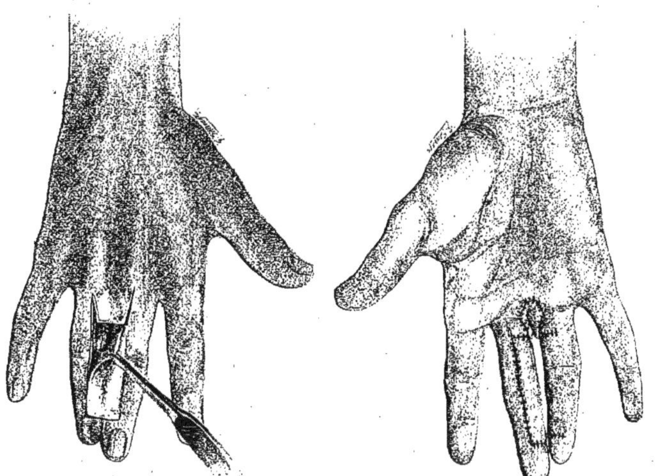

Fig. 34. — Opération de la syndactylie.

A. Taille du lambeau dorsal et du petit lambeau qui formera la commissure ; B. Suture du lambeau palmaire et du lambeau commissural.

prélevé sur le médius reste adhérent à l'annulaire. On sectionne alors le tissu conjonctif qui reste de la membrane, et on sépare les doigts.

Pour faire la commissure, on taille sur la face dorsale un lambeau à base supérieure large d'un centimètre environ, haut de même, puis on poursuit à ce niveau la section du tissu cellulaire pour obtenir une libération très complète des doigts. Alors on refait la commissure en rabattant ce lambeau du côté palmaire et en le suturant à ce niveau. On recouvre ensuite le médius avec le lambeau dorsal et l'annulaire avec le lambeau palmaire. Il reste ainsi de chaque côté de la commissure une très petite surface cruentée, qui se ferme secondairement par bourgeonnement.

Lorsque la membrane est étroite et épaisse, ce procédé ne donne pas une étoffe suffisante pour recouvrir les doigts convenablement. Il faut alors recourir à des procédés complémentaires dont le meilleur est celui de Forgue, qui emprunte l'étoffe nécessaire sur le dos de la main. L'opération est conduite comme nous l'avons dit plus haut, mais on ne donne pas aux lambeaux digitaux une égale hauteur.

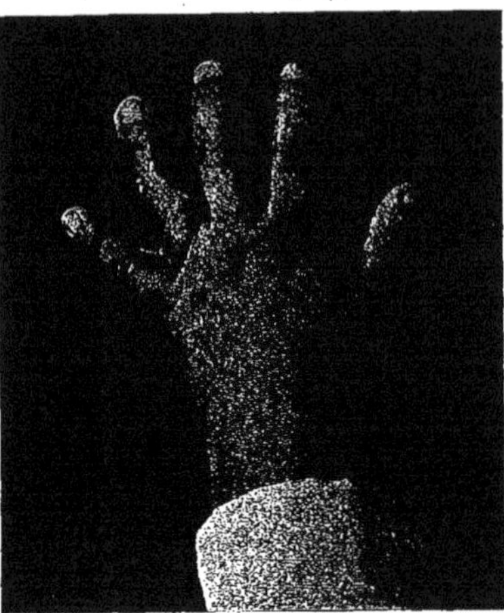

Fig. 35. — Résultat d'une opération de syndactylie par le procédé de Forgue.

Le lambeau dorsal est taillé assez grand pour recouvrir facilement le médius ; le lambeau palmaire, dès lors insuffisant, est complété de la façon suivante : on taille sur le dos de la main un lambeau long de 5 à 6 centimètres, large de 2 centimètres, et on le fait pivoter au tour de la base pour l'amener sur le dos de l'annulaire, à côté du lambeau palmaire auquel il est suturé. Malgré la longueur de ce lambeau et le peu de largeur de son pédicule, sa vitalité est en général suffisante.

On doit réserver pour des cas tout à fait rares de syndactylie osseuse les *greffes autoplastiques* d'Ollier ou les *lambeaux autoplastiques* taillés sur la paroi abdominale par la méthode indienne (Berger, Quénu).

Le traitement ne se borne pas aux suites immédiates de l'opération ; il faut ultérieurement surveiller la forme des doigts, et, si les cicatrices montrent une tendance à se rétracter, il faut maintenir la rectitude du doigt en faisant porter une petite gouttière en celluloïde ou en caoutchouc durci sur laquelle le doigt est fixé par des anneaux élastiques disposés de manière à combattre la déformation.

DÉFORMATIONS ACQUISES

Ce chapitre ne contient qu'une très petite partie des déformations acquises des membres supérieurs. Nous avons pensé, en effet, qu'il était préférable de les rattacher autant que possible à leur cause, et c'est ainsi que les plus importantes d'entre elles ont été déjà étudiées à propos des fractures, des luxations, des inflammations et des paralysies.

Nous avons dû écarter, d'autre part, certaines lésions comme les déformations ostéomyélitiques et les cicatrices vicieuses, parce qu'elles ressortissent plutôt à la chirurgie générale. Ainsi il ne nous reste plus qu'un petit nombre de lésions qu' il n'a pas été possible de classer ailleurs : ce sont les *déviations du coude*, les *déformations rachitiques* de l'*avant-bras*, la *subluxation du poignet* et la *rétraction des fléchisseurs des doigts*.

Déviations du coude.

Caractères cliniques. — A l'état normal, l'avant-bras forme avec le bras un angle obtus ouvert en dehors qui mesure de 170 à 178° chez l'homme, de 150 à 160° chez la femme. Lorsque cet angle se trouve ouvert ou fermé au delà de ces limites physiologiques, il se produit : un *cubitus varus*, si l'avant-bras se dévie en dedans; un *cubitus valgus*, si l'avant-bras se dévie en dehors. Kirmisson décrit aussi un *cubitus recurvatus* caractérisé par une laxité anormale du coude dans le sens de l'hyperextension.

Les causes de ces déformations sont nombreuses. Nous avons déjà vu précédemment que les *fractures* de l'extrémité inférieure de l'humérus peuvent déterminer du cubitus varus ou valgus, soit par leur consolidation vicieuse, soit par le trouble de croissance consécutif à la lésion du cartilage de conjugaison.

Le *rachitisme* peut aussi donner lieu au cubitus varus ou valgus; toutefois, dans ce cas, la déformation ne se fait pas dans l'articulation elle-même, mais elle résulte d'incurvations de la diaphyse humérale ou des os de l'avant-bras.

Enfin on peut voir le cubitus varus ou valgus se produire à la suite d'une *laxité anormale du coude* congénitale ou acquise par le fait d'un état pathologique analogue à celui que cause le genu valgum.

Dans ce cas, la déviation se fait au niveau de l'articulation elle-même ; les os voisins conservent leur forme normale, et leur direction seule est modifiée.

Quelle que soit leur cause, les déviations du coude constituent

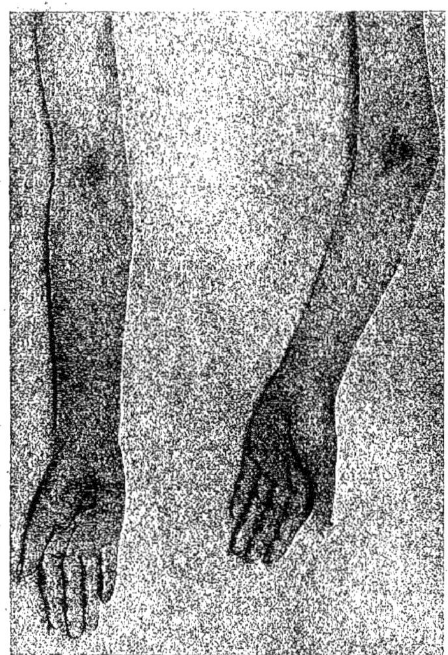

Fig. 86. — Cubitus varus traumatique.

une déformation assez disgracieuse au point de vue esthétique, mais peu gênante au point de vue fonctionnel. La déviation disparaît lorsque le coude est fléchi, et elle ne se voit bien que dans l'extension complète.

Nous avons déjà dit dans quelles conditions on peut avoir à intervenir pour corriger le cubitus varus consécutif aux fractures. C'est le seul cas dans lequel la déformation soit assez accentuée pour nécessiter un traitement chirurgical.

Déformations rachitiques de l'avant-bras.

Caractères cliniques. — Nous n'en ferons qu'une courte mention, car ces déformations, beaucoup plus rares que celles des jambes, se rencontrent seulement chez des enfants atteints de rachitisme grave avec des lésions accentuées sur tout le squelette. Les déformations du membre supérieur sont alors un élément très accessoire, et il est tout à fait rare de les trouver assez accentuées pour nécessiter un traitement.

La déformation rachitique de l'avant-bras se produit sous la double influence de l'action prédominante des muscles fléchisseurs et du poids du corps, qui intervient lorsque les enfants sont incapables de marcher et se traînent en s'appuyant sur les mains.

Elle consiste généralement dans une courbure à convexité postérieure, qui est simplement l'*exagération de la courbure physiologique* des os de l'avant-bras. Il s'y ajoute souvent une inclinaison latérale qui se fait de préférence du côté cubital. Enfin, quelquefois, on note aussi une torsion des os suivant leur axe qui porte la main en pronation et peut occasionner une certaine gêne des mouvements de supination.

Une variété beaucoup plus rare est représentée par les cas dans lesquels les os de l'avant-bras s'incurvent en sens opposé de façon à diriger tous deux leur convexité du côté de l'espace interosseux. Il peut se produire dans ces conditions une gêne des mouvements de pronation et de supination.

Comme les autres courbures rachitiques, ces déformations ont une *tendance marquée à se corriger spontanément*. On ne les voit persister que dans les formes exceptionnellement graves de rachitisme, et alors il est tout à fait rare qu'elles nécessitent un traitement particulier.

Radius curvus.

(*Subluxation progressive du poignet*).

Signalée par Malgaigne, Dupuytren, cette déformation a été surtout étudiée dans ces dernières années par Madelung, Duplay.

Anatomie pathologique. — Elle est caractérisée par un déplacement du poignet du côté de la face palmaire dont la cause a été diversement interprétée. Madelung admettait une véritable subluxation du carpe sur le radius, favorisée par le relâchement des ligaments et une orientation défectueuse de la surface articulaire du radius. Mais les travaux de Duplay, Delbet, Gangolphe, et les constatations radiographiques ont montré que le plus souvent la déviation ne se fait pas dans l'interligne radio-carpien et qu'elle résulte d'une courbure anormale de l'extrémité inférieure du radius. Cette courbure à concavité antérieure modifie l'orientation de l'articulation radio-carpienne et du carpe tout entier, qui se trouve ainsi déplacé du côté palmaire.

Quant à la cause première de cette déformation, il faut la rechercher dans un ramollissement du squelette analogue à celui qui produit la scoliose, le genu valgum, le pied plat. C'est ici l'action prédominante des fléchisseurs qui détermine le sens de la courbure à convexité postérieure.

Le radius curvus se développe à l'*âge de l'adolescence* et plus particulièrement *chez des filles*. L'affection est bilatérale dans la moitié

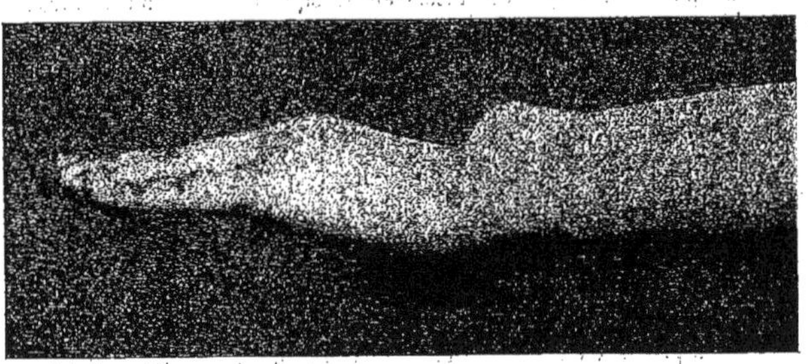

Fig. 37. — Radius curvus.

des cas. L'hérédité a été notée dans le cas de Gangolphe, mais l'influence de la profession est beaucoup plus nette. On l'observe en effet presque exclusivement chez des jeunes filles qui font un travail exigeant des mouvements répétés du poignet, telles que les pianistes, typographes, blanchisseuses, etc.

Symptômes. — L'affection se révèle habituellement par une sensation de fatigue, de gêne douloureuse occasionnée par les mouvements du poignet.

On constate alors la *déformation*, qui est caractéristique. Le poignet est dans son ensemble déplacé du côté palmaire et comme subluxé en avant par rapport à l'avant-bras. Sur la face dorsale, on remarque à son niveau une dépression transversale plus ou moins accentuée, tandis que les os de l'avant-bras, et surtout le cubitus, font un relief anormal; quelquefois l'extrémité inférieure du cubitus ressort assez fortement pour donner d'abord l'impression d'une tumeur ou d'une exostose. Sur la face palmaire, on voit au contraire que le talon de la main est abaissé et fait une saillie exagérée. L'incurvation du radius est parfois reconnaissable même à l'examen clinique.

La *gêne fonctionnelle* est très variable; elle dépend surtout de la douleur. Pendant la période d'état de l'affection, la main se fatigue rapidement et devient douloureuse; alors les mouvements sont réduits d'une façon assez sensible dans le sens de la flexion et de l'extension.

Évolution. — Au bout de deux ou trois ans, en général, les douleurs s'atténuent et la déformation reste seule. Alors la gêne fonctionnelle devient très minine, le travail est possible, et on note seulement une légère limitation de la flexion dorsale résultant de la butée des os du carpe contre l'extrémité inférieure du radius.

Traitement. — Lorsque la déformation est en voie d'accroissement et s'accompagne de douleurs, il est indiqué d'*immobiliser le poignet* dans une attitude de légère flexion dorsale et de le soutenir pour limiter le plus possible la déviation. Ce résultat est obtenu au moyen d'une gouttière en cuir moulé ou en celluloïde consolidée à la face palmaire par une armature métallique. On a fait divers essais de redressement par la traction élastique ou par l'extension continue, mais il ne semble pas que ces moyens aient une action suffisante pour modifier la courbure du radius.

Après la disparition des douleurs, la déformation reste généralement stationnaire, et les indications du traitement varient suivant l'état fonctionnel. Quand celui-ci n'est pas sensiblement troublé, et c'est là le cas le plus fréquent, on peut s'abstenir de tout traitement. L'*ostéotomie* doit être réservée à des cas exceptionnels de déformations très accentuées. Duplay a réglé cette opération : il faut aborder le radius par sa face antérieure et externe pour éviter la blessure des muscles radiaux externes. On fait suivant les cas l'ostéotomie linéaire ou l'ostéotomie cunéiforme.

Rétraction des muscles fléchisseurs des doigts.

(*Pseudo-paralysie de Volkmann*).

Causes. — Cette affection, décrite par Volkmann, a été très étudiée depuis quelques années; son histoire a été bien mise au point dans un travail récent de Denucé. Elle se produit surtout à la suite des fractures de l'avant-bras ou de l'extrémité inférieure de l'humérus, et il paraît bien certain que l'application d'un appareil de contention trop serré en est souvent la principale cause. Cependant on a observé des cas où elle s'est produite sans cause extérieure, probablement à la suite de la compression des vaisseaux et des nerfs par un fragment osseux ou par l'infiltration des parties molles.

Anatomie pathologique. — Anatomiquement, la lésion consiste dans une *sclérose avec rétraction des muscles*; dans les cas graves, on trouve de plus des altérations nerveuses bien nettes. Ces lésions sont diffuses; elles ne se limitent pas à un muscle ni à un groupe de muscles, ni à un territoire nerveux; elles sont cependant prédominantes sur le côté palmaire de l'avant-bras, c'est-à-dire sur les fléchisseurs des doigts, et elles n'atteignent les extenseurs que dans les formes particulièrement graves.

Les muscles rétractés sont plus durs et plus consistants qu'à l'état normal, leur aspect est grisâtre, trouble; lorsqu'on les coupe, ils ne donnent presque pas de sang et ne présentent pas les secousses fibrillaires des muscles normaux.

Au microscope, on voit que les fibres musculaires ont subi la transformation vitreuse, et qu'il se fait autour d'elles une prolifération abondante de tissu conjonctif qui aboutit à la formation d'un tissu fibreux cicatriciel.

Les *lésions nerveuses* sur lesquelles Hildebrandt a récemment attiré l'attention consistent en de la névrite qui paraît être également diffuse, atteignant à des degrés variables les gros troncs et les cordons nerveux plus petits qui se trouvent dans la zone sclérosée.

La **pathogénie** de ces lésions musculaires et nerveuses est encore discutée. On admet généralement l'opinion de Volkmann, pour qui elles seraient une conséquence directe de l'ischémie. Par suite de l'application d'un appareil de fracture trop serré, ou de la compression des gros vaisseaux par un fragment, la circulation serait interrompue dans les muscles, et il en résulterait une altération trophique de la substance musculaire se traduisant par la myosite fibreuse suivie de la rétraction des muscles. On a pu expérimentalement reproduire des lésions de ce genre, de sorte que cette hypothèse a toutes les chances possibles d'être exacte. Les lésions nerveuses concomitantes s'expliquent de la même façon, par le trouble trophique des nerfs privés aussi de leur circulation pendant un temps plus ou moins long.

Cependant quelques auteurs soutiennent encore que les troubles nerveux sont primitifs et qu'ils tiennent sous leur dépendance les altérations des muscles.

Symptômes. — En général, la *déformation* n'est reconnue qu'après la guérison de la fracture; cependant, quand on peut observer les malades de près, on remarque qu'elle s'établit très rapidement en quelques heures et que, suivant la remarque de Volkmann, l'impotence et la déformation apparaissent simultanément.

La main est déformée en griffe, le poignet fléchi, les doigts fortement fléchis dans leurs deux dernières phalanges. Si on cherche à corriger cette griffe, on éprouve une résistance élastique très forte; celle-ci disparaît lorsqu'on fléchit fortement le poignet, et il devient alors facile d'étendre les doigts; mais, dès qu'on redresse un peu la main, on voit les doigts se remettre en flexion avec une force irrésistible.

Pendant ces diverses recherches, les tendons des muscles fléchisseurs, manifestement trop courts, se tendent comme des cordes au niveau du poignet; on peut même les suivre jusqu'à l'avant-bras, où l'on sent le corps musculaire lui-même dur et calleux. Lorsque la lésion a atteint en même temps les muscles extenseurs, les doigts fixés dans le sens de l'extension comme dans le sens de la flexion deviennent immobiles; ils prennent seulement la position que leur impose l'attitude du poignet en extension lorsque celui-ci est fléchi, en flexion lorsqu'il est étendu (fig. 38).

Les muscles rétractés ne sont pas paralysés; même dans les formes les plus graves, ils sont capables d'exécuter de légers mouvements,

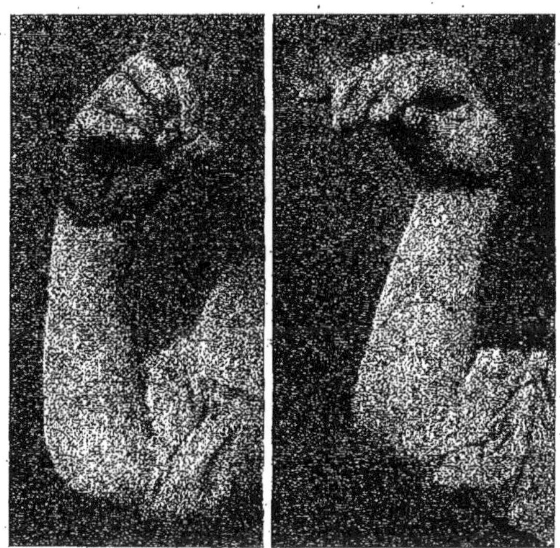

Fig. 38. — Rétraction des fléchisseurs des doigts.

Pendant l'extension du poignet, les doigts sont fléchis; pendant sa flexion, ils peuvent s'étendre.

Dans les formes légères, ils conservent une activité plus grande; les doigts peuvent se mouvoir dans la limite où la rétraction des muscles le leur permet; mais, même alors, le trouble fonctionnel reste important, car l'attitude imposée à la main par la flexion du poignet la rend difficilement utilisable.

On n'observe des *troubles nerveux* bien caractérisés que dans les formes graves. Ils consistent alors en anesthésie ou dysesthésie, accompagnées parfois de refroidissement et de troubles trophiques. Ces phénomènes nerveux ne sont pas limités à un territoire nerveux défini : ils sont au contraire diffus à la surface du membre et augmentent d'intensité à mesure qu'on se rapproche de son extrémité. C'est au niveau des doigts qu'ils atteignent leur plus haut degré et que l'on observe dans les formes graves des troubles trophiques et des ulcérations de la peau.

La pseudo-paralysie de Volkmann ne montre aucune tendance à l'amélioration spontanée; si un traitement n'intervient pas, l'état reste indéfiniment stationnaire.

Diagnostic. — Le diagnostic est généralement facile. C'est avec les *paralysies traumatiques* qu'il se discute le plus souvent, mais celles-ci ont une répartition bien caractérisée, elles donnent lieu à des déformations typiques qui s'installent lentement et à la suite d'une période plus ou moins longue d'impotence. Au contraire, dans la pseudo-paralysie, la déformation est primitive, elle est assez différente des griffes paralytiques; enfin le plus souvent il persiste assez de mouvements pour que l'on soit sûr que la contractilité des muscles n'est pas abolie complètement.

A la suite de *fractures compliquées* ou d'*ostéites des os* de l'avant-bras, on peut voir le syndrome de la paralysie de Volkmann résulter d'une adhérence des tendeurs fléchisseurs au squelette de l'avant-bras, mais il est généralement facile de distinguer alors le siège exact de l'adhérence. Du reste, celle-ci se libère ordinairement peu à peu, et les troubles fonctionnels s'atténuent ainsi spontanément.

Traitement. — Lorsque la lésion est reconnue de bonne heure, il faut s'efforcer de la limiter le plus possible en favorisant le rétablissement de la circulation par la *mobilisation précoce*, le *massage*, les *bains chauds*.

Une fois la déformation établie, le traitement doit avoir pour but de faire disparaître la déformation. L'expérience montre en effet que les muscles peuvent retrouver ensuite une grande partie de leur action. Dans les formes légères et moyennes, ce résultat s'obtient très facilement par la *traction élastique*. L'appareil de Martin est un excellent moyen de la réaliser (fig. 39).

La main et l'avant-bras sont placés sur une gouttière en ébonite ou en aluminium qui s'applique à la face antérieure du membre figurant la corde de l'arc formé par l'avant-bras, la main et les doigts fléchis. Le membre repose donc sur la gouttière seulement par l'avant-bras et la pulpe des doigts. Une bande élastique placée sur le poignet et fixée sous l'attelle exerce une action élastique très douce et continue, qui fait céder peu à peu la rétraction des muscles.

Lorsque le redressement est suffisant pour permettre la flexion dorsale du poignet, on fait un second appareil destiné à agir plus directement sur les doigts. Il se compose d'un bandage en celluloïde lacé sur l'avant-bras et le poignet et qui porte sur la face dorsale une attelle longitudinale en aluminium assez longue pour dépasser un peu les doigts. Cette attelle porte à son extrémité un tube en caoutchouc disposé en anse qui passe sous les doigts repliés en crochet et exerce sur eux une traction constante dans le sens de l'extension.

Avec cet appareil, nous avons vu guérir complètement et en quelques semaines les formes légères et moyennes; les autres ont été améliorées suffisamment pour qu'il n'y ait pas lieu d'intervenir chirurgicalement.

Traitement opératoire. — Dans les formes graves, on a fait des

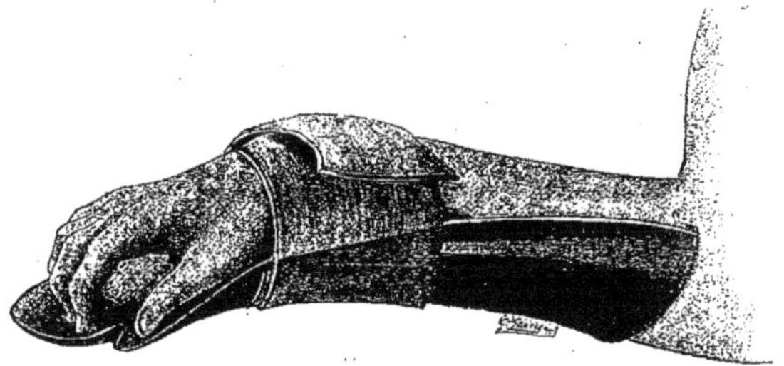

Fig. 39. — Appareil élastique de Martin pour la correction de la rétraction des fléchisseurs des doigts.

tentatives multiples de traitement opératoire. Les préférences se partagent entre la *résection des os de l'avant-bras* sur une longueur suffisante pour compenser la brièveté des muscles, et la *ténoplastie* qui consiste à allonger par dédoublement les tendons des muscles rétractés. Ces deux opérations ont donné, paraît-il, de bons résultats. Cependant la résection diaphysaire expose à la pseudarthrose (Owen), et la ténoplastie doit être d'une technique délicate. Ces opérations n'ont aucune action sur la contractilité des muscles; elles ont pour unique résultat de redresser les doigts; or, comme il est facile d'arriver au même but par la traction élastique, je pense qu'on aura de moins en moins l'occasion de les pratiquer.

L'indication de *libérer les troncs nerveux* de la gangue cicatricielle qui les enserre et peut gêner leur fonctionnement se pose dans les cas graves, et lorsque les troubles nerveux semblent être prédominants dans le domaine d'un nerf, le médian, par exemple. Hildebrandt a insisté récemment sur l'utilité de cette libération, mais il serait excessif de la proposer d'une façon systématique; elle ne paraît trouver son indication que dans des cas exceptionnels.

MEMBRE INFÉRIEUR

Les affections chirurgicales du membre inférieur se divisent, comme celles du membre supérieur, en cinq chapitres : ce sont les *affections traumatiques*, *inflammatoires*, *paralytiques*, les *malformations congénitales* et les *déformations acquises*.

AFFECTIONS TRAUMATIQUES

Les affections traumatiques du membre inférieur qui présentent un intérêt spécial chez l'enfant se résument dans les *fractures du fémur* et de la *jambe*. Les fractures de l'astragale et du calcanéum, de même que les luxations traumatiques, sont trop peu fréquentes dans le jeune âge pour mériter ici une description.

Fractures du fémur.

L'étude des fractures du fémur se divise naturellement en trois paragraphes correspondant aux fractures de l'*extrémité supérieure*, de la *diaphyse* et de l'*extrémité inférieure*.

FRACTURES DE L'EXTRÉMITÉ SUPÉRIEURE.

Causes. — Presque inconnues il y a encore quelques années, les fractures de l'extrémité supérieure du fémur dans le jeune âge sont devenues un chapitre intéressant de la pathologie infantile, depuis que la radiographie a permis d'établir leur fréquence.

On les observe surtout de treize à seize ans. Elles ont quelquefois pour cause un traumatisme banal ; mais, plus souvent peut-être, elles résultent d'un accident léger, tel qu'une chute que le malade fait de sa hauteur sur le genou ou sur le trochanter, parfois même un simple faux pas, ou un mouvement brusque. La disproportion qui existe alors entre la cause et l'effet conduit à admettre l'existence d'une altération antérieure du col, qui se manifeste d'ailleurs quelquefois par de la douleur et de la boiterie. Ces faits établissent une transition entre la fracture franche du col fémoral et la coxa vara. Nous aurons l'occasion d'y revenir à propos de cette dernière.

Anatomie pathologique. — La fracture du col fémoral chez les jeunes sujets présente deux variétés anatomiques : le *décollement épiphysaire* et la *fracture vraie du col*. Cette dernière est de beaucoup la plus rare ; Hoffa n'en a relevé que 4 cas sur 87 observations.

Dans le DÉCOLLEMENT ÉPIPHYSAIRE, le trait de fracture suit exactement le cartilage de conjugaison ; quelquefois il empiète un peu sur le col, dont il détache un petit fragment. Le déplacement peut être nul, si le périoste résiste ; mais c'est là un fait relativement rare. Le plus souvent, il se produit une déformation qui est la *coxa vara traumatique primitive*. La tête tourne sur elle-même de façon à regarder en bas ; sa base, correspondant au trait de fracture, au lieu d'être, comme à l'état normal, oblique de haut en bas et de dehors en dedans, devient tout à fait verticale. De son côté, le col remonte, attiré, ainsi que le trochanter, par les muscles pelvi-trochantériens ; il ne reste plus en rapport avec l'épiphyse détachée que par son bord inférieur, et il forme avec elle une coudure angulaire à sommet supérieur. La tête prend ainsi l'aspect d'un champignon appliqué contre la face interne de l'extrémité supérieure du fémur.

Lorsque le déplacement primaire a été nul ou peu accentué, la déformation peut augmenter secondairement si le malade se met à marcher avant la consolidation complète. Le poids du corps fait fléchir le cal encore mou, et il se développe ainsi une *coxa vara secondaire*.

Dans les FRACTURES VRAIES DU COL, le trait de fracture passe tantôt à la base du col, tantôt dans un point quelconque de sa longueur. La fracture peut rester incomplète ou se limiter à une simple inflexion ; lorsqu'il y a un déplacement, il se fait dans le même sens que nous avons indiqué à propos du décollement épiphysaire.

Symptômes. — Les symptômes du début diffèrent beaucoup suivant l'importance du traumatisme. Lorsque celui-ci est considérable, on a tous les signes qui accompagnent les fractures ordinaires. Mais, dans les cas où il est minime, les premiers symptômes se limitent souvent à une douleur vive, qui s'atténue bientôt au point que les malades peuvent se remettre à marcher en boîtant, quelques instants ou quelques jours après l'accident.

A l'examen, on trouve le membre dévié en rotation externe, adduction et légère flexion. Le *raccourcissement* est manifeste ; le trochanter est remonté au-dessus de la ligne de Nélaton ; pendant les mouvements, on le sent rouler sur lui-même, et on perçoit parfois une crépitation douce dans le décollement épiphysaire, rude dans la fracture. La douleur est souvent peu vive ; il faut la rechercher en pressant dans le pli de l'aine et au niveau de la fesse. L'impotence est rarement complète ; le malade peut soulever le membre et faire quelques mouvements ; souvent même il peut marcher, mais avec une boiterie assez forte.

MARCHE. — Ces symptômes ne s'atténuent pas avec le temps; au contraire, si le malade n'a pas été soigné, on voit, au bout de quelques semaines, la douleur et la gêne fonctionnelle augmenter, les mouvements se limiter davantage, le raccourcissement et la déviation s'accroître. L'affection prend alors le caractère d'une coxa vara typique.

Diagnostic. — Au début, l'importance souvent minime du traumatisme et le peu d'intensité des symptômes font souvent croire à une *simple contusion*. Mais il suffit en général d'examiner le malade pour reconnaître les signes propres de la fracture. Le doute ne peut exister que si la fracture est sous-périostée, sans déplacement; alors la radiographie est indispensable pour trancher le diagnostic.

Plus tard, la persistance de la boiterie, l'exagération des douleurs, la gêne des mouvements, font que le diagnostic se discute surtout avec la *coxalgie*; le développement rapide et précoce de la déformation à la suite d'un traumatisme, le fait que la limitation des mouvements paraît due à une gêne mécanique de l'articulation et non à des contractures musculaires, sont généralement suffisants pour décider en faveur de la fracture; mais le contrôle de la radiographie est toujours nécessaire.

Traitement. — Lorsque le traumatisme est récent, il faut chercher à *réduire la déformation* et à *maintenir la réduction* jusqu'à la consolidation complète.

Le meilleur moyen paraît être d'immobiliser le malade sur une gouttière et de faire une traction continue en abduction. On pourrait aussi réduire au moyen d'un appareil d'extension et fixer le membre dans un bandage plâtré très bien adapté, mais on risque de voir le déplacement se reproduire dans l'appareil. Après la consolidation, il faut faire porter pendant au moins un an un tuteur maintenant le membre en légère abduction et déchargeant la hanche du poids du corps.

Dans les cas anciens, si la déformation et la gêne fonctionnelle ne sont pas très accentuées, il suffit de fixer la hanche avec un tuteur et de l'assouplir par le massage et la gymnastique.

Une **indication opératoire** se pose seulement dans les cas graves. On peut alors choisir entre le *redressement forcé* (Lorenz), l'*ostéotomie du col* (Gaudier) et l'*ostéotomie sous-trochantérienne*. Si l'accident n'est pas très ancien, on peut réussir par le redressement forcé à corriger la direction vicieuse du col; le traitement se poursuit alors comme d'après une fracture récente.

Dans les autres cas, il semble que l'ostéotomie sous-trochantérienne soit préférable, car elle est plus simple et présente moins d'aléas que l'ostéotomie du col.

FRACTURES DE LA DIAPHYSE FÉMORALE.

Causes. — Ces fractures sont assez fréquentes. On les observe chez les nouveau-nés à la suite de l'extraction par le siège. Elles ne sont pas rares non plus d'un à trois ans, lorsque les enfants apprennent à marcher; il suffit alors souvent, pour les produire, d'un traumatisme minime, tel qu'une simple chute sur le genou. Plus tard, l'étiologie de ces fractures est banale. Il faut retenir seulement qu'elles peuvent parfois être favorisées par une altération préexistante de l'os telle que le rachitisme ou l'ostéite fibreuse de Recklinghausen. Ce sont alors des fractures pathologiques qui se font presque spontanément, dont la consolidation est lente, parfois incomplète, et suivie de déformations secondaires, particulièrement dans la région sous-trochantérienne.

Anatomie pathologique. — Chez les jeunes enfants, la fracture siège habituellement au tiers moyen, et elle est le plus souvent transversale. Elle peut être incomplète, ou sous-périostée, sans déplacement. Lorsqu'elle est complète, le fragment supérieur est dévié en haut et en dehors par les muscles fléchisseurs et abducteurs, tandis que le fragment inférieur est attiré en dedans par les adducteurs. Il se fait ainsi une coudure dont le sommet regarde en avant et en dehors.

Après l'âge de quatre ans, le trait de fracture est le plus souvent oblique, et le déplacement angulaire se complique d'un chevauchement qui peut atteindre des proportions considérables.

Symptômes. — Les symptômes varient suivant le degré de la fracture. Dans les fractures incomplètes ou sous-périostées sans déplacement, la douleur est modérée et l'impotence fonctionnelle peu marquée; l'enfant peut soulever son membre, il refuse seulement de marcher. L'examen montre une *tuméfaction* toujours appréciable de la cuisse et un point douloureux assez net, au niveau duquel on sent une tuméfaction de l'os en virole.

Dans les fractures complètes, la *douleur* est *vive*, l'*impotence absolue*; la mobilité anormale apparaît dès qu'on soulève le membre, elle s'accompagne parfois de crépitation. La déformation est considérable lorsqu'il existe un déplacement. Le membre est raccourci à la vue et à la mensuration; son segment inférieur se trouve en rotation externe telle que le pied repose à plat sur le lit. Au niveau de la cuisse, on voit et on sent la saillie angulaire à sommet antéro-externe formée par les fragments. Le raccourcissement peut atteindre des proportions considérables, allant jusqu'à 6 et 8 centimètres.

Lorsque la fracture est assez ancienne, le cal en voie de formation détermine, surtout chez les très jeunes enfants, une hyperostose considérable qui est prise quelquefois pour une tumeur de l'os.

Traitement. — Le traitement varie suivant les âges. CHEZ LES NOUVEAU-NÉS on se contente généralement de petites attelles en carton ou en gutta-percha, appliquées sur les faces antéro-externe et postérieure de la cuisse, que l'on maintient fléchie sur le ventre par un petit bandage.

JUSQU'A QUATRE ANS, l'*appareil de Vincent* nous paraît un des plus commodes. Il se compose d'une attelle plâtrée qui se fixe autour du bassin et recouvre la face antérieure de la cuisse et de la jambe. Le membre est placé en flexion de la jambe sur la cuisse et de la cuisse sur le bassin, après réduction de la fracture sous anesthésie (fig. 40).

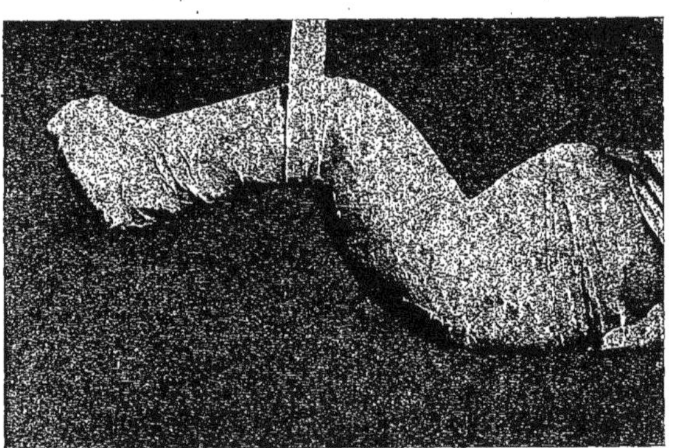

Fig. 40. — Appareil de Vincent pour les fractures de la diaphyse fémorale chez les jeunes enfants.

AU DELA DE CET AGE, c'est l'*extension continue* qui est, comme chez l'adulte, la méthode de choix. Le malade est couché sur une gouttière, mettant le membre en légère abduction ; la traction, qui est appliquée sur la cuisse, se fait avec un poids de 2 à 4 kilogrammes suivant l'âge de l'enfant. On doit en outre, presque toujours, combattre la saillie angulaire des fragments avec des sacs de sable que l'on place à l'endroit voulu sur la face antéro-externe de la cuisse.

Dans les **fractures obliques avec chevauchement** très accentué des fragments, l'extension continue par la méthode ordinaire peut se montrer insuffisante. Il est alors avantageux d'employer la *méthode de Codivilla*, qui consiste à appliquer l'extension directement sur le squelette, au moyen d'une tige d'acier passée à travers le calcanéum. On peut ainsi faire une traction considérable de 10 à 15 kilogrammes, lorsque le calcanéum est assez ossifié pour résister à la traction de la tige métallique ; il ne se produit pas de distension des ligaments du genou. Dans plusieurs cas où le raccourcissement atteignait 7 à 8 centimètres, nous avons pu obtenir par ce moyen une coaptation suffisante et la guérison sans raccourcissement.

FRACTURE DE L'EXTRÉMITÉ INFÉRIEURE.

Causes. — Les fractures de l'extrémité inférieure du fémur chez les jeunes sujets sont presque toujours des *décollements épiphysaires.* Cette lésion peut s'observer dès la naissance, à la suite des violences de l'accouchement; mais elle se rencontre surtout après l'âge de quinze ans et succède presque toujours à de grands traumatismes, tels qu'une chute d'un lieu élevé, l'écrasement, le broiement par des machines industrielles, etc. Elle se produit par un mécanisme d'arrachement, le membre se trouvant soumis à un mouvement forcé d'inflexion latérale ou d'hyperextension.

Anatomie pathologique. — Le trait de fracture suit la face diaphysaire du cartilage de conjugaison, en empiétant çà et là sur la diaphyse, dont il détache souvent un petit fragment. Comme il s'agit en général d'accidents graves, la fracture est presque toujours complète, et les fragments ont une grande tendance à se déplacer. Le sens du déplacement varie suivant la direction du traumatisme; en général, l'épiphyse se porte en avant et la diaphyse vient saillir en arrière dans le creux poplité. La blessure des vaisseaux, des nerfs ou de la peau est assez fréquente, soit primitivement, soit secondairement, par suite de la compression exercée sur eux par le fragment et de l'ulcération qui en résulte.

Symptômes. — Les symptômes sont ceux d'une fracture grave, qui s'accompagne assez souvent de shock. Localement l'impotence est absolue, la douleur vive; la tuméfaction est accentuée, mais on parvient cependant sans trop de peine à sentir par le palper le fragment épiphysaire déplacé en avant, et le gros relief du fragment supérieur dans le creux poplité. Il faut toujours avoir soin de reconnaître l'état des vaisseaux et des nerfs.

Le *pronostic* déjà grave du fait de ces complications est encore assombri par la possibilité de troubles ultérieurs de croissance. Poland, Frœlich, Jouon, en ont signalé des exemples où le raccourcissement atteignait 7 à 8 centimètres.

Traitement. — Le traitement est dominé par la difficulté de réduire le déplacement.

La *traction* suivant l'axe du membre est en général insuffisante. On pourrait peut-être la rendre plus efficace en employant la méthode de Codivilla, dont nous avons parlé à propos des fractures diaphysaires, mais nous n'avons pas eu l'occasion de le faire.

On conseille habituellement le procédé de Mayo Robson, qui

consiste à faire la *réduction par un mouvement de flexion forcée du genou*, mettant le talon au contact de la fesse, et à immobiliser le membre dans cette attitude.

Réduction sanglante. — Lorsque ces manœuvres échouent, il ne reste pas d'autre ressource que la réduction sanglante. Celle-ci s'impose quand la fracture est ouverte; il ne faut pas hésiter à y recourir aussi dans les fractures fermées lorsque la saillie des fragments dans le creux poplité menace les vaisseaux et les nerfs.

On aborde le foyer de la fracture par une incision postérieure ou externe suivant la situation des fragments; on reconnaît avec soin les vaisseaux et les nerfs, puis on dégage les fragments. En général, il est nécessaire d'exciser une partie du fragment supérieur pour que la réduction soit possible.

Fractures de la jambe.

Les fractures de la jambe sont assez fréquentes chez les enfants. Lorsqu'elles succèdent à des traumatismes *directs*, tels que coups de pied, de bâton, écrasement, etc., elles présentent une variété de situation et de forme qui échappe à toute description. Il n'en est pas de même pour les fractures de *cause indirecte*, qui représentent environ les deux tiers des cas, et dans lesquelles l'os se brise par un mécanisme de flexion ou de torsion. On peut alors décrire deux types qui sont la fracture diaphysaire et le décollement de l'épiphyse inférieure. Le décollement de l'épiphyse supérieure est tout à fait rare. Il faut remarquer que les fractures sus-malléolaires, si communes chez l'adulte, ne se rencontrent pas chez l'enfant; l'os se brise plus haut ou plus bas.

FRACTURES DIAPHYSAIRES.

Ces fractures peuvent se rencontrer à tout âge, mais elles ont leur plus grande fréquence de sept à onze ans. Elles se font en général par un mécanisme de flexion ou de torsion, au cours d'une chute dans laquelle l'enfant tombe ayant la jambe repliée sous lui.

Anatomie pathologique. — On peut distinguer deux variétés principales, qui sont la fracture transversale ou par flexion et la fracture oblique ou par torsion.

La *fracture transversale* peut siéger sur toute la hauteur du tibia, mais elle est plus commune à la partie moyenne ou au tiers inférieur. Elle atteint généralement les deux os à peu près au même niveau, et elle est presque toujours complète; les fractures en bois vert, si fréquentes à l'avant-bras, sont rares au niveau de la jambe. Le trait de fracture est généralement transversal; parfois il est un peu oblique ou bien coudé en marche d'escalier.

La *fracture par torsion* est presque toujours limitée au tibia. Le trait de fracture est très oblique, presque vertical; il est ordinairement dirigé de bas en haut et de dedans en dehors, et parfois il s'arrête en respectant la corticale à l'une de ses extrémités, de sorte que la fracture est incomplète. Cette fracture ressemble par certains points à la fracture en V de l'adulte, mais elle siège habituellement plus haut et ne se complique pas, comme chez lui, d'une fissure pénétrant dans l'articulation du cou-de-pied. Bridoux a noté cette variété 18 fois sur 34 observations.

La particularité la plus importante des fractures de la jambe chez l'enfant vient de ce que le périoste épais et résistant maintient les fragments au contact.

Le déplacement fait donc habituellement défaut, et il ne se produit que dans les traumatismes exceptionnellement graves. Alors le fragment supérieur se porte en avant et en dedans, et il vient faire saillie sous les téguments, qui sont souvent perforés. Le fragment inférieur, au contraire, est refoulé vers l'espace interosseux, et il chevauche sur le premier dans une étendue qui peut être considérable.

Symptômes. — La symptomatologie est très variable, suivant le degré de la fracture et l'intégrité du péroné.

Elle est quelquefois réduite à des signes très peu accentués; l'enfant refuse de marcher, ou ne peut le faire qu'en boitant et en se plaignant de souffrir; mais, sur son lit, il lève facilement la jambe et exécute tous les mouvements. La tuméfaction se limite à un très léger gonflement localisé sur un point du tibia. Le palper est peu douloureux; on ne sent ni mobilité anormale ni crépitation, mais on provoque de la douleur lorsqu'on cherche à infléchir le tibia en le saisissant à ses deux extrémités.

Lorsque la *fracture est complète*, la symptomatologie devient plus typique. Dans les fractures transversales, portant sur les deux os, la douleur est vive, l'impotence complète; la tuméfaction souvent modérée est quelquefois considérable; au siège de la fracture on provoque de la douleur et presque toujours de la crépitation. La déformation consiste généralement dans une coudure angulaire plus ou moins prononcée; s'il y a du chevauchement, on peut voir le fragment supérieur soulever les téguments et parfois perforer la peau.

Les *fractures par torsion* donnent souvent un tableau moins net, parce que le péroné sert d'attelle au tibia et que parfois la fracture de ce dernier est incomplète. La douleur est vive; le gonflement diffus sur toute la jambe est toujours accentué et s'accompagne parfois de rougeur de la peau. Mais l'impotence fonctionnelle est incomplète, et on ne trouve en général ni déformation, ni crépitation, ni mobilité anormale.

Diagnostic. — Le diagnostic est parfois délicat. Lorsque la symptomatologie se résume à une impotence fonctionnelle relative, on croit souvent à une simple *contusion*, et la fracture est soupçonnée seulement quand on voit l'impotence persister au bout de plusieurs jours.

La confusion avec la *lymphangite* ou même l'*ostéomyélite* est possible dans les cas de fracture par torsion avec œdème diffus, rougeur et chaleur de la peau, et fièvre pouvant atteindre 39° due à la résorption de l'épanchement sanguin. Dans ces cas, l'impotence est seulement relative, la douleur mal localisée, et la crépitation peut faire défaut ainsi que la mobilité anormale. Les anamnestiques sont alors importants; il faut aussi remarquer que la fièvre n'a pas un caractère septique et qu'elle est disproportionnée avec les symptômes locaux.

Chez les jeunes enfants, il faut encore différencier la fracture simple des *fractures congénitales* que nous étudierons plus loin. Celles-ci se caractérisent par leur siège constant au tiers inférieur, le peu d'importance du traumatisme qui les a produites, l'absence de réaction douloureuse et le peu de tendance qu'elles ont à se consolider.

Traitement. — Dans la plupart des cas, le traitement des fractures de la jambe ne présente pas de difficultés chez l'enfant.

Lorsqu'il n'y a pas de déplacement, il suffit d'*immobiliser le membre* dans une gouttière plâtrée remontant jusqu'au milieu de la cuisse et maintenant le pied en bonne position. La consolidation se fait au bout de vingt-cinq à trente jours.

Dans les cas de coudure angulaire, la réduction se fait sans difficulté par une simple *traction suivant l'axe du membre*. L'immobilisation est faite ensuite par le bandage plâtré.

Les fractures avec chevauchement peuvent au contraire causer des difficultés aussi grandes que chez l'adulte; lorsque la réduction sous anesthésie n'est pas possible, il faut recourir à l'*extension continue*.

L'indication d'une **intervention sanglante** ne se pose que dans les fractures ouvertes et dans les rares cas de fractures fermées où la coaptation ne se fait pas bien par l'extension continue. Il faut alors dégager le fragment inférieur profondément enfoncé dans les muscles et, presque toujours, réséquer une petite partie du fragment supérieur. On peut alors maintenir la réduction par un bandage plâtré, sans qu'il soit nécessaire de faire la suture osseuse.

FRACTURES DE L'EXTRÉMITÉ INFÉRIEURE.

Causes. — Nous avons dit précédemment que, chez les jeunes sujets, ces fractures sont toujours des décollements épiphysaires.

Cette lésion ne paraît pas très fréquente; elle peut se rencontrer à tous les âges, mais on l'observe plus souvent chez les adolescents, de douze à dix-huit ans. Elle succède habituellement à des chutes dans lesquelles le pied est entraîné en flexion plantaire forcée ou en abduction et se produit par le mécanisme de l'arrachement.

Anatomie pathologique. — Le trait de fracture suit le cartilage de conjugaison sur sa face diaphysaire; quelquefois il empiète un peu sur la diaphyse, dont il sépare un petit fragment. Le péroné est presque toujours intéressé: en général sa lésion est aussi un décollement épiphysaire, mais, depuis quelques années, on a rapporté un certain nombre de faits dans lesquels il était fracturé à 6 ou 7 centimètres au-dessus de son extrémité, comme dans la fracture de Dupuytren de l'adulte.

Le déplacement est souvent nul ou insignifiant. Lorsqu'il existe, il peut se faire dans deux sens: tantôt l'épiphyse et le pied se déplacent en arrière, tantôt ils se déplacent en dehors. Dans ce dernier cas, il se fait un diastasis dans la partie interne du foyer de la fracture tibiale; si le traumatisme a été très violent, on peut voir le tibia déchirer la peau à ce niveau et se luxer au dehors.

Symptômes. — Les symptômes varient suivant le déplacement. Lorsque celui-ci fait défaut, on a la symptomatologie d'une entorse, mais avec une douleur localisée à la pression au niveau du cartilage de conjugaison, accompagnée, quand la fracture est complète, d'une mobilité anormale et d'une crépitation fine, cartilagineuse.

Le déplacement de l'épiphyse en arrière donne lieu à une déformation assez accentuée: le relief du talon est exagéré; au contraire, le dos du pied paraît court, et on voit et on sent une tumeur dure et osseuse au-dessus de l'articulation du cou-de-pied. On pourrait alors croire à une luxation tibio-tarsienne ou à une fracture de l'astragale, mais le diagnostic se fait si l'on précise le siège de la mobilité anormale et de la crépitation sur l'extrémité inférieure du tibia.

Traitement. — Le traitement varie suivant le degré de la lésion. Dans les fractures sous-périostées, sans déplacement, qui ressemblent à des entorses, il suffit d'*immobiliser le membre* dans une gouttière et de faire du *massage*. L'*appareil plâtré* s'impose lorsque la douleur est vive et l'impotence complète. Pour corriger le déplacement en arrière, on prend le talon dans la main et on ramène tout le pied en avant, en faisant le même mouvement que pour quitter une chaussure.

Il n'y a lieu de discuter la RÉDUCTION SANGLANTE que dans des cas exceptionnels de déplacement accentué du tibia en dedans; alors la peau est presque toujours déchirée, et l'intervention s'impose aussi pour aseptiser le foyer de la fracture.

AFFECTIONS INFLAMMATOIRES

Pour rester dans les limites de notre programme, nous avons dû restreindre ce chapitre aux affections les plus fréquentes et les plus importantes au point de vue du traitement. Ce sont les *arthrites aiguës de la hanche*, les diverses localisations de la *tuberculose* sur les *articulations* du membre inférieur et du pied, et l'*ostéomyélite du tibia*.

Arthrites infectieuses de la hanche.

Les arthrites infectieuses de la hanche méritent chez l'enfant une mention spéciale, parce qu'elles posent souvent des questions difficiles de diagnostic et de traitement, et qu'elles peuvent être suivies de déformations graves de l'articulation.

Étiologie. — Ces arthrites sont fréquentes DANS LA PREMIÈRE ENFANCE, jusqu'à l'âge de trois ans. Elles reconnaissent pour cause toutes les *infections générales* par le streptocoque, le staphylocoque ou le pneumocoque, qui sont si nombreuses dans le jeune âge, à la suite des suppurations ombilicales, de l'érysipèle, des pyodermites, des infections gastro-intestinales ou bucco-pharyngées, etc.

La *tuberculose* et la *syphilis* sont aussi souvent en cause; elles agissent souvent comme causes prédisposantes. Mais elles sont aussi capables de produire à elles seules des arthrites aiguës suppurées; Marfan l'a démontré pour la syphilis, et cela est très certainement vrai aussi pour la tuberculose.

DANS LA SECONDE ENFANCE ET DANS L'ADOLESCENCE, les arthrites aiguës de la hanche sont plus rares. On peut les rencontrer alors à la suite de la *fièvre typhoïde*, des *fièvres éruptives* et des autres pyrexies. Mais il est beaucoup plus fréquent de les voir se développer comme une lésion de voisinage, à la suite d'*ostéomyélites* évoluant dans la région cervico-trochantérienne ou dans les os du bassin.

La facilité de cette transmission des lésions voisines à la hanche s'explique par les rapports des noyaux d'ossification avec cette jointure. L'épiphyse fémorale est comprise tout entière dans l'articulation ; les inflammations qui se développent dans le col et dans le trochanter peuvent donc atteindre la synoviale sans être arrêtées par le cartilage de conjugaison. Du côté du bassin, l'articulation est encore moins bien protégée; elle est en effet au contact direct du cartilage en Y et des os qui l'avoisinent. Ceux-ci forment une véritable région juxta-épiphysaire, où les processus infectieux se localisent volontiers ; ils sont aussi une voie de propagation facile pour les lésions dévoloppées à distance dans l'ilion, l'ischion ou le pubis.

Anatomie pathologique. — Les lésions de l'arthrite aiguë de la hanche se présentent avec des caractères un peu différents, suivant qu'il s'agit d'enfants de premier âge ou de sujets plus âgés.

Jusqu'a l'age de trois a quatre ans, les noyaux d'ossification sont encore peu développés, et les surfaces articulaires sont formées surtout par du cartilage. C'est pourquoi on a admis pendant longtemps, un peu *a priori*, qu'à cet âge l'arthrite aiguë de la hanche est surtout une synovite. En étudiant de plus près l'ostéomyélite des jeunes enfants, on a vu qu'à la hanche comme au niveau des autres articulations il existe souvent des lésions osseuses. Sans nier absolument l'existence de synovites pures primitives, on admet donc aujourd'hui qu'il s'agit souvent d'ostéo-arthrites, et cette notion se trouve encore confirmée par les déformations tardives que l'on voit se développer à la suite de ces infections.

Les lésions osseuses primitives sont quelquefois un foyer bien caractérisé d'ostéomyélite du col ou du bassin ; mais le plus souvent on trouve seulement une petite érosion à la surface du col ou du cotyle, ou bien une lésion séquestrale très limitée sur ce dernier.

Il existe aussi dans le plus grand nombre des cas une ulcération de la tête fémorale qui se trouve à l'endroit où celle-ci appuie contre le bassin. A ce niveau le noyau épiphysaire est mis à nu, il est infiltré de pus, parfois même il est complètement détruit. Aldibert, qui a bien décrit cette lésion, la croyait primitive, et il en avait conclu que, chez les jeunes enfants, l'ostéomyélite affecte volontiers la forme d'une épiphysite. Mais Broca remarque avec raison que la constance et l'uniformité de cette lésion doivent plutôt la faire considérer comme secondaire.

Dans la seconde enfance et l'adolescence, les lésions osseuses sont beaucoup plus banales. Lorsque la lésion articulaire est secondaire, ce qui est le cas le plus fréquent, on trouve comme lésion primitive soit une ostéomyélite typique du col ou du cotyle, soit de petites cavités irrégulières, creusées à la surface de la tête ou du col (Bruns et Honsell). Les lésions secondaires sont les mêmes que dans les arthrites aiguës en général : dans les formes très aiguës, la tête et le cotyle ne sont pas déformés, ils perdent seulement leur cartilage ; dans les formes subaiguës et chroniques, il se fait de l'usure au niveau du sommet de la tête et du toit du cotyle, comme dans les autres arthrites chroniques, la coxalgie par exemple.

Formes. — Les arthrites aiguës de la hanche se présentent à tous les degrés, depuis l'inflammation simple avec exsudat séreux jusqu'à la suppuration.

Elles peuvent guérir avec restauration intégrale de l'articulation, mais il est fréquent de les voir aboutir à une destruction plus ou moins complète de la jointure. L'ankylose pure et simple est assez rare, du moins chez les jeunes enfants ; les lésions que l'on observe sont plutôt le *décollement épiphysaire*, la *luxation* et la *subluxation pathologiques*.

1° Décollement épiphysaire. — Cette lésion est la plus rare ; elle peut se produire aussi bien chez les jeunes enfants que plus tard et se rencontre surtout dans les ostéomyélites fémorales. La solution de continuité se fait tantôt au niveau de la ligne épiphysaire, tantôt plus bas dans la région cervico-tronchantérienne. La tête reste dans le cotyle, tandis que le col remonte plus ou moins haut. La consolidation ne se fait pas toujours, et il peut s'établir une pseudarthrose définitive.

2° LUXATION PATHOLOGIQUE. — Cette complication survient plus souvent à la suite d'arthrites séreuses que d'arthrites suppurées. Elle peut se produire à tout âge ; mais elle est plus fréquente avant l'âge de trois ans.

Le déplacement se fait presque toujours en arrière et en haut dans la fosse iliaque ; il peut se faire aussi en avant et en bas vers le trou obturateur, mais ce cas est beaucoup plus rare.

Les os ne sont pas déformés ni altérés d'une façon quelconque, et les lésions des parties molles doivent seules expliquer cet accident.

Aussi sa *pathogénie* a-t-elle été très discutée. On a supposé d'abord que la tête est repoussée hors du cotyle par le gonflement des cartilages (Desault, Dzondi) ou par l'hydarthrose (J.-L. Petit, Parise). Verneuil et Reclus ont soutenu ensuite que la principale cause du déplacement est la contracture des muscles qui, localisée surtout sur les adducteurs, repousse fortement la tête en haut et en arrière.

Actuellement, avec Forgue et Maubrac, Kirmisson, on admet une théorie éclectique. Chez l'enfant, le cotyle osseux est peu profond, et la cavité articulaire est formée en grande partie par l'épais bourrelet cartilagineux qui l'entoure. Ce sont le ramollissement ou la destruction de ce cartilage et le relâchement de la capsule provoqués par l'inflammation qui sont les conditions essentielles de la luxation. L'hydarthrose, les attitudes vicieuses, les contractures en sont les causes déterminantes, mais elles ne semblent pas capables de la produire à elles seules.

3° SUBLUXATION PATHOLOGIQUE. — Cette déformation est de beaucoup la plus fréquente : elle se présente chez les jeunes enfants avec des caractères particuliers, qui doivent la faire décrire à part.

a. *Subluxation dans la première enfance.* — Cette lésion n'a été bien étudiée que dans ces dernières années. Albert l'avait signalée au point de vue clinique ; nous en avons donné la première description anatomique dans la thèse de Kokinos; depuis elle a fait l'objet de nombreux travaux de Drehmann, Gonser, Ducroquet, Lord, Kirmisson.

Le fait essentiel est l'atrophie de la tête fémorale, atrophie qui va souvent jusqu'à la disparition presque complète de cette portion de l'os. L'extrémité supérieure du fémur présente alors la forme de l'humérus. Sur une coupe (fig. 41) on voit que le col a un développement normal, et on retrouve le cartilage de conjugaison ; mais le noyau épiphysaire est très atrophié ; il se trouve réduit à une mince couche d'os appliquée sur la face épiphysaire du cartilage de conjugaison. Le fémur ainsi réduit à l'état d'un moignon ne peut plus rester fixé dans le cotyle ; il remonte dans la fosse iliaque, où s'organise une néarthrose plus ou moins serrée, et le cotyle se comble par du tissu fibreux.

Cette lésion se développe généralement à la suite d'arthrites suppurées ; nous l'avons vu cependant survenir après des arthrites terminées par résolution. Elle est évidemment la conséquence tardive de l'ulcération de la tête que nous avons décrite précédemment. Le noyau épiphysaire mis à nu, infiltré par le pus, est détruit ou stérilisé, et il cesse dès lors de se développer.

b. *Subluxation dans la seconde enfance et l'adolescence.* — Cette déformation se produit surtout à la suite des arthrites subaiguës ou chroniques qui se développent au voisinage des foyers ostéomyélitiques de la région cervico-trochantérienne ou du bassin. Elle est très analogue à celle qui résulte des ostéo-arthrites tuberculeuses. La tête est plus ou moins déformée et aplatie; le cotyle, au contraire, est agrandi, creusé au niveau de sa paroi

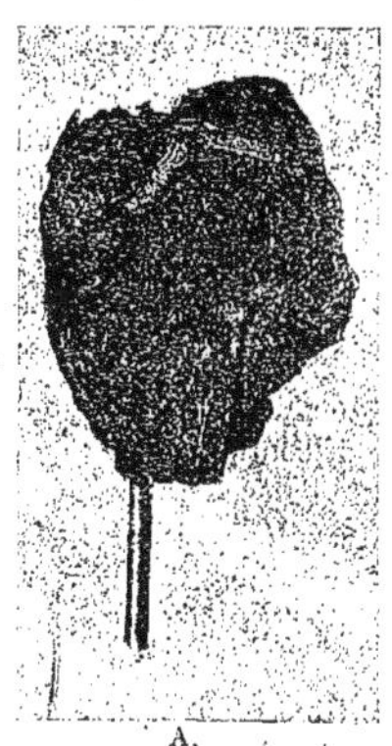
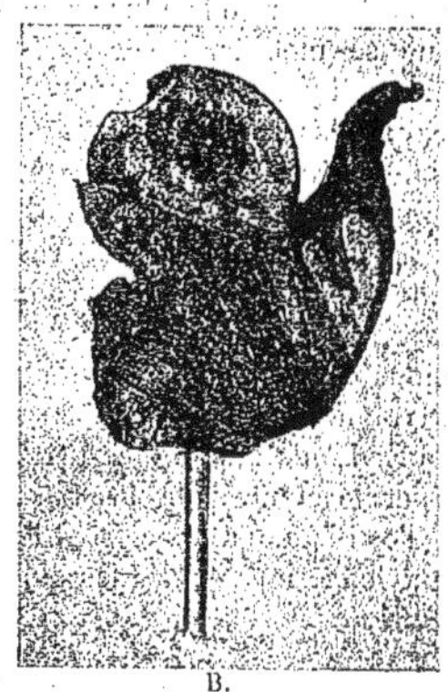

A. B.

Fig. 41. — A. Atrophie épiphysaire consécutive à une arthrite aiguë de la première enfance. Le cartilage de conjugaison reste visible, le noyau épiphysaire est réduit à une petite masse osseuse, et le cartilage d'encroûtement a disparu; B. côté sain.

postéro-supérieure; il en résulte un chevauchement de la tête sur le bassin qui peut aller jusqu'à la luxation complète.

Symptômes. — En clinique, les arthrites infectieuses de la hanche se présentent avec une symptomatologie très variée.

Dans la **forme aiguë**, qui est *la plus fréquente*, on observe, avec un cortège de symptômes généraux plus ou moins graves, les signes ordinaires d'une arthrite de la hanche. La douleur est généralement vive; la pression, les mouvements arrachent des cris à l'enfant; l'impotence est absolue; le membre s'immobilise en demi-flexion; souvent il se dévie en abduction ou en adduction.

La région de la hanche est tuméfiée de bonne heure par de l'œdème; au bout de quelques jours, si la résolution ne se fait pas, elle est déformée par les abcès péri-articulaires. Ceux-ci siègent généralement en arrière, dans la fesse; ils peuvent se développer aussi en avant sous le muscle droit antérieur, ou en dedans, dans la région des adducteurs, ou enfin dans le petit bassin, en regard de la face profonde du cotyle. Chez les jeunes enfants, ces abcès peuvent émigrer très loin : on les voit envahir la région hypogastrique et prendre l'apparence d'un phlegmon de la paroi abdominale; ils peuvent aussi remonter dans la région lombaire et simuler un abcès périnéphrétique. Alors on est exposé à méconnaître l'origine articulaire de la suppuration.

Telle est la forme la plus ordinaire; mais on peut voir le tableau clinique se modifier beaucoup, suivant la virulence de l'agent infectieux. Il y a des formes suraiguës, dans lesquelles les malades sont emportés par la septicémie, sans qu'une réaction locale ait eu le temps de se faire. Il y a aussi des formes subaiguës qui se résolvent, sans aboutir à la suppuration. Enfin il n'est pas rare non plus de voir les symptômes de l'arthrite rester latents jusqu'au jour où le développement d'un abcès, l'apparition d'une déformation de la jointure révèlent la lésion de la hanche. Cela s'observe surtout dans les infections graves avec état typhique, comme il s'en trouve dans la fièvre typhoïde, la scarlatine, les grandes septicémies, l'ostéomyélite, où la gravité de l'état général retient toute l'attention du médecin. Cette forme latente s'observe aussi dans les ostéomyélites du fémur ou de l'os iliaque; alors ce sont les symptômes locaux qui masquent pendant longtemps les signes qui pourraient indiquer l'invasion de la hanche.

Complications. — Chez les jeunes enfants, l'arthrite infectieuse de la hanche cause la mort par septicémie dans près de la moitié des cas. Plus tard, le pronostic vital est moins grave, sauf dans les formes suraiguës où l'état septicémique domine.

Lorsque la guérison se fait, on peut obtenir la *restitutio ad integrum* de l'articulation non seulement dans les formes bénignes, mais même dans les formes suppurées. Ces cas heureux sont toutefois assez rares; le plus souvent, les complications que nous avons indiquées plus haut viennent à un moment donné s'ajouter au tableau symptomatique de l'arthrite elle-même. On les observe quelquefois au cours même des accidents aigus; plus souvent, surtout chez les jeunes enfants, elles ne se révèlent qu'au moment où la marche est reprise après la guérison. Les symptômes varient suivant qu'il s'agit d'un décollement épiphysaire, d'une luxation pathologique ou d'une subluxation.

1° **Décollement épiphysaire**. — Le décollement épiphysaire se produit habituellement dans des cas d'arthrites suppurées graves. Il se manifeste peu à peu pendant que les accidents aigus sont en évolution. Le membre se met en rotation externe, et il se raccourcit; on voit et on sent le trochanter remonté au-dessus de la ligne de Nélaton, mais la tête est perçue à sa place dans la région inguinale, et elle a ses rapports normaux avec l'artère fémorale. Lorsque la guérison se produit, l'état fonctionnel du membre n'est guère différent de celui qui résulte de la subluxation pathologique.

2° **Luxation pathologique.** — La luxation pathologique peut aussi survenir dans le cours des arthrites graves, suppurées, mais elle est plus fréquente à la suite des arthrites non suppurées, que l'on observe au cours de maladies aiguës telles que la fièvre typhoïde, les fièvres éruptives, le rhumatisme, etc. Souvent les symptômes inflammatoires sont peu accentués, de sorte que la luxation paraît être le premier signe de la lésion articulaire. C'est pour cette raison qu'on a donné à cette affection le nom très expressif de *luxation spontanée* ou de *luxation soudaine de la hanche* dans les maladies aiguës.

Quelquefois le déplacement se fait sans se révéler par aucun symptôme, et on le constate seulement à la convalescence quand le malade veut marcher. Plus souvent, la luxation s'annonce par une crise douloureuse aiguë qui dure seulement quelques heures et cesse dès que le déplacement s'est produit.

L'attitude du membre rappelle celle des luxations traumatiques. Lorsque la tête est déplacée en haut et en arrière, ce qui est le cas ordinaire, la cuisse est déviée en flexion, adduction et rotation interne ou externe, suivant que la tête est plus ou moins en arrière. Le membre paraît raccourci ; la mensuration montre une différence de longueur qui varie de 2 à 10 centimètres. Le trochanter est remonté et saillant en dehors, la fesse élargie et plate, la région inguinale creuse. Le palper montre que la tête fémorale ne se trouve plus à sa place ; on la sent dans la fosse illiaque externe, au-dessus et en arrière du trochanter.

Lorsque la luxation n'est pas réduite, on voit peu à peu l'articulation s'assouplir : la déviation du membre s'atténue, elle peut finir par disparaître entièrement, et la marche devient possible avec une claudication généralement assez accentuée. Cependant il persiste presque toujours une certaine limitation des mouvements, surtout chez les enfants un peu âgés.

3° **Subluxation pathologique.** — Chez les jeunes enfants, cette déformation n'apparaît généralement pas de suite après l'arthrite. Celle-ci paraît guérir dans de bonnes conditions; mais quelques semaines ou quelques mois plus tard, lorsque l'enfant se met à marcher, on constate une claudication, et la déformation devient de plus en plus nette à mesure que le sujet grandit.

La claudication ressemble à s'y méprendre à celle de la luxation congénitale de la hanche, et la déformation est aussi presque la même : le membre est raccourci de 1 à 2 centimètres, le trochanter saillant et remonté au-dessus de la ligne de Nélaton ; le plus souvent il n'y a pas d'attitude vicieuse, et les mouvements ont une amplitude normale.

Au palper, on ne parvient pas à percevoir la tête ni dans la région inguinale, ni dans la fosse illiaque externe; le trochanter se présente seul, et lorsqu'on met la cuisse en flexion et adduction, on ne parvient pas à sentir le relief de la tête comme dans la luxation congénitale. La radiographie est toutefois nécessaire pour confirmer cette notion de l'atrophie de la tête fémorale. Sur les épreuves on voit que le noyau épiphysaire fait défaut, ou bien qu'il est tout petit et très rapproché du cartilage de conjugaison.

A mesure que l'enfant grandit, la claudication et le raccourcissement augmentent: celui-ci peut atteindre 8 à 10 centimètres chez l'adulte.

Dans la seconde enfance et dans l'adolescence, la subluxation s'accompagne d'une ankylose plus ou moins serrée et d'une attitude vicieuse en flexion et adduction. Ces caractères sont alors identiques à ceux de la subluxation coxalgique, que nous décrirons plus loin.

Diagnostic. — Le diagnostic des arthrites infectieuses de la hanche pose souvent des problèmes difficiles, qui se rapportent soit à l'existence même de l'arthrite, soit à la nature des accidents articulaires.

L'existence de l'arthrite peut être méconnue dans les formes latentes, lorsqu'un état général grave retient toute l'attention, ou lorsqu'une lésion locale évolue à grand fracas, laissant dans l'ombre les signes propres à l'arthrite. Ce dernier cas est le plus difficile. Dans les *ostéomyélites fémorales* ou *iliaques* et dans les *abcès profonds* développés autour de la hanche chez les jeunes enfants, il faut toujours interroger l'articulation avec soin et la tenir pour suspecte jusqu'à la guérison, même si l'examen reste négatif, car elle peut être envahie tardivement.

Une fois l'arthrite reconnue, il faut déterminer sa nature. Les *douleurs de croissance* ne se différencient pas d'une façon bien nette d'avec les formes légères, rhumatoïdes, des arthrites de la hanche. Il est en effet probable que la congestion physiologique due à la croissance ne produit des accidents articulaires que lorsqu'il s'y ajoute un certain degré d'infection. En clinique, la distinction entre ces deux affections ne peut donc se faire que d'après le degré d'acuité des symptômes, leur durée et l'existence d'un peu de fièvre.

La *coxalgie tuberculeuse* est souvent difficile à distinguer des arthrites infectieuses de la hanche. Elle peut en effet revêtir une forme aiguë, fébrile, et s'accompagner même de suppuration précoce. D'autre part, les infections banales peuvent quelquefois prendre une allure subaiguë, torpide, tout à fait semblable à celle de l'arthrite tuberculeuse.

Dans ce dernier cas, on invoque généralement, en faveur de

l'inflammation simple, l'existence d'un peu de fièvre et de manifestations rhumatoïdes portant sur plusieurs articulations. Nous savons aujourd'hui que ces symptômes peuvent exister aussi dans la tuberculose, et à l'heure actuelle le seul moyen que l'on ait pour être fixé sur la nature de la lésion est d'attendre quelques jours ou quelques semaines en observant son évolution. On voit alors la coxalgie prendre peu à peu ses caractères distinctifs, tandis que l'arthrite infectieuse simple évolue vers la guérison.

Le diagnostic est ordinairement un peu plus facile **dans les formes aiguës** : lorsqu'il s'agit de *tuberculose*, les douleurs peuvent être très vives et s'accompagner de symptômes locaux aussi accentués et d'une fièvre aussi élevée que dans une arthrite infectieuse grave. Mais le retentissement sur l'état général est beaucoup moins marqué, et les accidents aigus cessent au bout de peu de jours, laissant la maladie reprendre son allure torpide.

Cependant, chez les nourrissons, la tuberculose aiguë de la hanche peut aboutir à la suppuration et s'accompagner de luxation pathologique comme l'arthrite aiguë. Le diagnostic ne peut alors se faire que par l'examen bactériologique du pus et par l'évolution ultérieure de la lésion.

Le diagnostic de la *suppuration* et des *lésions osseuses* présente aussi quelquefois des difficultés. Lorsqu'il n'y a pas d'abcès péri-articulaire, la suppuration doit être soupçonnée si la fièvre persiste, et il faut en rechercher la preuve par la ponction exploratrice. Pour reconnaître les lésions osseuses, on peut accorder une certaine valeur au signe de Brodie : en pressant sur le trochanter ou l'extrémité inférieure du fémur, on provoque une douleur vive lorsqu'il y a une ostéomyélite fémorale; mais ce signe est inconstant.

Traitement. — **Au début,** et tant que la résolution semble possible, il faut *immobiliser le membre* pour calmer la douleur et éviter la luxation pathologique. Le décubitus dans le lit ou au besoin dans une gouttière et la traction continue sont le meilleur moyen de remplir cette indication.

Plus tard, lorsque du pus s'est formé, la guérison peut encore se faire spontanément après l'évacuation des abcès péri-articulaires. Mais cette évolution favorable est trop rare pour qu'il soit possible de compter sur elle, et le *drainage de l'articulation* s'impose comme le seul moyen de combattre la septicémie menaçante.

Jusqu'a l'age de trois ans, la simple *arthrotomie* est suffisante; la hanche est alors assez peu serrée pour permettre le drainage.

L'incision est faite sur la collection principale s'il en existe une; dans le cas contraire, on fait une incision en arrière du trochanter, on traverse les muscles fessiers et on ouvre l'articulation par sa face postérieure. Avec le dilatateur de Tripier, on agrandit l'ouverture capsulaire; puis, traversant l'articulation, on pousse l'instrument jusque sous la peau, en se dirigeant vers la partie interne du pli inguinal, et on fait là une contre-ouverture par laquelle on passe un drain.

Après trois ans, l'arthrotomie de la hanche peut encore suffire dans les formes légères; on aborde alors l'articulation par sa face antérieure pour respecter la partie postéro-supérieure de la capsule et diminuer ainsi le risque de subluxation pathologique. Mais, dans les formes graves où le drainage complet de la hanche est une nécessité urgente, l'ablation de la tête fémorale s'impose.

Les **complications** ne font pas naître des indications spéciales, sauf dans les arthrites non suppurées, où la *luxation pathologique* est le symptôme dominant.

On peut alors tenter la réduction qui est généralement facile dans les cas récents : sous anesthésie, on exerce sur le membre une traction douce et prolongée pour abaisser la tête, puis on porte doucement le membre dans la position opposée à sa déviation. La réintégration se fait sans ressaut et sans bruit, en donnant la sensation d'un glissement de la tête.

Dans les cas anciens, il faut préalablement distendre les adducteurs et procéder de la même façon que pour réduire une luxation congénitale; mais les manœuvres doivent être conduites avec prudence, car le col se fracture parfois avec une très grande facilité. Après la réduction, le membre est immobilisé pendant trois ou quatre mois dans une position d'abduction forcée; puis il est ensuite ramené en rectitude par étapes. D'après les faits qui ont été réunis dans la thèse de de Gaulejac, la réduction ne se maintient que dans la moitié des cas. La restauration fonctionnelle peut être complète chez les jeunes enfants; plus tard, il persiste toujours une certaine raideur de la hanche accompagnée d'un peu de claudication.

Les *déformations* qui persistent après la guérison de l'arthrite du fait de luxations irréductibles, du décollement épiphysaire ou de la subluxation pathologique, ne nécessitent un traitement que lorsqu'il y a une attitude vicieuse assez accentuée pour compromettre la fonction du membre. L'extension continue et le redressement forcé sous anesthésie conviennent alors aux cas dans lesquels l'articulation a conservé une certaine mobilité. Lorsqu'il existe une ankylose fibreuse ou osseuse, il vaut mieux recourir à l'ostéotomie sous-trochantérienne.

Tuberculose de la hanche. — Coxalgie.

Étiologie. — La coxalgie est par sa fréquence et sa gravité une des formes les plus importantes de la tuberculose articulaire.

Elle peut se rencontrer dès le premier âge, et nous avons dit précédemment que certaines arthrites aiguës de la hanche chez le nourrisson sont d'origine tuberculeuse. Son *maximum de fréquence* est de *trois à huit ans*, mais elle est encore loin d'être rare jusqu'à quinze ans.

Son étiologie est banale. L'influence souvent invoquée du traumatisme est peut-être réelle dans certains cas, en favorisant la localisation des bacilles dans cette jointure. Mais il n'est pas douteux que le plus souvent le traumatisme n'a pas d'autre action que de révéler des lésions, latentes jusque-là.

Anatomie pathologique. — La coxalgie peut débuter par la *synoviale* ou par les *os*. Les faits observés en clinique démontrent qu'il existe des formes synoviales caractérisées parce qu'elles sont bénignes et susceptibles de guérir en peu de temps, avec une restauration intégrale de l'articulation. La fréquence de ces cas est appréciée diversement par les auteurs, ce qui se conçoit facilement, car la nature exacte de ces accidents articulaires bénins reste souvent douteuse.

Les formes osseuses sont en tout cas les plus fréquentes et les plus importantes à connaître.

Nous étudierons successivement les lésions des os, celles des parties molles, les déformations et enfin les abcès.

1° **Lésions osseuses.** — Les lésions osseuses de la coxalgie peuvent, suivant leur nature, se distinguer en trois variétés. Les unes résultent directement de l'action du bacille de Koch : ce sont les *lésions tuberculeuses proprement dites* ; les autres sont des conséquences indirectes de l'infection tuberculeuse : ce sont les *ulcérations de pression* qui se produisent dans les points où les os ramollis sont au contact et supportent des pressions ; ce sont enfin les *troubles trophiques*.

a. Les lésions tuberculeuses proprement dites peuvent revêtir toutes les formes connues de l'ostéite tuberculeuse.

Les lésions diffuses paraissent être les plus fréquentes ; elles débutent généralement par de petits tubercules sous le cartilage d'encroûtement qui se décolle, et elles s'infiltrent ensuite plus ou moins loin dans le col ou dans les os du bassin. Les lésions localisées sont représentées tantôt par de petites cavités creusées à la surface de l'os et remplies de fongosités ou de matière caséeuse, tantôt par des tubercules développés dans le tissu spongieux. Quelquefois le foyer se prolonge hors de l'articulation sur la région cervico-trochantérienne ou sur les os du bassin ; il s'agit alors le plus souvent de lésions péri-articulaires qui ont envahi la jointure secondairement.

Les séquestres ne sont pas rares ; d'après les statistiques de Kocher et de Ménard, on en trouverait dans 30 p. 100 des cas, mais ces chiffres sont établis surtout d'après des pièces de résection, et ils ne sont vrais que pour les formes graves de la coxalgie.

Suivant que ces lésions prédominent sur la tête fémorale ou sur le cotyle, on distingue les coxalgies en *fémorales* et *acétabulaires*. Les premières sont les plus fréquentes. Les coxalgies acétabulaires semblent, par contre, plus graves, parce qu'elles s'accompagnent fréquemment de séquestres et de perforation du cotyle. Dans la statistique de Ménard portant sur 268 cas de résection, on trouve 81 séquestres de l'acetabulum contre 6 du fémur, et la perforation du cotyle est notée 105 fois, soit dans 40 p. 100 des cas.

b. L'ulcération de pression est *la cause* de beaucoup la plus importante et *la plus constante* des déformations coxalgiques. La hanche est en effet soumise à des pressions considérables qui résultent à la fois du poids du corps et de la tonicité des muscles puissants qui l'entourent. Lorsque ses surfaces articulaires sont envahies par la carie tuberculeuse ou seulement troublées dans leur nutrition et affaiblies dans leur résistance par le voisi-

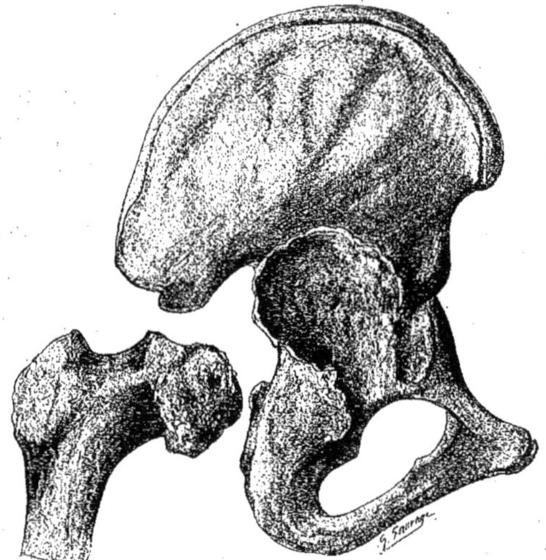

Fig. 42. — Déformation de la tête et du cotyle par l'ulcération de pression (d'après Ménard).

nage des lésions bacillaires, elles se résorbent insensiblement. Le cartilage disparaît d'abord, puis l'os mis à nu se résorbe rapidement comme il le ferait sous l'action d'une meule.

Ces lésions se produisent sur les points où les os se trouvent au contact. Lorsque le membre est en attitude normale ou en adduction, ce qui est le cas le plus fréquent, l'ulcération de pression se fait sur le pôle postéro-supérieur de la tête et sur la paroi postéro-supérieure du cotyle. La tête d'abord s'aplatit, puis elle se réduit au tiers, à la moitié de sa hauteur, parfois même elle disparait entièrement. Sur le cotyle, l'usure agrandit la cavité en haut et en arrière et repousse ses limites dans l'épaisseur du sourcil cotyloïdien, et parfois jusque dans la fosse iliaque.

Lorsque le membre est en abduction, l'ulcération se fait dans la partie antérieure du cotyle, mais elle est généralement beaucoup moins accentuée.

c. Les TROUBLES TROPHIQUES qui se produisent autour des lésions tuberculeuses de la hanche sont assez nombreux et variés, suivant les qualités particulières de l'infection et les réactions de l'organisme.

Quelquefois, il se fait une production exagérée de tissu osseux ; on peut voir ainsi, dans certaines formes exceptionnelles, la coxalgie se manifester par une augmentation de volume de la tête et du col, ou bien de certaines parties du bassin. Plus souvent, l'hyperostose se développe autour de lésions destructives importantes, par exemple autour du cotyle agrandi par l'usure, ou bien à la face interne du pelvis, au niveau de l'arrière-fond aminci, ou bien encore à la partie inférieure de la tête et du col, lorsque leur partie supérieure est détruite par l'ulcération de pression.

Mais ces faits sont l'exception ; en règle générale, l'influence de la lésion tuberculeuse se traduit par une *tendance à l'atrophie*, au *ramollissement* et au *retard de croissance*, qui se fait sentir non seulement au voisinage de la lésion, mais parfois jusqu'à une grande distance sur le fémur, le bassin et même le tibia. Les os sont plus minces, plus grêles, plus légers ; les espaces médullaires sont élargis, et le canal médullaire s'étend jusqu'au contact de l'épiphyse. Le tissu osseux est ramolli, friable, comme dans le rachitisme, il se laisse facilement incurver ou fracturer, et la diminution des sels calcaires le rend plus perméable aux rayons X. Enfin l'évolution du cartilage de conjugaison est troublée, de sorte que la croissance se fait mal, ou est interrompue d'une façon précoce.

2° **Lésions des parties molles.** — Les lésions des parties molles sont beaucoup plus banales. La synoviale montre les altérations ordinaires de la synovite fongueuse. Le ligament rond se détruit d'assez bonne heure ; la capsulaire articulaire présente, suivant les formes, des destructions plus ou moins étendues qui donnent passage aux abcès, ou des épaississements avec rétractions qui aboutissent à l'ankylose fibreuse. Dans les formes graves et et anciennes, ces rétractions peuvent s'étendre aux tissus fibreux et aux muscles voisins.

Les troubles trophiques dont nous avons déjà signalé l'action sur le squelette retentissent aussi sur les parties molles, et ils s'étendent rapidement à toute la longueur du membre. Les muscles s'atrophient de bonne heure ; on voit ensuite apparaître des troubles trophiques variés de la peau et des phanères : hypertrichose, hyperhidrose, œdème, cyanose, troubles de développement des ongles ; enfin les ligaments peuvent se relâcher au pied et surtout au genou, au point de permettre le développement de déformations secondaires.

3° **Déformations coxalgiques.** — Sous les influences multiples que nous venons d'étudier, il se développe des déformations dont les principales portent sur la hanche elle-même, mais qui peuvent aussi s'étendre au reste du membre et au bassin.

a. DÉFORMATIONS DE LA HANCHE. — Les deux principales déformations de la hanche coxalgique sont la luxation précoce et la luxation tardive.

La *luxation précoce* est de beaucoup la plus rare. Elle se produit dans les premiers mois de l'affection, alors que les altérations du squelette sont encore peu accentuées. Sa pathogénie est tout à fait comparable à celle des luxations soudaines qui se font dans les arthrites aiguës de la hanche : la capsule articulaire et le fibro-cartilage infiltrés et ramollis par l'inflammation ne sont plus capables de maintenir la solidité de l'articulation, et le déboîtement se produit sous l'influence de la moindre action mécanique : attitude vicieuse, contracture musculaire, etc.

Cette complication se produit de préférence chez des enfants jeunes, avant l'âge de quatre ans, au moment où le cotyle osseux est encore peu profond; elle peut cependant se rencontrer jusqu'à l'âge de douze ou treize ans et paraît plus fréquente chez les filles. Le déplacement se fait presque toujours en arrière et en haut.

La *luxation tardive* est aussi *fréquente* que la précédente est rare. Elle est la conséquence des lésions osseuses et particulièrement de l'ulcération de pression qui diminue le volume de la tête, tandis qu'elle agrandit les dimensions du cotyle. Sa direction est donc déterminée surtout par les actions mécaniques qui agissent sur le membre. En général, la tête se porte en haut et en arrière sous l'action prédominante des muscles adducteurs : elle peut se porter aussi en avant et en bas, le long de la branche horizontale du pubis, ou directement en dedans, lorsque le fond du cotyle a été détruit.

Le déplacement se fait lentement et progressivement, à mesure que se développent les altérations osseuses qui déterminent l'agrandissement et l'aplatissement du cotyle et la diminution de la tête. Celle-ci passe donc avant d'arriver à la luxation complète par une série de positions intermédiaires de subluxation. Lannelongue en a distingué deux principales : l'*empiètement* dans lequel la tête s'avance un peu dans l'épaisseur du sourcil cotyloïdien; et le *chevauchement* dans lequel elle déborde franchement sur lui, sans atteindre toutefois les limites du cotyle agrandi. Très souvent elle s'arrête à l'une de ces étapes intermédiaires, et la luxation complète est relativement rare.

b. Déformations a distance. — Dans les formes graves de coxalgie, tout le squelette du membre malade est troublé dans sa nutrition et plus ou moins altéré : les os sont amincis, fragiles, flexibles et leur croissance est retardée; les articulations sont relâchées. Il en résulte des déformations variées qui viennent compliquer celles qui dépendent directement de la lésion de la hanche.

Le raccourcissement s'augmente de l'arrêt de croissance du fémur et du tibia qui peut atteindre 2 à 3 centimètres même sur le tibia.

Il peut se produire aussi des inflexions variées du fémur ou du tibia produisant de la coxa vara, du genu valgum ou varum, ou du genu recurvatum, par une inflexion juxta-épiphysaire du tibia analogue à celle que nous décrirons plus loin à propos des arthrites du genou.

Enfin la laxité ligamenteuse atteint quelquefois au genou un degré suffisant pour être la cause d'un gêne fonctionnelle sérieuse.

Mais c'est sur le bassin que ces déformations prennent le plus d'importance.

Le *bassin coxalgique* est caractérisé d'abord par l'atrophie de la moitié correspondante à la hanche malade, atrophie due peut-être en partie à l'altération du cartilage en Y. Il y a de plus un changement dans l'orientation de l'aile iliaque et de l'ischion : ces deux pièces osseuses se redressent en basculant de façon à rapprocher leurs extrémités de la ligne médiane. Enfin la forme du détroit supérieur est souvent modifiée dans les coxalgies ayant évolué dès le jeune âge. Il se fait alors un bassin oblique ovalaire, dont l'aplatissement correspond généralement au côté malade ; quelquefois l'aplatissement se fait des deux côtés, et le détroit supérieur prend la forme d'un cœur de carte à jouer (Ménard).

4° **Abcès.** — Les abcès coxalgiques prennent naissance au contact des lésions osseuses ou des fongosités articulaires ; ils ont donc presque toujours leur origine dans l'articulation. Quelquefois ils se développent à l'intérieur de cette dernière en distendant la capsule ; cette variété, qui correspond à ce que Bonnet a décrit sous le nom d'*abcès froid articulaire*, est rare. Habituellement le pus fuse de bonne heure hors de l'articulation, et il vient se collecter autour d'elle.

Ces abcès présentent des variétés presque infinies. Pour en indiquer les formes les plus fréquentes, on peut les diviser en abcès antérieurs, postérieurs et intrapelviens.

a. Abcès antérieurs. — Les abcès antérieurs, ou cruraux, se forment à la face antérieure de la cuisse; on les divise en trois variétés principales, qui sont les abcès antéro-externes, moyens et antéro-internes.

Les abcès *antéro-externes* se développent en dehors du triangle de Scarpa, sous le muscle droit antérieur, qu'ils suivent parfois assez bas pour venir finalement se faire jour sous son bord externe.

Les *abcès moyens* se collectent dans le triangle de Scarpa. Ils sont donc surtout en rapport avec les vaisseaux fémoraux, qu'ils repoussent en avant. Parfois ils remontent avec eux jusque dans la fosse iliaque interne et forment là une première variété d'abcès pelviens, les *abcès pelviens supérieurs*.

Les *abcès internes* se forment à la partie interne de l'aine ; ils se divisent en deux variétés : l'*abcès sous-pectinéal* et l'*abcès des adducteurs*. Le premier se trouve sous le muscle pectiné, parfois il se porte de là directement en avant pour venir s'ouvrir à la peau ; quelquefois aussi il fuse en arrière vers le pli génito-crural, ou en bas vers les adducteurs : il se confond alors avec la deuxième variété. L'*abcès des adducteurs* se collecte sous le moyen adducteur et s'étend plus ou moins loin en bas et en arrière en suivant la direction de ce muscle.

b. Abcès postérieurs. — Les abcès postérieurs se forment dans la fesse, sous le muscle grand fessier. Suivant leur point d'origine, ils se trouvent tantôt le long du bord postérieur du trochanter, tantôt plus ou moins en arrière. Ils gagnent généralement la peau vers le bord inférieur de la fesse ; quelquefois ils fusent dans la loge postérieure de la cuisse en suivant le trajet du sciatique.

c. Abcès pelviens. — Nous avons déjà signalé les abcès pelviens supérieurs qui résultent de la migration ascendante de certains abcès antérieurs.

Les vrais abcès pelviens sont les *abcès inférieurs* qui se collectent dans l'excavation, en regard de la face profonde du cotyle, et qui sont presque toujours la conséquence d'une perforation du fond du cotyle. Ces abcès sont sous-périostiques; ils sont donc limités en dehors par la paroi osseuse, en dedans par le périoste et l'aponévrose de l'obturateur interne. Lorsqu'ils prennent un grand développement, ils tendent généralement à fuser hors du bassin en passant par la grande échancrure sciatique. Il est beaucoup plus rare de les voir se diriger vers les viscères pelviens : rectum, vessie, vagin.

Symptômes. — Les symptômes de la coxalgie doivent être envisagés à la période de début et à la période d'état : nous indiquerons ensuite les signes qui résultent des déformations et des complications.

1° **Symptômes de la période initiale.** — Le début de la coxalgie est généralement insidieux. La *douleur* et la *claudication* en sont les premiers signes. L'enfant se plaint d'une douleur vague, mal localisée vers la cuisse ou le genou, et il boite légèrement dès qu'il a marché un peu longtemps. Quelquefois ces symptômes s'installent progressivement; dans d'autres cas, ils se produisent par intermittence à des intervalles de quelques semaines ou même de quelques mois. Cette période initiale peut se prolonger ainsi pendant plusieurs mois et quelquefois même plusieurs années.

Dans d'autres cas plus rares, la douleur se présente avec une acuité plus grande sous la forme de crises durant quelques jours et pendant lesquelles le malade cesse complètement de marcher.

Enfin exceptionnellement le début de la coxalgie peut être tout à fait aigu, avec de la fièvre, des douleurs violentes et tous les signes d'une arthrite aiguë ; mais ces phénomènes ne durent pas longtemps, et l'affection reprend bientôt son allure torpide ordinaire.

A mesure que l'affection se développe, on voit apparaître des symptômes plus caractérisés. A cette période, les plus importants à étudier sont la claudication, la douleur et enfin les signes fournis par l'examen du malade.

a. La CLAUDICATION est au début un des signes les plus importants. L'enfant marche de façon à reposer moins longtemps sur le membre malade, et il en résulte une altération du rythme de la marche facile à percevoir lorsqu'on écoute le bruit des pas (*signe du maquignon*). De plus, au moment où le membre malade repose sur le sol, l'enfant incline plus ou moins fortement le haut du corps en avant ou en dehors. Dans le premier cas, il donne l'impression que le membre malade est trop court parce qu'il le tient fléchi; dans le second, celui-ci paraît au contraire trop long parce que l'enfant tend à le porter en abduction. Lorsqu'il cesse de marcher, il se repose sur le membre sain et tient le membre malade légèrement fléchi.

b. La DOULEUR SPONTANÉE n'est pas à cette période du début un symptôme très constant. L'enfant accuse une sensation d'endolorissement vague qu'il localise souvent au niveau du genou ou sur la face antérieure de la cuisse. La douleur est exagérée par la marche, les mouvements, elle se calme par le repos. Elle revêt parfois la forme de crises qui surviennent particulièrement la nuit.

c. L'EXAMEN OBJECTIF donne à cette période des signes assez précis, qui sont : la limitation des mouvements, la douleur provoquée et l'atrophie.

Pour rechercher la *limitation des mouvements*, il faut prendre d'abord le membre sain et lui faire exécuter des mouvements complets de flexion, d'abduction et d'adduction. On répète alors les mêmes mouvements avec le membre malade, et l'on constate une limitation qui porte tantôt sur tous les mouvements, tantôt seulement sur quelques-uns. C'est l'abduction qui en général est atteinte la première; la flexion vient ensuite, puis en dernier lieu l'adduction. Cette progression n'est d'ailleurs pas constante, et chaque mouvement peut se trouver limité seul ou d'une façon prédominante.

L'hyperextension est aussi réduite généralement de bonne heure. Pour la rechercher, il faut coucher l'enfant sur le ventre, fixer le bassin avec une main placée sur le sacrum et avec l'autre main attirer le membre inférieur en haut. En faisant cette épreuve des deux côtés, on voit que, du côté sain, il se fait dans la hanche un mouvement assez étendu; du côté malade, au contraire, le mouvement ne se fait pas et, si on insiste, c'est le bassin qui se déplace.

La *douleur provoquée* est chez l'enfant un symptôme très inconstant. On la fait naître en pressant sur l'articulation, directement dans le pli inguinal ou dans la fesse, ou indirectement par la percussion sur le trochanter ou la plante du pied.

L'*atrophie* est au contraire un des meilleurs indices de la gravité de la lésion articulaire. Elle est quelquefois visible, mais il vaut mieux la mesurer. Elle atteint 1 à 2 centimètres à la racine de la cuisse lorsqu'il n'y a pas d'œdème à ce niveau; on la retrouve à la cuisse et même au mollet avec des proportions un peu moindres.

2° **Symptômes à la période d'état.** — Lorsque la coxalgie est arrivée à la période d'état, la douleur et l'impotence deviennent plus accentuées, et on voit l'articulation s'enraidir et se dévier en attitude vicieuse.

a. La DOULEUR est extrêmement variable. Il y a des coxalgies graves qui restent indolores; d'autres, au contraire, provoquent des souffrances si vives que le moindre mouvement arrache des cris au malade. Entre ces deux extrêmes, on peut trouver tous les intermédiaires.

La douleur n'est pas toujours continue; elle peut revêtir la forme de crises plus ou moins durables. Ces crises se produisent surtout chez les malades qui ne sont pas soumis à l'immobilisation; elles surviennent généralement la nuit et sont attribuables à des mouvements involontaires ou à des contractures exagérées par l'état de sommeil; aussi les voit-on cesser au bout de quelques instants.

Mais on observe aussi, au cours de la coxalgie, des poussées douloureuses plus tenaces et qui apparaissent même chez des malades immobilisés d'une façon rigoureuse. Il s'agit alors de phénomènes inflammatoires aigus ou subaigus résultant de l'éclosion de nouveaux foyers, ou bien de la distension de la capsule articulaire par un abcès en voie de formation. Il arrive en effet assez souvent que ces crises, après avoir duré quelques jours ou quelques semaines, soient suivies à plus ou moins longue échéance de l'apparition d'un abcès.

b. L'IMPOTENCE FONCTIONNELLE est aussi très variable à la période d'état de la coxalgie. En général elle est considérable : les malades n'arrivent pas à soulever sans aide le membre malade lorsqu'ils sont couchés, et, dans la plupart des cas, la marche devient impossible. Cependant les exceptions ne sont pas rares, et on voit des malades arriver à une période très avancée de la maladie sans avoir été contraints de garder le lit. La marche est toutefois alors assez pénible, douloureuse, et elle ne se fait qu'avec une claudication accentuée.

c. L'ENRAIDISSEMENT DE LA HANCHE se complète à mesure que la coxalgie arrive à la période d'état : les mouvements diminuent progressivement d'amplitude, et, dans la plupart des cas, ils finissent par disparaître complètement. La hanche est alors absolument raide; le bassin fait corps avec la cuisse, et il se déplace avec elle dans tous les mouvements que l'on imprime au membre inférieur.

Cependant, dans les coxalgies à forme torpide que l'on observe surtout chez les adolescents, il n'est pas rare de voir l'articulation conserver une mobilité assez étendue jusqu'à un stade avancé de la maladie.

d. Les ATTITUDES VICIEUSES sont aussi un symptôme presque constant de la période d'état de la coxalgie. Elles s'établissent en général peu à peu, mais dans les formes aiguës très douloureuses on peut les voir atteindre en quelques jours un degré accentué.

C'est la *déviation en flexion* qui est *la plus fréquente* : elle peut exister seule; habituellement, elle se combine avec l'adduction et la rotation en dedans, ou l'abduction et la rotation en dehors. L'adduction et l'abduction peuvent aussi se trouver isolément de même que la rotation en dehors ou en dedans, mais cela est beaucoup plus rare.

Le sens de la déviation change d'ailleurs parfois pendant le cours de la maladie; ainsi, lorsque la coxalgie est laissée à son évolution naturelle, on voit habituellement le membre se dévier au début en abduction et se mettre plus tard en adduction. Mais cette règle n'est pas constante, et, dans les coxalgies qui sont traitées, la même tendance à l'adduction, à l'abduction ou à la flexion persiste en général depuis le début jusqu'à la fin.

L'étendue de la déviation est très variable; elle peut atteindre un degré extrême, mais ordinairement la flexion ne dépasse guère 90°; l'adduction et l'abduction restent en deçà de 45°, et la rotation se limite à un léger mouvement en dedans ou en dehors.

La PATHOGÉNIE des attitudes vicieuses de la période d'état de la coxalgie est complexe. Deux éléments principaux interviennent dans leur production : ce sont les *contractures musculaires* et les *influences mécaniques* auxquelles le membre malade est soumis.

Les *contractures* se produisent comme dans toute arthrite tuberculeuse par une action nerveuse réflexe qui a son point de départ dans l'articulation malade. Mais elles ne portent pas également sur tous les muscles périarticulaires : suivant les cas, ce sont les fléchisseurs, les adducteurs ou les abducteurs qui sont intéressés d'une façon prédominante, et le membre se trouve ainsi entraîné dans le sens correspondant au groupe musculaire le plus atteint.

Il est probable que cette localisation variable des contractures est en rapport avec la situation des lésions coxalgiques, mais on n'est pas encore arrivé à déterminer les termes de ce rapport. Toutes les hypothèses qui ont été faites à ce sujet n'ont pas été confirmées par l'étude des faits, et il faut attendre de nouveaux documents pour reprendre cette question.

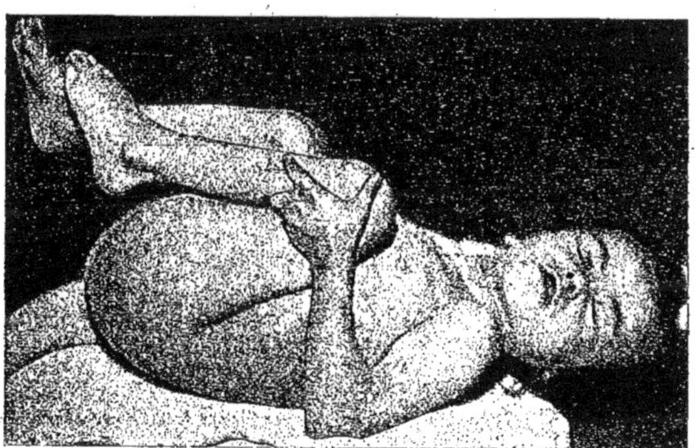

Fig. 43. — Coxalgie double : attitude en flexion forcée.

Les *influences mécaniques* qui contribuent à dévier le membre coxalgique sont multiples et variées. La flexion peut résulter, comme l'a montré Bonnet, de ce que les malades prennent instinctivement cette position parce qu'elles les soulage en diminuant la tension de la capsule et en augmentant la capacité de la cavité articulaire. Le poids du membre est aussi un facteur important de déformation, parce que les muscles étant impuissants et les ligaments ramollis et relâché, il agit de la même façon qu'après une fracture, et porte le membre en rotation externe; lorsque celui-ci est déjà dévié en adduction ou en abduction, la pesanteur intervient aussi pour exagérer ou pour atténuer cette déformation suivant l'attitude prise par le malade.

Enfin les influences externes telles que le poids des couvertures peuvent aussi exercer une action.

Les déviations coxalgiques sont donc, en somme, la résultante d'éléments multiples qui s'associent ou se combattent suivant les circonstances particulières à chaque cas : ainsi s'explique leur variété infinie.

Les attitudes vicieuses de la hanche ont pour corollaires des *déformations secondaires du tronc et des membres inférieurs* que le malade fait naître instinctivement pour rendre la déformation moins apparente, ou l'usage du membre plus facile.

La *flexion de la hanche* est compensée par l'*ensellure lombaire*, comme le montre le schéma ci-joint (fig. 44). AB, représente le rachis, qui est flexible; BC, le bassin; C, la hanche supposée rigide et fléchie; D, le genou; et E, le pied. Pour mettre son membre en rectitude, le malade ne pouvant ouvrir l'angle BCD par suite de la rigidité de la hanche C, fait basculer son bassin autour de ce point et lui donne l'inclinaison B'C', qui est possible grâce à la

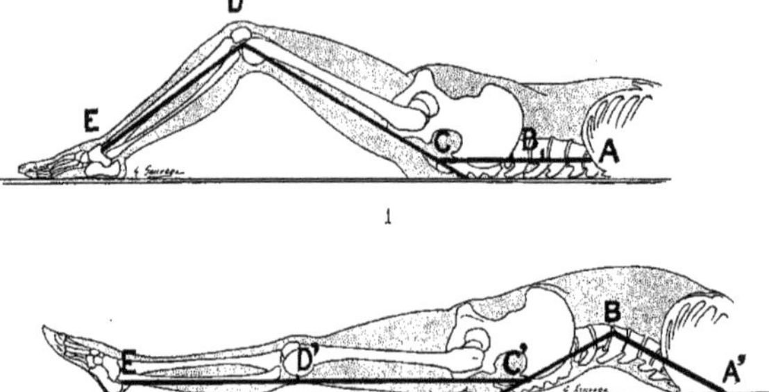

Fig. 44. — Schéma de la déviation en flexion.

1, Hanche déviée en flexion; 2, compensation de la flexion par l'ensellure lombaire.

flexibilité du rachis A'B'. Le membre inférieur C'E' devient droit, mais il y a une ensellure lombaire en A'B'C'.

Il en est de même pour l'*adduction* et l'*abduction*, comme le montre de schéma ci-joint, où AB représente le rachis souple; C, la hanche; *b*, l'aile liaque; D, le genou; E, le pied (fig. 45). Si le membre inférieur gauche est dévié en adduction suivant C'E', pour faire disparaître cette déviation, la hanche C' étant rigide, le malade fait basculer tout son bassin au niveau de la hanche saine C, de façon à lui donner la position indiquée sur le schéma 3. Alors les membres sont parallèles, mais le rachis décrit une courbure à convexité droite, et l'épine iliaque gauche *b'* est fortement remontée.

Si on suppose une déviation en abduction (fig. 46) suivant C'E, pour corriger cette déformation, le bassin tournera au niveau de la hanche saine de façon à rendre le membre rectiligne suivant C''E''; mais il se formera une scoliose à convexité tournée vers le côté malade, et de ce côté l'épine iliaque sera fortement abaissée.

Cette compensation des déviations a des effets intéressants sur la *longueur apparente* des membres inférieurs. Comme le montre la figure 45, 3, la déviation en adduction produit un raccourcissement apparent. Si on vient à mesurer les deux membres inférieurs de l'épine iliaque à la malléole, on trouvera le membre malade plus long que l'autre parce que la déviation en adduction a ouvert l'angle *b*C'E' (fig 45, 2) et par suite augmenté la distance *b*E".

Ainsi le membre est plus court en apparence et plus long à la mensuration, tandis que sa longueur réelle n'a pas varié.

L'abduction produit un effet inverse. Sur la figure 46, 3, on voit que le

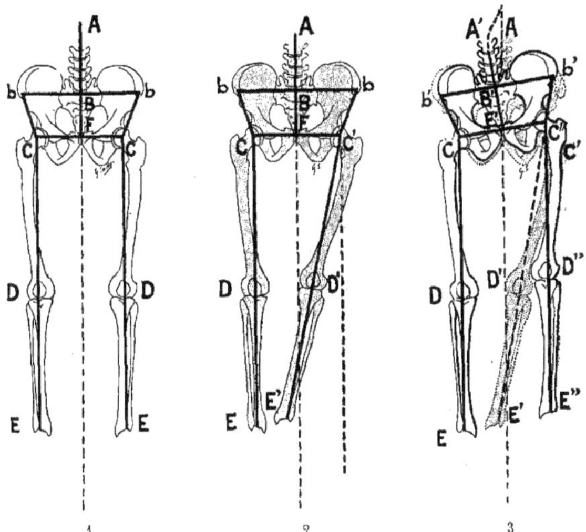

Fig. 45. — Schéma de la déviation en adduction.

1, Hanche normale; 2, hanche déviée en adduction; 3, attitude compensatrice de la déviation.

membre dévié paraît trop long ; à la mensuration, on le trouvera au contraire trop court parce que la déviation en abduction a fermé l'angle *b*C'E (fig. 46, 2) et a par suite diminué la distance *b*E".

Enfin la rotation des membres inférieurs détermine aussi des attitudes compensatrices du bassin. Dans la rotation externe, le bassin se tourne de façon à regarder vers le côté sain, ce qui amène une position plus antérieure de l'épine iliaque; dans la rotation interne, c'est le phénomène inverse qui se produit.

e. Signes objectifs. — L'examen objectif de la hanche montre à cette période des signes qui sont surtout en rapport avec les attitudes vicieuses que nous venons de décrire.

On observe souvent aussi une *tuméfaction* plus ou moins accentuée de la région, formée par de l'œdème superficiel, quelquefois même profond.

Enfin plus rarement on sent autour de la hanche de l'empâtement profond, appliqué contre l'os iliaque, tantôt mou, donnant la sensation de masses fongueuses, tantôt dur et résultant manifestement d'une périostose ou d'une hyperostose. Dans les coxalgies acétabulaires, on trouve des symptômes du même genre par le toucher rectal, au niveau du fond du cotyle; parfois même l'épaississement se prolonge

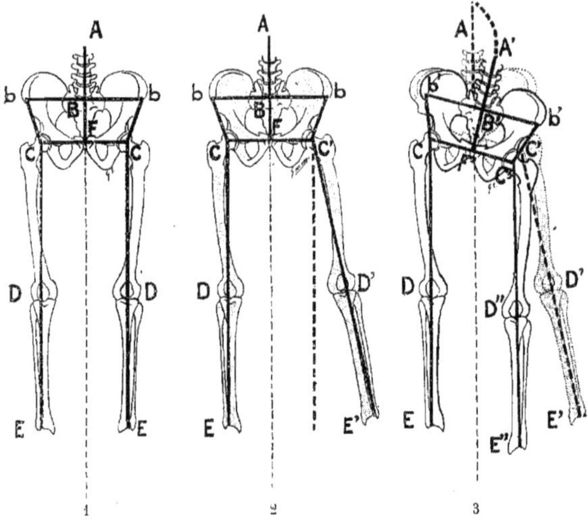

Fig. 46. — Schéma de la déviation en abduction.

1, Hanche normale; 2, hanche déviée en abduction; 3, attitude compensatrice de la déviation.

assez loin en haut pour être perceptible au palper de la fosse iliaque.

3° **Déformations tardives**. — A mesure que la coxalgie avance dans son évolution, on voit apparaître de nouveaux symptômes qui résultent des déformations osseuses et du travail de sclérose qui se fait autour des lésions tuberculeuses. Les attitudes vicieuses se fixent, le raccourcissement vrai du membre se produit, et enfin on découvre les signes en rapport avec la subluxation par usure de la tête du cotyle.

a. Les attitudes vicieuses gardent les mêmes caractères qu'à la période d'état; elles se différencient seulement par leur *fixité*. Au lieu d'être maintenues par une contracture musculaire facile à vaincre par l'anesthésie ou l'extension continue, elles sont fixées par la rétraction de la capsule, des muscles, des aponévroses et en un mot de tous les tissus périarticulaires; les os eux-mêmes peuvent, à la longue, adapter leur forme à l'attitude que le membre a prise et contribuer à la maintenir.

Cette fixité s'étend aussi aux déformations compensatrices de la colonne vertébrale et du bassin. La lordose, la scoliose deviennent rigides, et elles persistent même après la correction de la déviation de la hanche.

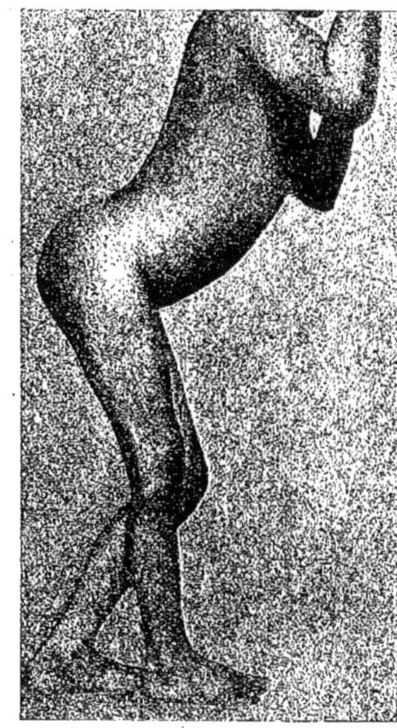

Fig. 47. — Coxalgie droite. Attitude vicieuse en flexion; ensellure lombaire.

Lorsque les malades sont en état de se tenir debout, on voit mieux qu'à la période d'état la déformation qui résulte de la déviation du membre.

La flexion occasionne un raccourcissement apparent du membre; la fesse fait un fort relief en arrière, le dos se creuse d'une ensellure plus ou moins accentuée, et la saillie du ventre en avant s'exagère (fig. 47).

Avec l'adduction, on observe aussi un raccourcissement apparent; le relief de la hanche est exagéré, et il se trouve plus haut que normalement, le bassin est dévié, et il en résulte une scoliose compensatrice (fig. 48).

Avec l'abduction, le membre paraît trop long; le relief de la hanche est effacé; le bassin s'incline du côté malade, et la scoliose développe sa convexité vers le côté sain.

b. La déformation de la hanche s'accentue par suite de la subluxation pathologique. Le trochanter est remonté; on le trouve à 1, 2, 3 centimètres au-dessus de la ligne de Nélaton; son relief est exagéré, et souvent il paraît être lui-même épaissi, augmenté de volume. Dans les cas où l'usure a détruit une grande partie de la tête, du col, ou du fond du cotyle, on voit au contraire la saillie de la hanche s'effacer, et on sent le trochanter atrophié, mince, plaqué contre la paroi pelvienne.

c. Le RACCOURCISSEMENT devient aussi, à cette période, un symptôme presque constant. Au lieu d'être apparent comme à la période précédente, il est ici réel, résultant de la subluxation, de la destruction partielle des surfaces articulaires et de la dystrophie du membre tout entier. Dans les coxalgies de gravité moyenne, il ne dépasse pas 1 à 3 centimètres; mais, dans les formes graves, il peut atteindre 8, 10 centimètres et devenir alors une nouvelle cause de déformations compensatrices; le bassin tend à s'abaisser du côté malade, déterminant une scoliose statique, et le pied se met en équinisme plus ou moins accentué.

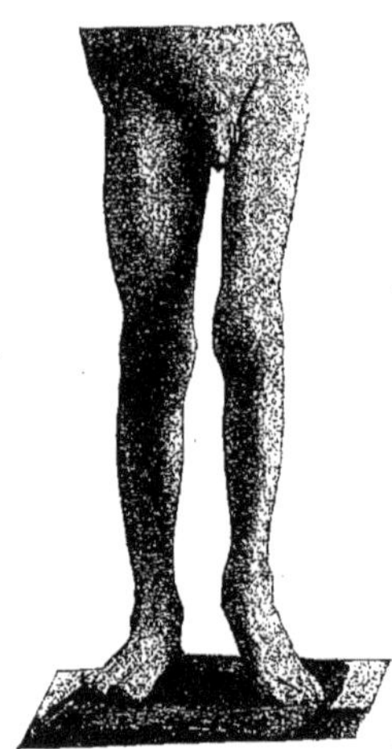
Fig. 48. — Coxalgie gauche, déviation en adduction.

Dans les formes graves, le raccourcissement n'est pas limité au fémur et à la hanche; il peut s'étendre à la jambe par le fait d'un véritable trouble de croissance du tibia.

4° **Complications.** — L'évolution régulière de la coxalgie peut être troublée par deux incidents qui sont la luxation précoce et les abcès.

a. LUXATION PRÉCOCE. — Elle se produit quelquefois aux tout premiers stades de l'affection, à l'occasion d'une poussée aiguë ou subaiguë, et paraît être alors le premier symptôme important de la maladie. Bien plus souvent on l'observe lorsque la coxalgie, déjà bien caractérisée, est dans la première année de son évolution. Son début est tantôt tout à fait brusque, accompagné de douleurs vives, tantôt insidieux au point qu'elle est remarquée par hasard.

La déformation varie naturellement suivant le sens du déplacement. Dans le cas le plus ordinaire d'une luxation en haut, elle est très caractéristique. Le membre est dévié en adduction et rotation externe avec un degré variable de flexion; la rotation externe est généralement le signe le plus frappant, car elle très accentuée, le bord externe du pied reposant à plat sur le lit. La cuisse est raccourcie à la vue, et à la mensuration de 2 à 3 centimètres. La hanche est déformée par le relief exagéré et l'ascension du trochanter, qui atteint la hauteur de l'épine iliaque et se trouve déplacé plus ou moins en arrière. Enfin, lorsque le gonflement n'est pas trop accentué, on sent la tête fémorale au-dessus du cotyle ou dans la fosse iliaque externe.

b. Abcès. — Les abcès peuvent apparaître à toutes les périodes de la coxalgie. Quelquefois ils accompagnent ou même précèdent les premiers symptômes articulaires; plus souvent, ils surviennent à la période d'état; ils peuvent enfin se former aussi à une époque tardive pendant la convalescence, ou même après la guérison apparente de l'arthrite.

Leur développement se fait souvent sans provoquer aucune réaction locale ou générale. Quelquefois cependant il est annoncé à plusieurs semaines ou plusieurs mois de distance par une altération de l'état général : l'enfant maigrit, perd l'appétit, il devient nerveux, irritable, et parfois il a un peu de fièvre le soir. Plus rarement, l'abcès s'annonce par des douleurs plus ou moins vives, qui durent quelques jours ou quelques semaines et ne sont pas calmées par l'immobilisation.

Lorsque la collection est faite, ces signes généraux et locaux disparaissent à peu près toujours, et la tuméfaction reste le seul symptôme révélateur. Aussi les abcès sont-ils facilement méconnus lorsqu'il existe un œdème un peu accentué ou quand ils siègent dans le bassin; c'est pourquoi il faut les rechercher systématiquement chaque fois que l'on examine un coxalgique.

Nous avons déjà indiqué à propos de l'anatomie pathologique tous les points où ils peuvent se rencontrer. Les abcès antérieurs et postérieurs se révèlent par une tuméfaction plus ou moins nette et plus ou moins délimitée. Au palper, on sent tantôt une induration d'étendue variable, qui ne tarde pas à se ramollir à son centre, tantôt une collection à paroi mince qui donne lieu à de la fluctuation. Les abcès pelviens ne sont perceptibles que par le toucher rectal. On sent contre la paroi pelvienne une tuméfaction de volume variable; lorsqu'elle est considérable, on peut y trouver de la fluctuation ou la faire refluer dans les parties molles extrapelviennes.

L'*évolution* des abcès coxalgiques est celle des abcès froids en général. Ils peuvent se résorber lorsqu'ils sont récents et de petit volume; en général, ils tendent à grossir et à s'ouvrir à l'extérieur, donnant une fistule dont la durée est variable suivant les circonstances. S'il ne se produit pas d'infection secondaire et si l'abcès n'a pas pour origine une lésion trop grave du squelette, la guérison spontanée est fréquente.

Les fistules persistantes ont des causes multiples : le plus souvent elles sont entretenues par un séquestre ou par un gros foyer osseux dont l'ablation seule peut amener la guérison; dans d'autres cas, elles persistent parce que leur disposition anfractueuse ne se prête pas à un bon drainage, et on les voit guérir lorsque le pus s'est fait jour par un trajet plus direct; quelquefois enfin elles n'ont pas de causes précises, c'est le cas d'un certain nombre de vieilles coxalgies dans lesquelles on voit la suppuration résister à tous les moyens, même à l'exérèse large des os malades.

5° **Symptômes radiographiques.** — La radiographie permet de

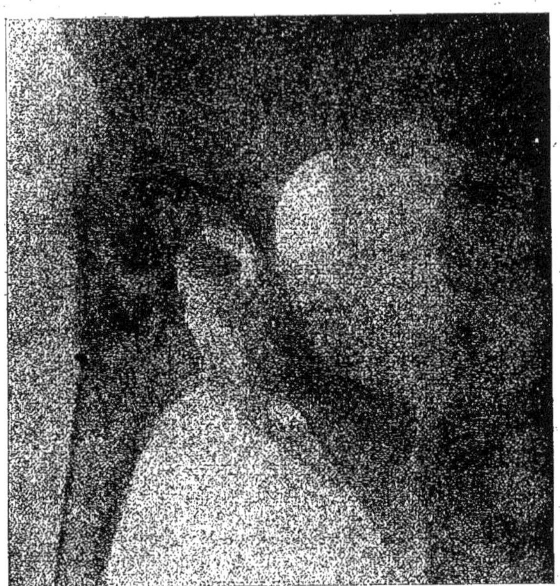

Fig. 49. — Radiographie d'une coxalgie droite. Le cotyle est agrandi par en haut, la tête presque complètement détruite; on voit sur le col des zones irrégulières de raréfaction.

préciser certains détails de l'état anatomique de la hanche, et elle est aujourd'hui un adjuvant précieux de l'examen clinique.

Au début les signes radiographiques de la coxalgie peuvent faire entièrement défaut; mais, dans certains cas, ils se révèlent sous l'une des formes suivantes : décalcification plus ou moins étendue de l'os malade, bassin ou fémur, parfois limitée à un point de l'épiphyse ou de la région juxta-épiphysaire, parfois aussi étendue à une certaine hauteur de l'os; trouble de l'espace articulaire dont les limites ne sont plus nettes, et qui est de plus élargi en bas vers l'ischion, rétréci en haut vers l'ilion (Ménard); existence de lésions osseuses limitées, caractérisées par le boursouflement du col ou d'un point du toit du cotyle, avec aspect flou de l'os à ce niveau. On peut, grâce à ces signes, faire parfois le diagnostic du siège de la lésion et de son étendue, ce qui a une importance pronostique indiscutable.

Plus tard, la radiographie montre la déformation, l'usure, la destruction de la tête du toit et parfois du fond du cotyle, et les déplacements qui en résultent. Elle permet aussi de suivre l'évolution des lésions et de voir apparaître les signes de guérison que sont la récalcification de l'os, la réapparition d'une ligne nette de contour des os du côté de l'articulation.

La *visibilité des séquestres* sur les radiographies *est discutée*. Il est sûr qu'elle est loin d'être constante et que les causes d'erreur sont nombreuses. Toutes les taches sombres visibles sur les clichés ne sont pas des séquestres; beaucoup sont passagères et dues probablement à des points de congestion ou de slérose. Mais, lorsqu'on observe une image bien nettement découpée et qu'on la retrouve avec la même forme sur plusieurs radiographies prises à un certain intervalle, il devient très probable qu'elle est produite par un séquestre.

Diagnostic. — Le diagnostic de la coxalgie est surtout important et difficile au début.

Les *arthralgies* dites de croissance et les arthrites subaiguës qui sont assez fréquentes à la suite de toutes les maladies infectieuses de l'enfance, fièvres éruptives, rhumatismes, blenorragie, etc., posent souvent des problèmes de diagnostic très délicats. Il faut tenir compte des circonstances étiologiques et surtout de l'évolution; ces arthrites sont en effet bénignes; elles guérissent vite et complètement par le simple repos; il faut soupçonner la tuberculose lorsque l'affection se prolonge ou laisse à sa suite de la raideur ou de la boiterie.

Les formes aiguës de coxalgie, qui débutent avec de la fièvre, des douleurs vives et quelquefois la formation rapide d'un abcès ou une luxation pathologique précoce, sont souvent confondues avec l'*ostéomyélite aiguë*. Dans la tuberculose, les symptômes généraux d'infection sont ordinairement beaucoup moins graves que dans l'ostéomyélite, et souvent la maladie reprend au bout de peu de jours son évolution torpide. Mais l'ostéomyélite de la hanche peut aussi avoir une évolution chronique, et alors le diagnostic n'est possible que par l'examen bactériologique du pus ou la coexistence d'autres lésions caractéristiques.

Les *troubles nerveux localisés* à la région de la hanche sont aussi l'occasion de grandes difficultés de diagnostic. Ils sont plus fréquents chez les filles à antécédents névropathiques et à l'époque de la puberté; mais ils peuvent se rencontrer aussi à tout âge, et même chez des garçons avec les caractères d'une névralgie infectieuse ou toxique. La douleur est alors le symptôme dominant, et on établit sans trop de peine que c'est d'elle que dépendent les autres symptômes tels que la claudication et la gêne des mouvements. Cette douleur a des caractères spéciaux : elle siège dans la peau ou dans les parties molles superficielles plutôt que dans la profondeur; elle est tantôt localisée à un point très limité et souvent sans aucun rapport avec l'articulation, tantôt au contraire diffuse sur une large surface, la cuisse, le flanc, la région lombaire; elle n'est ni calmée par le repos, ni exagérée par la marche. Souvent la douleur est le seul symptôme; les mouvements restent libres, ou bien ils sont limités seulement par la sensation pénible qu'éprouve le malade.

Lorsqu'il y a de la contracture musculaire, celle-ci se présente avec les caractères des contractures hystériques : elle est totale, complète, et enraidit le membre sans laisser persister le moindre mouvement; dans la coxalgie au contraire, il persiste presque toujours une certaine mobilité de la hanche dans les premières périodes de l'affection, à moins qu'il ne soit de formes très douloureuses.

La claudication est aussi hors de proportion avec les autres symptômes, et elle présente ordinairement des caractères particuliers qui mettent de suite en éveil. Enfin, habituellement, il n'y a pas d'atrophie, sauf dans le cas où l'affection nerveuse existe depuis longtemps et s'accompagne d'une immobilité prolongée.

Malgré la valeur de ces signes distinctifs, le diagnostic de coxalgie hystérique doit toujours être fait avec réserve. Chez les névropathes, une arthrite véritable peut s'entourer d'un cortège de troubles nerveux; il est donc prudent de ne pas perdre ces malades de vue et, dans les cas douteux, de faire un essai d'immobilisation qui pourra devenir un élément de diagnostic, car il soulagera l'arthrite et restera sans effet sur les phénomènes nerveux.

Les *lésions osseuses développées au voisinage de la hanche*, telles que la trochantérite, l'ostéite de la crête iliaque et la sacro-coxalgie, ne sont pas une cause fréquente d'erreur de diagnostic parce qu'elles sont assez rares chez les enfants, et qu'un examen attentif permet de reconnaître leurs signes propres et l'intégrité de la hanche. Par contre, les lésions portant sur la région cervico-trochantérienne, ou les os du bassin autour du cotyle sont très difficiles à distinguer de la coxalgie, d'autant plus que ces lésions retentissent souvent sur l'articulation.

A la **période d'état**, le diagnostic de la coxalgie est généralement facile. Il est en effet très exceptionnel d'observer dans le jeune âge des *arthrites chroniques* de la hanche de nature non tuberculeuse. La confusion serait davantage possible avec une déformation de la hanche accompagnée de douleur et de gêne des mouvements, comme cela s'observe dans la *coxa vara* et dans certaines formes de *luxation congénitale*; alors les anamnestiques diffèrent, et on parvient généralement sans peine à établir que la déformation a précédé de beaucoup les douleurs et les signes d'arthrite.

Une difficulté de diagnostic assez sérieuse se présente parfois dans les *abcès de la région de la hanche*. Les collections qui y émigrent venant de la colonne vertébrale, de la sacro-iliaque et du bassin peuvent déterminer par leur action sur les parties molles un enraidissement de l'articulation qui fait croire à l'origine coxalgique de ces abcès. Des anamnestiques précis, un examen clinique minutieux et surtout la radiographie permettent alors d'éviter l'erreur.

Pronostic. — Le pronostic de la coxalgie varie beaucoup suivant l'importance des lésions initiales et l'application plus ou moins précoce et plus ou moins rigoureuse du traitement.

La guérison avec *restitutio ad integrum* de l'articulation est possible, même dans des cas compliqués de suppuration. D'après une statistique de Bruns Wagner, ces formes bénignes représenteraient environ 15 p. 100 des cas.

Dans 21 p. 100 des cas, d'après la même statistique, on observerait la guérison avec conservation des mouvements; mais ceux-ci sont alors limités de plus de moitié, et il en résulte une boiterie généralement peu accentuée.

L'*ankylose* est la *terminaison la plus habituelle* des coxalgies de gravité moyenne; elle se produit dans 64 p. 100 des cas. C'est généralement une ankylose fibreuse serrée qui ne permet aucun mouvement utile; l'ankylose osseuse est exceptionnelle. Lorsque la hanche est bien enraidie et le membre en bonne attitude, l'état fonctionnel est encore vraiment bon : les malades arrivent à suppléer les mouvements de la hanche en développant la mobilité du genou et des articulations sacro-vertébrales ; ils peuvent ainsi accomplir sans peine les mouvements nécessaires pour s'asseoir, se vêtir, etc. ; la claudication, d'autre part, est très peu accentuée.

Il en est autrement lorsque l'ankylose n'est pas solide ou s'accompagne d'une déformation importante, déviation, subluxation et raccourcissement. Alors la boiterie peut être considérable, la résistance à la fatigue très insuffisante; les malades sont exposés à souffrir, et les rechutes ne sont pas rares. Enfin la déviation compensatrice du bassin détermine des déformations secondaires de la colonne vertébrale.

Traitement. — Le traitement de la coxalgie a une longue histoire : tous les problèmes relatifs au traitement des arthrites tuberculeuses se posent en effet pour cette jointure avec une importance toute particulière. Après avoir discuté maintes fois la valeur respective du traitement conservateur et du traitement radical, on admet actuellement que ce dernier doit être réservé pour des cas exceptionnels, que nous chercherons à préciser plus loin. Nous exposerons d'abord

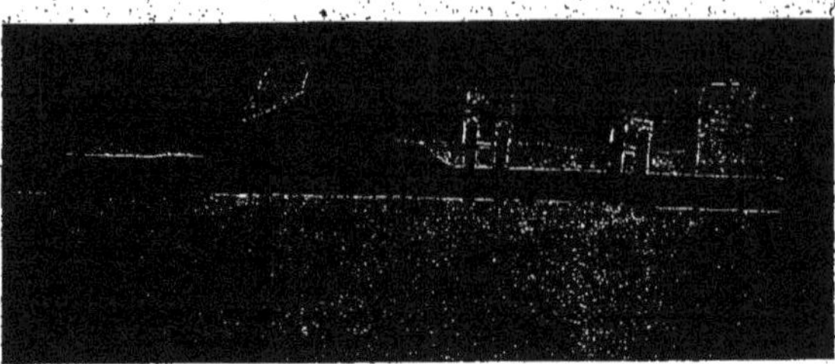

Fig. 50. — Gouttière de Bonnet modifiée pour le traitement de la coxalgie. Guêtre pour la traction continue.

dans ses détails le traitement conservateur qui convient à la plupart des cas.

1° **Traitement conservateur.** — Il faut distinguer le traitement de

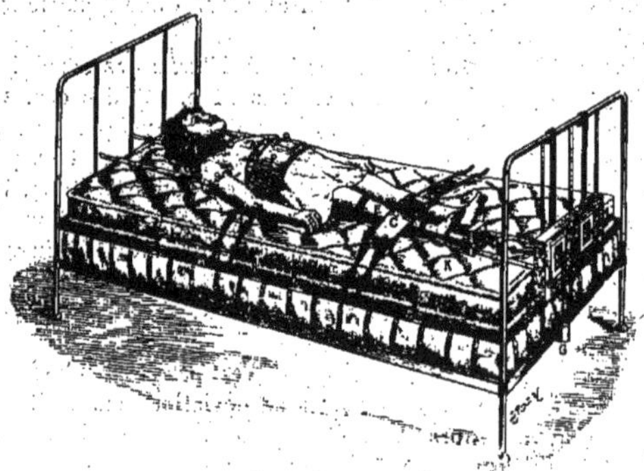

Fig. 51. — Lit de Lannelongue.

l'arthrite elle-même et celui des complications de l'arthrite, attitudes vicieuses, déplacements pathologiques et abcès.

a. Traitement de l'arthrite (pour les indications générales, voy. p. 53). — L'attitude à donner au membre coxalgique est l'*extension*, avec un *léger degré d'abduction*; il faut éviter les rotations anormales, qui tendent souvent à se produire.

Pour immobiliser la hanche et la décharger, nous disposons de deux moyens : le décubitus avec extension continue et le bandage plâtré.

Le *décubitus* ne peut se faire que sur un appareil facilement transportable permettant de mettre facilement les malades au grand air. La gouttière de Bonnet modifiée (fig. 50), le lit de Lannelongue (fig. 51) remplissent cette indication ; on peut aussi réaliser des appareils plus simples et suffisants. Le cadre que nous figurons (fig. 52) en est un exemple.

Fig. 52. — Cadre en tubes métalliques garni de sangles en toile pour l'immobilisation de la hanche.

L'extension continue est le complément nécessaire du décubitus : elle a pour but de compléter l'immobilisation du membre et de décharger la hanche des pressions qui résultent de la tonicité des muscles.

Elle se fait au moyen d'une guêtre en cuir ou en toile, ou d'un appareil adhésif en diachylon ou en leucoplaste, qui s'applique sur la jambe et supporte un poids de 500 grammes à 3 kilogrammes suivant l'âge de l'enfant. Le bandage d'extension doit remonter jusqu'au milieu de la cuisse pour éviter la distension du genou ; on doit aussi veiller à ce que le pied se tienne à angle droit et ne soit pas entraîné en rotation externe par la pesanteur.

Le *bandage plâtré* est devenu un excellent moyen de traitement de la coxalgie depuis qu'on sait le mouler exactement sur les saillies osseuses du bassin, de la hanche et du genou.

Le corps est recouvert d'un jersey doublé d'ouate au niveau des crêtes iliaques et de la crête sacrée ; on enroule les bandes plâtrées sans serrer, et, pendant que le bandage sèche, on promène les mains à sa surface en faisant une sorte de massage qui déprime le plâtre autour des saillies osseuses, particulièrement au-dessus des crêtes iliaques, sur le pubis, et au-dessous et en arrière du trochanter.

Grâce à ce moulage, on obtient une immobilisation excellente de la hanche, sans qu'il soit nécessaire de prolonger l'appareil jusqu'à la base du thorax, comme on le faisait autrefois. En bas, on peut, suivant les circonstances, prendre le pied, ou bien arrêter le bandage au milieu du mollet ou au-dessus du genou. La prise du pied s'impose seulement dans les formes très douloureuses, et dans les cas graves avec tendances à la luxation pathologique, ou à la déviation en rotation. Habituellement l'appareil moyen est suffisant à la période d'état de la coxalgie. Le bandage dit de marche qui s'arrête au-dessus du genou convient aux formes légères et à la période de convalescence.

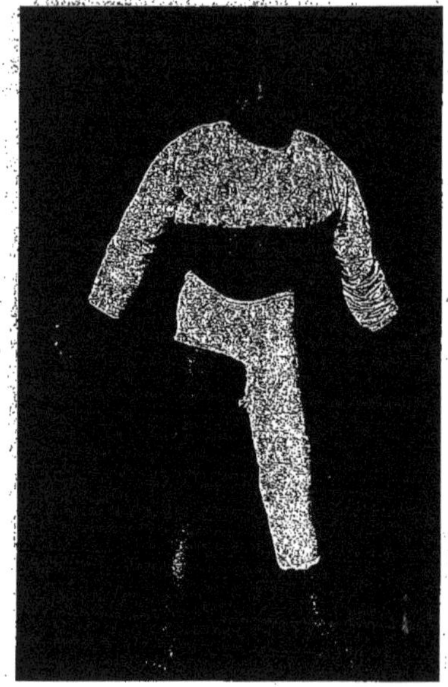

On peut rendre les bandages plâtrés amovibles en employant la technique que nous avons indiquée (1). Mais ces appareils ne sont recommandables que chez les enfants très bien surveillés, car il faut une grande attention pour que leur enlèvement ne soit pas l'occasion de mouvements de l'articulation malade qui pourraient compromettre la guérison.

Fig. 53. — Appareil plâtré pour immobiliser la hanche.

Avec l'appareil plâtré, le séjour au lit est indiqué seulement au moment des poussées aiguës. En général on peut laisser les malades se lever et marcher avec des béquilles sans appuyer le membre malade sur le sol. La marche est rendue plus facile si on surélève la chaussure du côté sain avec une plaque de liège épaisse de 2 à 3 centimètres.

On a imaginé des dispositifs ingénieux pour permettre de marcher avec le membre malade sans surcharger la hanche; le plus simple est un étrier métallique inclus dans le plâtre, qui passe à 3 ou 4 centimètres au-dessous du talon et reçoit le poids du corps, qui se transmet ensuite au tronc par l'intermédiaire du bandage plâtré. Mais, dans ces conditions, la marche n'est pas très sûre, et en général les béquilles sont préférables.

(1) *Lyon chirurgical*, juin 1912.

Il reste à discuter les *indications respectives du décubitus et de l'appareil plâtré.* Le décubitus avec extension continue procure un repos plus complet du malade et de l'articulation traitée. Il s'impose dans les formes graves avec tendance accentuée à la contracture, aux déplacements pathologiques et à l'usure des surfaces articulaires ou compliquées de suppuration abondante. Il est aussi recommandable dans les formes ordinaires à la période d'état. Mais ce mode de traitement nécessite des soins assidus, et il ne peut être appliqué longtemps que si on a la faculté de transporter facilement des malades dehors.

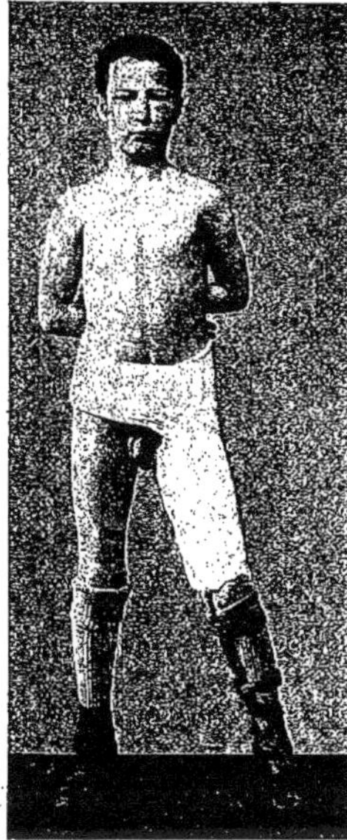

Fig. 54. — Appareil plâtré pour immobiliser la hanche. On y a adapté un tuteur interne avec une traction élastique pour combattre la tendance à la rotation externe.

Le bandage plâtré a ses principaux avantages au début de la coxalgie, dans les formes légères, et à la période de convalescence, lorsqu'il suffit d'immobiliser la hanche malade sans la décharger d'une façon complète. Il est aussi souvent un traitement de nécessité à la période d'état pour les malades peu fortunés qui ont besoin de pouvoir aller chercher par leurs propres moyens le soleil et le grand air dont ils ont besoin.

La direction générale du traitement est donc la suivante : au début, lorsqu'il y a seulement une claudication légère, sans douleur, sans contractures, le petit bandage plâtré de marche suffit, et la marche est permise, mais très modérée. A la période d'état, décubitus et traction continue, ou grand appareil plâtré, avec repos aussi complet que possible, et marche exclusivement avec les béquilles. La période de convalescence est indiquée parce que la douleur et la tendance aux attitudes vicieuses ont disparu ; le raccourcissement n'augmente plus et le malade peut soulever le membre facilement et sans appréhension. On peut alors reprendre l'immobilisation avec le petit bandage plâtré et permettre la marche.

On peut aussi, à ce moment, faire usage de tuteurs orthopédiques, tels que ceux de Hessing ou de Ducroquet, mais les appareils en plâtre s'appliquent toujours mieux et ont une rigidité plus grande.

Lorsqu'on espère le retour des mouvements, il faut attendre qu'il se fasse spontanément. Il est dangereux de faire faire des exercices pour mobiliser la hanche; on risque ainsi de provoquer une rechute. Dans les formes graves, dont l'ankylose est la terminaison normale, il faut prolonger l'immobilisation longtemps afin d'obtenir une articulation aussi raide et aussi solide que possible, car c'est là la condition nécessaire pour avoir un bon état fonctionnel.

b. Traitement des attitudes vicieuses. — Lorenz a dit non sans raison que le traitement de la coxalgie est une longue lutte contre

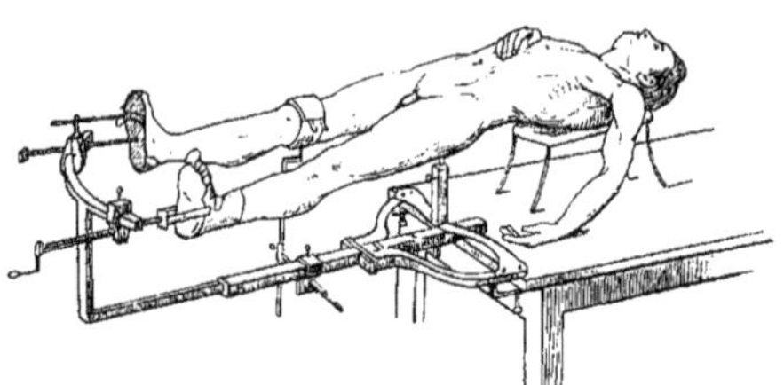

Fig. 55. — Appareil d'extension de Lorenz.

les attitudes vicieuses, lutte dont le médecin ne sort pas toujours vainqueur. Cependant, avec de la persévérance, on arrive presque toujours à maintenir le membre dans une forme assez correcte pour avoir un bon état fonctionnel.

Il faut distinguer les cas, suivant que l'arthrite est encore en évolution ou qu'elle est guérie.

Dans les arthrites en évolution, même pendant la convalescence, l'indication dominante est d'éviter toute manœuvre violente qui pourrait avoir pour conséquence la formation d'abcès ou la généralisation de la tuberculose.

Il faut avant tout prévenir les déformations par un traitement correct de l'arthrite et, lorsqu'elles se produisent, les combattre par des moyens de douceur.

L'extension continue est incontestablement le meilleur. Lorsque la déviation est accentuée, il faut avoir soin d'exercer d'abord la traction suivant l'axe du membre dévié; on la ramène ensuite peu à peu dans sa direction normale.

Dans les cas où on est obligé d'employer le bandage plâtré, on fait le redressement par étapes en trois ou quatre séances successives, séparées par un intervalle de quatre à six semaines. L'appareil d'extension de Lorenz (fig. 55) facilite beaucoup ces manœuvres.

Le redressement sous anesthésie ne doit être employé que dans les cas récents avec douleurs très vives, où la déviation est due surtout à une contracture violente des muscles qui cède à l'anesthésie.

Les déviations qui tendent à se produire à la fin de la coxalgie par suite de la subluxation pathologique sont beaucoup plus difficiles à combattre que celles de la période d'état. Fréquemment l'extension continue et le redressement par étapes se montrent impuissants. Il faut alors laisser la guérison s'achever et corriger la déformation plus tard par d'autres moyens.

Après la guérison de l'arthrite, il est encore nécessaire de continuer l'immobilisation longtemps et d'exercer ensuite une surveillance régulière, car les déviations tardives ne sont pas rares.

Les attitudes vicieuses qui persistent à ce moment ne doivent être l'objet d'un traitement que si elles sont assez accentuées pour occasionner une gêne fonctionnelle sérieuse. En général, il faut les respecter lorsque la flexion ne dépasse pas 45° et l'adduction 20°.

C'est l'*ostéotomie sous-trochantérienne* qui est le traitement de choix des déformations tardives de la coxalgie; elle a l'avantage de redresser le membre sans agir sur l'articulation malade.

La TECHNIQUE de cette opération est des plus simple : l'os est découvert par une incision externe, longue de 4 centimètres, qui commence à un travers de doigt au-dessous du sommet du trochanter; après avoir détaché le périoste, on sectionne l'os transversalement au ciseau, et on fait le redressement immédiat. L'ostéotomie oblique est un peu plus compliquée que l'ostéotomie tranversale, et elle n'a pas d'avantages bien sérieux. Cependant on pourrait y recourir en l'associant à l'extension par la méthode de Codivilla (Voy. *Fractures de la cuisse*), dans les cas où il y aurait un grand intérêt à corriger une partie du raccourcissement.

Le membre redressé est immobilisé dans un bandage plâtré pendant deux mois; ensuite on peut laisser le malade se remettre à marcher avec une petite culotte plâtrée. Lorsque l'ankylose n'est pas complète, la récidive de la déformation est possible, et il faut la prévenir en prolongeant l'immobilisation de la hanche pendant longtemps.

Les déviations compensatrices de la colonne vertébrale et du bassin ne disparaissent pas complètement après le redressement de la hanche, lorsqu'elles sont anciennes et fixées par la rétraction des ligaments et des muscles. C'est pour cette raison qu'il ne faut pas attendre trop tard pour corriger les attitudes vicieuses de la coxalgie.

c. Le TRAITEMENT DES DÉPLACEMENTS PATHOLOGIQUES qui se font au cours de la coxalgie comporte des indications différentes suivant qu'il s'agit de la *subluxation tardive* par usure des os ou de la *luxation vraie* du début de l'affection.

Dans le premier cas, tout essai de réduction est contre-indiqué, car il entraînerait une réaction articulaire dangereuse et ne pourrait, d'ailleurs, pas avoir un autre résultat que d'écarter les surfaces osseuses et de diminuer la solidité de la néarthrose. Il faut donc se borner à mettre le membre en bonne position et à le maintenir jusqu'à l'établissement d'une ankylose solide.

Dans les *luxations vraies du début de la coxalgie*, les os ayant conservé leur forme, on peut, comme l'a montré Kirmisson, tenter la réduction.

Mais cette opération n'est sans danger qu'à la condition de se faire sans effort violents, sans déchirures des muscles; un traumatisme articulaire important risquerait en effet d'occasionner une suppuration étendue et grave ou une généralisation de la tuberculose. Il ne faut donc la tenter que dans les cas récents et non suppurés. En général on réussit avec des manœuvres très simples : le malade étant endormi, on exerce une traction modérée suivant l'axe du membre, et on entraîne peu à peu celui-ci en abduction légère, tandis qu'on lui imprime un léger mouvement de rotation interne ; la tête revient à sa place sans ressaut et sans bruit, en donnant une sensation de glissement. On poursuit ensuite le traitement de la coxalgie au moyen de l'appareil plâtré, qui peut seul donner une contention suffisante. D'après les observations que nous avons publiées avec Perrin, la réduction se maintient dans les deux tiers des cas.

2° **Traitement opératoire.** — Nous avons dit au début de ce paragraphe que le traitement opératoire doit être réservé aux cas dans lesquels une complication ou l'échec reconnu du traitement conservateur ne laissent pas d'autre chance de guérison.

Cette formule peut sembler trop restrictive. Depuis que la radiographie permet de mieux voir les lésions et que les progrès de la technique opératoire ont diminué la gravité et amélioré les résultats fonctionnels des opérations sur la hanche, on a été tenté de chercher à obtenir, par une intervention précoce, une guérison plus rapide et plus sûre.

On peut donc envisager le traitement opératoire de la coxalgie soit comme un traitement d'opportunité ayant pour but de réaliser la cure radicale de l'affection, soit comme un traitement de nécessité.

a. Cure radicale. — L'opération d'opportunité se discute dans les conditions que voici. Il est entendu que l'immobilisation reste la méthode de choix au début, et dans les formes bénignes, toutes les fois en un mot que l'on peut espérer une restauration fonctionnelle complète. Mais, dans les formes graves où la guérison est incertaine et ne peut plus être obtenue qu'avec une ankylose, et au prix d'un traitement très long, on peut se demander s'il ne serait pas possible de chercher par une intervention une guérison plus rapide et plus sûre. On aurait ainsi des avantages appréciables : le malade serait délivré d'un foyer tuberculeux susceptible de s'étendre ou de se généraliser; on réduirait la durée du traitement, on préviendrait les abcès et leurs complications, et enfin on éviterait ces récidives indéfinies qui font parfois durer la coxalgie pendant toute la vie du malade.

Ce raisonnement a tenté beaucoup de chirurgiens : Ménard, avec le *curage aseptique de la hanche*, et Vignard, avec l'*évidement systématique de la tête et du col*, en ont été, dans ces dernières années, les principaux partisans. Il faut reconnaître qu'il est devenu singulièrement séduisant avec les progrès de la chirurgie moderne : la radiographie montre les lésions ; l'asepsie et le plombage permettent de faire sans grand danger des interventions économiques telles que l'évidement ou la résection partielle de la tête fémorale ; enfin les résultats orthopédiques et fonctionnels des interventions sur la hanche se sont beaucoup améliorés depuis qu'on a abandonné les larges résections faites par la voie postérieure. En abordant l'articulation par sa partie antéro-externe, on conserve, en effet, la partie de la capsule qui assure sa solidité et qui s'oppose à la luxation secondaire du fémur en haut et en arrière ; ainsi le raccourcissement se trouve réduit à 2 ou 3 centimètres, et l'articulation est assez solide pour donner un bon état fonctionnel.

Objections. — Cependant deux objections très sérieuses se dressent contre l'opération radicale.

La première résulte de la difficulté d'en préciser l'indication. En effet, le traitement opératoire ne donne pas, malgré ses progrès, une restauration fonctionnelle complète de la hanche ; ses résultats sont même inférieurs, en général, à ceux du traitement conservateur terminé par ankylose : la hanche est moins solide, la claudication plus disgracieuse, la capacité de marche moins bonne. Il faudrait donc lui réserver les cas les plus graves, ceux qui risquent d'aboutir à des fistules intarissables, à des récidives indéfinies, ou à un résultat orthopédique mauvais. Or la cure radicale doit se faire à une période relativement précoce, en moyenne, dit-on, vers la fin de la première année, et rien n'est aussi difficile que de faire à ce moment le pronostic exact d'une coxalgie.

On a dit qu'il faut opérer les cas qui ne cèdent pas à huit ou dix mois d'immobilisation, ceux qui se compliquent de crises douloureuses ou d'abcès malgré l'immobilisation, et enfin ceux dans lesquels la radiographie montre des lésions graves et progressives. Mais toutes ces indications sont discutables. On peut voir l'intégrité complète de l'articulation se rétablir après des crises douloureuses et même des abcès ; une coxalgie peut résister à dix mois d'immobilisation et guérir ensuite dans des conditions favorables. Enfin la radiographie elle-même n'est pas un guide suffisamment sûr, particulièrement dans les premières périodes de la coxalgie : elle peut ne pas révéler des lésions graves ; elle peut aussi faire croire à des désordres plus importants que ceux qui existent en réalité. J'ai toujours présente à l'esprit l'histoire d'une fillette chez qui la radiographie montraït des lésions très accentuées du toit du cotyle, et qui a pourtant guéri en conservant tous ses mouvements. En réalité, nous n'avons pas actuellement des éléments de pronostic suffisants pour dire dès les premiers mois d'une coxalgie qu'on peut sacrifier l'articulation sans enlever au malade aucune chance de guérir avec un état fonctionnel meilleur.

Ce sacrifice serait encore acceptable s'il devait donner à coup sûr une guérison définitive de la lésion tuberculeuse, mais ce résultat n'est pas absolument certain. Parmi les observations qui ont été publiées, on relève plusieurs cas de fistules de longue durée ou de réveils tardifs de l'inflammation caractérisés par des abcès ou des déformations, et ce fait n'est pas surprenant si l'on réfléchit aux conditions dans lesquelles l'intervention se fait.

La hanche ne se prête pas bien à l'exploration chirurgicale, à cause de sa situation profonde, de sa texture serrée, de l'étroitesse des voies d'accès et de l'impossibilité d'obtenir l'hémostase provisoire. Il est donc difficile de reconnaître les lésions par l'inspection directe. D'autre part, la radiographie est ici d'un faible secours, car beaucoup de lésions ne donnent aucune image sur les clichés. Il en résulte que, dans les formes diffuses de la coxalgie qui sont de beaucoup les plus fréquentes, l'opérateur est obligé d'aller un peu au hasard, et il est pris dans un dilemme : s'il fait une opération assez large pour qu'elle soit complète, c'est au détriment de l'état fonctionnel ; s'il fait une opération économique, elle risque beaucoup de rester incomplète.

Dans les formes circonscrites, les conditions paraissent d'abord plus favorables, particulièrement lorsque le foyer siège à quelque distance de l'articulation, laissant celle-ci presque intacte. Mais il faut se rappeler combien il est difficile de réaliser l'évidement complet d'une lésion tuberculeuse, parce que ses limites sont généralement irrégulières et qu'elles ne sont pas marquées par des modifications évidentes de la consistance et de la coloration du tissu spongieux. Dans les os dont l'abord est facile, comme le tibia, le calcanéum, il arrive assez souvent que l'évidement reste incomplet ; à la hanche, cet accident doit être encore bien plus fréquent.

De plus l'expérience des autres jointures, telles que le genou, le coude, montre que, même après l'exérèse complète de la lésion osseuse, l'arthrite peut continuer à évoluer, soit parce qu'il existe d'autres foyers, soit parce que la synoviale conserve et propage secondairement l'infection.

Ainsi l'opération sanglante laisse le malade exposé à la récidive ou à la prolongation de sa lésion ; elle lui enlève toutes les chances qu'il peut conserver de garder l'intégrité de sa hanche, et souvent son résultat fonctionnel est moins bon que celui de l'immobilisation.

Elle est, dans ces conditions, difficile à admettre en tant que cure radicale ayant pour but de guérir plus sûrement et plus vite, et on doit la réserver pour les cas où elle se présente comme la condition nécessaire de la guérison.

b. Opération de nécessité. — Dans l'état actuel de la question, les indications de l'opération de nécessité peuvent se ramener à trois, qui sont : l'infection secondaire, les abcès intrapelviens et les séquestres.

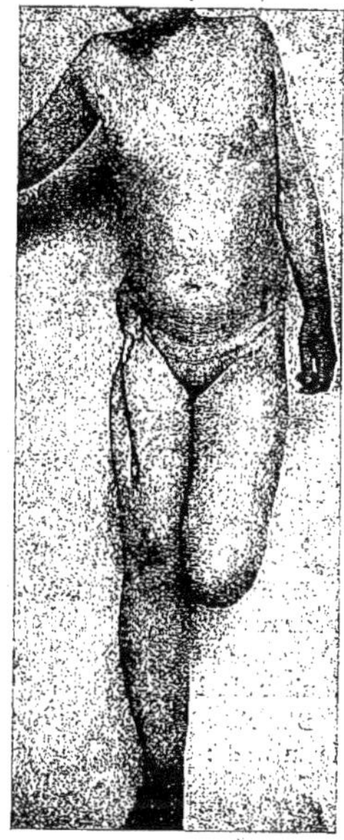

Fig. 56. — Résultat orthopédique et fonctionnel d'une résection de la hanche droite pour ostéo-arthrite tuberculeuse.

L'*infection secondaire* est encore aujourd'hui le plus souvent en cause, bien que sa fréquence ait été bien diminuée par le fait que, d'une façon générale, la coxalgie est soignée aujourd'hui plus tôt et mieux qu'autrefois. Lorsque la fièvre persiste après l'évacuation des abcès et que l'état général s'altère, il est de toute urgence d'assurer le drainage de l'articulation. Les incisions et les drainages périarticulaires donnent en général de mauvais résultats; il vaut mieux faire d'emblée la résection.

Les *abcès intrapelviens* peuvent se résorber quand ils sont petits; mais, lorsqu'on les voit grossir, l'indication d'intervenir devient formelle, car leur évolution naturelle ne peut pas avoir une issue favorable, et leur développement est au contraire l'indice d'altérations graves de l'acétabulum. Pour atteindre ces lésions et obtenir un bon drainage de la collection pelvienne, la résection est encore ici la seule opération possible.

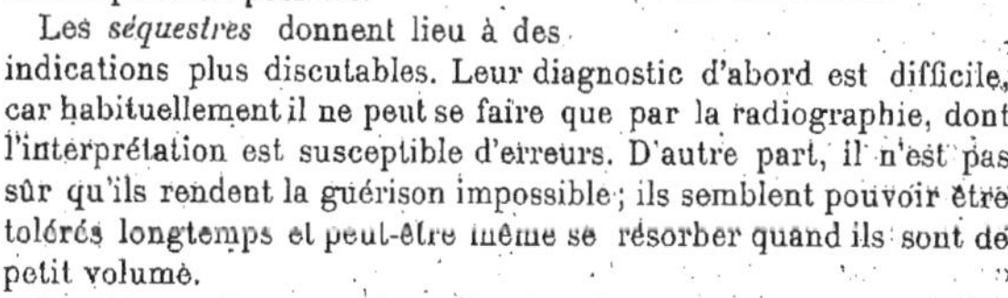

Les *séquestres* donnent lieu à des indications plus discutables. Leur diagnostic d'abord est difficile, car habituellement il ne peut se faire que par la radiographie, dont l'interprétation est susceptible d'erreurs. D'autre part, il n'est pas sûr qu'ils rendent la guérison impossible; ils semblent pouvoir être tolérés longtemps et peut-être même se résorber quand ils sont de petit volume.

L'existence d'un séquestre n'est donc pas une indication formelle d'intervention; celle-ci ne s'impose que lorsqu'il y a de la suppuration indiquant la fin de la période de tolérance, ou bien lorsque la prolongation indéfinie de l'arthrite montre que la lésion reste virulente. Il faut alors opérer sans attendre que l'infection secondaire soit venue compliquer la situation. Lorsque le terrain est bien aseptique et les lésions limitées, on peut s'en tenir à l'évidement suivi de plombage ; mais la résection s'impose quand il y a de l'infection ou des lésions diffuses.

La *résection de la hanche* dans la coxalgie ne doit pas viser seulement à faire une exérèse suffisante des lésions, elle *doit* aussi *donner* une *néarthrose solide*, susceptible d'un bon état fonctionnel.

Les faits réunis récemment par Vincent (1) montrent que ce résultat n'est nullement chimérique.

Un grand nombre de ses malades sont capables de marcher sans appareils, sans béquilles et de gagner leur vie; plusieurs ont une capacité de marche excellente; ils peuvent aller à la chasse, faire de la bicyclette, etc. L'ankylose osseuse est rare, mais l'ankylose fibreuse se montre généralement assez solide pour permettre l'utilisation du membre. Le raccourcissement est parfois limité à 1 ou 2 centimètres; le plus souvent il ne dépasse pas 5 à 6 centimètres.

Une des conditions les plus importantes pour obtenir ces résultats paraît être la conservation des liens fibreux de l'articulation, suivant la méthode d'Ollier. La résection systématique de la capsule actuellement prônée en Allemagne n'est pas nécessaire pour la guérison, et il n'est pas douteux qu'elle doit affaiblir beaucoup la néarthrose. Il est aussi important d'aborder l'articulation par sa face antérieure pour respecter la partie postéro-supérieure de la capsule, qui doit s'opposer à la luxation du moignon fémoral en haut et en arrière et limiter ainsi le raccourcissement.

D'après ces données, le manuel opératoire que nous conseillons est le suivant :

L'articulation est abordée par l'incision de Lorenz, qui part de l'épine iliaque et descend obliquement en dehors en se dirigeant vers le sommet du trochanter. La capsule est incisée crucialement sur sa face antérieure; le col dégagé est sectionné à la cisaille, puis on enlève la tête avec un davier. Il devient alors très facile d'explorer tous les recoins de la hanche, d'évider les foyers osseux, de drainer les abcès, etc. La cavité articulaire est ensuite remplie avec la pâte au xéroforme, la plaie pansée à plat et le membre immobilisé dans un appareil plâtré.

La guérison se fait en général assez vite : au bout de deux mois, le malade est en état de se lever avec des béquilles, et, au bout de six mois en moyenne, les fistules étant à peu près taries, il peut commencer à marcher avec le petit bandage plâtré. L'immobilisation doit être poursuivie longtemps pour éviter les déviations tardives et assurer la solidité de la néarthrose.

(1) Vincent, *Thèse de Lyon*, 1911.

Tuberculose du genou.

L'articulation du genou, avec le développement étendu de sa synoviale, est le siège de prédilection des synovites articulaires. Celles-ci sont assez fréquentes et assez importantes en pratique pour que nous décrivions à part leurs deux formes principales, qui sont la *synovite simple* et l'*hydarthrose tuberculeuse*. Nous étudierons ensuite l'*ostéo-arthrite*, qui présente ici comme à la hanche un grand intérêt en raison des déformations graves qu'elle peut occasionner.

SYNOVITE SIMPLE.

La synovite simple du genou a une entité surtout clinique, car sa bénignité est telle qu'on a rarement l'occasion de vérifier les lésions qui la caractérisent.

Elle est rare chez les jeunes enfants; on la rencontre principalement à partir de douze ou treize ans et jusqu'à l'âge adulte.

Symptômes. — Elle se révèle souvent d'une façon soudaine par un accident qui ressemble à une entorse. A l'occasion d'un faux mouvement, le malade ressent dans le genou une douleur vive qui l'immobilise et parfois le fait tomber. Cet état aigu disparaît généralement assez vite, laissant à sa suite une sensation de gêne un peu douloureuse accompagnée d'un léger gonflement et parfois d'un peu d'hydarthrose, qui durent quelques jours. L'état normal se rétablit alors, mais une récidive se produit, bientôt suivie d'une autre, et la répétition de ces accidents finit par faire naître un état d'inquiétude et de gêne persistantes du membre.

Dans d'autres cas, le début est insidieux; la douleur s'installe peu à peu et persiste, exagérée par la marche et le mouvement, calmée par le repos. Au bout de quelques mois, elle devient assez forte pour déterminer une certaine gêne fonctionnelle : le membre paraît moins fort, les malades ont la sensation que le genou pourrait se disloquer par un faux mouvement; ils marchent avec précaution et boitent parfois légèrement.

L'*examen objectif* montre que la synoviale est un peu épaissie, granuleuse au niveau de l'interligne et douloureuse à la pression en certains endroits. Les mouvements sont conservés ou seulement un peu limités par la douleur; ils s'accompagnent parfois de frottements ou de craquements légers attribuables au dépoli de la synoviale. On note presque toujours une atrophie légère des masses musculaires de la cuisse et du mollet.

Cette affection guérit souvent spontanément ou à la suite d'un traitement simple; elle peut aussi persister très longtemps en gardant son caractère bénin. Sa transformation en ostéo-arthrite est possible, mais elle semble assez rare.

Diagnostic. — Le diagnostic de la synovite simple offre parfois de grandes difficultés. On la confond souvent avec l'*entorse*, mais elle s'en différencie par le peu d'importance de l'accident initial, l'absence de réaction articulaire vive, la répétition fréquente des accidents et l'augmentation lente mais progressive de la gêne et de la faiblesse du membre.

Des synovites d'autre nature, traumatique, rhumatismale, etc., peuvent donner lieu à une symptomatologie semblable, mais elles sont très rares chez l'enfant et s'accompagnent presque toujours de manifestations assez caractéristiques. En l'absence de ces dernières, il faut penser plutôt à la tuberculose.

L'*arthralgie hystérique* pose quelquefois des problèmes de diagnostic très délicats; cependant la douleur est alors plutôt superficielle, cutanée que profonde, et elle a des localisations qui ne correspondent pas aux replis de la synoviale; l'immobilisation, au lieu d'atténuer les symptômes, les aggrave souvent; enfin il n'y a pas d'atrophie des muscles. Malgré ces signes distinctifs, il est souvent prudent de ne pas trancher le diagnostic avant d'avoir observé le malade pendant un certain temps, car il arrive que, chez les névropathes, de véritables synovites s'accompagnent de troubles nerveux semblables à ceux de la névropathie pure.

Traitement. — Le traitement consiste, dans les formes légères, à *mettre le genou au repos* pendant quelques semaines. Si la lésion est déjà ancienne, il faut immobiliser l'articulation avec une genouillère rigide pendant trois à six mois. Enfin, dans les formes particulièrement tenaces, il ne faut pas hésiter à appliquer un bandage plâtré pendant trois mois; le traitement est ensuite poursuivi avec la genouillère jusqu'à la guérison complète.

HYDARTHROSE TUBERCULEUSE.

L'hydarthrose tuberculeuse peut se rencontrer à tous les âges; elle est cependant plus fréquente dans la seconde enfance et surtout dans l'adolescence.

Anatomie pathologique. — Elle est caractérisée par la formation dans la cavité articulaire d'un épanchement séreux dont l'abondance est très variable. Ordinairement le liquide est peu abondant, sans tension ; il peut cependant, dans les cas anciens, atteindre un volume considérable et distendre les culs-de-sac de la synoviale. Ce liquide, généralement séreux, jaunâtre, est tantôt clair et limpide, tantôt troublé par des éléments lymphoïdes. Quelquefois il renferme des dépôts fibrineux analogues aux grains riziformes.

La synoviale conserve parfois son aspect normal, elle est seulement épaissie, infiltrée par de l'œdème ; plus souvent on la trouve congestionnée, tapissée de granulations grises, transparentes, dont le volume varie d'un grain de mil à un petit pois. Enfin, mais cela est assez rare chez l'enfant, on peut y trouver de gros nodules solitaires ou bien des végétations arborescentes.

Le reste de l'articulation n'est pas altéré ; les cartilages sont normaux, mais souvent les ligaments sont un peu relâchés.

Symptômes. — Cliniquement, l'hydarthose tuberculeuse se fait remarquer par son *évolution insidieuse et torpide*.

Elle débute sans aucune réaction, et c'est souvent par hasard que l'on découvre la tuméfaction du genou. Celle-ci reste pendant longtemps le seul symptôme ; elle présente dans son volume des variations assez grandes qui ont la particularité de se faire irrégulièrement sans être provoquées par la fatigue, la marche ou un accident quelconque. L'indolence est complète ; les mouvements ne sont pas réduits, et la fonction de l'articulation est conservée ; tout au plus le malade ressent-il une légère faiblesse dans son membre malade.

A l'*examen*, le genou est déformé par l'effacement des méplats périrotuliens ; quand l'hydarthrose est abondante, les culs-de-sac distendus se dessinent sous la peau. La perception de la fluctuation et du choc rotulien est généralement facile. Il y a presque toujours une atrophie notable du quadriceps fémoral, et, à la longue, il se produit un certain relâchement du genou.

L'hydarthrose tuberculeuse n'a aucune tendance à guérir spontanément. Non traitée, elle s'accroît peu à peu et devient gênante par la distension de la synoviale et par la diminution de la force qui résulte du relâchement des ligaments et de l'atrophie réflexe du quadriceps. De même que la synovite sèche, elle conserve généralement longtemps son caractère de bénignité, et son évolution vers la tumeur blanche paraît être assez rare.

Diagnostic. — Le diagnostic de l'hydarthrose tuberculeuse est généralement facile : son développement spontané, son indolence, son évolution chronique, sa résistance aux moyens ordinaires de traitement la différencient assez bien des autres épanchements articulaires. Seule l'*hydarthrose syphilitique* se présente avec des caractères semblables, mais elle est généralement bilatérale, et elle s'accompagne souvent d'autres lésions spécifiques ; dans les cas douteux, on peut rechercher par la radiographie l'hyperostose diaphysaire caractéristique de la syphilis, soit sur les os de la jambe malade, soit sur le reste du squelette.

Les difficultés deviennent bien plus grandes lorsque la tuberculose se greffe secondairement sur une arthrite infectieuse, blennorragique, rhumatismale ou traumatique, etc. C'est alors la prolongation anormale de l'épanchement, malgré un traitement approprié qui est le principal élément du diagnostic.

Traitement. — Le traitement de l'hydarthrose tuberculeuse est simple chez les enfants; l'*immobilisation* suffit presque toujours pour faire résorber l'épanchement et obtenir une guérison complète, avec retour des mouvements. Dans les formes légères, on peut la réaliser avec une simple genouillère rigide; mais, pour peu que l'affection semble un peu grave, il vaut mieux mettre un bandage plâtré pendant trois à six mois et continuer ensuite l'immobilisation avec la genouillère jusqu'à la guérison complète.

La *ponction* n'est indiquée que dans les hydarthroses anciennes, abondantes, qui résistent à l'immobilisation. On enfonce le trocart au milieu du grand cul-de-sac, en le dirigeant obliquement en bas et en arrière, sous la rotule. Après l'évacuation du liquide, on injecte 5 à 10 centimètres cubes de glycérine iodoformée au dixième, puis on reprend l'immobilisation.

Lorsque la guérison paraît obtenue, il faut encore surveiller le genou attentivement pendant plusieurs mois, car les récidives ne sont pas rares. Pour cette raison aussi, il ne faut pas chercher à obtenir d'une façon précoce le retour des mouvements et le développement du quadriceps.

OSTÉO-ARTHRITE.

L'ostéo-arthrite du genou a sa plus grande fréquence de quatre à sept ans; mais on peut l'observer dès le bas âge, et jusque chez l'adulte.

Anatomie pathologique. — L'ostéo-arthrite tuberculeuse du genou se présente habituellement sous deux formes, la forme fongueuse et la forme sèche. Les lésions osseuses sont sensiblement les mêmes dans les deux cas, et le caractère différent des lésions résulte surtout de l'état de la synoviale et des parties molles.

a. Lésions des parties molles. — Au début, il y a souvent une hydarthrose plus ou moins abondante; mais celle-ci ne tarde pas à disparaître.

Dans la *forme fongueuse,* on trouve des fongosités dans les replis de la synoviale et surtout dans le grand cul-de-sac; les parties molles voisines sont infiltrées par de l'œdème; les ligaments sont relâchés, ramollis, et l'articulation présente souvent une mobilité anormale très accentuée.

Dans la *forme sèche*, les fongosités sont peu abondantes, maigres; la synoviale est seulement rouge, vascularisée, un peu épaissie, et elle montre une tendance marquée à faire de la sclérose et des adhérences. Les ligaments sont tendus, rétractés.

Les *abcès* peuvent se former sur toute la périphérie de l'articulation ; leurs sièges de prédilection sont sur les faces antérieure et postérieure de la jointure. En avant, on les trouve surtout autour du grand cul-de-sac synovial ; ils se développent profondément sous le quadriceps en remontant plus ou moins haut, ou bien ils fusent latéralement. On les voit aussi se développer sur les côtés de la rotule, ou plus bas sur le tibia ; ils deviennent alors bientôt sous-cutanés. En arrière les abcès se forment profondément dans le creux poplité ; de là leur migration se fait généralement en dehors ou en dedans, le long des tendons des muscles fléchisseurs, ou bien profondément dans le mollet, en suivant le trajet des vaisseaux et des nerfs.

b. Lésions osseuses. — Les lésions osseuses primitives se trouvent principalement sur le tibia et le fémur ; elles sont rares sur la rotule. Ces lésions peuvent revêtir toutes les formes de la tuberculose osseuse ; nous rappellerons seulement la fréquence relativement grande des gros séquestres caséeux en forme de coin qui se présentent à ce niveau avec leur aspect le plus typique.

Les lésions secondaires peuvent atteindre les trois os, mais elles ont leur siège de prédilection à la partie postérieure de l'articulation, parce que c'est là que les surfaces articulaires ont leur rapport les plus intimes. L'ulcération de pression envahit donc surtout la moitié postérieure des condyles fémoraux ; elle est généralement un peu moins développée sur les tubérosités du tibia.

Il se produit de plus, très souvent, un ramollissement de la diaphyse qui s'étend assez loin surtout sur le tibia et qui permet le développement de déformations compensatrices lorsque l'articulation se met en attitude vicieuse. Sur le tibia, c'est une coudure dont le sommet, dirigé en arrière ou en arrière et en dehors, est à environ 4 centimètres au-dessous de l'interligne articulaire. Sur le fémur, c'est une courbure à convexité antérieure qui s'étend au tiers inférieur de la diaphyse et qui a pour effet de porter l'épiphyse en arrière, tandis que la diaphyse fait une saillie anormale en avant.

Les formes osseuses de la tuberculose du genou se compliquent aussi presque constamment de *troubles de croissance*, parce que les cartilages de conjugaison fertiles du membre inférieur se trouvent à proximité des lésions.

En général, c'est l'excitation de ces cartilages qui domine du moins pendant l'évolution de l'arthrite ; il en résulte un allongement anormal plus fréquent et plus important sur le fémur, où il atteint 1 à 2 centimètres, et quelquefois davantage. Cet allongement peut persister après la guérison ; mais plus souvent, quand l'affection se prolonge, les cartilages de conjugaison finissent par être envahis ou stérilisés, et il se fait un raccourcissement. Celui-ci est plus fréquent sur le tibia ; quelquefois il compense l'allongement du fémur ; souvent il finit par l'emporter sur lui.

On peut observer aussi des troubles de croissance partiels résultant de la destruction des cartilages de conjugaison en des points limités. Cela est assez fréquent sur le tibia, dont l'épiphyse a peu d'épaisseur ; la lésion porte alors sur l'une des tubérosités, et la croissance de celle qui est restée saine détermine une déviation latérale. Sur le fémur, c'est surtout la partie postérieure du cartilage de conjugaison qui est menacée, particulièrement dans les cas où le tibia est subluxé en arrière. La croissance se poursuit alors dans la partie antérieure des condyles, dont l'allongement exagère la déformation.

c. Déformations. — Ces divers éléments se combinent avec l'action prédominante des muscles fléchisseurs et le relâchement des ligaments pour produire des déformations dont voici les principales variétés.

Le premier degré est l'*inflexion juxta-épiphysaire du tibia*, caractérisée par la coudure de cet os à sommet postéro-externe.

Vient ensuite la *subluxation pathologique*, dans laquelle le plateau tibial glisse légèrement en arrière, pour venir en contact avec la partie postérieure des condyles; on observe alors généralement une destruction ou une atrophie de la partie postérieure du plateau tibial, et presque toujours aussi un certain degré d'inflexion du tibia.

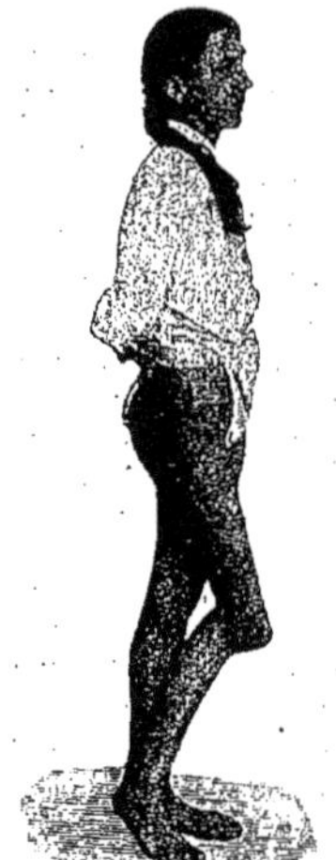

Fig. 57. — Ostéo-arthrite tuberculeuse du genou. Luxation du tibia en arrière et saillie anormale du fémur (d'après Villemin).

Si ce déplacement augmente, on a la *luxation complète* : le tibia vient s'articuler avec la face postérieure du fémur ; les condyles croissent en avant de lui et présentent même parfois un allongement anormal.

Les *déviations latérales* en genu valgum ou varum ne sont pas rares ; elles résultent soit de l'effondrement d'un condyle ou d'une des tubérosités du tibia, soit des troubles de croissance consécutifs à une lésion localisée du cartilage de conjugaison.

Symptômes. — Le début de l'ostéo-arthrite du genou est presque toujours insidieux; l'attention est éveillée par la claudication, la raideur ou la tuméfaction du genou. On observe parfois de l'hydarthrose, mais celle-ci ne tarde pas à disparaître pour faire place aux symptômes de la période d'état.

Dans la *forme fongueuse*, le genou est tuméfié, tantôt par l'épaississement des extrémités osseuses, tantôt par le développement des masses fongueuses, dont le contour se dessine sous la peau, tantôt enfin par un œdème diffus, blanc lisse, qui donne l'aspect caractéristique de la tumeur blanche.

Dans la *forme sèche*, la tuméfaction est nulle ou peu accentuée, et la maladie s'accuse par les autres signes, qui sont d'ailleurs communs aux deux formes.

La douleur et l'impotence fonctionnelle sont très variables; elles peuvent être presque nulles ou atteindre un degré très accentué. L'amaigrissement du membre est constant et précoce, même chez les malades qui peuvent encore marcher. Il atteint son maximum à la cuisse au niveau du quadriceps.

Les mouvements sont toujours plus ou moins limités dès le début, mais ils peuvent conserver longtemps une certaine amplitude. Il est rare que le genou reste en rectitude; presque toujours, la contracture des muscles fléchisseurs détermine une attitude vicieuse en flexion qui peut atteindre 45°, l'angle droit, et même aller au delà. Assez souvent cette déformation est compliquée par un certain degré de genu valgum attribuable à l'action prédominante du biceps. Dans les formes qui s'accompagnent d'un relâchement important des ligaments, il arrive aussi que le poids de la jambe et du pied entraîne la partie inférieure du membre en rotation externe.

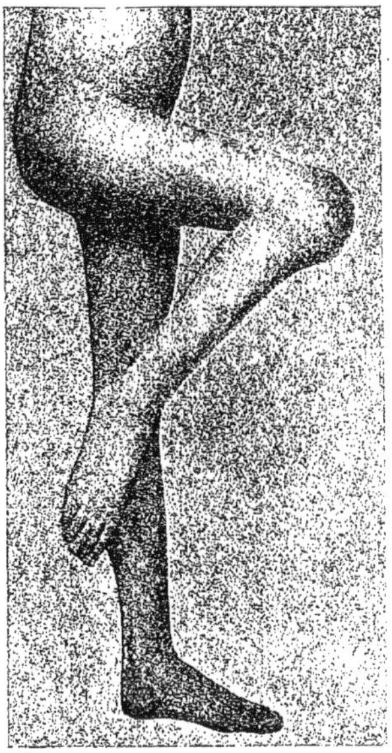

A UNE PÉRIODE AVANCÉE, les *déformations* du squelette font apparaître de nouveaux symptômes. L'allongement anormal du fémur devient appréciable à la vue, et il peut occasionner une gêne fonctionnelle réelle lorsque les malades sont en état de marcher. La subluxation se traduit par une exagération du relief du genou : on voit et on sent la face inférieure des condyles se dessiner sous la peau; le plateau tibial, déplacé en arrière, est par contre difficile à sentir. L'inflexion juxta-épiphysaire du tibia produit une déformation analogue, mais on distingue une coudure du tibia qui siège à 4 centimètres environ au-dessous du plateau tibial et dont le sommet se dirige en arrière et en dehors; la tête du péroné fait un relief anormal au côté externe du genou.

Fig. 58. — Ostéo-arthrite tuberculeuse du genou droit. Flexion à angle aigu, subluxation du tibia en arrière. Rotation légère de la jambe en dehors.

Les *abcès* sont faciles à reconnaître lorsqu'ils se forment en avant; au contraire, les collections développées dans le creux poplité sont souvent méconnues, et il est nécessaire de faire toujours un examen systématique de cette région.

Évolution. — L'évolution des ostéo-arthrites du genou varie beaucoup suivant la gravité des lésions et la précocité du traitement. Les FORMES LÉGÈRES, traitées à temps, peuvent guérir avec *conservation intégrale des mouvements*. Les FORMES plus GRAVES aboutissent à une *ankylose* plus ou moins serrée, dont le résultat fonctionnel est bon si le genou est en rectitude ou fléchi à moins de 10 ou 15°.

Chez les jeunes sujets, cette ankylose reste longtemps fibreuse, de

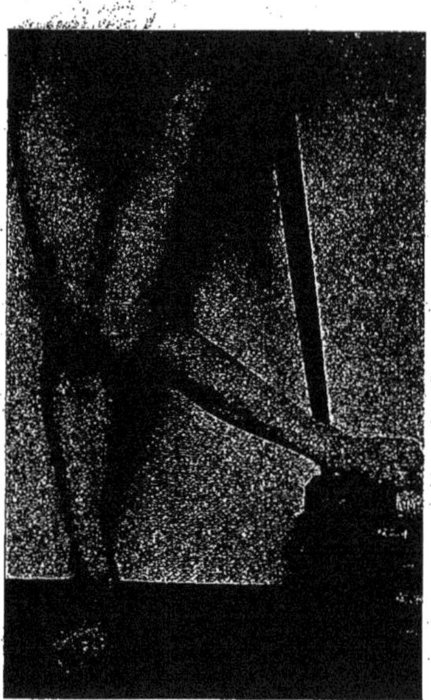

Fig. 59. — Ostéo-arthrite tuberculeuse du genou. Déviation accentuée en genu valgum.

sorte que les malades sont exposés à des déformations tardives et particulièrement à la récidive de l'attitude vicieuse en flexion. Il est donc nécessaire d'exercer une surveillance très prolongée.

Quelquefois l'ankylose se limite à l'articulation fémoro-rotulienne, la grande articulation tibio-fémorale conservant une certaine mobilité. Il en résulte une symptomatologie particulière : le genou peut accomplir des mouvements de flexion qui ne dépassent pas 5 à 10° ; mais l'extension active est rendue impossible par l'immobilisation de la rotule, qui annihile l'action du quadriceps. Dans ces mais ils peuvent conserver longtemps une certaine amplitude. Il est rare que le genou reste en rectitude; presque toujours, la contracture des muscles fléchisseurs détermine une attitude vicieuse en flexion qui peut atteindre 45°, l'angle droit, et même aller au delà. Assez souvent cette déformation est compliquée par un certain degré de genu valgum attribuable à l'action prédominante du biceps. Dans les formes qui s'accompagnent d'un relâchement important des ligaments, il arrive aussi que le poids de la jambe et du pied entraîne la partie inférieure du membre en rotation externe.

A UNE PÉRIODE AVANCÉE, les *déformations* du squelette font apparaître de nouveaux symptômes. L'allongement anormal du fémur devient appréciable à la vue, et il peut occasionner une gêne fonctionnelle réelle lorsque les malades sont en état de marcher. La subluxation se traduit par une exagération du relief du genou : on voit et on sent la face inférieure des condyles se dessiner sous la peau; le plateau tibial, déplacé en arrière, est par contre difficile à sentir. L'inflexion juxta-épiphysaire du tibia produit une déformation analogue, mais on distingue une coudure du tibia qui siège à 4 centimètres environ au-dessous du plateau tibial et dont le sommet se dirige en arrière et en dehors; la tête du péroné fait un relief anormal au côté externe du genou.

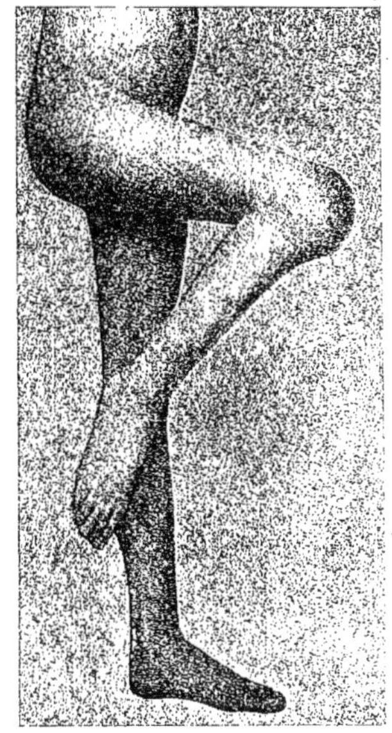

Fig. 58. — Ostéo-arthrite tuberculeuse du genou droit. Flexion à angle aigu, subluxation du tibia en arrière. Rotation légère de la jambe en dehors.

Les *abcès* sont faciles à reconnaître lorsqu'ils se forment en avant; au contraire, les collections développées dans le creux poplité sont souvent méconnues, et il est nécessaire de faire toujours un examen systématique de cette région.

Évolution. — L'évolution des ostéo-arthrites du genou varie

En général, les malades peuvent se lever et marcher avec des béquilles sans appuyer le pied malade à terre.

Dans les formes graves, suppurées, où l'application du bandage plâtré n'est pas possible, l'immobilisation peut encore être réalisée par le décubitus avec extension continue, comme nous l'indiquerons plus loin.

A la *période de convalescence*, on peut se servir d'*appareils amovibles*. Le plus simple est une demi-gouttière en plâtre, en celluloïde ou en aluminium (fig. 61), qui s'étend du tiers inférieur de la jambe au tiers supérieur de la cuisse, et sur laquelle le membre est fixé avec une bande élastique en caoutchouc, ou par une bande de crêpe Velpeau. On peut aussi à ce moment faire usage

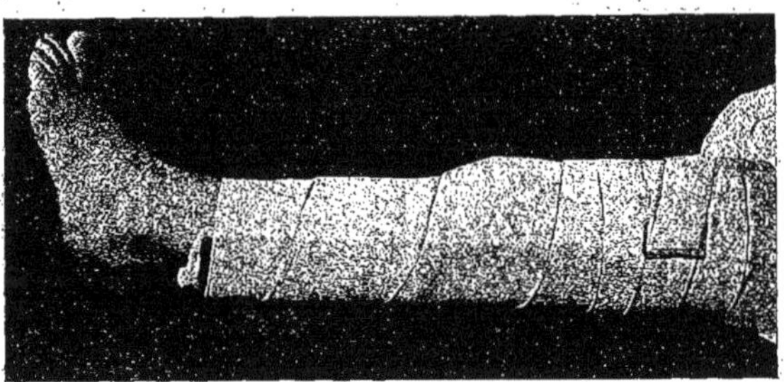

Fig. 61. — Appareil élastique pour combattre la flexion du genou à la suite des ostéo-arthrites tuberculeuses.

du tuteur de Hessing. Enfin, plus tard, lorsque la guérison est à peu près complète, la simple genouillère rigide est suffisante.

Il est toujours nécessaire de poursuivre l'immobilisation longtemps, bien après la guérison apparente, même dans les cas où l'on espère conserver les mouvements. Ceux-ci ne doivent revenir que lentement, tardivement. On peut chercher à combattre l'atrophie du quadriceps par le massage, l'électrisation dès que l'affection est sortie de la période d'état; mais les exercices actifs et passifs de l'articulation ne doivent être entrepris que beaucoup plus tard, et avec beaucoup de prudence.

Adjuvants. — Par sa situation superficielle, le genou se prête très bien à l'emploi des adjuvants de l'immobilisation : pointes de feu, ignipuncture, injections intra-articulaires de glycérine iodoformée ou de naphtol camphré. Ces injections peuvent se faire soit dans la grande cavité articulaire, en ponctionnant le grand cul-de-sac, comme nous l'avons indiqué plus haut, soit dans l'épaisseur même des masses fongueuses. D'après notre expérience, tous ces moyens n'ont pas une action bien nette sur la longueur de la maladie, ni sur ses résultats; ils risquent par contre de devenir une cause grave d'infection s'ils ne sont pas employés avec une asepsie rigoureuse.

Traitement des attitudes vicieuses. — Ce traitement doit être envisagé à la période d'état et après la guérison de l'arthrite.

A la période d'état, les déviations peuvent être corrigées soit par l'extension continue, soit par le redressement par étapes.

L'extension continue se fait au moyen d'une guêtre ou d'un bandage adhésif remontant jusqu'en haut du mollet et d'une contre-extension appliquée à la racine de la cuisse. Pour éviter d'augmenter la subluxation, il faut soutenir la jambe au moyen d'un petit hamac supporté par un arceau et exercer la traction dans l'axe même de la jambe; de cette façon, le poids de la cuisse tend à repousser les condyles en arrière et à éviter ainsi la subluxation. S'il existe des déviations latérales, on peut aussi les combattre par des tractions appropriées.

Lorsqu'il n'est pas possible d'appliquer l'extension continue, on peut faire le redressement par étapes: on immobilise le membre dans un bandage plâtré en lui donnant la meilleure position possible sans faire de manœuvres violentes, et on renouvelle ce bandage au bout de quatre à six semaines en augmentant un peu le redressement, qui se complète ainsi généralement en trois ou quatre séances.

Lorsque la contracture des muscles fléchisseurs se reproduit violente et persistante, on a discuté l'indication de sectionner les tendons de ces muscles. Cette opération a été recommandée encore récemment par M. Kirmisson. D'après notre expérience, les résultats qu'elle donne ne sont pas durables, les tendons se reconstituent, et bientôt la tendance à la flexion reparaît aussi forte qu'au début.

Après la *guérison de l'arthrite*, la lutte contre les attitudes vicieuses reste une question difficile et importante.

En général, la contracture des fléchisseurs se prolonge bien au delà de la période d'état, et il n'est pas rare de voir des flexions tardives se faire plusieurs mois après la guérison apparente. Pour les prévenir, il faut, comme nous l'avons dit précédemment, poursuivre l'immobilisation très longtemps et surveiller encore les malades quand ils sont laissés libres.

Les déformations récentes peuvent être traitées, comme à la période d'état, par l'extension continue ou le redressement par étapes.

Les déformations anciennes résistent généralement à ces moyens. Lorsqu'il s'agit d'ankyloses fibreuses, on peut en faire le redressement forcé sous anesthésie; mais cette méthode a des inconvénients réels : elle risque de réchauffer l'arthrite et de provoquer des abcès; elle peut aussi exagérer la subluxation et les inflexions du tibia et du fémur. Aussi est-il préférable d'attendre, pour les corriger, le moment où l'ankylose est devenue très solide, ce qui se produit en général vers l'âge de douze à treize ans.

L'intervention que l'on fait alors varie suivant le degré de la flexion. Lorsque l'angle formé par le genou est obtus, ce qui est le cas de beaucoup le plus fréquent, l'ostéoclasie ou l'ostéotomie sus-condylienne d'Ollier donnent d'excellents résultats. La déformation compensatrice qui se fait au niveau de la section osseuse est peu visible; elle s'efface même avec le temps, et elle n'occasionne pas un raccourcissement appréciable du membre.

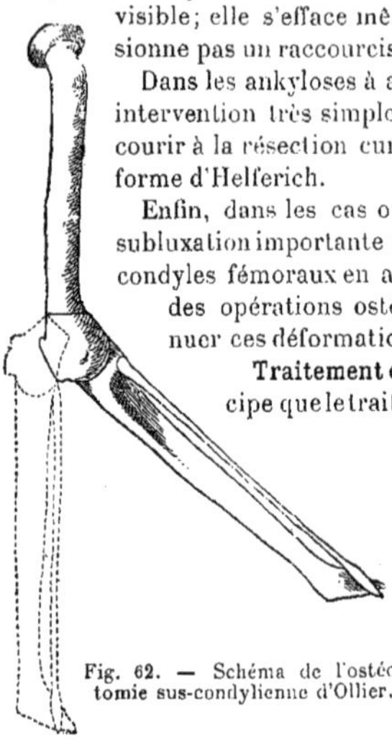

Dans les ankyloses à angle droit ou à angle aigu, cette intervention très simple n'est plus possible, et il faut recourir à la résection cunéiforme ou à la résection trochléiforme d'Helferich.

Enfin, dans les cas où la flexion est compliquée d'une subluxation importante du tibia et d'un relief accentué des condyles fémoraux en avant, on peut être obligé de faire des opérations ostéoplastiques complexes pour atténuer ces déformations, tout en redressant le membre.

Fig. 62. — Schéma de l'ostéotomie sus-condylienne d'Ollier.

Traitement opératoire. — Il faut poser en principe que le traitement conservateur doit être continué aussi longtemps qu'il semble capable d'assurer la guérison.

Les opérations économiques précoces telles que la *synovectomie*, l'*arthrectomie*, ne nous semblent pas recommandables. Dans les formes synoviales, elles sont inutiles, car on peut obtenir la guérison à moins de frais et avec un meilleur résultat par le traitement conservateur ; dans les formes osseuses, elles sont insuffisantes pour les mêmes raisons que nous avons exposées à propos de la hanche.

Il faut faire une exception pour les cas de lésions juxta-articulaires siégeant sur l'extrémité supérieure du tibia et accompagnées d'une réaction articulaire légère. L'évidement du foyer est alors possible sans intéresser l'articulation, et cette intervention peut prévenir le développement d'une arthrite de voisinage ou en atténuer singulièrement la gravité.

Résection. — Les *indications de la résection* diffèrent beaucoup suivant l'âge des malades. Chez les jeunes sujets, les résultats orthopédiques de cette opération sont généralement mauvais : l'ankylose reste fibreuse, et le membre est exposé à des déviations tardives; on risque de plus d'occasionner des troubles de croissance importants, si les cartilages de conjugaison sont atteints.

Il faut donc proscrire absolument la résection avant l'âge de douze ans. D'ailleurs, avant cet âge, les grosses lésions séquestrales sont rares, et les infections secondaires peuvent être traitées utilement par l'arthrotomie et le drainage.

Après douze ans, les résultats orthopédiques de la résection du genou sont généralement bons, à condition de respecter les cartilages de conjugaison; d'autre part, les grosses lésions séquestrales deviennent plus communes.

Cependant la résection comporte encore certains aléas : le shock opératoire n'est pas toujours bien supporté par les malades qui ont de petites lésions latentes du poumon; la consolidation du genou peut rester incomplète, et le résultat fonctionnel est alors défectueux; d'autre part, l'immobilisation arrive souvent à guérir dans de bonnes conditions des lésions même graves, compliquées de suppuration. Il faut donc toujours en faire d'abord un essai prolongé, et réserver l'intervention pour les cas où on est en droit de soupçonner l'existence d'une lésion irrémédiable des os, parce que les abcès se reproduisent, l'inflammation ne s'éteint pas, ou un séquestre se révèle par l'examen clinique ou la radiographie.

Le *manuel opératoire* de la résection intra-épiphysaire du genou est le suivant :

L'articulation est découverte par l'incision en **H** d'Ollier. On excise le cul-de-sac sous-tricipital, les ménisques et toute la partie accessible de la synoviale; ensuite, avec la scie ou le couteau ostéotome, on sectionne les surfaces articulaires par couches minces pour suivre pas à pas les lésions jusqu'au cartilage de conjugaison, qu'il faut respecter. Les extrémités osseuses et la cavité synoviale sont ensuite remplies avec la pâte au xéroforme, et on referme la plaie. La suture osseuse est le plus souvent inutile. Le membre est immobilisé dans un bandage plâtré pendant quatre à six mois, au bout desquels la consolidation est généralement achevée.

Ostéomyélite du tibia.

Le tibia est une des localisations les plus fréquentes de l'ostéomyélite; c'est sur lui que cette affection revêt la forme la plus typique et qu'elle pose les problèmes de diagnostic et de traitement les plus intéressants. En l'étudiant avec quelques détails, nous pourrons donc donner une idée d'ensemble de l'ostéomyélite des os longs des membres.

Étiologie. — On considère aujourd'hui l'ostéomyélite comme une INFECTION OSSEUSE NON SPÉCIFIQUE, dont l'agent le plus ordinaire est le staphylocoque doré, mais qui peut être causée aussi par d'autres microbes et en particulier par le staphylocoque blanc, le streptocoque et le pneumocoque.

Leur *porte d'entrée* est souvent ignorée, mais parfois on la découvre dans une lésion de la peau ou des muqueuses. C'est ainsi que le furoncle, les plaies ou les ulcérations banales infectées, la pyodermite des nourrissons, l'infection ombilicale et même parfois des plaies chirurgicales infectées peuvent devenir le point de départ de l'ostéomyélite. Parmi les muqueuses, ce sont surtout celles de la région bucco-pharyngée qui se trouvent en cause : telles sont les ulcérations des gencives au moment de l'éruption des dents, l'adénoïdite, l'amygdalite, les otites ; la muqueuse gastro-intestinale est aussi souvent la porte d'entrée de l'infection chez les nouveau-nés.

La circonstance étiologique la plus importante à relever est *l'état de croissance du squelette.* L'ostéomyélite est essentiellement une maladie de l'enfance et de l'adolescence. L'extrême activité de la moelle osseuse qui résulte de l'état physiologique de la croissance en fait le lieu de prédilection des germes infectieux qui ont pénétré dans le sang. L'ostéomyélite peut donc se rencontrer à toutes les périodes du développement. Les relevés de Braquehaye montrent qu'elle a trois maximum de fréquence, le premier vers l'âge d'un an, le second autour de dix ans, et le troisième vers quinze ans. Il faut retenir cette fréquence de l'ostéomyélite chez les nourrissons ; nous savons aujourd'hui que le plus grand nombre des arthrites suppurées que l'on observe à cet âge ont une ostéomyélite pour point de départ ; nous l'avons montré déjà à propos de la hanche.

Le *traumatisme* a souvent une influence assez nette sur le développement des accidents : il s'agit tantôt d'une contusion directe, tantôt d'une chute réalisant les conditions de l'entorse juxta-épiphysaire d'Ollier.

L'exposition au *froid* et à l'humidité paraît quelquefois aussi avoir une influence décisive sur l'apparition des accidents. Enfin il faut mentionner encore que l'ostéomyélite est particulièrement fréquente en certaines *saisons*, au début de l'automne et du printemps.

Anatomie pathologique. — L'ostéomyélite est un phlegmon de l'os : sa lésion essentielle est l'inflammation des éléments vivants de l'os, suivie d'une mortification plus ou moins étendue de la substance osseuse elle-même. Mais, tandis que, dans le phlegmon des parties molles, l'élimination des résidus de l'inflammation et la réparation des tissus sont chose relativement facile, dans l'ostéomyélite elles sont rendues longues et difficiles parce que les tissus mortifiés sont des séquestres et que l'os n'a pas une faculté de réparation très considérable. Il faut donc distinguer dans l'étude des lésions deux phases : l'*ostéomyélite aiguë*, ou *phase de destruction*, et l'*ostéomyélite prolongée*, ou *phase de réparation*.

1° **Ostéomyélite aiguë.** — L'ostéomyélite aiguë se développe de préférence dans les régions où l'état de croissance maintient l'activité nutritive de l'os à son maximum d'activité. Dans les os longs, ces sièges de prédilection se trouvent au voisinage des cartilages de conjugaison; c'est pourquoi cette maladie est essentiellement une lésion des extrémités osseuses, une *ostéite juxta-épiphysaire*, suivant le nom très expressif que lui avait donné Ollier. En général, c'est l'extrémité la plus fertile qui est le plus souvent atteinte ; au tibia, cette inégalité est toutefois peu évidente, le cartilage conjugal inférieur participant à la croissance pour une part presque aussi grande que le cartilage supérieur.

Dans un os en voie de croissance, on peut distinguer deux centres d'activité cellulaire : l'un se trouve sous le périoste au niveau de la couche ostéogène d'Ollier, l'autre siège profondément sur la face diaphysaire du cartilage de conjugaison, dans le tissu spongieux qui forme le bulbe de l'os. Suivant que l'infection se développe dans l'un ou l'autre de ces sièges, on peut distinguer deux variétés anatomiques : l'*ostéopériostite* et l'*ostéomyélite proprement dite*.

Ostéopériostite. — Cette variété est caractérisée par l'inflammation des cellules médullaires, qui forment à la face profonde du périoste la *couche ostéogène* d'Ollier. La lésion se développe surtout en surface, et souvent le tissu cortical sous-jacent reste indemne, ou bien il présente seulement des altérations superficielles et limitées. Cependant il peut aussi être atteint dans toute son épaisseur et sur une grande étendue.

On peut, d'après la virulence de l'infection, en distinguer trois formes qui sont l'ostéopériostite hyperostosante, l'ostéopériostite suppurée circonscrite et l'ostéopériostite diffuse.

Dans l'*ostéopériostite hyperostosante*, l'infection, très atténuée, se borne à exciter les propriétés ostéoformatives du périoste. Celui-ci est d'abord épaissi, infiltré, en sève ; il ne tarde pas à produire des couches osseuses nouvelles qui forment une hyperostose. Celle-ci est quelquefois circonscrite et épaisse, formant une véritable exostose ; plus souvent elle est étalée en plaque ou en virole et recouvre une grande surface de l'os malade.

L'*ostéopériostite suppurée circonscrite* se présente habituellement sous la forme suivante. Un abcès de volume variable est développé à la surface de l'os ; il est limité en dehors par les tissus parostaux et fuse quelquefois dans les muscles et jusque sous la peau. Le périoste est détruit sur l'étendue d'une pièce de 0 fr. 50 ou de 1 franc. L'os est quelquefois normal ; il présente plus souvent une altération superficielle : sa surface alors est irrégulière, recouverte de petites saillies papillaires comparables à celles de la langue du chat, et elle est parsemée de petits points rouges qui correspondent à l'agrandissement des canalicules de Havers. Le tissu osseux cortical est ramolli sur une faible épaisseur ; en le grattant avec la curette, on creuse une cupule profonde de 2 ou 3 millimètres, puis on arrive sur l'os sain ; quelquefois la lésion est un peu plus profonde, et on peut alors trouver un petit séquestre du volume d'un pois ou d'un haricot.

L'*ostéopériostite diffuse* correspond à ce qu'on appelait autrefois la périostite phlegmoneuse.

L'inflammation débute à la face profonde du périoste, près d'une des extrémités de l'os, et s'étend rapidement à une grande étendue de la diaphyse suivant sa longueur et sa circonférence. A la période d'état, on trouve un vaste abcès sous-périostique dans lequel l'os dénudé baigne largement. Le périoste décollé est réduit à une membrane mince, parfois difficile à distinguer des tissus parostaux qui forment la paroi externe de l'abcès ; il est souvent perforé, ce qui permet au pus de fuser entre les muscles. Malgré ces altérations, il conserve généralement ses propriétés ostéogéniques, et il reste capable de produire de l'os en abondance, et même d'édifier de toutes pièces une nouvelle diaphyse.

La moelle reste généralement indemne; en faisant la trépanation exploratrice, on trouve quelquefois un élargissement du canal médullaire et une congestion anormale de la moelle, indices d'une certaine participation de ce tissu aux accidents inflammatoires dont l'os est le siège. Mais il n'y a pas de suppuration, et cet état de la moelle est bien différent de celui qu'on rencontre dans l'ostéomyélite proprement dite.

Le tissu osseux conserve aussi le plus souvent sa vitalité, malgré sa dénudation étendue et le contact du pus. Il peut cependant être le siège de nécroses plus ou moins étendues. En général, les séquestres qui se forment alors se trouvent à la surface de l'os; ils sont minces, limités aux couches superficielles de la corticale, et généralement peu étendus. Mais il peut se faire aussi des nécroses étendues à toute la paroi de l'os et à presque toute la longueur de la diaphyse.

La *pathogénie* de ces grands séquestres peut assurément prêter à la discussion. Lorsque le canal médullaire n'a pas été ouvert par le chirurgien, on peut se demander s'il s'agit bien d'une ostéopériostite et non d'une ostéomyélite. Quand la trépanation exploratrice a été faite, on peut encore attribuer la nécrose profonde à l'infection secondaire de la moelle. Nous reviendrons sur ce point à propos du traitement. Nous dirons seulement ici qu'à notre avis il n'est pas impossible que l'ostéopériostite produise à elle seule des nécroses étendues et profondes. Les rapports nutritifs de l'os avec le périoste sont suffisamment intimes pour que son imprégnation par des substances toxiques élaborées à sa surface soit possible, et que sa mortification s'ensuive si ces toxines ont une virulence suffisante.

Ces formes graves d'ostéopériostite s'accompagnent souvent d'une réaction articulaire. Celle-ci est également fréquente au genou et au cou-de-pied; elle se caractérise par un épanchement séreux ou louche qui va rarement jusqu'à la suppuration. La guérison spontanée de ces arthrites est presque la règle, mais il peut en résulter soit de la laxité articulaire, soit de la raideur ou même une véritable ankylose.

Ostéomyélite proprement dite. — Dans cette variété, qui est la plus fréquente, l'inflammation se développe profondément dans le tissu spongieux, qui répond à la face diaphysaire du cartilage de conjugaison et forme ce qu'on a appelé le bulbe de l'os.

Suivant la virulence de l'infection, les lésions ont une étendue variable, et on peut en distinguer deux formes principales: la forme circonscrite et la forme diffuse.

A. *Forme circonscrite.* — Le foyer ostéomyélitique se trouve limité à un abcès circonscrit, développé dans un point quelconque du tissu spongieux juxta-épiphysaire et généralement à une faible distance du cartilage de conjugaison. Le volume de cet abcès varie d'un pois à une cerise ou à une prune; son contenu est tantôt du pus, tantôt un liquide séreux plus ou moins louche, dans lequel on trouve quelquefois un petit séquestre en grelot. Ses parois sont formées par du tissu spongieux, qui est quelquefois normal, plus souvent raréfié et ramolli, parfois enfin condensé et éburné. A distance, on trouve presque toujours un épaississement du tissu cortical qui résulte de l'excitation, du périoste, et peut atteindre un degré suffisant pour déformer légèrement l'extrémité osseuse malade.

Ce foyer reste souvent enfermé pendant très longtemps au sein de l'os; il peut aussi venir s'ouvrir soit à l'extérieur, soit plus rarement dans l'articulation après avoir perforé le cartilage de conjugaison.

B. *Forme diffuse.* — Lorsque l'infection est plus virulente, elle s'étend à la manière d'un phlegmon diffus et envahit l'os sur une étendue variable dans sa longueur et dans son épaisseur. Les lésions sont alors irrégulières, sans limites précises. Pour fixer les idées, on peut en distinguer trois variétés, suivant que le foyer reste limité à la région juxta-épiphysaire ou qu'il s'étend vers la diaphyse ou vers l'épiphyse.

a. Dans la *variété juxta-épiphysaire*, tout le tissu spongieux du bulbe de l'os est infiltré de pus ou détruit par la suppuration.

La lésion est limitée du côté de l'épiphyse par le cartilage de conjugaison, qui oppose à l'infection une barrière résistante, et du côté de la diaphyse, par un bouchon fibreux ou osseux qui ferme l'entrée du canal médullaire. La corticale est épaissie, sur certains points, par l'hyperostose périostique; ailleurs elle est amincie ou perforée de trous par où le pus vient se répandre sous le périoste. Cette corticale peut être aussi frappée de nécrose sur une étendue plus ou moins grande; les séquestres qui se forment alors conservent la forme de l'os; ils représentent quelquefois le tiers, la moitié ou même une plus grande partie de la corticale de la région juxta-épiphysaire.

L'affaiblissement de l'os qui résulte de la destruction du tissu spongieux et de l'amincissement ou de la nécrose de la corticale peut avoir pour conséquence une fracture pathologique. Celle-ci siège habituellement dans la région juxta-épiphysaire, à quelque distance du cartilage de conjugaison. Le décollement vrai de l'épiphyse peut se produire aussi par le même mécanisme, mais il est beaucoup plus rare.

b. L'*extension diaphysaire* se fait par le canal médullaire. On trouve alors la moelle envahie par le pus sur le tiers, la moitié de sa longueur. Quelquefois même l'infection gagne en suivant cette voie la région juxta-épiphysaire de l'autre extrémité de l'os, c'est la *pandiaphysite*.

Plus rarement, il se développe dans la région juxta-épiphysaire opposée un autre foyer sans lien apparent avec le premier; il s'agit alors de l'*ostéite bipolaire*, qui peut résulter soit d'une inoculation indépendante par la voie sanguine, soit aussi probablement d'une transmission par les voies veineuses ou lymphatiques. Cette variété est rare.

Le canal médullaire est plus ou moins agrandi, ses parois sont amincies, quelquefois perforées.

Lorsqu'il existe des séquestres, ceux-ci sont généralement limités à une partie des parois du canal médullaire. Ils forment de longues aiguilles de nombre et de volume variables, auxquelles leurs bords déchiquetés et finement dentelés donnent un aspect gothique caractéristique.

Dans les formes plus graves, la nécrose intéresse toute l'épaisseur de la diaphyse et produit un séquestre massif comprenant un segment entier de l'os ou même la diaphyse tout entière.

L'élimination de ces grands séquestres massifs peut donner lieu à une nouvelle variété de fracture pathologique, la fracture diaphysaire. Celle-ci toutefois est rare, parce que, le sillon d'élimination se faisant en plein tissu compact, la mobilisation du séquestre est très lente à se faire, et le périoste a ainsi le temps d'édifier une gaine osseuse assez solide pour conserver au membre sa solidité.

c. L'*extension de l'ostéomyélite du côté de l'épiphyse* est beaucoup plus rare, parce que le cartilage de conjugaison résiste bien à l'infection et forme de ce côté une forte barrière. Cependant il peut se laisser envahir; il est alors perforé comme à l'emporte-pièce d'un trou plus ou moins large, et l'épiphyse se trouve découverte.

Les lésions qui s'y développent sont semblables à celles de la région juxta-épiphysaire : le tissu spongieux est infiltré de pus ou creusé de cavités renfermant du pus, des fongosités et parfois de petits séquestres en grelot.

Le cartilage d'encroûtement peut encore résister et protéger l'articulation ; mais cette barrière est fragile; souvent elle cède, et alors le foyer d'ostéomyélite communique largement avec la jointure.

Cette propagation directe, transépiphysaire, est la variété la plus importante des complications articulaires de l'ostéomyélite ; mais celles-ci peuvent se produire encore par d'autres mécanismes.

A l'extrémité inférieure du tibia, le cartilage conjugal, qui est extrasynovial dans toute sa longueur, affleure la synoviale en dedans au niveau de l'articulation tibio-péronière. Un foyer juxta-épiphysaire peut donc, à cet endroit, s'ouvrir directement dans l'articulation, sans intéresser le cartilage conjugal de l'épiphyse. Il peut encore se faire qu'un abcès sous-périostique atteigne le genou ou le cou-de-pied en suivant la surface de l'os, après avoir décollé les insertions de la capsule articulaire.

Dans tous ces cas, l'irruption du pus dans l'articulation a pour conséquence une arthrite suppurée. Mais souvent les complications articulaires sont d'une nature moins grave. Ce sont alors des réactions de voisinage qui se traduisent par l'épanchement dans la synoviale d'un liquide séreux plus ou moins louche et qui ont une assez grande tendance à guérir spontanément.

2° **Ostéomyélite prolongée.** — Lorsque les phénomènes aigus de l'inflammation ont cessé, il faut que les tissus mortifiés s'éliminent et que les pertes de substance de l'os se réparent. Ce travail est assez simple chez les très jeunes enfants, parce que le tissu osseux, incomplètement formé, a presque les mêmes facilités de réparation que les tissus mous. Mais, dès que l'ossification est un peu avancée, les difficultés deviennent plus grandes, et c'est une nouvelle phase de la maladie qui commence. Nous avons à décrire l'évolution des séquestres et leur élimination, la réparation des cavités osseuses qui en résultent et les déformations qui peuvent être la conséquence de tous ces remaniements de l'os.

a. Évolution des séquestres. — Nous avons déjà vu comment ils se forment ; il faut rappeler leurs principales variétés pour comprendre leur évolution.

Les séquestres du tissu spongieux sont rarement importants. Dans les formes aiguës, ce tissu est détruit ou réduit en petites parcelles osseuses qui s'éliminent avec le pus; il ne forme des blocs nécrosés un peu considérables que dans les formes subaiguës ou chroniques d'emblée. On trouve alors dans la cavité épiphysaire ou juxta-épiphysaire un séquestre en grelot, plus ou moins irrégulièrement arrondi et presque toujours de petit volume.

Les séquestres du tissu compact se divisent en superficiels, profonds ou massifs. Les séquestres superficiels sont formés par un segment de tissu cortical dont la forme et l'étendue n'ont rien de caractéristique. Les séquestres profonds se développent sur les parois du canal médullaire ; ils ont la forme de grandes aiguilles allongées, auxquelles leurs bords finement découpés donnent un aspect gothique caractéristique. Enfin les séquestres massifs comprennent toute l'épaisseur de la paroi osseuse sur une étendue variable de sa longueur et de sa circonférence.

L'évolution des séquestres comprend deux phases : la *mobilisation* et l'*expulsion*. La première est caractérisée par la formation d'un sillon d'élimination qui sépare l'os vivant de l'os mort. Ce travail se fait plus ou moins vite, suivant l'épaisseur et la consistance de l'os et l'activité des cellules médullaires ; dans les gros séquestres diaphysaires, il peut demander plusieurs mois. Lorsque le séquestre est mobile, son élimination peut se faire spontanément avec la suppuration, s'il est petit, et s'il trouve une issue vers l'extérieur ; mais souvent ces conditions favorables manquent, et le séquestre reste incarcéré jusqu'à l'intervention du chirurgien.

Sa présence détermine alors une irritation de l'os qui se traduit à son contact par de l'ostéite raréfiante, et à distance par une exagération de l'ostéogenèse périostique. Il se forme ainsi autour de lui une cavité séquestrale plus ou moins spacieuse, anfractueuse, irrégulière, dans laquelle on trouve avec le séquestre du pus et des fongosités. Cependant le périoste irrité dépose autour de l'os malade des couches osseuses nouvelles, qui l'épaississent, le déforment et opposent une nouvelle barrière à l'élimination du séquestre.

b. Réparation des cavités osseuses. — Après l'évacuation spontanée ou chirurgicale des séquestres, il reste une cavité plus ou moins spacieuse dont la réparation est souvent un des moments difficiles de l'évolution de l'ostéomyélite.

Cette réparation se fait par des bourgeons venus du périoste et de la moelle qui remplissent la cavité et s'ossifient peu à peu. Le tissu ainsi formé est d'abord spongieux, puis il se condense au niveau de la corticale et se médullise au niveau du canal médullaire, de sorte que l'os finit par retrouver une architecture à peu près normale.

Ce travail se fait sans trop de difficultés chez les jeunes enfants, et lorsque la cavité est en large contact avec le périoste, bon producteur d'os. Mais il en est autrement lorsque la perte de substance profonde, et s'ouvrant seulement par un orifice étroit, doit être comblée surtout par la moelle dont le pouvoir ostéogénique est beaucoup plus faible. Alors la réparation de l'os devient très lente, et elle est encore contrariée par l'infection qui règne en permanence dans cette cavité, dont la forme irrégulière et les parois rigides ne permettent pas un bon drainage. Sous cette influence, l'os se sclérose, il perd sa propriété de régénération, et la cavité persiste alors indéfiniment. Ce cas se présente particulièrement souvent au niveau de l'extrémité supérieure du tibia et des grandes tranchées diaphysaires qui restent après les séquestrotomies étendues.

La guérison se fait alors par un autre processus, l'épidermisation de la surface de la cavité. Des bords de l'orifice cutané partent des traînées épithéliales qui s'étalent sur les parois et arrivent à les recouvrir peu à peu d'un épiderme mince, fragile et sujet à s'ulcérer sous l'influence des moindres causes. A l'abri de ce revêtement, l'os peut ensuite se reformer à la longue, et la cavité diminue ainsi peu à peu de profondeur.

Lorsque la profondeur de la cavité, son état d'infection ne permettent pas à l'épidermisation de se produire, la guérison ne se fait pas, à moins qu'une intervention détermine des conditions plus favorables.

c. Déformations. — Les déformations consécutives à l'ostéomyélite du tibia sont de deux sortes : les unes résultent directement des *phénomènes inflammatoires*, les autres sont dues à des *troubles de croissance*.

Les premières sont surtout la conséquence des fractures pathologiques dont le traitement est rendu difficile par la suppuration et l'état grave du malade. La plus fréquente est l'inflexion juxta-épiphysaire à sommet postérieur, qui se fait à l'extrémité supérieure du tibia. On peut observer aussi du genu valgum ou varum ayant la même origine et, à l'extrémité inférieure, des déviations du pied en valgus ou en varus. Au niveau de la diaphyse, la déformation la plus importante est la pseudarthrose résultant de la perte d'un segment de la diaphyse tibiale, lorsque la régénération a été insuffisante. Il faut signaler aussi les déformations résultant des complications articulaires : ankylose du genou en flexion, de la tibio-tarsienne en équinisme, etc.

Les troubles de croissance sont presque constants dans les ostéomyélites graves. Ils se développent conformément aux lois d'Ollier. Lorsque les cartilages de conjugaison restent intacts, ils sont excités par l'inflammation qui évolue dans leur voisinage et produisent ainsi un excès de longueur qui peut atteindre 2 ou 3 centimètres. La destruction des cartilages conjugaux se traduit au contraire par un raccourcissement qui est beaucoup plus considérable, surtout si l'affection s'est développée en bas âge.

La présence du péroné complique les effets de ces modifications de longueur, parce que cet os continue à grandir d'une façon normale. Deux choses peuvent alors se produire : si les articulations tibio-péronières résistent, il se fait une incurvation à convexité interne quand le tibia grandit avec excès, à convexité externe quand il reste trop court. Mais le plus souvent les articulations tibio-péronières se disloquent soit en haut, soit en bas, ce qui permet au péroné de se subluxer sur le tibia. Alors la rectitude de la jambe reste à peu près normale.

Symptômes. — Les symptômes de l'ostéomyélite du tibia varient beaucoup suivant la virulence de l'infection et l'étendue des lésions locales. Nous allons prendre pour type la forme aiguë localisée à l'une des régions juxta-épiphysaires qui est la plus fréquente; nous étudierons ensuite les autres formes, et nous terminerons par l'étude de l'ostéomyélite prolongée.

Forme aiguë. — Le début est brusque, sans autre prodrome qu'une douleur peu intense dans la jambe, ou un traumatisme banal.

Les symptômes généraux se montrent généralement les premiers. C'est une fièvre élevée accompagnée de son cortège habituel de phénomènes nerveux, et parfois de délire ou d'ataxo-adynamie.

Les symptômes locaux ne tardent pas à se révéler. C'est d'abord la *douleur* qui devient rapidement vive, s'exagère par les mouvements et s'accompagne d'une impotence fonctionnelle généralement complète.

Bientôt la *tuméfaction* est manifeste. D'abord localisée vers l'une des extrémités de la jambe, elle s'étend bientôt le long du tibia, en descendant ou en remontant, sans empiéter notablement sur les régions articulaires voisines. C'est un œdème blanc ou rosé, avec dilatation du réseau veineux sous-cutané, qui s'accompagne parfois d'une rougeur diffuse, rappelant celle de la lymphangite ou de l'érysipèle.

L'examen pratiqué à cette période donne des renseignements importants. Par le palper, on localise la douleur sur une partie précise de l'os qui correspond à la région juxta-épiphysaire ; la pression à ce niveau provoque une douleur d'intensité particulière exquise, comme celle d'une fracture.

Le palper montre de plus un certain empâtement profond : l'os paraît épaissi soit sur une de ses faces, soit plus souvent sur toute sa circonférence. Cette tuméfaction forme alors une sorte de virole qui s'étend à une certaine distance du côté de la diaphyse et s'arrête nettement au-dessus de l'articulation.

Il est presque toujours difficile de trouver à ce moment de la fluctuation; cependant, en appliquant les mains à plat sur le tibia et en palpant avec attention, on peut quelquefois sentir une collection peu épaisse étalée à la surface de l'os.

Évolution. — L'évolution ultérieure est variable. Dans les formes graves, la fièvre et les symptômes qui traduisent l'intoxication générale de l'organisme augmentent pendant quelques jours; au contraire, dans les formes bénignes, ils diminuent à mesure que se précisent mieux les signes locaux. La tuméfaction de la jambe s'exagère; on voit se dessiner sous la peau le relief d'un abcès sous-cutané, dont la fluctuation est évidente et qui ne tarde pas à s'ouvrir; son évacuation est suivie d'une grande amélioration de l'état général : la fièvre diminue, ou tombe tout à fait, la douleur cesse, l'impotence du membre s'atténue peu à peu, et le malade arrive ainsi progressivement à la période de l'ostéomyélite prolongée.

Variétés suivant la virulence de l'infection. — Ces variétés sont au nombre de trois : la forme *suraiguë*, la forme *subaiguë* et la forme *chronique d'emblée*.

a. Forme suraiguë. — Elle est caractérisée par la gravité des *symptômes généraux*. C'est plutôt une septicémie, une septico-pyohémie, qu'une affection localisée.

La fièvre est élevée; elle s'accompagne de délire, d'ataxo-adynamie ou de prostration avec état typhique accentué. Souvent il existe des lésions viscérales de pleurésie, de bronchopneumonie, de péricardite, de néphrite aiguë, de méningite, etc. Les symptômes du côté du squelette sont quelquefois tellement latents que le malade est soigné tout d'abord pour une affection médicale. Dans d'autres cas, il se fait sur divers points du squelette des foyers d'ostéomyélite ou d'arthrite infectieuse rhumatoïde ou suppurée. La mort est la terminaison habituelle; cependant on peut voir la guérison se faire même dans ces formes graves, particulièrement lorsqu'elles sont dues au pneumocoque.

b. Forme suraiguë. — Ici ce sont au contraire les *symptômes locaux* qui prennent la première place. Le début se fait brusquement, par une douleur assez vive, accompagnée d'un peu d'enflure au niveau de l'une des extrémités de l'os et d'un léger mouvement fébrile. Au palper, on précise le siège de la douleur dans la région juxta-épiphysaire, sur un point quelquefois très limité. Ces phénomènes s'atténuent bientôt, et tout rentre dans l'ordre; mais de nouvelles poussées se produisent à des intervalles variables. A la longue, l'os augmente de volume, et quelquefois il se forme un abcès petit, bien limité, qui vient s'ouvrir à l'extérieur.

c. Forme chronique d'emblée. — Cette forme se rencontre seulement à la fin de l'adolescence ou à l'âge adulte, et sa localisation préférée est l'extrémité supérieure du tibia. Elle se caractérise surtout par une *augmentation progressive du volume de l'os*, qui s'établit lentement, insidieusement, par des poussées successives, s'accompagnant de quelques douleurs vagues, mais sans fièvre et sans symptômes aigus.

L'interprétation de cette forme prête à des discussions. Pour les uns, ce serait une inflammation de nature particulière, peut-être tuberculeuse. Pour d'autres, ce serait simplement une ostéomyélite prolongée dont la phase aiguë aurait été méconnue.

Variétés suivant l'extension des lésions. — La propagation de l'inflammation à la diaphyse ou aux articulations, la fracture spontanée de l'os malade modifient sensiblement le tableau que nous avons tracé.

L'extension du côté de la diaphyse ne s'accompagne pas toujours de signes cliniques précis. Souvent, au cours de l'opération, on trouve du pus dans toute la longueur de l'os, alors que les symptômes étaient limités à une extrémité. Par contre, on peut voir une lésion limitée de l'os occasionner des dégâts étendus dans les parties molles. En général cependant, il y a un rapport assez exact entre les lésions et les symptômes, et lorsqu'on voit la rougeur, l'œdème et la douleur s'étendre à toute la hauteur du tibia, il faut soupçonner la pandiaphysite.

L'invasion des articulations donne généralement des signes plus certains. Quelquefois on a un tableau net d'arthrite aiguë suppurée, avec fièvre élevée, douleur vive et formation rapide d'une collection autour de l'articulation. Mais beaucoup plus souvent les accidents articulaires ont une allure plus torpide. C'est alors la tuméfaction qui est le principal indice de la complication. Au genou, on perçoit un épanchement intra-articulaire, qui soulève la rotule et distend les culs-de-sac de la synoviale. Au cou-de-pied, on note seulement que l'œdème s'est étendu en bas au-dessous de la ligne bimalléolaire, et que les méplats de cette région sont effacés.

Lorsque ces symptômes existent, il est important de savoir si l'épanchement articulaire est séreux et, par suite, résorbable, ou suppuré. Les signes cliniques sont le plus souvent insuffisants pour trancher cette question. Il faut alors, au cours de l'intervention nécessitée par l'état de l'os, rechercher avec soin une communication du foyer avec la jointure : si on ne la trouve pas, et si l'état du malade ne permet pas d'attendre que l'évolution spontanée éclaire le diagnostic, il faut faire une ponction exploratrice.

La fracture pathologique ne détermine en général aucun symptôme subjectif. On constate seulement une tendance du membre à se déformer, et, en examinant la région malade, on trouve une mobilité anormale accompagnée parfois d'une fine crépitation.

Ostéomyélite prolongée. — Les symptômes de l'ostéomyélite prolongée sont disparates, parce qu'ils ont des causes variées. Il faut distinguer les rechutes, les fistules et les déformations.

a. Rechutes. — C'est une des singularités de l'infection ostéomyélitique de pouvoir persister presque indéfiniment à l'état latent et de se réveiller à des intervalles parfois très longs chez l'adulte ou chez le vieillard. Ces accidents tardifs se présentent sous deux formes principales : tantôt ce sont des *phénomènes douloureux chroniques*, ayant les caractères de l'*ostéite névralgique* ; tantôt ce sont des *poussées inflammatoires* ressemblant à celles de l'*ostéomyélite subaiguë*.

Dans le premier cas, la douleur est fixe, tenace, exacerbée par le repos de la nuit, les variations de température, et elle ne s'accompagne d'aucun phénomène inflammatoire.

Dans le second, on voit au contraire la région se tuméfier, rougir, devenir douloureuse, avec un mouvement fébrile plus ou moins accentué. La résolution peut se faire, mais assez souvent aussi il se forme un abcès suivi d'une fistule persistante. Dans l'intervalle des poussées, l'os reste volumineux et un peu sensible à la pression.

Souvent ces accidents sont provoqués par la persistance d'un séquestre dont l'élimination spontanée ou chirurgicale assure la guérison définitive ; mais quelquefois aussi l'exploration la plus minutieuse ne permet pas de trouver autre chose que de petits amas fongueux noyés dans un os épaissi et éburné.

b. Fistules. — Il faut distinguer les retards de la cicatrisation en surface et les fistules proprement dites.

Le *retard de la cicatrisation en surface* se rencontre ouvent depuis qu'on traite l'ostéomyélite par l'évidement large du canal médullaire. Les bords de la longue incision s'écartent, laissant à nu l'os, qui est lui-même souvent très augmenté de volume et se trouve ainsi trop gros par rapport à son revêtement cutané. La cicatrisation ne peut se faire que par le développement d'un revêtement épidermique produit par le bourgeonnement des cellules malpighiennes des bords de la plaie. C'est un travail très long et dont le résultat n'est pas toujours complet. Souvent il persiste une sorte d'ulcère atone; lorsque le recouvrement arrive à se faire, l'épiderme néoformé est mince, fragile, sujet à se détruire sous l'influence du moindre traumatisme ou de la plus légère infection, et sa réparation devient de plus en plus difficile à mesure que le sujet avance en âge et voit diminuer la plasticité de ses tissus.

Les *fistules proprement dites* sont de nombre et de siège variables suivant les lésions qui les entretiennent.

Lorsqu'il s'agit d'une ostéomyélite non traitée, elles correspondent habituellement à des lésions séquestrales, et on les trouve multiples, échelonnées le long du tibia, ou disséminées autour de la partie malade. Parfois elles fusent à une certaine distance, surtout au niveau de l'extrémité supérieure, et peuvent alors faire croire à une lésion du péroné ou de l'articulation tibio-tarsienne. Ces fistules donnent une suppuration plus ou moins abondante suivant l'importance des lésions dont elles sont l'expression. Ordinairement elles ne retentissent pas sur l'état général. Cependant, dans les cas de nécrose étendue, elles peuvent s'accompagner de fièvre et de complications viscérales, septicémie chronique, dégénérescence amyloïde des reins, du foie, etc.

Les fistules qui succèdent à l'évidement ont d'autres caractères. Leur orifice est large, et il conduit directement dans une cavité osseuse plus ou moins spacieuse. La suppuration est peu abondante, et le retentissement sur l'état général est nul.

c. Déformations. — Les déformations résultant des fractures pathologiques sont très variables suivant leur siège et le sens du déplacement, qui n'obéit à aucune règle fixe. Un de ses types les plus fréquents est l'*inflexion juxta-épiphysaire supérieure du tibia*, qui occasionne un genu recurvatum ou une genu varum, généralement peu grave au point de vue fonctionnel.

La *pseudarthrose* est une complication plus sérieuse mais heureusement rare. Elle se produit à la suite de l'élimination des grands séquestres diaphysaires, lorsque la régénération périostique fait défaut. La jambe présente alors une déviation en varus, avec torsion portant la pointe du pied en dedans, et un raccourcissement important; elle manque totalement de force et ne peut pas donner au malade un appui assez solide pour être utilisable.

Les troubles de croissance n'ont pas des conséquences très sérieuses au point de vue fonctionnel. L'*allongement* et le *raccourcissement* n'atteignent généralement pas des proportions assez considérables pour qu'il en résulte une gêne très notable. Ce fait ne peut se produire que chez les enfants jeunes, lorsqu'un cartilage de conjugaison a été complètement détruit.

Les *courbures* résultant de l'accroissement inégal du tibia et du péroné sont aussi rarement graves au point de vue de la forme et de la fonction. Presque toujours il se fait une subluxation du péroné en haut ou en bas, de sorte que le membre peut conserver une rectitude suffisante.

Diagnostic. — Le diagnostic de l'ostéomyélite du tibia se pose dans des conditions bien différentes suivant les formes cliniques et le moment où le malade vient au chirurgien.

Dans les formes aiguës, la **lésion locale peut être méconnue,** lorsque les symptômes généraux très graves attirent sur eux toute l'attention. On pense alors à la fièvre typhoïde, à l'endocardite infectieuse, ou bien on prend pour l'affection principale une des complications viscérales de l'ostéomyélite; c'est pourquoi il faut examiner systématiquement le squelette chez tous les enfants qui présentent un état infectieux grave.

Quand la lésion locale est reconnue, plusieurs affections de la jambe peuvent aussi être confondues avec l'ostéomyélite aiguë.

Chez les nourrissons, la *maladie de Barlow*, en donnant lieu à une tuméfaction osseuse juxta-épiphysaire, accompagnée de douleurs vives, d'impotence fonctionnelle, et parfois même de fièvre, peut poser un problème de diagnostic très difficile. Il faut tenir compte des anamnestiques, et particulièrement de l'existence de taches purpuriques sur la peau, et d'hémorragies par les muqueuses.

La *lymphangite diffuse* de la jambe, qui s'observe assez souvent à la suite des écorchures du pied, donne quelquefois un tableau ressemblant beaucoup à celui de l'ostéomyélite aiguë. Le diagnostic est cependant presque toujours facile : on trouve la porte d'entrée de l'infection dans une ulcération du pied ou des orteils; la rougeur et l'œdème de la jambe se montrent dès le début des accidents; ils sont diffus et se prolongent souvent à la cuisse par un cordon net de lymphangite aboutissant aux ganglions tuméfiés et douloureux; la douleur est plus diffuse, moins vive, elle ne se localise pas particulièrement sur l'os et dans la région juxta-épiphysaire; enfin l'évolution est différente, la poussée de lymphangite passe vite, tandis que l'ostéomyélite s'aggrave et marche vers la suppuration.

Les *fractures de la jambe* peuvent poser un problème délicat de diagnostic, dans certains cas de fractures obliques, incomplètes, portant sur le tibia seul, et s'accompagnant d'une vive réaction des parties molles et de fièvre par résorption du sang. Alors les signes caractéristiques de la fracture font défaut; il ne reste que la douleur, la tuméfaction et l'impotence qui appartiennent aussi à l'ostéomyélite, et l'on sait que cette dernière se développe assez souvent à la suite d'un traumatisme. Il faut se baser sur l'apparition des accidents immédiatement après la chute, le siège diaphysaire de la douleur et de la tuméfaction, l'absence de signes généraux d'infection et enfin, en dernière analyse, sur le résultat de la radiographie

Le *rhumatisme articulaire aigu* et *l'arthrite suppurée primitive* sont quelquefois confondus avec l'ostéomyélite du tibia, surtout au cou-de-pied. Ils se distinguent parce que la douleur et le gonflement ont leur maximum au niveau même de l'articulation, et non pas à la région juxta-épiphysaire, et que la douleur provoquée par les mouvements de la jointure est plus vive.

Lorsqu'on est arrivé à localiser l'affection dans le tibia et à établir sa nature inflammatoire, il faut encore la distinguer des autres variétés d'ostéite aiguë.

Parmi les OSTÉITES, *l'ostéite post-typhique* mérite une mention particulière, car elle a son siège de prédilection sur le tibia. Elle se présente sous deux formes.

Dans la plus commune, il s'agit d'une ostéopériostite localisée sur la partie moyenne de la diaphyse, qui débute pendant la convalescence de la fièvre typhoïde et évolue lentement. Les symptômes qu'elle détermine sont des douleurs parfois très vives et nocturnes, et un œdème généralement peu étendu sur lequel se développent de petites bosselures. Celles-ci deviennent des exostoses lorsque la résolution se fait, ce qui est assez fréquent; elles peuvent aussi évoluer vers la suppuration, mais celle-ci est froide, elle se produit sans retentissement sur l'état général et avec un minimum de réaction locale. Cette forme est facile à distinguer de l'ostéomyélite par les circonstances étiologiques, le siège diaphysaire, l'intensité des douleurs, disproportionnée avec la lésion et son évolution lente.

La seconde forme de l'ostéite post-typhique a été décrite par Brun. Elle a tous les caractères d'une ostéomyélite véritable et ne peut pas en être différenciée autrement que par la notion d'une fièvre typhoïde antérieure.

L'*ostéite tuberculeuse* ne ressemble guère à l'ostéomyélite lorsqu'elle se présente sous sa forme ordinaire de lésion chronique, à siège épiphysaire, retentissant de bonne heure sur les articulations. Quand elle se développe dans la région juxta-épiphysaire ou sur la diaphyse, ce qui est assez rare, elle se distingue encore facilement par son évolution torpide, les caractères particuliers du pus, l'absence de réaction périostique, etc.

Mais, dans certains cas, le diagnostic doit être serré de plus près, car la tuberculose peut revêtir une forme aiguë, ressemblant beaucoup à l'ostéomyélite, et cette dernière peut aussi prendre l'allure subaiguë et chronique des infections tuberculeuses.

Dans la tuberculose aiguë, la fièvre est ordinairement peu élevée, et elle ne s'accompagne pas de symptômes infectieux bien caractérisés; l'évolution vers la suppuration est moins franche, moins rapide; au cours de l'intervention, on trouve peu de pus, la réaction périostique est peu accentuée, l'os est raréfié, infiltré d'une substance puriforme, et, s'il y a des séquestres, ils sont petits, arrondis et infiltrés de matière caséeuse. Ces symptômes permettent quelquefois d'établir le diagnostic, alors que l'affection est encore à l'état aigu. Mais souvent la nature tuberculeuse se révèle seulement par l'évolution ultérieure : la réparation est d'une lenteur anormale, les bourgeons ont mauvais aspect, le pus prend l'aspect caractéristique de la tuberculose, et l'on voit quelquefois apparaître des lésions de généralisation.

On peut alors se demander si l'ostéomyélite a été primitivement tuberculeuse ou si elle l'est devenue par le fait d'un infection secondaire. Certains faits paraissent montrer que l'ostéomyélite prépare le terrain pour l'évolution de la tuberculose.

Dans les lésions subaiguës et chroniques d'emblée, il est souvent très difficile d'arriver à établir d'une façon certaine la nature de l'infection. L'existence d'accidents aigus antérieurs, le développement par poussées successives et avec un peu de fièvre, une réaction périostique importante sont autant de signes en faveur de l'ostéomyélite. Mais il n'y a pas de signes distinctifs ayant une valeur absolue; le diagnostic ne peut se faire que par l'analyse de chaque cas particulier, et souvent encore il reste douteux (Trélat).

La SYPHILIS HÉRÉDITAIRE TARDIVE se localise aussi avec prédilection sur le tibia. Elle se présente sous deux formes, l'ostéopériostite hyperostosante et l'ostéomyélite gommeuse.

L'*ostéopériostite* se caractérise surtout par des douleurs souvent violentes et à exacerbation nocturne bien nette, par une hyperostose qui se développe sur la face interne du tibia, à sa partie moyenne, et par un allongement anormal de cet os. Il en est résulté un tableau clinique bien caractéristique connu sous le nom de *tibia de Lannelongue*. La jambe est déformée par l'excès de longueur du tibia et quelquefois aussi par une légère courbure à convexité interne. Elle présente sur sa face interne, à sa partie moyenne, une voussure formée par l'apposition de couches osseuses nouvelles sur la face interne du tibia. Les téguments sont normaux; la douleur provoquée est presque nulle et disproportionnée avec l'intensité des douleurs spontanées. Sous cette forme, l'ostéopériostite syphilitique ne peut être confondue qu'avec la forme névralgique de l'ostéomyélite prolongée, mais le siège de l'hyperostose au milieu du tibia, le caractère nocturne des douleurs et l'existence fréquente d'autres lésions spécifiques rendent le diagnostic facile.

Quelquefois l'ostéopériostite syphilitique prend un aspect plus inflammatoire : la peau rougit et s'œdématie, la palpation est douloureuse, et on peut même voir se former une petite collection. Le diagnostic peut alors se fonder sur le siège diaphysaire de la lésion, sur le fait que la douleur spontanée est hors de proportion avec les phénomènes locaux, l'absence de fièvre et, enfin, en cas d'abcès, le petit volume de la collection, l'absence de séquestre et l'aspect particulier des fongosités.

L'*ostéomyélite gommeuse* ressemble davantage aux formes subaiguës de l'ostéomyélite ordinaire. Elle se développe de préférence vers les extrémités de la diaphyse, s'accompagne parfois d'une réaction assez vive de la peau qui est rouge, chaude, douloureuse au palper, et évolue sans grande douleur vers la formation d'abcès petits et multiples. Dans les formes graves, l'os peut être assez ramolli pour devenir flexible et même être atteint de fracture pathologique. Le diagnostic se fonde sur les anamnestiques, l'existence d'autres lésions spécifiques, soit sur les téguments, soit sur le reste du squelette, et notamment le péroné, le cubitus, la clavicule, l'évolution torpide de la lésion osseuse sans fièvre, son extension le long de la diaphyse, l'aspect des fistules, le peu d'abondance de la suppuration, et enfin la radiographie, qui montre alors le tissu osseux raréfié, comme s'il était détruit par une tumeur. Enfin l'action du traitement spécifique vient toujours en dernière analyse trancher la question.

Parmi les TUMEURS DU TIBIA, l'*ostéosarcome* est la seule dont le diagnostic se pose avec l'ostéomyélite. Le sarcome à début central de l'extrémité supérieure ressemble beaucoup à l'ostéomyélite chronique d'emblée : dans les deux cas, la lésion siège dans la région juxta-épiphysaire et respecte l'articulation; elle se révèle par de vagues douleurs et par une augmentation progressive du volume de l'os. Le développement par poussées successives, avec des douleurs assez vives, la lenteur de l'évolution qui dure plusieurs années, le fait que la tuméfaction de l'os est régulière, sans boursouflures, sans masses molles parostales au niveau du creux poplité, sont autant d'arguments en faveur de l'affection inflammatoire. La radiographie est un élément important de diagnostic en montrant dans le cas de sarcome la destruction plus ou moins complète de la substance osseuse.

Les sarcomes périostiques limités sont assez faciles à reconnaître : mais il en est autrement de certains sarcomes diffus qui se développent notamment le long de la diaphyse, vers le tiers inférieur du tibia, avec une allure inflammatoire et rapide qui ressemble beaucoup à l'ostéomyélite. Le diagnostic clinique est alors le plus souvent impossible, et la radiographie n'est pas démonstrative, du moins dans les débuts. A l'intervention, on trouve sous le périoste un tissu gélatineux, puriforme, et une altération peu accentuée de la substance de l'os. Seul le siège diaphysaire de la lésion peut alors inspirer un doute sur sa nature néoplasique. Généralement le diagnostic ne se fait que plus tard, lorsqu'on voit la tuméfaction augmenter rapidement, les bourgeons prendre l'aspect néoplasique ; la radiographie montre alors quelquefois un aspect très curieux : l'os est très raréfié, et l'on trouve à sa place une série d'aiguilles osseuses disposées en rayon de roue.

Traitement. — Il faut distinguer le traitement de l'ostéomyélite aiguë, de l'ostéomyélite prolongée et des déformations consécutives.

Traitement de l'ostéomyélite aiguë. — A cette période, l'indication à remplir est d'ouvrir largement le foyer inflammatoire, comme on le ferait pour un phlegmon des parties molles.

L'intervention doit être aussi précoce que possible ; c'est quelquefois une nécessité vitale ; c'est toujours le meilleur moyen de limiter les lésions locales au minimum et de prévenir les métastases. Il faut donc opérer dès que le diagnostic est certain, sans attendre que le pus soit collecté.

L'*incision* est faite sur la face interne du tibia ; elle a une longueur en rapport avec l'étendue présumée des lésions et va d'emblée jusqu'à l'os. On évacue les abcès extra ou sous-périostiques, et alors se pose la question de la *trépanation* de l'os sous-jacent.

Il y a quelques années, cette question eût été résolue sans hésitation par l'affirmative. On admettait comme un dogme l'origine toujours centrale de l'inflammation, et on considérait par suite la trépanation comme nécessaire. Aujourd'hui, on a reconnu l'existence de la périostite phlegmoneuse de Chassaignac susceptible de guérir par le simple drainage. Il est, d'autre part, établi par l'observation rapportée par Delbet à la *Société de chirurgie* que la trépanation exploratrice peut déterminer, lorsque la moelle est saine, une infection secondaire grave. Il faut donc discuter de plus près les indications de la trépanation.

Celle-ci s'impose toutes les fois qu'on trouve à la surface de l'os l'indice d'une lésion profonde : souvent c'est une trépanation spontanée dont le trajet conduit jusqu'au centre de l'os ; quelquefois c'est une zone au niveau de laquelle le tissu cortical est ramolli, rouge ou infiltré de pus ; dans d'autres cas, on ne trouve pas d'altération localisée, mais on voit à la surface de l'os les canaux de Havers agrandis remplis de pus, ou bien le tissu osseux se présente avec un aspect particulier, indiquant sa mortification ; sa couleur est blanc mat ; ses vaisseaux sont vides de sang, et il sonne sec au contact du stylet.

Quand on ne trouve pas ces signes de suite, il faut les rechercher attentivement, en explorant l'os largement, et surtout vers sa région juxta-épiphysaire. A ce niveau, le périoste est en effet plus adhérent qu'ailleurs, et il peut recouvrir la lésion révélatrice de l'altération profonde de l'os. Souvent on trouvera ainsi une preuve palpable de la nécessité de la trépanation.

Lorsqu'on ne la trouve pas, la situation devient embarrassante. En effet, la suppuration du canal médullaire peut exister sans qu'il n'y ait aucun symptôme extérieur, et, en n'ouvrant pas à temps ce foyer infectieux, on exposerait le malade à de graves dangers. D'autre part, si la moelle est saine, la trépanation exploratrice peut être suivie d'accidents sérieux.

Nous croyons qu'entre ces deux risques il faut choisir le moindre. Or les accidents consécutifs à la trépanation exploratrice sont rares parce qu'ils sont loin d'être constants, et parce que l'ostéopériostite est infiniment moins fréquente que l'ostéomyélite. Il faut donc réserver l'incision simple pour les cas où l'intégrité de l'os paraît tout à fait évidente, et, s'il y a le moindre doute, il est prudent de trépaner.

L'ouverture de l'os doit être large et s'étendre jusqu'à la limite des lésions suppurées. Il ne suffit pas de faire de timides ouvertures à la surface de l'os, il faut évider largement le tissu spongieux juxta-épiphysaire, et, si le canal médullaire est atteint, l'ouvrir par une longue tranchée. L'ablation étendue de la moelle ne nuit pas à la vitalité de l'os, et elle a le grand avantage d'arrêter plus vite les résorptions septiques et, par suite, de diminuer les risques de nécrose.

On a voulu aller plus loin dans cette voie, en pratiquant la résection complète du segment d'os atteint par l'ostéomyélite. Jeannel s'est fait récemment le défenseur de cette opération, mais les faits qu'il a apportés ne montrent pas qu'elle accélère nettement beaucoup la guérison; par contre, elle expose à une pseudarthrose grave si le périoste n'est pas en état de reproduire rapidement une diaphyse nouvelle. Nous croyons au contraire que, même lorsque la diaphyse est en voie de nécrose et paraît vouée à l'élimination, il est préférable de la laisser quelque temps en place après l'avoir largement ouverte et avoir bien drainé les collections parostales. Elle joue le rôle d'une attelle interne qui conserve la forme et la longueur du membre; sa présence paraît de plus exciter le périoste et favoriser ainsi la formation de l'os de remplacement.

L'existence d'une fracture spontanée ou d'un décollement épiphysaire ne change rien aux règles qui viennent d'être posées. Il faut seulement immobiliser le membre dans une bonne position et surveiller attentivement la consolidation, qui est parfois lente, afin d'éviter une déformation tardive.

Complications articulaires. — Les *complications articulaires* font naître, au contraire, des indications importantes.

Il s'agit souvent d'une infection de voisinage bénigne, qui se traduit par de l'hydarthrose et guérit spontanément. Il faut donc temporiser si l'on voit les symptômes infectieux s'amender régulièrement. Mais l'intervention s'impose lorsque l'existence d'une véritable arthrite suppurée est établie par la persistance d'une fièvre élevée, la formation d'abcès péri-articulaires ou la découverte, au cours de l'intervention, d'une communication directe du foyer ostéomyélitique avec la jointure.

C'est l'*arthrotomie* qui convient dans la très grande majorité des cas, du moins pour le genou. Elle suffit en général pour arrêter l'infection, et souvent elle ne compromet pas définitivement les mouvements. Les indications de la résection paraissent tout à fait rares; même lorsqu'il existe une large perforation de l'épiphyse, la conservation de cette dernière diminue le raccourcissement et permet d'avoir un meilleur résultat orthopédique.

Au cou-de-pied, la question est un peu différente. Chez les jeunes enfants, l'arthrotomie peut être encore suffisante, car la laxité de l'articulation est assez grande pour qu'il soit possible de la drainer en passant un drain de part en part. Mais, après quatre ou cinq ans, l'*ablation de l'astragale* devient la condition nécessaire d'un bon drainage; elle donne d'ailleurs un résultat orthopédique et fonctionnel excellent.

Traitement de l'ostéomyélite prolongée. — Ce sont les fistules qui font naître le plus souvent les indications opératoires. En général, elles sont entretenues par l'existence d'un séquestre, et le traitement consiste dans la séquestrotomie. Dans d'autres cas, l'intervention a pour but d'activer ou de provoquer l'oblitération des cavités osseuses. Enfin certaines indications thérapeutiques peuvent résulter des récidives, des douleurs ou des déformations.

Séquestrotomie. — En principe, la séquestrotomie doit être assez tardive pour que les séquestres aient eu le temps de se mobiliser et qu'il soit possible de bien reconnaître leurs limites pour pouvoir les enlever entièrement. Le temps nécessaire pour ce travail varie beaucoup suivant les cas; à défaut de signes fournis par l'exploration directe, on conseille généralement d'attendre trois mois après la fin des accidents aigus. Lorsque le séquestre massif comprend tout un segment de la diaphyse tibiale, il faut attendre aussi que l'os de remplacement ait atteint une solidité suffisante.

On découvre l'os par une longue incision interne, et, après avoir exploré avec le stylet les trajets qui conduisent dans la cavité séquestrale, on ouvre cette dernière avec la gouge et le maillet en traversant l'os périostique néoformé, puis l'ancienne diaphyse. Une fois les séquestres largement dégagés, on les enlève en évitant de les fracturer; on enlève aussi les fongosités et les portions d'os malades. On termine en régularisant la paroi de la cavité séquestrale, et en appliquant, s'il y a lieu, l'une des méthodes dont nous allons parler pour activer la réparation.

Réparation des cavités osseuses. — Cette réparation nécessite des soins spéciaux, particulièrement chez des sujets âgés, lorsqu'il s'agit de grandes cavités de l'extrémité supérieure ou de longues tranchées diaphysaires.

Parmi les nombreux procédés qui ont été proposés, deux surtout sont à retenir, l'*aplanissement* et le *plombage*.

L'*aplanissement* consiste à réséquer les bords de la cavité de façon à transformer cette dernière en une dépression peu profonde et à large ouverture. Les avantages qui en résultent sont multiples : on diminue ainsi le volume de l'os, ce qui permet de le recouvrir plus complètement de peau ; on réduit également les dimensions de la cavité, dont le drainage se fait mieux et le comblement est plus facile ; enfin on transforme une cavité profonde dont la réparation ne pouvait se faire que par la moelle en une cavité superficielle en large contact avec le périoste bon producteur d'os.

Cette méthode est excellente pour les longues gouttières de la diaphyse tibiale ; elle est d'une application plus difficile à l'extrémité supérieure, parce qu'elle devient alors une grosse intervention et que l'exérèse ne peut pas être poussée très loin sous peine de compromettre la solidité de l'os.

Le *plombage* consiste à remplir la cavité avec une substance antiseptique qui se résorbe à mesure que l'os se reproduit. Il suppose une asepsie complète de l'os : il faut donc préalablement exciser très largement tous les tissus malades de manière à atteindre autant que possible les tissus sains ; on peut aussi faire une cautérisation énergique avec le fer rouge, l'huile bouillante ou l'air chaud, mais la désinfection mécanique est encore la plus sûre. On remplit alors la cavité avec la pâte au xéroforme, puis on réunit la peau en laissant la place d'un drain.

Il est rare d'obtenir une réunion par première intention à cause de la difficulté de réaliser une désinfection complète de l'os ; néanmoins cette intervention accélère souvent la guérison, et elle est recommandable pour les cavités profondes disposées de telle sorte qu'il n'est pas possible de les aplanir.

Traitement de l'ostéomyélite chronique non fistuleuse. — Ce sont ici les douleurs ou la répétition incessante des poussées inflammatoires qui font naître des indications opératoires. L'intervention consiste à faire une large ouverture de l'os pour chercher à son intérieur un séquestre, un petit abcès limité, parfois simplement un amas de tissu fongueux. Il faut souvent aller à une grande profondeur et faire un évidement systématique de la région juxta-épiphysaire pour atteindre la lésion. Quelquefois on trouve seulement un os condensé et éburné, contenant çà et là de petits amas de moelle fongueuse ; il faut alors faire un large évidement de ces tissus anormaux.

Traitement orthopédique. — Dans la plupart de cas, il se borne à égaliser la longueur des membres au moyen d'une *chaussure orthopédique.*

Les DÉVIATIONS CONSÉCUTIVES aux troubles de croissance sont rarement assez prononcées pour nécessiter un traitement orthopédique. Si le cas se produisait, on pourrait poser l'indication de réduire la croissance du péroné en enlevant un de ses cartilages conjugaux (Ollier).

Les PSEUDARTHROSES qui résultent d'une régénération insuffisante du tibia après la résection primitive de cet os ou l'élimination d'un séquestre massif sont justiciables du même traitement que les pseudarthroses congénitales (Voy. plus loin).

Enfin les COMPLICATIONS ARTICULAIRES nécessitent quelquefois un traitement orthopédique. Les arthrites séreuses peuvent laisser à leur suite une laxité articulaire qu'il faut combattre par l'usage d'un tuteur, le massage et l'électrisation. Les arthrites suppurées occasionnent assez souvent des ankyloses en position vicieuse, dont le redressement est généralement possible sans intervention sanglante.

Tuberculose du pied.

La tuberculose du pied peut présenter les localisations les plus variées, depuis la lésion isolée d'un os jusqu'à l'ostéo-arthrite diffuse qui s'étend au squelette du pied tout entier. Nous retiendrons seulement les formes les plus fréquentes, qui sont l'ostéite du calcanéum, et les ostéoarthrites tibio-tarsienne, sous-astragalienne et antétarsienne. Les lésions des métatarsiens et des phalanges ne sont pas sensiblement différentes de celles des métacarpiens, et nous renvoyons pour ce qui les concerne au chapitre du spina ventosa.

TUBERCULOSE DU CALCANÉUM.

C'est de beaucoup la plus fréquente des ostéites isolées primitives du pied. D'après une statistique dressée par Andrieu, sur 109 cas d'ostéite du pied, on compte 94 ostéites du calcanéum.

Anatomie pathologique. — Les lésions débutent en général à la partie postérieure de l'os, au voisinage de l'épiphyse et du cartilage de conjugaison. Elles affectent assez souvent la forme localisée : on trouve alors des foyers plus ou moins étendus d'infiltration fongueuse ou caséeuse, qui deviennent ensuite des cavernes avec ou sans séquestre. Dans les formes diffuses, la lésion s'étend rapidement à l'os tout entier, dont le tissu spongieux se ramollit, devient graisseux ou lie-de-vin, et la corticale s'amincit et se détruit même par places. Alors l'infection gagne facilement les tissus voisins, particulièrement les gaines tendineuses de la face interne ; elle se diffuse aussi souvent du côté des articulations sous-astragalienne et calcanéo-cuboïdienne.

Symptômes. — Le DÉBUT est ordinairement insidieux; l'enfant souffre du talon et marche sur la pointe du pied pour éviter une pression douloureuse.

A L'EXAMEN, on trouve une *tuméfaction* plus ou moins accentuée de la région talonnière, qui est due tantôt à l'infiltration des tissus parostaux, tantôt à la boursouflure du calcanéum lui-même. La pression sur les faces latérales de l'os ou sur sa face inférieure détermine une *douleur* généralement assez vive. Les mouvements du pied restent normaux tant que l'affection est limitée au calcanéum.

Les abcès se forment sur les faces latérales et plus souvent en dehors; ils s'ouvrent de bonne heure et laissent une fistule généralement large, qui donne accès directement sur la lésion osseuse.

Lorsque l'articulation sous-astragalienne est envahie, la tuméfaction s'étend au niveau de l'interligne correspondant, et on voit apparaître les signes que nous décrirons plus loin à propos de cette arthrite.

Diagnostic. — Le diagnostic de la tuberculose du calcanéum est souvent difficile avant la période de suppuration; il faut alors la distinguer des autres causes de *talalgie*.

Chez les adolescents, pendant l'évolution de l'épiphyse du calcanéum, on peut observer des douleurs tenaces résultant soit d'un *décollement épiphysaire* avec ou sans déplacement, soit de simples *douleurs de croissance*. Dans le premier cas, l'antécédent d'un traumatisme bien net et la radiographie rendent le diagnostic facile. Les douleurs de croissance se distinguent surtout par leur siège à l'extrémité postérieure de l'os, au niveau même de l'épiphyse, et par leur bilatéralité fréquente. En cas de doute, il faut surveiller la lésion pendant quelques semaines; on voit alors les douleurs de croissance se calmer, tandis que l'ostéite a une tendance progressive.

Certains cas de *pied plat* s'accompagnent d'une douleur assez localisée au niveau du talon, mais on ne trouve alors ni la douleur à la pression sur le calcanéum, ni l'augmentation de volume de ce dernier.

Enfin la région du talon est quelquefois le siège de *névralgies tenaces* qui relèvent d'altérations diverses du système nerveux central ou périphérique, mais, dans ce cas, la localisation de la douleur est caractéristique : elle siège dans les parties molles et dans la peau et ne présente pas une intensité particulière à la pression sur l'os.

Traitement. — **Au début**, le repos, la révulsion, peuvent être employés avec succès. Mais une fois arrivée à la période d'état, la tuberculose du calcanéum régresse rarement, et presque toujours on est amené à intervenir soit par la persistance de la douleur, soit par la suppuration.

On aborde cet os par sa face externe, en faisant une incision en L qui suit ses bords postérieur et inférieur. Une fois la lésion découverte, on peut faire soit l'évidement, soit l'ablation totale de l'os.

L'*évidement* a l'avantage d'être plus économique, de respecter les articulations et de conserver le relief et la forme du talon. Mais il est assez souvent suivi de récidive, parce qu'il est difficile de faire une exérèse complète des lésions même dans les cas où le foyer est en apparence bien localisé. Il faut donc le réserver pour les lésions petites et d'apparence bénigne autour desquelles le tissu osseux paraît tout à fait sain.

Après l'évidement, il reste une grande cavité osseuse dont la réparation très lente doit être aidée par des moyens artificiels. L'aplanissement et le plombage dont nous avons parlé à propos de l'ostéomyélite peuvent ici rendre de grands services. On a également tenté avec succès de faire des autoplasties cutanées en refoulant dans l'intérieur de la cavité un lambeau cutané pris dans le voisinage.

L'*ablation* du calcanéum doit être préférée lorsque la corticale ou les articulations voisines sont envahies, ou bien quand les lésions du corps de l'os ne peuvent être délimitées d'une façon certaine. Après cette opération, il se reforme généralement un noyau osseux plus ou moins volumineux, mais le talon reste un peu déformé; il est trop court, trop large et n'a pas sa hauteur normale; l'état fonctionnel, par contre, est excellent.

TUBERCULOSE TIBIO-TARSIENNE.

D'après les données cliniques, les formes synoviales de la tuberculose tibio-tarsienne ne seraient pas rares, surtout chez les jeunes enfants. Ces synovites sont habituellement primitives; on ne voit pas dans le jeune âge, comme chez l'adulte, les lésions débuter par les gaines tendineuses et se propager de là à l'articulation; par contre, il n'est pas très rare que la tibio-tarsienne soit envahie par voisinage à la suite des ostéoarthrites sous-astragaliennes ou antétarsiennes.

Anatomie pathologique. — Lorsqu'il y a des altérations osseuses, celles-ci siègent avec une prédilection très marquée sur l'astragale. Ce sont habituellement des lésions diffuses, mais il n'est pas très rare de trouver aussi sur la poulie ou sur le col un noyau circonscrit représenté par une petite caverne, ou un séquestre caséeux.

Les lésions du tibia et du péroné sont ordinairement superficielles et secondaires ; on trouve parfois cependant des foyers circonscrits qui se prolongent à travers le cartilage de conjugaison jusqu'au canal médullaire.

L'arthrite tibio-tarsienne a une tendance assez grande à se propager soit du côté du calcanéum, soit du côté du scaphoïde. Il s'agit alors presque toujours de formes osseuses et graves.

Symptômes. — Le début se fait ordinairement d'une façon insidieuse : l'enfant éprouve quelques douleurs, tend à tourner son pied en dehors ou en dedans et boite légèrement. Quelquefois ces signes sont peu apparents, et l'attention est attirée tout d'abord par la tuméfaction du cou-de-pied, ou par le développement plus ou moins rapide d'un abcès autour des malléoles. Le début aigu, avec une douleur vive, du gonflement et parfois de la fièvre, n'est pas très rare.

A la période d'état, le signe le plus apparent est la *tuméfaction* du cou-de-pied. Celle-ci se montre d'abord autour des malléoles ; elle efface les méplats de la région, puis forme une boursouflure qui bientôt s'étend tout autour du cou-de-pied et se développe parfois au point de produire une véritable tumeur blanche.

Les mouvements de la tibio-tarsienne sont sensiblement réduits dès le début ; à mesure que l'affection progresse, ils se limitent de plus en plus. Le pied tend à se dévier, le plus souvent en équinisme, quelquefois en valgus ou en varus.

La douleur et l'impotence fonctionnelle sont très variables. En général l'affection est peu douloureuse, et la marche reste possible jusqu'à une période avancée.

Les abcès se forment presque toujours sur les côtés, soit en avant et au-dessous des malléodes, soit dans les gouttières rétro-malléolaires.

Lorsque l'inflammation gagne les articulations voisines, on voit apparaître de nouveaux symptômes. La propagation à la sous-astragalienne et au calcanéum se traduit par une extension de l'œdème au pourtour de l'interligne sous-astragalien, par un épaississement du calcanéum, qui devient douloureux à la pression, et par la limitation du mouvement de supination de l'avant-pied. L'extension du côté du tarse antérieur détermine aussi le développement de l'œdème sur le dos du pied et la limitation des mouvements de rotation et d'adduction de l'avant-pied.

Diagnostic. — Le diagnostic de la tuberculose tibio-tarsienne est généralement facile.

Dans les FORMES AIGUES, il faut la différencier de l'*entorse* et des autres *arthrites :* rhumatismale, blennorragique, etc.

Dans les FORMES CHRONIQUES, la confusion la plus fréquente se fait avec les *synovites* et avec les simples *abcès froids* de la région. En effet, dans certains cas, la lésion articulaire est tellement latente, tellement indolente, qu'on ne la soupçonne pas et que l'attention est retenue surtout par un abcès en apparence superficiel développé autour des malléoles. Il faut alors savoir dépister l'arthrite en recherchant un léger œdème autour des malléoles, ou une légère limitation des mouvements.

L'arthrite tibio-tarsienne est souvent aussi confondue avec l'*arthrite sous-astragalienne*, mais il est généralement facile d'éviter cette erreur en recherchant les signes particuliers de cette localisation de la tuberculose du pied.

Traitement (pour les indications générales, voy. p. 53). — L'*immobilisation* est réalisée par le moyen d'un bandage plâtré remontant jusqu'à la partie supérieure du mollet et descendant jusqu'à la base des orteils (fig. 63). La marche doit se faire avec des béquilles.

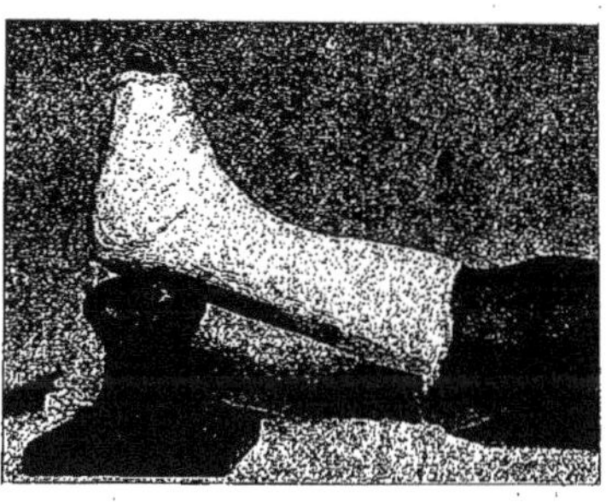

Fig. 63. — Immobilisation du pied au moyen du bandage plâtré.

S'il existe une déviation, on peut généralement la corriger par étapes, en redressant un peu le pied chaque fois qu'on renouvelle le bandage. L'anesthésie ne devient nécessaire que dans les cas invétérés et, même quand on est obligé d'y recourir, il faut éviter le plus possible les manœuvres violentes.

Après la guérison apparente de la lésion, il faut encore pendant longtemps restreindre la marche, immobiliser le cou-de-pied au moyen d'une chaussure en cuir moulé et soutenir la voûte plantaire par une semelle appropriée.

La guérison avec restauration complète des mouvements est fréquente surtout avant dix ans. Elle est possible même dans des formes suppurées et d'apparence assez grave. Lorsque l'ankylose se produit, ses inconvénients sont très atténués par la mobilité supplémentaire des autres articulations du pied.

Les **indications opératoires** sont un peu plus larges que pour la plupart des autres jointures. L'*ablation de l'astragale* donne en effet un résultat anatomique et fonctionnel souvent très bon, et parfois supérieur à la guérison spontanée avec ankylose. Le pied est peu déformé, il conserve une mobilité assez étendue, et son aptitude à la marche est généralement satisfaisante (fig. 64).

Ces bons résultats s'observent même chez les jeunes enfants de trois à dix ans. Le développement du pied n'est pas troublé d'une façon importante, et il n'y a pas trop de relâchement de la tibio-tarsienne.

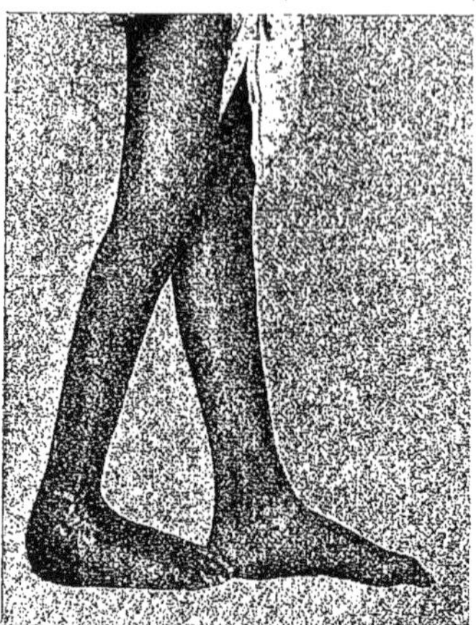

Fig. 64. — Résultat orthopédique et fonctionnel d'une ablation de l'astragale pour ostéo-arthrite tuberculeuse tibio-tarsienne. La forme du pied est à peu près correcte et la flexion du cou-de-pied normale.

Nous croyons donc qu'il faut préférer l'astragalectomie régulière aux opérations atypiques, telles que l'évidement à la curette ou au thermocautère que conseillent encore beaucoup de chirurgiens. Ces opérations aveugles ne sont économiques qu'en apparence.

Le traitement chirurgical est indiqué lorsque la lésion résiste à l'immobilisation assez prolongée et surtout lorsqu'elle s'étend au calcanéum ou aux articulations voisines. L'expérience montre qu'alors la guérison spontanée, sans être impossible, est aléatoire et demande beaucoup de temps. On a, par l'intervention, un résultat plus rapide, plus sûr et souvent un état fonctionnel meilleur.

L'astragalectomie a été bien réglée surtout par Ollier.

Il faut toujours commencer par enlever l'astragale, même si les lésions principales ne portent pas sur lui. Son ablation ouvre en effet la meilleure voie d'accès sur la synoviale et sur les os voisins. Après avoir enlevé les fongosités, on examine le tibia, le péroné, le scaphoïde et le calcanéum ; tout ce qui est malade ou seulement douteux est enlevé ou évidé. La plaie est ensuite remplie avec le mélange au xéroforme, drainée, et le pied est mmobilisé dans un bandage plâtré. La guérison demande en moyenne six mois.

TUBERCULOSE SOUS-ASTRAGALIENNE.

Nous avons vu que l'articulation sous-astragalienne est fréquemment envahie secondairement par des lésions venant de la tibio-tarsienne ou du calcanéum ; elle peut aussi être atteinte isolément, et l'arthrite se présente alors avec sa symptomatologie propre.

Symptômes. — La *douleur* et la *gêne de la marche* sont les symptômes dominants. Le malade souffre lorsqu'il appuie son pied sur le sol, et la marche devient bientôt impossible. Par la pression, on localise ces symptômes douloureux au niveau de l'interligne astragalo-calcanéen.

La tuméfaction est généralement peu accentuée; elle consiste dans un léger œdème qui se développe surtout à la face externe, au-dessous de la malléole. Lorsque le calcanéum est aussi malade, l'épaississement s'étend à tout le tarse postérieur.

La limitation des mouvements porte surtout sur la supination, qui est d'abord douloureuse et devient bientôt impossible. L'extension et la flexion sont au contraire conservées, de même que la rotation de l'avant-pied. Parfois le pied se dévie en équinisme léger et en varus et se fixe dans cette position.

Les abcès se forment au pourtour de l'interligne sous-astragalien, au-dessous des malléoles, et plus souvent en arrière.

Diagnostic. — Le diagnostic de la tuberculose sous-astragalienne est souvent délicat, parce que les symptômes n'éveillent pas de prime abord l'idée d'une affection inflammatoire.

La douleur, l'impotence, la limitation du mouvement de supination peuvent créer une confusion avec la *tarsalgie des adolescents*, mais cette affection est souvent bilatérale, et sa symptomatologie est assez différente : la douleur siège principalement sous le scaphoïde, les mouvements ne sont limités que dans le sens de la supination, ils restent libres dans le sens de la pronation; enfin le soulagement obtenu par le repos est rapide et complet.

La tuméfaction, limitée au côté externe ou interne du tarse postérieur, fait quelquefois penser à une *synovite*. Mais on sait que cette affection est rare chez l'enfant, et l'analyse des symptômes montre clairement que la gêne fonctionnelle est alors en rapport avec les mouvements des tendons et non pas de l'articulation.

Dans les tuberculoses du calcanéum et de la tibio-tarsienne, il est important de rechercher les signes indiquant l'invasion de la sous-astragalienne, car le pronostic est alors plus grave, et il en ressort quelquefois des indications thérapeutiques particulières.

Traitement. — Au début, et tant que l'affection reste limitée à l'articulation, le traitement doit consister dans l'*immobilisation* du pied au moyen d'un appareil plâtré analogue à celui que nous avons décrit à propos de l'arthrite tibio-tarsienne. Lorsqu'il existe une déviation du pied, il faut la corriger par étapes successives, à mesure que les contractures cèdent à l'immobilisation.

Mais la tuberculose sous-astragalienne est souvent rebelle au traitement conservateur. L'immobilisation atténue les symptômes, calme la douleur, fait disparaître la tuméfaction; cependant la marche reste pénible, et les récidives sont fréquentes. Pour cette raison, on doit admettre le traitement opératoire lorsqu'on a acquis la certitude d'une lésion grave du calcanéum ou de l'astragale.

Suivant le siège de ces lésions, on aborde l'articulation soit par l'ablation de l'astragale, soit par l'ablation du calcanéum, et, après une exérèse très complète des tissus malades, ont fait le plombage et l'immobilisation de la même façon que pour la tibio-tarsienne.

TUBERCULOSE DU TARSE ANTÉRIEUR.

La tuberculose du tarse antérieur se présente généralement comme une lésion diffuse à laquelle prennent part tous les os de la rangée antérieure du tarse, et souvent aussi l'extrémité postérieure des métatarsiens. Des lésions isolées du cuboïde, du scaphoïde, des cunéiformes, peuvent se rencontrer, mais elles sont exceptionnelles.

Symptômes. — La *tuméfaction* est le principal signe et quelque-

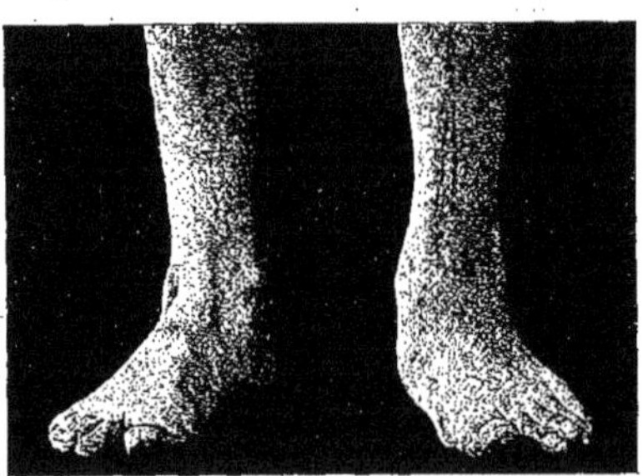

Fig. 65. — Pied valgus consécutif à une ostéo-arthrite antétarsienne.

fois le seul. Elle occupe la face dorsale du pied, au niveau de la rangée antérieure du tarse, et se développe transversalement d'un bord à l'autre du pied, sans s'étendre en arrière sur le cou-de-pied, ni en avant sur le métatarse. Cette tuméfaction est due quelquefois à de l'œdème; plus souvent, elle est formée manifestement par l'épaississement du squelette. Cette forme hyperostosante est généralement bénigne.

La douleur est ordinairement peu vive : la marche reste possible pendant longtemps, mais elle se fait surtout sur le talon, et le malade évite d'appuyer sur son avant-pied. Les mouvements spontanés et provoqués sont généralement très peu réduits; on note cependant une limitation notable des mouvements de rotation et de flexion plantaire du métatarse sur le tarse.

Les attitudes vicieuses ne sont pas rares; le pied se dévie habituellement en valgus (fig. 65), et lorsque la lésion est ancienne, il peut se faire un véritable pied plat valgus sous l'influence combinée de la contracture musculaire qui dévie le pied et du relâchement des ligaments qui permet l'affaissement de la voûte plantaire.

Les abcès se forment et s'ouvrent directement sur le dos du pied ou sur son bord interne; les abcès plantaires sont assez rares.

Diagnostic. — Le diagnostic de la tuberculose du tarse antérieur se pose surtout avec le *pied plat* dans les cas où elle s'accompagne de contracture avec déviation du valgus et d'affaissement de la voûte plantaire. La tuméfaction, la limitation des mouvements de rotation de l'avant-pied permettent généralement de conclure en faveur de la lésion tuberculeuse.

Dans la forme hyperostosante, l'augmentation du volume du tarse antérieur peut être telle que l'on pense parfois à une *tumeur*. Mais l'analyse des symptômes et l'évolution tranchent bientôt le diagnostic.

Traitement. — La tuberculose antétarsienne est souvent bénigne chez l'enfant, et il faut appliquer avec persévérance le **traitement conservateur**, qui consiste dans l'*immobilisation* du pied avec un bandage plâtré.

Les formes hyperostosantes, bien limitées à la rangée antérieure du tarse, guérissent ainsi le plus souvent dans l'espace de trois à six mois. Les formes fongueuses guérissent aussi assez souvent par l'immobilisation. Mais, lorsqu'il se manifeste une tendance extensive soit du côté du scaphoïde et du tarse postérieur, soit du côté des métatarsiens, l'intervention devient presque toujours nécessaire.

Dans les cas rares où la lésion, limitée à un seul os comme le scaphoïde, le cuboïde, détermine de bonne heure de la suppuration, on peut pratiquer l'évidement ou l'ablation isolée de cet os sans trop compromettre l'architecture du tarse.

Mais en général il s'agit de lésions diffuses qui nécessitent une **intervention** large. Les évidements aveugles à la curette et la tunnellisation au fer rouge ont ici les mêmes inconvénients que pour le poignet et le tarse postérieur. Il vaut mieux faire la tarsectomie antérieure typique suivant la technique d'Ollier.

Les lésions sont abordées par une ou deux incisions dorsales, tracées de façon à respecter les tendons et les vaisseaux; on enlève tous les os de la rangée antérieure du tarse et, s'il y a lieu, on poursuit les foyers dans les métatarsiens, le scaphoïde et le calcanéum.

Dans les formes graves à allure extensive, on peut être amené ainsi à faire un désossement presque complet du pied. La restauration de la grande perte de substance qui en résulte se fait généralement bien; le plombage est pour cela un adjuvant précieux. On obtient comme résultat un pied petit, trapu, qui a une solidité suffisante pour la marche; il persiste cependant presque toujours une certaine claudication.

AFFECTIONS PARALYTIQUES

Les paralysies des membres inférieurs sont chez l'enfant fréquentes et variées. Nous retiendrons seulement les trois variétés qui offrent le plus d'intérêt au point de vue chirurgical et orthopédique : ce sont la *paralysie infantile*, l'*hémiplégie cérébrale* et la *maladie de Little.*

Paralysie infantile.

Caractères généraux. — La paralysie infantile se localise avec une prédilection particulière sur le membre inférieur. Elle peut le frapper dans sa totalité ou se limiter a un de ses segments; dans ce dernier cas, c'est ordinairement la jambe qui est atteinte le plus souvent et d'une façon prédominante; la lésion isolée des muscles de la cuisse ou de la hanche est beaucoup plus rare. C'est d'ailleurs le propre de la paralysie infantile d'avoir une distribution diffuse et irrégulière; elle ne frappe pas un muscle ou un groupe de muscles, mais elle intéresse un certain nombre de fibres musculaires dans un grand nombre de muscles, et ce que nous observons n'est qu'une résultante : les muscles qui ont conservé une proportion suffisante de fibres saines paraissent normaux, ou bien ils sont seulement un peu affaiblis; ceux au contraire où la majorité des fibres a été lésée semblent paralysés, bien qu'ils contiennent presque toujours quelques éléments sains. Cette notion est importante pour le traitement.

Les troubles fonctionnels et les déformations qui succèdent à la paralysie infantile ne sont pas seulement le résultat de l'affaiblissement ou de l'impotence des muscles atteints directement par la maladie; d'autres éléments interviennent aussi, et leur importance est quelquefois prépondérante.

Il y a d'abord *l'atrophie simple* des muscles, qui, sans être paralysés, sont réduits à l'impuissance par l'affaiblissement de leurs voisins, les habitudes prises par le malade, ou par suite de leur distension.

Ainsi on voit quelquefois, à la suite de paralysies bénignes et passagères, les muscles antérieurs se laisser distendre par le poids du pied et les contractions de leurs antagonistes, si bien que plus tard, quand leur contractilité revient, elle reste sans effet par suite de l'allongement exagéré de leurs tendons.

La *rétraction des antagonistes* des muscles paralysés est aussi une cause importante de déformations paralytiques. Cette rétraction n'est pas constante; elle se produit même avec une irrégularité difficile à comprendre dans l'état actuel de nos connaissances; elle peut manquer complètement dans des paralysies graves et se trouver très accentuée avec des paralysies légères. Sa pathogénie est complexe. Il faut d'abord faire une part à la tonicité et à l'élasticité des muscles sains : ceux-ci n'étant plus maintenus en tension par leurs antagonistes, ils se raccourcissent, puis se fixent dans cet état et deviennent incapables de reprendre leurs dimensions premières. La répétition des contractions volontaires est aussi une cause importante de déviation. En effet, toutes les incitations volontaires que le cerveau envoie dans le membre paralysé se concentrent en quelque sorte sur les muscles restés sains, même si leur effet n'est pas conforme à la volonté du malade ; ainsi, lorsqu'on ordonne à un sujet privé de ses muscles antéro-externes de relever la pointe du pied, on le voit contracter son triceps et faire le mouvement opposé de flexion plantaire. Il en résulte qu'à tout instant les muscles restés sains sont en contraction, et qu'ils finissent ainsi par dévier le pied dans leur direction.

D'autres éléments que les forces musculaires interviennent aussi dans les troubles fonctionnels et les déformations paralytiques. Le *relâchement des ligaments articulaires* présente à ce point de vue une importance de premier ordre ; son influence est souvent égale et parfois supérieure à celle des lésions musculaires elles-mêmes. L'atrophie des os, leurs troubles de croissance, les déformations qu'ils subissent par le fait des pressions anormales auxquelles ils sont exposés, jouent aussi leur rôle dans le développement et la fixation des attitudes vicieuses.

Enfin les actions mécaniques qui s'exercent sur le membre malade par le fait de la pesanteur, du poids des couvertures, des pressions occasionnées par la marche ou l'attitude du malade viennent encore s'ajouter aux causes précédentes de déformations.

Ces actions ont une variété infinie, et c'est une des raisons pour lesquelles on voit les déformations paralytiques varier d'un cas à l'autre sans correspondre exactement au siège ni au degré des lésions musculaires.

Nous allons décrire les variétés les plus fréquentes de ces déformations et étudierons successivement la hanche paralytique, le genou paralytique et les formes diverses du pied paralytique.

Hanche paralytique.

C'est la lésion des muscles fessiers et pelvi-trochantériens qui est la plus fréquente et la plus importante dans la hanche paralytique. Les autres groupes musculaires sont atteints d'une façon moins constante : le psoas iliaque est presque toujours indemne; assez souvent aussi le tenseur du fascia lata et le droit antérieur sont épargnés; la paralysie des adducteurs est au contraire fréquente.

Lorsqu'il se produit des rétractions secondaires, celles-ci portent sur le tenseur du fascia lata et les muscles qui se détachent de l'épine iliaque antéro-supérieure; la cuisse est donc déviée en flexion et abduction.

La paralysie de la hanche s'accompagne d'un relâchement de la capsule articulaire, qui n'est pas toujours en rapport avec le degré et l'étendue de la paralysie. Lorsque ce relâchement est accentué, il a pour conséquence une véritable dislocation de la hanche, qui permet au malade de la subluxer ou même de la luxer à volonté. Mais ces déplacements sont passagers; ils se réduisent spontanément. Dans les paralysies avec attitude vicieuse, la pression permanente de la tête sur le même point du cotyle occasionne quelquefois une certaine déformation des surfaces articulaires (de Gaulejac), et il peut s'établir ainsi des luxations fixes, mais elles sont tout à fait rares.

Symptômes. — Le premier symptôme est la *suppression des mouvements* correspondant aux muscles paralysés. Dans la paralysie totale et complète, le membre absolument inerte pend comme un fléau. La conservation fréquente du psoas iliaque permet la flexion de la cuisse sur le bassin, mais l'adduction, l'abduction active, le sujet étant couché sur le côté, et l'hyperextension, le sujet étant couché sur le ventre, restent généralement impossibles.

Dans les paralysies limitées à un groupe musculaire, le mouvement correspondant à ce groupe est le seul complètement aboli; les autres mouvements se font avec une force plus ou moins grande suivant l'état des muscles. Dans les paralysies incomplètes, tous les mouvements se font, mais sans force; les malades les ébauchent ou les exécutent seulement d'une façon incomplète.

L'examen objectif montre l'*atrophie* des divers groupes musculaires; leur relief a disparu, et on ne les sent pas durcir pendant les mouvements. L'électrisation confirme et précise mieux encore les limites et le degré de l'inexcitabilité des muscles qui ont été atteints.

On constate aussi dans la plupart des cas une laxité anormale de la hanche, qui permet d'imprimer au membre des mouvements exagérés dans tous les sens. Il n'est pas rare de voir une luxation se produire pendant qu'on fait cette recherche ou même à l'occasion de certains mouvements volontaires. Le déplacement se fait sans douleur en s'accompagnant d'un ressaut plus ou moins net et parfois d'un gros craquement osseux; le membre se fixe dans une attitude anormale, et on sent la tête faire saillie à travers la capsule distendue, le plus souvent en haut et en arrière, quelquefois en bas et en avant. Cette luxation paralytique se réduit avec la plus grande facilité, il suffit d'une secousse, d'un changement d'attitude pour que le membre reprenne sa place.

La rétraction des muscles antéro-externes détermine une *attitude vicieuse* en flexion légère, abduction et rotation externe (fig. 66); on sent au-dessous de l'épine iliaque antéro-supérieure la corde résistante formée par le tendon du droit antérieur, et, plus en dehors, le relief du tenseur du fascia lata et de l'aponévrose fémorale rétractée dans son voisinage. Cette attitude repousse la tête en dedans, et, si la capsule est relâchée, une subluxation ou une luxation peuvent en être la conséquence.

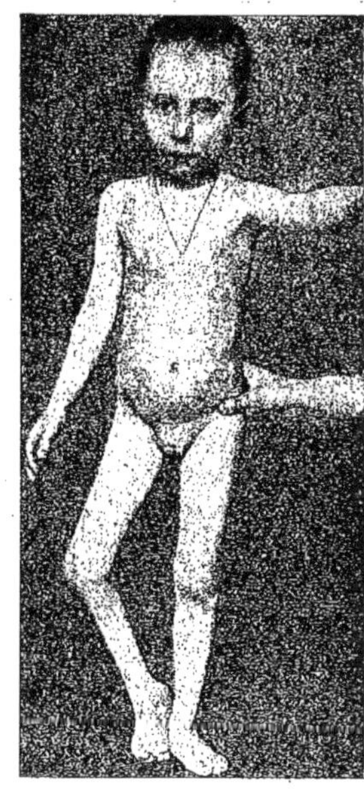

Fig. 66. — Paralysie infantile du membre inférieur droit. Rétraction des abducteurs. Déformation en flexion et abduction.

L'état fonctionnel varie beaucoup suivant que la lésion est limitée à la hanche ou qu'elle s'étend au reste du membre. Dans le premier cas, la marche reste généralement possible, mais elle se fait avec une *claudication* accentuée et assez caractéristique. Au moment où le membre malade supporte le poids du corps, le bassin s'abaisse fortement du côté opposé, et, pour garder son équilibre, le malade est obligé d'incliner brusquement le tronc du côté du membre paralysé. C'est un mouvement analogue à celui qui se produit dans la luxation congénitale de la hanche. Mais la ressemblance avec cette dernière cesse lorsque le sujet veut avancer : pour porter en avant la jambe malade, il est obligé d'élever fortement le bassin, puis il lance le membre tout entier en avant et le laisse retomber lourdement. La marche est naturellement pénible, les chutes fréquentes et la lassitude rapide.

Formes associées. — Lorsque la paralysie de la hanche est associée avec celle du genou ou du pied, c'est surtout de ces derniers segments que dépend l'état fonctionnel.

Dans les *formes légères*, la claudication est plus ou moins forte, et souvent le malade est obligé de s'aider avec des cannes. Dans les *formes graves*, la marche devient impossible, sans le secours d'un tuteur ou de béquilles.

Traitement. — Le traitement de la hanche paralytique se borne, dans les **cas légers**, à développer les muscles restés sains par le massage, la gymnastique et l'électrisation.

Dans les **formes graves**, il faut assurer le fonctionnement du membre et combattre les rétractions musculaires.

L'*indication d'un tuteur* se pose rarement dans les paralysies isolées de la hanche. En effet les conditions de travail de cette articulation sont telles que la fonction reste possible, malgré des lésions musculaires étendues et un relâchement important de la capsule; d'autre part, le tuteur n'est pas capable de prévenir ou de combattre utilement la laxité articulaire; au contraire, son poids et l'obstacle qu'il apporte au fonctionnement des muscles encore actifs le rendent plutôt nuisible à ce point de vue.

Il en est autrement dans les paralysies étendues à tout le membre inférieur. Alors, il devient quelquefois indispensable, pour permettre la marche, de se servir d'un tuteur genre Hessing avec appui ischiatique et enraidissement des articulations du genou et du pied suivant les cas.

L'*arthrodèse de la hanche* pourrait rendre des services dans les cas où la laxité articulaire est très accentuée, mais cette opération n'est pas encore entrée dans la pratique à cause de ses dangers et de l'incertitude de ses résultats.

Lorsque le membre est dévié par la rétraction des muscles fléchisseurs et abducteurs, le *redressement* s'impose. Au début, on peut l'obtenir par l'extension continue que l'on fait d'abord permanente, et ensuite seulement la nuit.

TRAITEMENT OPÉRATOIRE. — La *section sous-cutanée* des muscles rétractés s'impose si la déviation ne cède pas complètement par ce moyen.

Avec un bistouri long et mince, on ponctionne la peau à un travers de doigt au-dessous et en dehors de l'épine iliaque antéro-supérieure, et on va sectionner à petits coups le droit antérieur, le tenseur du fascia lata et ce fascia lui-même, tandis qu'une traction est exercée dans l'axe du membre. Cette intervention suffit presque toujours; ce n'est que dans des cas exceptionnels qu'on pourrait être obligé de découvrir l'articulation et de sectionner la capsule pour faire une reposition sanglante (Karewski). Après le redressement, le membre est fixé d'abord dans un plâtre pendant trois ou quatre mois, puis il est maintenu par un tuteur. La récidive est d'ailleurs rare.

Genou paralytique.

Parmi les muscles moteurs de l'articulation du genou, c'est le quadriceps fémoral qui est le plus souvent atteint par la paralysie infantile. Le couturier reste souvent indemne; les muscles postérieurs sont tantôt sains, tantôt plus ou moins parésiés; mais c'est la lésion du quadriceps qui reste dominante.

A la suite de cette paralysie, le relâchement de l'articulation du genou est très variable. Il est quelquefois nul ou à peu près; dans d'autres cas, au contraire, il est accentué. Alors, sous l'influence du poids du corps, il peut se produire des déviations qui se font le plus souvent en genu recurvatum, quelquefois en genu varum ou valgum.

Lorsqu'il se produit une rétraction, elle porte toujours sur les muscles postérieurs. Le genou se met donc en flexion plus ou moins prononcée; parfois l'action prédominante du biceps produit en outre un certain degré de genu valgum et une rotation de la jambe en dehors. Dans les cas anciens, la rétraction s'étend aussi à l'aponévrose poplitée, aux vaisseaux et aux nerfs; ces organes peuvent devenir des obstacles sérieux au redressement de la déformation.

Symptômes. — La paralysie du quadriceps a pour effet d'empêcher le malade d'étendre activement le genou et de soulever le talon en tenant le membre en rectitude. Lorsque le tenseur du fascia lata ou les adducteurs sont conservés, ces mouvements sont encore possibles à la condition de mettre préalablement le membre en rotation interne ou externe.

La *marche* est très peu gênée lorsque l'articulation est restée solide; en effet, il suffit au malade de mettre le genou en légère hyperextension pour lui donner une rigidité suffisante. D'autre part, pendant la marche, le quadriceps intervient seulement à la fin du pas, au moment où, la jambe étant en arrière, le jarret se tend pour donner l'impulsion en avant. Lorsque ce muscle est paralysé, ce mouvement se fait mal et avec un certain effort, mais la claudication qui en résulte est peu importante si le malade marche à petits pas.

La gêne fonctionnelle apparaît mieux dans certains autres mouvements, tels que le saut, l'action de monter ou de descendre l'escalier; alors les malades doivent prendre un appui avec la main sur la face antérieure de la cuisse pour suppléer à l'insuffisance de leur muscle.

Le genu recurvatum aggrave beaucoup l'état fonctionnel; la distension du ligament postérieur fait perdre à l'articulation son principal moyen de solidité, le membre devient faible, et le malade est exposé à des chutes fréquentes.

La flexion a un résultat encore plus grave, car le poids du corps tend à fermer l'angle de flexion, et le malade ne trouve sur la face antérieure de l'articulation aucune force pour empêcher cette flexion. Si elle est peu accentuée, il peut encore fixer son genou en appuyant la main sur la cuisse ; si elle est trop forte, la marche devient tout à fait impossible.

Traitement. — Dans un grand nombre de cas, la paralysie du quadriceps n'occasionne qu'une gêne fonctionnelle très légère, et la seule indication à remplir est alors de maintenir les muscles et les ligaments dans le meilleur état de vitalité par le massage, les exercices méthodiques et l'électrisation.

Les **indications particulières** du traitement du genou paralytique résultent de la déviation en flexion et du relâchement de l'articulation.

La FLEXION peut être combattue par le massage, les manipulations de redressement et l'usage d'une gouttière avec bande élastique analogue à celle que nous avons décrite pour les arthrites du genou.

Mais, lorsqu'elle dépasse 15 à 20°, ces moyens ne parviennent généralement pas à vaincre la résistance des muscles et surtout de l'aponévrose poplitée. Le redressement forcé se montre aussi impuissant, et il expose de plus à la fracture du tibia. Il devient nécessaire de faire la section à ciel ouvert des parties molles rétractées.

On fait une incision médiane légèrement oblique de haut en bas et de dedans en dehors. On sectionne d'abord l'aponévrose, puis on recherche les tendons, et on les coupe l'un après l'autre, en ayant soin de repérer exactement les vaisseaux et les deux branches du sciatique.

Dans les cas anciens, la rétraction de l'artère et des nerfs oppose quelquefois une résistance assez grande au redressement ; il faut alors compléter celui-ci par étapes successives.

La LAXITÉ ARTICULAIRE peut être combattue par l'usage d'un *tuteur* ou par des opérations qui sont la transplantation tendineuse et l'arthrodèse.

Le tuteur doit être aussi simple et léger que possible. Lorsque la paralysie est limitée au genou, la demi-gouttière maintenue par une bande élastique que nous avons déjà indiquée plus haut pour combattre la flexion remplit parfaitement le but. Dans les paralysies étendues au pied ou à la hanche, il faut le plus souvent avoir recours à un véritable tuteur orthopédique ; on peut alors y adapter un dispositif qui permet aux malades d'enraidir son articulation seulement quand il veut se tenir debout.

La *transplantation tendineuse* a pour but d'assurer la suppléance du quadriceps par les muscles fléchisseurs.

On détache de leur insertion inférieure le biceps et un muscle interne, qui est généralement le couturier ; on amène leurs tendons en avant, et on les fixe soit sur le tendon du quadriceps, soit sur la tubérosité antérieure du tibia par l'intermédiaire d'un tendon artificiel en soie. Cette opération améliore évidemment l'état du membre et permet généralement au malade d'étendre activement la jambe sur la cuisse ; mais elle ne consolide pas assez l'articulation pour suppléer le relâchement des ligaments.

Aussi ses indications sont-elles restreintes : elle est en effet inutile dans les cas où l'articulation est restée solide, parce que l'état fonctionnel est alors assez bon pour qu'une intervention ne soit pas nécessaire, et elle est insuffisante lorsque le genou est relâché. Son indication se réduit donc aux cas dans lesquels le genou resté solide est dévié en flexion par la rétraction des muscles postérieurs demeurés sains. Elle est alors un complément très utile de la section des muscles rétractés et peut s'opposer, dans une certaine mesure, à la récidive de la déformation.

L'*arthrodèse* est l'opération de choix dans les formes graves de paralysie, qui s'accompagnent d'un relâchement accentué de l'articulation, lorsque le reste du membre a conservé assez de force pour le rendre utilisable. Cette opération ne doit pas se faire avant douze ou treize ans, à cause de la difficulté d'obtenir une soudure osseuse chez les sujets plus jeunes.

On ouvre l'articulation par l'incision en H d'Ollier ; on enlève les cartilages et les fibro-cartilages, et on fait, s'il y a lieu, la section des muscles postérieurs pour permettre un redressement complet. La suture osseuse n'est pas nécessaire. La consolidation se fait généralement bien au bout de trois à six mois, par la simple immobilisation dans un appareil plâtré. Les résultats orthopédique et fonctionnel de cette opération sont excellents.

Pied paralytique.

Généralités. — C'est sur les muscles moteurs du pied que la paralysie infantile produit en général les lésions les plus graves. Dans la *paralysie totale*, tous les muscles sont atteints, à l'exception des petits muscles plantaires et interosseux.

Les *paralysies partielles* se localisent le plus souvent sur les muscles antéro-externes : le jambier extérieur, l'extenseur commun, les péroniers sont alors frappés ensemble ou séparément; l'extenseur propre du gros orteil reste au contraire indemne dans la plupart des cas. La lésion isolée du triceps et du jambier postérieur est sensiblement plus rare que celle des muscles antérieurs.

Les rétractions musculaires et tendineuses portent surtout sur le triceps; elles sont beaucoup plus rares sur les péroniers, le jambier antérieur et les petits muscles plantaires. Elles se produisent ordinairement dans les cas de lésions graves et étendues; cependant on peut les observer aussi dans les formes légères où la paralysie est à peine appréciable, et alors elles semblent constituer à elles seules toute la maladie.

Le relâchement des ligaments se fait sentir non seulement au niveau de la tibio-tarsienne, mais aussi dans les autres articulations du tarse postérieur et du médio-tarse. Cette laxité peut atteindre un degré très accentué, et elle joue un grand rôle dans la physiologie pathologique du pied paralytique et dans ses déformations. Celles-ci sont nombreuses et variées, en raison de la complexité des mouvements du tarse et de la multiplicité des muscles qui les commandent. Nous allons en décrire les principaux types; nous étudierons ensuite dans un chapitre d'ensemble le traitement du pied paralytique.

VARIÉTÉS DU PIED PARALYTIQUE.

Dans certains cas de paralysie totale, le pied conserve sa forme et il se fait remarquer seulement par un relâchement général de ses muscles et de ses ligaments; c'est le pied paralytique simple ou *pied ballant*.

Beaucoup plus souvent, le pied se dévie sous l'influence de la rétraction des muscles et des forces extérieures qui agissent sur lui. On observe alors des *déformations* dont la variété est infinie; la statistique suivante, due à Kirmisson, peut donner une idée des types les plus fréquents : sur 126 cas, on relève 35 pieds équins, 14 varus équins, 12 varus purs, 26 valgus, 19 talus et talus valgus et 10 pieds creux. Nous allons décrire ces variétés, à l'exception du pied creux, qui sera étudié plus loin à propos des déformations acquises.

Pied ballant. — Il est caractérisé anatomiquement par l'atrophie des muscles et un léger relâchement des ligaments.

Au repos, il pend inerte à l'extrémité de la jambe, et il se laisse mouvoir en tous sens même un peu au delà des limites physiologiques. Mais la solidité de ses ligaments est encore assez grande pour qu'il prenne une attitude à peu près correcte pendant la station debout et que la marche se fasse dans des conditions assez bonnes.

Cet état peut demeurer stationnaire très longtemps. Cependant il n'est pas rare de voir une tendance au valgus se manifester peu à peu à mesure que le poids du corps devient plus lourd et que la dystrophie des ligaments s'accentue, de sorte que l'aboutissant ordinaire du pied ballant est le valgus.

Pied équin. — Le pied équin résulte presque toujours d'une paralysie des muscles antérieurs; le triceps entraîne le pied de son côté par sa tonicité et ses contractions, ensuite par sa rétraction.

L'équinisme peut aussi se développer à la suite des paralysies étendues, lorsque les malades restent beaucoup couchés; le pied prend alors naturellement cette attitude en vertu de son poids, et à la longue il s'y fixe par la rétraction des muscles et des ligaments.

Anatomie pathologique. — Anatomiquement, le pied équin paralytique reproduit le mouvement physiologique de flexion plantaire du pied en l'exagérant.

La flexion commence dans l'articulation tibio-tarsienne, et elle se poursuit dans la sous-astragalienne et la médio-tarsienne. Lorsqu'elle dépasse les limites physiologiques, le tarse antérieur et le métatarse se subluxent en bas par rapport au tarse postérieur, et il se produit un pied creux, qui se fixe par la rétraction des muscles et des ligaments plantaires.

Dans les cas invétérés, on peut voir se développer des déformations osseuses qui portent surtout sur l'astragale. La poulie astragalienne n'est plus articulaire que dans sa partie postérieure; sa moitié antérieure perd son cartilage, elle s'élargit, et souvent il se forme sur ses flancs des hyperostoses qui l'empêchent de pouvoir reprendre sa place dans la mortaise tibio-tarsienne.

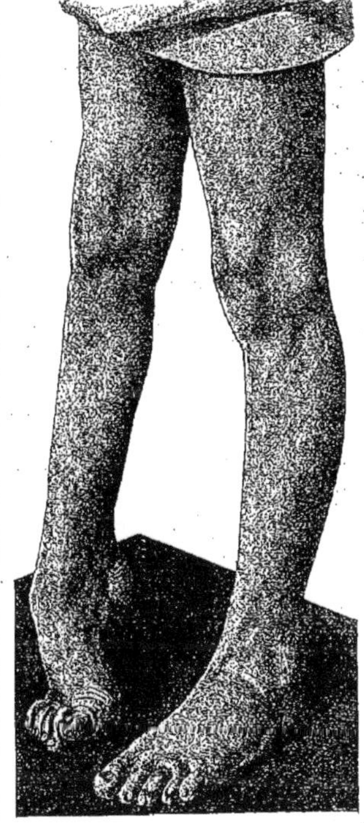

Fig. 67. — Pied équin paralytique.

Symptômes. — Cliniquement, le pied équin paralytique est précédé dans bien des cas par les troubles fonctionnels qui indiquent la paralysie des muscles antérieurs ou la rétraction du triceps.

L'enfant marche sur la pointe du pied, sans appuyer franchement le talon; il avance en sautillant et se trouve gêné pour monter ou descendre les escaliers, se baisser, etc. A L'EXAMEN, le pied a encore une forme normale, mais sa flexion dorsale est réduite à l'angle droit et parfois même en deçà. Le tendon d'Achille est rétracté, dur, saillant, tendu comme une corde. Souvent on voit aussi le gros orteil se relever verticalement, témoin des efforts que fait son extenseur propre pour remplacer les autres muscles antérieurs atrophiés. Au contraire, les contractions de l'extenseur commun et du jambier antérieur sont faibles ou même tout à fait absentes.

Lorsque la *déformation* apparaît, le pied se tient en flexion plantaire, faisant avec l'axe de la jambe un angle obtus de 145° ou même davantage; ses mouvements sont très limités dans le sens de la flexion dorsale. Le dos du pied fait une voussure anormale, au sommet de laquelle on reconnaît la tête de l'astragale saillante sous les téguments; la voûte plantaire est creuse, souvent l'aponévrose plantaire est rétractée; le talon paraît petit, atrophié; au contraire les têtes métatarsiennes forment une sorte de talon antérieur, large, épais, qui devient la principale base de sustentation du pied.

Dans les cas tout à fait accentués, le métatarse peut se mettre sur le prolongement de la jambe, et l'appui se fait sur les orteils ou même sur le dos du pied, lorsque ces derniers sont retournés en griffe.

La *gêne fonctionnelle* varie suivant le degré de la déformation. L'équinisme léger détermine une claudication peu apparente qui augmente un peu lorsque le malade marche à grands pas, court ou monte les escaliers. Lorsque la déformation devient assez forte pour que le pied ne repose que sur son extrémité, il en résulte un excès de longueur du membre qui oblige le malade à tenir le genou en légère flexion et à tourner son pied en dehors ou en dedans. La claudication est alors assez forte et la marche mal assurée. Enfin, dans les cas où l'équinisme s'accentue au point que les orteils seuls peuvent toucher le sol, la marche peut devenir presque impossible.

Pied varus et varus équin. — Le varus pur est rare; presque toujours il est accompagné d'un certain degré d'équinisme, de sorte qu'on peut décrire ensemble ces deux déformations.

Le varus équin paralytique peut se développer primitivement, à la suite de la paralysie des muscles abducteurs et pronateurs (extenseur commun des orteils, péroniers latéraux). Il peut résulter aussi d'actions mécaniques par suite d'attitudes vicieuses, du poids des couvertures, etc. Enfin, chez les malades qui marchent, il survient souvent à la suite d'un équinisme simple; en effet, le triceps est toujours un peu adducteur, sa rétraction porte donc la pointe du pied un peu en dedans, et cette déviation augmente peu à peu parce que, dans la station debout, le pied appuie surtout sur son bord externe.

Anatomie pathologique. — La déformation se compose des mêmes éléments que le pied bot congénital, la pointe est déviée en dedans (varus), et en flexion plantaire (équin); le pied subit de plus un mouvement de rotation qui fait regarder la plante plus ou moins en dedans (supination). Mais, dans le pied paralytique, la déviation porte surtout sur l'avant-pied, tandis que le tarse postérieur reste à peu près droit.

L'équinisme se produit comme dans l'équin simple, au niveau de la tibio-tarsienne et accessoirement de la sous-astragalienne et de la médio-tarsienne. L'adduction se passe surtout dans l'articulation de Chopart; elle résulte d'une subluxation du scaphoïde et du cuboïde en dedans; le tarse postérieur n'y participe que très peu, et le calcanéum reste presque droit. La supination se fait aussi principalement dans la médio-tarsienne; le calcanéum est peu dévié, et il reste à peu près à égale distance des malléoles, contrairement à ce qui se passe dans le pied bot congénital, où il est couché sur son flanc externe et refoulé vers la malléole péronière.

Le pied varus équin paralytique se fixe généralement de bonne heure par la rétraction du tendon d'Achille, de toutes les parties molles internes et de l'aponévrose plantaire ; les déformations des surfaces articulaires et des os ne se font que d'une façon tardive, et elles ne deviennent accentuées que dans les pieds bots très invétérés.

Symptômes. — Les symptômes du varus équin paralytique sont souvent précédés par les troubles fonctionnels qui résultent de la paralysie de l'extenseur commun et des péroniers.

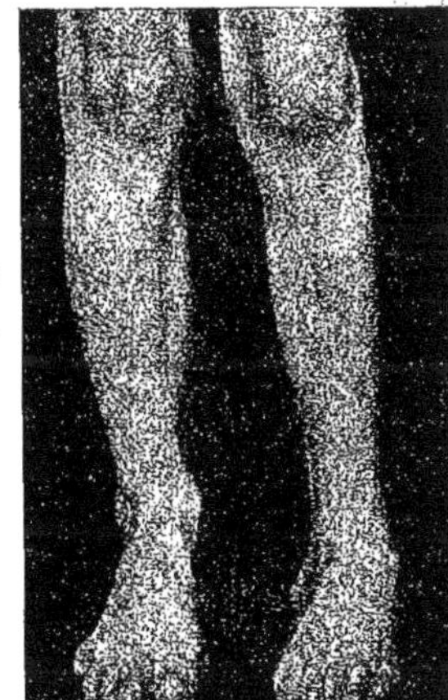

Fig. 68. — Pied varus équin paralytique.

Au repos, le pied paraît normal, mais, pendant la flexion dorsale, il se porte en adduction et légère supination ; l'abduction directe et l'abduction en flexion sont impossibles; les orteils sont fléchis, leur extension ne se fait pas, ou bien elle est très faible. Pendant la marche, le pied repose sur son bord externe, et sa pointe traîne légèrement sur le sol.

Lorsque la déformation s'est produite, *l'aspect du pied est caractéristique*. La pointe du pied est abaissée, déviée en dedans et en légère supination. Le bord externe du pied est plus ou moins convexe; il porte vers son extrémité antérieure des durillons correspondant aux points d'appui sur le sol. Le bord interne relevé présente, à sa partie moyenne, un pli d'adduction plus ou moins accentué. Souvent la voûte plantaire est creusée en pied creux ; alors le dos du pied devient saillant, et on distingue à sa surface le relief du cuboïde, de la tête de l'astragale et de l'extrémité antérieure du calcanéum. Les orteils sont tantôt étendus, tantôt repliés en griffe ; ils sont immobiles, tassés les uns contre les autres. Le tendon d'Achille, l'aponévrose plantaire sont tendus, résistants, ils limitent les mouvements du pied dans le sens de la correction, mais la mobilité reste souvent assez grande dans le sens opposé.

La *gêne fonctionnelle* est analogue à celle qui résulte de l'équin pur, mais elle est plus accentuée. La déviation de la pointe du pied en dedans augmente la difficulté de la marche et la claudication ; l'équilibre est imparfait parce que l'appui du pied se fait exclusivement sur la surface étroite qui correspond à la partie antérieure du bord externe ; de plus, il se développe souvent à ce niveau des durillons douloureux. Enfin la déformation a une tendance constante à s'aggraver, la pointe du pied se trouvant à chaque pas repoussée plus en dedans.

Pied valgus. — Le valgus paralytique peut être la conséquence de la paralysie des muscles adducteurs, jambier antérieur, jambier postérieur, triceps. Il se développe aussi assez souvent à la suite de paralysies plus étendues, accompagnées d'un relâchement important des articulations lorsque les malades continuent à marcher. Le valgus est, en effet, l'attitude que prennent naturellement les pieds faibles, mal soutenus par leurs muscles et leurs ligaments, lorsqu'ils supportent le poids du corps. Le valgus est souvent associé au talus ou à l'équinisme, suivant que le triceps est paralysé ou rétracté.

Anatomie pathologique. — La déformation ne se produit pas toujours avec les mêmes caractères anatomiques, et on peut en distinguer deux formes, le valgus simple et le valgus avec pied plat. Dans le *valgus simple*, le pied se dévie en valgus en totalité par un mouvement qui se passe dans la tibio-tarsienne, dont les ligaments internes sont anormalement relâchés ; la voûte plantaire reste normale, elle est même parfois exagérée. Dans le *valgus avec pied plat*, la dislocation se fait principalement dans le tarse postérieur, et elle est analogue à celle du pied plat valgus des adolescents : la voûte plantaire est affaissée, l'astragale et le scaphoïde s'abaissent et basculent en dedans du calcanéum, celui-ci s'écarte en dehors, se couche sur son côté interne et abaisse son extrémité antérieure ; enfin le métatarse se porte plus ou moins en valgus.

Cette déformation reste souple pendant longtemps ; elle arrive cependant à se fixer par la rétraction des tendons d'Achille et des péroniers.

Symptômes. — Les symptômes du pied valgus paralytique sont généralement précédés, pendant longtemps, par les signes de la paralysie du jambier antérieur.

Au repos, le pied se tient en léger valgus ; lorsque le malade cherche à faire de la flexion dorsale, le pied se porte en forte abduction parce que l'extenseur commun qui produit ce mouvement est en même temps abducteur ; la flexion directe et la flexion en adduction sont impossibles, de même que l'adduction isolée. Pendant la marche, la déviation du pied en dehors s'exagère également, et elle augmente de plus en plus à mesure que le poids du corps distend davantage les ligaments internes.

Lorsque la déviation est établie, les symptômes diffèrent suivant qu'il s'agit d'un *valgus simple* ou d'un pied plat valgus. Dans le premier cas, le pied, non déformé en lui-même, est dévié en abduction et supination (fig. 69); sa pointe se trouve tout entière en dehors de l'axe de la jambe, sa plante regarde en dehors; la malléole interne s'abaisse parfois jusqu'à venir au contact du sol.

Dans le *valgus avec pied plat*, on voit l'avant-pied déjeté en dehors faire avec l'arrière-pied un angle qui peut atteindre 90°. La plante, complètement étalée, regarde plus ou moins directement en dehors; son bord externe est mince, concave, il paraît raccourci; son bord interne allongé, convexe, élargi, forme une véritable face sur

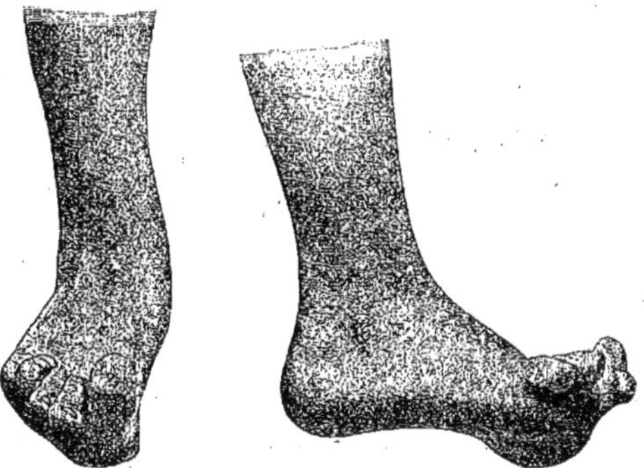

Fig. 69. — Pied valgus paralytique (d'après Villemin).

laquelle on découvre le relief anormal du scaphoïde et de la tête astragalienne.

L'appui du pied se fait généralement sur la face interne du talon et accessoirement sur tout le bord interne du pied; lorsque le tendon d'Achille est rétracté, l'appui se trouve reporté en avant sur la face interne du métatarse, et la déviation de ce dernier augmente rapidement.

Dans tous les cas, la marche est pénible, et les malades sont souvent obligés de se servir de cannes ou de béquilles.

Pied talus. — Le talus paralytique résulte presque toujours de la paralysie du triceps. Il est assez souvent associé au valgus et au pied creux.

Anatomie pathologique. — Nicoladoni en a distingué deux variétés anatomiques, le talus par flexion et le talus proprement dit.

Le *talus par flexion* résulte simplement d'une exagération de la flexion dorsale du pied, qui conserve d'ailleurs pendant longtemps une forme à peu près normale. Cette attitude est maintenue par la rétraction des muscles fléchisseurs dorsaux, et elle tend à s'exagérer par la marche. En effet, le talon repose sur le sol non plus par sa face inférieure, mais par sa face postérieure, et chaque pas le repousse davantage en avant.

A la longue, la déformation se complique parce que l'avant-pied s'abaisse, entraîné par son poids et par la rétraction des muscles plantaires; il se développe ainsi un pied creux.

Le *talus proprement dit* est caractérisé surtout par une déformation du calcanéum. Cet os s'infléchit en crosse de pistolet, de telle sorte que sa partie antérieure restant horizontale, sa partie postérieure se dirige plus ou moins directement en bas. Le sommet de cette incurvation se trouve un peu en arrière de l'articulation sous-astragalienne. Il en résulte un pied creux plus ou moins accentué.

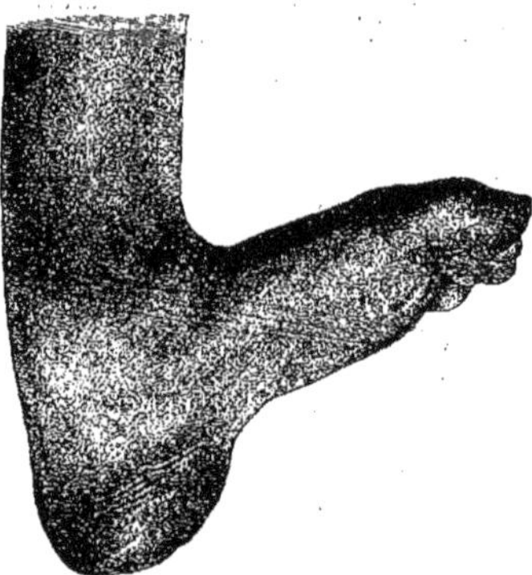

Fig. 70. — Pied talus paralytique par flexion.

Symptômes. — Les symptômes du pied talus sont toujours précédés par les signes de la paralysie du triceps. La claudication est souvent peu accentuée, à peine visible quand le malade marche sur un terrain plat, mais la gêne fonctionnelle apparaît quand il s'agit de faire un mouvement actif de flexion plantaire, comme pour courir, sauter, monter un escalier.

A L'EXAMEN, le mollet est atrophié, le tendon d'Achille est relâché, flasque, et le talon est abaissé. La flexion dorsale du pied est exagérée; pendant les mouvements actifs, on voit que la flexion plantaire est impossible ou se fait sans force, et avec une déviation en valgus et en pronation qui trahit l'effort du long péronier latéral.

Lorsque la *déformation en talus* s'est établie, l'aspect est caractéristique (fig. 71): le talon dirigé directement en bas est volumineux, massif, il paraît développé tout en hauteur. L'avant-pied est fortement fléchi, de sorte que le pied prend la forme d'une arcade reposant sur le sol par le sommet du talon et l'extrémité des métatarsiens. La plante est coupée d'un sillon transversal profond qui occupe toute sa largeur; le cou-de-pied est saillant. Dans son ensemble, le pied est court, ramassé sur lui-même.

Malgré cette déformation considérable, le talus pied creux est compatible avec un *état fonctionnel assez bon*, lorsqu'il ne se complique pas de valgus. Les malades marchent sur le talon et se servent de l'avant-pied seulement pour garder l'équilibre.

TRAITEMENT DES PIEDS BOTS PARALYTIQUES.

Généralités. — Au début, pendant la période où la rétrocession de la paralysie est encore possible, il faut aider le retour de la fonction

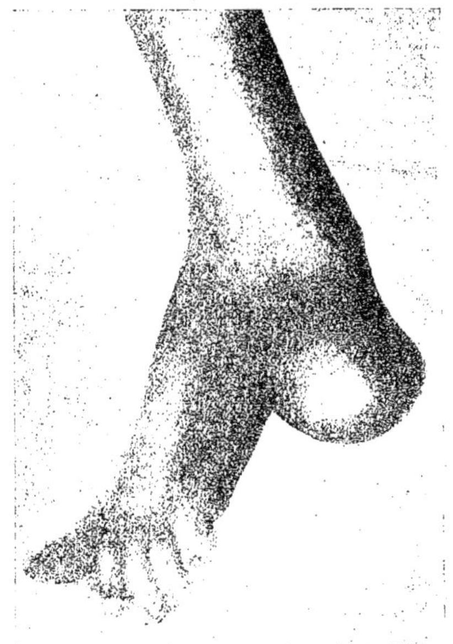

Fig. 71. — Pied bot talus paralytique.

des muscles par le massage, l'électrisation, les bains chauds, les frictions excitantes. Plus tard, ces moyens ont encore une réelle utilité, parce qu'ils améliorent la nutrition du membre et conservent en bon état les portions de muscles restées actives.

Au bout de deux à trois mois, en moyenne, la paralysie peut être considérée comme définitive ; il faut alors chercher à atténuer les troubles fonctionnels et à prévenir les déformations qui peuvent en résulter. L'anastomose nerveuse serait, à ce point de vue, le traitement idéal, mais les essais qui en ont été faits ne sont pas encore assez démonstratifs pour que cette opération rentre dans la pratique courante. Pour le moment, les moyens dont nous disposons consistent à *suppléer le muscle paralysé*, ou bien à *fixer l'articulation* correspondante. Il faut, de plus, *combattre les déformations* et les corriger s'il y a lieu.

Suppléance du muscle paralysé. — La suppléance du muscle paralysé peut se faire soit par des appareils orthopédiques, soit par la transplantation tendineuse.

a. **Les appareils orthopédiques** ont pour but de remplacer les muscles paralysés par des *tracteurs élastiques* disposés de façon convenable sur un tuteur et réglés de façon à attirer le pied dans leur direction. Le malade peut ainsi, par la contraction des antagonistes restés sains, mouvoir son pied et le maintenir dans une attitude moyenne favorable à sa fonction. Le principe de ces appareils est très bon, mais dans la pratique on se heurte à de grandes difficultés pour les régler et les entretenir. C'est pourquoi ils sont peu employés.

b. **La transplantation tendineuse**, imaginée par Nicoladoni, consiste à mettre à la place du muscle paralysé un muscle sain pris dans le voisinage. Au début, on anastomosait simplement le tendon du muscle sain avec celui du muscle paralysé ; mais l'expérience a montré que les sutures tendino-tendineuses sont exposées à se distendre, et, pour éviter cet inconvénient, on a remplacé l'anastomose tendineuse par la *transplantation périostique* (Lange). Cette opération consiste à transplanter complètement le muscle sain, en fixant l'extrémité de son tendon sur le squelette lui-même au point d'insertion du muscle paralysé. Lorsque ce tendon est trop court, on le prolonge au moyen d'un gros fil de soie qui finit par devenir un tendon artificiel.

Cette méthode a donné de meilleurs résultats, mais ceux-ci sont encore inconstants. Il n'est pas rare de voir le tendon transplanté se distendre et perdre ainsi une partie de sa force ; souvent aussi il est immobilisé par des adhérences. Lorsque le muscle transplanté est capable de contractions effectives, ce succès physiologique n'est encore pas toujours un succès thérapeutique. Souvent, en effet, le mouvement obtenu est trop faible pour avoir une valeur au point de vue de la fonction du membre, ou bien la distension ultérieure des ligaments et du muscle lui même trop faible pour la tâche dont il est chargé, fait que le résultat ne se maintient pas.

Malgré cela, nous admettons que la transplantation peut rendre des services, mais à la condition de choisir très bien les cas et de lui donner des indications restreintes. Il faut que la paralysie soit limitée à un seul muscle et qu'il se trouve dans le voisinage un autre muscle tout à fait sain et dont la suppression n'ait pas grand inconvénient. Le cas le plus typique est la paralysie isolée du jambier antérieur, que l'on peut suppléer par l'extenseur propre du gros orteil. Il faut de plus que les articulations du pied soient restées assez solides pour qu'il n'y ait pas de déformation, le muscle transplanté ne pouvant en aucun cas rendre une solidité suffisante à une articulation relâchée.

Après la transplantation, un *traitement orthopédique prolongé* est nécessaire, car il faut soustraire le nouveau muscle aux effets nocifs de la pesanteur et de la distension. Le pied doit donc être soutenu par un tuteur ou une chaussure appropriée jusqu'au moment où le muscle transplanté, développé par le massage et par l'exercice, est capable de remplir complètement sa fonction.

Fixation de l'articulation. — Cette indication peut être remplie soit par des appareils orthopédiques, soit par l'arthrodèse.

a. Les **appareils orthopédiques** sont des chaussures ou des tuteurs.

Les simples *chaussures* conviennent seulement aux déformations légères. On peut combattre le relâchement de la tibio-tarsienne en augmentant la rigidité de la tige du soulier au moyen d'un cuir moulé. Dans le pied valgus, on se sert de la chaussure de pied plat, que nous décrirons plus loin. Dans le pied creux, on fait usage d'une semelle rigide, sur laquelle on adapte une bride élastique qui exerce une pression sur le dos du pied et tend à le faire étaler.

Le *tuteur* devient nécessaire lorsque la laxité articulaire atteint un degré un peu plus accentué, surtout au niveau de la tibio-tarsienne. On fait alors un tuteur à la jarretière, articulé au cou-de-pied, et on le règle de façon à corriger la déviation en valgus ou en varus.

Enfin, dans les paralysies étendues à tout le membre inférieur, on peut être obligé de faire des tuteurs combinés pour soutenir aussi le genou et quelquefois la hanche.

Les appareils orthopédiques trouvent leurs indications dans les cas très légers et dans les cas très étendus de paralysies. Dans les formes moyennes, ils sont insuffisants, car ils n'arrivent pas à arrêter les progrès de la déformation, et souvent ils occasionnent des douleurs de pression qui les font mal tolérer. Il faut alors leur préférer l'arthrodèse toutes les fois que le reste du membre est en assez bon état pour permettre l'utilisation du membre une fois le cou-de-pied consolidé.

b. L'**arthrodèse**, inventée par Albert en 1882, consiste à provoquer une ankylose artificielle des articulations du pied. En général, l'intervention porte sur la tibio-tarsienne, mais il est souvent nécessaire de l'étendre aussi à la sous-astragalienne et à l'astragalo-scaphoïdienne, de façon à transformer tout le tarse postérieur en un bloc rigide.

Le *manuel opératoire* que nous employons est le suivant :

L'incision commence sur le bord postérieur du péroné, à 4 ou 5 centimètres au-dessus de l'articulation; elle descend verticalement derrière la malléole externe, la contourne et vient se poursuivre sur le dos du pied, parallèlement au bord externe des tendons extenseurs. On ouvre d'abord la tibio-tarsienne, et, après avoir coupé ses ligaments externes, on luxe le pied en dedans ; il est alors facile d'enlever le cartilage de la mortaise et de la trochlée, après quoi le pied est ramené en place.

On ouvre ensuite successivement l'articulation sous-astragalienne, et, s'il y a lieu, les articulations astragalo-scaphoïdienne et calcanéo-cuboïdienne, dont on enlève aussi les cartilages. Puis le pied est immobilisé dans un bandage plâtré jusqu'à ce que l'ankylose soit complète, ce qui demande en général quatre à six mois.

On obtient ainsi le plus souvent une ankylose osseuse qui transforme l'arrière-pied en un pilon solide avec lequel la marche est facile. Quelquefois l'ankylose est seulement fibreuse, mais elle est assez solide pour qu'il ne se fasse pas de déviation ultérieure, et le résultat fonctionnel est encore excellent.

L'arthrodèse est donc le *traitement de choix* des paralysies graves du pied, avec relâchement articulaire et tendance à la déformation. Elle ne peut être pratiquée qu'après l'âge de sept ans, parce qu'il faut attendre le moment où l'ossification du pied est assez avancée. En principe, il ne faut la faire que dans les paralysies limitées au pied; cependant, dans certains cas, elle peut très utilement être associée à l'arthrodèse du genou.

Correction des déformations. — Il y a dans toute paralysie du pied une DÉFORMATION EN PUISSANCE; il est donc indiqué, dans tous les cas, de chercher à la prévenir, en exerçant les muscles restés sains, en maintenant l'état trophique du membre dans le meilleur état possible et en protégeant le pied contre les diverses actions mécaniques qui s'exercent sur lui. Lorsqu'il se manifeste une tendance à la rétraction des muscles sains, on doit la combattre par des mouvements passifs et par l'usage d'appareils à traction élastique portés la nuit. C'est ainsi que, pour combattre la rétraction du tendon d'Achille, on peut très utilement se servir de l'appareil à traction élastique que nous décrirons plus loin à propos du pied bot.

Lorsqu'une DÉFORMATION PARALYTIQUE EST ÉTABLIE, il n'est pas toujours indiqué de la corriger. On doit tenir compte, à ce point de vue, surtout de l'état fonctionnel. Il est des déformations accentuées telles que le talus, dont la correction ne donne pas une amélioration importante. Il faut aussi se préoccuper de ne pas diminuer la solidité du membre; dans certains cas, cette solidité est produite précisément par les muscles et les tendons dont la rétraction maintient la déformation; si on les sectionne, on risque d'avoir un pied ballant, inutilisable. On doit donc poser en principe de s'abstenir lorsqu'on n'est pas sûr de pouvoir obtenir par l'arthrodèse ou par un tuteur une solidité meilleure ou au moins équivalente.

Mais, dans la plupart des cas, il y a une indication nette de rendre au pied une forme aussi correcte que possible. Cette *correction* est d'ailleurs généralement facile, parce que les obstacles au redressement se trouvent pendant longtemps limités aux tendons et aux aponévroses.

Le massage forcé sous anesthésie, combiné avec la section des muscles rétractés, tendon d'Achille, péroniers, jambier antérieur, etc., suffit presque toujours pour donner un résultat satisfaisant. Ce n'est que dans les cas anciens, invétérés, que l'on peut être amené à faire des opérations plus complexes; alors les difficultés sont les mêmes que dans les autres pieds bots, et nous renvoyons à ce qui sera dit plus loin à propos du pied bot congénital, du pied valgus et du pied creux.

Quelquefois même on est obligé d'étendre l'intervention aux os de la jambe. Cette indication se présente notamment dans les cas de déviation accentuée en valgus, où il est difficile d'obtenir un redressement très parfait du calcanéum. Alors l'ostéoclasie, faite au tiers inférieur de la jambe, permet de ramener le membre dans une rectitude complète et de prévenir aussi le retour de la déformation qui serait presque fatale si on laissait persister une déviation même légère du talon en dehors.

Hémiplégie cérébrale infantile.

Dans l'hémiplégie cérébrale, le membre inférieur est généralement atteint d'une façon moins grave que le membre supérieur. La paralysie est diffuse sur l'ensemble du membre, et elle est incomplète, de sorte qu'une certaine motilité persiste; mais elle s'accompagne de contractures qui prédominent sur les muscles fléchisseurs et tendent à produire des déformations.

Symptômes. — L'affection est surtout caractérisée par l'*impotence* relative du membre et par sa *raideur*. En général, les mouvements actifs restent tous possibles, mais ils sont raides, saccadés; la marche présente le même caractère, l'enfant jette son membre en avant, puis il le ramène brusquement à terre. Les mouvements passifs sont limités dans tous les sens par une résistance élastique qui cède sous la pression prolongée de la main.

Les *déformations* ne se manifestent qu'au bout de quelques années; elles sont surtout fréquentes au pied et ne s'étendent au genou et à la hanche que dans les formes particulièrement graves.

Le pied se dévie ordinairement en équinisme, et le malade commence à marcher sur la pointe du pied; puis, la déformation augmentant, on voit le pied se mettre en flexion plantaire forcée au point de reposer seulement sur les têtes métatarsiennes ou même sur les orteils (fig. 72). Le varus équin est beaucoup plus rare.

Lorsque la déformation s'étend au genou, celui-ci se met en flexion plus ou moins prononcée. La déviation de la hanche est beaucoup plus rare : elle se fait aussi en flexion et rotation interne.

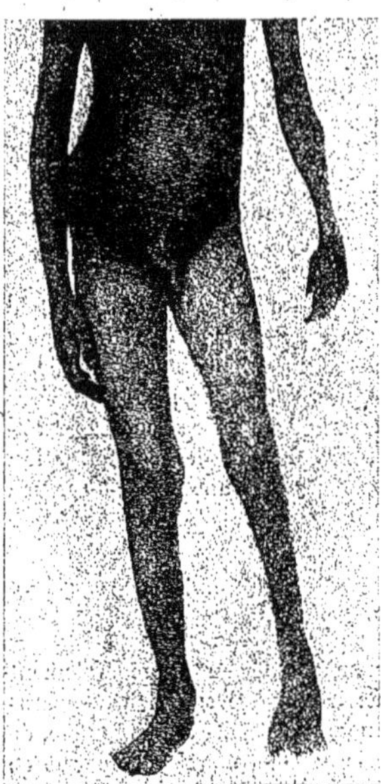

Fig. 72. — Hémiplégie cérébrale infantile gauche. Pied équin.

La *gêne fonctionnelle* varie suivant le degré de la paralysie et des déformations qu'elle a occasionnées. Dans les formes légères, le malade boite à peine, sa démarche est seulement un peu raide, saccadée ; lorsque la déviation du pied se produit, l'allongement du membre qui en résulte est une nouvelle cause de gêne fonctionnelle ; enfin, dans les formes graves, la marche ne se fait plus qu'avec une canne ou des béquilles.

Traitement. — Le traitement orthopédique a pour indication principale de corriger la déviation du pied. Dans les formes très légères, il est suffisant de combattre la rétraction du triceps par le massage, les manipulations de redressement et l'application pendant la nuit d'un appareil à traction élastique analogue à celui que nous décrirons à propos du pied bot.

Lorsque l'équinisme devient assez accentué pour produire une gêne fonctionnelle, il devient nécessaire de faire l'ALLONGEMENT DU TENDON D'ACHILLE. La simple *section sous-cutanée* de ce tendon donne souvent un bon résultat. Mais, lorsque la contracture est accentuée, il peut arriver que la rétraction du bout central soit trop considérable et qu'il en résulte un allongement exagéré du tendon ayant pour conséquence la perte presque complète de la puissance du muscle. Cet inconvénient est réel, et il peut se traduire non seulement par une gêne fonctionnelle, mais par le développement ultérieur d'un talus paralytique. On l'évite facilement en faisant, au lieu de la section du tendon, l'*allongement du tendon* par le procédé de Bayer.

Avec un ténotome bien affilé, on ponctionne le tendon d'Achille vers son extrémité supérieure au milieu de sa largeur, et on l'incise sur un de ses côtés ; on répète la même opération à 1 centimètre plus bas, sur le côté opposé, et on fait ainsi trois à quatre incisures latérales, siégeant alternativement à droite et à gauche du tendon. On prend alors le pied et, en le relevant avec force, on achève de dissocier le tendon qui s'allonge en accordéon dans la mesure exacte où c'est nécessaire, sans que sa continuité soit interrompue d'une façon complète. Le pied est maintenu dans une botte plâtrée pendant quatre à six semaines ; ensuite, on cherche à améliorer la fonction par la rééducation des muscles, et on maintient la bonne forme du pied en faisant porter pendant la nuit l'appareil à traction élastique.

Il est assez rare que la **contracture des fléchisseurs du genou** soit assez accentuée pour nécessiter un traitement. Cependant, lorsqu'elle est assez prononcée pour produire une gêne fonctionnelle appréciable, il est indiqué de la combattre par la *gouttière avec bande élastique* (fig. 61) et même par la ténotomie.

Maladie de Little.

Au point de vue orthopédique, la maladie de Little est caractérisée par des contractures qui sont généralement prédominantes aux membres inférieurs, bilatérales, et qui portent surtout sur les muscles fléchisseurs plantaires du pied, fléchisseurs du genou et adducteurs de la hanche. Dans les formes graves, les membres supérieurs sont également atteints, et il y a de plus des troubles cérébraux caractérisés par du strabisme, du nystagmus, un retard dans le développement de l'intelligence et de la parole, et parfois même de l'idiotie plus ou moins complète.

Symptômes. — En général, l'affection ne se révèle que dans le cours de la première année. L'enfant dont tout le développement est retardé se tient difficilement assis ; lorsqu'il est en âge de marcher, on remarque qu'il a de la peine à se tenir debout, les jambes sont raides, elles ont de la tendance à se croiser en X, et les pieds tournés en adduction ne reposent que sur leur pointe ; les mouvements sont brusques, saccadés, maladroits. Ces phénomènes n'apparaissent qu'à l'occasion des mouvements volontaires ; couché, l'enfant paraît à peu près normal ; on note seulement un peu de raideur des jambes, particulièrement lorsqu'on cherche à mettre le pied en flexion dorsale et à écarter les cuisses.

Plus tard, les attitudes vicieuses s'exagèrent et persistent même en position couchée. Le tableau est alors très caractéristique (fig. 73). Les membres inférieurs sont en rotation interne et en adduction forcée, serrés l'un contre l'autre, parfois même entrecroisés. Les hanches et les genoux sont légèrement fléchis; enfin les pieds sont en équinisme, parfois pur, souvent compliqué d'un varus plus ou moins accentué, plus rarement de valgus.

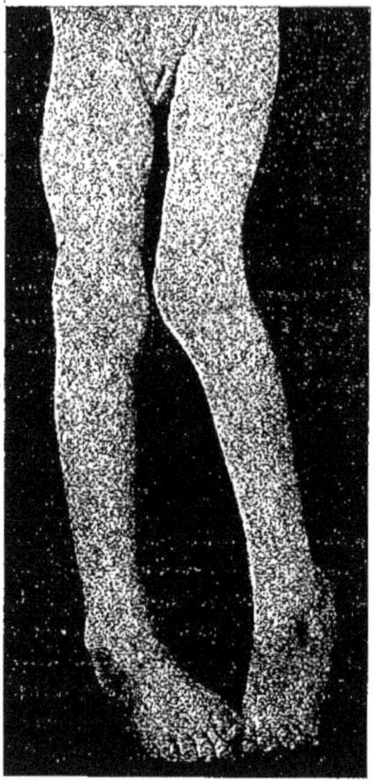

Fig. 73. — Maladie de Little.

Ces troubles s'exagèrent lorsqu'on met l'enfant debout et qu'on le fait marcher. Dans les formes graves, il est incapable de se tenir seul; dans les formes légères, la marche reste possible, mais elle s'établit tardivement à trois, quatre, cinq ans, et elle se fait très mal : le pas est court, précipité, le pied se soulève à peine au-dessus du sol, il se porte en avant brusquement, comme mu par un ressort, et revient se placer à côté de l'autre pied ou même sur lui. Les genoux se heurtent, les jambes ont de la tendance à s'entrecroiser; enfin souvent elles se fléchissent brusquement, se dérobant sous le malade qui tombe lourdement.

Peu à peu, de véritables déformations s'établissent; les pieds se dévient en varus équin ou en équin valgus; les genoux restent fléchis avec une tendance plus ou moins marquée au genu valgum ; les hanches se mettent aussi en flexion et adduction. Ces déviations sont d'abord relativement souples, et pendant longtemps elles ne sont maintenues que par la rétraction des muscles et des aponévroses. Elles peuvent cependant finir par devenir très accentuées, et elles s'accompagnent alors de déformations du squelette.

Ce sont ces *déformations qui sont le principal facteur de l'aggravation tardive de la maladie de Little.* Au contraire, les troubles moteurs tendent plutôt à s'atténuer à mesure que l'enfant grandit et devient plus apte à faire la rééducation fonctionnelle de ses muscles.

Traitement. — Le traitement de la maladie de Little a pour but de combattre les déformations et de chercher à rétablir le mieux possible l'équilibre musculaire. Les moyens à employer diffèrent suivant l'âge des enfants; jusqu'à quatre ou cinq ans, on peut réussir par des moyens simples; plus tard, au contraire, il faut recourir à de véritables opérations chirurgicales.

Chez les jeunes enfants, les attitudes vicieuses sont provoquées et entretenues par les mouvements volontaires; le meilleur moyen de les combattre est donc de *mettre l'enfant au repos* en maintenant les membres dans une attitude correcte. On obtient ce résultat en faisant coucher l'enfant sur un cadre analogue à celui qui est représenté sur la figure 52 et en fixant les membres inférieurs aux bandes de toile du cadre, de telle sorte que les cuisses se tiennent écartées et les genoux étendus. Contre l'équinisme des pieds, on emploie en outre un appareil élastique semblable à celui que nous décrirons plus loin pour le traitement des pieds bots.

Au bout de vingt à trente jours, on constate en général que les membres sont plus souples et qu'ils se tiennent spontanément dans leur attitude corrigée. On commence alors à lever l'enfant pendant quelques instants, plusieurs fois par jour, et on l'exerce à marcher d'abord avec l'aide de la main ou d'un chariot, puis seul. Il faut exiger que l'attitude reste correcte, les pieds reposant à plat, les genoux droits et les cuisses écartées, et cesser l'exercice dès que les contractures reparaissent. En outre des *exercices de marche*, on fait chaque jour une séance de massage et des exercices de rééducation des muscles, au cours desquels on cherche à développer surtout les muscles trop faibles, c'est-à-dire les fléchisseurs dorsaux du pied, les extenseurs du genou et les abducteurs des hanches.

Plus tard, l'exercice du tricycle est un bon moyen d'exercer les muscles et de donner à l'enfant le sens du mouvement.

Les appareils orthopédiques ne sont pas utiles dans la plupart des cas; ils sont impuissants à lutter contre les contractures, ils gênent et alourdissent beaucoup les malades, et ils compromettent la réduction fonctionnelle des muscles. Il faut donc se borner à des appareils très simples, ayant surtout pour but de soutenir le pied lorsque celui-ci tend à se dévier en valgus sous le poids du corps.

Chez les enfants âgés de plus de quatre ou cinq ans, le traitement doit s'inspirer des mêmes principes, mais alors les contractures ne cèdent généralement pas au repos, et une INTERVENTION est presque toujours nécessaire.

Pour corriger l'équinisme, on fait l'*allongement du tendon d'Achille* par le procédé de Bayer en tenant compte des remarques que nous avons faites plus haut à propos de l'hémiplégie cérébrale infantile. La flexion des genoux peut aussi nécessiter la *section des muscles* fléchisseurs et de l'aponévrose poplitée; cette opération est préférable au redressement forcé, dont le résultat est éphémère. Pour les hanches, on peut le plus souvent s'abstenir de toute intervention; cependant, dans les cas d'adduction très accentuée, on peut être obligé de faire la distension des adducteurs par un mouvement forcé d'abduction.

On a fait aussi des tentatives opératoires pour améliorer l'équilibre des muscles. Eulenbourg, Codivilla, Hoffa ont conseillé la *transplantation des fléchisseurs* du genou sur le quadriceps fémoral comme un moyen d'affaiblir les muscles postérieurs et de renforcer le groupe antérieur. Cette opération peut trouver son indication dans des cas où la flexion des genoux est particulièrement rebelle.

Förster a montré récemment que l'on peut améliorer certaines formes graves de maladie de Little en faisant la *section des racines postérieures* des deuxième, troisième et cinquième paires lombaires et de la deuxième sacrée. Cette opération repose sur un principe physiologique exact, et elle a donné déjà des résultats encourageants. Cependant elle n'est pas sans dangers, et elle doit être suivie d'un traitement prolongé pour obtenir la réduction des fonctions musculaires. Elle conviendrait donc seulement aux formes graves de la maladie de Little; mais alors, l'état intellectuel des malades et les troubles fonctionnels qu'ils présentent aux membres supérieurs doivent les rendre souvent incapables de profiter, comme ils le devraient, de l'amélioration de leurs membres inférieurs.

MALFORMATIONS CONGÉNITALES

Les malformations congénitales du membre inférieur sont beaucoup plus fréquentes que celles du membre supérieur; elles ont aussi plus d'importance parce qu'elles compromettent la fonction essentielle de la marche. Nous décrirons dans ce chapitre la *luxation congénitale* de la *hanche*, les *malformations* du *genou*, de la *jambe*, et enfin le *pied bot congénital* et le *metatarsus varus*.

D'autres affections telles que la coxa vara, les déviations de la jambe, le pied plat, peuvent avoir aussi une origine congénitale; mais, comme ces déformations sont le plus souvent acquises, leur étude sera mieux à sa place au chapitre suivant.

Luxation congénitale de la hanche.

La luxation congénitale de la hanche est une des malformations les plus communes : dans la statistique générale des difformités, elle vient au second rang, après le pied bot, et cette fréquence est d'autant plus remarquable que les luxations congénitales des autres articulations sont au contraire fort rares.

Étiologie. — Pathogénie. — SEXE. — Les statistiques établissent que la luxation congénitale de la hanche est *plus fréquente chez les filles* que chez les garçons dans une proportion de 7 contre 1 (Hoffa), et qu'elle est *bilatérale* dans le tiers des cas. Lorsqu'elle est unilatérale, elle paraît affecter aussi souvent l'un et l'autre côté.

HÉRÉDITÉ. — Parmi les circonstances étiologiques, il faut d'abord relever l'influence certaine de l'hérédité. La transmission se fait le plus souvent aux descendants directs; elle peut aussi se faire indirectement en sautant une ou deux générations. Dans une même famille, un enfant peut être atteint seul, les autres étant sains, mais ces derniers sont exposés à voir la malformation se reproduire chez leurs descendants.

Les *maladies des générateurs* jouent aussi un rôle manifeste dans le développement de la luxation congénitale. La tuberculose et la syphilis paraissent être le plus souvent en cause; il faut mentionner aussi les maladies aiguës ou chroniques banales, et même l'âge trop avancé des parents; ainsi on voit quelquefois, dans des familles nombreuses, le plus jeune enfant être seul atteint de luxation.

Les sujets porteurs de luxations congénitales de la hanche sont généralement bien conformés quant au reste de leur organisme. Cependant on remarque quelquefois chez eux une laxité anormale de toutes les articulations. Dans d'autres cas, on voit cette lésion s'associer avec d'autres malformations: le pied bot, le genu recurvatum, la scoliose, sont les plus fréquents; il faut mentionner encore la maladie de Little, le spina bifida, la microcéphalie; enfin, la luxation congénitale de la hanche se trouve aussi fréquemment chez les fœtus qui présentent des malformations étendues incompatibles avec la vie, telles que les ectopies viscérales, l'anencéphalie, etc.

Les *antécédents de la grossesse* et de l'accouchement n'apportent généralement aucun renseignement sur la pathogénie de cette affection. Quelquefois, cependant, on signale que la grossesse a été pénible, compliquée de pertes, de douleurs ou de troubles nerveux accentués, que l'accouchement a été laborieux, que l'enfant né en présentation du siège a présenté des ecchymoses au niveau du trochanter et des fesses; dans d'autres cas, on a remarqué chez le nouveau-né une attitude vicieuse du membre inférieur en flexion plus ou moins forte. Ces faits donnent à penser que la pathogénie de cette malformation n'est peut-être pas unique et qu'elle pourrait être due, dans certains cas, à une maladie du fœtus, à une attitude anormale intra-utérine ou à un traumatisme obstétrical. Mais cette étiologie, si elle existe, est sûrement très exceptionnelle, et il est aujourd'hui certain que la luxation congénitale de la hanche est, dans l'immense majorité des cas, le résultat d'une malformation primitive de l'articulation.

L'anatomie pathologique et la radiographie montrent, en effet, comme on le verra plus loin, que cette malformation peut exister dans ses formes légères sans qu'il y ait de luxation ; il est donc certain que celle-ci est un phénomène secondaire et que c'est le trouble de développement de la hanche qui est le fait primitif.

Pour expliquer le TROUBLE PRIMITIF DU DÉVELOPPEMENT DE LA HANCHE, deux hypothèses sont actuellement en présence :

La première incrimine un *trouble mécanique de développement*. Par suite de l'insuffisance du liquide amniotique, d'une malformation de l'amnios ou d'une attitude anormale, le fœtus se trouverait exposé à des pressions tendant soit à écarter la tête fémorale du bassin, soit à disloquer la hanche; dans ces conditions, le développement de l'articulation serait gêné, et il en résulterait les déformations qui préparent la luxation. Cette théorie admise par Dupuytren, Roser, Hirsch, Friedländer, a bien des chances d'être vraie, du moins dans certains cas où l'on voit la luxation congénitale de la hanche coexister avec le genu recurvatum et le pied bot, malformations dont l'origine mécanique paraît à peu près certaine.

Mais les faits de ce genre sont encore la minorité, et, le plus souvent, la malformation ne paraît pas pouvoir s'expliquer autrement que par un défaut primitif du blastème embryonnaire, ayant pour conséquence une articulation incomplète, difforme (Hammon, Hoffmann). La luxation congénitale rentre lors dans le groupe des anomalies par *défaut de formation*.

Le Damany, après une étude très approfondie de la pathogénie de la luxation congénitale, arrive à conclure que le déplacement est la conséquence d'une malformation primitive du squelette. Celle-ci consiste soit dans une construction défectueuse du cotyle qui n'a pas une profondeur suffisante, et se trouve mal orienté, regardant trop en avant, ou trop en haut, soit dans une exagération de la torsion du fémur. Les autres altérations de l'articulation seraient secondaires.

Anatomie pathologique. — Avant d'aborder l'étude des déformations de la luxation congénitale de la hanche, il faut mentionner les diverses variétés qu'elle présente, au point de vue du degré et du siège du déplacement.

VARIÉTÉS. — La luxation peut être constituée dès la *vie intra-utérine* ; on connaît de nombreux exemples dans lesquels elle se présentait à un degré accentué chez des fœtus ou des nouveau-nés. Mais ces faits sont l'exception ; en général, au moment de la naissance, la malformation de la hanche existe seule, et le déplacement des surfaces articulaires se produit peu à peu sous l'action des muscles et ensuite de la marche.

Ce déplacement n'est pas absolument fatal ; si les lésions sont peu accentuées, il peut faire défaut, ou ne se produire que d'une façon tardive, à deux ans, trois ans, quatre ans et même plus tard. J'ai observé un cas dans lequel la luxation a commencé à se produire à l'âge de vingt-six ans.

Il est rare que la tête atteigne de suite sa position définitive. En général, elle se porte d'abord en haut, puis elle effectue une migration plus ou moins lente dans laquelle elle passe successivement par les phases de la subluxation, de la luxation sus-cotyloïdienne pure et de la luxation sus-cotyloïdienne et iliaque, pour arriver enfin à la luxation iliaque, qui est le dernier terme de son évolution. Souvent elle s'arrête en route, et l'un de ces types intermédiaires devient, dans ce cas particulier, définitif. C'est pourquoi il faut décrire comme des formes anatomiques distinctes chacune de ces variétés.

La *malformation simple* de la hanche est connue anatomiquement par les faits de Lockwood et de Friedlander. La radiographie montre qu'elle est fréquente; en examinant par la radiographie la hanche saine en apparence des sujets atteints de luxation unilatérale, on trouve, en effet, dans 20 p. 100 des cas, des altérations évidentes de cette jointure : le cotyle est peu profond, le toit court et redressé; la tête et le col ont quelquefois des anomalies de forme et de direction; bref, il est évident que l'articulation a subi à un faible degré le trouble de développement qui, du côté opposé, a produit la luxation.

La *subluxation* est le second degré. Elle est caractérisée parce que la tête se trouve à cheval sur le bord postérieur du cotyle; elle rentre facilement dans la cavité, mais en ressort avec une facilité égale parce que l'emboîtement des os est imparfait. D'après les données de la radiographie, cette lésion est assez fréquente jusqu'à l'âge de quatre ans. Les autopsies de Parise, Bar et Lamotte, Heusner, ont permis de l'étudier anatomiquement. Le fibro-cartilage est repoussé en haut et en arrière, et le bord du cotyle osseux est plus ou moins aplati ou même déprimé en gouttière à l'endroit où il subit la pression de la tête. La cavité est peu profonde, la tête plus ou moins déformée, la capsule souvent un peu relâchée.

La *luxation sus-cotyloïdienne pure* se trouve constituée lorsque la tête, après avoir franchi le bord supérieur du cotyle, reste au-dessus de la cavité appuyée contre la partie correspondante du sourcil cotyloïdien. Elle trouve là des aspérités qui lui donnent une certaine fixité, et souvent elle se creuse un néocotyle plus ou moins profond.

La *luxation sus-cotyloïdienne et iliaque* se produit lorsque la tête, luxée d'abord en haut, commence sa migration en arrière. Elle présente alors une mobilité assez grande, par suite de laquelle elle se met en position sus-cotyloïdienne quand le membre est en extension, et glisse dans la fosse iliaque, lorsqu'il se met en flexion.

Enfin, la *luxation iliaque* est généralement le dernier terme de la migration : la tête reste dans la fosse iliaque, quelle que soit l'attitude du membre; elle est, suivant le cas, plus ou moins haute et plus ou moins en arrière.

Déformations. — Les déformations qui caractérisent la luxation congénitale portent sur les os, les ligaments et les muscles. Ces déformations n'ont pas toutes la même origine : les unes résultent de la malformation primitive, les autres sont secondaires au déplacement de la tête fémorale. Il y aurait un certain intérêt à pouvoir décrire séparément ces deux ordres de lésions, mais cette distinction n'est pas encore possible actuellement.

a. Déformations des os. — Elles portent sur le cotyle, la tête fémorale et l'ensemble du bassin.

Le *cotyle* est toujours atrophié, rudimentaire. Les faits rapportés par Cruveilhier, Dupuytren, Moreau, dans lesquels il avait conservé une forme et des dimensions à peu près normales jusqu'à un âge avancé, sont à considérer comme de très rares exceptions. Il est également rare que le cotyle manque totalement, se trouvant réduit à une simple fissure pour l'insertion du ligament rond.

En général, il y a une cavité dont les dimensions et la forme varient. C'est quelquefois une simple cupule ressemblant à la glène de l'omoplate; plus souvent c'est une vraie cavité de forme triangulaire dont le sommet se dirige

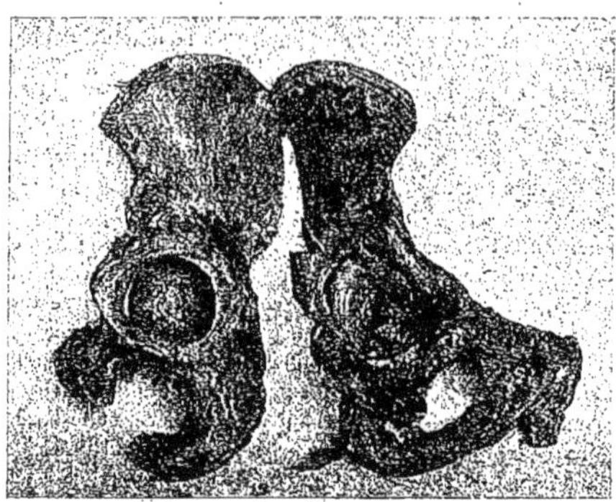

Fig. 74. — Cotyle atteint de luxation congénitale (à gauche, côté sain).

en avant, et dont la base est dirigée en haut et en arrière (fig. 74). Ses bords supérieur et inférieur sont généralement plus ou moins bien dessinés; le bord postérieur au contraire est presque toujours bien net, il forme une arête tranchante qui marque exactement les limites du cotyle. Le fond de la cavité est occupé par des bourgeons adipeux de volume variable; au-dessous d'eux on trouve un revêtement cartilagineux mince, et l'insertion du ligament rond quand il existe.

Si on examine le cotyle sur un jeune sujet, on voit sur une coupe que le cartilage en Y est bien développé, mais que les noyaux d'ossification n'ont pas leur forme normale: au lieu de s'excaver au niveau du fond de la cavité et de pousser des prolongements dans ses bords et particulièrement dans son bord postérieur, ils sont plus ou moins aplatis. Au-dessus d'eux se trouve une couche de cartilage dans laquelle est creusée l'ébauche du cotyle; au niveau du bord postérieur, ce cartilage s'épaisssit et forme une sorte de rempart dont l'importance parait être considérable pour la reconstitution du cotyle après la réduction. Nous reviendrons plus tard sur ce point.

Parfois on note au niveau du fond du cotyle une hyperostose plus ou moins accentuée; on a même vu de véritables exostoses occuper le fond de la cavité, qui devient alors inhabitable.

Le néocotyle, c'est-à-dire la surface sur laquelle repose la tête, se trouve, suivant les cas, au-dessus ou plus ou moins en arrière du cotyle rudimentaire. Il a une forme allongée en croissant qui le fait ressembler au pavillon de l'oreille (fig. 74). Sa surface est revêtue d'un fibro-cartilage dont la nature n'a pas été encore bien élucidée.

Sur une pièce que nous possédons, il est manifeste que ce revêtement est formé par le bourrelet fibro-cartilagineux qui, à l'état normal, entoure le cotyle. Ce fibro-cartilage, repoussé en arrière par la tête, s'est aplati et étalé à la surface de l'os iliaque, auquel il adhère par places; mais il est facile de l'en décoller sur la plus grande partie et de reconnaître ainsi son indépendance et ses connexions avec le bord postérieur du cotyle.

Chez les jeunes enfants, ce néocotyle est absolument plat; plus tard, il

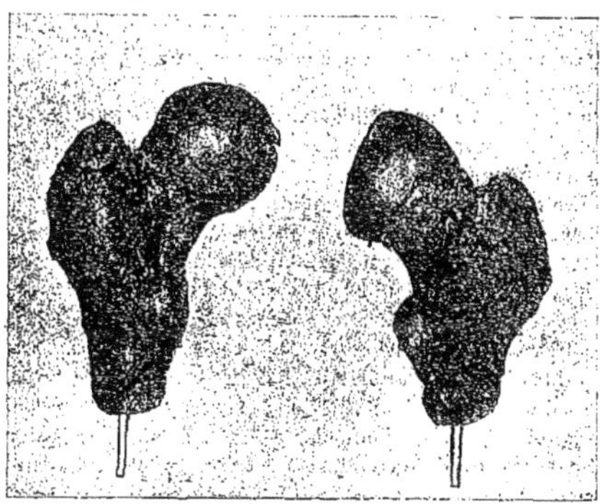

Fig. 75. — Déformation de la tête fémorale dans la luxation congénitale de la hanche (à gauche, côté sain).

peut se creuser légèrement et s'entourer d'un rebord fibreux ou osseux. Mais cette organisation est loin d'être constante; Hinsberg notamment n'en a pas trouvé de traces chez une femme de soixante-dix ans.

L'*extrémité supérieure du fémur* présente rarement une forme absolument normale. Il est exceptionnel aussi de la trouver très atrophiée, réduite à l'état d'un moignon informe, la tête étant aplatie en tampon de wagon et le col très court (Hoffa).

Habituellement la tête et le col sont bien reconnaissables, mais ils présentent des déformations qui varient suivant les cas et suivant l'âge des malades (fig. 75).

La tête n'a plus sa forme circulaire; elle est allongée, conique, ressemblant à un pain de sucre (Cruveilhier), à un gland en érection (Sebileau). Sa face postéro-interne, qui appuie contre l'os iliaque présente, un aplatissement plus ou moins marqué, la cupule d'insertion du ligament rond est souvent effacée, ou même remplacée par un léger soulèvement de l'os.

Le cartilage d'encroûtement est irrégulier; souvent il forme un bourrelet plus ou moins net autour de la zone aplatie ; sur cette dernière, il est au contraire très mince, et parfois même il se réduit à un vernis transparent qui laisse voir le tissu spongieux sous-jacent.

Le col fémoral est souvent raccourci ; il est surtout modifié dans sa direction. On peut le trouver abaissé en *coxa vara*, ou redressé en *coxa valga*. Mais sa déformation la plus importante paraît être l'antéversion. Celle-ci se produit tantôt dans le col lui-même, tantôt par un mouvement de rotation de toute l'extrémité supérieure du fémur par rapport à la diaphyse. Elle a pour conséquence d'écarter la tête fémorale du cotyle et de s'opposer à la reconstitution d'une néarthrose solide après la réduction. Cette déformation peut être congénitale (Hoffa, Friedländer), mais elle paraît être plus souvent acquise (Schede, Lange).

Les déformations du *bassin* et du *rachis* sont nulles ou à peu près chez les jeunes sujets; elles se développent pendant la croissance.

A mesure que la tête fémorale se déplace en arrière, le bassin dont le point de sustentation se trouve modifié tend à basculer de plus en plus en avant. Il en résulte une lordose lombaire qui peut atteindre un degré accentué ; le relief du promontoire est exagéré, et l'axe du bassin présente une inclinaison anormale.

Le bassin est, de plus, généralement atrophié et déformé. Les ailes iliaques sont redressées, se rapprochant de la verticale; les ischions sont au contraire écartés ; il en résulte une augmentation des diamètres transverses du petit bassin, qui, déjà manifeste au détroit supérieur, s'accroît dans l'excavation, et atteint son maximum au détroit inférieur. La courbure du sacrum est très accentuée, et l'arcade pubienne aplatie.

Dans les luxations unilatérales, le bassin est asymétrique : la symphyse pubienne est déviée du côté de la lésion ; le détroit supérieur paraît agrandi du côté de la luxation et rétréci du côté sain ; le diamètre oblique qui part de l'articulation sacro-iliaque du côté sain est plus grand que l'autre. Il y a presque constamment de la scoliose. Celle-ci peut être congénitale et coexister même avec les luxations bilatérales.

b. Lésions des parties molles. — Il faut étudier les lésions du fibro-cartilage, de la capsule, du ligament rond et des muscles.

Le *bourrelet fibro-cartilagineux* qui, à l'état normal, complète le cotyle osseux, a, comme l'a montré Sainton, un rôle très important dans la hanche de l'enfant, car, jusqu'à sept ou huit ans, la cavité cotyloïde a une profondeur relativement faible.

L'étude de ses déformations dans la hanche luxée présente donc un très grand intérêt. Elle est actuellement à peine ébauchée.

Les observations de Lockwood, Bar et Cautru, montrent que le fibro-cartilage peut faire absolument défaut, mais sa persistance paraît être la règle. Il n'est pas toujours très bien développé ; ainsi, dans l'autopsie de luxation réduite que nous avons publiée, il entourait seulement la moitié postéro-supérieure de la cavité. Sa disposition ne paraît pas constante : il peut se recroqueviller vers l'intérieur du cotyle, dont il rétrécit alors l'orifice, cette disposition, signalée par Hoffa, se retrouve dans l'observation de Müller; il peut aussi, comme nous l'avons indiqué précédemment, se laisser repousser par la tête et venir s'étaler à la surface du néo-cotyle ; il contracte alors des adhérences avec l'os iliaque, qui le fixent, l'immobilisent dans cette position et rendent ainsi impossible la reconstitution d'une articulation normale.

La *capsule* présente toujours des déformations importantes. Chez les jeunes enfants, elle est ordinairement élargie, étirée en haut et en arrière, formant un manchon lâche dans lequel la tête se meut facilement dans tous les sens. Ses insertions sur le fémur sont normales ; sur le bassin, elle s'étend jusqu'au pourtour du néo-cotyle. Sa constitution paraît à peu près normale.

Mais assez souvent, surtout chez les enfants âgés, on trouve une autre disposition, la *capsule en sablier*, bien décrite par Pravaz. Elle se compose de deux poches séparées par un point rétréci ou isthme. La poche capsulaire inférieure correspond à l'ancien cotyle déshabité et rudimentaire ; elle est parfois assez spacieuse pour recevoir la tête, mais parfois aussi la capsule épaissie, rétractée, forme devant le cotyle un rideau rigide, tendu, quelquefois même adhérent à ses bords, et alors la reposition devient impossible.

L'isthme est situé au point de réunion de deux poches capsulaires ; il forme un rétrécissement, compliqué parfois de brides saillantes, qui circonscrivent une sorte de diaphragme. Lorsqu'il est très étroit, il s'oppose au retour de la tête dans la poche capsulaire inférieure.

La poche capsulaire supérieure qui correspond au nouveau cotyle forme un dôme autour de la tête ; elle est généralement assez lâche pour laisser à l'articulation une mobilité anormale. Souvent elle est amincie ; elle peut aussi contracter avec l'os iliaque ou avec les muscles fessiers des adhérences qui la maintienne fixée en haut et en arrière et qui peuvent devenir une nouvelle cause d'irréductibilité.

Le *ligament rond* existe constamment chez le fœtus et le nouveau-né. Il disparaît ensuite ; à l'âge de trois ou quatre ans, on ne le trouve plus que dans la moitié des cas (Lorenz) ; plus tard, sa persistance est exceptionnelle, surtout dans les luxations bilatérales.

Les *muscles* sont généralement atrophiés ; ils présentent de plus des modifications de longueur et de direction en rapport avec le déplacement articulaire. Tous les muscles pelvi-fémoraux dont la direction est parallèle au fémur sont raccourcis. Ce raccourcissement atteint son plus haut degré sur les adducteurs, mais il est parfois aussi assez sensible sur le couturier, le droit antérieur et sur les muscles postérieurs biceps, demi-membraneux, demi-tendineux.

Les pelvi-trochantériens sont modifiés surtout dans leur direction : les moyen et petit fessiers, au lieu de descendre verticalement, se portent obliquement en arrière et en bas. Le pyramidal, les jumeaux, l'obturateur externe et le carré fémoral, au lieu d'être horizontaux, se dirigent en avant et en haut. Le psoas iliaque est remarquable surtout chez les sujets âgés : au sortir du bassin, il se porte en haut, en arrière et en dehors vers le petit trochanter, formant une sorte de ligament en forme d'anse sur lequel le bord antérieur du bassin peut trouver un appui, lorsqu'il est fortement abaissé par suite de la bascule de cet os en avant.

Symptômes. — Il est assez rare que la luxation congénitale de la hanche soit reconnue dès la naissance ou au cours de la première année. Quelquefois, cependant, l'attention est attirée par l'attitude anormale du membre, qui paraît de plus atrophié et raccourci.

En général, la *malformation se révèle lorsque l'enfant commence à marcher*. On remarque alors une certaine hésitation et une certaine faiblesse lors des premiers pas. L'enfant n'arrive à marcher seul qu'à une époque assez tardive, à dix-huit mois, vingt mois, et il présente une claudication qui augmente peu à peu. Dans les luxations bilatérales, la claudication est parfois peu visible chez les jeunes enfants, et le signe révélateur est alors l'ensellure ou le développement exagéré du ventre qui en résulte. Enfin, dans les cas de subluxation ou de malformation simple, les signes cliniques peuvent rester assez peu accentués pour ne pas éveiller l'attention pendant les premières années. La boiterie ne devient accentuée que vers l'âge de trois ou quatre ans, parfois même elle demeure très faible jusqu'à l'adolescence ou jusqu'à l'âge adulte, et ce sont alors des phénomènes douloureux qui amènent le malade au chirurgien.

Lorsque la luxation est établie, elle se manifeste par des signes fonctionnels, des signes physiques en rapport avec le déplacement de la tête, et enfin quelquefois par des symptômes anormaux tels que les attitudes vicieuses et les douleurs qui représentent de véritables complications.

Signes fonctionnels. — C'est la *claudication* qui est le signe fonctionnel le plus important. Elle se montre dès que les enfants commencent à marcher, mais au début elle n'a souvent pas un caractère bien accentué : c'est un léger balancement ou une simple asymétrie de la marche. A mesure qu'elle augmente, elle devient de plus en plus caractéristique : lorsque le corps appuie sur la jambe malade, la hanche remonte, et le tronc s'incline brusquement de côté en se portant en dehors et un peu en arrière. Dans les luxations bilatérales, la succession de ces mouvements alternativement des deux côtés figure une sorte de balancement latéral qui rappelle la démarche des canards.

L'expérience de Trendelenburg explique bien la raison d'être et les caractères de cette claudication. A l'état normal, lorsque le corps repose sur un pied, le bassin tend à basculer du côté opposé, parce qu'il reçoit le poids du corps en son milieu, et que son point d'appui se trouve latéralement au niveau du cotyle : l'équilibre est maintenu par l'intervention des muscles, petit et moyen fessiers, dont la contraction fixe le trochanter à l'os iliaque. Si ces muscles sont faibles ou déviés dans leur direction, ou bien si l'articulation correspondante manque de solidité, la fixation du bassin ne se fait pas ; celui-ci bascule donc de l'autre côté, entraînant le centre de gravité du corps, et pour rétablir son équilibre, le malade se trouve obligé de porter brusquement tout le haut de son corps du côté de la hanche malade.

La claudication varie d'ailleurs beaucoup suivant certaines circonstances. Elle est exagérée par la fatigue; au contraire, elle s'efface au point de disparaître presque entièrement dans la marche à petits pas, la course, la danse. Elle se modifie aussi suivant la position de la tête fémorale : elle a son caractère le plus typique dans les luxations sus-cotyloïdiennes et iliaques; dans les luxations sus-cotyloïdiennes pures, l'inclinaison latérale du tronc est à peine marquée, et le malade marche comme s'il avait un léger raccourcissement de son membre; dans les luxations iliaques, l'inclinaison se fait surtout en avant, et la boiterie ressemble davantage à la claudication de flexion de la coxalgie.

Avec la claudication, on remarque encore quelques autres troubles fonctionnels. La résistance à la fatigue est diminuée; les petits enfants demandent à être portés après avoir marché quelques minutes; plus tard, la lassitude vient vite, elle s'accompagne souvent d'une exagération de la boiterie et de douleurs plus ou moins vives et plus ou moins durables.

Signes physiques. — Le déplacement de la tête fémorale se traduit à l'inspection par le raccourcissement du membre, la déformation de la hanche et, au palper, par l'élévation du trochanter et la sensation de la tête dans une situation anormale.

Le *raccourcissement*, mesuré de l'épine iliaque à la malléole, est constant, mais il varie beaucoup dans son étendue. Réduit à quelques millimètres dans les cas de malformation simple, il ne dépasse pas $0^{cm},5$ à 1 centimètre dans les subluxations et atteint 1 à 3 centimètres dans les luxations complètes chez les jeunes sujets. Il augmente progressivement avec l'âge, mais dans une proportion qui varie suivant le type de la luxation. Lorsque la tête reste fixée en position sus-cotyloïdienne, il ne dépasse généralement pas 2 centimètres; à mesure qu'elle glisse davantage en arrière, il augmente au point d'atteindre 8 à 10 centimètres après l'achèvement de la croissance. Ce raccourcissement est dû presque toujours uniquement au déplacement de la tête fémorale; quelquefois, cependant, il y a un raccourcissement vrai du fémur résultant de l'atrophie de la tête et du col, ou de l'inclinaison de ce dernier en coxa vara.

La *déformation* consiste dans l'élévation de la saillie de la hanche et dans l'exagération de son relief. Elle est peu accentuée chez les jeunes enfants et se développe avec l'âge. Elle est aussi variable suivant le type de la luxation. Dans les formes sus-cotyloïdiennes, la hanche paraît très élargie, mais peu remontée, et la fesse est très aplatie. Dans les formes iliaques, la saillie se fait en arrière dans la fesse, et souvent on voit les têtes fémorales se dessiner avec leur forme arrondie, sous le muscle grand fessier; au contraire, la région inguinale est creuse, déprimée, et on a quelquefois l'impression que le membre est déplacé en arrière par rapport au bassin.

La déformation s'étend presque toujours, à un moment donné, au bassin et à la colonne vertébrale. Dans les luxations unilatérales, on voit se développer une scoliose lombaire dont la convexité regarde la hanche malade, et au-dessus de laquelle peuvent s'édifier d'autres courbures de compensation. Dans les luxations bilatérales, le bassin bascule en avant, et le rachis lombaire s'infléchit en lordose. Il en résulte une exagération de l'ensellure lombaire (fig. 76); le ventre est saillant en avant et il semble volumineux; les fesses sont proéminentes, tandis que la région lombaire se creuse fortement. Cette déformation se produit surtout dans les luxations iliaques, c'est pourquoi elle augmente à mesure que les sujets avancent en âge; elle peut prendre un développement tel qu'il en résulte une véritable difformité.

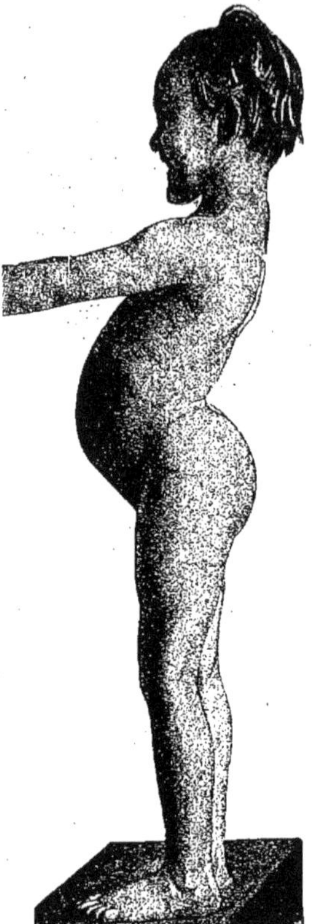

Fig. 76. — Luxation congénitale des deux hanches, ensellure lombaire.

L'*ascension du trochanter* est un des signes les plus importants pour le diagnostic de la luxation congénitale chez les jeunes enfants. Pour l'apprécier exactement, il faut reconnaître par le palper le sommet du trochanter et étudier ses rapports avec l'épine iliaque antéro-supérieure. A l'état normal, le trochanter se trouve au-dessous d'une ligne transversale passant par les épines iliaques antéro-supérieures, à une distance qui varie suivant l'âge. Dans la luxation, il se rapproche de cette ligne, l'atteint souvent et quelquefois la dépasse.

En même temps qu'il remonte, le trochanter se porte plus ou moins en arrière. Dans les variétés antérieures, il reste à proximité de l'épine iliaque antéro-supérieure ; dans les variétés postérieures, au contraire, il s'en écarte de plus en plus, et, dans les formes très accentuées, il se trouve tout à fait en arrière, dans la fesse.

Le *déplacement de la tête fémorale* elle-même est plus difficile à percevoir surtout chez les enfants gras et chez les sujets âgés. Pour le rechercher, on saisit la hanche en plaçant les quatre derniers doigts derrière le trochanter et le pouce en avant sur la région de l'aine qu'il explore, tandis que l'autre main imprime au membre

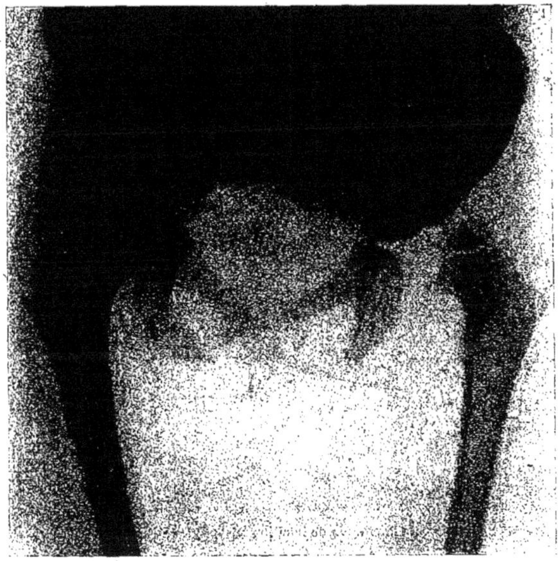

Fig. 77. — Radiographie de luxation sus-cotyloïdienne pure.

inférieur de légers mouvements de rotation. A l'état normal, on perçoit la tête dans le triangle de Scarpa, sous l'artère fémorale, qui passe au-devant d'elle à l'union de son tiers interne avec ses deux tiers externes. Lorsque la hanche est luxée, cette région est vide, et, pour rencontrer la tête, il faut chercher plus en dehors. Dans les luxations sus-cotyloïdiennes, elle se trouve dans la partie externe de la région inguinale, tangente à l'artère, ou éloignée d'elle de 1, 2, 3 centimètres. Dans les luxations iliaques, l'exploration du triangle de Scarpa reste négative ; il faut alors appliquer la main à plat sur la face externe de l'os iliaque pour sentir la tête au-dessous et un peu en arrière de l'épine iliaque antéro-supérieure. Si on met le membre en flexion moyenne et adduction forcée, la tête et le trochanter deviennent presque toujours facilement accessibles, grâce à la laxité de la capsule, et on peut, chez les enfants maigres, constater directement certaines déformations, telles que l'aplatissement de la tête et l'antéversion du col.

Enfin l'*amplitude anormale de certains mouvements de la hanche* peut être souvent un bon signe de la luxation. Presque toujours, on trouve une exagération de l'abduction; la flexion, la rotation peuvent aussi dépasser les limites physiologiques; l'abduction est, au con-

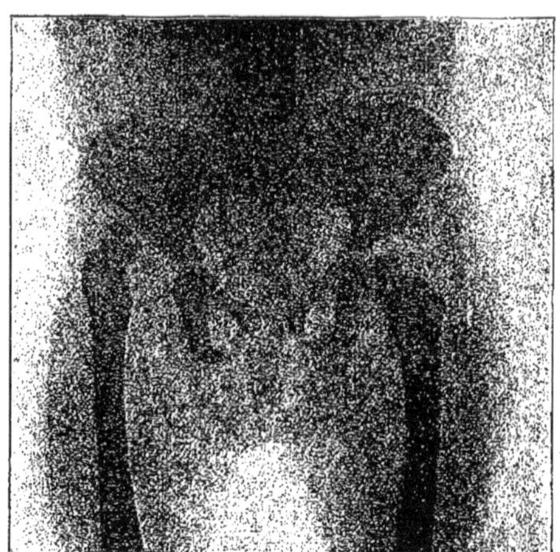

Fig. 78. — Radiographie de luxation sus-cotyloïdienne et iliaque.

traire, le plus souvent un peu réduite. Ces signes sont d'ailleurs inconstants, car ils dépendent plutôt du relâchement de la capsule que de la luxation elle-même, et ils s'accentuent généralement à mesure que les sujets avancent en âge.

Souvent, en les recherchant, on provoque de gros craquements rudes dus au frottement de la tête contre les rugosités du bassin.

Enfin, lorsque la capsule est très relâchée, il est parfois possible de produire un allongement appréciable du membre par une traction faite suivant son axe.

Signes radiographiques. — La radiographie est un complément souvent utile et parfois nécessaire de l'examen clinique. Elle montre le déplacement du fémur et la forme des noyaux d'ossification; mais, chez les jeunes enfants, les formes cartilagineuses ne se voient pas;

il n'est donc pas possible d'obtenir par ce moyen des notions exactes sur la conformation du cotyle et de la tête, ni d'en tirer des éléments de pronostic.

A l'état normal, la tête fémorale est entièrement recouverte par le toit du cotyle, et son sommet affleure l'horizontale passant par le cartilage en Y.

Dans la subluxation, la tête est légèrement portée en haut et en

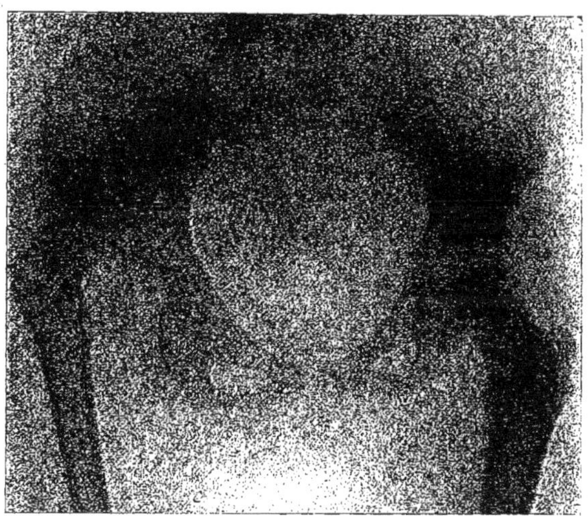

Fig. 79. — Radiographie de luxation postérieure.

dehors; elle dépasse donc légèrement le niveau du cartilage en Y et se trouve en partie en dehors du toit. Celui-ci, plus court et un peu plus redressé qu'à l'état normal, recouvre seulement le tiers ou la moitié du noyau épiphysaire fémoral.

Dans la luxation sus-cotyloïdienne pure, la tête se trouve un peu au-dessus du cotyle, à la place du toit, qui est atrophié, et elle détermine à ce niveau une ébauche du néocotyle (fig. 77).

Dans la luxation sus-cotyloïdienne et iliaque, qui est la variété la plus commune, la tête se trouve remontée et surtout portée en dehors : elle s'écarte du bassin de 1 à 2 centimètres et perd ainsi tout contact avec le toit, qui est d'ailleurs court, redressé et parfois complètement absent (fig. 78).

Enfin, dans la luxation postérieure, on voit la tête fémorale se rapprocher du contour du bassin et chevaucher sur lui. Suivant le degré de ce déplacement, on peut distinguer l'empiètement, le chevauchement partiel et le chevauchement total.

Complications. — Les deux principales complications de la luxation congénitale de la hanche sont les *attitudes vicieuses* et les *douleurs*.

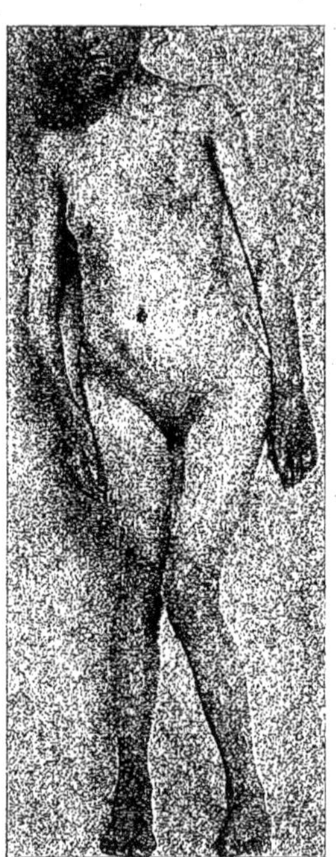

Fig. 80. — Luxation bilatérale : déviation du membre inférieur droit en adduction et rotation interne.

Les **attitudes vicieuses** se produisent généralement à l'âge de l'adolescence, peu à peu et sans cause appréciable. C'est la *déviation en adduction* qui est la plus fréquente; elle a pour effet d'augmenter la déformation, le raccourcissement et la boiterie; dans les luxations bilatérales, les genoux se heurtent et s'entre-croisent, et la gêne fonctionnelle peut ainsi devenir importante. A la longue, cette complication aggrave la luxation elle-même, parce que, en écartant la tête fémorale du bassin, elle lui fait perdre son contact osseux et favorise le déplacement en haut et en arrière.

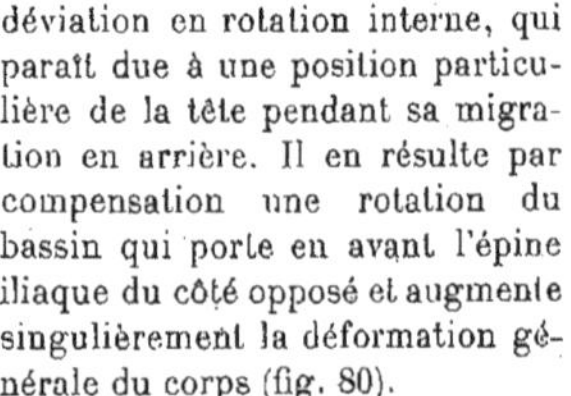

On observe aussi quelquefois une déviation en rotation interne, qui paraît due à une position particulière de la tête pendant sa migration en arrière. Il en résulte par compensation une rotation du bassin qui porte en avant l'épine iliaque du côté opposé et augmente singulièrement la déformation générale du corps (fig. 80).

La **douleur** est une complication assez fréquente de la luxation congénitale de la hanche. Souvent elle est passagère et provoquée par une cause occasionnelle, telle qu'une entorse ou une poussée de croissance; mais quelquefois aussi elle s'installe avec une fixité et une intensité qui en font une maladie particulière de la hanche luxée.

Ces formes douloureuses sont rares chez les jeunes enfants; elles se rencontrent *surtout à l'adolescence* et à l'âge adulte, à l'occasion de fatigues exagérées, ou après la grossesse. On les observe plus souvent dans les luxations sus-cotyloïdiennes que dans les luxations postérieures; cette prédisposition s'explique probablement parce que les premières occasionnent un trouble fonctionnel moins accentué et exposent par suite davantage au surmenage.

Formes. — La douleur se présente tantôt sous la forme de *crises plus ou moins aiguës*, passagères, tantôt avec une allure chronique.

Dans le premier cas, à la suite d'une marche fatigante, d'une chute, le malade ressent une douleur plus ou moins vive qui rend la marche pénible, augmente la boiterie et parfois même l'oblige à garder le repos complet. L'examen ne montre aucun phénomène inflammatoire; les mouvements sont parfois un peu limités par la douleur, mais il n'y a pas de contractures musculaires. Ces accidents s'atténuent assez vite par le repos, et souvent on les voit disparaître définitivement. Mais ils peuvent aussi se reproduire à des intervalles plus ou moins éloignés.

La *forme chronique* succède quelquefois à ces crises aiguës, mais elle peut aussi s'installer lentement et insidieusement à la manière d'une arthrite. La marche devient de plus en plus pénible; elle s'accompagne bientôt de douleurs qui, d'abord intermittentes, finissent par devenir continues et par réduire les malades à un état d'impotence presque complète. L'examen objectif reste à peu près négatif : on provoque de la douleur par la pression et par les mouvements étendus, mais il n'y a ni contractures musculaires, ni phénomènes inflammatoires quelconques. Les mouvements sont parfois limités par la douleur, mais, sous l'influence du repos, ils reprennent bientôt leur amplitude normale. Cet état peut se prolonger indéfiniment sans qu'on voit apparaître d'autres symptômes.

Ces luxations congénitales douloureuses ont été souvent considérées comme résultant d'une arthrite tuberculeuse, rhumatismale ou d'une arthrite sèche surajoutée à la luxation. Mais cette interprétation ne paraît pas exacte. En réalité, les arthrites véritables compliquant la luxation congénitale de la hanche sont rares; on en compte presque les observations authentiques; de plus, lorsqu'on a eu l'occasion d'ouvrir des hanches atteintes de luxation douloureuse, on n'y a trouvé le plus souvent aucune lésion. Il faut donc considérer les douleurs plutôt comme le résultat de l'irritation mécanique de la jointure par suite des conditions anormales dans lesquelles elle travaille. Nous verrons en effet, à propos du traitement, qu'on peut dans certains cas faire disparaître la douleur en transposant la tête fémorale.

Diagnostic. — Le diagnostic de la luxation congénitale de la hanche est généralement facile; souvent on peut le faire au premier coup d'œil, en voyant les malades marcher avec la claudication caractéristique. Cependant les symptômes ne sont pas toujours aussi évidents, surtout chez les jeunes enfants; d'autre part, certaines affections des hanches peuvent donner lieu à une symptomatologie presque identique. Il faut donc toujours étudier avec soin le diagnostic différentiel.

Le *rachitisme simple des hanches* produit un cancanement qui ressemble d'assez loin à la claudication des luxations bilatérales chez les jeunes enfants. Il s'en distingue parce que l'enfant marche à la façon des marins en tenant les jambes écartées, et en faisant osciller son corps à droite et à gauche, mais sans présenter le déhanchement caractéristique de la luxation. On trouve d'ailleurs presque toujours du genu varum, des nouures et d'autres incurvations rachitiques, et le trouble de la marche tend à disparaître à mesure que l'enfant grandit. L'erreur est cependant possible dans les cas de rachitisme discret caractérisé seulement par de vagues nouures, et chez les enfants gras, dont le palper est difficile; alors la ressemblance avec certaines formes de luxations bilatérales où la tête est peu déplacée peut être telle que la radiographie peut seule trancher la question.

La *coxa vara rachitique* donne une symptomatologie beaucoup plus semblable à celle de la luxation : la claudication a les mêmes caractères; on trouve également l'ascension du trochanter, la déformation de la hanche et le raccourcissement. Mais on sent la tête à sa place normale sous les vaisseaux; les mouvements ne présentent pas l'amplitude anormale qu'ils ont dans la luxation; enfin, comme il s'agit habituellement de formes graves de rachitisme, on trouve des nouures et des courbures diaphysaires qui ne laissent généralement aucun doute.

La *déformation de la hanche consécutive aux arthrites* des nourrissons donne aussi un ensemble symptomatique ressemblant beaucoup à la luxation. La claudication est accentuée et présente ordinairement les mêmes caractères; le trochanter est élevé, la région de la hanche déformée, le membre plus court et atrophié. La seule différence est la difficulté de sentir la tête atrophiée ou absente, soit à sa place, soit dans une situation anormale; on a aussi l'anamnestique d'une lésion suppurée de la hanche, dont on retrouve la signature dans l'existence d'une cicatrice déprimée dans cette région; enfin la radiographie montre dans ces cas une atrophie ou même une disparition complète du noyau épiphysaire de la tête fémorale.

La *paralysie infantile* pose aussi un problème délicat de diagnostic, particulièrement chez les petits enfants qui commencent à marcher et qui sont atteints de paralysies incomplètes caractérisées par la faiblesse des muscles et le relâchement des ligaments, sans qu'il y ait de paralysie véritable d'un muscle ou d'un groupe musculaire déterminé. On a alors une boiterie mal caractérisée avec une atrophie légère du membre et un peu de raccourcissement; à l'examen, on ne trouve pas de paralysie définie, mais l'articulation de la hanche est lâche et la tête paraît sortir facilement de sa cavité. Le diagnostic peut s'établir alors sur les signes suivants : d'abord les anamnestiques établissent souvent que la claudication est apparue à la suite d'une affection aiguë et qu'elle tend plutôt à diminuer qu'à augmenter ; en second lieu, l'examen ne révèle aucun signe certain de luxation, le trochanter reste bas au-dessous de l'épine iliaque, la tête est perçue à sa place, et, si on peut l'entraîner dans une situation anormale, elle tend toujours à reprendre spontanément sa position normale ; enfin l'atrophie du membre est presque toujours alors prédominante au mollet, tandis que, dans la luxation, elle a son maximum à la racine de la cuisse.

Le diagnostic avec la paralysie infantile se pose encore dans les cas de *paralysie localisée aux muscles pelvi-trochantériens*. Il se produit alors une claudication et une déformation qui ressemblent à celles que l'on observe dans les formes sus-cotyloïdiennes pures de la luxation congénitale : la fesse est aplatie, étalée, atrophiée ; le trochanter paraît saillant et légèrement remonté ; la tête fémorale est presque à sa place normale, et le raccourcissement est minime. Lorsque la paralysie est complète, il est facile de voir que le malade ne peut pas exécuter le mouvement actif d'abduction, mais, lorsqu'elle est incomplète, il est généralement nécessaire de recourir à la radiographie.

Les autres affections de la seconde enfance, telles que les luxations acquises, la coxa vara des adolescents, se différencient facilement de la luxation congénitale par les anamnestiques et par leurs signes propres. L'erreur ne paraît possible que dans les cas de malformations simples qui restent latentes jusqu'à l'âge adulte et se révèlent par des douleurs. Alors on pense souvent à une *arthrite* ; mais il faut remarquer que la malade accuse depuis son enfance une certaine faiblesse de son membre, que la déformation a précédé l'apparition de la douleur, que celle-ci et le trouble fonctionnel qui l'accompagne sont disproportionnés avec l'importance de la déformation articulaire et disparaissent rapidement par le repos.

Traitement. — Le traitement de la luxation congénitale de la hanche est une des conquêtes récentes de la chirurgie. Des essais intéressants avaient été faits au cours du siècle dernier par Pravaz, Paci, Schede, mais ils s'adressaient à des enfants trop âgés, et la technique était défectueuse. Il a fallu passer par la phase de l'opération sanglante pour apprendre dans quelles conditions la réduction et le maintien sont possibles. Lorenz a eu le mérite de montrer que ce résultat peut être obtenu sans opération sanglante, et c'est lui qui a réglé en grande partie la technique que l'on emploie aujourd'hui.

Réduction par la méthode non sanglante. — Le traitement comprend deux parties : il faut d'abord réduire la tête ; il faut ensuite maintenir la réduction et obtenir que le cotyle rudimentaire devienne capable de retenir la tête, comme dans la hanche normale.

1° Réduction. — La *manœuvre essentielle de la réduction* consiste dans un mouvement d'abduction forcée de la cuisse, qui met en tension la partie antéro-supérieure de la capsule et fait mouvoir le fémur autour de ce point fixe comme un levier du premier genre. A mesure qu'on porte l'extrémité inférieure du fémur en haut et en arrière, la tête fémorale se trouve repoussée en bas et en avant vers la cavité du cotyle.

La tête peut rentrer soit par le bord supérieur, soit par le bord postérieur, soit par le bord inférieur du cotyle, suivant le degré de flexion que l'on donne à la cuisse. En général, on cherche à la faire passer sur le bord postérieur ou postéro-inférieur, parce que c'est l'endroit où le rebord du cotyle est le plus saillant, et où, par conséquent, les signes de réduction sont les plus nets.

La technique de la réduction est donc la suivante. Le malade anesthésié est couché sur un lit résistant, le côté malade affleurant le bord du lit ; un aide fixe fortement le bassin en prenant appui sur l'os iliaque du côté sain. L'opérateur saisit le membre malade au niveau du genou, et fléchit la cuisse à angle droit ; il lui fait exécuter ensuite un mouvement d'abduction forcé qui l'amène dans le plan du lit. Pendant ce mouvement, les adducteurs se tendent, puis ils cèdent, et la tête franchit le bord postérieur du cotyle avec un ressaut généralement bien perceptible, et quelquefois un claquement caractéristique. On peut alors constater que la cuisse a repris sa longueur, que le relief anormal du trochanter a disparu, et que la tête fémorale a repris sa place dans la région inguinale, sous les vaisseaux fémoraux.

Obstacles. — Chez les jeunes enfants et dans les cas favorables, la réduction se fait ainsi d'une manière fort simple; mais il n'est pas rare que l'on ait à surmonter des obstacles qui sont généralement d'autant plus importants que l'enfant est plus âgé et la luxation plus accentuée.

Le premier est la *rétraction des muscles abducteurs* : elle cède généralement au simple mouvement d'adduction, mais, chez les sujets âgés, il est souvent nécessaire de faire d'abord dans un temps spécial la distension de ces muscles. Les autres muscles n'occasionnent généralement pas des difficultés particulières ; quelquefois cependant la forte tension des muscles postérieurs oblige à les distendre en faisant l'extension forcée de la jambe sur la cuisse, celle-ci étant maintenue en abduction.

Les obstacles venant de la capsule sont beaucoup plus importants; ils peuvent rendre la réduction très difficile et même être la cause d'une irréductibilité définitive : ce sont l'*étroitesse de la poche capsulaire inférieure* qui s'oppose à la réintégration de la tête dans la cavité, le *rétrécissement en sablier* qui empêche la tête de quitter la poche capsulaire supérieure, et enfin l'*adhérence* de cette dernière aux muscles ou au périoste de la fosse iliaque. Lorsque ces difficultés se présentent, on peut souvent les vaincre en variant la position de la tête par l'exagération de la flexion ou par des mouvements de rotation, et en augmentant la force de manière à exercer une sorte de massage forcé sur les parties de la capsule qui résistent. Dans ce but, on place derrière le trochanter le poing fermé, ou un coussin dur qui soulève un peu le bassin ; mais il faut alors procéder avec prudence, car on est exposé dans ces conditions à fracturer le fémur.

2° Maintien. — La stabilité de la réduction est tout d'abord des plus précaires ; elle n'est assurée que par la conservation de l'attitude en flexion et abduction. Dans cette position le fémur est dirigé perpendiculairement par rapport au bassin, et grâce à l'élasticité des ligaments et des muscles mis en tension, il presse fortement

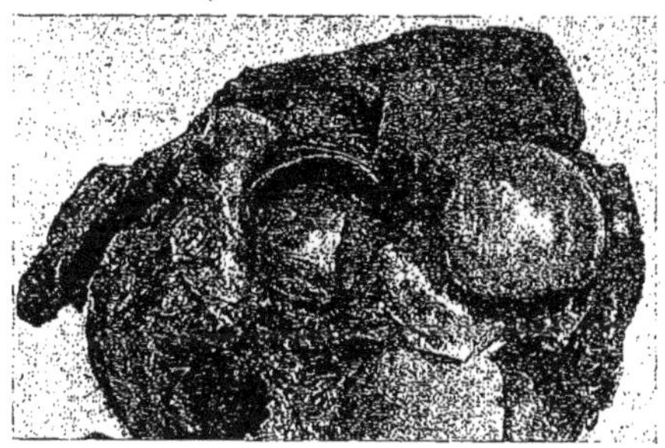

Fig. 81. — Photographie d'une hanche atteinte de luxation congénitale et réduite par la méthode non sanglante. On voit la forme presque normale du cotyle et de la tête ; le fibro-cartilage, développé seulement sur la moitié postérieure du cotyle, contribue pour une grande part au maintien.

contre la région du cotyle, ce qui permet à la moindre aspérité de retenir la tête et de l'empêcher de remonter en haut et en arrière.

Cette stabilité primaire varie beaucoup suivant les cas. Lorsque le bord postérieur du cotyle fait un relief accentué et que la capsule et les muscles sont tendus, la hanche reste d'elle-même fixée en abduction ; au contraire, quand la capsule est lâche, le cotyle évasé en forme d'assiette et les muscles peu puissants, la cuisse retombe dès qu'on cesse de la soutenir, et la luxation se reproduit.

Pour que le cotyle devienne capable de retenir la tête dans toutes les attitudes du membre, il faut donc que des modifications importantes se produisent. Dans un travail récent (1), nous avons montré que cette restauration de l'articulation comprend trois étapes.

De suite après la réduction, il se fait un modelage du cotyle rudimentaire et une rétraction de la capsule qui assurent déjà une certaine stabilité à l'articulation. L'autopsie, rapportée par Müller, démontre bien ces deux phé-

(1) *Revue d'orthopédie*, juillet 1912.

nomènes qui semblent se produire dans l'espace de quatre à six semaines.

La seconde étape est caractérisée par l'organisation du cotyle cartilagineux. Celui-ci ne se forme pas, comme le croyait Lorenz, par un creusement du fond du cotyle sous la poussée de la tête. En effet, l'expérience a montré que la marche n'est nullement nécessaire à la guérison, et on a vu, par la radiographie, que, pendant le cours du traitement, la tête ne s'enfonce pas dans le bassin, et le fond du cotyle ne diminue pas d'épaisseur (Weber, Springer). Il résulte des données radiographiques et de l'étude de la pièce que j'ai publiée (fig. 81) qu'à ce stade le cotyle cartilagineux se forme par un relèvement de ses bords, et surtout de son bord postérieur, qui s'effectue sans doute en vertu de la loi de l'adaptation fonctionnelle. Ce travail paraît être assez avancé au bout de huit mois pour que le membre puisse revenir à son attitude normale et reprendre ses fonctions.

La troisième période consacrée à l'organisation du cotyle osseux ne commence que beaucoup plus tard. Weber a montré que les premières modifications des noyaux osseux apparaissent à la radiographie de trois à six mois après la fin du traitement. Le cotyle osseux se forme comme le cotyle cartilagineux par un relèvement de ses bords; on voit le noyau osseux de l'ilion émettre un prolongement qui s'élève dans le bord postéro-supérieur du cotyle et vient en reformer le toit. Ce travail est très lent; le toit est encore incomplet au bout de deux ans dans le quart des cas, et au bout de six ans dans le tiers des cas ; il peut même ne pas se former, bien que la tête soit en place depuis plusieurs années.

Il résulte de ces notions que l'idée directrice du traitement à cette période ne doit pas être, comme on le croit généralement, de faire appuyer fortement la tête contre le fond de la cavité, mais plutôt d'assurer une *très exacte contention de la tête*, afin que le relèvement des bords de la cavité ne soit entravé par aucune pression anormale.

L'attitude la plus favorable est la *flexion* et l'*abduction à 90°*. Il est quelquefois nécessaire d'exagérer la flexion au début, quand la stabilité primaire est mauvaise; on peut alors la porter au point de mettre la cuisse presque parallèle au tronc (c'est ce qu'on a appelé improprement l'abduction axillaire). L'abduction au contraire ne doit pas varier; la cuisse doit rester dans le plan du corps; si on l'exagère, on fait buter le trochanter contre le bassin et on écarte la tête du cotyle ; si on la diminue, on risque de provoquer une pression défavorable de la tête sur le bord postérieur.

Il faut enfin imprimer au membre un certain degré de *rotation interne*. L'utilité de cette attitude ne paraît pas discutable. Elle assure une meilleure contention en faisant tendre la capsule, qui s'enroule en spirale autour de la tête et du col, et en ramenant au regard du cotyle la tête qui tend à s'en écarter à cause de l'antéversion du col. De plus, elle évite la distension de la partie antérieure de la capsule, qui peut favoriser parfois la reluxation en haut, et elle prévient l'attitude disgracieuse en rotation externe, qui autrement persiste parfois longtemps après le traitement.

La plupart des chirurgiens qui ont compris l'utilité de la rotation interne l'ont réalisée dans un temps spécial du traitement. Ils immobilisent d'abord la hanche en abduction et flexion à angle droit pendant deux ou trois mois; ensuite ils placent le membre en extension, abduction à 45° et rotation interne, et le fixent avec un appareil allant jusqu'au pied.

J'ai été un des premiers à préconiser cette méthode, mais je l'ai abandonnée depuis longtemps parce qu'elle me semble favoriser la reluxation en haut. Il est incontestable que la réduction de l'abduction à 45° diminue la stabilité de la tête sur le cotyle rudimentaire. D'autre part, en mettant le membre en extension dans la hanche et dans le genou, on exagère la tension des muscles longs de la cuisse, et on modifie la direction de leur action ; au lieu de fixer la tête en la faisant appuyer sur le cotyle, ils la poussent à glisser en haut, dans la direction où elle est le moins bien maintenue, à cause du faible développement du bord supérieur du cotyle.

Il me semble bien préférable de faire la rotation interne dans le premier

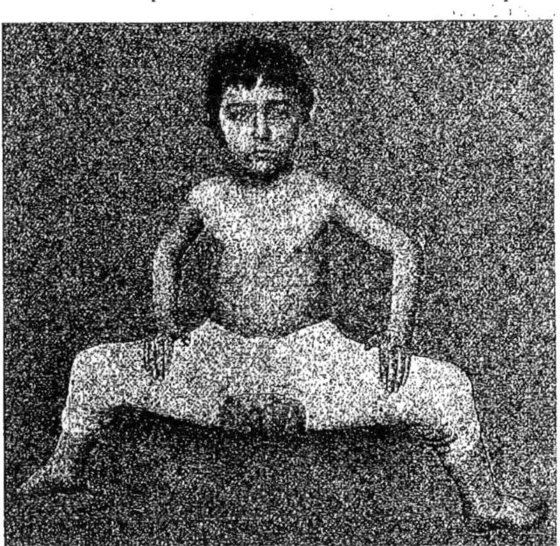

Fig. 82. — Luxation congénitale des deux hanches dans le premier appareil.

appareil de la façon suivante : la cuisse est en abduction et flexion à 90°, le genou fléchi, mais la jambe, au lieu de rester relevée et dans le même plan horizontal que le reste du membre, tombe par son poids de telle sorte que son axe s'incline de 45° environ par rapport au plan de la cuisse (fig. 83). Depuis que j'emploie cette méthode, je n'ai plus observé ni la rotation externe du membre après la fin du traitement, ni la laxité anormale de la partie antérieure de la capsule, et, au point de vue du maintien définitif de la réduction, les résultats me semblent supérieurs à ceux que j'avais autrefois.

Je conseille donc de régler le *traitement post-opératoire* de la façon suivante : après la réduction, le membre est placé en flexion et abduction à 90° et rotation interne à 45°, et il est maintenu dans cette attitude par un bandage plâtré moulé sur le bassin et descendant jusqu'au mollet. Ce premier appareil reste en place quatre mois. Il est remplacé à ce moment par un second bandage qui s'arrête au-dessus du genou, maintenant la flexion et l'abduction à 90° et laissant la rotation libre (fig. 84).

Pendant la durée du traitement, l'enfant couche sur un petit matelas assez étroit pour permettre aux jambes de passer de chaque côté; il peut s'asseoir, se promener sur une charrette anglaise aménagée à cet effet. On ne le fait par marcher.

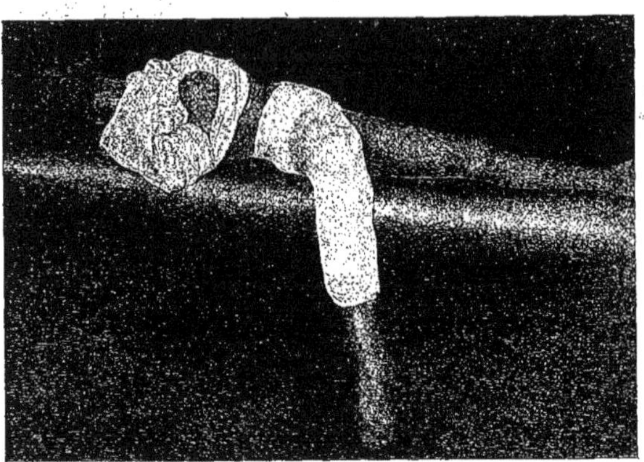

Fig. 83. — Premier appareil vu de profil pour montrer la rotation interne primitive (ici cette attitude est légèrement exagérée).

3° Soins consécutifs. — *Au sortir de l'appareil plâtré*, les cuisses se tiennent spontanément dans une attitude d'abduction, qui varie suivant le degré de rétraction de la capsule. L'enfant est laissé libre de s'asseoir et de mouvoir ses membres; le rapprochement des cuisses se fait peu à peu, les muscles reprennent leur force, et la marche devient possible au bout d'un temps qui varie de trois semaines à six mois, suivant que la luxation est simple ou double, et les conditions particulières à l'enfant. Au début, la marche est disgracieuse, mais elle s'améliore peu à peu et devient normale au bout d'un an environ. Il est à éviter de faire marcher les enfants trop tôt ou trop longtemps; souvent les hanches réduites gardent une certaine irritabilité qui s'exagère par la fatigue, retarde les progrès et peut même s'accompagner de raideur et de contractures.

Le *massage* peut aider au retour des fonctions musculaires, mais nous ne sommes pas partisan de la mobilisation artificielle active ou passive de l'articulation reposée.

Nous savons que le cotyle est encore à ce moment en grande partie cartilagineux et, par conséquent, déformable : il est donc préférable de laisser la mobilité se rétablir lentement et spontanément, l'instinct de l'enfant étant le guide le plus sûr. La préoccupation de faire revenir la force des muscles est certainement bien justifiée, mais il est encore plus important de respecter la solidité de l'articulation reformée. D'ailleurs, chez les jeunes enfants, l'assouplissement et le retour des fonctions musculaires se font très bien spontanément.

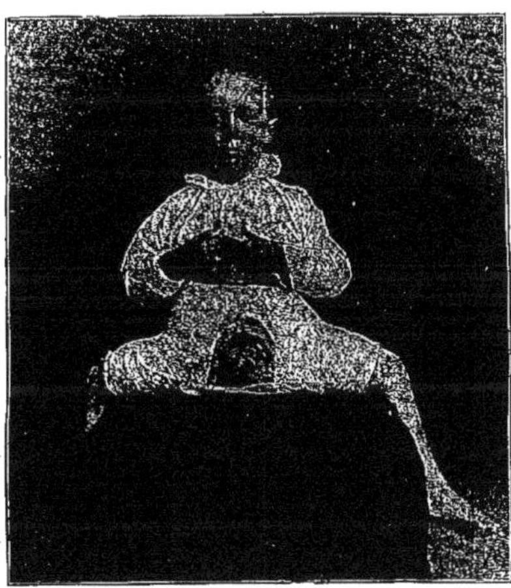

Fig. 84. — Deuxième appareil.

Les conditions sont moins favorables chez les sujets âgés de plus de cinq ans; la raideur persiste souvent assez accentuée, et le retour du membre à la rectitude se fait attendre. C'est alors que le massage, la mobilisation douce mais méthodique de la jointure, aidés de l'hydrothérapie, trouvent leur application. Dans les cas où cette raideur est accentuée, on peut même être obligé d'en venir au redressement de la hanche par la traction continue, l'extension forcée sous anesthésie et même l'ostéotomie sous-trochantérienne.

4° Résultats. — La réduction par la *méthode non sanglante* est presque toujours possible *jusqu'à l'âge de cinq ans*. Quelquefois cependant on se heurte, dès l'âge de deux ans et demi à trois ans, à une irréductibilité précoce, qui est généralement due à des malformations capsulaires, rétrécissement de l'isthme ou atrésie de la poche capsulaire inférieure. A partir de cinq ans, l'irréductibilité devient beaucoup plus fréquente; elle l'est d'autant plus qu'on s'adresse à des enfants plus âgés. Cependant il n'est pas encore très rare de pouvoir réussir la réduction chez les sujets de dix, douze, treize ans.

Mais le fait de réduire la luxation n'assure pas la guérison; celle-ci dépend surtout de l'organisation d'un cotyle capable de retenir la tête; si les éléments de cette reconstitution font défaut, la technique la plus rigoureuse échouera. Les résultats dépendent donc des conditions anatomiques et de l'âge des malades.

Avant cinq ans, on obtient une réduction stable dans 80 p. 100 des cas de luxation unilatérale et dans 50 à 60 p. 100 des cas de luxation double. Plus tard, les conditions sont beaucoup moins favorables, et, après sept ou huit ans, les succès complets sont tout à fait exceptionnels.

Lorsque la réduction s'est maintenue, on observe en général une restauration parfaite de la forme et de la fonction; la croissance ultérieure du membre se fait normalement, et il ne persiste comme indice de la malformation qu'une très légère atrophie de la cuisse. Quelquefois cependant les conditions sont un peu moins bonnes, quoique la tête soit restée à sa place : la marche reste légèrement asymétrique, et il y a parfois un faible raccourcissement. Cela est dû à une organisation défectueuse du toit ou à un léger degré de coxa vara.

La reluxation complète postérieure est rare. Quand la tête ne peut pas rester dans le cotyle, elle se fixe généralement au-dessous de l'épine iliaque antéro-inférieure; le raccourcissement est alors réduit à 1 ou 2 centimètres, et la boiterie devient très minime; dans les luxations bilatérales, l'ensellure s'atténue beaucoup; souvent elle disparaît, la résistance à la fatigue augmente.

5° Indications. — D'après ces résultats, les indications du traitement sont faciles à définir. La réduction non sanglante doit être proposée systématiquement jusqu'à l'âge de sept ans pour les luxations simples et de cinq ans pour les luxations doubles. *L'âge le plus favorable est de deux à trois ans*. Plus tôt, la brièveté des membres rend la contention exacte difficile, et l'énurésie est aussi souvent une complication ennuyeuse, car le bandage se ramollit, et la contention est moins bonne. On peut cependant opérer même des enfants très jeunes, en faisant, comme l'a indiqué Petit, un bandage plâtré remontant jusqu'au sein et fenêtré sur le ventre; mais il n'y a pas grand avantage à le faire, et il vaut mieux, quand c'est possible, attendre l'âge de deux ans.

Dans les subluxations, il est généralement utile de faire un traitement. La guérison spontanée est possible, mais on risque aussi de voir la luxation se compléter, ou bien la hanche rester défectueuse et devenir plus tard le siège de douleurs. L'indication à remplir est de maintenir le membre en abduction assez forte pour permettre au toit de se développer ; on peut le faire avec un simple appareil orthopédique, mais nous croyons plus sûr de procéder comme pour une luxation confirmée.

Traitement palliatif. — Le traitement palliatif a pour but d'améliorer l'état anatomique et surtout l'état fonctionnel des malades dont la guérison n'est pas possible. Il est indiqué dans les luxations compliquées de douleurs, d'attitudes vicieuses, et enfin dans certains cas de luxations postérieures s'accompagnant d'une déformation accentuée et d'un état fonctionnel mauvais.

Les luxations douloureuses sont justiciables d'abord du *repos*; mais lorsque la douleur se prolonge ou revient dès que le malade se remet à marcher, d'autres indications se posent. Dans les variétés antérieures, il faut immobiliser l'articulation soit par une *culotte plâtrée*, soit au moyen d'un *appareil en cuir moulé*. Dans les variétés postérieures, on peut tenter de faire la *transposition de la tête fémorale* si le sujet n'a pas dépassé douze ou treize ans.

On procède comme pour une réduction : après avoir distendu ou déchiré les adducteurs, on poursuit le mouvement d'abduction avec prudence pour éviter la fracture du col, et souvent on parvient ainsi à amener la tête en avant au-dessous de l'épine iliaque antéro-inférieure. Le membre est fixé en abduction pendant deux mois dans un bandage plâtré, puis on cherche par les moyens que nous avons indiqués plus haut à le ramener en rectitude et à assouplir l'articulation.

On obtient quelquefois ainsi une très grande amélioration de l'état fonctionnel et la disparition des douleurs. Dans les cas invétérés où tout a échoué, il reste la ressource de l'*ablation de la tête* fémorale. Nous avons employé cette opération dans deux cas ; elle a donné un soulagement définitif sans aggraver l'état fonctionnel.

Les attitudes vicieuses qui compliquent les luxations unilatérales sont aussi justiciables, chez les jeunes sujets, du redressement forcé ou de la transposition que nous venons de décrire. Dans les luxations doubles, il est préférable de recourir à l'*ostéotomie sous-trochantérienne*, qui a donné de bons résultats à Kirmisson et à Frœlich.

Enfin on est autorisé à tenter aussi la transposition chez des sujets âgés de moins de quinze ans, atteints de luxations unilatérales de variété postérieure, s'accompagnant d'une grosse déformation et d'un état fonctionnel mauvais. Cette opération, lorsqu'elle est possible, réduit le raccourcissement, améliore la marche et la résistance à la fatigue dans une proportion parfois considérable.

Malformations congénitales du genou.

Les plus importantes de ces malformations sont l'*absence de la rotule*, la *luxation congénitale* de cet os et le *genu recurvatum* congénital.

ABSENCE CONGÉNITALE DE LA ROTULE.

Caractères cliniques. — Cette malformation est assez rare; Phocas et Potel ont pu en réunir 30 observations. Elle est généralement associée à d'autres vices de développement du genou, mais elle peut aussi exister seule. On constate alors une dépression anormale au devant du genou, et, pendant la flexion, on voit les condyles fémoraux se dessiner sous la peau, laissant entre eux une dépression bien visible.

Le trouble fonctionnel qui accompagne l'absence congénitale de la rotule dépend surtout de l'état de l'articulation. Lorsque celle-ci est normale, la gêne est à peu près nulle; elle devient, au contraire, accentuée si les ligaments sont relâchés, ce qui n'est pas rare.

Le **traitement** doit s'occuper surtout de cette laxité articulaire. Il faut chercher à consolider l'articulation en développant les muscles par le massage, l'électrisation, les exercices méthodiques. Si cela n'est pas suffisant, il devient nécessaire de recourir à une genouillère souple ou rigide suivant les cas. L'arthrodèse pourrait être indiquée comme dernière ressource, mais elle ne peut être pratiquée qu'après l'âge de douze ans.

LUXATION CONGÉNITALE DE LA ROTULE.

La luxation de la rotule se fait presque toujours en dehors; sur 55 cas, Potel n'a trouvé que 4 luxations en haut et une en dedans.

Anatomie pathologique. — La luxation en dehors peut être *complète* ou *incomplète*. Dans le premier cas, la rotule est transportée sur la face externe de l'articulation, de façon à regarder directement en dehors. Dans le second, elle se trouve habituellement au-devant du condyle externe et plus ou moins inclinée en dehors; elle est là en position instable, et lorsque le genou se fléchit, elle revient à sa place normale, ou bien au contraire elle se met en luxation complète (luxation intermittente de Bessel-Hagen).

La rotule présente ordinairement son développement normal; elle peut être aussi plus ou moins atrophiée. Les altérations osseuses les plus importantes se trouvent sur le fémur, dont le condyle externe est atrophié et la dépression intercondylienne plus ou moins effacée. D'après Uhde et Bayer, ces *déformations* seraient primitives, et on devrait les considérer comme la cause première de la luxation. Le tibia a une forme sensiblement normale; il est seulement assez souvent dévié en genu valgum. Cette déviation a pour effet de favoriser la luxation de la rotule, car elle déplace en dehors l'insertion inférieure du ligament rotulien, et, dès lors, les contractions du quadriceps tendent toujours à entraîner la rotule en dehors.

La luxation de la rotule s'accompagne souvent d'un relâchement plus ou moins accentué de l'articulation du genou ; les muscles sont affaiblis, parfois même ils ont un développement imparfait.

Symptômes. — La luxation congénitale de la rotule n'est pas toujours reconnue au moment de la naissance ; souvent elle se manifeste seulement quand l'enfant commence à marcher ou même plus tard. Il est très probable que certaines luxations récidivantes chez l'adulte ont une origine congénitale.

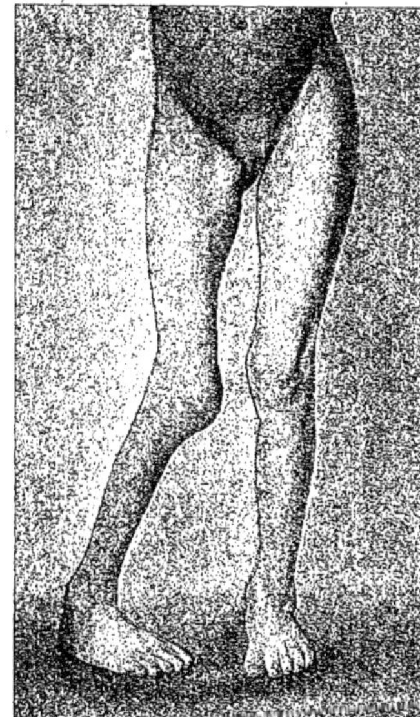

Fig. 85. — Luxation congénitale de la rotule droite. Pour marcher, l'enfant tient son membre en rotation interne ; les condyles fémoraux font un relief anormal en dedans.

Dans les luxations intermittentes, le déplacement se produit ordinairement d'une façon soudaine, à l'occasion d'un faux pas ou d'un mouvement mal réglé. Le malade ressent une *douleur* plus ou moins vive ; souvent la jambe se dérobe sous lui et il tombe. Le genou est alors enraidi dans une attitude de flexion légère, et on constate la *déformation* caractéristique.

Le genou est aplati sur sa face antérieure, et l'on voit sur son côté externe le relief de la rotule qui regarde plus ou moins directement en dehors. Par le palper on reconnaît facilement les contours de cet os, on sent aussi sur la face antérieure la saillie des condyles qui se dessinent sous la peau, ainsi que la dépression intercondylienne.

Dans les luxations permanentes, la rotule est complètement fixée sur la face externe du membre. Dans les luxations intermittentes, il est au contraire facile de la ramener à sa place, et les malades apprennent à le faire eux-mêmes, par une simple pression des mains.

La *gêne fonctionnelle* est très variable. Dans les luxations permanentes, le membre est plus ou moins enraidi; parfois aussi il présente une laxité anormale qui lui fait perdre une partie de sa force. Dans les luxations intermittentes, la fonction est à peu près normale lorsque la rotule est en place; mais, lorsque l'accident se reproduit souvent, il en résulte un état constant d'appréhension qui amène les malades à enraidir le genou dans l'attitude où la rotule est le mieux fixée, et la boiterie devient alors assez forte. Enfin il est des cas où le relâchement articulaire, la faiblesse et le développement incomplet des muscles obligent le malade à prendre des attitudes anormales (fig. 85).

Traitement. — Dans les formes légères, on peut se borner à développer les muscles par le massage et à fixer la rotule au moyen d'une genouillère élastique.

Mais, si la fréquence des récidives ou la persistance de la luxation déterminent une gêne fonctionnelle trop accentuée, une **intervention** s'impose.

Elle consiste à réduire la rotule en faisant, s'il le faut, une incision de décharge sur l'aileron rotulien externe, et à la maintenir réduite. Ce deuxième temps est plus difficile, et on a fait dans ce but des interventions très variées : les unes portent sur les ailerons rotuliens, elles consistent à faire le plissement ou la résection d'un segment elliptique de l'aileron interne (Le Dentu, Bajardi); Roux, Alsberg ont recommandé le déplacement en dedans de l'insertion inférieure du ligament rotulien; enfin on a fait aussi des interventions osseuses consistant à creuser la fossette intercondylienne du fémur pour donner plus de stabilité à la rotule (Pollard, Lucas Championnière).

Ces interventions répondent toutes à des indications qui varient suivant les cas particuliers, et on est souvent amené à les combiner ensemble, pour éviter la récidive qui doit être fréquente.

L'*arthrodèse* devient la seule ressource dans les cas où la laxité du genou et le mauvais état des muscles ne permettent pas le retour d'un état fonctionnel satisfaisant.

GENU RECURVATUM CONGÉNITAL.

Cette affection est caractérisée par une hyperextension du genou telle que la jambe fait avec la cuisse un angle ouvert en avant. Elle est assez fréquente : Drehmann a pu en recueillir 127 observations.

Anatomie pathologique. — La déformation peut se trouver à tous les degrés depuis la simple hyperextension du genou jusqu'à la luxation complète du tibia en avant. Dans ce dernier cas, le plateau tibial vient s'articuler avec la partie du fémur qui correspond normalement à la rotule.

Les déformations osseuses sont peu importantes aussi bien sur le fémur que sur le tibia : les ménisques, la capsule articulaire sont ordinairement normaux ; cette dernière est seulement plus ou moins relâchée; la rotule est quelquefois absente ou atrophiée.

Du côté des muscles, on note une rétraction toujours assez forte du quadriceps ; quand la déformation est accentuée, les muscles fléchisseurs du genou et notamment le biceps passent en avant de l'axe du genou et deviennent ainsi extenseurs.

Symptômes. — La *déformation* existe *dès la naissance*; elle est très caractéristique : la jambe est déviée en avant, formant avec la cuisse un angle obtus, droit ou même aigu, dont le sommet correspond au genou ; à ce niveau, la peau forme des plis profonds, et on distingue mal la rotule. La région poplitée est, au contraire, saillante,

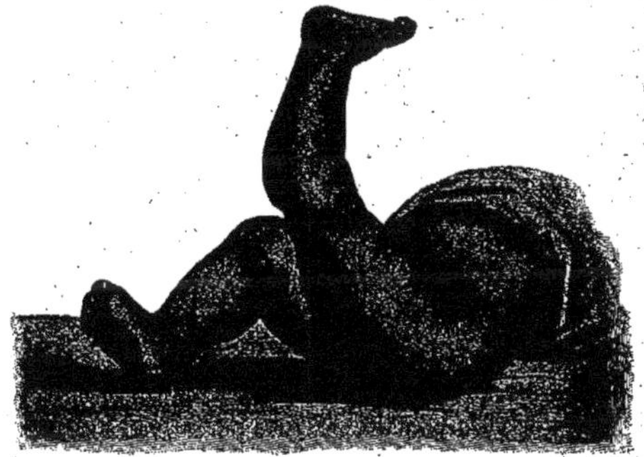

Fig. 86. — Genu recurvatum congénital (d'après Villemin).

volumineuse ; la peau est tendue au-dessus des condyles fémoraux, qui la soulèvent parfois assez pour dessiner leur relief à sa surface ; au palper, on distingue facilement leurs contours et la dépression qui les sépare; le tibia ne donne pas une sensation bien nette.

Spontanément, l'enfant tient son articulation raide, mais on peut lui imprimer des mouvements passifs d'une certaine étendue. Lorsqu'on cherche à faire de la flexion, on atteint généralement la rectitude, quelquefois même on la dépasse un peu, puis on est arrêté par la douleur et par la tension du quadriceps. Dès qu'on cesse de presser sur la jambe, celle-ci revient de suite à sa position ordinaire d'hyperextension. Enfin l'articulation du genou est presque toujours plus ou moins relâchée.

Lorsque l'enfant grandit sans être traité, on voit ordinairement l'hyperextension diminuer sous l'influence du poids du membre et le genou s'immobiliser dans une position voisine de la rectitude.

Traitement. — Il y a des **formes bénignes** qui guérissent spontanément ou avec l'aide de moyens simples tels que le massage et les mouvements répétés de flexion. Cette terminaison favorable peut survenir même dans des cas de déformation accentuée; celui de Guéniot en est un exemple.

Mais, par contre, souvent la réduction est laborieuse et nécessite l'anesthésie. On peut essayer de la faire en un temps, comme l'a proposé Drehmann, mais cette manœuvre ne réussit pas toujours, et elle risque de produire un décollement épiphysaire du fémur. Il est donc préférable de faire, suivant le conseil de Kirmisson, une *réduction par étapes* : on fait d'abord sous anesthésie un redressement aussi complet que possible, et on le maintient avec une attelle en gutta-percha. Ensuite on cherche, par le massage et les mouvements passifs de flexion, à compléter la réduction.

Lorsque l'**irréductibilité est absolue**, on a encore la ressource de la *méthode sanglante* employée par Wolff. Après avoir découvert l'articulation par une incision curviligne, il allongea artificiellement le tendon du quadriceps par des incisions faites alternativement sur ses bords, puis, la réduction restant impossible, il détacha la tubérosité antérieure du tibia et la fixa dans une position plus élevée. Le résultat fut alors satisfaisant.

Malformations congénitales de la jambe.

Les malformations congénitales de la jambe présentent trois variétés principales, qui sont : l'*absence congénitale du tibia* ou du *péroné* et les *courbures de ces os* avec ou sans pseudarthrose. Ces dernières déformations, qui étaient décrites autrefois sous le nom de *fractures intra-utérines*, ne sont plus considérées aujourd'hui comme ayant une origine traumatique. Leur association fréquente avec l'absence congénitale du tibia ou du péroné, leur siège constant au tiers inférieur de la jambe, l'existence presque constante à leur niveau d'une cicatrice cutanée analogue à celles que produisent les adhérences amniotiques, démontrent qu'elles ont pour cause un trouble de développement. Celui-ci est très probablement le résultat d'une malformation de l'amnios, qui comprime ou gêne en quelque manière l'extrémité de l'embryon dans les premières semaines de son évolution (Dareste).

ABSENCE CONGÉNITALE DU TIBIA.

C'est la plus rare de toutes ces malformations; Launois et Kuss, en 1901, n'ont pu en réunir que 40 observations.

Anatomie pathologique. — L'absence peut être *totale* ou *partielle* :

première est la plus commune; l'absence partielle porte presque toujours sur l'extrémité inférieure.

Dans les cas d'absence totale, l'articulation du genou n'existe pas. L'extrémité inférieure du fémur est presque toujours mal développée; les condyles sont fusionnés ensemble, et l'épiphyse prend la forme d'une palette, ou bien elle se bifurque en forme de fourche. Elle est entourée d'une capsule mince et relâchée qui se perd dans les parties molles de la jambe; on ne trouve ni les ménisques, ni les ligaments croisés. Lorsque l'absence est partielle, le genou présente sa conformation normale.

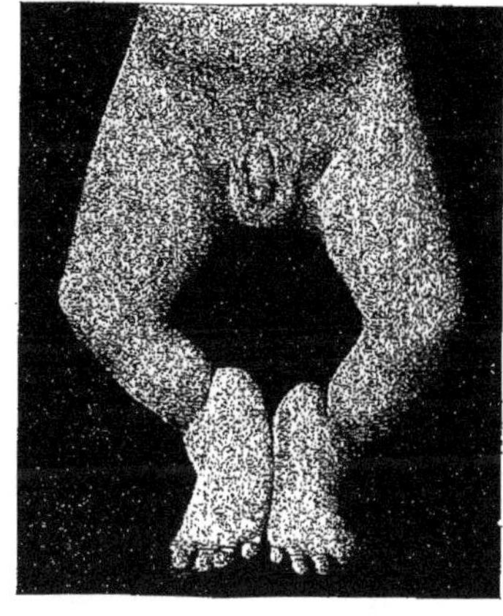

Fig. 87. — Absence congénitale des deux tibias.

Le péroné est généralement le siège d'une hypertrophie compensatrice importante. Il ne s'articule pas avec le fémur, mais il se subluxe en haut et en dehors, croisant en X la direction du tibia, et déviant en dedans toute la partie inférieure du membre.

Le pied est lui-même déformé en varus; souvent le gros orteil fait défaut ou est mal développé; on peut aussi trouver des anomalies des os du tarse, telles que la fusion de l'astragale avec le calcanéum ou l'absence de certains os du tarse.

Le membre est atrophié dans son ensemble à un degré proportionnel à l'étendue de la malformation; les segments osseux sont plus courts; ils ne prennent pas leur croissance normale; les muscles sont atrophiés; certains d'entre eux peuvent manquer ou présenter des anomalies importantes.

Symptômes. — L'*atrophie* et la *déformation* du membre sont les symptômes les plus importants.

Dans l'ABSENCE TOTALE, le membre se trouve réduit à une longueur minime. La jambe est fortement déviée en dedans; son bord interne est très court; son bord externe, plus long, est déformé par la saillie que font en haut et en bas les deux extrémités du péroné. Le genou est fléchi à angle droit ou même à angle aigu, et le creux poplité est comblé par une sorte de palmure formée par de la peau et du tissu fibreux. Le pied est fortement dévié en varus et en supination; il est petit et souvent incomplet à sa partie interne.

Lorsque l'ABSENCE est PARTIELLE, la déformation est proportionnelle au degré du défaut. Le genou est normal ; la portion conservée du tibia peut être aussi normale ; dans un cas que j'ai observé, elle se terminait dans une sorte de masse adipeuse qui formait à la surface du membre une sorte de tumeur arrondie ressemblant à un moignon d'amputation. A l'endroit où le tibia manque, il existe un pli plus ou moins profond, au-dessous duquel le pied et le bas de la jambe s'inclinent plus ou moins fortement en dedans.

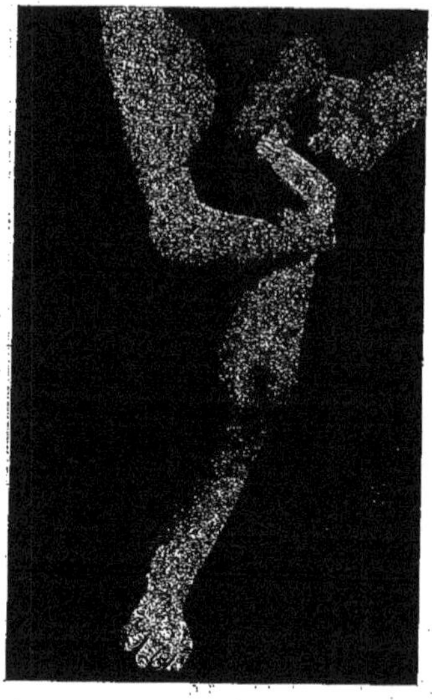

Au palper, on sent facilement la perte de substance du tibia et l'hypertrophie du péroné. On perçoit, de plus, une mobilité anormale de la jambe sur la cuisse, qui permet d'exagérer la déformation.

Fig. 88. — Absence congénitale complète du tibia droit ; absence partielle du tibia gauche.

Le *trouble fonctionnel* est toujours considérable. Lorsque l'absence est totale, le membre très raccourci, fléchi et dévié, est presque toujours inutilisable. Avec l'absence partielle, l'atrophie est moins prononcée, mais le membre reste impropre à la marche, parce que l'union du péroné avec le tibia et avec le pied est trop lâche pour assurer la solidité du membre ; la déviation du pied en varus équin augmente encore l'impotence.

L'atrophie et la déformation s'accroissent à mesure que l'enfant grandit, de sorte que, dans les cas de lésion accentuée, la brièveté du membre devient très grande après l'achèvement de la croissance (fig. 88).

Traitement. — **Chez les jeunes enfants,** la seule indication à remplir est de combattre la rétraction des parties molles par des *manipulations de redressement* et de *petits appareils simples*.

Le traitement chirurgical n'est possible que **vers l'âge de quatre ans,** et on ne doit l'entreprendre que dans le cas où l'atrophie est assez faible pour que le membre soit utilisable. Ce traitement consiste à redresser le membre et à lui donner une rigidité suffisante pour supporter le poids du corps. Le redressement du genou se fait par la *section des parties molles dans le creux poplité.* Pour consolider la jambe, on utilise le péroné, qui est généralement très épaissi. Après avivement, on soude son extrémité supérieure soit avec l'extrémité inférieure du fémur (Albert, Helferich, Wolff), soit avec l'extrémité inférieure du tibia dans les cas d'absence partielle (Nové-Josserand). Il faut ensuite redresser le pied et le souder à l'extrémité inférieure du péroné. Busaché, Bardenheuer ont proposé dans ce but l'arthrodèse péronéo-astragalienne; mais l'astragale est un os trop mobile; il vaut mieux, comme nous l'avons fait dans un cas, enlever cet os, ce qui facilite beaucoup le redressement du pied, et fixer ensuite l'extrémité inférieure du péroné dans le calcanéum.

Lorsque l'atrophie du membre est très accentuée, on est obligé de recourir à la *prothèse* et de faire marcher le malade avec un appareil prenant son point d'appui sur l'extrémité inférieure du fémur ou sur l'ischion. Dans ce cas, la jambe est souvent plus gênante qu'utile, et on doit alors en faire l'amputation.

ABSENCE CONGÉNITALE DU PÉRONÉ.

L'absence congénitale du péroné est plus fréquente que celle du tibia; elle est complète dans les deux tiers des cas (Kummel).

Anatomie pathologique. — Le péroné est remplacé en partie ou en totalité par un cordon fibreux qui se continue en haut avec le tendon du biceps; quelquefois on trouve un noyau osseux isolé au niveau de la malléole externe.

Le tibia est presque toujours plus court que du côté sain; il présente dans plus de la moitié des cas une coudure à sommet antérieur semblable à celles que nous décrirons au paragraphe suivant.

Le pied est généralement dévié en talus valgus, exceptionnellement en équin. Dans la moitié des cas, il présente un trouble important de développement: les os du tarse peuvent faire défaut ou être fusionnés ensemble; plus souvent on a noté l'absence ou le développement imparfait des orteils et des métatarsiens du côté externe du pied.

Symptômes. — La jambe est le siège d'une *atrophie* plus ou moins accentuée suivant que l'absence est totale ou partielle, et suivant l'âge de l'enfant. Cette atrophie est quelquefois peu apparente chez le nouveau-né, mais elle augmente assez rapidement dans le cours des deux ou trois premières années.

La *déformation* est aussi variable. Lorsque le tibia est resté droit, elle consiste seulement dans une déviation du pied en équinisme et quelquefois aussi en valgus, de sorte qu'on croit parfois avoir affaire à un simple pied bot. Cependant la malléole interne fait un relief anormal, et il existe, au contraire, au niveau de la malléole externe, une dépression plus ou moins accentuée. Le palper révèle l'absence de la malléole externe et du péroné, mais cette recherche est souvent difficile chez les petits enfants, et il faut toujours en contrôler le résultat par la radiographie.

La déformation est plus importante lorsque le tibia est incurvé. Celui-ci présente alors une coudure à sommet antérieur ou antéro-interne, au sommet de laquelle on trouve quelquefois une cicatrice cutanée plus ou moins nette. Le pied se trouve ainsi plus fortement dévié en dehors et en arrière; l'atrophie est généralement plus grande, et souvent on trouve alors un développement incomplet du pied caractérisé par l'absence des orteils et parfois aussi des métatarsiens externes.

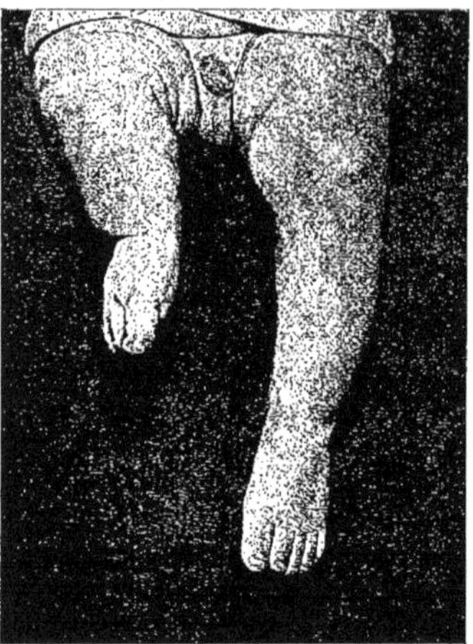

Fig. 89. — Absence congénitale du péroné. Atrophie de la jambe, absence des deux derniers orteils.

A mesure que l'enfant grandit, l'atrophie du membre devient plus manifeste, en même temps que la déviation en valgus s'accentue par suite des essais de marche. En général, le trouble fonctionnel est moins accentué que dans l'absence congénitale du tibia, et la marche est possible, du moins dans les premières années; mais elle ne tarde pas à devenir difficile en raison du raccourcissement et de la déviation du pied en valgus.

Traitement. — Lorsque l'atrophie et le raccourcissement ne sont pas assez prononcés pour rendre le membre inutilisable, les indications à remplir sont de *redresser la jambe*, s'il y a lieu, et surtout de corriger la déviation du pied.

Le REDRESSEMENT DE LA JAMBE peut se faire par l'*ostéotomie* ou l'*ostéoclasie*; mais ces opérations risquent d'être suivies d'une pseudarthrose, parce qu'elles portent sur un os de structure anormale dont la capacité de consolidation est toujours douteuse. Il faut donc les réserver pour les cas de déviations extrêmes.

Le REDRESSEMENT DU PIED se fait par le *massage forcé*, combiné s'il y a lieu avec la section du tendon d'Achille, des péroniers et des tissus fibreux, qui occupent la face externe du cou-de-pied. Lorsqu'il s'agit d'un équinisme simple, sans valgus, il est préférable de laisser persister cette attitude, car elle compense en partie le raccourcissement souvent très prononcé de la jambe. On fait alors une chaussure disposée de telle façon que le pied repose sur les têtes métatarsiennes, comme après l'opération de Pirogoff.

Lorsque la déviation est accentuée et la laxité articulaire trop grande pour permettre une bonne utilisation du membre, on peut avoir recours à l'*arthrodèse tibio-tarsienne.*

Enfin la *prothèse* reste la dernière ressource pour les cas où le raccourcissement est très accentué.

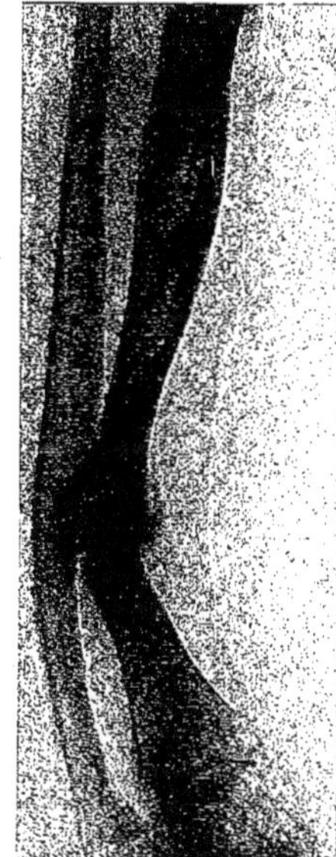

Fig. 90. — Pseudarthrose congénitale de la jambe.

COURBURES ET PSEUDARTHROSES CONGÉNITALES DE LA JAMBE.

Nous venons de voir que l'absence congénitale du péroné est souvent accompagnée d'une coudure du tibia. Cette coudure peut aussi exister isolément, soit sur le tibia seul, soit sur les deux os de la jambe; assez souvent elle est compliquée d'une pseudarthrose, qui peut porter aussi sur les deux os ou sur le tibia seul.

Anatomie pathologique. — L'incurvation siège au niveau du tiers ou du quart inférieur de la jambe; elle regarde en avant, ou en avant et en dedans, quelquefois directement en dedans ou en dehors; elle a la forme tantôt d'une coudure brusque ressemblant à un cal angulaire, tantôt d'une courbure arrondie de petit rayon.

Les os de la jambe sont raccourcis et atrophiés dans leur ensemble; ils ont une surface irrégulière et une consistance dure. Au microscope, nous avons pu voir, dans un cas, que leur structure est anormale; la moelle est fibreuse, inactive et le tissu donne dans son ensemble l'impression d'une ostéite guérie. C'est pourquoi ils sont sujets à se fracturer spontanément et n'ont également aucune tendance à se réparer en faisant un cal comme les os normaux.

Lorsqu'il y a une *pseudarthrose*, celle-ci peut présenter toutes les variétés anatomiques de cette lésion : souvent les os sont réunis par une bandelette fibreuse ou cartilagineuse ; quelquefois ils forment une véritable articulation pourvue d'une synoviale ; plus rarement enfin, les extrémités osseuses restent distantes et flottent librement.

Symptômes. — Lorsque la déformation est accentuée, son aspect est caractéristique. La *jambe* est *raccourcie*, et elle présente à son tiers inférieur une incurvation ou une coudure dont le sommet regarde en avant, ou plus ou moins de côté. Le degré de cette déformation est très variable ; elle peut atteindre l'angle droit ou même l'angle aigu. Vers son sommet, on trouve généralement une cicatrice cutanée plus ou moins visible. Le pied, souvent maintenu en équinisme par la rétraction du tendon d'Achille, est quelquefois dévié aussi en valgus, plus rarement en varus.

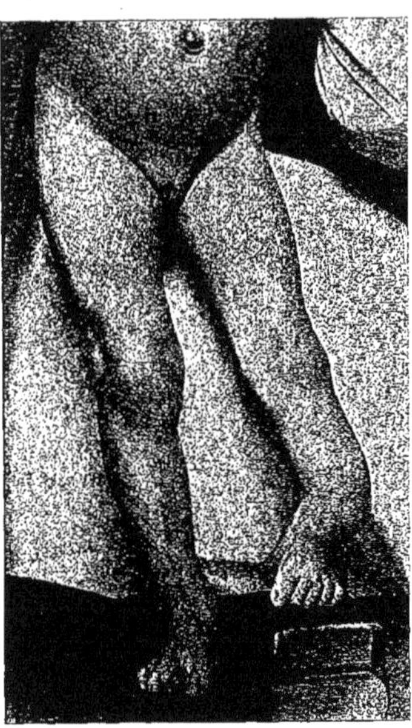

Fig. 91. — Pseudarthrose congénitale de la jambe gauche portant sur les deux os.

Cette déformation typique n'est pas toujours constituée au moment de la naissance. Il arrive souvent que, pendant les premiers mois ou même les premières années, le membre paraît normal, ou présente seulement une incurvation peu accentuée. La lésion se révèle alors par une fracture qui a généralement les caractères d'une fracture spontanée, car elle se fait à l'occasion d'un traumatisme très faible et n'est pas suivie d'une réaction douloureuse vive. La consolidation de cette fracture ne se fait pas, et il s'établit une *pseudarthrose* avec déformation angulaire qui reproduit un tableau très analogue à celui que nous avons tracé plus haut. Cette pseudarthrose porte tantôt sur le tibia seul, tantôt sur les deux os ; elle est plus ou moins serrée, quelquefois sa laxité est telle que le poids du pied suffit à produire une déformation accentuée ; dans d'autres cas, au contraire, il faut un examen minutieux pour trouver la mobilité.

L'*impotence* est variable suivant le degré de l'atrophie et la solidité du membre. Elle est toujours assez importante et devient complète lorsqu'il y a une pseudarthrose flottante.

A mesure que l'enfant grandit, l'atrophie augmente, le raccourcissement peut atteindre 8 à 10 centimètres, le pied devient aussi plus petit et plus grêle. Cette atrophie est en partie du moins due à l'inactivité fonctionnelle; on voit en effet ses progrès se ralentir lorsqu'une intervention a rendu le membre utilisable.

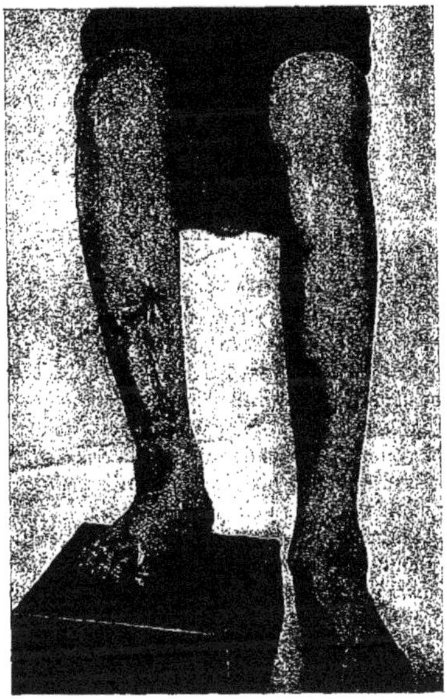

Fig. 93. — Pseudarthrose congénitale de la jambe opérée par la méthode de Reichel.

Traitement. — Lorsque les os ont conservé leur continuité, la seule indication est de *redresser le membre.*

Les déviations du pied en valgus ou en varus sont corrigées par le massage forcé aidé au besoin de la ténotomie ; il est souvent utile de respecter l'équinisme, s'il n'est pas trop accentué, car il peut compenser dans une certaine mesure le raccourcissement avec l'aide d'une chaussure appropriée.

L'*incurvation des os de la jambe* est justiciable de l'*ostéotomie*, mais celle-ci doit être parcimonieuse et prudente, car la mauvaise qualité du tissu osseux rend la consolidation incertaine. Ce danger n'est pas suffisant pour contre-indiquer l'intervention, car on l'a faite souvent avec succès, mais il doit engager à la réserver seulement pour les déviations très accentuées.

Les **pseudarthroses** qui compliquent les courbures congénitales ont un *pronostic grave*. D'après les faits réunis par notre élève Chalet, les méthodes ordinaires de traitement telles que l'immobilisation, l'avivement, la suture, échouent presque toujours.

Pour obtenir la consolidation, il faut apporter dans le foyer de la pseudarthrose des éléments nouveaux par la *greffe osseuse* ou *périostique*. Frœlich a publié récemment plusieurs succès obtenus par la transplantation du périoste seul. Nous avons employé dans trois cas la méthode de Reichel, qui consiste à transplanter au niveau de la lésion préalablement avivée un lambeau ostéo-périostéo-cutané, que l'on prélève sur le tibia de la jambe saine par la méthode italienne, c'est-à-dire en le laissant adhérent à sa base pendant quinze à vingt jours. Nous avons obtenu deux fois la consolidation et un retour très satisfaisant des fonctions du membre.

Malformations congénitales du pied.

Les malformations congénitales du pied sont fréquentes et variées. Le pied bot *varus équin* vient en première ligne par sa fréquence et par les difficultés de son traitement. C'est lui qui doit faire l'objet principal de notre étude. Le pied bot talus valgus congénital est beaucoup plus rare; d'après la statistique de Bessel-Hagen, il ne représente que 11 p. 100 de la totalité des pieds bots, et, comme, dans la grande majorité des cas il se corrige spontanément, la partie intéressante de son histoire se confond avec celle du pied plat acquis, qui sera étudié au chapitre suivant.

Parmi les autres malformations congénitales du pied, nous n'avons retenu, comme méritant une mention spéciale, que le *metatarsus varus* congénital. Les malformations congénitales des orteils ne présentent pas un grand intérêt, et leur étude se confond aussi avec celle des malformations acquises.

PIED BOT VARUS ÉQUIN CONGÉNITAL.

Causes. — Le pied bot varus équin congénital est *plus fréquent chez les garçons* dans la proportion de 2 sur 3; il a une prédilection marquée pour le côté gauche, mais il est bilatéral dans plus de la moitié des cas.

Sa PATHOGÉNIE n'est pas beaucoup mieux établie que celle des autres malformations congénitales. Il semble que souvent il soit la conséquence d'une compression intra-utérine résultant d'un oligo-amnios, d'une bride amniotique ou d'une attitude anormale de l'enfant; cette origine accidentelle peut expliquer pourquoi il est moins souvent héréditaire que la luxation congénitale de la hanche.

Mais sa coexistence avec d'autres malformations montre qu'il peut être aussi la conséquence d'une altération primitive du germe.

Anatomie pathologique. — Il faut étudier les lésions du pied bot *chez le nouveau-né*; c'est là qu'elles se présentent à leur état de pureté, et leur connaissance est importante, puisqu'on tend de plus en plus à faire le traitement précoce de cette malformation. Plus tard, lorsque les enfants ont marché, il se développe des déformations secondaires que nous décrirons sous le nom de *pied bot invétéré*.

Pied bot du nouveau-né. — Dans le pied bot du nouveau-né, les os considérés isolément ont une forme presque normale, et la difformité résulte surtout de leur déplacement les uns par rapport aux autres. La déformation se compose de trois éléments : l'équinisme, l'adduction et la supination.

L'*équinisme* est une attitude en flexion plantaire qui se passe principalement dans la tibio-tarsienne. L'astragale abaisse sa tête, de telle sorte que le plateau tibial s'articule avec la partie postérieure de la poulie et vient quelquefois même au contact du calcanéum. Ce mouvement se poursuit et se complète dans la sous-astragalienne par un glissement du calcanéum en avant, et dans la médio-tarsienne, où le scaphoïde et le cuboïde s'abaissent comme dans la flexion plantaire forcée.

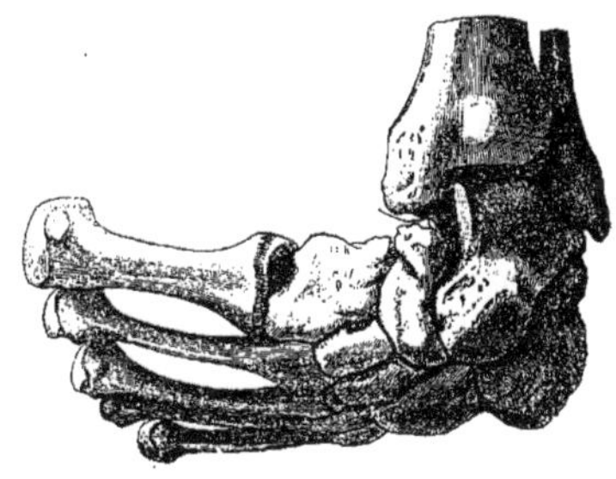

Fig. 93. — Squelette d'un pied bot (d'après Ducroquet).

L'*adduction*, qui a pour effet de porter la pointe du pied en dedans, a son siège principal dans la médio-tarsienne ; le scaphoïde se subluxe en dedans de la tête de l'astragale et glisse sur la face interne de cet os; le cuboïde fait de même par rapport au calcanéum. Mais ce mouvement se poursuit également dans les autres articulations du pied : l'astragale tourne sa tête en dedans, et le calcanéum fait un mouvement d'adduction encore plus accentué, de telle sorte que sa direction par rapport à l'astragale se trouve modifiée ; à l'état normal, son axe croise celui de l'astragale d'arrière en avant et de dedans en dehors; dans le pied bot, il le croise au contraire d'arrière en avant et de dehors en dedans. Quelquefois même le mouvement qui entraine en dedans toute l'extrémité inférieure du membre s'étend aux os de la jambe, qui sont tordus sur leur axe.

Enfin la *supination*, par suite de laquelle la plante du pied regarde en dedans, est due principalement à un autre mouvement du calcanéum. Cet os tourne sur lui-même, il roule, suivant la pittoresque expression de Farabeuf, de telle sorte que sa face interne devient supérieure et l'externe inférieure. Dans ce mouvement, il entraîne avec lui le cuboïde, auquel il est relié solidement et, par son intermédiaire, l'avant-pied tout entier dont le bord interne s'élève, le bord externe s'abaisse, et la plante s'oriente en dedans. Cette déformation s'exagère encore dans la médio-tarsienne, où l'on trouve le scaphoïde et le cuboïde subluxés en haut et en dedans par rapport à l'astragale et au calcanéum.

Tous ces déplacements sont maintenus fixés par la rétraction des tissus mous : la peau, le tissu cellulaire sous-cutané, les muscles triceps, jambier antérieur et postérieur et enfin les ligaments articulaires. Parmi ces derniers, les plus importants chez le nouveau-né sont les ligaments postérieurs et internes de la tibio-tarsienne, et en particulier l'épais ligament deltoïdien.

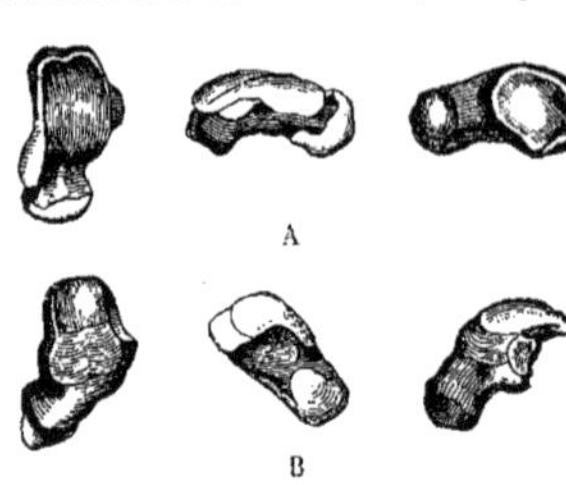

Fig. 94. — A, astragale normal ; B, astragale de pied bot (d'après Lüning et Schultess).

Les os ne prennent pas une part importante au maintien de la déformation ; ils sont cartilagineux, flexibles, et ont d'ailleurs une forme à peu près normale, à l'exception de l'astragale. Celui-ci présente souvent une anomalie relevée par Adams, Parker, Kirmisson, qui consiste dans une exagération de l'obliquité de son col. A l'état normal, le col de l'astragale s'incline en dedans, de telle sorte que son axe fait avec celui du corps de l'os un angle ouvert en avant et en dedans, qui mesure 12° chez l'adulte et 38° chez le fœtus. Dans le pied bot congénital, cet angle peut atteindre 53° chez le nouveau-né. On discute encore la question de savoir si cette déformation est primitive ou secondaire ; au point de vue pratique, elle n'a pas une grande importance, car les difficultés du traitement du pied bot chez le nouveau-né viennent surtout de la rétraction des muscles et des ligaments.

Pied bot invétéré. — A mesure que l'enfant grandit, la déformation augmente, et elle devient plus fixe. Le pied reposant pendant la marche sur la partie antérieure de son bord externe, le poids du corps tend à augmenter l'adduction de l'avant-pied. Les os en voie de croissance, se trouvant soumis à des pressions anormales, se déforment, et leurs surfaces articulaires se modèlent de façon à s'adapter aux conditions nouvelles dans lesquelles elles travaillent. Enfin, les ligaments, les muscles, les aponévroses et même la peau, s'adaptent également à la forme anormale du pied et contribuent à la maintenir.

Le pied bot invétéré se caractérise donc par l'*exagération de l'adduction* de l'avant-pied au niveau de la médio-tarsienne, par sa *rigidité* et par le développement de *déformations* osseuses importantes.

C'est toujours l'astragale qui est le plus atteint. Il présente, en outre de l'obliquité de son col, une atrophie appréciable de sa tête et surtout une déformation accentuée de son corps. La partie postérieure de la poulie restée seule articulaire s'aplatit ; la partie antérieure n'étant plus soumise à la pression du tibia s'élargit, son cartilage s'amincit ou disparaît. La facette articulaire externe s'élargit, et souvent il se forme en avant d'elle un épaississsement osseux qui bute contre la malléole externe et s'oppose à la réintégration de l'astragale dans sa mortaise.

Le calcanéum est aplati de haut en bas; parfois aussi il est infléchi, formant une concavité dirigée en bas et en dedans. Le talon est atrophié; la partie antérieure de l'os est au contraire allongée, augmentée de volume; la surface articulaire pour le cuboïde est déplacée en dedans, et à sa place l'os forme quelquefois une saillie contre laquelle le cuboïde vient buter dans les essais de réduction. Le scaphoïde tassé, réduit de volume, prend une forme en coin à base supérieure. Le cuboïde au contraire s'allonge et s'hypertrophie surtout en dehors; il prend la forme d'un coin à base externe.

L'*âge* où ces déformations deviennent assez importantes pour compromettre la réduction du pied bot varie beaucoup suivant les cas; en général, les obstacles osseux ne sont pas considérables avant sept ou huit ans, mais les exceptions à cette règle ne sont pas très rares.

Symptômes. — La *déformation* se voit dès la naissance, et elle se présente de suite avec ses caractères typiques.

Le pied est tourné en dedans, de façon à former avec la jambe un

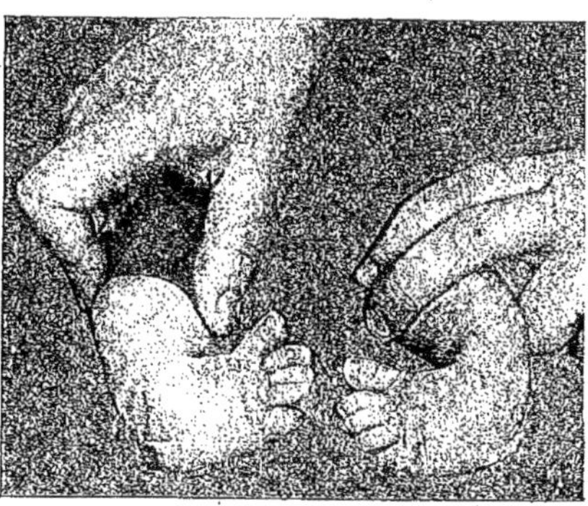

Fig. 95. — Pied bot congénital double chez un nouveau-né.

angle obtus, droit ou même aigu; il présente de plus un mouvement de supination qui fait regarder sa plante plus ou moins directement en dedans; enfin, il est fixé en équinisme de telle sorte que sa pointe est abaissée, et que le talon reste haut, accolé à la face postérieure de la jambe.

Il faut étudier avec quelques détails cette déformation complexe. En regardant le pied par sa face plantaire, on voit que l'adduction se fait en deux endroits : le calcanéum est incliné en dedans par rapport à la jambe, et l'avant-pied est coudé sur l'arrière-pied. Cette dernière déformation est ordinairement la plus accentuée; elle a pour conséquence que le pied semble enroulé sur lui-même ; son bord externe est fortement convexe ; son bord interne au contraire est coudé et présente à sa partie moyenne un pli vertical dit pli d'adduction.

Par suite de la supination, la plante du pied regarde en dedans, parfois même en haut; le bord interne du pied se trouve donc élevé, tandis que le bord externe abaissé forme le point culminant du pied. Cette déformation a son maximum au niveau de l'avant-pied, mais

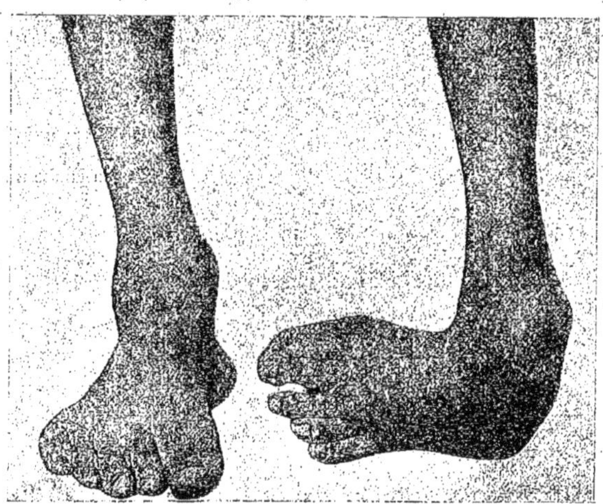

Fig. 96. — Pied bot congénital gauche invétéré.

il est manifeste que le tarse postérieur y participe également; on voit en effet que le talon est porté en dedans, et le palper montre que le calcanéum est couché sur sa face externe, qui s'étale largement sous la peau, tandis que sa face interne, cachée sous l'astragale, paraît petite et se sent mal.

Le pied dans son ensemble paraît court; sa face plantaire est légèrement excavée, creuse ; sa face dorsale convexe, saillante, présente particulièrement trois saillies osseuses correspondant à la tête de l'astragale, à la tubérosité antérieure du calcanéum et au cuboïde.

La mobilité du pied est conservée dans le sens de l'exagération de la déformation. Dans le sens inverse, elle est très variable : il est des pieds bots très rigides qui ne se prêtent à aucun redressement; d'autres sont au contraire très souples et se laissent ramener en rectitude d'une façon presque complète. La réductibilité n'est pas en rapport avec le degré de la déformation : un pied très dévié peut être souple, et une déviation peu accentuée peut être irréductible. L'adduction et la supination se laissent généralement mieux corriger que l'équinisme; celui-ci persiste toujours à un certain degré, fixé par la rétraction du tendon d'Achille que l'on sent tendu et formant une corde résistante.

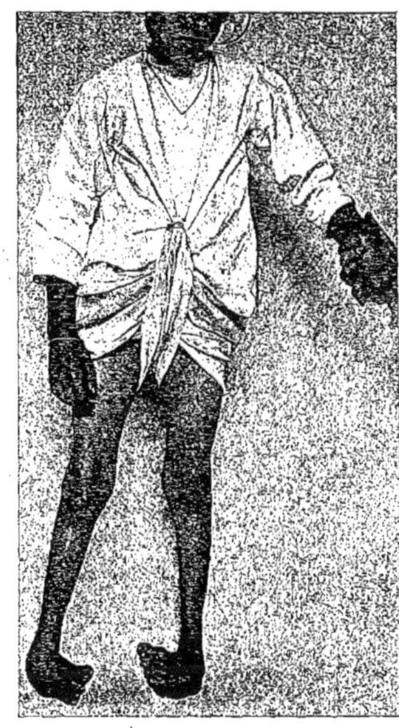

Fig. 97. — Pied bot congénital double.

Lorsque le pied bot est invétéré, la déformation est exagérée surtout par l'augmentation de l'adduction de l'avant-pied et de l'enroulement, et elle devient beaucoup plus rigide. Il se développe des durillons au niveau des points de pression du bord externe du pied, particulièrement vers l'extrémité antérieure du calcanéum et les deux extrémités du cinquième métatarsien.

La *gêne fonctionnelle* n'est pas très accentuée dans le pied bot unilatéral : les malades compensent l'attitude anormale de leur pied en tenant le genou fléchi et le membre en rotation externe, de sorte que la marche est assez facile. Au contraire, dans les pieds bots bilatéraux, ils sont en état d'équilibre instable à cause de la largeur insuffisante de la base de sustentation; pendant la marche, pour éviter de heurter leurs pieds, ils sont obligés de les passer l'un au-dessus de l'autre, comme les palettes d'une roue de moulin. Aussi sont-ils exposés à des chutes fréquentes et doivent-ils presque toujours s'aider d'une canne.

Traitement. — On a reconnu de tout temps les avantages d'un *traitement précoce*. Au moment de la naissance, le pied présente en effet une souplesse et une malléabilité qui facilitent beaucoup le redressement. Mais, par contre, le maintien de la correction présente à cet âge de très grandes difficultés à cause du petit volume du pied et de la vulnérabilité de la peau. Aussi il y a encore peu d'années les récidives étaient-elles si fréquentes que nombre de chirurgiens avaient renoncé au traitement précoce du pied bot, ou le réservaient pour les cas tout à fait bénins.

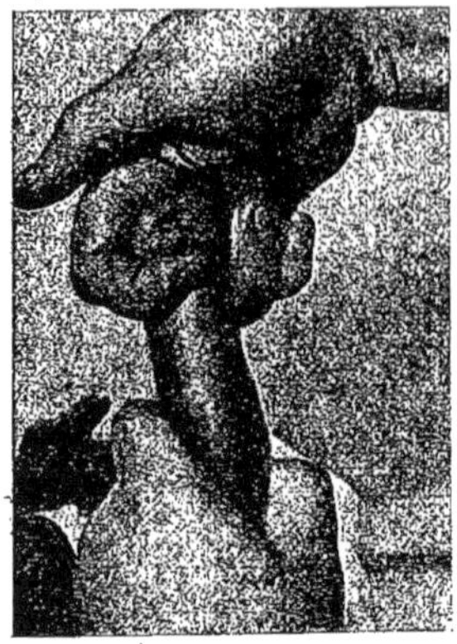

Fig. 98. — Correction de la supination.

Actuellement, nous avons le moyen de vaincre ces difficultés. Les travaux de Finck, Œttingen, Frœlich et les nôtres ont mis au point la question du traitement du pied bot chez le nourrisson; ils ont montré qu'avec certains artifices on peut tirer parti des conditions particulièrement favorables dans le jeune âge, et obtenir ainsi des résultats beaucoup plus parfaits. Nous allons donc décrire cette méthode avec quelques détails, car elle semble maintenant devoir être appliquée dans le plus grand nombre des cas; nous verrons ensuite comment il faut traiter les pieds bots de la première enfance et les pieds bots invétérés.

Traitement chez le nouveau-né. — Ce traitement est applicable *jusqu'à trois mois*, mais il est préférable de le commencer le plus tôt possible après la naissance.

Il consiste à redresser le pied par le massage, et à le maintenir réduit d'abord avec un petit bandage de flanelle, et plus tard avec un appareil à traction élastique.

Le *massage* doit s'adresser successivement aux trois éléments de la déformation : adduction de l'avant-pied, adduction et supination du tarse postérieur, équinisme.

Pour corriger l'adduction de l'avant-pied sur l'arrière-pied, on saisit d'une main le talon entre le pouce et l'index, et de l'autre main l'avant-pied au niveau des têtes métatarsiennes, de telle sorte que le bord interne du pied soit tourné vers l'opérateur. On exerce alors des pressions tendant à ouvrir l'angle que le métatarse fait avec le tarse ; il faut arriver à ce que l'axe du pied soit rectiligne, et même à ce que l'avant-pied puisse être mis en légère abduction.

Les déviations du tarse postérieur sont plus difficiles à combattre parce qu'on risque de produire un décollement épiphysaire du tibia et qu'on manque de prise sur le talon petit et atrophié.

Nous avons remarqué que ces inconvénients sont atténués, et que les manœuvres deviennent plus faciles et plus efficaces, si on les combine avec une traction exercée sur le pied. C'est pourquoi nous conseillons les *mouvements* représentés sur les figures 98 et 99.

Le premier est destiné à corriger la supination du calcanéum : le pied saisi entre l'index et le médius est attiré en haut, tandis qu'on cherche à redresser le calcanéum incliné en dedans et à amener tout le pied en pronation.

Le second est dirigé contre l'équinisme : tandis qu'on tire fortement le pied en haut, la paume de la main appuyant sur la partie antérieure de la plante, fait de la flexion dorsale, et le pouce accroché derrière le calcanéum entraîne cet os pour le faire participer au mouvement de correction.

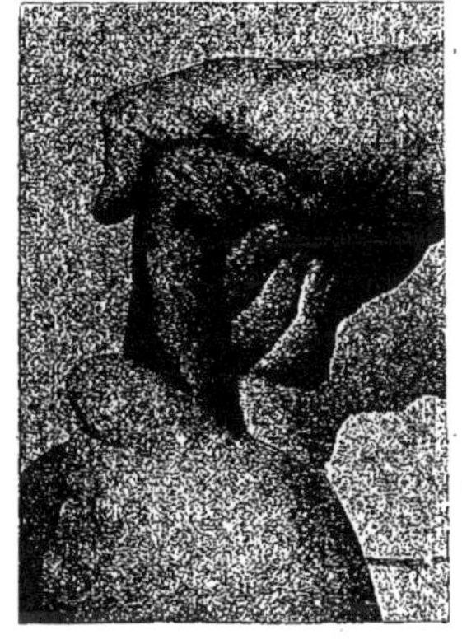

Fig. 99. — Correction de l'équinisme.

Il ne faut pas chercher à obtenir une correction complète du premier coup; le massage doit être répété tous les jours, et c'est seulement au bout de dix à douze séances qu'il donne son plein résultat. S'il se produit des déchirures de la peau, on les panse aseptiquement; la fracture du tibia oblige à suspendre le massage jusqu'à la consolidation complète.

L'*appareil de maintien* se compose d'une semelle en celluloïde ou en aluminium, doublée d'un feutre épais, et d'une bande de flanelle que l'on fixe sur le membre au moyen du mélange suivant :

Térébenthine de Venise........................	15	grammes.
Mastic..	12	—
Colophane.....................................	25	—
Résine blanche................................	8	—
Alcool..	180	—

La semelle étant placée sous le pied, on recouvre la région malléolaire d'une couche mince d'ouate, et on étend sur la jambe le mélange adhésif. On enroule alors la bande de la façon suivante : on part du tiers inférieur de la cuisse en se dirigeant en dedans, et, par deux tours en spirale, on arrive sur la face interne du talon. La bande passe alors sous la partie postérieure de la semelle et remonte verticalement sur la face externe de la jambe, jusqu'à la cuisse, où elle est fixée par la main d'un aide et tenue en légère tension pour maintenir le pied redressé (fig. 99). On le fixe par un roulé descendant, puis, arrivé de nouveau au pied, on fait un deuxième jet qui passe sous la partie antérieure du pied, et on le fixe de même. On termine en faisant un roulé jusqu'au bout du pied pour bien fixer tous les chefs (fig. 100 et 101).

Lorsque le pied est suffisamment corrigé pour se tenir spontanément en attitude correcte, on place une dernière fois le bandage de flanelle, on le fixe en enroulant sur lui une bande de gaze apprêtée et mouillée, et on laisse ainsi le pied au repos pendant dix à quinze jours, en resserrant seulement la bande lorsque cela paraît nécessaire.

La période active du traitement est alors terminée. Le maintien

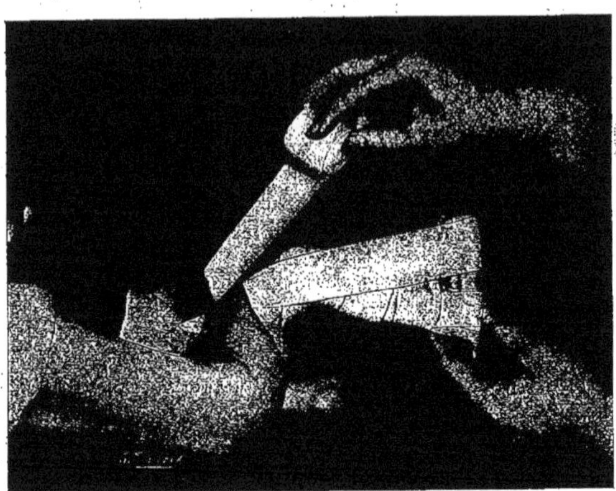

Fig. 100. — Application du bandage en flanelle; placement du deuxième jet.

ultérieur est assuré par un *appareil à traction élastique* qui retient le pied en flexion dorsale et en abduction sans empêcher les mouvements. Les muscles peuvent ainsi agir, et l'atrophie se trouve réduite au minimum.

Cet appareil (fig. 102) se compose d'une semelle en aluminium recouverte de feutre, qui se fixe sur le pied à la façon d'une sandale au moyen de deux attaches, dont l'une entoure le bas de la jambe et l'autre la partie moyenne du pied. De cette semelle partent trois tracteurs en caoutchouc fixés l'un à la partie antéro-externe du pied, le second à la face externe du talon, et le troisième vers le milieu du bord interne du pied; ils se réunissent à la jarretière pour former une bande unique qui se prolonge jusqu'à la hanche et se fixe là à une ceinture en tissu élastique. La tension du tracteur est réglée de façon à maintenir le pied en flexion dorsale, abduction et pronation. Cet appareil est porté constamment pendant un mois; on l'enlève ensuite progressivement, et on le fait porter seulement la nuit jusqu'à l'âge d'environ six mois.

Cette méthode permet de guérir entièrement les pieds bots légers et beaucoup de pieds bots moyens, lorsqu'elle est appliquée méthodiquement et en suivant une technique rigoureuse. Elle donne alors

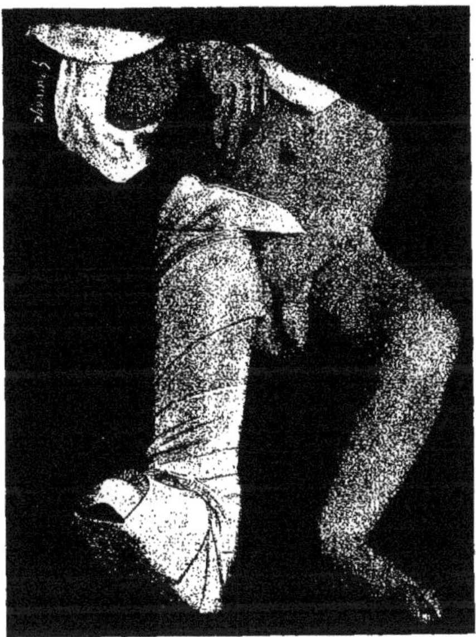

Fig. 101. — Le bandage en flanelle terminé.

un résultat idéal; le pied retrouve sa forme et sa fonction sans garder aucune trace de la malformation.

Dans la moitié des cas, le résultat doit être complété par la *section du tendon d'Achille.*

Cette opération se fait vers l'âge de trois mois. Le tendon est coupé par la voie sous-cutanée; la contention est faite par un bandage de flanelle pendant deux à trois semaines, et ensuite par la semelle à traction élastique.

Dans les formes graves, le massage est généralement incapable de donner à lui seul une guérison complète; il a du moins l'avantage d'assouplir le pied, d'améliorer la forme de l'avant-pied et de rendre ainsi le résultat du traitement opératoire plus facile à obtenir et plus complet.

Traitement dans la première enfance. — Après l'âge de trois mois, le massage ne peut plus donner une guérison complète que dans des cas exceptionnels. Il faut alors pratiquer le *redressement opératoire* en une séance.

La technique classique est la suivante :

Sous anesthésie, on fait d'abord le massage forcé du pied. Comme nous l'avons dit plus haut, on s'adresse successivement aux divers éléments de la déformation, adduction de l'avant-pied, supination et équinisme du tarse postérieur.

Il faut déployer une force assez grande, mais en agissant progressivement,

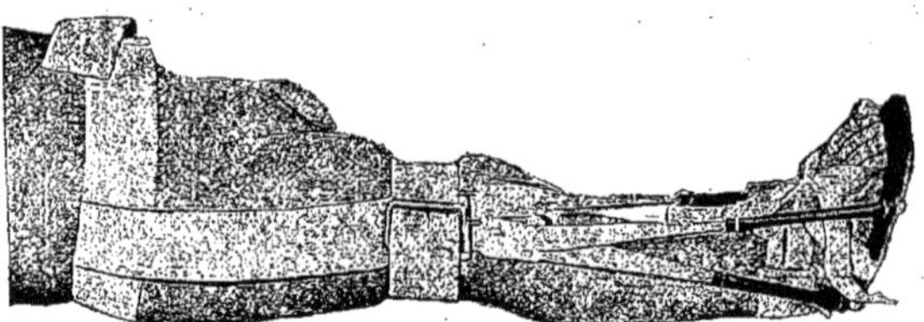

Fig. 102. — Appareil de Finck à traction élastique pour le pied bot congénital.

et en cherchant à obtenir le résultat plutôt par la répétition des efforts que par leur violence; on doit aussi localiser l'action du redressement surtout sur le pied lui-même pour éviter le décollement épiphysaire du tibia, qui est d'autant plus à craindre que les enfants sont plus jeunes. On parvient généralement ainsi à faire disparaître complètement l'adduction et la supination : mais l'équinisme ne cède généralement qu'après la *section du tendon d'Achille*.

Celle-ci doit toujours être faite en dernier lieu; quelques chirurgiens la remettent même à une séance ultérieure. En effet, les manœuvres du massage forcé sont beaucoup plus efficaces lorsque le calcanéum est encore fixé par la rétraction du tendon d'Achille; après la section de ce dernier, tous les efforts que l'on applique sur le pied déterminent des mouvements dans la tibio-tarsienne et restent sans effet sur les déformations du pied bot. On pratique habituellement la ténotomie par la voie sous-cutanée : avec un ténotome pointu on ponctionne la peau au niveau du bord interne du tendon, à 1 centimètre au-dessus de son insertion; on met alors le pied en flexion plantaire forcée, et on glisse à travers la petite incision un ténotome mousse sur la face postérieure du tendon; puis celui-ci est mis en tension par un mouvement de flexion dorsale, et il vient ainsi se couper de lui-même sur le ténotome, qui exécute seulement de petits mouvements de scie.

Le pied étant redressé, le traitement peut être poursuivi de deux façons : par le *massage combiné avec un appareil amovible,* ou par le *maintien prolongé dans un bandage plâtré.*

Dans le premier cas, on fixe le pied dans un bandage simple ou plâtré jusqu'à la cicatrisation de la plaie; au bout de huit à quinze jours on reprend le massage quotidien, et dans l'intervalle des séances on applique un appareil amovible tel que la guêtre de Kirmisson ou l'attelle de Lange. Cette méthode est excellente dans les cas bénins, mais elle réussit moins bien quand la déformation est accentuée, parce que le massage est alors difficile et souvent mal fait par les parents, et que la contention par les appareils amovibles est toujours assez imparfaite.

C'est pourquoi la *contention prolongée dans un appareil plâtré a des partisans de plus en plus nombreux.* La confection de la botte plâtrée demande beaucoup de soins, car elle doit contenir exactement le pied sans exercer une compression exagérée qui se traduirait par de l'œdème, des escarres ou même de la gangrène. Le meilleur moyen de la réaliser est d'appliquer d'abord l'appareil en flanelle que nous avons décrit plus haut et de le recouvrir d'une bande plâtrée en interposant une couche d'ouate entre la planche et le plâtre.

Cette méthode est plus sûre que la première, mais elle est encore loin d'être le traitement idéal du pied bot chez les jeunes sujets. Elle augmente l'atrophie du mollet en immobilisant longtemps le membre dans un moment où il est en voie de croissance rapide, et elle n'évite pas complètement la récidive.

Celle-ci, en effet, n'est pas due seulement, comme on le pense généralement, à l'insuffisance de la contention. Elle résulte aussi, souvent, de ce que le massage même forcé et complété par la ténotomie ne donne pas une correction suffisamment complète. Le pied du petit enfant résiste au massage, parce que son petit volume ne permet pas de faire de bonnes prises; on arrive bien à subluxer l'avant-pied sur l'arrière-pied, mais on n'a pas d'action sur le calcanéum, et le tarse postérieur reste ainsi déformé. Le pied, de plus, est élastique à cause de l'état cartilagineux de son squelette; il cède donc aux pressions en pliant sans se rompre, mais garde une tendance invincible à reprendre sa forme défectueuse.

Aussi les *récidives* sont-elles *fréquentes*; elles se produisent quelquefois aussitôt après la fin du traitement; plus souvent elles apparaissent seulement au bout de quelques mois ou même de quelques années, comme une conséquence de la correction imparfaite du tarse postérieur.

On a cherché à éviter ces récidives, soit en retardant l'intervention jusqu'à trois ans de façon à agir sur un pied plus ossifié et moins élastique (Vincent), soit en faisant des mutilations osseuses telles que l'ablation de l'astragale, ou l'évidement sous-cutané de cet os (Lamy).

Nous avons montré dans un travail récent (1) que l'on peut obtenir ce résultat sans mutilation osseuse, en faisant la section à ciel ouvert du ligament latéral interne de la tibio-tarsienne. La technique que nous employons est la suivante :

Après avoir redressé le pied aussi complètement que possible par le massage forcé, on circonscrit la malléole interne par une incision courbe à

(1) Novė-Josserand, *Revue de médecine*, 1911.

concavité supérieure, et, par là, on sectionnne le ligament latéral interne, ainsi que le jambier postérieur, lorsqu'il est fortement tendu. Il devient alors facile de corriger l'adduction du tarse postérieur et de mettre le pied en pronation dorsale complète. On termine par la section du tendon d'Achille qui se fait par la voie sous-cutanée ou à ciel ouvert suivant le degré de l'équinisme. Le maintien est fait par le bandage de Fink recouvert d'une bande plâtrée, et au bout de deux mois on peut appliquer l'appareil élastique de Fink. En général, la guérison est complète au bout de quatre mois, sans qu'on ait à faire usage ni du massage, ni des appareils orthopédiques. Les enfants opérés jeunes marchent à l'âge normal avec des souliers ordinaires; leurs pieds ont une forme aussi correcte et une liberté de mouvements aussi grande que ceux qui ont guéri par le massage précoce.

Cette méthode nous paraît être le traitement de choix pour les pieds bots graves ou récidivés, jusqu'à l'âge de cinq ans.

Traitement des pieds bots invétérés. — Nous avons dit que les pieds bots invétérés sont caractérisés par l'exagération de l'adduction de l'avant-pied sur l'arrière-pied et par les déformations osseuses.

C'est l'opération de Phelps, qui convient à la plupart des cas, jusqu'à l'âge de douze ans environ. Plus tard, il vaut mieux intervenir sur les os.

L'opération de Phelps consiste essentiellement dans une *arthrotomie médio-tarsienne.*

On mène une incison verticale sur le bord interne du pied, au-devant de la malléole interne, dans le fond du pli d'adduction. Après avoir coupé la peau et le tissu cellulaire sous-cutané, on sectionne l'aponévrose plantaire, les tendons des jambiers antérieur et postérieur, puis on ouvre l'articulation astragalo-scaphoïdienne, et généralement on finit par atteindre le ligament en Y. Le redressement de l'avant-pied est alors facile. On panse à plat, et on immobilise le pied dans un appareil plâtré. La cicatrisation de cette large plaie demande en moyenne deux ou trois mois.

On obtient de cette façon un redressement suffisant de l'avant-pied pour le faire reposer à plat et permettre la marche; mais la persistance des déformations du tarse postérieur ne permet pas d'espérer des résultats aussi parfaits que par le traitement précoce. Lorsque la déviation du calcanéum est accentuée, on peut avec avantage compléter l'opération de Phelpes par la section du ligament deltoïdien telle que nous l'avons décrite plus haut.

Le traitement du pied bot **chez les adolescents après douze ans** se rapproche beaucoup de ce qu'il est chez l'adulte. L'intervention de choix nous paraît être alors l'*ablation de l'astragale*; on peut la compléter s'il y a lieu par l'excision de la tubérosité antérieure du calcanéum (Gross). Le résultat de cette intervention est excellent; le pied est à peine déformé; il est mobile et cependant assez solide pour remplir très bien sa fonction.

MÉTATARSUS VARUS CONGÉNITAL.

Cette déformation est décrite depuis quelques années seulement; elle ne semble cependant pas très rare.

Anatomie pathologique. — Elle est caractérisée par une déviation de l'avant-pied en adduction, dont le siège est au niveau de l'articulation tarso-métatarsienne. Les métatarsiens et les orteils s'inclinent en dedans; les os du tarse postérieur restent normaux ou se dévient en valgus. Dans les cas les plus accentués, il se produit une véritable luxation sous-astragalienne; le calcanéum se déplace en dehors, entraînant avec lui le pied tout entier. La déformation se compose donc alors de deux éléments : l'adduction de l'avant-pied et la subluxation de tout le pied en dehors par rapport à la jambe.

Symptômes. — Les symptômes varient suivant le degré de la déformation. Lorsqu'elle est limitée à l'*avant-pied*, le métatarse est incliné en dedans et forme une coudure qui a son sommet au niveau de l'articulation tarso-métatarsienne; le bord interne du pied présente à cet endroit un pli vertical plus ou moins accusé, tandis que le bord externe s'arrondit et s'enroule comme dans le pied bot congénital. Souvent le premier métatarsien se détache du reste du tarse et se porte encore plus en dedans; dans les cas accentués, le gros orteil arrive ainsi à se trouver presque perpendiculaire au bord interne du pied : il est alors hypertrophié et présente une mobilité anormale. La pied est fortement cambré; les os du tarse font un relief anormal sur sa face dorsale, et sa plante est creuse.

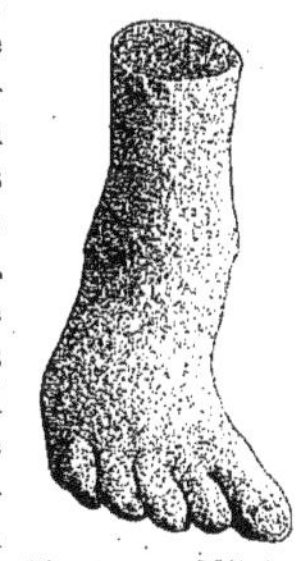

Fig. 103. — Métatarsus varus (d'après Villemin).

Lorsque la lésion s'étend au *tarse postérieur*, il en résulte une déformation bien particulière. Le pied est subluxé en dehors comme après une fracture de Dupuytren mal consolidée; son axe n'est plus sur le prolongement de celui de la jambe; la malléole interne est saillante et volumineuse; la malléole externe paraît petite et effacée. Il faut une recherche minutieuse et souvent le concours de la radiographie pour voir que l'astragale est resté dans la mortaise et que le déplacement siège dans la sous-astragalienne.

Le metatarsus varus est une déformation assez disgracieuse, mais il ne paraît pas occasionner une gêne fonctionnelle sérieuse.

Traitement. — Le traitement consiste, lorsque le pied est encore souple, à combattre la déformation par le massage, et à maintenir le pied en position correcte au moyen d'un petit appareil, ou bien, si l'enfant marche, avec une chaussure dont le contrefort interne est prolongé jusqu'à la pointe pour retenir le métatarse. Lorsque la déviation s'est fixée, il paraît suffisant de faire une chaussure adaptée à la forme du pied. On n'aurait à discuter une intervention que pour les déformations graves, avec luxation du pied en dehors, mais le sujet est encore trop incomplètement étudié pour permettre d'avoir sur ce point une indication précise.

DÉFORMATIONS ACQUISES

De même que pour le membre supérieur, nous avons réuni dans ce chapitre les déformations qu'il n'a pas été possible de rapprocher de leur cause. Ce sont la *coxa vara*, le *genu valgum*, le *genu varum*, les *déformations rachitiques de la jambe*, le *pied plat*, le *pied creux* et les *déformations acquises des orteils*.

Coxa vara.

A l'état normal, le col du fémur se dirige en haut et en dedans,

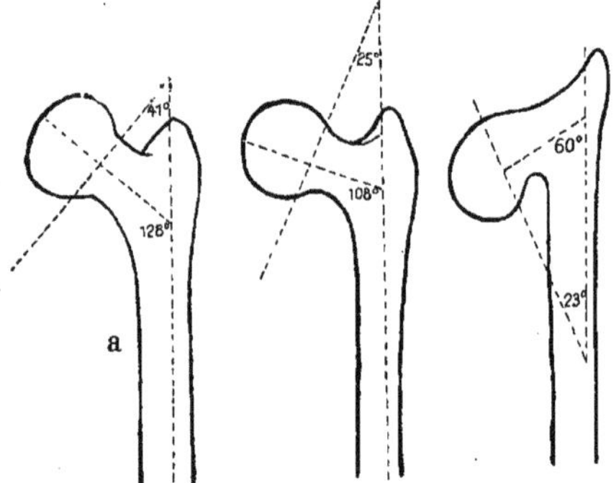

Fig. 104. — (D'après Alsberg.) *a*, col fémoral normal ; *b*, coxa vara légère à angle obtus (108°) ; *c*, coxa vara accentuée à angle aigu (60°).

faisant avec la diaphyse un angle dit d'inclinaison, qui mesure en moyenne 125° ; il s'incline, en outre, en avant, de telle sorte que, si l'on projette son axe sur l'axe transversal du fémur représenté par une ligne passant au centre des condyles, il forme avec celle-ci un angle dit de déclinaison ouvert en avant et en dedans de 12° environ.

La coxa vara est caractérisée essentiellement par une *inflexion du col*, qui diminue l'angle d'inclinaison jusqu'à l'angle droit ou même jusqu'à l'angle aigu; cette inclinaison se complique assez souvent d'une dérivation du col en arrière, par suite de laquelle l'angle de déclinaison diminue ou même devient négatif.

Le siège de l'inflexion n'est pas toujours le même ; elle se fait tantôt à la base du col, vers le trochanter : c'est la *coxa vara trochantérienne* (Frœlich); tantôt à la base de la tête, vers l'extrémité du col : c'est la *coxa vara cervicale*.

La coxa vara peut se rencontrer comme un symptôme accessoire dans un assez grand nombre d'affections de la hanche, telles que la fracture du col, l'ostéomyélite, la tuberculose, l'ostéomalacie, l'arthrite sèche, etc. ; mais elle peut aussi se développer avec un tableau clinique propre; on en distingue alors deux variétés : la *coxa vara infantile* et la *coxa vara des adolescents*.

COXA VARA INFANTILE.

La coxa vara infantile se décompose elle aussi en deux groupes, qui sont la coxa vara *congénitale* et la coxa vara *rachitique*. Nous les décrivons ensemble parce que ces lésions, malgré leur origine différente, ont une symptomatologie et une évolution assez semblables et que même, au point de vue anatomique, il est parfois difficile de les distinguer.

La lésion est souvent bilatérale, et dans ce cas elle est ordinairement inégalement développée des deux côtés.

Anatomie pathologique. — Au point de vue anatomique, il s'agit presque toujours de la variété trochantérienne de la coxa vara. L'inflexion se fait à la base du col, et celui-ci s'incline tout entier en bas, de sorte qu'il devient horizontal ou même oblique en bas et en dedans.

La radiographie permet de distinguer dans ces coxa vara trochantériennes deux variétés anatomiques, qui sont très probablement de nature différente : l'une paraît être *congénitale* et résulter d'un vice de développement du fémur, l'autre dépend au contraire du *rachitisme*.

La première est caractérisée par un trouble important de l'ossification. Dans les cas extrêmes, toute l'extrémité supérieure du fémur est restée cartilagineuse, et on ne distingue que de rares îlots irréguliers de substance calcaire. En général (fig. 105), le col et la tête sont reconnaissables, mais ils sont plus ou moins réduits de volume, et le cartilage qui les sépare est très élargi ; il forme une large bande verticale qui coupe le col perpendiculairement à son axe. D'après Savini Castano, on trouve fréquemment aussi dans cette forme, une altération du cotyle qui est aplati et évasé dans sa partie supérieure comme dans les luxations congénitales incomplètes.

Dans la *coxa vara rachitique*, l'inflexion porte aussi sur la base du col, mais les rapports de la tête avec ce dernier et la direction du cartilage de conjugaison restent normaux. Chez les jeunes enfants, le col est épaissi et long; le cartilage conjugal est oblique de haut en bas et de dehors en dedans, et la tête se trouve placée au-dessus et en dedans du col. On peut observer aussi l'aplatissement et l'évasement du cotyle, mais ces déformations sont plus

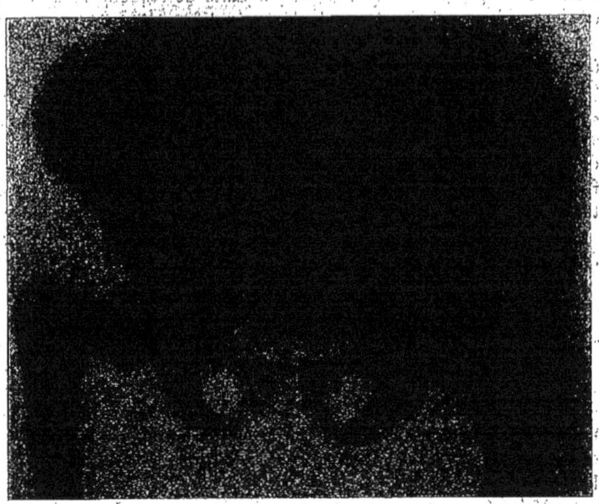

Fig. 105. — Coxa vara congénitale gauche.

rares et moins accentuées que dans la coxa vara congénitale. Plus tard, on a l'image très caractéristique représentée sur la figure 105; le col s'incline fortement et la tête regarde plus ou moins directement en bas.

Symptômes. — La coxa vara infantile ne donne lieu à des symptômes bien caractérisés que lorsque l'angle d'inclinaison devient inférieur à 90°.

Le signe révélateur est la *claudication* qui se montre dès les premiers pas de l'enfant et s'accentue peu à peu. La démarche est tout à fait semblable à celle de la luxation congénitale de la hanche.

L'examen montre une déformation qui résulte du relief exagéré et de l'ascension du trochanter. Le palper permet de préciser le degré de cette ascension par rapport à l'épine iliaque antéro-supérieure et à la ligne de Nélaton; il montre, de plus, que la tête fémorale se trouve à sa place dans la région inguinale, et qu'elle a ses rapports normaux avec l'artère fémorale.

Le membre est *raccourci* de 1 à 3 centimètres suivant l'âge, lorsqu'on le mesure de l'épine iliaque à la malléole; cette différence ne se retrouve pas si l'on mesure à partir du sommet du trochanter. Les mouvements sont réduits surtout dans le sens de l'abduction et de la rotation interne; quelquefois même le membre se trouve dévié en légère adduction.

La déformation et la boiterie augmentent à mesure que l'enfant

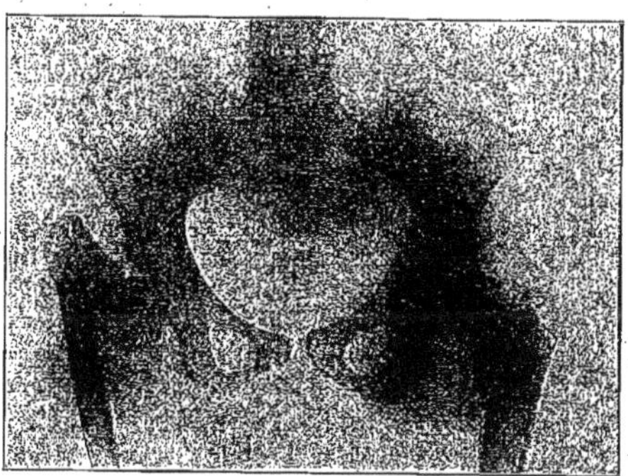

Fig. 106. — Coxa vara rachitique.

grandit. Cette aggravation paraît se faire aussi bien dans les déformations congénitales que dans les coxa vara rachitiques.

Diagnostic. — Le diagnostic de la coxa vara infantile présente des difficultés assez grandes.

C'est à la *luxation congénitale* qu'elle ressemble le plus; la claudication et la déformation sont à peu près les mêmes dans ces deux affections, et la distinction ne peut se faire que d'après la situation de la tête fémorale. Cette recherche est assez facile à partir de trois ou quatre ans, mais, plus tôt, il faut presque toujours avoir recours à la radiographie, particulièrement lorsqu'il s'agit de sujets un peu gras.

Chez les sujets *rachitiques*, on observe souvent une démarche en canard avec un relief exagéré des hanches, sans qu'il y ait de coxa vara. Il s'agit alors d'un simple relâchement des articulations coxo-fémorales, ou bien d'une courbure portant sur l'extrémité supérieure de la diaphyse fémorale, au-dessous du trochanter (Kirmisson). C'est encore la radiographie qui, dans ces cas difficiles, permet d'établir un diagnostic précis.

Il faut enfin différencier la coxa vara des déformations consécutives aux arthrites aiguës de la première enfance : la *luxation pathologique*, la *subluxation avec atrophie épiphysaire* et le *décollement épiphysaire*. On se guidera surtout sur les anamnestiques, l'existence d'une cicatrice déprimée indice d'une suppuration profonde, et enfin sur les données de la radiographie.

Traitement. — La première indication à remplir dans le traitement de la coxa vara infantile est de décharger le col fémoral du poids du corps en interdisant la marche et, plus tard, en faisant porter un tuteur avec appui ischiatique. De plus, lorsque le rachitisme est en cause, il faut instituer le traitement général de cette affection.

Chez les jeunes enfants, on a tenté de faire le redressement du col par des manœuvres non sanglantes. Sous anesthésie, on déchire les adducteurs et on fait un mouvement forcé d'abduction ; ensuite on immobilise le membre en abduction forcée et rotation interne. Cette méthode de traitement n'a pas encore fait ses preuves. Elle améliore évidemment la mobilité de la hanche, mais il est douteux qu'elle produise un redressement du col : elle doit, d'autre part, être appliquée avec prudence, car il est difficile de localiser bien exactement l'effort au point voulu.

Après six ans, la discussion des indications opératoires se pose dans les mêmes conditions que pour la coxa vara des adolescents ; elle sera donc exposée au paragraphe suivant.

COXA VARA DES ADOLESCENTS.

La coxa vara des adolescents se développe généralement à l'âge de la puberté chez des garçons soumis à des travaux pénibles, et en particulier à la culture de la terre. Les sujets qui en sont atteints présentent souvent les mêmes stigmates que l'on relève aussi dans le genu valgum et le pied plat : ils sont de grande taille, leur squelette est volumineux, disproportionné avec le développement de leurs muscles ; enfin ils ont des troubles trophiques variés, et en particulier de la cyanose des extrémités.

Anatomie pathologique. — L'inflexion se fait presque toujours à l'extrémité du col, du côté de la tête ; il s'agit donc de la variété cervicale de la coxa vara, et le déplacement se limite à la tête fémorale. Mais souvent aussi le col est enroulé lui-même, de sorte que son bord supérieur est allongé et convexe, tandis que son bord inférieur est raccourci et concave. La tête est également déformée; elle est allongée de haut en bas et aplatie. Enfin, sur une coupe, on voit que le cartilage de conjugaison est aussi allongé de haut en bas et qu'il décrit de plus une courbure à convexité dirigée vers l'articulation

En général, la tête ne s'infléchit pas seulement en bas, elle se tourne aussi de façon à regarder plus ou moins en arrière. Enfin Kocher a décrit un autre élément de déformation encore plus rare, qui consiste dans une torsion du col sur lui-même comparable à celle que l'on produirait en portant le fémur en hyperextension, la tête restant fixée dans le cotyle.

L'*examen histologique* n'a pas donné des résultats concluants au point de vue de la nature de la lésion. Kocher admet une sorte d'ostéomalacie juvénile; Hadke, au contraire, a décrit des lésions qui ont tous les caractères du rachitisme.

En réalité cette affection parait tout à fait semblable à la scoliose, au genu valgum, au pied plat, et sa pathogénie doit être la même. Le rachitisme tardif intervient sans doute dans un certain nombre de cas, mais certainement il n'est pas seul en cause, et il faut admettre l'intervention de lésions inflammatoires ou dystrophiques encore mal connues dans leur essence pour expliquer le ramollissement du col.

Symptômes. — **Début**. — La maladie se développe, en général, d'une façon lente et insidieuse. Ce sont d'abord des douleurs vagues, localisées dans la hanche ou dans le genou, accompagnées de lassitude rapide; ensuite apparaît la gêne des mouvements, puis enfin la déformation.

Exceptionnellement on peut observer un début aigu, avec des douleurs vives et une suppression complète des mouvements.

A **la période d'état**, la *claudication* est le symptôme dominant. Lorsque la lésion est unilatérale, cette boiterie ressemble beaucoup à celle de la luxation congénitale de la hanche; dans les lésions bilatérales, la marche est difficile; elle se fait avec une raideur accentuée des hanches, par un mouvement de va-et-vient analogue à celui que l'on observe dans la coxalgie double ou dans certaines paralysies spasmodiques.

Les *symptômes objectifs* sont les mêmes que nous avons décrits plus haut dans la coxa vara infantile. Le trochanter est élevé et saillant, le membre raccourci de 1 à 3 centimètres, et la tête fémorale est sentie à sa place. On perçoit quelquefois dans le triangle de Scarpa une saillie osseuse formée par le col fémoral.

Les mouvements sont limités de bonne heure dans le sens de l'abduction et de la rotation interne; la flexion est généralement possible jusqu'à l'angle droit, mais souvent elle ne peut s'accomplir qu'en mettant le membre en rotation externe. Ces mouvements ne sont pas douloureux si l'on ne cherche pas à exagérer leur amplitude.

A mesure que l'affection progresse, les mouvements se réduisent de plus en plus, et le membre tend à se dévier en attitude vicieuse.

C'est la rotation externe qui domine généralement; elle devient souvent assez accentuée pour causer une gêne fonctionnelle véritable, surtout dans les lésions bilatérales. En effet les genoux ne peuvent plus se fléchir sans que la jambe se trouve portée fortement en dedans, et il en résulte une attitude très gênante lorsqu'il s'agit de s'asseoir ou de se mettre à genoux. Quelquefois, à la rotation externe il s'ajoute un peu d'adduction, de flexion ou d'hyperextension de la hanche.

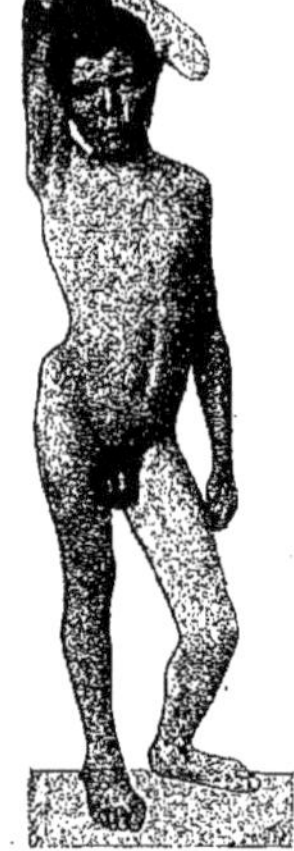

Fig. 107. — Coxa vara de l'adolescence.

Ces symptômes évoluent peu à peu sans réaction inflammatoire; on note seulement parfois des poussées douloureuses que l'on a comparées à la tarsalgie dans le pied plat, et qui s'accompagnent d'une exagération passagère de la raideur.

Marche. — L'affection est susceptible de s'arrêter et même de rétrocéder spontanément. Après une période qui varie de trois mois à trois ans, et dont la durée moyenne est d'un an et demi, les douleurs cessent et l'état fonctionnel s'améliore peu à peu, de sorte que beaucoup de malades atteints légèrement peuvent reprendre un genre de vie à peu près normal. Ceux qui ont des déformations graves conservent, par contre, un état d'impotence assez accentué.

Diagnostic. — Le diagnostic de la coxa vara des adolescents se pose d'abord avec les autres variétés de déformations de la hanche.

Les anamnestiques et la radiographie permettent le plus souvent de la différencier des coxa vara *congénitale* et *rachitique*, ainsi que des déformations consécutives aux fractures. Celles-ci, cependant, pouvant se produire à l'occasion de traumatismes peu accentués et sur des cols déjà malades, il y a des cas dont l'interprétation est très difficile.

Il faut signaler aussi la confusion possible avec les *formes antérieures* de *luxation congénitale de la hanche,* accompagnée de douleurs. Le tableau clinique est presque semblable dans les deux cas; cependant, dans la luxation, les mouvements sont plus libres, souvent même ils sont exagérés. En cas de doute, la difficulté serait facilement tranchée par la radiographie.

Le diagnostic est particulièrement difficile avec l'*arthrite sèche*, et surtout avec les formes sèches et torpides de la *coxalgie.* Ces affections ont aussi une évolution lente avec des douleurs, une limitation progressive des mouvements et une tendance à la déviation en rotation externe et adduction. Mais, dans les arthrites, les douleurs sont généralement plus accentuées, la déformation plus tardive; tous les mouvements sont plus ou moins limités dans une proportion sensiblement égale; enfin l'affection a une évolution plus rapide en général, et elle s'accompagne de symptômes inflammatoires plus marqués. Dans les cas douteux, la radiographie apporte les arguments les plus décisifs, en montrant dans un cas l'inflexion du col et, dans l'autre, l'usure et la destruction partielle des surfaces articulaires.

Traitement. — **Au début**, à la période des douleurs, l'indication est de décharger le membre et de l'immobiliser par le repos au lit et l'extension continue. Au bout de quelques semaines, pour ne pas prolonger trop longtemps le décubitus, on peut faire usage d'un tuteur avec appui ischiatique, maintenant le membre en légère abduction.

Dans les formes légères, la douleur cesse généralement assez vite; on laisse alors le malade reprendre progressivement ses occupations, et on cherche par le massage et la gymnastique à rendre au membre sa souplesse et surtout sa faculté d'abduction.

Lorsque la **déformation est accentuée** et s'accompagne d'un trouble fonctionnel important, on peut discuter une intervention qui a surtout pour but de corriger l'attitude vicieuse.

Le *redressement forcé* a été tenté dans ces conditions. Il serait indiqué surtout dans les coxa vara du type cervical (Drehmann). Il consiste à distendre les adducteurs par un mouvement d'abduction forcée et à immobiliser ensuite la hanche en abduction et rotation interne, le genou étant fléchi.

L'*intervention sanglante* a pour avantage de mieux préciser le siège de la correction. On est généralement d'accord aujourd'hui pour rejeter les opérations intra-articulaires telles que la résection et les ostéotomies portant sur le col, et pour admettre comme opération de choix l'ostéotomie sous-trochantérienne ou intertrochantérienne (Hoffa, Hofmeister).

Genu valgum.

Définition. — A l'état normal, le squelette du membre inférieur est disposé de telle sorte qu'une ligne tirée de la tête fémorale au milieu de l'espace intermalléolaire passe au centre de l'articulation du genou. Lorsque la jambe se dévie en dehors, le genou se trouve reporté en dedans de cette ligne, et il y a un genu valgum.

Cette déformation existe souvent à un faible degré sur des sujets considérés comme normaux, et plus particulièrement chez la femme; elle devient pathologique lorsqu'elle acquiert un degré suffisant pour que le sujet, se tenant debout, ne puisse plus joindre les talons (Schanz).

Le genu valgum peut être la conséquence de causes nombreuses : traumatismes, inflammations des os ou de l'articulation du genou, paralysies, etc. Nous n'avons à nous occuper ici que de ses deux principales variétés, qui sont le genu valgum infantile et le genu valgum des adolescents.

GENU VALGUM INFANTILE.

Causes. — Le genu valgum infantile se développe surtout d'un à trois ans, au moment où les enfants commencent à marcher. Il est toujours de nature rachitique, et souvent il est accompagné d'autres déformations rachitiques des membres inférieurs. Mais on peut le voir aussi exister seul, en apparence du moins, chez des sujets atteints de rachitisme discret qui se révèle seulement par une légère augmentation de volume des épiphyses.

Le genu valgum peut se développer également à la période de réparation du rachitisme, comme compensation d'une autre déformation qui est généralement un genu varum. Les choses se passent alors de la façon suivante : il se produit en premier lieu, à la partie moyenne de la diaphyse fémorale, une courbure à convexité antéro-externe qui détermine le genu varum ; plus tard, une courbure de compensation se forme sur l'extrémité inférieure de l'os ; elle redresse d'abord le membre, puis, dépassant le but, elle se dévie en dehors et produit ainsi le genu valgum.

Anatomie pathologique. — Les DÉFORMATIONS qui produisent le genu valgum infantile sont essentiellement DIAPHYSAIRES. Les épiphyses, qui sont encore en grande partie cartilagineuses à l'âge où il se développe, n'y participent pas d'une façon appréciable.

Sur le fémur, on trouve généralement une courbure à convexité dirigée en dedans, qui siège sur le quart inférieur de l'os et a pour résultat de dévier en dehors l'épiphyse et le cartilage de conjugaison (fig. 108, *d*). Assez souvent cette courbure fait défaut, et elle est remplacée par un simple allongement du bord interne de la diaphyse (fig. 108, *a*), qui modifie de la même façon l'orientation de la surface articulaire. Souvent le fémur présente en même temps d'autres lésions rachitiques : il est aplati d'avant en arrière à sa partie inférieure, de sorte que son bord interne prend la forme d'une arête saillante ; il peut être aussi tordu sur son axe, de sorte que sa face antérieure regarde en dehors et son bord interne se porte en avant ; enfin, sur le corps de l'os, on peut trouver aussi d'autres déformations rachitiques, notamment la courbure antéro-externe de la partie moyenne, dont la courbure inférieure n'est souvent qu'une compensation.

Les *déformations du tibia* sont beaucoup moins fréquentes ; d'après Mac Ewen, on ne les trouverait que dans le tiers des cas ; elles sont généralement aussi moins accentuées que celles du fémur. Elles consistent, comme ces dernières, soit dans une courbure à convexité interne siégeant au niveau du quart supérieur du tibia (fig. 108, *d*), soit dans un simple allongement du bord interne (fig. 108, *b*). Le tibia est élargi, aplati d'avant en arrière; souvent il présente le long de son bord interne deux saillies osseuses, les épines de Mac Ewen, qui paraissent correspondre à l'insertion du ligament latéral interne; enfin il est aussi très fréquemment le siège d'autres déformations rachitiques.

Symptômes. — Le genu valgum rachitique se développe peu à peu, et il atteint généralement son plus grand développement vers l'âge de trois à quatre ans.

La *déformation* est caractérisée par la saillie du genou en dedans

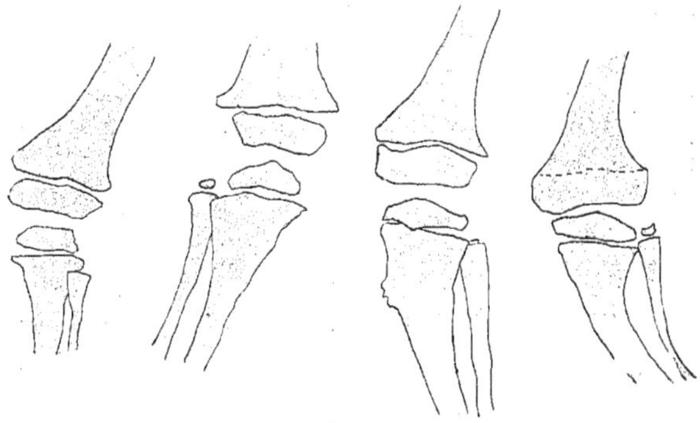

Fig. 108. — Radiographie de genu valgum rachitique.

a, Genu valgum fémoral par allongement du bord interne; *b*, Genu valgum tibial par allongement du bord interne; *c*, Genu valgum tibial par coudure juxta-épiphysaire; *d*, Genu valgum fémoral et tibial par courbure au tiers inférieur du fémur et au tiers supérieur du tibia.

et par l'abduction de la jambe, qui forme, avec la cuisse, un angle ouvert en dehors. Habituellement, le sommet de cet angle correspond à l'interligne articulaire; dans le genu valgum tibial, il se trouve souvent plus bas, à 4 centimètres environ au-dessous du plateau tibial. L'ouverture de l'angle est, en général, de 150° à 160°; elle descend rarement au-dessous de 145°. On peut la mesurer avec un goniomètre, mais il est plus facile d'apprécier le degré de la déformation en évaluant la distance qui sépare la malléole externe du plan médian du corps, les genoux étant au contact.

La déformation du genu valgum disparaît lorsque le genou est fléchi. Ce phénomène, qui a fait naître beaucoup de discussions, doit s'expliquer simplement, comme l'a dit Kirmisson, par l'obliquité de l'axe de l'articulation par rapport au fémur et au tibia. L'articulation fonctionne comme une charnière dont les côtés seraient inclinés obliquement sur son axe; ils forment un angle lorsqu'elle est ouverte, mais, si on la ferme, ils se rabattent exactement l'un sur l'autre.

L'examen des os montre souvent des signes plus ou moins nets de rachitisme et des déformations concomitantes du fémur ou du tibia. La courbure fémorale, qui est, ainsi que nous l'avons vu, la lésion dominante dans la plupart des cas, est quelquefois perceptible à l'inspection et au palper chez les sujets maigres. Mais, le plus souvent, la radiographie seule permet de déterminer exactement les lésions.

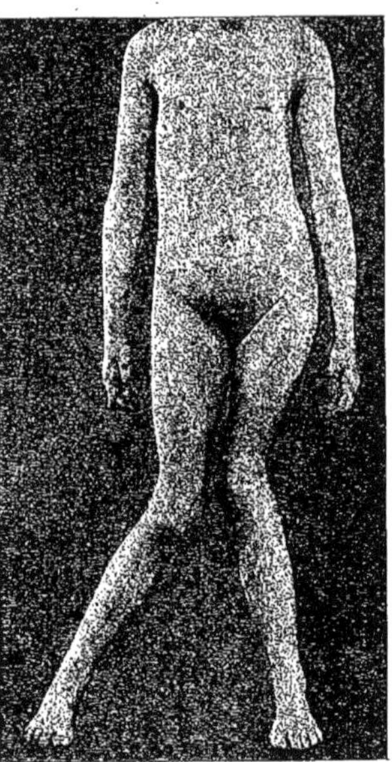

Fig. 109. — Genu valgum bilatéral.

Les *troubles fonctionnels* résultant du genu valgum sont très variables. Chez les très jeunes enfants, on voit quelquefois une déformation très faible s'accompagner d'une démarche oscillante et presque de claudication, mais il faut alors incriminer plutôt le relâchement articulaire que la déformation. En général, le genu valgum est plus disgracieux que gênant; il est remarquable de voir avec quelle facilité les enfants qui en sont atteints arrivent à marcher en évitant de se heurter les genoux. Lorsque la déformation est un peu accentuée, ils sont obligés, cependant, d'en atténuer les effets en tenant les genoux un peu fléchis, et en tournant les membres inférieurs en rotation externe.

L'évolution du genu valgum infantile est celle des déformations rachitiques en général (Voy. p. 289). La correction se fait spontanément entre quatre et six ans, dans la grande majorité des cas; la déformation ne persiste que dans les formes graves de rachitisme qui s'accompagnent d'arrêt de croissance.

Traitement. — A la période d'état du rachitisme, il est indiqué d'empêcher les enfants de marcher et d'instituer le traitement diéthétique et médicamenteux de cette dystrophie.

A mesure que les lésions se réparent, le redressement se fait spontanément par l'action de la croissance. Il est donc inutile, en général, d'appliquer des appareils orthopédiques. Ceux-ci doivent être réservés pour les cas exceptionnels où les os conservent une malléabilité anormale pendant longtemps, et qui sont compliqués d'un relâchement très sensible de l'articulation du genou.

On peut alors se servir pour la nuit d'une attelle en bois ou en acier faisant ressort que l'on applique sur la face externe du membre par un bandage modérément serré. Pour le jour, il faut appliquer un tuteur à la ceinture dont la tige externe porte une genouillère embrassant la face interne du genou qu'elle attire en dehors. L'appareil doit maintenir le genou raide, autrement celui-ci se déroberait facilement par une légère flexion à l'action que l'on cherche à exercer sur lui.

L'indication d'un traitement opératoire ne se pose qu'*après l'âge de cinq à six ans*, lorsque la correction spontanée est restée incomplète. Les méthodes à employer sont alors les mêmes que pour le genu valgum des adolescents; on les trouvera donc exposées à propos de ce dernier. Il faut remarquer seulement que les os rachitiques sont souvent ou trop mous ou éburnés. Dans le premier cas, une surveillance attentive est nécessaire après l'opération pour éviter la récidive; dans le second, il faut choisir de préférence l'ostéotomie, car les os éburnés se prêtent mal à l'ostéoclasie.

Dans le genu valgum tibial, il faut faire porter la correction sur le fémur toutes les fois que cela semble possible. L'opération est en effet plus simple, et la courbure compensatrice mieux cachée. Cependant, quand la courbure tibiale est très accentuée, on est obligé de faire une ostéotomie transversale du tibia et du péroné au quart supérieur de la jambe; c'est une opération délicate à cause des rapports du sciatique poplité externe avec le péroné.

GENU VALGUM DES ADOLESCENTS.

Le genu valgum des adolescents s'observe surtout après la puberté; il a son maximum de fréquence vers l'âge de seize ans. Beaucoup plus commun chez les garçons que chez les filles, il a une relation manifeste avec les professions qui nécessitent la station debout prolongée, par exemple celles de menuisier, boulanger, serrurier, etc. Cette influence de l'apprentissage est indiscutable, mais elle n'est pas absolue, et on a vu exceptionnellement la déformation se produire chez des sujets travaillant assis.

Anatomie pathologique. — Le genu valgum des adolescents est surtout d'origine fémorale ; les déformations qui existent parfois sur le tibia sont secondaires et peu accentuées, excepté dans les cas de genu valgum rachitiques remontant à la première enfance.

La *déformation essentielle* est, comme l'a montré Mikulicz, une courbure à convexité interne portant sur le quart inférieur de la *diaphyse fémorale*. Mac Ewen a trouvé cette courbure 120 fois sur 160 examens. Lorsqu'elle fait défaut, on peut trouver à sa place un simple allongement du bord interne, comme dans le genu valgum infantile.

Assez souvent, la déformation s'étend aussi au cartilage de conjugaison et jusqu'à l'épiphyse. Le cartilage est augmenté de hauteur dans sa partie interne, comme s'il avait été tiraillé, distendu à ce niveau. Sur l'épiphyse, Mac Ewen, Chiari, Lannelongue et Guéniot, Hoffa, ont constaté un allongement du condyle interne ; Jaboulay, Albert, un aplatissement du condyle externe. Cet aplatissement, qui porte aussi sur le ménisque externe, est probablement la conséquence de la surcharge de l'articulation.

On trouve encore sur le fémur d'autres déformations accessoires : l'épiphyse est élargie transversalement et aplatie d'avant en arrière ; le condyle interne présente une exagération de sa courbure qui, d'après Albert, expliquerait l'hyperextension du genou ; enfin le fémur subit une torsion suivant son axe qui a pour effet de porter le condyle interne en avant. Ces lésions peuvent atteindre même l'extrémité supérieure de l'os : l'angle de déclinaison du col fémoral devient nul, ou même négatif par le fait de la torsion de la diaphyse ; l'angle d'inclinaison est aussi quelquefois modifié ; d'après Albert, il est tantôt diminué, en coxa vara, tantôt redressé en coxa valga.

Sur le *tibia*, les altérations sont peu importantes ; on note surtout une exagération de la forme en S du tibia normal qui a pour effet d'accentuer la courbure à convexité interne de la partie supérieure de l'os, et la courbure à convexité externe de la partie inférieure. Le tibia est en outre tordu sur son axe, de façon à porter sa malléole interne en avant.

L'*articulation du genou* ne présente pas d'altérations bien notables ; il faut mentionner seulement que cette jointure est souvent relâchée, et que la rotule, attirée en dehors par le ligament rotulien, tend à se déplacer de ce côté, sans arriver toutefois à la luxation complète.

L'**examen histologique** a permis à Mikulicz de démontrer des lésions nettes de rachitisme dans le cartilage de conjugaison de l'extrémité inférieure du fémur. Il est donc certain que le genu valgum des adolescents doit être considéré, dans certains cas, comme une manifestation du rachitisme tardif. Mais une généralisation de cette théorie s'accorderait mal avec l'observation clinique. Celle-ci montre en effet que le genu valgum des adolescents se développe souvent sur des sujets indemnes de tout antécédent rachitique et sur lesquels on ne découvre aucun stigmate de cette dystrophie. Quelquefois même l'apparition de la déformation est précédée de phénomènes inflammatoires subaigus, accompagnés de fièvre. Ces cas démontrent bien que les infections atténuées, ostéomyélitiques ou peut-être tuberculeuses, doivent avoir une place à côté du rachitisme dans la pathogénie du genu valgum des adolescents. Quant aux causes mécaniques auxquelles on a voulu à un moment donné faire jouer le rôle principal, leur influence n'est pas douteuse, mais elle est certainement d'ordre secondaire.

Symptômes. — Le genu valgum des adolescents a généralement un début insidieux. Le malade ressent de la lassitude, quelques douleurs, puis on voit la déformation se développer peu à peu. Quelquefois l'affection a au début une allure un peu plus aiguë et s'accompagne de fièvre (Ombrédanne).

A cette période, on a l'impression que la déformation est due au moins autant au relâchement des ligaments qu'à la déformation des os. Le genou présente en effet une laxité anormale; lorsque le membre est au repos, on peut lui imprimer des mouvements de latéralité étendus; debout, il a de la tendance à se mettre en genu recurvatum. Peu à peu, la déformation osseuse se prononce.

Période d'état. — Lorsqu'elle est constituée, le genu valgum présente les caractères que nous avons décrits au paragraphe précédent: la déviation de la jambe en dehors, la saillie du genou en dedans; la déformation disparaît aussi pendant la flexion du genou.

L'examen de l'articulation révèle peu de symptômes : le condyle interne paraît hypertrophié; la rotule est souvent un peu déplacée en dehors, quelquefois on note un peu d'hydarthrose. Parfois aussi on sent assez nettement la courbure à convexité interne de l'extrémité inférieure du fémur.

La *gêne fonctionnelle* est plus grande que dans le genu valgum infantile; les malades sont exposés à se heurter les genoux en marchant; ils pallient cet inconvénient en mettant leurs membres en rotation externe, et si la déformation est accentuée, en légère flexion; mais ces attitudes occasionnent une fatigue rapide et parfois quelques douleurs.

Il se produit aussi des déformations compensatrices sur divers points du corps. Dans les lésions unilatérales, le membre malade est plus court, de sorte que le bassin s'incline de côté, et il peut se développer une scoliose statique.

Le pied se laisse parfois dévier en valgus, mais plus souvent, pour rétablir la rectitude du membre, il se met en adduction et supination. C'est le pied varus de compensation décrit par Albert.

Le genu valgum des adolescents peut rétrocéder lorsqu'il est traité dès le début par le repos (Hansell). En général, il augmente progressivement jusqu'à l'âge de dix-huit à vingt ans et demeure alors stationnaire.

Traitement. — Au début, le *repos*, la suppression presque complète de la marche et de la station debout sont les moyens les plus efficaces pour arrêter les progrès de la déformation. On peut y ajouter le massage, les bains, tout ce qui est susceptible d'améliorer l'état général, la force des muscles et la résistance des ligaments. Si la déformation augmente néanmoins, on peut la combattre par un *tuteur orthopédique*.

Ce traitement doit être continué pendant toute la période où le genu valgum est en évolution. Même si une correction opératoire paraît inévitable, il est préférable de la retarder jusqu'au moment où le squelette sera consolidé. Autrement on risque de voir la récidive se produire, ou bien le relâchement du genou occasionner des troubles ultérieurs de la marche.

Le **traitement opératoire** du genu valgum a pour but de redresser

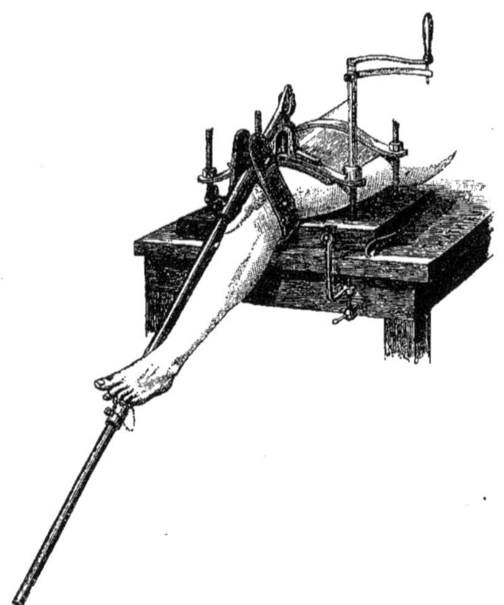

Fig. 110. — Ostéoclaste de Robin.

le membre en agissant sur l'extrémité inférieure du fémur, sans intéresser l'articulation du genou. Les opérations intra-articulaires d'Ogston, de Krukenberg, répondent à des indications tout à fait particulières de déformations accentuées qui se rencontrent très rarement.

Pour faire le redressement, on dispose de trois moyens qui sont : l'*ostéoclasie*, l'*ostéotomie* et l'*épiphyséolyse*.

Épiphyséolyse. — Elle consiste à exercer une action violente de redressement sur le genou, de façon à produire un décollement épiphysaire qui permet la correction. C'est en somme un redressement forcé, et cette vieille méthode a retrouvé des partisans dans ces dernières années, parce qu'elle a l'avantage de faire la correction plus près du sommet de l'angle et de causer ainsi une déformation compensatrice moins visible que les opérations qui portent sur la région juxta-épiphysaire. Mais elle a l'inconvénient de risquer la déchirure du ligament latéral externe, la distension du sciatique poplité externe, et d'exposer peut-être à des troubles de croissance. Ce sont de gros inconvénients pour un bien petit avantage.

Ostéoclasie. — L'ostéotomie sus-condylienne de Mac Ewen et l'ostéoclasie se présentent avec des avantages presque équivalents, et le choix qu'on en fait dépend surtout des habitudes particulières à chaque chirurgien.

L'ostéoclasie se fait avec l'appareil de Robin. L'os est fracturé à deux travers de doigt au-dessus des condyles; on l'immobilise aussitôt dans son ancienne position, et on fait le redressement seulement au bout de huit à dix jours, lorsque le cal déjà formé est encore malléable.

Ostéotomie. — L'ostéotomie se fait de la façon suivante :

Sur la face interne de la cuisse, on mène parallèlement au tendon du grand adducteur, et à un travers de doigt en avant de lui, une incision dont le milieu se trouve à un travers de doigt au-dessus du condyle. On sectionne le vaste interne, puis on décolle le périoste et on le maintient avec des écarteurs. L'os est alors sectionné au ciseau, prudemment, en évitant toute échappée dangereuse vers le creux poplité; lorsque la section atteint les trois quarts de l'os, on achève de rompre celui-ci par un mouvement forcé. Le redressement peut être fait immédiatement, mais il est mieux de le faire secondairement au bout de huit à dix jours.

La consolidation demande trente à quarante jours, mais la guérison n'est généralement complète qu'au bout de deux ou trois mois, car il faut assouplir et fortifier le genou par le massage, la gymnastique et l'hydrothérapie.

Genu varum.

Caractères cliniques. — Le genu varum est caractérisé par une déviation du genou en dehors de l'axe normal de la jambe. Chez l'enfant, il est presque toujours de nature rachitique, et il se développe dans les mêmes conditions que les autres courbures rachitiques avec lesquelles il est souvent associé. Il est généralement bilatéral et presque toujours symétrique. Quelquefois cependant on trouve de l'autre côté une déformation différente, par exemple un genu valgum.

Les déformations qui produisent le genu varum siègent en général loin de l'articulation du genou, sur la moitié supérieure du fémur ou la moitié inférieure de la jambe. Elles consistent dans une courbure à convexité externe qui est prédominante tantôt sur le fémur, tantôt sur le tibia. Le genou lui-même est à peu près normal; on trouve seulement dans les cas invétérés des déformations secondaires, telles que l'élargissement du condyle interne (Albert).

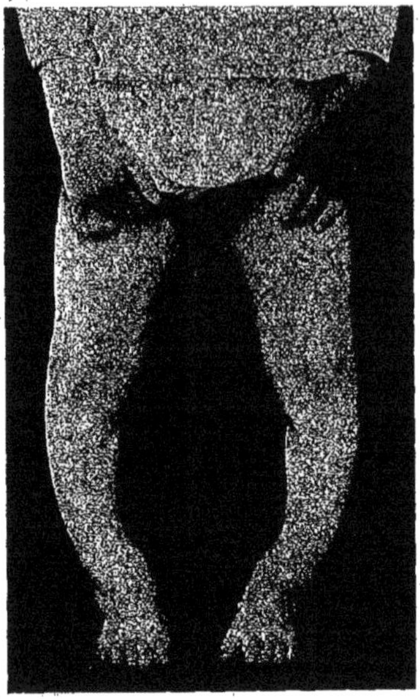

Fig. 111. — Genu varum tibial bilatéral.

Le genu varum est très souvent associé avec la torsion du tibia portant la pointe du pied en dedans.

Les **symptômes** du genu varum se résument presque exclusivement dans la *déformation*. La jambe décrit une courbure à grand rayon, dont la convexité regarde en dehors, et dont le sommet se trouve quelquefois au niveau du genou, plus souvent au tiers inférieur de la cuisse ou à la partie supérieure de la jambe. Lorsque la lésion est bilatérale, il en résulte une déformation en O très disgracieuse.

La marche se fait avec une claudication assez prononcée, surtout chez les jeunes enfants. C'est une démarche en canard qui ressemble un peu à celle de la luxation congénitale; elle résulte de ce que l'enfant est obligé de tenir les jambes écartées pour éviter de se heurter les pieds. La rotation de ceux-ci en dedans exagère encore les difficultés de la marche.

L'**évolution** du genu varum rachitique est la même que celle des autres déformations de cette nature. La correction se fait presque toujours d'une manière suffisante, soit par le redressement spontané, soit par le développement d'une courbure compensatrice. Nous avons déjà vu que celle-ci peut prendre un développement exagéré et donner lieu à un genu valgum secondaire. La rotation du tibia en dedans persiste souvent.

Le **traitement** du genu varum rachitique consiste à interdire la marche et à instituer la médication générale ordinaire, pendant la période d'état de la maladie. L'indication des tuteurs est exceptionnelle, et presque toujours le redressement se fait assez bien pour qu'il n'y ait pas lieu de faire une intervention.

Déformations rachitiques de la jambe.

La jambe est un des sièges de prédilection du rachitisme, et ses déformations sont des plus variées en raison de la multiplicité des causes qui entrent en jeu pour les produire. Le poids du corps et la traction des muscles sont bien ici, comme partout ailleurs, les principaux facteurs mécaniques des courbures, mais il s'y ajoute les influences très variées résultant de la façon dont les enfants sont portés sur le bras et des attitudes qu'ils prennent. Dans les formes graves, des fractures vicieusement consolidées viennent quelquefois aggraver et compliquer encore les déformations.

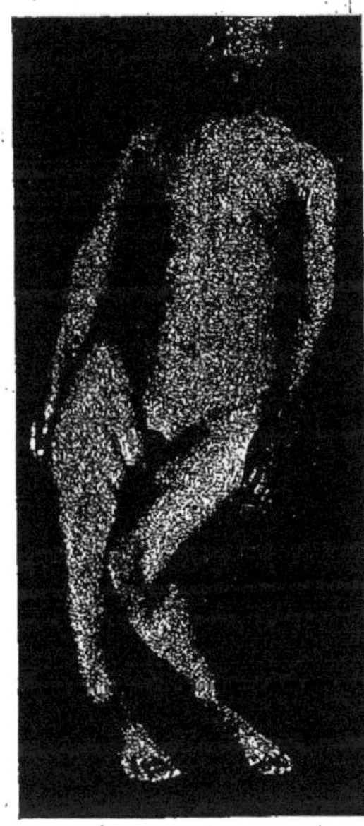

Fig. 112. — Rachitisme. Genu valgum accentué à gauche. Genu varum fémoral à droite.

Anatomie pathologique. — Celles-ci sont habituellement bilatérales et symétriques; souvent il est curieux de voir avec quelle exactitude la même lésion se trouve reproduite des deux côtés. Lorsque les lésions sont dissemblables, elles sont *plus accentuées à gauche*, parce que la jambe gauche sert davantage pour la station debout.

La statistique de Kirmisson donne une bonne idée de la fréquence relative des principales variétés de courbures de la jambe. Sur 240 cas, il a trouvé 189 courbures à convexité externe, 30 à convexité antéro-externe, 9 à convexité antérieure et 12 à convexité interne ou antéro-interne.

Les *courbures* à convexité externe ou antéro-externe sont donc les plus fréquentes de beaucoup. Elles portent en général sur l'ensemble de la diaphyse, mais leur courbe est rarement régulière; elle s'exagère généralement d'une façon plus ou moins sensible au tiers inférieur de la jambe. Lorsque l'incurvation siège très bas, elle peut dévier l'épiphyse tibiale inférieure et modifier ainsi l'orientation de la mortaise tibiale et la direction du pied. Une courbure à peine visible peut déterminer ainsi une déviation accentuée du pied en varus, surtout lorsqu'il s'y joint un certain degré de rotation du tibia sur son axe.

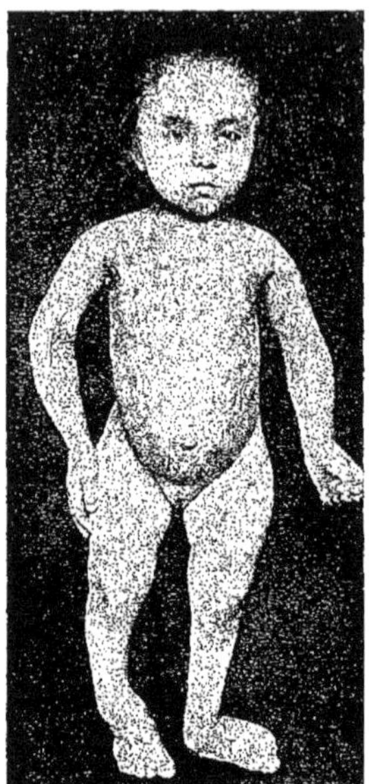

Fig. 113. — Rachitisme. — A droite, courbure du tibia à convexité externe; à gauche, relâchement de la tibio-tarsienne avec forte déviation du pied en valgus.

Les courbures à convexité interne ou antéro-interne sont plus rares; elles sont aussi plus variées. Nous avons déjà signalé l'inflexion brusque du tiers supérieur, qui cause le genu valgum d'origine tibiale; on peut trouver aussi à la partie moyenne ou au tiers inférieur une courbure régulière à rayon assez grand, dont la convexité regarde en dedans et un peu en avant; l'os prend alors la forme d'une faucille.

Les courbures antérieures se présentent presque toujours avec la même forme. Leur sommet se trouve au niveau du tiers ou du quart inférieur du tibia, et elles se composent de deux parties inégales : la partie supérieure s'allonge en pente douce et s'atténue peu à peu pour disparaître tout à fait un peu au-dessus de la partie moyenne de l'os; la partie inférieure, au contraire, s'accentue brusquement, formant une courbure de petit rayon qui se termine à peu de distance au-dessus de la tibio-tarsienne. C'est cette dernière partie qui forme la portion la plus visible de la déformation. Le pied est plus ou moins déjeté en arrière.

On trouve aussi dans les formes graves de rachitisme une incurvation à sommet postérieur qui siège sur la partie supérieure du tibia. C'est une inflexion brusque, ou même une véritable coudure dirigée en arrière et un peu en dedans, qui détermine une sorte de genu recurvatum (Kirmisson, Grisel).

En outre des courbures que nous venons de décrire, le tibia présente encore d'autres déformations, qui sont l'aplatissement en lame de sabre et la torsion.

Nous avons vu déjà, à propos du genu valgum, que le tibia rachitique présente souvent à sa partie supérieure un *aplatissement d'avant en arrière.*

Lorsque la déformation s'étend au reste de l'os, et particulièrement dans les courbures antéro-postérieures, on observe que la forme du tibia est tout à fait modifiée dans ses deux tiers inférieurs. Au lieu d'être triangulaire comme à l'état normal, cet os est aplati transversalement de manière à présenter seulement un bord antérieur, un bord postérieur et deux faces latérales. Sur une coupe transversale, sa section figure un ovale allongé d'avant en arrière.

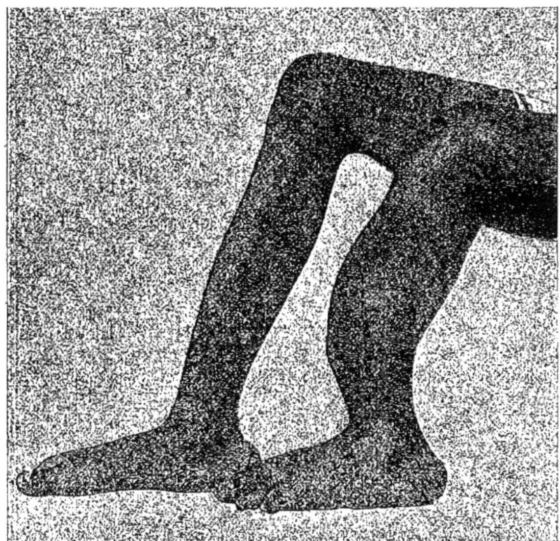

Fig. 114. — Courbure rachitique des jambes à convexité antérieure.

La *torsion* existe surtout avec les courbures à convexité externe ; elle se fait de telle sorte que la malléole interne tend à se porter en arrière et le pied se dévie en dedans. Dans les courbures à convexité interne, la rotation se fait en sens inverse, mais elle est moins fréquente et moins accentuée.

Le péroné se déforme généralement comme le tibia, dont il suit toutes les courbures ; il est rare de le voir rester droit et former la corde de l'arc décrit par son voisin. De même que celui-ci, il est souvent plus ou moins aplati transversalement.

Symptômes. — Les déformations rachitiques des jambes se produisent en général chez des enfants atteints de rachitisme assez grave, présentant des nouures et l'ensemble des signes généraux de cette dystrophie.

Cependant elles peuvent aussi se développer dans les formes bénignes du rachitisme. Ainsi il n'est pas rare de voir la déviation du pied, en valgus ou en adduction, être le symptôme le plus apparent de courbures légères du bas de la jambe, dépendant d'un rachitisme discret.

La déformation se montre habituellement lorsque les enfants commencent à marcher, et elle augmente plus ou moins vite suivant la gravité de la dystrophie.

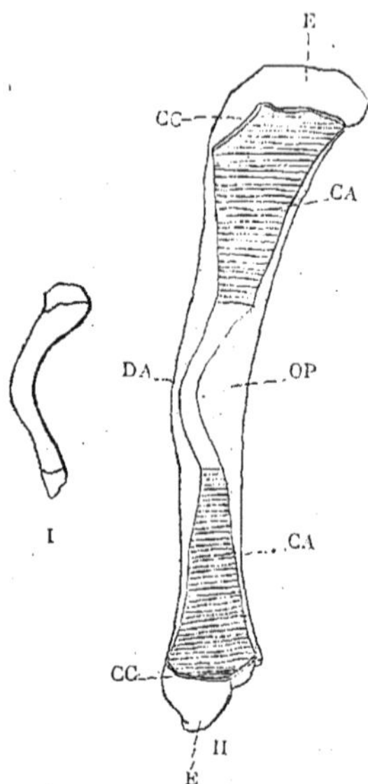

Fig. 115. — Schéma d'Ollier montrant comment la croissance peut faire disparaître une déformation accentuée du tibia.

A la **période d'état**, on constate les diverses courbures que nous avons décrites à propos de l'anatomie pathologique et les troubles fonctionnels qui en résultent; ceux-ci sont très variables suivant le siège et le degré des déformations.

Les *courbures* peu accentuées ne déterminent généralement pas un trouble fonctionnel bien sensible. Cependant, quand elles siègent très près de la tibio-tarsienne, elles peuvent modifier l'orientation de la mortaise tibiale et, par suite, du pied. C'est ainsi que, dans les courbes à convexité externe accompagnées de torsion du tibia en dedans, le pied est dévié en varus assez accentué pour qu'il se produise une certaine difficulté de la marche, car l'enfant est exposé à heurter ses pieds et se trouve obligé de marcher avec les jambes écartées.

La *gêne fonctionnelle* augmente lorsque les courbures sont assez prononcées pour dévier sensiblement l'axe du membre. Alors, s'il ne se produit pas sur le fémur ou sur une autre partie du tibia une courbure suffisante pour compenser la courbure principale, la marche peut être très gênée et parfois même devenir tout à fait impossible. Dans ces cas graves, une part de l'impotence fonctionnelle est toujours attribuable à la perte des forces et au relâchement des articulations qui dépendent directement de la dystrophie rachitique.

Évolution. — L'évolution des courbures rachitiques des jambes est importante à connaître, car il en résulte des indications précieuses pour le traitement.

On sait depuis longtemps que ces *courbures peuvent disparaître spontanément*. Ollier a bien montré comment cette correction se fait par la croissance de l'os en longueur et en épaisseur. Les courbures rachitiques, étant essentiellement diaphysaires, n'atteignent pas, en général, les cartilages de conjugaison; l'os continue donc à grandir droit, et ainsi sa direction se rectifie à mesure qu'il s'allonge. De plus, l'apposition d'os périostique qui fait croître l'os en épaisseur ne se fait pas d'une façon uniforme tout autour de l'os rachitique : elle est presque nulle sur la convexité de la courbure, abondante au contraire vers sa concavité. C'est ainsi qu'une courbure importante, à l'âge de deux ans, peut devenir un incident insignifiant de la forme de l'os lorsque celui-ci a terminé sa croissance (fig. 115).

Mais si cette croissance est arrêtée ou retardée, comme cela se voit dans des formes graves de rachitisme, ou bien si la courbure dévie le cartilage de conjugaison et l'épiphyse, la correction ne se fait pas, ou bien elle reste incomplète.

Les observations cliniques de Schlange, Veit, Kamps, ont confirmé ces faits; ainsi sur 32 rachitiques suivis par Kamps pendant quatre ans et demi, la guérison s'est faite 24 fois sans aucun traitement, 5 fois les courbures se sont améliorées, et 3 fois seulement elles sont restées stationnaires. C'est entre quatre et six ans que le redressement spontané se fait avec le plus d'intensité; passé cet âge, l'amélioration est faible, elle est presque nulle après dix ans.

Les déformations ne sont pas toutes également sujettes à se corriger spontanément. Ce sont les courbures du milieu de la diaphyse qui disparaissent le plus complètement. Au contraire, les courbures juxta-épiphysaires, qui dévient l'épiphyse, sont beaucoup plus rebelles. Ainsi certaines courbures à convexité externe de l'extrémité inférieure du tibia, qui paraissent bénignes à cause de leur faible développement, persistent jusqu'à l'âge adulte et déterminent souvent des déformations secondaires et notamment du pied plat. De même la courbure antéro-postérieure du tiers inférieur de la jambe persiste presque toujours au moins en partie. Les torsions du tibia sur son axe ont aussi très peu de tendance à se corriger spontanément.

Traitement. — Le traitement des courbures rachitiques des jambes doit s'inspirer de leur évolution. Tant que le redressement spontané est possible, il faut le favoriser par le traitement général et par des moyens orthopédiques simples. A cette période, l'indication opératoire se pose seulement dans des cas très exceptionnels de déformations très accentuées dont on ne peut pas espérer la correction.

Après six ans, il n'y a plus grand'chose à attendre de l'évolution spontanée, et le *traitement chirurgical devient la règle* si la déformation reste disgracieuse ou gênante.

Traitement orthopédique. — A la période d'état, ce traitement se résume à interdire la marche et à éviter les attitudes vicieuses lorsque les enfants sont laissés à eux-mêmes ou portés sur les bras. Les appareils orthopédiques n'ont aucune utilité ; leur volume et leur poids les rendent même plutôt nuisibles.

A la période de réparation, la marche peut être reprise, avec modération, et la question des tuteurs orthopédiques doit être alors envisagée de plus près.

Lorsque les courbures osseuses existent seules, et que les articulations restent solides, on peut le plus souvent s'en passer, même si la déformation est très accentuée. Leur rôle est, en effet, alors à peu près nul ; l'os se redresse par sa croissance, et ce travail ne peut être aidé en rien par la pression faible et intermittente d'un appareil.

Il en est autrement quand la déformation est compliquée de relâchement articulaire, car le poids du corps peut alors distendre les ligaments déjà relâchés et aggraver l'état du malade, et un *soutien* devient nécessaire.

C'est surtout pour la tibio-tarsienne que cette indication se pose ; lorsque le pied se dévie fortement en valgus, on le soutient au moyen d'une chaussure de pied plat à laquelle il faut presque toujours jouter un petit tuteur externe remontant jusqu'au mollet. Lorsque le relâchement s'étend aussi au genou, le tuteur qui convient est semblable à ceux que nous avons décrits à propos du genu valgum.

Traitement opératoire. — Le traitement opératoire des courbures rachitiques comprend : le redressement forcé, l'ostéoclasie et l'ostéotomie.

Le *redressement forcé* n'est possible que dans les cas où la malléabilité de l'os est restée assez grande pour permettre de faire une sorte d'ostéoclasie manuelle. Il a pour lui sa simplicité, mais on ne trouve l'occasion de l'appliquer que dans des cas exceptionnels. En effet nous admettons qu'il ne faut pas intervenir à la période d'acuité du rachitisme, lorsque les os sont mous, parce que le redressement spontané est possible et que l'intervention peut être suivie de récidive. Le redressement forcé ne se trouve donc indiqué que lorqu'il s'agit de déformations considérables, comme celles qui résultent des fractures. Plus tard, il peut encore trouver son emplo- dans les cas de rachitisme grave, où les os restent longtemps malléables, mais il doit alors être suivi d'un traitement orthopédique prolongé pour éviter la récidive.

L'*ostéoclasie* est aujourd'hui peu employée dans le traitement des courbures rachitiques des jambes, parce qu'elle ne permet pas de localiser toujours très exactement le siège de la fracture. Dans les cas où le rachitisme est guéri avec éburnation de l'os, celui-ci est très résistant; on n'arrive à le casser qu'avec de grands efforts, et il est alors difficile de faire la correction avec une précision mathématique.

L'*ostéotomie*, qui est devenue depuis l'antisepsie une opération simple et bénigne, est généralement préférée. On fait, suivant les cas, l'ostéotomie linéaire, l'ostéotomie oblique ou l'ostéotomie double de Krukenberg; l'ostéotomie cunéiforme est rarement employée.

L'ostéotomie *linéaire* a pour elle sa simplicité. Elle est généralement suffisante lorsqu'il s'agit de corriger des courbures de grand rayon. Elle a l'inconvénient de mettre après la correction les os en contact seulement par leur bord, mais cette circonstance n'empêche pas la consolidation de se faire très bien. Lorsqu'il y a des courbures multiples, il faut analyser avec soin chaque cas particulier afin de déterminer exactement le siège des sections nécessaires pour rétablir la rectitude du membre. La radiographie est pour cela d'un grand secours.

L'ostéotomie *oblique* trouve son indication surtout lorsqu'il s'agit de corriger en même temps une courbure et une torsion accentuée du tibia. On fait alors une section de l'os très oblique, presque longitudinale, qui rend la correction facile tout en conservant un excellent contact des fragments. Cette ostéotomie donne aussi de bons résultats dans les courbures à convexité antérieure du quart inférieur.

Cependant, quand la déformation est très accentuée, très aiguë, il est préférable de faire l'ostéotomie *double* de Krukenberg.

Cette opération consiste à faire, à partir du sommet de la courbure, deux sections obliques dirigées l'une en haut, l'autre en bas, et allant jusqu'à la face opposée de l'os. On détache ainsi un fragment médian triangulaire qui peut être repoussé dans la profondeur, et la correction devient alors très facile.

Pied plat valgus

Division. — La déformation que l'on décrit sous ce nom est complexe; elle se compose de deux éléments, le pied plat dû à l'affaissement de la voûte plantaire, et le valgus qui résulte de la déviation du pied en abduction par rapport à la jambe. Habituellement le valgus et le pied plat sont associés; il arrive cependant que le valgus existe seul, et nous ferons un court paragraphe pour décrire cette déformation assez fréquente chez les adolescents.

Le *pied plat valgus* tend à se développer toutes les fois que les soutiens normaux du pied sont insuffisants, soit que les muscles et les ligaments manquent de force, que le poids du corps devienne trop lourd ou que, par suite d'une déformation sus-jacente, le centre de gravité de la jambe soit dévié en dedans. On peut donc le rencontrer dans les circonstances les plus diverses : traumatismes, inflammations, paralysies, déformations rachitiques, etc. Mais, de même que pour la coxa vara et le genu valgum, nous n'avons à retenir ici que les cas où il forme la lésion principale. Nous décrirons donc le pied plat valgus infantile, le pied valgus simple et le pied plat valgus des adolescents.

PIED PLAT VALGUS INFANTILE.

Caractères cliniques. — Le pied plat est fréquent chez les enfants de premier âge. On observe d'abord souvent un faux pied plat dû à l'épaisseur des parties molles plantaires, sans qu'il y ait aucune altération du squelette du pied. Le pied plat congénital n'est pas très rare non plus; il se rencontre particulièrement dans les cas de pied bot talus valgus qui ont guéri spontanément.

Mais c'est le *rachitisme* qui est la cause de beaucoup la plus importante du pied plat valgus infantile. Celui-ci se produit en général à la période d'état de la maladie; il est la conséquence du relâchement des muscles et surtout des ligaments qui est le fait de la dystrophie rachitique. Son développement est souvent favorisé par les courbures de la jambe, qui dévient l'axe du membre en dedans, et mettent ainsi le pied dans des conditions statiques anormales.

Dans le pied plat rachitique, l'*affaissement de la voûte plantaire* est le *symptôme dominant*. La plante du pied élargie repose entièrement à terre et donne une empreinte caractéristique. Le scaphoïde abaissé jusqu'au contact du sol fait un relief anormal, et souvent on voit se dessiner au-dessus de lui une saillie formée par la tête de l'astragale.

Il y a de plus, presque toujours, un certain degré de relâchement de la tibio-tarsienne qui permet au pied tout entier de se dévier en valgus. La malléole interne fait alors un relief anormal, tandis que la malléole externe s'efface.

Dans les cas accentués, on peut observer une véritable éversion du pied (fig. 112) dont la plante regarde presque directement en dehors, tandis que la malléole interne s'abaisse jusqu'à venir au contact du sol. Alors la fonction peut se trouver compromise; l'enfant marche péniblement, et il est exposé à des chutes fréquentes.

Évolution. — En général, le pied plat rachitique subit la même évolution favorable que les autres lésions rachitiques; il s'atténue et disparaît peu à peu à mesure que l'enfant grandit. Il peut cependant persister, mais les troubles fonctionnels qu'il occasionne alors restent peu accentués : le pied a une forme disgracieuse, la démarche est lourde, peu élégante, mais la résistance à la fatigue ne paraît pas diminuée, et les douleurs sont rares.

Le **traitement** du pied plat rachitique ne présente pas d'autre indication que de traiter le rachitisme et d'éviter la surcharge du pied en retardant la marche. Lorsque la déformation persiste vers l'âge de trois ans, ont peut la combattre par une chaussure dont la semelle est plus épaisse à sa partie interne de 2 ou 3 millimètres pour obliger le pied à se mettre en supination légère. Il ne faut recourir au tuteur que dans les cas où le relâchement des ligaments est assez accentué pour causer une déformation importante.

PIED VALGUS SIMPLE DES ADOLESCENTS.

Caractères cliniques. — Chez les adolescents, on observe assez souvent la déviation du pied en valgus, avec conservation de la voûte plantaire. Cette déformation est surtout fréquente chez les jeunes filles à muscles faibles et à ligaments relâchés; elle coexiste souvent avec la scoliose.

Au repos le pied semble normal, mais, dans la station debout, on le voit se dévier en dehors par une inflexion brusque qui siège immédiatement au-dessous des malléoles, d'où le nom de *Knickfuss* (pied coudé) que lui ont donné les Allemands. La malléole interne est proéminente, la plante du pied regarde légèrement en dehors, son bord externe est soulevé et appuie incomplètement sur le sol. En regardant par derrière, on voit que le calcanéum est notablement penché en dedans et que le tendon d'Achille décrit une courbure à convexité interne. La voûte plantaire est souvent un peu affaissée ; mais elle peut être normale et parfois même exagérée.

En général, cette déformation occasionne peu de troubles fonctionnels : la démarche est disgracieuse, traînante, les malades se lassent vite, ils sont sujets aux entorses ; il est rare toutefois de voir survenir des douleurs et des contractures comme dans le vrai pied plat valgus.

Le *pronostic* est favorable. Souvent c'est un accident passager de l'adolescence qui guérit spontanément. Cependant Lowett et Dane ont montré que la voûte plantaire peut s'effondrer secondairement, de sorte que le pied valgus simple peut devenir un vrai pied plat. Il est donc utile de faire un **traitement** qui consiste dans le port d'une attelle de Whitmann, comme celle que nous décrirons plus loin.

PIED PLAT VALGUS DES ADOLESCENTS.

Causes. — Le pied plat des adolescents se développe généralement *de douze à dix-huit ans*, c'est-à-dire à l'âge où se montrent également les autres déformations analogues : la scoliose, le genu valgum, la coxa vara, etc.

L'influence de la profession et des chaussures défectueuses est évidente. Tous les états qui obligent à travailler debout, tels que ceux de garçon de café, boucher, serrurier, mécanicien, blanchisseuse, etc., y prédisposent surtout lorsque le malade se sert de chaussures défectueuses, pantoufles, sabots, etc., qui sont incapables de soutenir le pied.

Il y a aussi une certaine prédisposition tenant à la race et à certaines qualités individuelles. Les malades atteints de pied plat sont généralement de grande taille ; ils ont un squelette volumineux, et en particulier des pieds très longs qui semblent disproportionnés avec le reste du corps, d'autant plus que les muscles sont grêles, peu développés ; ils ont aussi souvent des troubles trophiques, tels que de la cyanose des extrémités et de l'hyperhidrose.

Anatomie pathologique. — Dans les formes légères de pied plat valgus, l'architecture du pied n'est pas sensiblement modifiée ; il existe seulement une laxité anormale des ligaments qui permet aux os de se déplacer légèrement sous la charge du poids du corps.

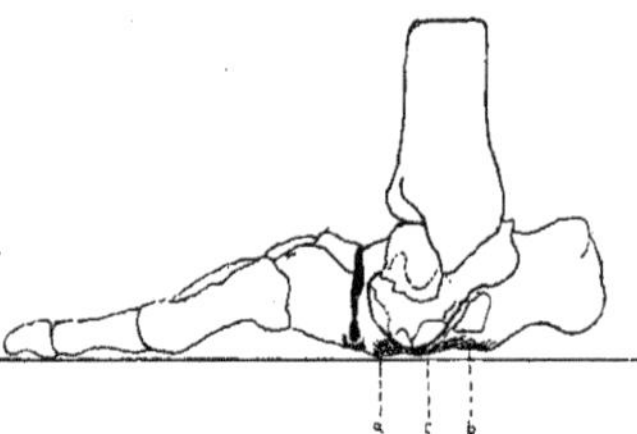

Fig. 116. — Déformation du pied plat (d'après Lorenz).

Ce *déplacement* devient permanent dans les formes accentuées. Il a son siège principal dans l'articulation astragalo-scaphoïdienne : le scaphoïde est abaissé jusqu'au contact du sol (fig. 116), et il entraîne avec lui les cunéiformes ; l'astragale s'incline aussi en bas par un mouvement de flexion plantaire, sa tête vient reposer presque entièrement sur le ligament calcanéo-cuboïdien, et elle ne reste plus en rapport avec le scaphoïde que par une très petite surface. Cette dislocation de l'articulation astragalo-scaphoïdienne, qui est la clef de la voûte plantaire, a pour résultat l'affaissement de cette voûte et l'aplatissement du pied.

D'autres mouvements complémentaires ou accessoires se produisent entre les divers os du pied. L'astragale, en outre de sa flexion plantaire, subit un mouvement d'adduction qui fait regarder sa tête en dedans, et de rotation sur son axe antéro-postérieur qui incline sa face supérieure en dedans. Le calcanéum, rejeté en dehors, s'incline aussi de telle sorte que sa face externe tend à devenir supérieure ; il subit de plus un mouvement de flexion plantaire qui abaisse son extrémité antérieure et relève le talon. L'avant-pied, fortement uni au cuboïde et par lui au calcanéum, accompagne ce dernier et se met comme lui en abduction et en pronation. Lorsque la déformation est très accentuée, cette abduction de l'avant-pied s'exagère encore dans la médio-tarsienne.

Les déformations propres des os sont peu accentuées. Ce n'est que dans les pieds bots invétérés de l'adulte qu'on les voit prendre un développement assez considérable pour entrer en jeu comme cause d'irréductibilité.

Les *lésions articulaires* sont plus importantes, car nous verrons qu'on leur a attribué un rôle dans la pathogénie du pied plat ou de la tarsalgie. Gosselin avait déjà signalé de l'arthrite dans l'articulation astragalo-scaphoïdienne; Kirmisson et Bise ont trouvé aussi des lésions inflammatoires au niveau de la tête de l'astragale. De plus, dans les pieds plats anciens, on a constaté souvent des lésions d'arthrite sèche ou d'ankylose, particulièrement au niveau des articulations sous-astragaliennes et astragalo-scaphoïdiennes (Holl-Zuckerkandl, Chaput, Jaboulay).

Symptômes. — Le pied plat valgus des adolescents se présente en clinique tantôt à l'état de simple déformation, tantôt avec un cortège de douleurs et de contractures qui lui donnent un caractère tout particulier. Nous avons donc à décrire le pied plat simple et le pied plat contracté, que l'on appelle aussi tarsalgie des adolescents.

Pied plat simple. — Pour bien voir la DÉFORMATION, il faut examiner le sujet debout. On constate alors qu'elle se compose de deux éléments, le *valgus* et l'*affaissement de la voûte plantaire.*

Le valgus est caractérisé par l'abduction du pied par rapport à la jambe : la pointe du pied se porte en dehors; la malléole interne est saillante, l'externe effacée, et, si l'on prolonge en bas la ligne formée par la crête tibiale, on voit qu'au lieu d'aboutir dans le premier espace interosseux elle tombe sur le premier métatarsien, le bord interne du pied, ou même encore plus en dedans.

Par suite de l'affaissement de la voûte plantaire, le pied paraît allongé et élargi (fig. 117); il repose sur le sol par toute sa plante, et parfois même par son bord interne, qui est large, épais, formant une véritable face, tandis que le bord externe aminci tend à se relever au-dessus du sol.

Deux saillies osseuses se dessinent à la partie interne du cou-de-pied. Le scaphoïde est le plus facile à reconnaître : il est abaissé jusqu'au contact du sol et forme un relief appréciable sur le bord interne du pied. Au-dessus et en arrière de lui, se trouve la tête de l'astragale abaissée et dirigée en bas.

Dans les formes graves on voit, de plus, que le calcanéum a abaissé son extrémité antérieure, et que le talon relevé est fixé par la rétraction du tendon d'Achille. Enfin le métatarse est plus ou moins dévié en abduction, de sorte que le bord interne du pied devient convexe et le bord externe concave. Dans les cas très accentués, on peut voir le métatarse se mettre, au contraire, en adduction, et le pied prendre ainsi une forme en baïonnette (Lorenz).

Le relevé des empreintes plantaires donne une idée assez exacte du degré de l'affaissement du tarse. A l'état normal, le pied repose seulement sur le talon, le bord externe et les têtes métatarsiennes (fig. 118, *b*); dans le pied plat, la surface de sustentation s'élargit à mesure que la déformation s'accentue; finalement la plante

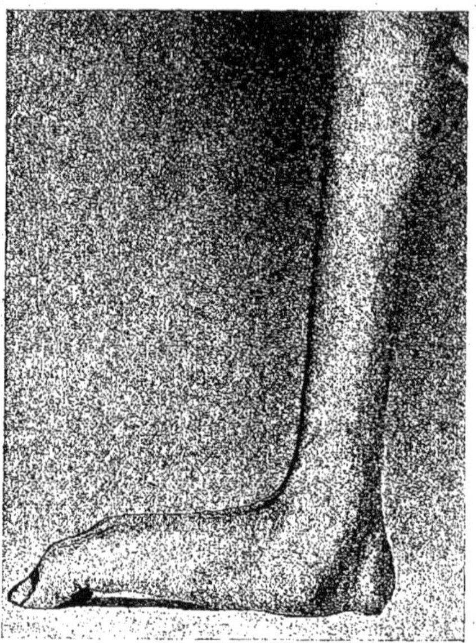

Fig. 117. — Pied plat valgus.

repose tout entière, et on distingue quelquefois même sur les empreintes le relief du scaphoïde à la partie moyenne du bord interne (fig. 118, *a*).

La RADIOGRAPHIE est aussi un bon complément de l'examen. Elle montre, dans les déformations accentuées, la dislocation de l'articulation astragalo-scaphoïdienne, la bascule de l'astragale et l'abaissement du scaphoïde. Dans les formes légères, on peut, d'après Meyers, reconnaître l'affaissement de la voûte plantaire en radiographiant les sujets debout et en étudiant les rapports du tubercule du premier métatarsien avec son cunéiforme. A l'état normal, ce tubercule est recouvert par le cunéiforme; dans le pied plat, au contraire, il est découvert dans une étendue proportionnelle au degré de la déformation.

Évolution. — Au début, le pied plat est souple, il se corrige spontanément par le repos ou par une pression légère des mains, et les mouvements gardent leur amplitude normale. Peu à peu il se fixe, la supination se limite, puis elle devient impossible; lorsque la déformation est ancienne, la flexion dorsale est aussi limitée par une rétraction légère du tendon d'Achille.

L'*état fonctionnel* dépend du degré de la déformation. Dans les cas légers, la démarche est disgracieuse, lourde, les malades se

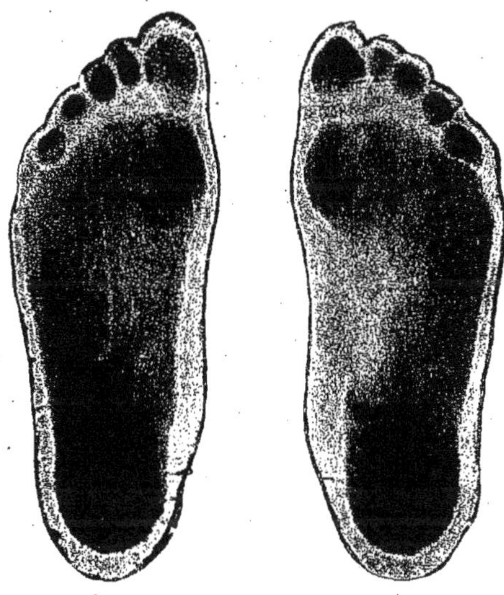

Fig. 118. — Empreintes plantaires; à gauche, pied plat; à droite, pied normal.

lassent vite, ils sont exposés aux entorses et surtout aux accidents de la tarsalgie. Avec le pied plat invétéré, la marche devient difficile, pénible, et elle se fait souvent avec une véritable claudication. Cette gêne, qui résulte de la raideur du pied et de son appui défectueux sur le sol, est souvent exagérée par les durillons, les cors, l'hallux valgus, l'ongle incarné qui se développent à la suite des pressions anormales auxquelles il est soumis.

Pied plat douloureux. — Tarsalgie. — Les *douleurs* de la tarsalgie revêtent des formes très diverses. Au début, c'est souvent une sensation vague de malaise qui apparaît le soir sous l'influence de la fatigue et se dissipe pendant le repos de la nuit. Plus tard, la douleur se localise d'une façon plus précise. Elle siège généralement au niveau de l'articulation médio-tarsienne, et plus particulièrement à la face inférieure de l'articulation astragalo-scaphoïdienne, et elle est exagérée par la pression à ce niveau. Dans d'autres cas, elle est ressentie soit vers le talon, soit vers l'extrémité antérieure du premier métatarsien, ou bien encore à la jambe, dans le mollet ou le long des péroniers. Cette douleur augmente peu à peu ; d'abord intermittente, elle devient ensuite continue, et elle finit par s'exagérer au point de rendre la marche pénible ou même tout à fait impossible.

A ce moment on observe généralement un nouveau symptôme, la *contracture*. Celle-ci porte surtout sur les muscles abducteurs (extenseur commun des orteils et péroniers); elle a pour effet d'exagérer la déviation du pied en valgus et en pronation, et de rendre impossible les mouvements inverses d'adduction et de supination. Lorsqu'on cherche à provoquer ces derniers, on voit les tendons extenseurs et péroniers se tendre comme des cordes, maintenant les orteils relevés et fixant le pied dans sa position anormale. Quelquefois la contracture s'étend aussi à d'autres muscles, tels que le jambier antérieur, le triceps ; l'immobilisation du pied est alors presque complète.

Au début, cette contracture est passagère ; elle disparaît sous l'influence du repos, laissant le pied revenir à sa forme normale. Peu à peu elle devient permanente, et, si l'affection est négligée, elle finit par faire place à une rétraction définitive des muscles. Le pied est alors fixé en pied plat invétéré.

A cette période la douleur s'atténue, elle finit par disparaître, et le malade conserve seulement la gêne fonctionnelle très accentuée qui résulte de la déformation. Il est toutefois relativement rare de voir la tarsalgie arriver à ce degré extrême. En général, les douleurs sont assez vives dès le début pour obliger les malades à se soigner ; les accidents se bornent alors à des poussées douloureuses qui se répètent surtout pendant l'adolescence et deviennent plus rares à l'âge adulte.

La tarsalgie n'est pas un symptôme constant du pied plat ; elle peut se développer dans des cas où le pied est presque normal, et faire défaut, au contraire, avec des déformations très accentuées. C'est donc une complication assez capricieuse sur la nature de laquelle on a beaucoup discuté.

Pathogénie. — Aujourd'hui, on ne cherche plus à l'expliquer par la compression des parties molles plantaires, ou par la contracture primitive des muscles péroniers. Il est devenu certain que la douleur et la contracture ont une *origine articulaire*, car on les retrouve peu différentes dans les arthrites bien caractérisées de la médio-tarsienne. Ce qui reste en discussion, c'est la nature de cette lésion articulaire.

Beaucoup pensent, avec Gosselin, qu'elle a une origine *inflammatoire* ; le rhumatisme, la blennorragie, les infections atténuées par le streptocoque, le staphylocoque et même la tuberculose vraie ou le rhumatisme tuberculeux peuvent évidemment se localiser sur la médio-tarsienne, et donner lieu aux symptômes de la tarsalgie. On invoque, en faveur de cette hypothèse, le défaut de concordance entre l'intensité de la douleur et le degré de la déformation du pied, l'existence des lésions inflammatoires relevées par Gosselin, Kirmisson et Bise, et dont on trouve aussi le témoignage posthume dans les ankyloses qui se forment quand la lésion devient invétérée. Enfin on fait remarquer aussi que souvent la tarsalgie ne dure qu'un temps, et que souvent les malades cessent de souffrir après la fin de la croissance, malgré la persistance du pied plat.

L'origine *mécanique* de la tarsalgie a aussi en sa faveur des arguments de premier ordre. En général, les accidents apparaissent au moment de l'apprentissage, lorsque le malade cesse d'aller à l'école et se trouve obligé de marcher beaucoup ou de rester longtemps debout ; ils sont calmés par le repos, et il suffit pour les faire disparaître de soutenir la voûte plantaire par une semelle appropriée.

Lorsque les choses se passent ainsi, il faut bien admettre que la tarsalgie résulte d'une sorte d'entorse chronique. Le pied, mal conformé par suite d'une anomalie de son squelette ou d'une laxité anormale de ses ligaments, travaille dans des conditions défectueuses, les os tendent à se déplacer, les capsules articulaires et les synoviales sont tiraillées, distendues, et la douleur apparaît ; si le traitement n'intervient pas, elle dure jusqu'au moment où, la croissance étant finie, les ligaments deviennent résistants et les os s'adaptent définitivement à leur situation anormale ; parfois elle se prolonge toute la vie, et le pied ne parvient pas à retrouver un équilibre suffisant.

Nous arrivons ainsi à considérer la tarsalgie non pas comme une maladie définie, mais comme un *symptôme qui peut être occasionné par des causes très différentes*, les unes d'ordre mécanique et les autres d'ordre infectieux. Il n'est pas impossible que ces deux éléments se combinent parfois ; une lésion inflammatoire peut relâcher les ligaments et créer ainsi les conditions de l'entorse chronique ; celle-ci peut de son côté favoriser la localisation de l'infection sur la médio-tarsienne. Mais dans l'état actuel des choses, il ne semble pas conforme à l'observation clinique d'attribuer la place prépondérante à l'un ou l'autre de ces éléments, et de chercher à faire rentrer tous les cas dans le cadre d'une seule affection ayant une pathogénie unique.

Traitement. — Le traitement du pied plat comporte des indications différentes suivant que la déformation existe seule ou qu'elle s'accompagne de tarsalgie.

Pied plat simple. — La première indication est de *réduire* le plus possible la *surcharge du pied*, en conseillant au malade d'éviter la marche, la station debout prolongée, et de prendre une profession qui lui permette de travailler assis.

Il faut, de plus, *développer les muscles* et fortifier les ligaments par le massage, la gymnastique. On peut recommander, à ce point de vue, des exercices méthodiques du pied, et particulièrement la marche sur la pointe des pieds tenus en adduction ; l'exercice de la bicyclette est aussi favorable.

Enfin, il faut *soutenir la voûte plantaire* au moyen d'une chaussure spéciale. Celle-ci doit avoir pour but non pas d'exercer une pression directe sur la partie interne de la plante, ce qui provoquerait des

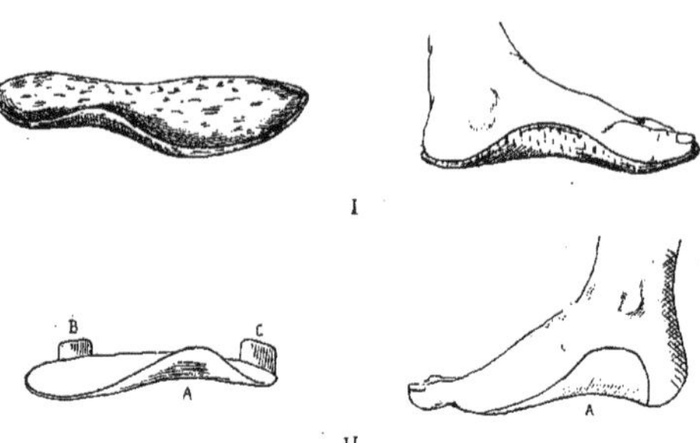

Fig. 119. — I. Semelle de liége pour la contention du pied plat. II. Attelle de Whitmann.

douleurs, mais d'obliger le pied à se tenir en légère supination. Cette attitude a, en effet, pour résultat de reformer la voûte plantaire et de faire reposer le pied sur ses appuis normaux.

Dans les cas légers, on peut faire usage d'une chaussure ordinaire à l'intérieur de laquelle on place une semelle de liège modelée comme le montre la figure 119, I. Mais, en général, il est préférable d'avoir recours à l'attelle de Whitmann (fig. 119, II).

Celle-ci se fait en acier, en aluminium ou en celluloïde. On la construit de la façon suivante : après avoir fait une forme du pied soit par un moulage en plâtre, soit, comme le font habituellement les cordonniers, en taillant une forme en bois d'après les mesures prises sur le malade, on évide cette forme à la partie interne de façon à reconstituer une voûte plantaire. Sur la forme ainsi corrigée, on moule une attelle, qui est ensuite découpée et placée dans la chaussure. Lorsque la déformation est accentuée, le pied a une tendance marquée à glisser en dehors sur le plan incliné formé par la semelle ; pour empêcher ce déplacement, on place au bord externe de la semelle deux crochets correspondant l'un à l'extrémité antérieure du calcanéum et l'autre à la partie moyenne du cinquième métatarsien (fig. 119, BC).

Cette chaussure convient admirablement pour combattre l'affaissement de la voûte plantaire, mais elle est beaucoup moins efficace contre le valgus simple qui se produit dans la tibio-tarsienne et la sous-astragalienne. Lorsque cette déformation est accentuée, on est obligé de la combattre en rendant la tige de la chaussure rigide au moyen d'un cuir moulé, ou d'une petite attelle mécanique placée dans son épaisseur, ou bien en adaptant au soulier un tuteur articulé dont la partie supérieure se fixe par un collier au milieu du mollet.

Tarsalgie. — Lorsque le pied plat est accompagné de douleurs et de contractures, le traitement doit être tout d'abord dirigé contre cette complication.

Dans les cas légers et récents, le repos, les massages et les bains chauds suffisent presque toujours. Lorsque le pied est redevenu souple et indolore, on reprend le traitement de la déformation, comme s'il s'agissait d'un pied plat ordinaire.

Si les contractures résistent, il faut faire le *redressement forcé*. Sous anesthésie, on fait un massage énergique du pied de façon à l'assouplir dans le sens de l'adduction et de la supination; lorsqu'on a obtenu une correction complète, le pied est immobilisé en hypercorrection au moyen d'un bandage plâtré pendant quatre à six semaines; ensuite, on reprend l'assouplissement par le massage et la gymnastique, et on soutient la voûte plantaire au moyen d'une attelle de Whitmann.

Peu de tarsalgies résistent à ce traitement lorsqu'il est poursuivi régulièrement, et il est tout à fait rare que l'on soit obligé d'en venir à une intervention sanglante. Cependant, dans les cas où le pied reste douloureux et impropre à la marche, on a encore la ressource de faire l'opération d'Ogston, c'est-à-dire l'arthrodèse de l'articulation astragalo-scaphoïdienne. Kirmisson vante beaucoup cette opération, qui lui a donné de bons résultats.

Pied creux.

Le pied creux est caractérisé par l'*exagération de la voûte plantaire*; il est l'opposé du pied plat.

Anatomiquement, cette déformation résulte d'une flexion plantaire qui se passe principalement dans l'articulation de Chopart et qui peut aller jusqu'à une véritable subluxation du scaphoïde et du cuboïde par rapport à l'astragale et au calcanéum. L'aponévrose plantaire est rétractée; à la longue, la rétraction s'étend aussi aux muscles et aux ligaments plantaires, et même à certains muscles de la jambe, notamment l'extenseur commun des orteils et le triceps sural.

Le pied creux peut être congénital; il s'associe fréquemment avec le pied bot varus équin et avec le metatarsus varus. Il complique aussi souvent les diverses formes du pied bot paralytique. Lorsqu'il existe isolément, on le voit apparaître dans la seconde enfance, vers l'âge de cinq à huit ans, sans cause bien appréciable, ou bien à la suite de maladies infectieuses banales, telles que la rougeole, la scarlatine, la diphtérie, sans que rien au cours de ces affections ait attiré l'attention sur les membres inférieurs. Sa pathogénie est alors très obscure, car on ne trouve pas une explication satisfaisante de la déformation dans l'état des muscles, des ligaments ou du squelette. Cependant les muscles, sans être paralysés, sont souvent faibles et peu développés; d'autre part, la rétraction de l'aponévrose plantaire et du triceps est tout à fait analogue à celle qu'on observe dans les lésions nerveuses ; enfin cette déformation se présente souvent sur des sujets qui présentent des tares nerveuses diverses. Pour ces raisons, on a de la tendance à considérer le pied creux acquis comme résultat d'une altération du système nerveux.

Symptômes. — La *déformation* est souvent bilatérale, mais elle n'atteint pas toujours un degré égal des deux côtés. La voûte plantaire est exagérée ; l'empreinte plantaire montre que le pied repose seulement sur le talon et les têtes métatarsiennes ; la partie moyenne du bord externe ne touche plus le sol. La face dorsale du pied est fortement convexe, et on y trouve une saillie exagérée du cuboïde et des cunéiformes. Le pied est raccourci ; l'orsqu'on cherche à l'étaler, on sent l'aponévrose plantaire se tendre et faire une corde saillante, surtout au niveau de son bord interne.

Au début, cette rétraction est assez peu accentuée pour permettre une certaine correction ; mais, à mesure que le mal progresse, la déformation devient plus fixe, plus rigide et se complique de lésions secondaires. Les orteils se mettent en griffe ; ils se fléchissent dans leurs articulations interphalangiennes, tandis que les premières phalanges se mettent en hyperextension sur les métatarsiens. Les orteils se trouvent ainsi relevés sur le dos du pied, et ils y sont maintenus par la rétraction de l'extenseur commun des orteils, dont les tendons se dessinent sous la peau.

A la face plantaire, les têtes métatarsiennes forment un relief anormal, figurant un talon antérieur large et épais qui est le principal point d'appui du pied. La pression y développe des durillons qui peuvent s'enflammer et devenir une cause de douleurs. Enfin la rétraction du tendon d'Achille fixe le pied en équinisme léger et exagère encore les pressions à son extrémité antérieure.

La *gêne fonctionnelle* augmente progressivement à mesure que l'affection s'aggrave ; elle est beaucoup plus accentuée lorsque celle-ci est bilatérale. Au début, la démarche est seulement peu élégante et peu solide ; plus tard, le défaut d'une base de sustentation assez large et la rétraction du tendon d'Achille obligent les malades à tenir les jambes écartées ; la marche devient pénible, les chutes sont fréquentes. Enfin, le plus souvent, il se développe des durillons sous les têtes métatarsiennes, des cors sur les orteils, et les douleurs qui en résultent viennent encore aggraver l'état fonctionnel au point que certains malades deviennent presque impotents.

Traitement. — Le traitement doit se proposer, au début, de combattre la déformation par une *chaussure orthopédique*. Nous employons dans ce cas un soulier à semelle rigide, pouvu d'une bride élastique passant sur le dos du pied et dont la pression tend à étaler le pied. Kirmisson recommande aussi de surélever la semelle au niveau des têtes métatarsiennes et de l'abaisser vers le talon. On cherche en même temps à développer le mieux possible la force des muscles par la gymnastique, le massage, les frictions, l'électricité, etc.

Lorsque la déformation présente une certaine fixité et devient gênante, une **intervention opératoire** s'impose. Dans les cas simples, on peut se contenter de faire la section sous-cutanée de l'aponévrose plantaire, suivie d'un massage forcé énergique. La correction est maintenue par un appareil plâtré, puis par l'usage de la chaussure indiquée plus haut.

Mais, quand la lésion est accentuée, une opération plus complexe devient nécessaire. Hoffa a recommandé alors la *tarsoclasie*. Nous avons fait plusieurs fois avec de bons résultats l'intervention suivante : section à ciel ouvert de l'aponévrose plantaire, des muscles et des aponévroses plantaires internes, en respectant le nerf et en poursuivant la section, s'il y a lieu, jusqu'aux ligaments plantaires du tarse. Un massage forcé énergique redresse alors le pied. L'opération est complétée par la section sous-cutanée du tendon d'Achille et des tendons extenseurs des orteils, lorsque leur rétraction est par trop accentuée.

Déformations des orteils.

Les déformations des orteils sont nombreuses et variées. Nous ne retiendrons comme ayant un intérêt pratique que l'*hallux valgus* et l'*orteil en marteau*.

HALLUX VALGUS.

L'*hallux valgus* est une déviation du gros orteil en dehors, par suite de laquelle il vient croiser la direction des autres orteils en se plaçant tantôt sur leur face supérieure et tantôt sur leur face inférieure. Cette déviation se produit dans l'articulation métatarso-phalangienne ; la première phalange se subluxe sur la face externe du métatarsien entraînant avec elle les sésamoïdes; elle subit en même temps un mouvement de torsion qui fait regarder sa face supérieure en dedans.

La tête métatarsienne présente sur sa face externe une surface articulaire néoformée; sur le reste de son étendue, on trouve un cartilage irrégulier, strié, et souvent des lésions d'arthrite sèche. La tubercule d'insertion du ligament latéral interne est augmenté de volume.

La déformation est maintenue par la rétraction des ligaments externes et par le tendon extenseur qui sous-tend l'angle que l'orteil forme avec le métatarsien.

L'hallux valgus peut être congénital (Félizet); le plus souvent il

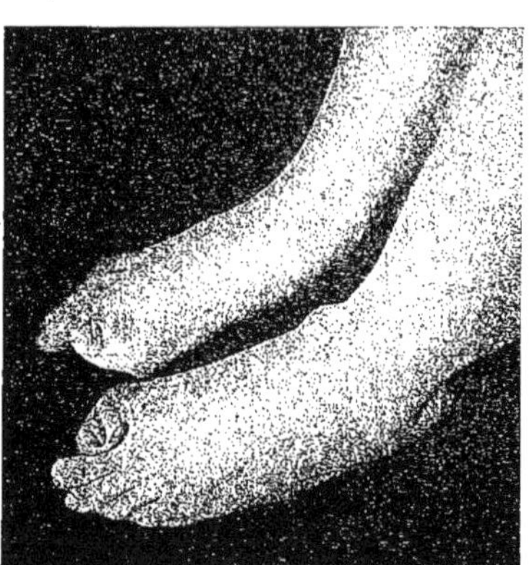

Fig. 120. — Hallux valgus.

est acquis, et sa pathogénie reste discutée. Les uns en font le résultat de l'application d'une chaussure trop étroite à son extrémité (Broca, Chassaignac, Tillaux); d'autres le considèrent comme le résultat d'une lésion inflammatoire de l'articulation métatarso-phalangienne relevant du rhumatisme, de la goutte ou d'un trouble nerveux (Verneuil, Lancereaux, Kirmisson). Il se rencontre surtout à l'âge adulte; on l'observe quelquefois cependant au cours de la seconde enfance ou de l'adolescence. Il est accompagné souvent d'autres déformations du pied telles que l'orteil en marteau, le pied plat, etc.

Symptômes. — La *déviation* se fait à la base de l'orteil, au niveau de l'articulation métatarso-phalangienne. Au début, le gros orteil repousse simplement les autres orteils; mais, lorsque la déviation s'accentue, il chevauche sur eux ou se glisse au-dessous d'eux; il a de plus une tendance à se tordre sur son axe, de telle sorte que sa face supérieure regarde en dedans.

La tête métatarsienne saillante paraît augmentée de volume ; elle forme quelquefois une véritable tumeur dure, ressemblant à une exostose, à la surface de laquelle se dessine la saillie exagérée du tubercule d'insertion du ligament latéral interne. Le premier métatarsien est écarté du deuxième, de sorte que l'espace interosseux correspondant est élargi et prend la forme d'un triangle à base antérieure.

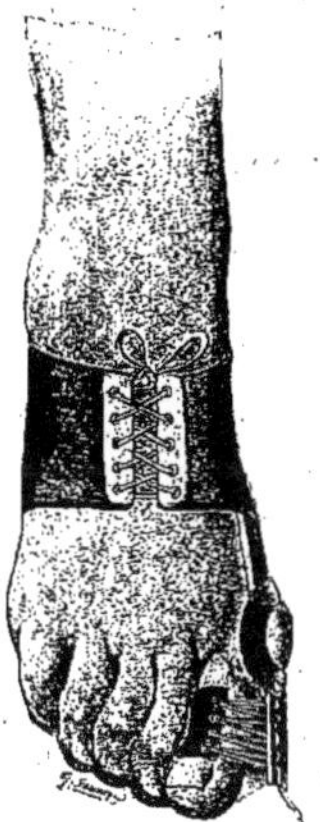

Fig. 121. — Appareil de Bigg pour la correction de l'hallux valgus.

Lorsqu'on cherche à corriger la déformation, on sent une résistance de la peau et des ligaments externes, et on voit le tendon extenseur déplacé en dehors former un corde saillante sous les téguments.

La *gêne fonctionnelle* ne devient réellement sérieuse que par le fait des complications : cors, ongle incarné, et surtout inflammation de la bourse séreuse qui recouvre la face interne de la tête du premier métatarsien.

Traitement. — Le *traitement orthopédique* convient pour les cas légers. Il consiste à redresser l'orteil en faisant usage pendant la nuit d'un appareil, tels que ceux de Nyrop, ou de Bigg, ou d'un simple attelle rigide fixée à la face plantaire du pied par un bandage. Pendant la journée, le malade porte simplement une chaussure large, à bout carré, qui ne doit exercer aucune pression sur le premier orteil.

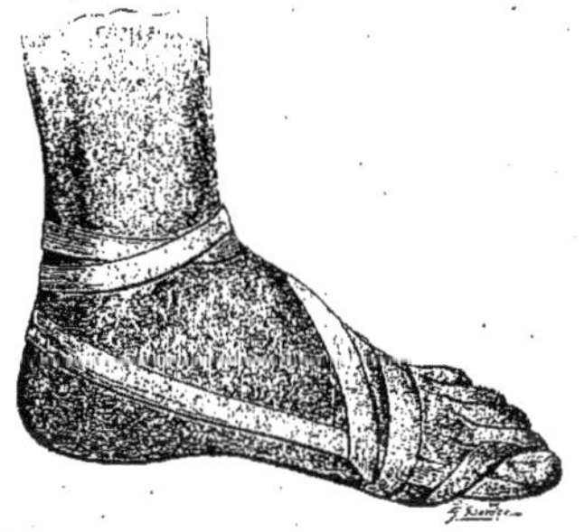

Fig. 122. — Appareil de Nyrop pour la correction de l'hallux valgus.

Une *intervention* devient nécessaire dans les cas où la déviation est accentuée et occasionne une gêne fonctionnelle notable. Elle peut consister dans le redressement forcé avec section des ligaments externes et du tendon extenseur, ou bien dans des opérations osseuses dont la meilleure est l'ostéotomie cunéiforme du col du métatarsien (Reverdin).

ORTEIL EN MARTEAU.

L'orteil en marteau est une malformation assez fréquente qui se rencontre presque toujours sur le deuxième orteil ; il est souvent bilatéral.

Il est caractérisé anatomiquement par une flexion permanente de l'articulation phalango-phalangienne. Cette articulation reste mobile, elle peut se fléchir complètement, mais son mouvement d'extension s'arrête au voisinage de l'angle droit, limité par la tension des ligaments, du tendon fléchisseur et de toutes les parties molles qui se trouvent du côté plantaire. Les os sont eux-mêmes peu déformés ; on a vu quelquefois la première phalange présenter sur son côté dorsal un allongement anormal qui peut atteindre 3 à 4 millimètres (Ollier), tandis que du côté plantaire la surface articulaire est aplatie au point correspondant à l'articulation de la phalangine, mais cette déformation paraît bien être la conséquence plutôt que la cause de l'orteil en marteau.

Sa *pathogénie* est obscure. Il est assez souvent congénital et héréditaire. On admet qu'il peut être aussi le résultat d'un trouble de croissance analogue à celui qui produit le genu valgum (Kirmisson). Sa localisation prédominante sur le deuxième orteil semble indiquer qu'il a le plus souvent une cause mécanique. Cet orteil dépasse en effet sensiblement ses voisins, et il est par conséquent le premier à subir les conséquences fâcheuses des souliers trop courts. C'est pourquoi l'orteil en marteau coexiste souvent avec l'hallux valgus et le pied plat. Dans ce dernier cas, notamment, le pied s'allonge et s'étale sous la pression du poids du corps, et le deuxième orteil vient ainsi butter contre l'extrémité de la chaussure.

Symptômes. — Les symptômes se résument surtout dans l'aspect très particulier de l'orteil. La première phalange est redressée ; elle paraît aussi souvent amincie, allongée en col de cygne. La seconde phalange s'incline sur elle à 90°, et elle semble légèrement subluxée en bas. La troisième enfin se trouve généralement en hyperextension ; elle est élargie, trapue, et c'est elle qui contribue le plus à donner à l'orteil sa forme caractéristique. Souvent un durillon se développe sur le dos de l'orteil, à l'endroit le plus saillant.

La mobilité est complète, sauf en ce qui concerne l'extension de la deuxième phalange, qui demeure tout à fait impossible.

La gêne fonctionnelle est nulle chez les jeunes enfants. Elle n'apparaît que vers l'âge de dix à douze ans, lorsque le frottement des chaussures a déterminé la formation d'un cor qui devient douloureux.

Traitement. — Comme pour l'hallux valgus, on peut, dans les cas légers, chercher à obtenir la correction par des *moyens orthopédiques.*

L'appareil classique de Mellet (fig. 123), souvent mal toléré, est remplacé avantageusement par une attelle d'acier flexible, de la largeur de l'orteil, sur laquelle celui-ci est maintenu étalé par une bandelette de diachylon ou de leucoplaste (Hoffa), ou par un petit anneau élastique.

Lorsque la déformation est trop résistante, on peut se contenter d'une chaussure disposée de façon à éviter toute pression sur le dos

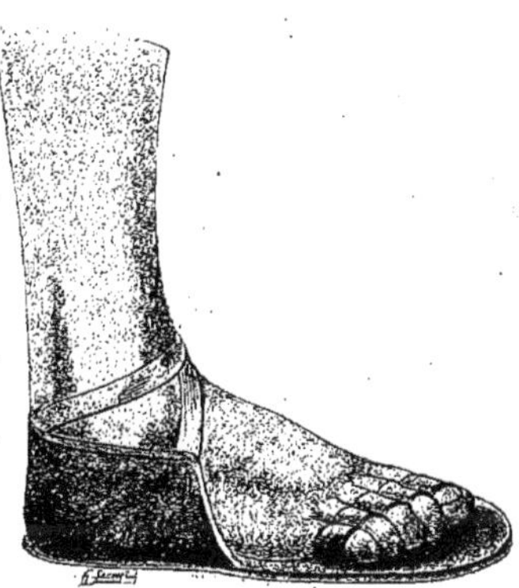

Fig. 123. — Appareil de Mellet pour la correction de l'orteil en marteau.

de l'orteil déformé. Mais assez souvent on est obligé d'en arriver à une *intervention* qui consiste dans la résection de la tête de la première phalange.

Cette opération est des plus simple : par une courte incision sur une des faces latérales de l'articulation on découvre la tête de la première phalange, on la dénude au détache-tendon et on la luxe dans la plaie. On résèque alors avec une cisaille l'extrémité de la tête, puis on remet l'os en place, et on immobilise l'orteil en rectitude.

CHIRURGIE ET ORTHOPÉDIE DU CRANE, DU RACHIS, DU THORAX ET DU BASSIN

PAR

le Dr M. DENUCÉ

Professeur de clinique chirurgicale infantile et d'orthopédie à la Faculté de médecine de Bordeaux.

MALADIES DU RACHIS ET DU CRANE

MALFORMATIONS CONGÉNITALES DU RACHIS ET DU CRANE

Parmi les malformations congénitales du rachis, nous étudierons en première ligne les différentes formes du spina bifida. Nous rattacherons à cette étude celle des kystes et fistules dermoïdes et des infundibula coccygiens, et des tumeurs congénitales de la région sacro-coccygienne. Quant aux autres malformations des vertèbres, état cunéiforme, hémiatrophie des corps, variations numériques totales ou partielles, etc., nous les examinerons avec les scolioses congénitales. En raison de leur origine analogue, nous étudierons après le spina bifida l'encéphalocèle congénitale.

Spina bifida.

Définition. — J'ai défini le spina bifida « l'ensemble des malformations congénitales rachidiennes dans lesquelles une fissure portant sur l'enveloppe osseuse du canal vertébral s'accompagne de modifications variables des parties molles tant intra que juxta-rachidiennes (1) ».

(1) DENUCÉ, Spina bifida. Anatomie pathologique et embryogénie, 1906.

Cette définition s'applique aux fissures portant sur la partie postérieure des vertèbres, de beaucoup les plus fréquentes, ainsi qu'à celles plus rares des corps vertébraux (spina bifida antérieur).

Anatomie pathologique et embryogénie. — Le développement rachi-médullaire passe par les trois stades suivants : 1° sur les bords du *prostome* se différencie de chaque côté la *lame médullaire*. Les bords internes de celle-ci s'unissent sur la ligne médiane, pour constituer la *gouttière médullaire*; 2° les bords externes de cette gouttière (*crêtes médullaires*) se soudent en arrière sur la ligne médiane et forment le *tube médullaire*; 3° des prolongements mésodermiques s'insinuent entre le tube médullaire et l'ectoderme, les libérant l'un de l'autre. Ces prolongements donneront naissance au derme, au tissu cellulaire, aux muscles et aux aponévroses, plus profondément au rachis et à la méninge dure, et enfin à la méninge molle.

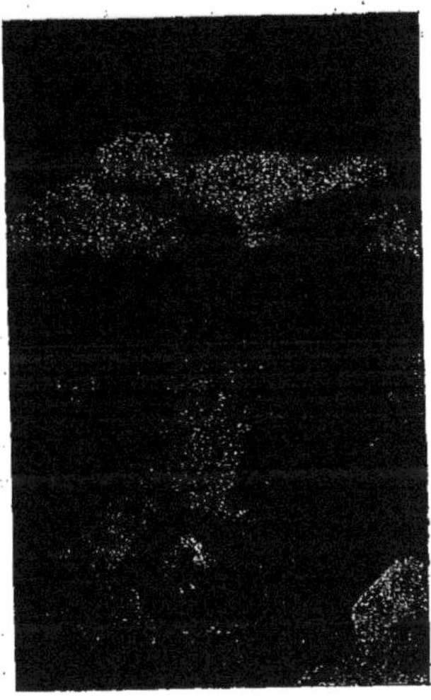

Fig. 124. — Myéloméningocèle lombo-sacrée. Area médullo-vasculaire. Zone épithélio-séreuse. Zone dermatique.

Le spina bifida sera le résultat d'une déviation primitivement imposée à ce processus normal. Mais, quelque grande qu'ait été cette déviation au début, ce processus tend toujours à revenir à sa marche normale. Suivant l'intensité de la déviation, suivant les résultats que donnera la tendance du processus à revenir à sa marche normale, il pourra se produire des formes extrêmement variées de spina bifida. Recklinghausen les a réparties en trois catégories : 1° les *myéloméningocèles* ; 2° les *myélocystocèles* et *myélocystoméningocèles* ; 3° les *méningocèles*.

1° **Myéloméningocèle.** — La gouttière médullaire ne s'étant pas refermée en tube, la nappe médullaire reste étalée, et ses bords ne se dégagent pas de leurs connexions avec le feuillet épidermique. Le tégument dorsal offre une solution de continuité où on voit la pie-mère à nu supportant des éléments médullaires plus ou moins altérés.

La myéloméningocèle siège surtout dans la région lombo-sacrée ou sacrée, plus rarement dans la région cervicale ou dorsale. Son volume et sa saillie sont variables.

La peau formant les bords de la solution de continuité constitue la *zone dermatique*, qui offre souvent de l'hypertrichose ou porte des nævi. La portion de la lame pie-mérienne la plus rapprochée de ces bords forme la zone *épithélio-séreuse*, rosée, lisse, laissant transparaître un riche réseau vasculaire, sous des traînées épithéliales ou épidermiques incomplètes paraissant provenir les premières de la région centrale, les deuxièmes de la

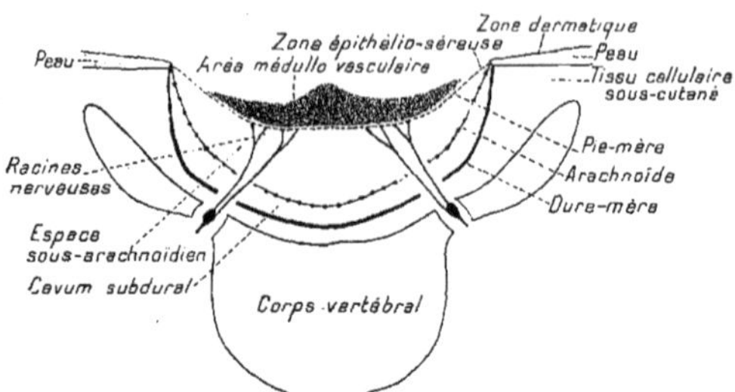

Fig. 125. — Myéloméningocèle. Rachischisis.

zone dermatique. Sur la partie moyenne de la lame pie-mérienne, on voit une saillie rougeâtre, arrondie, à surface veloutée, semée de fines houppettes. C'est l'*area médullo-vasculaire*, formée par ce qui subsiste des éléments médullaires. Si la première soudure des lames médullaires par leurs

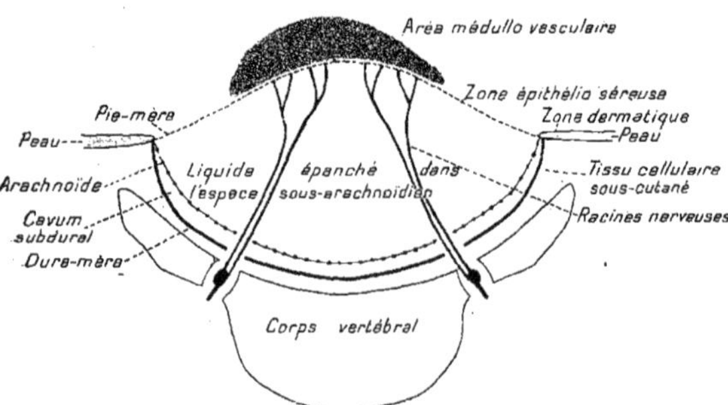

Fig. 126. — Myéloméningocèle, variété sous-arachnoïdienne.

bords internes ne s'est pas faite, l'area peut être double (diastématomyélocèle).

A la coupe, au-dessous de la pie-mère, se trouve l'arachnoïde, puis, plus profondément encore, la dure-mère, qui repose sur la gouttière vertébrale.

Du liquide peut s'amasser dans les espaces interméningés, d'où les variétés sous-arachnoïdienne (fig. 126) et subdurale de la myéloméningocèle. Dans la variété sous-arachnoïdienne, s'il y a peu de liquide, les nombreuses cloisons de cette cavité lui donnent un aspect lacunaire, spongieux, myxoïde (1). Si l'épanchement est assez abondant pour refouler périphériquement les cloisons, la cavité contenant le liquide sera unique, vaste, et traversée librement par les séries parallèles des racines médullaires partant de la face profonde de l'area. Au contraire, dans la variété subdurale, l'arachnoïde, refoulée contre la pie-mère par l'épanchement, masque les racines (fig. 127).

L'ensemble de ces parties molles repose sur la face postérieure des corps vertébraux et fait saillie à travers la fissure due à l'absence plus ou moins complète des arcs vertébraux postérieurs. Cette fissure peut occuper plusieurs vertèbres ; les corps vertébraux sont généralement normaux.

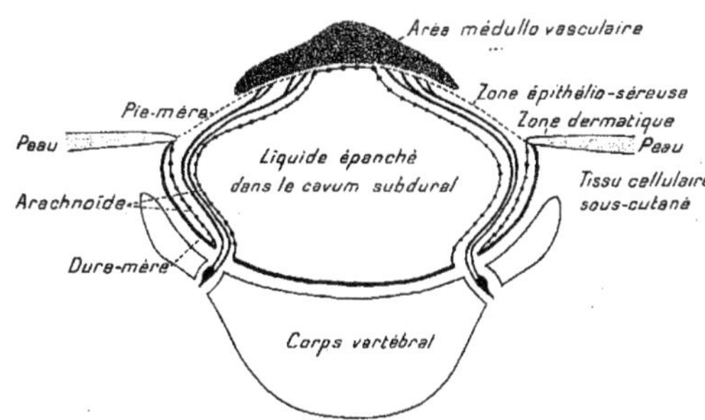

Fig. 127. — Myéloméningocèle, variété subdurale. Les racines nerveuses, refoulées par l'arachnoïde, ne sont pas visibles dans la cavité de l'épanchement.

Il faut noter que la fissure intéresse simultanément l'ectoderme et tous les tissus provenant du mésoderme, jusqu'à la dure-mère comprise (derme, muscles, fascias, paroi postérieure du rachis et dure-mère).

Recklinghausen appelle *rachischisis* les cas où, en l'absence de toute collection liquide, la lésion ne fait aucune saillie (fig. 125).

2° **Myélocystocèle.** — Dans cette forme, le feuillet ectodermique s'étant refermé sur la ligne médiane, une fissure vertébrale et dure-mérienne donne issue, sous l'épiderme formant une couche continue, à une tumeur formée par la dilatation locale du tube médullaire refermé (hydrorachis interne des anciens auteurs). Pour moi, la myélocystocèle est la transformation évolutive d'une myéloméningocèle primitive. Par suite du retard apporté à sa fermeture en tube, la nappe médullaire en s'étalant s'est accrue en largeur (Rabaud). Entre l'area et le rebord cutané, il s'est fait comme une distension de la lame épithélio-séreuse. La reprise du travail de fermeture peut amener divers types :

(1) C'est à ces cas que Matthews Duncan a donné le nom de *spina bifida* myxomateux.

a. L'accolement et la soudure se font au niveau des lignes limitant la myéloméningocèle primitive et la peau. Le myélocyste ainsi constitué repose sur la gouttière vertébrale, et sa paroi interne porte en avant une area et en

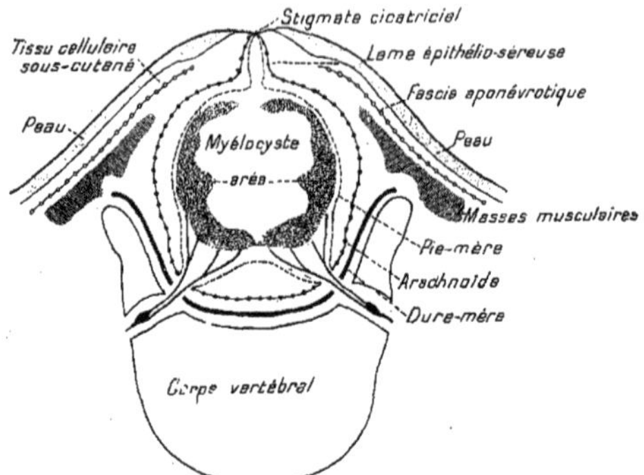

Fig. 128. — Myélocystocèle. Myélocyste adhérent.

arrière une zone épithélio-séreuse. La poche, en général assez volumineuse, adhère à la face profonde de l'épiderme refermé. Ni le derme, ni les parties molles sous-jacentes n'ont pu atteindre la ligne médiane (myélocyste

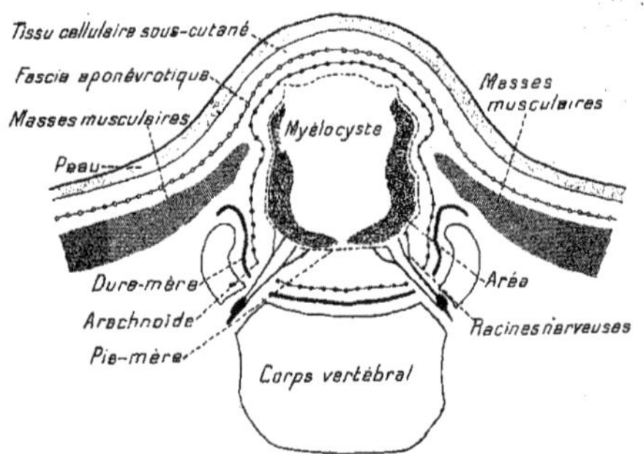

Fig. 129. — Myélocystocèle. Myélocyste non adhérent.

adhérent). L'épiderme seul recouvre la soudure postérieure des parois myélocystiques, d'où un aspect cicatriciel particulier à ce niveau (fig. 128).

b. Cette adhérence du myélocyste peut, par la reprise du processus normal, disparaître. Le derme, les couches musculaires et aponévrotiques sous-jacentes se rapprochent et s'unissent sur la ligne médiane. Seule, la membrane unissante supérieure de Rathke ne se développe pas, d'où la fissure de la paroi osseuse et dure-mérienne, commune à toutes les myélocystocèles (fig. 129).

c. En même temps que se ferme l'ectoderme, les bords externes de l'area se soudent. Le myélocyste est entièrement constitué par l'area. C'est ce que j'ai appelé le *myélocyste aréal* (fig. 130).

Ce myélocyste aréal peut être en continuité directe avec le feuillet ectodermique ; il peut en avoir été séparé par le travail d'évolution normal ; ou enfin, entre la fermeture ectodermique et la soudure aréale, la zone épithéliosérique a persisté, en dehors du myélocyste, formant par l'accolement de

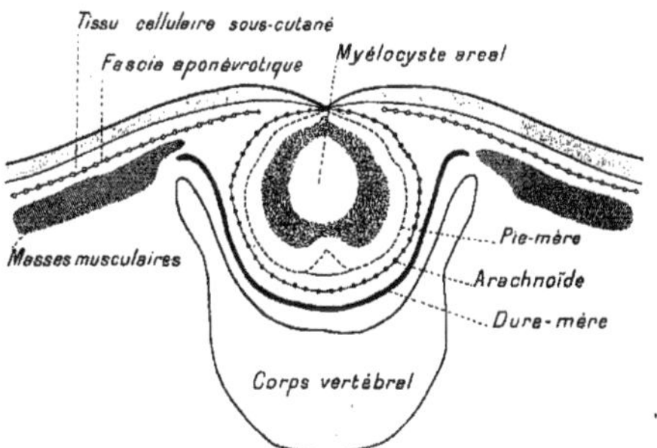

Fig. 130. — Myélocyste aréal adhérent.

ses parois ce que j'ai appelé la *lame épithélio-séreuse*. Le myélocyste aréal est caractérisé par ses dimensions restreintes et sa tendance à la rétraction.

Dans ces diverses variétés de myélocystocèle, la dure-mère ne recouvre jamais la portion dorsale de la tumeur. La fissure osseuse a des dimensions variables : elle est parfois latérale et ne porte que sur une moitié des arcs postérieurs fissurés. Les corps vertébraux présentent des anomalies de nombre ou de forme, non seulement au niveau de la malformation, mais plus ou moins loin d'elle.

La cavité du myélocyste contient un liquide citrin, transparent, plus rarement louche, assez analogue au liquide céphalo-rachidien normal, et dans la composition duquel on trouve quelquefois une substance réduisant la liqueur de Fehling. Denigès croit qu'il s'agit de glycose. Tani penche pour une substance réductrice autre.

En même temps que la myélocystocèle, existent souvent d'autres malformations de la paroi abdominale, exomphale, exstrophie de la vessie, etc., et particulièrement la fissure complexe, signalée par Recklinghausen, qui porte à la fois sur la paroi abdominale, la vessie et l'intestin, *fissure entéro-cysto-abdominale*.

Myélocystoméningocèle. — Aux myélocystocèles, nous devons rattacher les cas où, autour d'un myélocyste, les divers espaces méningés deviennent le siège d'un épanchement liquide. Le plus souvent, cet épanchement se fait dans l'espace sous-arachnoïdien, en arrière du myélocyste. C'est la *myélocystoméningocèle postérieure* (fig. 131).

Les cas donnés comme étant des méningocèles appartiennent presque tous à cette catégorie.

Plus rarement, l'épanchement liquide se fera en avant du myélocyste (*myélocystoméningocèle antérieure*), soit dans l'espace sous-arachnoïdien,

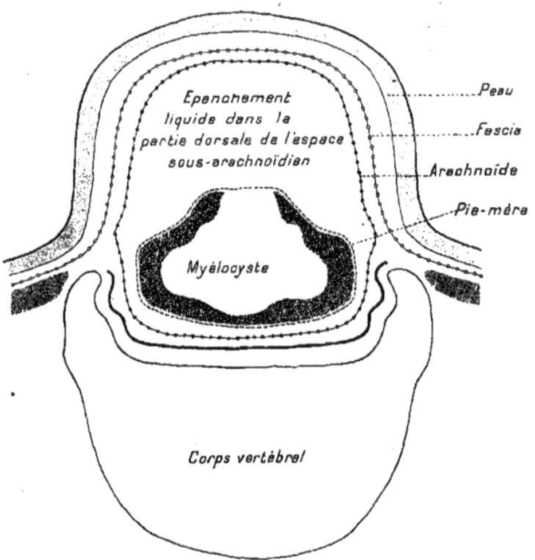

Fig. 131. — Myélocystoméningocèle postérieure.

soit dans le cavum subdural. Il repoussera le myélocyste en arrière et augmentera sa saillie à travers la fissure vertébrale (fig. 132).

Si le myélocyste est aréal, l'épanchement liquide peut se faire dans l'épaisseur de la lame épithélio-séreuse. Comme toujours, le myélocyste aréal sera de très petit volume ; sa consistance sera assez ferme et à peu près égale dans toute son étendue ; sa structure sera analogue à celle de la substance nerveuse en voie de dégénérescence atrophique ; le canal central sera peu dilaté, et le myélocyste aréal offrira sa tendance habituelle à la transformation fibreuse et à la rétraction. Dans des cas de ce genre, il peut se faire qu'en même temps que la méningocèle postérieure existe une méningocèle antérieure, soulevant le myélocyste et le déjetant en arrière : le myélocyste ressemblera alors à une moelle défléchie, faisant hernie dans une méningocèle préformée. C'est l'explication qui me paraît devoir être donnée aux cas considérés jusqu'ici comme des hernies de la moelle dans une méningocèle.

Spina bifida compliqué de tumeurs. — On voit assez souvent le myélocyste se compliquer de néoplasmes plus ou moins complexes, solides, kystiques, ou tératoïdes. Ces derniers se rencontrent surtout dans la région sacro-coccygienne. Nous les étudierons à part.

Spina bifida occulta. — En l'absence de toute altération extérieure, de toute tumeur apparente, de toute déformation notable à l'examen, on dit que le spina bifida est *occulta*. La plupart des auteurs rattachent cette forme

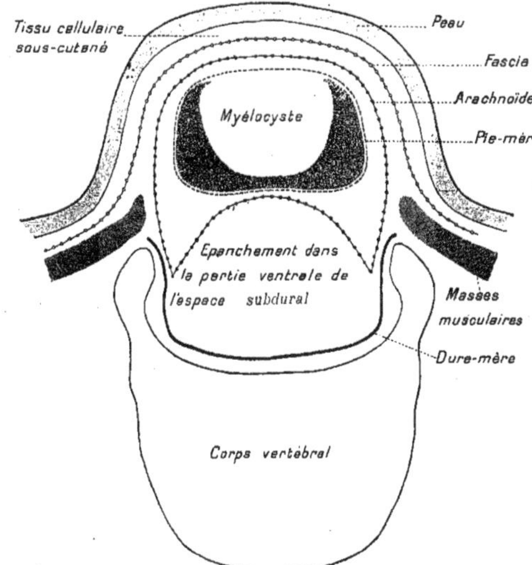

Fig. 132. — Myélocystoméningocèle antérieure.

clinique à des formes anatomiques diverses. Je crois, au contraire, qu'elle a toujours pour substratum anatomique un myélocyste aréal, petit ou rétracté, d'un volume assez restreint pour que la *membrana reuniens* ait pu se refermer derrière lui. Ce myélocyste aréal peut être dépourvu d'attache cutanée : la fissure osseuse est obstruée par une membrane fibreuse, quelquefois irrégulièrement ossifiée et provenant de la *membrana reuniens*.

Dans d'autres cas l'adhérence persiste. On trouvera alors la lame épithélio-séreuse traversant la membrane occlusive pour aller à la face profonde de la peau. C'est dans l'épaisseur de cette lame épithélio-séreuse que se développent les tumeurs qui compliquent assez fréquemment le *spina bifida occulta*.

Au niveau du *spina bifida occulta*, la peau présente souvent des modifications spéciales et surtout de l'*hypertrichose*.

Spina bifida occlusa. — J'ai proposé d'attribuer cette dénomination aux cas où le spina bifida, dans son évolution vers la *restitutio ad integrum*, a franchi une étape de plus que dans les cas précédents, et où la paroi postérieure du canal rachidien se trouve refermée non plus par une membrane fibreuse où très irrégulièrement ossifiée, mais par une paroi postérieure osseuse reconstituée aussi près de l'état normal que possible. Généralement, sur cette paroi osseuse, les apophyses épineuses présentent un développement nul ou insuffisant. C'est à cette particularité que j'attribue ces dépressions dans la ligne des apophyses épineuses qui ont été signalées par Gourdon au Congrès de Toulouse (1910) sous le nom de *trous épineux*.

Spina bifida antérieur. — Il y a spina bifida antérieur lorsqu'une fissure divise un ou plusieurs corps vertébraux en deux parties latérales plus ou moins séparées.

Dans la presque totalité des cas, il existe en même temps une fissure postérieure.

La fissure antérieure est généralement médiane. Quand on recherche l'état de la moelle, on la trouve presque toujours divisée (diastématomyélie).

Dans des cas rares, la fissure antérieure donne passage à une hernie intestinale, ce qu'explique le développement connexe de l'intestin primitif et de l'axe rachi-médullaire; on a même vu des spina bifida antérieurs dorsaux donner passage à une anse intestinale provenant de la cavité abdominale à travers une fissure diaphragmatique.

3° **Méningocèle**. — Au point de vue anatomique pur, ce paragraphe pourrait être supprimé, ou, du moins, tenir en une ligne et être ainsi formulé : *la méningocèle, en tant que forme anatomique du spina bifida, n'existe pas.* On ne pourrait en effet définir la méningocèle que cette forme de spina bifida dans laquelle, sous un revêtement cutané normal, la fissure osseuse laisse passer une hernie méningée, la moelle étant normale. Or l'embryologie et la tératologie nous enseignent que ces conditions ne peuvent pas être remplies. Sous la hernie méningée, existe constamment une altération médullaire, myélocyste généralement aréal ou diastématomyélie.

En somme, les faits diagnostiqués cliniquement méningocèles seront généralement des myélocystoméningocèles.

Symptômes. — Nous ne reviendrons pas sur les symptômes objectifs locaux : nous avons suffisamment décrit l'aspect de la malformation rachidienne en étudiant l'anatomie pathologique des diverses variétés. Nous examinerons seulement les symptômes subjectifs et les symptômes concomitants dans chacune de ces diverses variétés.

Myéloméningocèle. — Nous connaissons l'aspect extérieur de la lésion, avec son area vasculaire centrale, arrondie, rougeâtre, sa zone épithélio-séreuse et sa zone dermatique, pouvant être le siège de nævi ou d'hypertrichose. Dans cette forme, les racines sont souvent altérées, surtout les racines antérieures motrices, d'où la fréquence des paralysies des membres, des pieds bots, des troubles de la vessie et du rectum, surtout de l'incontinence de l'urine et des matières

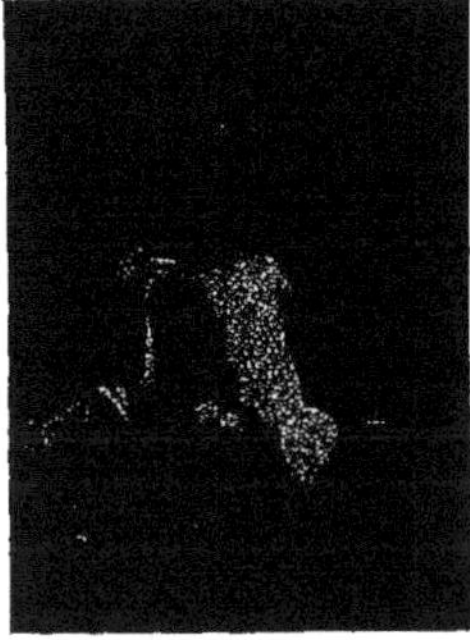

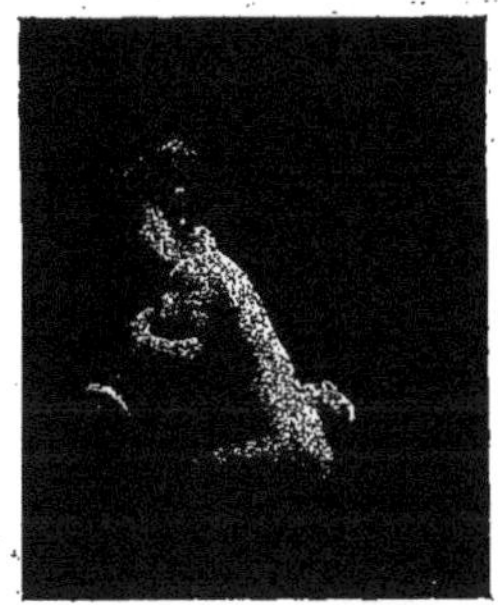

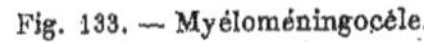

Fig. 133. — Myéloméningocèle.

Fig. 134. — Myéloméningocèle.

fécales ; il peut y avoir des troubles plus ou moins étendus de la sensibilité et des phénomènes neurotrophiques, eczémas étendus, ulcérations tenaces au sacrum, au niveau des trochanters ou des malléoles.

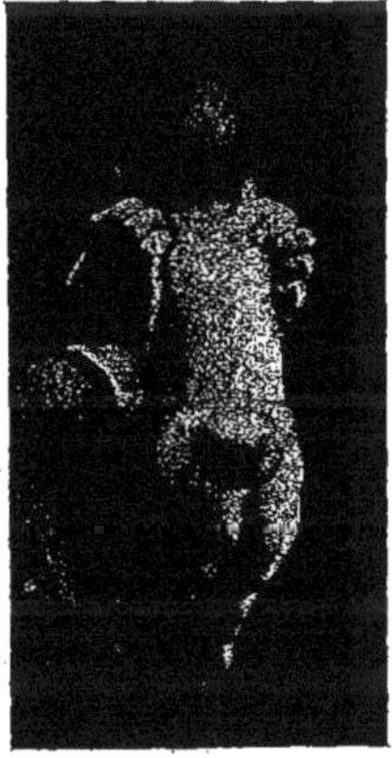

Fig. 135. — Myéloméningocèle. Malposition des membres inférieurs. Pieds bots.

En raison de l'épaisseur de la peau dans la zone dermatique, la tumeur est assez peu mobile sur les plans sous-jacents. Son volume est très variable, ainsi que la saillie qu'elle fait sur le plan dorsal. Quand elle est assez volumineuse, elle est généralement très fluctuante. Jamais elle n'est réductible par la pression. La fissure osseuse se laisse reconnaître par la palpation : elle est symétrique, large et répartie également des deux côtés de la ligne médiane.

La myéloméningocèle est souvent accompagnée de hernie ombilicale, d'écartement des muscles droits abdominaux ou d'autres malformations concomitantes, pied bot, bec-de-lièvre, fissure palatine, etc. L'hydrocéphalie n'est pas très fréquente, du moins au moment de la naissance.

Les enfants porteurs d'une myéloméningocèle se développent mal :

la surface de la myéloméningocèle s'infecte facilement et suppure; elle peut se rompre; la mort, soit par infection, soit plutôt par méningite, survient le plus souvent au bout de quelques jours ou de quelques semaines.

Myélocystocèle. — La tumeur offre une large base; elle est sessile et fait une saillie plus ou moins régulièrement arrondie. Sa surface est revêtue de peau épaisse et d'aspect normal vers sa base, et présente souvent des apparences cicatricielles vers sa partie la plus saillante. On a attribué ces apparences tantôt à une adhérence amniotique, tantôt à des accidents inflammatoires. A mon avis, ces pseudo-cicatrices sont la preuve que les adhérences entre le myélocyste et le feuillet ectodermique n'ont pas disparu, et que le derme et les tissus sous-jacents n'ont pas pu, à ce niveau, atteindre de chaque côté la ligne médiane. En dehors de ces pseudo-cicatrices, la peau recouvrant le myélocyste présente fréquemment des poils abondants, dont les pointes sont régulièrement tournées vers le centre de la tumeur. Les nævi sont fréquents. La tumeur est fluctuante et souvent réductible à la pression : cette réduction s'accompagne ordinairement d'un soulèvement de la grande fontanelle et de signes de compression cérébrale, cris, agitation, mouvements convulsifs des yeux et de tout le corps, etc., puis ralentissement de la respiration, paralysie, état comateux.

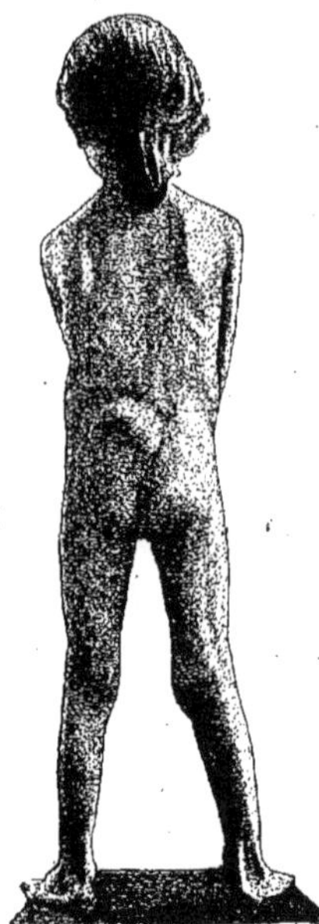

Fig. 136. — Myélocystocèle lombo-sacrée latéralisée.

Dans les myélocystocèles, les paralysies des membres sont plus rares que dans les myéloméningocèles : quand elles existent, elles sont presque toujours unilatérales. En revanche, les paralysies de la vessie et du rectum sont loin d'être exceptionnelles. Ces troubles paralytiques, comme les troubles neurotrophiques, peuvent survenir tardivement, après des années.

Comme malformations concomitantes, on a signalé les pieds bots, les luxations congénitales de la hanche, les becs-de-lièvre, les fissures palatines, qui ne sont pas fréquents. La fissure *cystico-entéro-abdominale*, étudiée par Recklinghausen, n'est pas compatible avec la vie.

Chez les enfants viables, il peut y avoir un simple écartement des muscles grands droits de l'abdomen et aussi paralysie quelquefois unilatérale des muscles de la paroi abdominale. Les hernies ombilicales sont assez rares, de même que les exstrophies de la vessie. Souvent, en même temps que la myélocystocèle, on constate de la déviation rachidienne. L'hydrocéphalie n'est pas très rare. Elle peut manquer à la naissance et survenir tardivement, par exemple après une intervention.

La tumeur peut augmenter progressivement et finir par se rompre. Néanmoins, le pronostic, d'une façon générale, est moins sombre que dans la variété précédente. Les enfants peuvent vivre.

Myélocystoméningocèle. — Le tableau clinique est à peu près le même que dans la variété précédente, mais le pronostic est réellement plus bénin. Ceci est vrai surtout dans les cas de myélocyste aréal, où le fonctionnement de la moelle est presque normal dans certains cas. Ce sont précisément ces cas qui ont été longtemps pris pour des méningocèles pures. Non seulement le fonctionnement médullaire pourra être plus ou moins normal, mais encore, comme, à travers la fissure osseuse, ne passe qu'un prolongement méningé ou une lame épithélio-séreuse, contenant des épanchements enkystés, le pronostic opératoire pourra être assez bon.

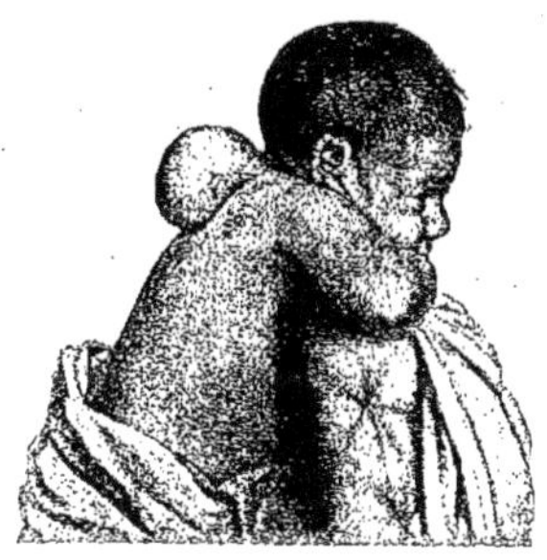

Fig. 137. — Myélocystoméningocèle cervicale.

Ici, la tumeur, plus ou moins volumineuse, est ordinairement pédiculée : cela tient à ce qu'elle est formée par un épanchement collecté dans un prolongement méningé ou dans la lame épithélio-séreuse. La peau, épaisse à la base, s'amincit à mesure qu'on se rapproche du point culminant de la tumeur. On peut trouver là les stigmates pseudo-cicatriciels que nous avons décrits plus haut.

La tumeur est susceptible de s'accroître, et elle peut arriver à se rompre. Elle est d'autant plus fluctuante qu'elle est plus volumineuse. Elle n'est pas réductible à la pression. La fissure osseuse est ordinairement assez petite et peu reconnaissable à la palpation.

Les troubles moteurs, sensibles ou trophiques, sont plus rares que dans les variétés précédentes et, en général, peu importants.

Spina bifida occulta. — Le *spina bifida occulta* se révèle au dehors par des signes peu accusés. Il siège en général dans la région lombo-sacrée. L'attention sera appelée de ce côté par l'hypertrichose, qui, surtout dans cette région, peut être excessive et représenter une véritable queue. Ordinairement, on voit, au niveau de la lésion, une touffe de poils plus ou moins serrés, plus ou moins longs, formant une sorte d'épi et ayant leur pointe tournée vers le centre de la lésion. En outre, les membres inférieurs en entier peuvent être velus. Si on joint à cela que les pieds bots ne sont pas très rares, on comprend qu'on ait voulu voir dans des cas de ce genre l'origine des représentations mythologiques des faunes et des satyres (Virchow). Il y a souvent aussi dans la région des stigmates pseudo-cicatriciels.

Le *spina bifida occulta* peut s'accompagner, tardivement, de troubles moteurs, sensibles et trophiques. Chez des enfants ou même des adolescents qui jusque-là avaient paru normaux, on voit survenir peu à peu des phénomènes paralytiques, surtout dans les membres inférieurs, par exemple un pied bot varus-équin unilatéral, assez exceptionnellement des troubles d'anesthésie ou des phénomènes névralgiques, quelquefois enfin des troubles trophiques, *glossy skin*, plaques de sphacèle au niveau du sacrum ou des malléoles, etc. Dans certains cas, on voit aussi, tardivement, survenir de l'incontinence ou de la rétention des urines ou des matières fécales.

Dans les cas de *spina bifida occlusa*, où la fissure osseuse est obturée par une lame plus ou moins complètement ossifiée et reproduisant d'une manière plus ou moins complète l'état normal de la région, le seul signe extérieur peut être le *trou* dans la ligne des apophyses épineuses, que nous avons signalé plus haut. Mais là encore, comme dans le *spina bifida occulta*, on peut voir, tardivement, survenir des troubles de compression, moteurs, sensibles ou trophiques.

Le *spina bifida occlusa* est une cause fréquente de déviation rachidienne et surtout de scoliose.

Diagnostic. — Le caractère congénital de la malformation et son siège même permettent en général de faire le diagnostic. Ce n'est guère que dans les cas de *spina bifida occulta* ou surtout *occlusa* que le diagnostic général peut être difficile. Mais le **diagnostic de la variété anatomique** est infiniment plus délicat. En général, on reconnaît sans peine les myéloméningocèles à la solution de continuité du revêtement cutané, à la disposition typique de l'area, à l'aspect lisse de la zone épithélio-séreuse, entourant la précédente, et se continuant périphériquement, par une ligne nette et régulière, avec la zone dermatique, à la surface de laquelle se voient souvent des nævi et de l'hypertrichose. De même, quand elle forme une tumeur suffisamment saillante, on reconnaîtra facilement une myélocystocèle. La tumeur sessile, recouverte de peau, ne permet pas d'erreur. Mais il est beaucoup plus difficile de se prononcer entre les différentes variétés de myélocystocèle. L'intégrité absolue de la peau fera penser à un myélocyste non adhérent. La présence de stigmates pseudo-cicatriciels est une preuve d'adhérence du myélocyste. Le volume plus considérable de la tumeur, son apparence plus ou moins nettement pédiculée, feront penser plutôt à une myélocystoméningocèle. On fera bien, dans ce cas, d'avoir recours à l'éclairage par transparence pour reconnaître si la moelle ne fait pas saillie dans la cavité de la tumeur : en ce cas, on reconnaîtra une myélocystoméningocèle antérieure. Dans cette forme, il y aura des paralysies à la fois motrices et sensibles très prononcées.

Il est cependant des cas où le diagnostic peut offrir des chances d'erreur : c'est quand l'inflammation et la suppuration d'une myéloméningocèle ou l'ulcération de la surface cutanée d'un myélocyste auront fait perdre à chacune des deux variétés ses aspects les plus typiques. On s'appuiera sur la forme de la fissure osseuse, beaucoup plus restreinte et moins symétrique dans la myélocystocèle, et aussi sur la coïncidence des troubles nerveux, plus marqués dans la myéloméningocèle, pour résoudre le problème.

Le diagnostic de *spina bifida occulta* s'appuiera sur la présence de l'hypertrichose, non seulement dans la région du spina bifida, ordinairement la région sacro-lombaire, mais aussi sur les parties voisines en général et les deux membres inférieurs, et celle des pseudo-cicatrices, fréquentes au niveau de la malformation. C'est surtout à l'apparition d'un pied bot varus équin uni ou bilatéral, de troubles parésiques dans les membres inférieurs, ou de troubles fonctionnels vésicaux ou rectaux, rétention ou incontinence, qu'on devra penser à ce diagnostic. Une radiographie pourra le confirmer.

Une incision exploratrice sera quelquefois utile. Cette incision ne doit être faite que comme le premier temps d'une intervention plus radicale, si on la trouve nécessaire. Si la cavité contient des filets nerveux, et que sa paroi soit revêtue d'une membrane lisse et luisante, ou tomenteuse et blanchâtre, on aura affaire à une méningocèle surajoutée à un myélocyste. S'il n'y a dans la cavité aucun filet nerveux, et que la paroi soit revêtue d'un enduit velouté et rougeâtre par places, on sera dans un myélocyste.

Pour le *spina bifida occlusa*, l'incision sera parfois utile pour reconnaître la cause de la compression amenant des troubles nerveux tardifs, développement de tissu néomésoblastique, rétraction de la membrane d'occlusion, etc. L'opération devra immédiatement se terminer par l'ablation de ces tissus, l'excision de la membrane, etc.

Pronostic. — Il est tout à fait mauvais dans la myéloméningocèle. Dans les myélocystocèles, l'infection des méninges médullaires est à redouter si la tumeur vient à se rompre. La paralysie vésicale amène souvent une issue fatale. La forme où le pronostic est le plus bénin est la myélocystoméningocèle postérieure (la méningocèle pure des anciens auteurs), surtout quand le myélocyste est aréal. Quelle que soit la forme anatomique, la plupart des malades meurent jeunes. En Angleterre, sur 647 sujets morts en 1882 de spina bifida, 615 étaient dans leur première année. La mort pour les myéloméningocèles survient en général durant les premières semaines, et pour les myélocystocèles, avant l'âge de cinq ans. Cependant j'ai vu une femme de cinquante-trois ans, qui avait une myélocystoméningocèle sacro-lombaire.

Traitement. — La *compression* et la *ponction* sont abandonnées. J'en dirai autant du traitement de Morton, injection iodo-glycérinée (iode, $0^{gr},50$; iodure de potassium, $1^{gr},50$; glycérine, 30 grammes), qui a été longtemps en grand honneur et ne pourrait donner quelque résultat que dans une méningocèle superposée à un myélocyste. Morton annonçait 83 p. 100 de guérisons. Sa méthode, entre les mains de Guersant en France, de Langenbeck en Allemagne, n'a donné aucun résultat favorable. La substitution de l'huile de vaseline à la glycérine, proposée plus récemment, ne me paraît pas devoir améliorer la méthode.

L'application à la base de la tumeur de *ligatures* simples, de ligatures élastiques, de clamps ou de *pinces à écrasement* rapide ou progressif ne peut être que dangereuse.

Méthode sanglante dans la myélocystocèle. — Aujourd'hui, si on croit l'intervention utile, on a recours à la méthode sanglante exclusivement. Celle-ci n'est guère applicable qu'aux diverses variétés de myélocystocèle. Les contre-indications seraient la coexistence d'une hydrocéphalie, d'autres malformations graves, de paralysies, ou de troubles notables du côté de la vessie ou du rectum. La rupture du spina bifida n'est pas une contre-indication quand elle est récente, et que le liquide qui s'écoule n'est pas louche. Une ulcération superficielle nécessite seulement une désinfection aussi complète que possible. Böttcher fait observer que la rupture du spina bifida est une menace certaine de mort, et qu'on ne risque rien en tentant l'opération : mais celle-ci est évidemment d'un pronostic plus grave dans ces conditions. On a intérêt à tenter l'opération le plus tôt possible, dans les premiers jours de la vie.

L'opération peut être résumée comme suit :

Incision de la peau, constituant des lambeaux de façon à pouvoir faire la réunion par première intention ; libération du pédicule ; ouverture du sac ; inspection de sa cavité ; réduction des parties nerveuses, si on en trouve, en les libérant au besoin de leurs attaches à la paroi ; ligature du pédicule, et excision du sac, ou, si l'excision n'est pas possible, suture ou capitonnage du sac et réduction. La suture du sac sera faite au catgut ; celle de la peau au crin de Florence, et il faut s'efforcer de ne pas faire les deux rangées de sutures, méningées et cutanées, parallèlement et dans un même plan.

Dans les cas d'area postérieure, il ne faut pas oublier que les origines des racines médullaires se trouvent de chaque côté de la ligne médiane. Leur dissection devra être faite avec soin. Souvent, dans les spina bifida lombo-sacrés et sacrés, on trouve dans le sac les nerfs de la queue de cheval. Si ces filets nerveux ont leur aspect normal, on les réduira avec soin, en évitant de les sectionner. Si, au contraire, ils paraissent atrophiés, ou dégénérés, on peut, suivant le conseil de Murphy, réséquer les parties atrophiées, à condition, avant de réduire, de faire la suture nerveuse des deux extrémités. Bien que la queue de cheval soit intradure-mérienne, les nerfs qui la composent ont la même structure que les nerfs périphériques et sont susceptibles, comme eux, de se régénérer après suture.

On a essayé de consolider l'occlusion de la fissure en amenant sur elle des lambeaux musculaires ou osseux que recouvrent ensuite les lambeaux cutanés. On a pris ces lambeaux dans l'aponévrose dorso-lombaire et les muscles sous-jacents, et, après les avoir renversés de dehors en dedans, on les a suturés sur la ligne médiane (Robson, Bayer, Böttchers) ; Dollinger sectionne à leur base ce qui reste des lames et les rapproche pour les unir sur la ligne médiane ; A. Broca dédouble les apophyses transverses et renverse en dedans le lambeau postérieur ainsi obtenu ; ou bien on emprunte aux os voisins des lambeaux ostéo-périostiques, à la crête iliaque (Bobroff), au sacrum (Chipault), aux côtes (Bobroff), aux omoplates (Sklifosowski).

Avec Rosario Buccheri, je crois que, dans la plupart des cas, on peut se contenter de renforcer les lambeaux cutanés avec des lambeaux aponévrotiques et musculaires, pris sur les parties latérales, suivant le procédé de Robson. Dans les solutions de continuité très peu étendues, on se borne à suturer par étages les bords.

Résultats opératoires. — Les résultats opératoires sont peu brillants. Hildebrand donne, dans sa première statistique prise dans le service de König, 10 guérisons sur 20 cas, et dans sa deuxième, 4 morts sur 14 opérations ; Bockenheimer sur 63 cas n'en a opéré que 20, avec 7 morts ; Böttchers (1907), sur 64 cas, rapporte 39 opérations avec 13 morts, et Buccheri (1910), sur 27 cas, en a opéré 23 avec 4 morts.

Les *causes de la mort* sont le plus habituellement : 1° le choc opératoire ; 2° l'écoulement de liquide céphalo-rachidien par la plaie ; même quand cet écoulement est peu abondant, il constitue un véritable danger en créant une voie pour l'infection : presque tous les cas de ce genre se terminent par une méningite ; 3° l'infection opératoire ou post-opératoire, aboutissant à une méningite ; 4° dans les jours qui suivent l'opération, il n'est pas rare de voir survenir soit une pneumonie, soit une entérite ; 5° l'apparition ou l'aggravation rapide d'une hydrocéphalie peut aussi amener assez vite un dénouement fatal ; 6° enfin, les sections de parties nerveuses pendant l'opération peuvent amener des paralysies graves portant soit sur les membres, soit sur la vessie ou le rectum. Il ne faut pas confondre ces paralysies graves avec les parésies légères des extrémités, ou l'incontinence passagère de l'urine ou des matières fécales qui suivent régulièrement l'opération et témoignent seulement des tiraillements subis par les racines ou le segment médullaire intéressé pendant l'opération.

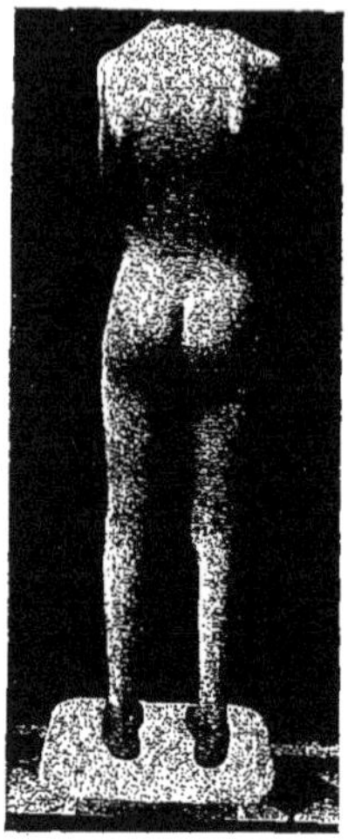

Fig. 138. — Myélocystocèle opérée en 1902. On voit la cicatrice qui est solide. Atrophie des membres inférieurs. Double pied bot.

Beaucoup d'enfants chez qui on a eu une guérison opératoire meurent très rapidement d'une infection autre (Henle).

Pour les myéloméningocèles, la question est très délicate. Dans les cas où le volume de la malformation est très petit, on peut se contenter de recouvrir l'area avec des lambeaux cutanés pris sur les parties voisines de la surface dorsale. Dans un cas très petit et avec area bien centrale, j'ai essayé de détacher le pourtour de la zone épithélio-séreuse, pour en refermer les bords en arrière, et de réunir par-dessus les bords de la fissure. Le petit opéré est mort de méningite. Dans les cas plus volumineux, on se voit obligé de sacrifier des parties nerveuses plus ou moins considérables. Muscatello déconseille toute intervention, en raison : 1° des lésions médullaires; 2° de l'état inévitablement infecté de l'area, qu'il est impossible de désinfecter avant de l'enfouir. Bien que Bayer ait eu des succès opératoires, je crois que, sauf peut-être dans les cas très peu étendus, il vaut mieux ne pas opérer les myéloméningocèles. Pour ce qui concerne le *spina bifida occulta*, s'il ne donne lieu à aucun symptôme gênant, il n'y a évidemment aucune raison d'intervenir. Ce n'est guère que s'il survient une paralysie tardive qu'on pensera à une intervention. Le pronostic est d'autant meilleur, comme nous l'avons vu, que la paralysie est plus tardive : elle peut être en effet la conséquence d'une compression survenue récemment, et l'extirpation d'une tumeur sus ou sous-jacente à la membrane d'occlusion, l'incision ou l'extirpation de cette membrane ont donné des cas de guérison.

Encéphalocèles.

Nous croyons utile d'aborder ici, immédiatement après l'étude du *spina bifida*, celle des malformations congénitales cranio-encéphaliques, communément désignées sous le nom d'*encéphalocèles*. On reconnaîtra sans peine le parallélisme que présentent les variétés de ces affections congénitales.

Sous le nom général d'encéphalocèles, on peut comprendre toutes les malformations congénitales cranio-encéphaliques, dans lesquelles une solution de continuité de l'enveloppe osseuse cranienne s'accompagne de modifications variables des parties molles, tant intra que juxtacraniennes.

En reconnaissant les analogies qui existent au point de vue tératologique, comme au point de vue anatomique, entre le spina bifida et l'encéphalocèle, on regrettera que la dénomination de *spina bifida cranien*, proposée par Cruveilhier, ou mieux encore celle de *cranium bifidum*, n'aient pas prévalu.

La fréquence des encéphalocèles n'est pas très grande ; on en trouve un cas sur 5000 accouchements (Vinès), un sur 4000 ou 3500 (von Bergmann), un sur 2600 (Trélat). Les filles semblent un peu plus prédisposées que les garçons (: : 3 : 2).

Anatomie pathologique. — Au point de vue anatomique, on peut distinguer trois variétés principales d'encéphalocèles : 1° l'*encéphaloméningocèle* et le *cranioschisis* (comparables à la myéloméningocèle et au rachischisis de Recklinghausen) ; 2° l'*encéphalocystocèle* (analogue à la myélocystocèle) ; 3° l'*encéphalocystoméningocèle* (rappelant la myélocystoméningocèle rachidienne). Presque tous les auteurs accordent une place anatomique importante à la méningocèle pure. Je suis persuadé que la méningocèle cranienne pure n'existe pas plus, au point de vue strictement anatomique, que la méningocèle rachidienne proprement dite. Il faudrait, en effet, pour que la méningocèle cranienne existât qu'une solution de continuité cranienne donnât passage à une hernie méningée, sans qu'on pût rencontrer aucune altération du tissu encéphalique sous-jacent. Cela me paraît inadmissible. En revanche, au point de vue clinique, il est parfaitement possible que la tumeur, faisant saillie par un orifice de la paroi cranienne, ne contienne que des méninges, sans aucune addition de substance encéphalique. Nous reviendrons sur l'interprétation de ces cas et leur valeur clinique et pronostique.

Encéphaloméningocèle. — Les cas d'encéphaloméningocèle étaient récemment encore désignés par les auteurs, suivant le degré de la malformation, sous les noms d'anencéphalie, pseudencéphalie, exencéphalie, hyperencéphalie et complètement séparés des encéphalocèles. Ces malformations ne sont pas compatibles avec la vie, et nous n'en parlerons ici que très brièvement. Le crâne est ouvert en haut et en arrière, et les os de la voûte, rejetés sur les côtés, sont déformés et rudimentaires. La fissure peut diviser l'occipital, ouvrir le trou occipital et n'en laisser que la partie antérieure, et même se prolonger plus ou moins bas, parfois jusqu'au sacrum, sur les arcs postérieurs vertébraux. La peau s'arrête au niveau de la fissure, à quelque distance de ses bords. Dans l'intervalle de ces bords, on reconnaît une masse rougeâtre plus ou moins développée, quelquefois divisée en plusieurs masses secondaires, analogue à l'area des myélocèles. Entre cette masse rougeâtre et les bords cutanés, on peut trouver une zone lisse, très irrégulière, qui représente la zone épithélio-séreuse du spina bifida. La masse et la membrane peuvent être soulevées par une accumulation de liquide plus ou

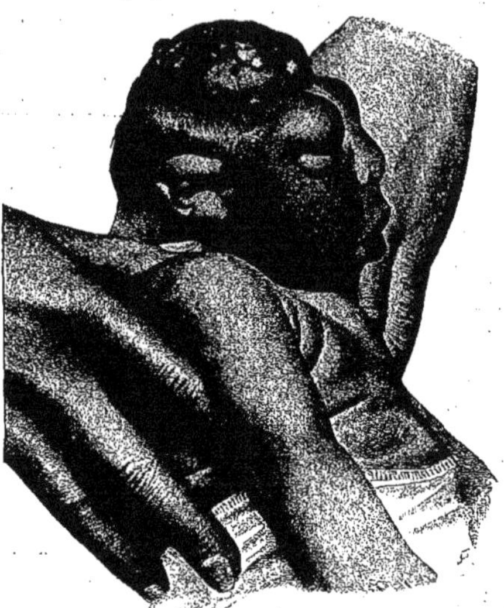

Fig. 139. — Encéphaloméningocèle.

moins abondant, qui se fait généralement dans l'espace sous-arachnoïdien. L'appellation de *cranioschisis* est plus spécialement réservée aux cas où manquent cette accumulation de liquide et le soulèvement des membranes. La dure-mère s'arrête constamment aux bords de la fissure osseuse et ne se prolonge pas sur les portions découvertes. Les nerfs existent tous. Aux anomalies principales s'en ajoutent d'autres inconstantes, spina bifida, absence de plusieurs vertèbres, soudures des côtes, fissure palatine, ectrodactylie, pied bot, luxation congénitale de la hanche, etc. : assez fréquemment, on trouve une vaste fissure de la paroi abdominale antérieure, comme dans certains cas de spina bifida.

Encéphalocystocèle. — La tumeur est entièrement recouverte par la peau, qui, tantôt est d'apparence normale, et tantôt est blanchâtre, mate, amincie, comme atrophiée et portant des stigmates qu'on pourrait croire dus à des cicatrices. On a attribué ces stigmates à la distension cutanée, ou à la rupture d'adhérences amniotiques. A mon avis, cet état de la peau est dû généralement au non-développement du derme et du tissu cellulaire sous-jacent, par suite de la non-séparation de l'encéphalocyste et du feuillet ectodermique. Quand cette séparation s'est effectuée, la peau a son aspect et sa constitution ordinaires. Le derme est normal, et la couche cellulaire sous-cutanée est plus ou moins développée. La peau recouvrant une encéphalo-

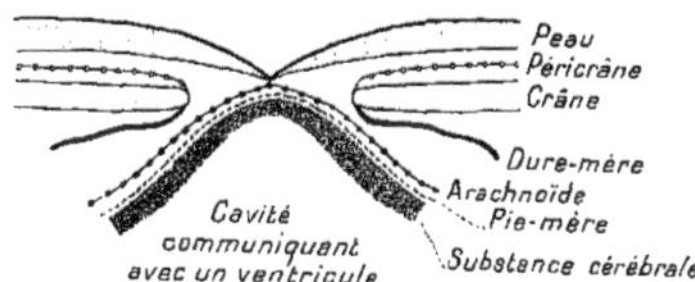

Fig. 140. — Encéphalocystocèle adhérente.

cystocèle peut présenter des nævi plus ou moins volumineux et plus ou moins nombreux. Contrairement à ce que nous avons vu pour le spina bifida, elle est dépourvue de cheveux, surtout vers le centre de la tumeur.

La couche suivante est constituée par l'arachnoïde, car, au niveau de la fissure osseuse, non seulement l'os, mais encore le péricrâne et la dure-mère font défaut. L'arachnoïde doublée de la pie-mère est épaissie ; elle contient souvent des dilatations kystiques sur lesquelles nous reviendrons à propos des myélocystoméningocèles. Ensuite, on trouve une couche plus ou

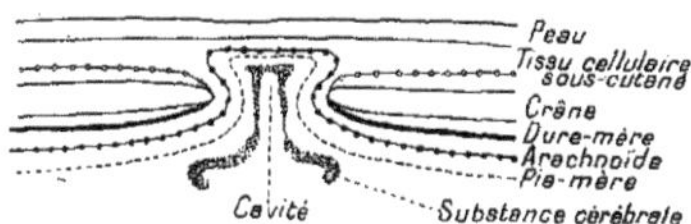

Fig. 141. — Encéphalocystocèle non adhérente.

moins mince de substance cérébrale, généralement très altérée dans son aspect et dans sa structure, circonscrivant une cavité de dimensions très variables, en communication plus ou moins large avec un des ventricules cérébraux (*hydrencéphalocèle* des anciens auteurs).

Il peut arriver que, dans la portion faisant saillie hors de la cavité cranienne, la substance cérébrale, durant la vie fœtale, ait subi un travail de rétraction et paraisse constituer une tumeur pleine, dont la saillie à travers l'orifice cranien sera peu accentuée. C'est à ces formes que Heineke a donné le nom de *cénencéphalocèles*. Elles sont absolument comparables à ce que j'ai décrit pour le spina bifida sous le nom de *myélocyste aréal*.

D'autres fois, la substance cérébrale proprement dite peut disparaître de la paroi, ne laissant pour tapisser la paroi pie-mérienne de la cavité que la couche épendymaire, sous la forme de cellules épithéliales cylindriques ciliées (Muscatello). Surtout dans les cas où l'orifice de communication entre la cavité ainsi constituée et un ventricule cérébral est étroit, les encéphalocèles appartenant à cette forme ont été prises souvent pour des méningocèles.

ENCÉPHALOCYSTOMÉNINGOCÈLE. — Dans la cavité sous-arachnoïdienne de l'enveloppe méningée entourant l'encéphalocyste, il peut se développer des épanchements enkystés, tantôt multiloculaires, tantôt, et plus souvent, uniloculaires. L'encéphalocyste sous-jacent peut avoir subi un travail de rétraction. En dehors de la fissure, on peut ne trouver alors que le kyste arachnoïdien. On comprend que cette variété ait pu en imposer pour une méningocèle pure ; on comprend aussi l'importance qu'elle peut avoir au point de vue clinique et particulièrement au point de vue opératoire.

Quand le liquide épanché dans les mailles de l'espace sous-arachnoïdien est peu abondant, les cloisons restent en place et donnent l'impression d'un tissu gélatineux, analogue au myxome décrit par Matthews Duncan dans le

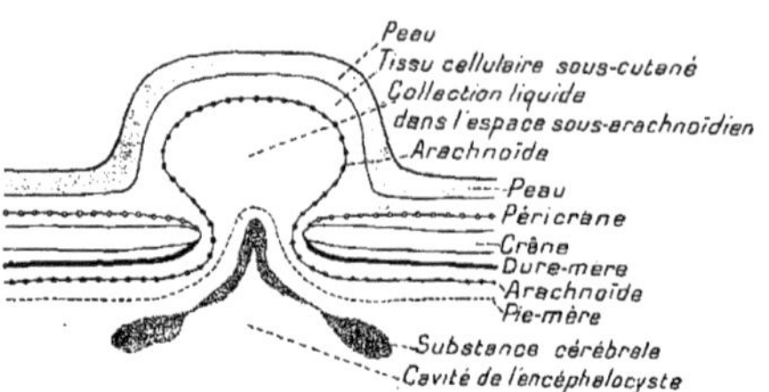

Fig. 142. — Encéphalocystoméningocèle.

spina bifida et considéré par Kirmisson comme accompagnant fréquemment l'encéphalocèle.

Lyssenkoff a décrit des productions néoplasiques, d'origine mésodermique, analogues à celles qu'on rencontre accompagnant le spina bifida, superposées à une encéphalocèle, fibromes, angiomes, lipomes, myomes, tumeurs mixtes, etc. Ces cas ne sont pas très rares. D'autre part, ces tumeurs peuvent être superposées à un encéphalocyste rétracté, faire seules saillie en dehors de la fissure cranienne, qui peut être très étroite, et même obturée par une membrane fibreuse, donnant passage à un mince pédicule fibreux unissant la tumeur à l'encéphalocèle. On aura ainsi une malformation analogue au *spina bifida occulta*.

Le liquide contenu dans l'encéphalocyste est identique au liquide céphalo-rachidien ; il en est de même du liquide accumulé dans les cavités intra-méningées. La quantité de ce liquide est extrêmement variable.

L'encéphalocèle se rencontre en des points bien définis de la boîte cranienne. Dans les cas les plus fréquents, la solution de continuité qui donne passage à l'encéphalocèle occupe la portion postéro-supérieure de la voûte cranienne (encéphalocèles occipitales), ou la région fronto-nasale (proencéphalocèles).

L'encéphalocèle occipitale est dite supérieure quand l'orifice de sortie est au-dessus de la bosse occipitale externe et se prolonge vers la petite fontanelle, avec laquelle il communique souvent. L'encéphalocèle inférieure a son point de départ au-dessous de la bosse occipitale externe et se prolonge souvent jusqu'au trou occipital, ouvert à sa partie postérieure. Nous avons vu que cette forme s'accompagnait fréquemment de spina bifida s'étendant plus ou moins bas.

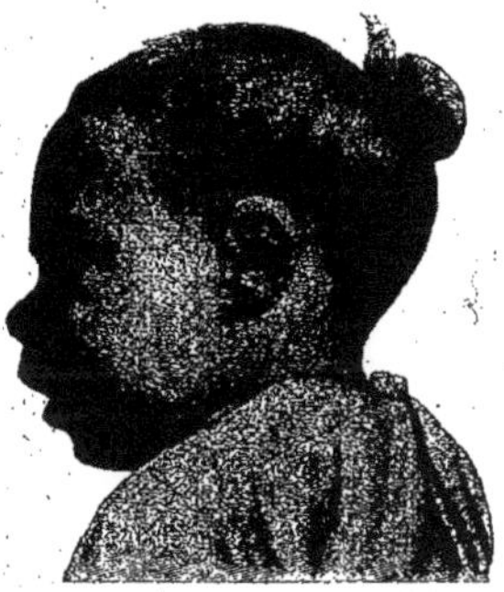

Fig. 143. — Encéphalocèle occipitale supérieure.

L'encéphalocèle frontale peut être soit naso-frontale, quand elle pointe au-dessus des os propres du nez, dans la région de la glabelle, soit naso-ethmoïdale quand elle sort au-dessous d'un des os propres, soit orbitale, quand, s'étant fait jour au niveau d'un unguis ou ayant franchi la fente sphénoïdale, elle apparaît à l'angle interne de l'orbite. Ces trois dernières variétés sortent du crâne à travers la lame criblée de l'ethmoïde, en dehors de l'apophyse crista-galli. Larger a fait remarquer que leurs divers points d'apparition sous la peau sont tous situés sur le trajet de la première fente branchiale.

Dans des cas plus rares, l'encéphalocèle sort au niveau du vertex (fig. 145)

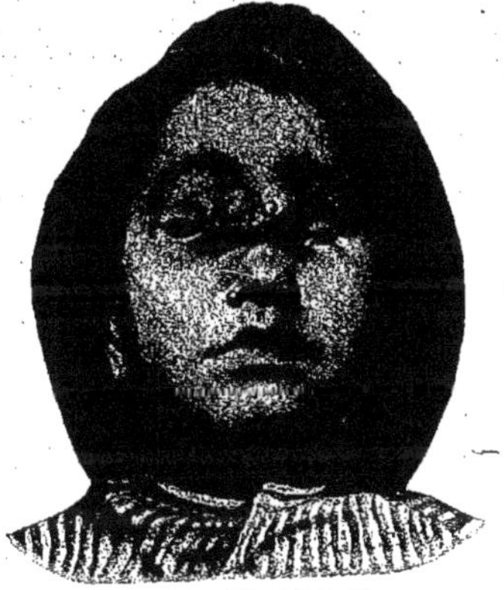

Fig. 144. — Encéphalocèle.

à la tempe ou à la base du crâne, entre le sphénoïde et l'ethmoïde, et descend dans la cavité naso-pharyngienne, d'où elle peut se prolonger jusque dans la cavité buccale ou les cavités nasales. Cette forme peut être confondue avec un polype fibreux naso-pharyngien.

Dans les encéphalocèles occipitales, l'encéphalocyste communique soit avec le quatrième ventricule, soit avec l'aqueduc de Sylvius, soit avec la corne postérieure d'un ventricule latéral ; dans les proencéphalocèles, avec la corne antérieure ou le troisième ventricule.

Pathogénie. — L'encéphalocèle a été attribuée par Corvinus à l'accumulation de liquide dans les ventricules cérébraux, par Fleischmann et Niemeyer à l'hypertrophie partielle et circonscrite du cerveau, par Malgaigne à une hydropisie arachnoïdienne qui, fusant hors du crâne, déterminerait la production d'une méningocèle, dans laquelle la substance cérébrale se projetterait secondairement. Spring (de Liége) fait jouer le rôle principal à des inflammations localisées soit des méninges, soit de la paroi des cavités ventriculaires ; il se produirait ainsi des accumulations de liquide ou, d'une façon plus générale, une augmentation de volume des parties affectées, pouvant s'opposer à l'occlusion de la cavité crânienne.

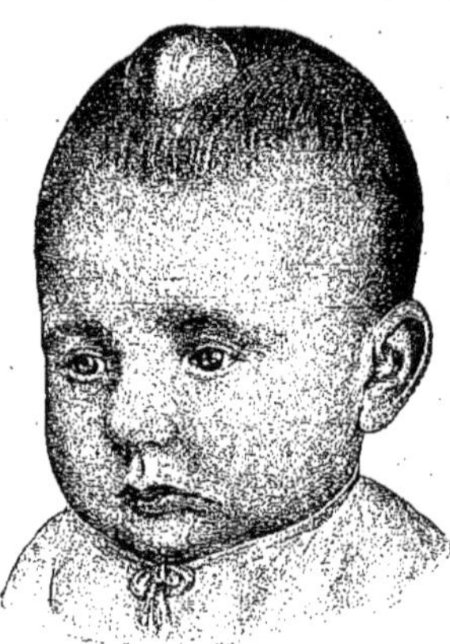

Fig. 145. — Encéphalocèle du vertex.

Ces diverses théories ne sont plus admissibles. Ici, comme pour le spina bifida, la seule cause qu'on puisse invoquer est un arrêt de développement, un vice dans la fermeture de la gouttière cérébro-médullaire. Or cette fermeture en tube de la gouttière est complète normalement avant la troisième semaine de la vie embryonnaire. O. Hertwig, en retardant cette fermeture, a pu déterminer la formation, chez l'axolotl, d'anencéphalies et d'encéphalocèles. Quant aux causes mêmes de ce retard, je ne crois guère à l'action soit des adhérences amniotiques, soit des troubles dans le développement du capuchon céphalique de l'amnios. L'état maladif de l'ovule, les irrégularités de la fécondation (polyspermie), les troubles de la segmentation, de la gastrulation, et, d'une façon générale, de la fermeture du prostome, me paraissent, comme pour le spina bifida, devoir seuls être mis en cause.

Symptômes. — J'ai dit déjà que je ne croyais pas à l'existence de la méningocèle pure. Je laisse de côté l'encéphaloméningocèle ou le cranioschisis, à la description anatomique desquels il me paraît superflu de rien ajouter. Nous ne décrirons donc que les encéphalocystocèles et les encéphalocystoméningocèles. Mais les deux variétés sont souvent difficiles à distinguer. Nous n'en donnerons ici qu'une description d'ensemble, nous contentant d'insister sur les caractères différentiels.

L'encéphalocèle constitue une *tumeur* qui occupe habituellement soit la région occipitale, soit la racine du nez, plus rarement le nasopharynx. Son volume varie depuis un pois ou une noisette jusqu'à une tête de nouveau-né. C'est surtout dans la région occipitale que la tumeur atteint ces dimensions considérables : les encéphalocèles antérieures sont ordinairement moins volumineuses. Au point de vue de la forme, ces tumeurs sont arrondies et pédiculées. Pour les petites hernies antérieures, le pédicule est parfois gros et court, et la tumeur paraît sessile. La surface de l'encéphalocèle est tantôt lisse et régulière et tantôt bosselée, quelquefois comme bilobée. On attribuait jadis ces irrégularités à la forme des parties encéphaliques herniées : nous savons que l'encéphalocyste n'a guère la forme d'une portion cérébrale normale. Sanné incrimine la présence de la dure-mère. La dure-mère n'existe pas au niveau de la tumeur. La lobulation me paraît devoir être attribuée soit aux irrégularités d'une méningocèle surajoutée au myélocyste, soit à la présence de brides fibreuses ; elles deviennent ainsi un signe d'encéphalocystoméningocèle.

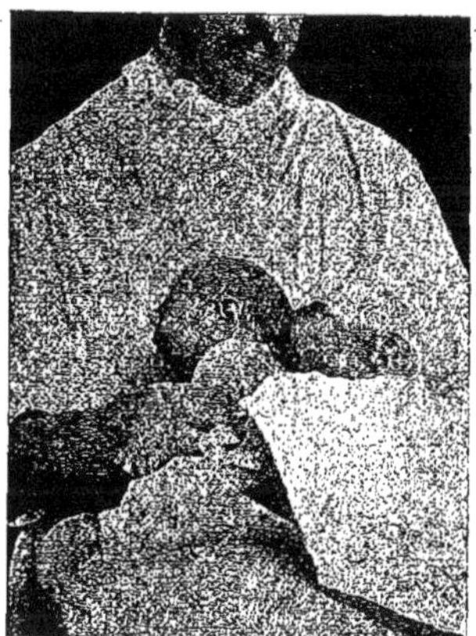

Fig. 146. — Encéphalocystoméningocèle.

La peau qui recouvre la tumeur peut avoir son aspect normal. Le plus souvent, surtout au sommet de la tumeur, elle est glabre. Elle peut porter des nævi plus ou moins nombreux et volumineux. Quelquefois, surtout pour les encéphalocèles antérieures, sans qu'il y ait à proprement parler de nævi, le réseau veineux est assez développé pour donner à la peau une teinte bleuâtre ou violacée qui devient plus foncée au moment des cris, des efforts. Dans d'autres cas, on reconnaît à la surface de la tumeur ces stigmates cicatriciels, dont j'ai parlé au chapitre de l'anatomie pathologique, et qui, selon moi, sont dus à l'adhérence du myélocyste au tégument épidermique. La tumeur est souvent transparente : ce caractère serait en faveur d'une encéphalocystoméningocèle. Mais l'erreur est facile, un encéphalocyste pouvant donner une transparence parfaite. La consistance est variable. La tumeur peut être tendue, ou molle et flasque : on peut quelquefois reconnaître dans sa cavité la présence de parties plus ou moins consistantes. A sa base, dans certains cas, les bords de la solution de continuité peuvent être reconnus et explorés. A moins de tension trop grande, et sauf pour les cénencéphalocèles, la tumeur est franchement fluctuante. On y perçoit quelquefois des battements isochrones au pouls. Quand l'enfant crie ou fait des efforts, la tumeur peut offrir un mouvement d'expansion. Souvent la compression permet d'obtenir une réduction partielle : mais cette réduction, presque toujours, s'accompagne de signes de compression cérébrale, affaissement, stupeur, coma, ou agitation, cris, convulsions, vomissements, etc. La réductibilité paraît être la règle dans l'encéphalocystocèle, mais elle peut être difficile. Elle manque plus ou moins quand à l'encéphalocyste est superposée une méningocèle irréductible.

Les *symptômes fonctionnels* sont habituellement nuls : quand ils existent, ils sont ordinairement très atténués et passagers. L'enfant paraît abattu, refuse de prendre le sein, pousse de petits cris, ou semble agité. Plus tard, on pourra constater des troubles de la vue, de l'audition, de l'olfaction, etc.

Marche. — La marche est variable. Dans certains cas, la tumeur paraît rester stationnaire ou ne progresse qu'avec une grande lenteur. Parfois même, il semble que l'orifice de communication puisse s'oblitérer, ne laissant en dehors du crâne qu'une cavité kystique parfaitement indépendante de la cavité cranienne. Le plus habituellement on constate une tendance à une augmentation assez rapide. Si le sujet vit, le volume de la tumeur peut doubler au bout d'un ou deux ans. Mais le développement physique et intellectuel du malade est généralement très troublé. L'enfant paraît souffrir de la tête, il s'alimente mal, il maigrit, dépérit, peut être pris de convulsions et meurt. Parfois on voit survenir une méningite, soit à la suite d'une contusion ou d'un froissement de la tumeur, soit plutôt par suite de sa rupture. La mort est précoce ; le plus habituellement les sujets meurent dans les premiers jours après la naissance. Bien peu dépassent l'âge de cinq ou six ans, et la survie jusqu'à quinze, vingt ou trente ans est exceptionnelle.

Diagnostic. — Dans les cas où l'encéphalocèle offre réunis ses symptômes caractéristiques, le diagnostic est facile. L'origine congénitale de la tumeur, sa forme arrondie et pédiculée, sa transparence plus ou moins complète, sa réductibilité plus ou moins facile, mais donnant toujours lieu à des symptômes de compression cérébrale, ses battements isochrones à ceux du pouls, ses mouvements d'expansion dus à l'expiration, aux cris ou aux efforts, ne peuvent guère laisser de doute, surtout si la tumeur siège dans la région occipitale, ou dans les environs de la racine du nez. Mais, quand la sémiologie est moins nette, une erreur est possible.

Le *céphalématome* est congénital, mais il siège vers l'angle postéro-supérieur du pariétal, presque toujours à droite : il n'est pas pédiculé : sa base large présente à la palpation un bourrelet pseudo-osseux, pathognomonique. Il reste toujours aplati, n'est jamais transparent, et ne tarde pas à diminuer et à disparaître, tandis que l'encéphalocèle s'accroît plus ou moins vite.

Les *kystes sébacés* n'existent guère chez les enfants : l'erreur ne pourrait être faite que chez un adulte ou tout au moins un adolescent. Dans ce cas, il faudra s'efforcer d'élucider très exactement le moment où la tumeur a fait son apparition ; le caractère congénital fera penser à une encéphalocèle. Les *kystes dermoïdes* peuvent exister dès la naissance. Ils sont irréductibles et donnent à la pression une sensation d'empâtement toute spéciale. De plus l'erreur ne pourrait être commise qu'avec une petite encéphalocèle comme celles de la région antérieure : or, là, les encéphalocèles siègent surtout à la racine du nez ou au grand angle de l'œil, tandis que les kystes dermoïdes se rencontrent plutôt vers l'angle externe, sous la queue du sourcil. Il n'en est pas de même de certains lipomes périostiques du frontal, pour lesquels la confusion est presque impossible à éviter.

Pour les encéphalocèles pharyngiennes, on peut penser à un *polype fibreux naso-pharyngien*. Mais cette forme ne permet guère la vie jusqu'à l'âge où, au point de vue d'une intervention opératoire, ce diagnostic pourrait devenir nécessaire.

Le diagnostic de la variété d'encéphalocèle est intéressant, en raison des indications opératoires qu'il peut donner, mais souvent très difficile. Je laisse de côté, bien entendu, tous les cas d'encéphalo-méningocèle qui ne sont justiciables d'aucune intervention opératoire. Mais, même parmi les cas d'encéphalocystocèle, ou d'encéphalocystoméningocèle, toutes les fois qu'on trouvera une fissure cranienne très étendue et qu'on pourra supposer que, sous les téguments, l'encéphale a pu subir des altérations profondes, toutes les fois que la fissure portera sur la partie postérieure du trou occipital, une intervention opératoire ne sera pas justifiée. Il en doit être de même pour tous les cas où le crâne offre des dimensions très inférieures à la normale et un aplatissement en « tête de grenouille » rappelant ce qu'on trouve dans les cas d'anencéphalie (v. Bergmann). Une autre contre-indication formelle est la présence d'une hydrocéphalie accompagnant la malformation congénitale. A la suite de l'opération de l'encéphalocèle, on voit souvent se développer une hydrocéphalie post-opératoire, comme pour le spina bifida. Cette hydrocéphalie est une des causes les plus fréquentes de la mort des sujets qui ont survécu à l'intervention. Il serait inutile de tenter cette intervention chez un sujet porteur à la fois d'une encéphalocèle et d'une hydrocéphalie. Enfin il est évident que si, en même temps que l'encéphalocèle, on trouve chez l'enfant quelqueautre malformation incompatible avec la vie, il n'y aura pas lieu d'intervenir.

En revanche, tous les cas où la tumeur est peu volumineuse, où l'orifice est de dimensions restreintes, lorsqu'ils ne présentent pas les contre-indications de siège signalées plus haut, sont opérables. La mortalité post-opératoire n'est pas très élevée, de 20 à 25 p. 100 environ. Mais, comme nous l'avons vu, beaucoup d'opérés ont au bout de quelque temps de l'hydrocéphalie plus ou moins rapide et meurent plus ou moins vite.

Traitement. — Les anciennes méthodes : *compression*, *ponction* simple ou suivie d'une injection modificatrice, le plus habituellement une injection iodée, la *ligature* simple ou élastique sont abandonnées.

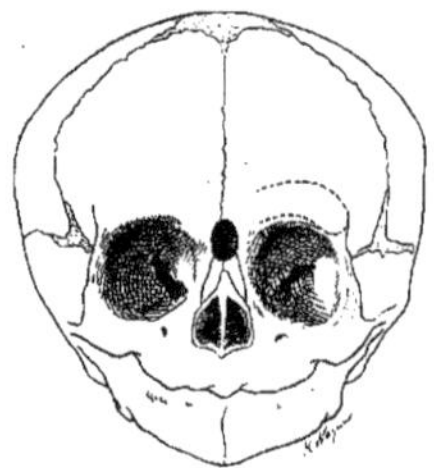

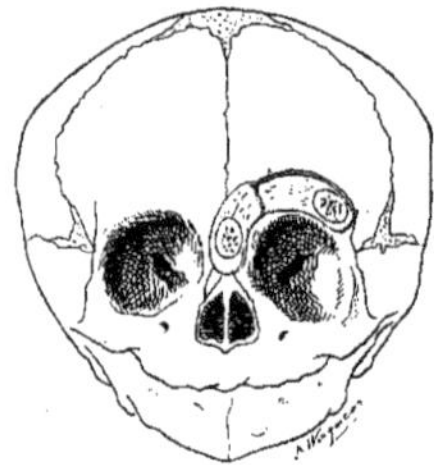

Fig. 147. — Mode de fermeture de l'orifice d'une encéphalocèle sincipitale médiane. Un fragment de l'apophyse orbitaire externe a été détaché et est entraîné avec le lambeau périostique au niveau de l'orifice (d'après Diakonow, *État actuel de la chirurgie nerveuse*, t. II, p. 57).

Le seul traitement applicable quand il est possible est l'**extirpation au bistouri**.

On trace à la base de la tumeur deux lambeaux latéraux, suffisants pour recouvrir la fissure après l'extirpation de la tumeur. On dégage alors le pédicule jusque dans l'orifice osseux ; on exerce sur la tumeur une légère traction, et, au ras de l'orifice osseux, on traverse le pédicule avec une aiguille mousse armée d'un catgut double avec lequel on fait une ligature entre-croisée ; au-dessus du catgut, le pédicule est sectionné. Le moignon pédiculaire rentre plus ou moins dans l'orifice osseux. On ramène et on suture, par-dessus, les lambeaux cutanés. L'inconvénient de cette méthode est de ne pas permettre de reconnaître le contenu du sac et de faire exciser dans certains cas des portions de substance cérébrale herniée. L'examen du sac permettra généralement de reconnaître s'il contient de ces portions de substance cérébrale. On pourra alors, suivant l'exemple de Sklifosowsky, ouvrir le sac et l'explorer, avant de pratiquer l'extirpation. D'ailleurs Périer et Berger ont fait voir que la suppression des portions de substance cérébrale herniées n'avait aucune importance fonctionnelle. Nous avons vu, en effet, que les portions herniées étaient toujours plus ou moins dégénérées. A l'ouverture du sac, il s'écoule souvent une quantité de liquide céphalo-rachidien : Bergmann conseille d'arrêter le plus vite possible cet écoulement, soit en appliquant le bout du doigt, soit en plaçant un tampon de gaze sur l'orifice. On fera ensuite la ligature, ou la suture des lambeaux méningés, et par-dessus la suture des lambeaux cutanés.

Lyssenkoff a proposé d'assurer l'occlusion en rabattant au-dessus des méninges suturées un lambeau ostéo-périostique pris non pas sur les bords immédiats de la fissure qui seraient trop minces pour le fournir, mais sur une partie de l'os plus ou moins éloignée. Le retournement de ce lambeau à pédicule allongé et étroit l'expose à la nécrose. L'opération serait ainsi inutilement allongée et compliquée (fig. 147).

Bien que le meilleur pronostic opératoire appartienne évidemment aux cas dans lesquels une tumeur solide ou un kyste méningé fait seul saillie hors de la fissure, l'excision d'une petite quantité de substance cérébrale ne paraît pas aggraver beaucoup l'opération. Les cas de mort qu'on attribuait jadis à une excision de matière cérébrale étaient sans doute dus à une infection (Bergmann).

Kystes et fistules dermoïdes de la région paracoccygienne. — Infundibula paracoccygiens.

Caractères cliniques. — Il n'est pas rare de rencontrer, à la partie supérieure du sillon interfessier, dans le voisinage du coccyx, un *kyste dermoïde*, généralement unique, siégeant sur la ligne médiane, et qui, bien que d'origine congénitale, peut ne se développer qu'à une époque plus ou moins avancée de la vie. Ces kystes ont une paroi fibreuse, dont la face interne est tapissée d'un chorion dans lequel on retrouve à peu près tous les éléments constitutifs du derme, follicules pileux, glandes sébacées, glandes sudoripares, et aussi, mais d'une façon moins constante, des papilles. Ce derme est revêtu d'un épithélium pavimenteux stratifié à plusieurs couches. Le contenu du kyste est une matière sébacée avec des cristaux de cholestérine assez abondants, et dans certains cas des poils ou des cheveux, soit libres dans la matière sébacée, soit fixés à la paroi.

Dans beaucoup de cas, on trouve sous ces kystes un *spina bifida* sacré, généralement *occulta*. Même quand le spina bifida manque, on trouve entre la face profonde du kyste et la paroi sacrée un pédicule fibreux qui se perd dans l'épaisseur de la paroi osseuse.

L'origine de ces kystes peut s'expliquer par la théorie de l'enclavement de Verneuil. Mais, pour tous les cas du moins où on trouve le pédicule fibreux dont je viens de parler, on peut, à mon avis, admettre que le kyste est en rapport avec un *spina bifida occlusa*. La fissure osseuse s'est refermée en arrière du myélocyste aréal, qui, à travers la *membrana reuniens*, est resté relié au feuillet ectodermique par une lame épithélio-séreuse (Voy. p. 313). Cette lame a entraîné les bords de la fissure ectodermique, qui, la réunion se faisant au-dessus d'eux, sont restés enclavés.

Le même mécanisme explique la formation des fistules dermoïdes para-coccygiennes : il suffit que la réunion superficielle ectodermique ne se soit pas faite.

D'autre part, cette réunion ectodermique peut se faire à un niveau plus ou moins profond dans la dépression. On aura alors, non plus une fistule, mais un infundibulum, l'infundibulum paracoccygien (*fovea coccygea* des Allemands). Signalé par Kuhn à la Société de chirurgie (1862), l'infundibulum constitue une petite dépression arrondie ou allongée en gouttière, siégeant sur la ligne médiane. La peau qui la recouvre est un peu plus mince, plus rougeâtre que la peau voisine. Elle porte souvent un petit bouquet de poils follets (Lannelongue). Son fond se relie au sacrum ou au coccyx par un trousseau fibreux constant (Féré). Il semble que ces dépressions soient plus fréquentes au moment de la naissance que quelques années plus tard. On les trouverait plus souvent chez les sujets atteints d'autres malformations (Wendelstadt).

Traitement. — Lorsque l'infundibulum est plat, superficiel, il ne réclame aucun traitement. Au contraire, s'il y a une véritable fistule, plus ou moins profonde, et que celle-ci s'enflamme, il faudra disséquer soigneusement ses parois et procéder à son ablation totale.

De même, s'ils grossissent ou s'enflamment, on devra extirper complètement les kystes dermoïdes.

Tumeurs congénitales sacro-coccygiennes.

Sous cette dénomination (Duplay), comme aussi sous celle des tumeurs mixtes ou tératoïdes de la région sacro-coccygienne, on désigne des tumeurs congénitales, souvent volumineuses au moment de la naissance, et susceptibles d'être une cause sérieuse de dystocie : ces tumeurs ne tardent pas à s'accroître, et leur volume peut devenir très considérable. Elles ont une constitution anatomique très variable et souvent très complexe : leur nature et leur origine ont donné lieu à de nombreuses discussions.

Anatomie pathologique et pathogénie. — On peut diviser ces tumeurs en quatre catégories : 1° les formes diverses du spina bifida, *cystica* ou *occulta*, compliquées d'une des nombreuses variétés de néoplasmes mésoblastiques (angiomes, lymphangiomes, fibromes, myomes, fibro-myomes, lipomes, fibro-lipomes, quelquefois sarcomes ou cystosarcomes, tumeurs cartilagineuses ou osseuses, kystes séreux ou même dermoïdes) dont nous avons vu dans les chapitres précédents les rapports possibles avec le spina bifida; 2° les néoplasmes proprement dits qui paraissent indépendants d'un spina bifida ; 3° les tumeurs dont les éléments peuvent être attribués à des formations permanentes ou à des organes embryonnaires transitoires de la région ; 4° les tumeurs dont les éléments ne peuvent être rattachés aux catégories précédentes (tératomes).

1° Spina bifida. — Nous n'insisterons pas longuement sur les tumeurs de cette catégorie : nous trouverons là les méningocèles sacrées recouvrant un myélocyste, généralement aréal ; les kystes développés dans une lame épithélio-séreuse, les tumeurs néoplasiques diverses, d'origine mésoblastique, dont nous avons signalé la concomitance avec le spina bifida, et auxquelles nous joindrons les kystes et fistules dermoïdes étudiés dans le chapitre précédent.

2° Néoplasmes proprement dits. — On peut encore trouver dans la région sacro-coccygienne, sans aucun indice de spina bifida, des tumeurs congénitales qui sont ou des *lipomes*, ou des *lymphangiomes caverneux*, ou des *sarcomes* ou des *cystosarcomes*. Ces dernières tumeurs ont un caractère de malignité assez marqué.

3° Tumeurs provenant d'organes permanents ou de formations embryonnaires transitoires de la région. — Parmi les *organes permanents* auxquels on a fait jouer un rôle dans la pathogénie de ces tumeurs, il faut citer surtout la *glande* de Luschka, et parmi les *formations embryonnaires* plus ou moins transitoires, les *vestiges cordaux* de H. Müller (Braune), les *vertèbres coccygiennes transitoires* de Fol et Physalix, les *vestiges coccygiens* de Tourneux et Herrmann (ces vestiges médullaires coccygiens représentent le tube médullaire coccygien arrêté au premier stade de son évolution), l'*intestin post-anal* (Middeldorpf, Hildebrand), le *canal neurentérique* (Ziégler). Dans certaines de ces tumeurs coccygiennes, on trouve des cavités kystiques dont la structure rappelle celle d'une anse intestinale (entérocystomes). Ces formations ont été rapportées à la non-régression ou au développement plus ou moins complet de l'intestin post-anal, ou à une déviation du canal neurentérique. Les connexions primitives qui existent entre l'intestin primitif et la gouttière et le tube médullaires doivent évidemment entrer en ligne de compte pour celles de ces tumeurs qui sont en rapport avec une malformation de l'axe médullo-rachidien.

4° Tératomes. — Les tératomes contenant des éléments ne rentrant pas dans les catégories précédentes comportent : *a*. des monstres doubles, complets (*pygopages*) ; *b*. des monstres doubles incomplets, allant depuis la présence de toute la partie inférieure d'un fœtus parasite s'attachant à la région sacro-coccygienne de l'autosite jusqu'à l'appendice formé par un segment plus ou moins étendu d'un membre (tripodes de Braune) ; *c*. enfin, les tumeurs parasitaires sous-cutanées, constituées par des tissus extrêmement complexes, solides ou kystiques, renfermant des organes fœtaux plus ou moins reconnaissables et ne pouvant être attribués aux organes permanents ou aux formations embryonnaires transitoires de la région. Ces tumeurs se trouvent sur la face postérieure du sacrum ou du coccyx, auxquels elles sont reliées soit par la fusion de leur paroi avec le périoste, soit par un trousseau fibreux qui va le plus souvent s'attacher à la pointe du coccyx. Plus rarement, on les trouve à la face antérieure du sacrum et du coccyx. Assez fréquemment, la tumeur postérieure, la plus considérable, envoie un prolongement dans le bassin, en avant du sacrum et du coccyx. Généralement, on ne trouve aucune fissure osseuse. Ces tumeurs sont constituées par du tissu adipeux ou fibreux, quelquefois embryonnaire (cystosarcomes) ou vasculaire (angiomes, lymphangiomes) et peuvent contenir des fibres musculaires lisses ou striées, avec des noyaux osseux ou cartilagineux, plus rarement du tissu nerveux ou de la névroglie ; on y trouve des cavités kystiques tapissées d'épithélium stratifié pavimenteux, ou d'épithélium cylindrique, quelquefois cilié. Certains de ces kystes ont un revêtement qui ressemble à la muqueuse intestinale. On trouve aussi dans leur épaisseur des organes fœtaux, des bronches rudimentaires, des glomérules de Malpighi, des ébauches de lèvres et de langue (Kleinwachter), de globe oculaire (Hamel, Kümmel), de dents, mais surtout des os, squelette d'un membre, os iliaque, maxillaire inférieur, etc.

Deux théories sont en présence pour expliquer l'origine de ces tumeurs : la théorie *bigerminale* (du *fœtus in fœtu*) admet l'inclusion d'un embryon anormal, se développant, plus ou moins incomplètement, en parasite, dans l'organisme même d'un frère jumeau, l'autosite, généralement bien constitué. Pour d'autres, le parasite se serait développé d'abord dans la cavité amniotique, indépendamment de l'autosite, dont le tégument ne l'aurait enveloppé que secondairement. Au contraire, la théorie monogerminale est admise par Rauber, Hertwig et par moi-même. Je crois que toutes ces tumeurs, même les tératomes, dépendent, comme le spina bifida, d'un retard apporté à la fermeture du prostome. L'issue par le prostome resté ouvert de masses mésoblastiques, voire même vitellines, et leur développement ultérieur, consécutif à la fermeture du prostome, expliquerait la genèse de la plupart des tumeurs congénitales sacro-coccygiennes. Quant aux monstruosités, par excès, pygopages, pygomèles, ou même endocymiens de Geoffroy Saint-Hilaire, elles seraient dues non à la duplicité des germes, mais à la duplicité des invaginations gastruléennes sur une blastula unique. Lorsque les deux prostomes ainsi formés resteront distincts dans toute leur étendue, il se produira des monstres doubles autositaires ; si le prostome n'est bifurqué qu'à son extrémité caudale, les monstres appartiendront à l'ordre des parasitaires polyméliens, tripodes.

Symptômes et diagnostic. — Ces tumeurs de structure si variable, où on trouve des spina bifida, des tératomes, des tumeurs bénignes comme les lipomes et les fibromes, et des tumeurs essentiellement malignes comme les sarcomes, les myxo-sarcomes, etc., doivent présenter des symptômes très différents. Il y a cependant quelques points cliniques communs à la plupart des variétés. On trouve ces productions plus fréquemment chez les filles (Kirmisson). Elles ne remontent pour ainsi dire jamais au-dessus du bord supérieur des muscles fessiers. Elles se développent plutôt, et leur développement est en général très rapide, dans la direction du périnée, repoussant en bas et en avant les organes génitaux et l'anus. Chacune des variétés paraît avoir un siège de prédilection : c'est ainsi que les tumeurs en rapport avec un spina bifida occupent de préférence la face postérieure du sacrum et du coccyx et pointent en arrière ; au contraire, les lymphangiomes et les tératomes en rapport avec une fissure coccygienne se dirigent plus en bas et viennent faire saillie entre les membres inférieurs de l'enfant. Les lipomes congénitaux, les lymphangiomes kystiques siègent souvent en avant du sacrum, ou poussent des prolongements entre le sacrum et le coccyx d'une part, et, d'autre part, le rectum.

Ces tumeurs, d'une façon générale, sont très volumineuses dès la naissance, ou tendent à acquérir rapidement un volume considérable. Elles sont généralement sessiles, plus rarement pédiculées. En s'accroissant, elles sont susceptibles de s'ulcérer.

Le **diagnostic** doit d'abord s'efforcer de reconnaître autant que possible la nature même de la tumeur, et surtout de s'assurer si elle n'est pas en rapport avec un *spina bifida*. La présence d'une hypertrichose sacro-lombaire ou même d'une dépression cutanée dans la région sacrée (fig. 148) fera toujours penser à un spina bifida. La radiographie pourrait, suivant Beck, renseigner sur le siège exact et les dimensions de la fissure. Au point de vue opératoire, il est important de savoir si on rencontrera un spina bifida.

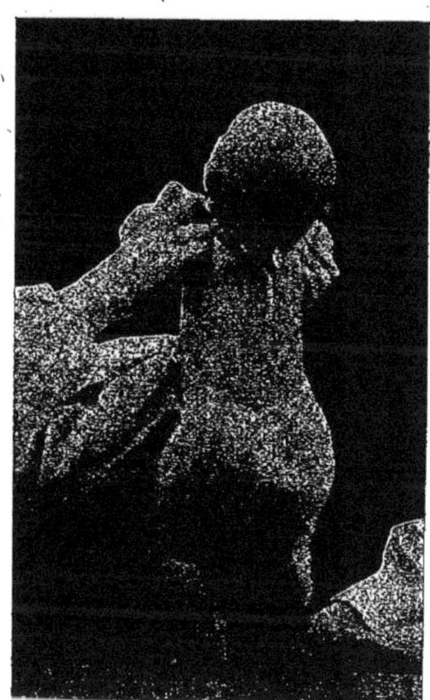

Fig. 148. — Tumeur congénitale sacro-coccygienne.

On peut penser que certaines tumeurs sont complètement indépendantes d'un spina bifida : un *lipome* volumineux qui remonterait au-dessus du bord supérieur des fessiers serait dans ce cas.

Il en est de même des *tumeurs présacrales*.

Les *tumeurs postérieures* présentent souvent des prolongements vers la cavité pelvienne, en avant du sacrum. Ces prolongements offrent des rapports plus ou moins intimes avec le rectum, les ligaments larges, la vessie. On comprend l'importance de ces rapports au point de vue opératoire.

Pronostic et traitement. — Le pronostic de ces tumeurs est très grave. Plus de la moitié des sujets qui en sont atteints meurent soit pendant l'accouchement, soit dans les premières heures qui suivent. Parmi ceux qui survivent, beaucoup meurent de la rupture du spina bifida et de la méningite qui s'ensuit. Les cystosarcomes ont un développement rapide et récidivent immédiatement après leur ablation. Cependant leur extirpation a donné quelquefois de bons résultats. Le pronostic des kystes dermoïdes est plus favorable.

Le seul **traitement** applicable à ces tumeurs est l'EXTIRPATION. Il faut faire attention, chemin faisant, à la possibilité de tomber sur un sac de spina bifida. D'autre part, si la tumeur se prolonge en avant vers le bassin, on pourra être obligé de pénétrer dans le creux ischio-rectal, pour la libérer des muscles releveurs de l'anus et des aponévroses pelviennes. Il vaudra souvent mieux se contenter d'une extirpation incomplète ; Steinthal conseille de cautériser au thermo-cautère ce qu'on pourra atteindre des tissus non enlevés. Dans le cas de productions bénignes, ces extirpations incomplètes donnent de bons résultats : on voit la partie de la tumeur qu'on a laissée en place s'atrophier.

Appendices caudiformes.

Caractères généraux. — On trouve quelquefois, dans l'espèce humaine, des appendices caudaux, qu'on a voulu considérer comme dus à une régression atavique. Virchow distingue trois formes d'appendices caudiformes : 1° la **queue vraie**, complète, contenant des pièces osseuses et des tissus fibreux et musculaires : cette queue pourrait peut-être être considérée comme due à un phénomène de régression atavique. Mais les recherches les plus récentes montrent que cette catégorie de queues n'existe réellement pas; 2° la **queue molle**, formée par un cordon axial fibreux avec, autour, des fibres musculaires généralement striées. Cette queue est quelquefois désignée sous le nom de *cauda suillæ*, ou queue porcine ; 3° la **queue fausse**, ou appendice caudiforme, qui n'est constituée que par un repli cutané, adhérant à la partie inférieure du tronc dans toute son étendue et ne contenant que du tissu cellulaire ou graisseux.

Von Bartels attribue cette dernière variété à la persistance de l'éminence coccygienne d'Ecker. Quant à la deuxième variété, celle des queues molles, qui est de beaucoup la plus fréquente, Virchow admet qu'elle est toujours en rapport avec un spina bifida occulta.

Il existe enfin de nombreuses observations d'**appendices caudaux pileux** (appelés quelquefois improprement *queues de cheval*) : nous savons aujourd'hui que l'hypertrichose de la région sacrée doit être considérée comme un signe de spina bifida occulta.

Ces appendices ne réclament d'ordinaire aucun traitement. Si on était amené à les extirper, on n'oublierait pas leur rapport possible avec un spina bifida.

AFFECTIONS TRAUMATIQUES ET CHIRURGIE DU CRANE

Parmi les diverses affections du crâne, qui, chez les enfants, peuvent présenter des caractères spéciaux ou une fréquence particulière, je signalerai, outre le *céphalématome*, déjà étudié (fasc. I, p. 143), les *fractures* du crâne, la *céphalhydrocèle traumatique*. Je dirai ensuite quelques mots du traitement chirurgical de la *microcéphalie* et de l'*hydrocéphalie* et terminerai enfin en parlant de la *trépanation* chez les enfants.

Fractures du crâne.

Les fractures du crâne offrent, chez les enfants, certaines particularités, variables suivant l'âge. Les effets produits par les traumatismes diffèrent chez le nouveau-né à la voûte cranienne formée d'os minces, flexibles, élastiques, écartés les uns des autres par des espaces plus ou moins larges, sutures ou fontanelles, au niveau desquels persiste le crâne membraneux incomplètement ossifié, ou chez un adolescent dont le crâne, peu à peu, a acquis la résistance et la solidité propres à celui d'un adulte. Les modifications subies par les organes encéphaliques sont non moins importantes. Aussi divise-t-on les fractures du crâne chez les enfants en fractures de la naissance (plus généralement obstétricales) et fractures plus tardives, de la première et de la seconde enfance (Gasne). Dans ces diverses catégories, ce sont surtout les fractures de la voûte qui intéresseront le chirurgien. Les fractures de la base sont exceptionnelles : le plus ordinairement, elles reconnaissent comme cause des traumatismes d'une gravité telle que toute intervention est impossible, et même, dans les cas moins graves, l'expectation est la seule conduite qu'on puisse tenir.

Caractères des fractures du nouveau-né. — Chez le nouveau-né, les cas les plus importants sont ceux qui s'accompagnent d'enfoncement au niveau des bosses frontales ou pariétales. Ces enfoncements peuvent ne déterminer aucun symptôme, ou s'accompagner de phénomènes nerveux soit localisés, soit diffus, qui peuvent n'apparaître que secondairement, un temps plus ou moins long après le traumatisme. Aussi doit-on toujours s'efforcer de faire disparaître l'enfoncement, qu'il s'accompagne ou non de fracture. Si l'enfoncement est léger, on y parvient par des massages, des pressions digitales.

S'il est plus marqué, à plus forte raison s'il s'accompagne de phénomènes nerveux localisés, paralytiques ou convulsifs, ou diffus, coma, mort apparente, l'intervention devient urgente. On peut inciser au niveau de l'enfoncement et agir sur l'os avec un tire-fond, ou bien inciser au niveau de la suture la plus proche, ponctionner la lame fibreuse, introduire par cet orifice le bout d'une sonde cannelée dont le bec, maintenu en contact avec la face profonde de l'os, ira relever la portion déprimée.

Avec ou sans enfoncement, à la suite d'accouchements pénibles ou trop rapides, on voit se produire chez le nouveau-né des *hémorragies méningées* dont les accoucheurs ont depuis quelques années reconnu l'importance. Ces hémorragies sont le plus souvent la conséquence d'une rupture portant sur une grosse veine sous-arachnoïdienne, particulièrement au niveau de la suture coronaire. En ce point, le chevauchement des os explique la lacération possible des veines : d'autre part, Horsley a fait voir que, chez le fœtus à terme, la suture coronaire correspond à la zone rolandique. On comprend dès lors l'importance d'une hémorragie méningée à ce niveau.

Cette hémorragie peut être abondante, modérée, ou peu importante. Abondante, elle entraîne la mort immédiate ou très rapide. L'enfant est en état de mort apparente : si on arrive à le ranimer, il respire un peu, fait quelques mouvements, mais jamais ne crie : puis il entre dans le coma et meurt. Un grand nombre de morts au moment de la naissance seraient dues à ce mécanisme.

Dans le cas d'hémorragie modérée, l'enfant peut naître en état de mort apparente, mais on parvient à le ranimer : il crie, s'agite, mais refuse le plus habituellement de s'alimenter. Ou bien c'est seulement au bout de deux ou trois jours qu'apparaissent les signes de l'hémorragie. L'enfant refuse de prendre le sein, s'agite, crie, puis tombe dans une dépression progressive. Le pouls se ralentit; la respiration devient irrégulière; la température s'abaisse; les fontanelles se tendent et ne battent plus. En même temps, dans certains cas, on observe des convulsions, des contractures musculaires : on obtient la raie méningitique et le signe de Babinski. On voit de l'inégalité pupillaire, de la déviation des globes oculaires, quelquefois des paralysies localisées d'un membre. Puis la respiration devient de plus en plus irrégulière, stertoreuse, et l'enfant succombe dans l'asphyxie.

Dans les cas plus bénins où la guérison peut survenir, la température s'élève au lieu de s'abaisser. Les convulsions diminuent et disparaissent, les signes s'améliorent peu à peu, et l'enfant guérit. La guérison peut paraître complète durant un temps assez long, mais l'enfant n'évolue pas normalement. Des troubles musculaires, paralysies ou contractures, persistent ou apparaissent; l'intelligence se développe mal, et on peut voir évoluer secondairement une maladie de Little ou des crises épileptiques.

Le **diagnostic** de ces hémorragies méningées est souvent difficile ; on s'appuiera surtout sur la tension des fontanelles, les troubles du pouls et de la respiration, l'absence de cris, quelquefois l'issue d'un peu de sang par les narines signalée par Morse, et, dans ces cas, on n'hésitera pas à pratiquer la ponction lombaire (Delmas, Thèse de Paris, 1912). L'issue d'un liquide faiblement teinté en rose confirmera le diagnostic.

Dans les cas où la décompression donnée par la ponction lombaire n'est pas suffisante, on conseille de nos jours une **intervention** plus active. Il importe d'abord de déterminer le côté de l'hémorragie. Les signes de localisation, ou, d'après Murphy, une différence de tension entre les deux côtés de la fontanelle permettront de faire ce diagnostic. On peut alors avoir recours soit au procédé de Cushing, soit à celui de Simmons. Le premier fait une incision courbe en suivant les bords du pariétal, puis avec de forts ciseaux sectionne la membrane fibreuse des fontanelles, toujours en suivant les bords du pariétal et enfin la dure-mère. Des caillots s'échappent : avec des compresses imbibées de sérum artificiel chaud, on lave la cavité arachnoïdienne de façon à favoriser l'issue des caillots, et on referme la dure-mère et les téguments sans les suturer. Les résultats de cette opération sont peu encourageants : le procédé tout récent de Simmons paraît devoir être plus satisfaisant. Le long du bord supérieur du pariétal, on fait une petite incision de 2 centimètres, à travers laquelle on incise sur une étendue minime la membrane fibreuse et la dure-mère. Le sang s'échappe, et on referme l'incision sans chercher à évacuer tous les caillots. M. Lance, tout en remarquant que des phénomènes secondaires peuvent se produire, donne la préférence à cette dernière méthode absolument bénigne.

Caractères des fractures de l'enfance proprement dite. — Ces fractures diffèrent tout au moins en certains points des fractures chez l'adulte. Gasne, même, admet qu'on doit distinguer les fractures de la première enfance (jusque vers deux ou trois ans) et celles des enfants plus âgés. Les fractures du crâne sont assez fréquentes chez les enfants. Auvray pense que les troubles d'ossification dus au rachitisme ou au craniotabes ainsi que l'hydrocéphalie ne sont pas sans action sur cette fréquence.

Au point de vue anatomique, et en ne tenant compte ici que des fractures de la voûte, on peut signaler :

1° Les *enfoncements sans fracture* qui n'existent guère que chez les petits enfants et sont dus à la malléabilité des os ;

2° Les *fissures* qui siègent surtout sur les pariétaux ;

3° Les *disjonctions des sutures*, que Gasne croit assez fréquentes et qui compliquent le plus souvent une fracture osseuse voisine ;

4° Les *fractures avec enfoncement*. On les trouve le plus souvent au niveau des bosses occipitales ou frontales, plus rarement sur les pariétaux. Le fragment enfoncé est souvent adhérent aux parties osseuses voisines, mais il peut aussi en être complètement détaché (embarrure des anciens auteurs).

Les **symptômes** offrent quelques particularités. Surtout chez les **petits enfants**, on trouve un coma dont la persistance est un mauvais signe pronostic. La tuméfaction des parties molles est considérable, et le cuir chevelu et la peau du visage sont très ecchymotiques. Les troubles moteurs sont rares et plutôt fugaces. Mais il y a fréquemment des vomissements et de la constipation. La température s'abaisse d'abord, puis elle se relève, et il n'est pas exceptionnel de lui voir atteindre 39°,5 et même 40°. Cette hyperthermie est moins grave chez l'enfant que chez l'adulte, et elle cède généralement assez vite. Si cependant elle persiste, et surtout si cette persistance coïncide avec celle du coma, si on voit survenir des contractures et des convulsions, le pronostic devient très mauvais, et la mort arrive rapidement.

Chez les enfants plus âgés, le coma, beaucoup moins fréquent, est ordinairement plus passager; la tuméfaction des parties molles et les ecchymoses sont moins prononcées : l'hémorragie par le conduit auditif est exceptionnelle (en raison de la rareté des fractures du rocher), tandis que les épistaxis sont assez fréquentes. L'hyperthermie est moins fréquente et moins élevée. Mais, contrairement à ce qui se passe chez les petits enfants, on observe assez souvent des troubles moteurs qui paraissent devoir être rapportés plutôt à une contusion qu'à une compression cérébrale. La compression est en effet assez rare chez les enfants.

Les **complications** secondaires sont d'abord l'absence de cal et la persistance d'une fissure plus ou moins étendue, obturée seulement par la dure-mère et le périoste accolés. La rupture ultérieure de ces membranes pourrait donner lieu à une hernie cérébrale. Nous parlerons plus loin de la céphalhydrocèle traumatique. Les *accidents nerveux* sont loin d'être rares. On a signalé des céphalées persistantes, des troubles hystériformes, des troubles psychiques, l'épilepsie. L'épilepsie jacksonienne est loin d'avoir chez l'enfant des caractères aussi précis que chez l'adulte. D'ailleurs, d'une manière générale, même quand ils sont très localisés, les traumatismes cérébraux ont, chez l'enfant, une grande tendance à produire des symptômes diffus (Chipault). Les paralysies localisées, flasques ou avec contractures, ne sont pas très fréquentes. Chipault donne, comme marche assez ordinaire, des phases successives, la première de tolérance cérébrale, la deuxième de crises épileptiques généralisées (avec en outre une hémiplégie spasmodique dans les cas de fractures ayant porté sur la région cranienne correspondant à la région rolandique), et une troisième phase d'idiotie.

Comme traitement, on tend de nos jours à intervenir plus fréquemment chez les enfants qu'on ne l'avait fait jusqu'ici. La *ponction lombaire* a une grande importance à la fois diagnostique et thérapeutique. L'issue d'un liquide teinté en rose ou contenant des hématies confirmera le diagnostic de fracture. Elle produira en outre une décompression, qui peut n'être que passagère.

Les fractures ouvertes et les fractures fermées accompagnées d'accidents nerveux présentent les mêmes indications que les fractures semblables chez l'adulte. Marion ajoute même : « Quant aux fractures fermées avec enfoncement mais sans accidents nerveux pour lesquelles l'abstention est encore conseillée par beaucoup de chirurgiens en raison de la prétendue bénignité de ces fractures, il semble, à la suite de l'examen plus sérieux des faits, qu'elles doivent être traitées chirurgicalement en raison de l'innocuité de l'intervention immédiate et de la gravité des accidents (paralysie, épilepsie, idiotie) qu'elles peuvent provoquer ultérieurement. Chaque fois qu'il existe un enfoncement notable du crâne, on est autorisé à faire disparaître cet enfoncement par une opération chirurgicale immédiate. »

Dans les cas de commotion cérébrale, avec ou sans fracture, mais sans déplacement ni enfoncement, donnant lieu à des phénomènes nerveux diffus, j'insiste sur les bons résultats que peut donner, chez l'enfant, la ponction lombaire.

Céphalhydrocèle traumatique.

(*Méningocèle traumatica spuria*).

Caractères cliniques. — Chez les enfants, à la suite d'une fracture fermée, obstétricale ou accidentelle de la voûte cranienne, on voit parfois se former, au niveau de la fracture, une *tumeur* plus ou moins réductible, fluctuante, généralement pulsatile, dont la cavité, à travers une solution de continuité de l'os et de la dure-mère, se prolonge dans l'intérieur du crâne et contient du liquide céphalo-rachidien. Cette tumeur assez mal limitée offre des pulsations isochrones au pouls et se tend sous l'influence des mouvements respiratoires. La cavité externe est constituée par le soulèvement du périoste, ou, si celui-ci est rompu, par les téguments. L'orifice de communication osseux, dû à la fracture, ne se ferme pas : ses bords deviennent mousses et prennent peu à peu une forme plus ou moins régulière. Au niveau de cet orifice osseux, la dure-mère manque, et la cavité externe est en continuité avec le cavum arachnoïdien. Mais, dans plusieurs cas, Bergmann, opérant ces tumeurs, a vu la cavité s'étendre plus profondément et communiquer, à travers toute l'épaisseur des méninges et de la substance cérébrale, avec la cavité du ventricule latéral correspondant. Il semble donc qu'à côté des causes traumatiques on puisse faire intervenir un trouble du développement cérébral.

D'après Kolbe, les causes qui permettent chez l'enfant le développement de la céphalhydrocèle et la non-consolidation de la fracture seraient : 1° la minceur et l'élasticité des pièces composant la voûte cranienne; 2° la présence des sutures et fontanelles localisant l'action du traumatisme ; 3° l'union intime de la dure-mère avec le crâne, amenant leur rupture simultanée ; encore ne faudrait-il pas oublier ici le rôle joué par la dure-mère et le péricrâne dans le développement et la réparation des os craniens; 4° la production facile au point traumatisé d'un hématome dont la résorption laisse une cavité dans laquelle le liquide céphalo-rachidien peut affluer; 5° le développement rapide du cerveau. Ces causes manquent chez l'adulte.

Pour Bergmann, en dehors du traumatisme, il faudrait considérer, comme cause de la céphalhydrocèle, la porencéphalie. Il admet d'ailleurs une porencéphalie traumatique. Chez les très jeunes enfants, surtout chez les hydrocéphales, le traumatisme pourrait amener une rupture de la paroi ventriculaire, qui, coïncidant avec une fracture du pariétal, constituerait la céphalhydrocèle.

Diagnostic. — Il est généralement facile : l'âge de l'enfant, le souvenir du traumatisme, la présence d'une tumeur plus ou moins réductible, fluctuante, pulsatile, et au besoin l'examen du liquide retiré avec une seringue de Pravaz et présentant les caractères du liquide céphalo-rachidien, ne laisseront place à aucun doute.

Traitement. — La guérison spontanée est la règle : il n'est donc pas besoin d'intervenir, et les rares interventions tentées n'ont abouti à une guérison qu'après récidive, et sans abréger notablement le temps nécessaire pour la disparition de la tumeur.

Chirurgie du crâne.

Trépanation cranienne. — Craniotomie. — Craniectomie. — Dans tous les cas qui nécessitent une intervention chirurgicale cranienne ou intracranienne, soit à la suite des traumatismes craniens, soit pour les affections inflammatoires ou néoplasiques du crâne ou des organes endocraniens, cette intervention, quelle qu'elle soit, débute toujours par la création d'un orifice dans la paroi cranienne. Cet orifice peut être restreint (trépanation proprement dite, ou craniotomie), ou plus ou moins étendu (craniectomie). Les indications ou contre-indications de la trépanation sont à peu de chose près les mêmes chez l'enfant et chez l'adulte. Il nous paraît suffisant à ce point de vue, de reproduire ici le tableau synoptique donné par Terrier et Péraire, ainsi que par Marion, en y faisant les modifications nécessitées par le jeune âge des sujets.

I. — AFFECTIONS TRAUMATIQUES DU CRANE ET DU CERVEAU.	Période immédiate.	A. Pas de symptômes cérébraux.	1. Contusion du crâne........		S'abstenir, sauf dans le cas d'infection primitive ou secondaire suivie de nécrose.
			2. Enfoncement cranien sans fracture....................		Relever l'enfoncement s'il est marqué.
			3. Fractures de la voûte. a. Sans plaie.	Sans déplacement osseux.	S'abstenir.
				Avec déplacement osseux.	Trépaner si l'enfoncement est marqué.
			b. Avec plaie (fracture non ouverte.)	Récente non infectée.	Ne trépaner que s'il y a enfoncement marqué.
				Récente infectée.	Comme ci-dessus. Désinfecter.
				Ancienne infectée.	Trépaner si l'infection a gagné l'os.
			c. Fracture ouverte...		Trépaner.
			d. Avec corps étranger................		Extraire le corps s'il est facilement acessible. Ne pas s'acharner à sa recherche.
			4. Fractures de la base..		S'abstenir.
		B. Symptômes cérébraux immédiats ou précoces.	1. Symptômes diffus.	a. Sans dépression ni plaie...	S'abstenir.
				b. Avec dépression et plaie...	Trépaner.
			2. Symptômes localisés.	Avec ou sans enfoncement	Trépaner.
	Période tardive.	Nécrose osseuse...........................			Trépaner.
		Méningo-encéphalite diffuse..................			Trépaner.
		Abcès du cerveau..........................			Trépaner.
		Corps étranger sans accident................			Trépaner si la radiographie montre accès facile.
		Épilepsie traumatique......................			Trépaner.
		Troubles de la motilité, de la sensibilité....			Trépaner.
		Troubles mentaux..........................			Trépaner.
II. — AFFECTIONS INFLAMMATOIRES DU CRANE ET DU CERVEAU.		A. *Crâne.*	Ostéites........................		Trépaner.
			Ostéite condensante............		Trépaner.
			Abcès........................		Trépaner.
		B. *Méninges et cerveau.*	Méningites aiguës..........		S'abstenir.
			Méningites tuberculeuses....		S'abstenir.
			Tubercules de l'encéphale....		Intervenir s'il y a des signes nets de localisation.
III. — NÉOPLASMES DU CRANE ET DU CERVEAU.		A. *Crâne.*	Kystes hydatiques............		Trépaner.
			Exostoses....................		Trépaner.
			Tumeurs malignes............		Trépaner si on peut tout enlever.
		B. *Cerveau et méninges*.................			Trépaner pour décomprimer. pour enlever.

Topographie cranio-cérébrale. — Au point de vue du siège de la craniotomie, deux circonstances peuvent se rencontrer. Parfois les conditions cliniques indiquent nettement le point où doit porter la craniotomie. Dans une fracture avec enfoncement, on sait où il faut trépaner pour relever, ou, en cas de nécessité, extraire le fragment enfoncé. Mais souvent des symptômes périphériques permettent seuls de soupçonner la région encéphalique lésée, et la topographie cranio-cérébrale nous donnera la possibilité de repérer sur la surface du crâne la zone extérieure correspondant à cette région. Je n'insisterai pas ici sur l'utilisation de cette topographie cranio-cérébrale, qui, chez l'enfant, est régie par les mêmes lois que chez l'adulte. Je désire seulement rappeler quelques points particuliers à l'enfance. Si les rapports cranio-cérébraux ne sont pas absolument semblables chez l'enfant et chez l'adulte, cela tient non pas à des modifications dans la forme ou le volume respectifs des lobes, mais bien au défaut de parallélisme dans le développement des os du crâne et des circonvolutions cérébrales (Chipault). Contrairement aux assertions de Hamy, le sillon de Rolando, chez l'enfant,

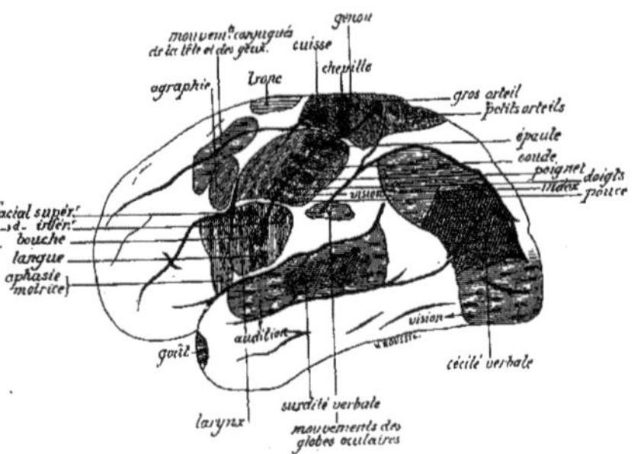

Fig. 149. — Localisation de la face externe du cerveau.

est tout entier situé en arrière de la suture coronale. Au moment de la naissance, son extrémité supérieure en est éloignée de 30 millimètres, de 47 à 48 vers trois ans : ce dernier chiffre est à peu près celui que donne P. Broca pour l'adulte. Chez le fœtus à terme, le sillon est presque vertical : il ne devient oblique que peu à peu.

Chez le petit enfant, la scissure de Sylvius est tout entière sous le pariétal. Son extrémité antérieure correspond à peu près au ptérion. Son trajet est plus éloigné que chez l'adulte de la suture temporo-pariétale, dont il se rapproche progressivement ; à cinq ans, la scissure de Sylvius est encore à 5 millimètres au-dessus de la suture temporo-pariétale. Elle atteint son siège normal vers neuf ans (Symington) ou même plus tard (Poirier).

La scissure perpendiculaire externe est plus en avant par rapport au lambda chez l'enfant que chez l'adulte (Chipault).

Ces quelques détails font comprendre que les procédés de topographie cranio-cérébrale étudiés chez les adultes, et reposant sur des mensurations fixes, ne peuvent être employés chez les enfants. Aussi, dans le cas où on voudrait établir sur la surface cranienne d'un enfant des repères précis, il serait préférable d'avoir recours à la méthode de Chipault, « où l'on détermine proportionnellement au volume et à la forme du crâne tous les points que l'on voudrait chercher ».

Procédé de Chipault. — Chipault prend comme points de repère, sur la ligne médiane, le *nasion* (point nasal, au fond de la dépression angulaire située à l'union de l'os frontal et des os propres du nez), l'*inion* ou protubérance occipitale externe, et, latéralement, le tubercule postérieur de l'apophyse zygomatique. On trace d'abord la ligne naso-iniaque, et sur cette ligne on marque les points sagittaux correspondant à ses 45 centièmes (point pré-

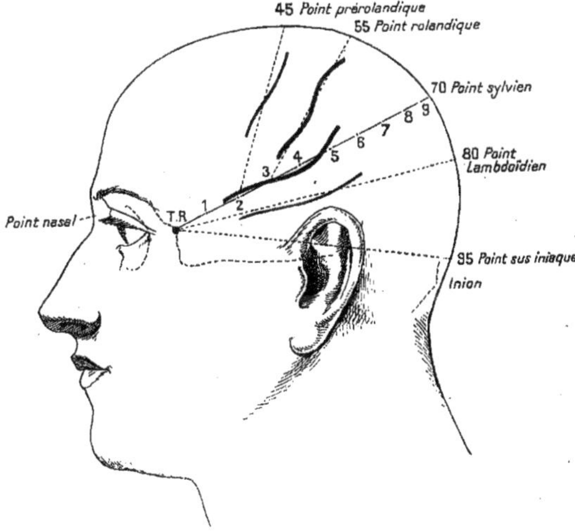

Fig. 150. — Procédé de Chipault.

rolandique), à ses 55 centièmes (point rolandique), à ses 70 centièmes (point sylvien), à ses 80 centièmes (point lambdoïdien), à ses 95 centièmes (point sus-iniaque). Du bord supérieur du tubercule rétro-orbitaire on mène des lignes divergentes allant l'une au point sylvien (ligne sylvienne, correspondant à la scissure de Sylvius), la deuxième au point lambdoïdien (ligne parallèle : elle correspond au premier sillon temporal) ; la troisième enfin, allant au point sus-iniaque recouvre, en arrière de l'apophyse mastoïde, le sinus latéral. Si, maintenant, on divise la ligne sylvienne en dixième, et qu'on joigne la partie intermédiaire aux troisième et quatrième dixièmes au point rolandique, on obtiendra la ligne rolandique qui correspondra au sillon de Rolando, commençant à son extrémité inférieure, et le suivant dans toute sa longueur.

Procédé de Kronlein. — Le procédé de Kronlein est très simple et suffisamment exact chez les enfants. Il consiste à tracer sur le crâne deux lignes horizontales, trois verticales et deux obliques. La ligne horizontale inférieure passe par le bord inférieur de l'orbite et le bord supérieur du méat auditif. La ligne horizontale supérieure, parallèle à la précédente, passe par le bord supérieur de l'orbite. Les verticales correspondent la première au milieu de l'arcade zygomatique, la deuxième à l'articulation temporo-maxillaire, la troisième enfin au bord postérieur de la base de l'apophyse mastoïde. Si on mène alors une ligne oblique allant de l'intersection de la verticale

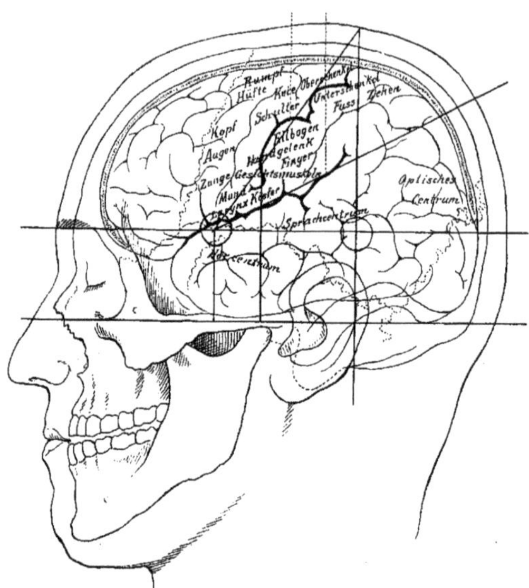

Fig. 151. — Procédé de Kronlein.

antérieure avec l'horizontale supérieure vers l'intersection de la verticale postérieure avec la ligne sagittale, cette ligne correspondra au sillon de Rolando, dont l'extrémité inférieure se trouvera juste au point où cette ligne rolandique croisera la verticale moyenne. La bissectrice de l'angle formé par l'horizontale supérieure avec la ligne rolandique sera la ligne sylvienne.

Procédé Lannelongue et Mauclaire. — Je rappelle pour mémoire le procédé de Lannelongue et Mauclaire, exclusivement réservé aux enfants. Il est plus compliqué et assez peu exact. Il consiste à déterminer une première ligne, dite proportionnelle par les auteurs, partant de l'angle supéro-externe de l'orbite et se prolongeant horizontalement en arrière pour aboutir sur la ligne sagittale au-dessus de la protubérance occipitale externe. « La branche antérieure de l'artère méningée moyenne répond approximativement à l'union du premier dixième antérieur de cette ligne avec le dixième suivant. L'extrémité supérieure du sillon de Rolando est, chez les enfants brachycéphales, à 1cm,5 en arrière du point bisagittal. Quant à l'extrémité inférieure de ce sillon, il faut, pour la déterminer, chercher le point de jonction du cinquième antérieur avec les quatre cinquièmes postérieurs, de la ligne proportionnelle, et élever en ce point une perpendiculaire de hauteur égale à ce cinquième. Cette perpendiculaire est facile à tracer avec un simple morceau de carton, taillé à angle droit, une carte de visite par exemple. Pour déterminer le pied de la troisième circonvolution frontale, il faut, au niveau du point de jonction du sixième antérieur avec les cinq sixièmes postérieurs de la ligne proportionnelle, élever une perpendiculaire égale à ce sixième. Pour déterminer la région du pli courbe, il faut, à l'union des deux tiers antérieurs avec le tiers postérieur de la ligne proportionnelle, élever une perpendiculaire égale à un tiers de cette ligne. Au sommet se trouve l'extrémité postérieure de la branche postérieure de la scissure sylvienne. Enfin, en ponctionnant sur cette ligne proportionnelle, au niveau du méat auditif, on tombe dans la corne sphénoïdale des ventricules cérébraux. »

D'ailleurs la précision absolue de ces divers procédés, à supposer que cette précision existe, est devenue à peu près inutile de nos jours, étant donné que, maintenant, on pratique de parti pris des trépanations larges, et que la craniectomie a complètement remplacé les craniotomies restreintes en honneur autrefois. Ce n'est que dans des cas assez rares qu'on pourra être obligé de préciser très exactement le siège exact de la trépanation, et alors c'est certainement le procédé de Chipault qui, chez l'enfant, donnera les meilleurs résultats.

Manuel opératoire de la trépanation. — Dans la *préparation* du malade, il est indiqué de raser largement le cuir chevelu. Ceci est indispensable non seulement pour opérer aseptiquement, mais encore pour pouvoir examiner complètement le crâne, reconnaître si, sur la peau, il existe quelque cicatrice ancienne, ou même un enfoncement peu prononcé. Il est bon, toutes les fois que ce sera possible, de raser le crâne la veille de l'opération.

A ce moment, suivant le conseil de Horsley, on devra tracer les lignes de repère ; on pourra ainsi agir lentement, en prenant toutes les précautions nécessaires, en contrôlant les procédés les uns par les autres, en appliquant sur le cuir chevelu les instruments qu'on croira devoir employer, équerres, rubans métriques, etc. Les repères seront tracés soit au nitrate d'argent, soit mieux à la teinture d'iode. Au moment de l'opération, il suffira de repasser un peu de teinture d'iode sur les marques faites précédemment : on laissera sécher quelques instants, et les repères paraîtront suffisamment, en traits plus foncés, sur le fond brun donné par la désinfection du cuir chevelu à la teinture d'iode.

C'est en effet à la teinture d'iode qu'on aura recours au moment de l'opération pour désinfecter le champ opératoire. La teinture chloroformique au quinzième, ou la teinture à l'alcool strictement éthylique au vingtième suffisent pour aseptiser le cuir chevelu. Bien entendu, s'il existe des plaies, celles-ci seront soigneusement passées à la teinture d'iode.

Dans les opérations sur le crâne et l'encéphale, *le chloroforme est l'anesthésique de choix*. L'éther cause trop d'excitation. Horsley conseille, même chez les enfants, de faire, une heure avant l'opération, une injection de morphine, en se rappelant la très grande susceptibilité des jeunes sujets vis-à-vis de la morphine, et la nécessité de ne leur injecter que des doses minimes, par exemple 3 milligrammes pour un enfant de quatre ans. La morphine serait utile non seulement en diminuant la quantité de chloroforme nécessaire, mais encore en faisant contracter les artérioles du cerveau, et, par conséquent, en atténuant les dangers et les inconvénients de l'hémorragie. Dans le même but, Keen préfère donner avant l'opération une injection hypodermique d'ergotine. Chez l'enfant, la morphine me semble préférable. Horsley fait remarquer qu'une fois le crâne ouvert et la dure-mère mise à nu, la chloroformisation devient très facile ; des doses minimes suffisent pour entretenir l'anesthésie.

Pour éviter l'hémorragie cutanée, on a proposé de serrer autour du crâne un lien élastique, une bande d'Esmarch. Je ne crois pas que ce procédé donne de grands avantages, mais je suis certain qu'il cause de nombreux inconvénients. Le lien élastique est très gênant : il tient mal et glisse, et surtout, si on arrive à le maintenir en place, il cause, quand on l'enlève à la fin de l'opération, une hémorragie en nappe des plus difficile à arrêter.

On a beaucoup discuté sur les *solutions antiseptiques* qui peuvent être employées durant la trépanation, sur leurs avantages, leurs inconvénients et leurs dangers. Ces discussions n'ont plus aucune importance : le cuir chevelu est désinfecté à la teinture d'iode. Les autres parties de l'opération peuvent être pratiquées à sec, aseptiquement. Si, exceptionnellement, un lavage était nécessaire, je ne conseillerais pas d'autre liquide que la solution stérilisée de chlorures de sodium à 7 p. 1 000.

Incision. — Broca préfère l'incision cruciale, qui permet un repérage plus net et peut plus facilement être agrandie. L'incision en U, qui donne un lambeau demi-circulaire unique, facile à récliner, et se réunissant plus exactement, est préconisée par beaucoup de chirurgiens. Chez les enfants, le lambeau comprenant le cuir chevelu et le périoste se détache facilement de l'os sous-jacent, sauf au niveau des sutures. Pour une simple trépanation, ce lambeau sera relevé. Mais, si on veut faire une craniectomie étendue, le lambeau à relever constituera un « volet » formé par les parties molles et l'os. Le crâne de l'enfant se prête mieux que celui de l'adulte à la constitution du volet ostéoplastique, qui peut être obtenu par différents procédés. Le plus habituellement, on incise les parties molles jusqu'à l'os suivant le trajet choisi d'avance, puis on décolle, sur tout le pourtour du lambeau, le cuir chevelu et le périoste de façon à découvrir au fond de l'incision une bande osseuse de 2 centimètres environ. Sur cette bande, on perce un certain nombre d'orifices, avec la tréphine, un petit trépan, ou mieux encore avec une fraise de Doyen. On réunit ces orifices au ciseau, ou mieux avec la scie de Gigli, passée d'un trou à l'autre au moyen d'un conducteur spécial. Enfin, pour pouvoir relever le lambeau osseux, il reste à en fracturer le pédicule : on amorce cette fracture du pédicule en le sciant de chaque côté dans une certaine étendue ou en l'entamant au ciseau : il suffit alors, pour fracturer le pédicule, de faire basculer le lambeau ostéocutané ; on découvre largement la dure-mère.

La section osseuse peut aussi être faite au moyen de scies mues électriquement, mais il faut pour cela une instrumentation assez compliquée, qu'on n'a pas toujours à sa disposition.

Dans tous les cas, on se souviendra qu'au niveau des sutures la dure-mère est assez adhérente, et qu'en relevant le lambeau ostéoplastique il faut veiller à ne pas léser la méninge. Avant d'aller plus loin, on excise toute saillie osseuse, toute esquille qui pourrait être dangereuse. On enlève soigneusement les particules osseuses et la poussière d'os, et on arrête l'hémorragie osseuse s'il s'en est produit. Si, sur la dure-mère il y a des caillots, on reconnaît sans peine s'ils sont anciens ou récents, et on les enlève. On examine la membrane : sa saillie indique une augmentation de la tension intracranienne, que le toucher permettra mieux encore d'apprécier. Des modifications dans sa coloration peuvent faire penser à un caillot sous-dure-mérien. On incise alors la dure-mère. L'incision en fer à cheval est préférable à une incision cruciale.

Park a conseillé, particulièrement chez les enfants, de faire l'opération en deux temps, pour diminuer le choc et éviter les inconvénients de l'hémorragie. Dans une première séance on fait le lambeau ostéo-cutané, et on le relève. Puis on le remet en place et on applique un pansement. Une semaine ou quinze jours plus tard, on intervient de nouveau, pour ouvrir la dure-mère et achever l'opération.

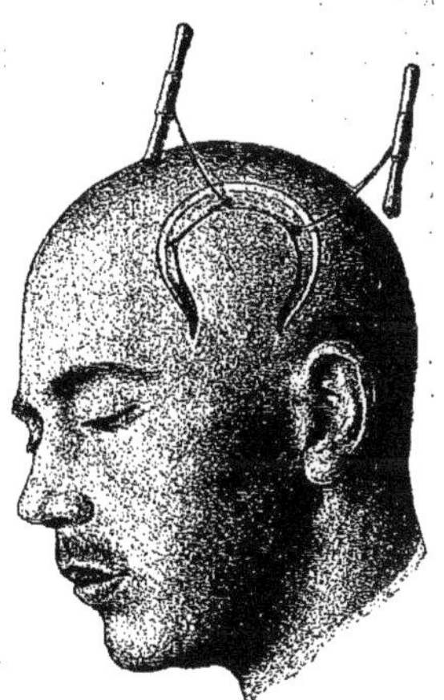

Fig. 152. — Résection ostéoplastique par la scie de Gigli.

L'incision de la dure-mère, commencée avec un bistouri, s'achève soit avec des ciseaux mousses, soit avec un bistouri passé sur un conducteur spécial qu'on insinue sous la méninge dure. Le pédicule de ce lambeau doit équivaloir à un cinquième environ de sa circonférence.

L'exploration de la surface cérébrale ne présente rien de particulier chez l'enfant. La vue peut indiquer un changement de coloration, un bombement, une absence de pulsation. La palpation dénote une augmentation de consistance superficielle ou profonde. Croit-on une ponction nécessaire, elle peut être tentée avec une aiguille ou un trocart ; mais, dans la plupart des cas, je crois qu'une incision exploratrice est préférable. L'incision sera faite avec un bistouri étroit ou avec le couteau spécial d'Horsley. La section doit être franche, perpendiculaire à la surface corticale, parallèle à l'axe de la circonvolution ; on aura égard à la présence des vaisseaux pie-mériens. Autant que possible, on évitera d'inciser un centre moteur dans toute son étendue (Horsley).

La lésion reconnue sera traitée suivant les règles habituelles.

Incidents et complications. — Dans ces différentes manœuvres, on rencontre souvent une hémorragie qui peut être inquiétante. Un vaisseau du diploé peut être obturé par un fragment osseux, ou un peu de cire stérilisée (Horsley). Les vaisseaux de la dure-mère peuvent être saisis avec une pince et liés en passant avec une aiguille un fil au-dessous d'eux. Mais, pour les sinus, cette manœuvre n'est pas possible ; on devra bourrer le sinus lésé avec du catgut, si sa suture est reconnue impossible. Le tamponnement, quand on peut le faire, arrête bien l'hémorragie du sinus. Il ne faut pas oublier que la lésion d'un sinus expose à l'entrée de l'air dans les veines.

L'hémostase est très difficile pour les vaisseaux de la pie-mère et du cerveau. Pour la pie-mère, on peut appliquer sur le vaisseau divisé une serre-fine. A. Broca conseille les attouchements au thermocautère porté au rouge sombre. Demons préconise le tamponnement. Pour les vaisseaux du cerveau, c'est ce dernier procédé qui parfois seul réussit. La pulvérisation d'antipyrine en solution à 5 p. 100 conseillée par Rosswell Park donne des résultats aléatoires.

Comme complications au cours de l'opération, on peut citer l'*ouverture d'un ventricule* et la *hernie cérébrale* immédiate. L'ouverture d'un ventricule constitue une complication grave mais non fatalement mortelle. La seule façon d'y remédier est de placer dans la cavité un drain autour duquel la dure-mère et le cuir chevelu seront suturés aussi exactement que possible : ce drain sera obturé, et on ne le débouchera qu'à certains moments, afin de ne permettre qu'un écoulement très modéré. Ce drain sera supprimé au bout de quelques jours, quand la cicatrisation sera commencée (Marion).

La hernie cérébrale immédiate ne se voit que quand une tumeur volumineuse ou une collection liquide cause un excès de la tension intracranienne. L'ablation de la tumeur ou l'évacuation du liquide permettent généralement la réduction de la hernie. Mais, dans certains cas, il sera impossible de supprimer la cause de la tension exagérée et de faire rentrer le cerveau dans la dure-mère. Quelquefois, on peut suturer la dure-mère par-dessus la hernie. Sinon, on devra se contenter de suturer les parties molles par-dessus la substance cérébrale sans chercher à refermer ni la dure-mère, ni la brèche cranienne.

Suites opératoires. — L'opération terminée, on suture la dure-mère, à moins qu'on ne soit forcé de la laisser ouverte. On assure le drainage de la plaie, et on remet en place le lambeau ostéo-cutané. Si on désire laisser persister la brèche osseuse, comme, par exemple, dans les opérations décompressives, on pourra détacher le fragment osseux des parties molles et réappliquer le lambeau musculo-cutané directement sur la dure-mère. Même, en pareil cas, Chipault est d'avis de supprimer la dure-mère dans toute l'étendue de la brèche osseuse.

Le pansement et le traitement consécutifs n'offrent rien de particulier à noter. Le shock opératoire est assez fréquent chez les enfants : il peut dépendre de plusieurs causes, l'hémorragie, l'écoulement du liquide céphalo-rachidien, la longueur et l'importance de l'intervention, l'ébranlement des centres nerveux.

Il faut enfin redouter une *encéphalo-méningite* consécutive et la *hernie secondaire* du cerveau. Ces complications évoluent chez les enfants comme chez les adultes.

Traitement chirurgical de la microcéphalie.

Après Lane, Fuller et Guéniot, Lannelongue, en 1890, s'appuyant sur une théorie émise par Virchow, et attribuant certains cas d'idiotie à une synostose prématurée des os du crâne et à l'arrêt du développement qui en résulterait pour l'encéphale, proposa de traiter chirurgicalement ces cas de microcéphalie par une craniectomie. Malheureusement, dans la plupart des cas opérés par Lannelongue et ses imitateurs, on a trouvé les sutures non ossifiées, et l'anatomie pathologique nous apprend que la synostose cranienne est toujours précédée par l'arrêt du développement du cerveau. La craniectomie ne servirait donc à rien. Elle est aujourd'hui totalement abandonnée.

Traitement chirurgical de l'hydrocéphalie.

Congénitale ou secondaire, l'hydrocéphalie a été parfois traitée par des méthodes relevant de la chirurgie. Ces méthodes sont nombreuses. En laissant de côté la *compression* par des bandes de diachylon, et la *révulsion* (frictions mercurielles, tartre stibié, etc.) qui n'ont donné que des déboires, la plupart des procédés visent à diminuer l'hypertension cranienne en évacuant l'excès de liquide céphalo-rachidien. Voici les plus importants de ces procédés.

Ponction ventriculaire. — Dans les cas habituels de non-ossification cranienne, elle est facile, vu l'étendue des sutures, la dilatation des ventricules et le peu d'épaisseur de la couche de substance cérébrale. Elle peut se pratiquer directement à travers les téguments, sans incision préalable ou après incision des téguments, de la membrane cranienne et de la dure-mère, de façon à éviter les vaisseaux importants. On se sert d'un trocart ou d'une aiguille de petit calibre, ne donnant pas de décompression trop brusque. L'aspiration est généralement inutile. Une ponction de 200 à 300 grammes est le plus souvent suffisante. L'issue d'une trop grande quantité de liquide donnerait des accidents.

Le *siège de la ponction* est variable. A part Bouchut, qui ponctionnait à travers les fosses nasales, voie impossible à aseptiser, tous les auteurs ponctionnent la voûte. Le plus souvent la piqûre se fait dans la fontanelle antérieure, un peu en dehors de la ligne médiane, pour éviter de léser le sinus longitudinal supérieur, ou encore au niveau de l'angle latéral. Malgaigne conseille de passer par la suture fronto-pariétale, à 24 millimètres au-dessus de l'arcade zygomatique, ce qui permettra d'éviter l'artère méningée moyenne et ses branches. Conquest préconise la suture métopique, à égale distance de l'angle naso-frontal et de la fontanelle antérieure. La fontanelle postérieure a été choisie par Græfe.

La **trépano-ponction** est nécessaire quand le crâne est ossifié. On l'emploie aussi dans les hydrocéphalies secondaires, quand l'épanchement est moins abondant et la paroi cérébrale moins amincie. Keen a indiqué trois procédés de trépano-ponction : 1° à égale distance de la protubérance occipitale externe et de l'extrémité supérieure de la scissure de Rolando, à 2 centimètres en dehors de la ligne médiane, trépaner et ponctionner, en dirigeant la pointe du trocart vers l'extrémité interne du rebord sus-orbitaire du même côté ; le trocart traverse l'avant-coin et atteint la corne postérieure à 5 centimètres de profondeur ; 2° trépaner à un tiers de la distance entre la glabelle et l'extrémité supérieure de la scissure de Rolando, à 1cm,5 de la ligne médiane ; la ponction dirigée vers la bosse occipitale externe traverse la première circonvolution frontale et pénètre à 5 centimètres de profondeur dans le ventricule; 3° à 3 centimètres en arrière du méat et 3 centimètres au-dessus de la ligne basale de Reid (allant du bord inférieur de l'orbite au centre du méat), trépaner : ponctionner vers un point situé à 5 centimètres au-dessus du méat opposé. Le trocart traverse la deuxième circonvolution occipito-sphénoïdale et atteint le ventricule à 5 centimètres de profondeur.

Cette dernière voie a été adoptée par la plupart des auteurs, notamment par Masse et Woolongham. Poirier trépane un peu plus en avant, à 3 centimètres au-dessus du méat chez l'enfant (à 4 chez l'adulte). La dure-mère incisée, un trocart mousse est enfoncé perpendiculairement à l'écorce de la deuxième circonvolution temporo-sphénoïdale jusqu'à 2, puis 3, et au besoin 4 centimètres. Il ne faut ni aller plus loin, ni imprimer au trocart de mouvements latéraux.

On a essayé de faire suivre la ponction d'une *injection de liquide modificateur*, comme la solution de Morton, ou une solution iodée à 2 milligrammes d'iode et 5 milligrammes d'iodure de potassium pour 30 grammes d'eau distillée (Boinet), dont on injectait quelques centimètres cubes pour remplacer une quantité égale de liquide céphalo-rachidien retiré par la ponction. Cette méthode n'est plus employée.

Résultats. — Les résultats de la ponction sont très passagers. Durand-Fardel a conseillé le procédé longtemps en faveur des ponctions répétées. Toutes les semaines, ou tous les quinze jours, on pratique une ponction de 50 à 250 centimètres cubes de liquide.

Drainage ventriculaire. — Keen a substitué à cette méthode celle du drainage ventriculaire. Par l'une des voies que nous avons indiquées plus haut, après trépanation, on ponctionne le ventricule, puis le long du trocart on conduit soit un drain, soit un faisceau de crins, au moyen d'une pince de Lister ou de Kocher. On rabat alors le lambeau cutané, en laissant une place pour le passage du drain qu'on fixe par un point, et qu'au besoin on obture par un fausset. Le grand danger du drainage est en effet l'évacuation trop rapide d'une trop grande quantité de liquide. Keen obture l'orifice de la trépanation avec une cheville légèrement échancrée et ne laissant passer que de très petites quantités de liquide.

Drainage sous-arachnoïdien. — Lorsque les ventricules ne sont pas, comme dans l'hydrocéphalie congénitale, très dilatés, leur ponction peut être difficile. Aussi a-t-on proposé de substituer à la ponction et au drainage ventriculaires la trépano-ponction et le drainage d'un des grands confluents sous-arachnoïdiens. Morton a le premier proposé et Parkin a tenté d'ouvrir le lac *bulbo-cérébelleux*. Chipault préfère le drainage du *lac sylvien*.

Ponction rachidienne. — Depuis que Quincke a introduit dans la pratique la *ponction lombaire*, ce procédé tend à remplacer tous les procédés de ponction et de trépano-ponction craniennes. La moelle ne descendant que jusqu'au niveau de la deuxième vertèbre lombaire (tandis que la dure-mère va jusqu'à la deuxième sacrée), Quincke a proposé de faire la ponction dans l'espace séparant la troisième et la quatrième vertèbre lombaire : cette voie est abandonnée. Aujourd'hui, on ponctionne entre la quatrième et la cinquième lombaire, parfois aussi (Chipault) entre la cinquième lombaire et le sacrum. L'instrument nécessaire est une aiguille en platine iridié, longue de 8 à 10 centimètres, et à biseau court. Surtout chez l'enfant, une longue aiguille hypodermique un peu forte suffit. La position la plus commode est la position assise : le malade a les cuisses relevées et le tronc courbé en avant sur ses genoux : on le maintient solidement dans cette position. Mais on peut aussi le mettre dans le décubitus latéral, dans une position analogue à la précédente. On cherche alors les points de repère : pour la ponction entre les quatrième et cinquième lombaires, on réunit par une ligne la partie la plus élevée des deux crêtes iliaques. Cette ligne croise sur la ligne médiane l'apophyse épineuse de la quatrième lombaire. C'est *au-dessous* de ce point de croisement et un peu en dehors de la ligne médiane que doit se faire la ponction.

Pour la ponction sacro-lombaire, on trouve généralement une dépression entre les apophyses épineuses de la cinquième lombaire et de la première sacrée. Sinon, on recherche les épines iliaques postérieures et supérieures : on les réunit par une ligne : c'est *au-dessus* de cette ligne et un peu en dehors de la ligne médiane que doit pénétrer l'aiguille.

On désinfecte la région à la teinture d'iode (au treizième, ancien Codex), puis on place l'index gauche sur l'apophyse épineuse de la quatrième lombaire ou sur la première sacrée. Au-dessous et un peu en dehors du premier point de repère, ou au-dessus et un peu en dehors du second, on enfonce l'aiguille dont l'index gauche limite la partie devant pénétrer d'avant en arrière et un peu en dedans et en haut. L'aiguille traverse la peau, le pannicule sous-cutané, l'aponévrose lombaire, la masse sacro-lombaire, le ligament jaune et la dure-mère. Chez les petits enfants, la profondeur atteinte n'excède guère 2 centimètres. Le liquide céphalo-rachidien s'écoule aussitôt.

On peut rencontrer quelques difficultés : si la direction de l'aiguille est mauvaise, elle pourra heurter une lame vertébrale. Il suffit alors de l'incliner légèrement en haut ou en bas. Sinon on devra recommencer ailleurs la ponction. Parfois l'aiguille a pénétré dans le sac dure-mérien, et cependant le liquide ne s'écoule pas : son œil peut être obstrué par un filet nerveux ou un caillot sanguin. Dans le premier cas, un retrait de 1 ou 2 millimètres suffira pour faire jaillir le liquide. Dans le second, on devra faire sur l'aiguille une aspiration légère avec une seringue de Luer stérilisée.

On laisse écouler, toujours très lentement, la quantité voulue de liquide céphalo-rachidien (de 50 à 150 centimètres cubes et même davantage) ; on retire vivement l'aiguille et on obture l'orifice avec de la ouate et du collodion. (pour les autres détails de la ponction lombaire, voy. fasc. V, p. 217).

On a également essayé d'appliquer le **drainage** à la voie lombaire. On a proposé pour cela d'avoir recours à une laminectomie. C'est inutile : il suffit de faire sur l'aiguille comme guide une courte incision longitudinale, et avec une pince de Lister on introduit sans peine par cette ouverture un petit drain de caoutchouc, ou une canule métallique (Sahli). Ce drainage est presque toujours mal toléré. Quincke se contente de l'incision longitudinale indiquée plus haut, qui permettrait un écoulement persistant du liquide céphalo rachidien, qu'on constate par l'œdème se produisant dans la région lombaire.

Endo-drainage. — Ce dernier procédé nous conduit à toute une série de méthodes modernes, sur lesquelles certains auteurs, comme Spitzi, fondent de grandes espérances, et qui consistent à créer une voie permettant au liquide céphalo-rachidien d'être conduit non pas au dehors, mais intérieurement, dans une cavité susceptible de le résorber, ou de le ramener dans le torrent circulatoire. En 1903, Senn a mis un drain dont le bout se perdait dans le tissu cellulaire de la région temporale, entre l'aponévrose et la peau. Il y eut de l'œdème des paupières : l'hydrocéphalie parut diminuer, mais le malade mourut le huitième jour. La plupart des auteurs cherchent à faire déverser le liquide céphalo-rachidien dans le cavum subdural. C'est ainsi que Sutherland et Cheyne ont placé un faisceau de brins de catgut entre le ventricule et l'espace sous-dural, à travers une perforation de la paroi cérébrale (1898). Kelley a remplacé les brins de catgut par de fins crins de Florence (1904). Ballance se sert dans le même but d'un drain très mince en or iridié, ayant la forme d'un L, et pourvu d'un petit anneau sur la courte branche près de l'angle. La branche longue est introduite à travers la paroi cérébrale jusque dans le ventricule, tandis que la branche courte est suturée à la dure-mère. Mais, avant de mettre le drain en place, Ballance conseille de faire quelque temps auparavant, en deux séances séparées par un intervalle de dix jours, la ligature des deux carotides primitives. Payr (1908) enlève au malade une de ses veines saphènes, dont il introduit le bout distal dans le ventricule et fixe le bout proximal dans le cavum subdural.

Mais Payr préfère son deuxième procédé, qui consiste à conduire le liquide céphalo-rachidien dans la cavité d'un des sinus de la dure-mère, par exemple dans le sinus longitudinal supérieur. Payr ouvre la suture médio-frontale ou trépane à son niveau : il fait une ponction exploratrice de la corne antérieure du ventricule, mesure ainsi l'épaisseur de la paroi cérébrale et laisse échapper une certaine quantité de liquide pour diminuer sa tension ; le trocart, laissé en place, est refermé. On prend alors la veine saphène extirpée et conservée dans de la solution physiologique de NaCl chaude : il faut s'attendre à un raccourcissement par rétraction d'environ 30 p. 100 de cette veine. On introduit son bout distal dans la corne antérieure, en utilisant le trocart comme guide, et en ayant soin que ce bout affleure juste la paroi ventriculaire sans faire saillie dans sa cavité. On comprime alors le sinus, dont on incise la paroi, et on introduit le bout proximal de la veine dans le sinus, où on le fait déborder sur une certaine étendue dans le sens du courant sanguin. On fixe par quelques points de suture les parois de la veine aux bords de l'incision du sinus, qu'on referme exactement. La circulation est rétablie. Le sens dans lequel on a placé le segment veineux fait que les valvules s'opposeraient au reflux du sang du sinus vers le ventricule. Bien entendu ce procédé est absolument contre-indiqué si le liquide retiré du ventricule est purulent ou même simplement louche.

Le *procédé* d'endo-drainage intracranien *le plus simple* paraît être celui d'Anton et von Bramann (1908). Ce procédé, qu'on pourrait appeler *transcalleux*, expérimenté dans 8 cas, a donné des résultats meilleurs que tout ce qu'on a obtenu jusqu'ici. Sur la voute cranienne, avec une petite fraise de Doyen, un peu en dehors de la suture sagittale, non loin en arrière de la suture fronto-pariétale, de préférence à droite, on trépane un petit orifice ovalaire. La dure-mère est incisée en U. On passe alors une canule mousse par-dessus le bord supérieur de l'hémisphère cérébral, et on la pousse jusqu'au contact de la faux du cerveau. On relève le bout extérieur de la canule, et on fait glisser celle-ci le long de la faux jusqu'à la rencontre du corps calleux. On perfore le corps calleux, et on parvient ainsi dans la corne antérieure du ventricule. Du liquide s'écoule. Par quelques mouvements légers de circumduction, on agrandit avec précaution l'orifice transcalleux, et on établit ainsi une communication assez large entre le ventricule et le cavum subdural. La canule est retirée et l'orifice refermé comme d'habitude.

Je mentionnerai pour mémoire le procédé de Sherman (1907), qui établit l'endodrainage depuis le ventricule jusque dans la cavité pleurale, et celui de Nicoll, qui met en communication le sac dure-mérien lombaire avec la cavité péritonéale (1905).

MALADIES CHIRURGICALES DES MAXILLAIRES

La pathologie chirurgicale des maxillaires offre chez les enfants des caractères un peu particuliers. Quelques affections, plus ou moins fréquentes chez les adultes, les tumeurs, certaines nécroses, etc., ne se rencontrent que très exceptionnellement dans le jeune âge. D'autres, au contraire, se rencontrent plus souvent, ou même exclusivement chez les sujets jeunes; en raison des conditions de développement des maxillaires, des éruptions dentaires successives, elles peuvent prendre chez eux une allure et une évolution spéciales, ainsi qu'une gravité plus grande.

Nous laisserons de côté les accidents de la dentition et les maladies des dents, qui n'ont, à proprement parler, rien de chirurgical. Les accidents dus à l'éruption des dents de sagesse n'appartiennent pas à l'enfance. Nous étudierons ici, d'une part, les *fractures* des maxillaires, et, d'autre part, les diverses inflammations, *ostéites*, *ostéopériostites*, *ostéomyélites*, dont ces os peuvent être le siège.

Fractures des maxillaires.

Caractères cliniques. — Les fractures des maxillaires peuvent être soit des fractures alvéolaires, soit des fractures portant sur le corps des os.

Les fractures alvéolaires sont dues soit à un accident, un coup, une chute, qui, faisant sauter une ou plusieurs dents, amènera en même temps la fracture des alvéoles, soit à l'extraction brutale d'une dent. Cette fracture peut être suivie d'accidents infectieux: il semble même que les plaies des parties molles de la bouche n'entraînent de complications infectieuses que quand elles s'accompagnent d'une lésion osseuse. Le fait est loin d'être constant; le nombre d'extractions dentaires n'entraînant aucune complication montre bien que, même avec une lésion osseuse, surtout quand celle-ci n'est pas trop grave, le milieu buccal jouit d'une immunité particulière.

Mais cela est vrai plus encore chez l'adulte que chez l'enfant.

Fractures du corps. — Les fractures du *maxillaire supérieur* sont rares dans le jeune âge. Elles ne se produisent guère qu'à la suite de traumatismes très violents, qui peuvent se compliquer de commotion cérébrale (Owen). Wiseman a vu un enfoncement des deux maxillaires supérieurs par un coup de pied de cheval chez un enfant : l'ethmoïde aussi était enfoncé, et la voûte palatine appuyait contre la paroi postérieure du pharynx. Il ne put réduire la fracture qu'au moyen d'une spatule courbée en crochet, et, pour la maintenir, dut laisser en place cet instrument sur lequel plusieurs personnes venaient successivement exercer une traction soutenue. Saint-Germain parle de trois cas de fracture des maxillaires supérieurs, au niveau de la voûte palatine, produits par une chute, la bouche ouverte, sur le manche d'une pelle ou la baguette d'un cerceau. Ces cas se répareraient assez bien. Il n'en est pas de même des enfoncements en masse du ou des maxillaires supérieurs, qui pourraient laisser après eux des difformités notables.

Le *diastasis des maxillaires supérieurs* qu'accompagnent en général les os palatins correspondants est possible chez les enfants jeunes. Harris (de New-York) rapporte l'observation d'un enfant de deux ans qui tomba sur le pavé d'une hauteur de 15 à 20 mètres. On trouva chez lui un diastasis des deux maxillaires et des deux palatins : l'écartement admettait le petit doigt et s'étendait des incisives jusqu'au voile du palais. Les os restèrent distants, et on dut remédier à leur écartement par une autoplastie.

La réduction de ces diverses fractures est en général difficile, et leur contention l'est encore plus. Même dans les fractures compliquées, on se rappellera le principe posé par Malgaigne, que toutes les esquilles, si peu adhérentes qu'elles soient, doivent être conservées, et qu'elles se reprennent avec une facilité admirable. Ceci est vrai surtout pour les fractures intéressant l'arcade dentaire. On s'efforcera d'obtenir la contention au moyen d'appareils, tel que des moules en gutta-percha, par exemple, en se souvenant que la ligature de dents appartenant à la première dentition donne des points d'appui bien peu solides. Les sutures osseuses ne sont guère à conseiller chez les enfants.

La fracture du *maxillaire inférieur* peut être double, « isolant, dit Saint-Germain, le fer à cheval des parties latérales ». Ordinairement, elle est simple, soit latérale, soit médiane. La fracture latérale peut siéger entre les deux incisives, ou plus en dehors, jusque vers les molaires. La fracture médiane n'est le plus souvent, chez les enfants, qu'une disjonction de la symphyse plus ou moins compliquée d'arrachements osseux latéraux. La disjonction pure de la sympyhse a été signalée par Boyer, Malgaigne, Velpeau, etc.

Dans le cas de fracture latérale, le court fragment se porte en haut, attiré par le masséter, tandis que le fragment long est attiré en bas par les muscles sous-hyoïdiens. Mais le déplacement peut manquer. Dans un cas d'Hamilton, le corps de la mâchoire semblait seulement un peu courbé en dedans. Il y avait une crépitation faible et un peu de mobilité. La fracture peut être sous-périostée (Ledran).

Traitement. — Au point de vue du traitement, dans ces fractures, la *réduction* est presque toujours facile. Mais il peut arriver que les fragments se déplacent de nouveau aussitôt qu'on cesse de les maintenir. Néanmoins, on arrive, en général, à faire tenir la coaptation avec des moyens très simples, fronde ou chevestre ; on pourra aussi avoir recours aux moules en gutta-percha appliqués sur l'arcade dentaire, ou aux appareils de mécanique dentaire. Ce n'est qu'en dernier ressort qu'on se servira de la suture osseuse. On évitera de se servir des dents comme points d'appui pour une ligature.

Périostite, ostéite, ostéomyélite et nécrose des maxillaires.

Généralités. — Il est difficile, chez les enfants, de distinguer les périostites des ostéites des maxillaires. Les différentes couches constituantes de l'os se prennent simultanément, que l'inflammation se propage de dehors en dedans ou de dedans en dehors.

Pour les maxillaires supérieurs, aussi bien que pour le maxillaire inférieur, l'*ostéopériostite* peut être *aiguë* ou *chronique*. Les formes aiguës peuvent se présenter dans deux conditions différentes : au-dessous de cinq ans, l'ostéopériostite se manifeste le plus ordinairement à la suite et comme complication, parfois plus ou moins tardive, d'une maladie infectieuse, comme la fièvre typhoïde, ou les fièvres éruptives, scarlatine, rougeole, variole, voire même varicelle. Étant donné l'âge auquel cette complication paraît exclusivement se manifester, il semble logique d'attribuer à l'évolution dentaire une influence étiologique prépondérante. Il faut noter également que, vers le même âge, un traumatisme accidentel, l'extraction d'une dent, amenant la déchirure de la muqueuse gingivale en même temps qu'une lésion osseuse, peut donner lieu à la même complication. Le fait n'est pas fréquent : il est pourtant moins rare que chez des sujets d'un âge plus avancé.

Après cinq ans, durant la deuxième dentition, ou plus tard encore, au moment de l'éruption des dents de sagesse, on peut voir se manifester, mais alors sans maladie générale antérieure, une ostéopériostite plus ou moins grave, qui peut même aboutir à une nécrose plus ou moins étendue. C'est surtout du côté du maxillaire inférieur que ces ostéopériostites peuvent prendre une gravité inquiétante.

Ces diverses ostéopériostites peuvent aboutir à la suppuration, mais il n'est pas extrêmement rare de les voir persister plus ou moins longtemps, avec du gonflement et des douleurs vives, puis se résoudre sans avoir donné lieu à la production de pus. Une troisième forme est la périostite ossifiante. Il se produit à la face profonde du périoste des couches successives de tissu osseux qui recouvrent le maxillaire, surtout au niveau du corps du maxillaire inférieur; la néoformation osseuse ainsi constituée peut atteindre un volume considérable et faire croire à l'existence d'un sarcome du maxillaire.

En dehors des ostéopériostites dont nous venons de parler, nous devrons étudier l'*ostéomyélite aiguë* vraie des maxillaires supérieur et inférieur. Nous examinerons aussi les lésions que la *tuberculose* très fréquemment et beaucoup plus rarement l'actinomycose peuvent déterminer dans ces os.

Les *nécroses phosphorée* et *arsenicale* sont tellement rares chez les sujets jeunes que nous ne ferons que signaler leur existence. Enfin, nous parlerons très brièvement des altérations osseuses très rares mais particulières qui se rencontrent sur les os et plus spécialement sur les maxillaires des sujets jeunes occupés au travail de la nacre, et que l'on a décrites sous le nom général d'*ostéite des nacriers*.

OSTÉOMYÉLITE DES MAXILLAIRES.

Caractères cliniques. — L'ostéomyélite des maxillaires peut avoir une origine double : elle peut tantôt se manifester par suite d'une infection se propageant de dehors en dedans, par exemple après un traumatisme, et tantôt présenter une origine idiopathique, c'est-à-dire être due à une infection due à l'apport de bactéries pathogènes par la voie sanguine.

L'ostéomyélite d'*origine externe* est rare. On l'observe quelquefois à la suite d'extractions dentaires. Nous avons vu plus haut combien ce fait était rare. Comme l'a fait remarquer Heister, c'est surtout dans les cas où le maxillaire est déjà le siège d'un état inflammatoire que l'extraction d'une dent fait éclater des accidents d'ostéomyélite. Par exemple, chez un sujet présentant déjà de l'ostéopériostite d'un des maxillaires, on se décidera à faire faire une extraction dentaire, d'abord pour supprimer la cause probable de l'ostéopériostite, et ensuite pour donner issue au pus dont on soupçonne la présence. Les premiers jours, l'extraction paraît guérir d'une façon normale, quand, soudain, la température s'élève, le malade est pris de frissons, et on voit éclater une ostéomyélite avec tous ses accidents locaux et généraux.

L'ostéomyélite idiopathique peut être *primitive*. Assez souvent elle succède à une ostéomyélite d'un autre os. C'est vers l'âge de dix ans qu'elle est le plus fréquente. Le maxillaire inférieur est pris plus souvent que les maxillaires supérieurs.

Les **symptômes** de l'affection sont son début, généralement brusque, par des douleurs, des frissons, une élévation rapide de la température. Il se produit de l'œdème qui s'étend rapidement à toute la joue, et surtout dans le cas d'ostéomyélite du maxillaire supérieur, remonte jusqu'à la paupière inférieure et même plus haut. Il y a parfois du trismus. Pour le maxillaire supérieur, l'ensemble de ces symptômes peut faire croire au début d'une sinusite aiguë. Les phénomènes généraux prennent une allure souvent très grave. Ils sont identiques, d'ailleurs, à ceux qu'on rencontre dans les diverses localisations de l'ostéomyélite.

La forme est tantôt suraiguë, foudroyante, avec diffusion rapide des lésions, suppuration et nécrose presque immédiates, tantôt aiguë ou subaiguë, tantôt enfin presque chronique d'emblée. Cette dernière forme, pour les maxillaires, n'est pas absolument rare. Elle peut ne pas aboutir à la suppuration (ostéomyélite sèche) ou donner lieu à de l'hyperostose (forme ossifiante).

Mais même dans les formes en apparence les plus bénignes, on a toujours à redouter une nécrose plus ou moins étendue de l'os atteint.

Traitement. — Le traitement doit être prophylactique ou curatif. Le traitement *prophylactique* n'est applicable qu'aux formes exogènes. Toutes les fois qu'on aura à pratiquer l'extraction d'une dent dans un territoire déjà enflammé, on devra procéder avec le plus grand soin à la désinfection de l'alvéole, avec des badigeonnages antiseptiques forts, la teinture d'iode par exemple, et les tamponnements lâches à la gaze iodoformée ou iodolée.

Le traitement *curatif* est celui de toute ostéomyélite. Il faut procéder le plus rapidement possible à l'évacuation du pus, sans laisser à l'infection le temps de s'étendre, sans permettre au décollement du périoste de s'aggraver. Il faut donc inciser le plus rapidement possible, en allant d'emblée jusqu'au delà du périoste, jusqu'à l'os. Les incisions intrabuccales ne sont pas à conseiller. C'est la voie externe qu'il faut choisir. Ordinairement, la simple incision des parties molles, même quand elle comprend le périoste, est insuffisante, et il faut, avec la gouge ou le ciseau, faire sauter la table externe de l'os.

Plus tard, quand un séquestre se sera mobilisé, on procédera à son extraction, soit par la voie buccale (Rizzoli), soit mieux encore par la voie externe.

TUBERCULOSE DES MAXILLAIRES.

Formes cliniques et diagnostic. — La tuberculose osseuse se localise assez fréquemment sur les maxillaires, et surtout sur le **maxillaire supérieur**, où son siège de prédilection est le rebord orbitaire, et l'apophyse transverse à son union avec l'os malaire. Cette localisation offre chez l'enfant une fréquence particulière, et l'évolution de ces ostéopériostites tuberculeuses du rebord orbitaire inférieur est assez particulière. C'est le plus souvent au déclin, durant la convalescence, ou même plus tard, après la guérison d'une maladie infectieuse générale, fréquemment la rougeole, que l'affection débute. Il s'agit presque toujours de sujets ayant eu d'autres localisations tuberculeuses; du moins, on peut les considérer comme des scrofuleux, prédisposés à ces localisations. L'évolution se fait insidieusement, sans phénomènes bruyants : on voit d'abord du gonflement; puis il se fait un abcès, qui s'ouvre au bout d'un certain temps; il s'écoule une certaine quantité de pus séreux, mal lié, grumeleux. L'ouverture cutanée n'a aucune tendance à se refermer. Il s'établit une fistule, dont l'orifice extérieur présente tous les caractères des fistules tuberculeuses. Si, dans cette fistule, on introduit un stylet, on arrive sur une surface osseuse, dénudée, friable, ou sur un séquestre mou, sonnant mal. Si on ne procède pas le plus vite possible à l'extraction de ce séquestre et au traitement de la lésion tuberculeuse, ablation des parties malades, curettage, cautérisation au chlorure de zinc, etc., la suppuration sera interminable et aboutira à la production d'une cicatrice déprimée, adhérant profondément à l'os et donnant lieu à cet ectropion de la paupière inférieure que l'on rencontre si fréquemment.

Dans une autre série de cas moins fréquents, c'est le *rebord alvéolaire* qui est le siège de la localisation tuberculeuse. La porte d'entrée ouverte au bacille peut être une carie dentaire; mais même en l'absence de carie, la pénétration du microorganisme pathogène se fait par le sillon gingivo-dentaire, où les aliments peuvent s'accumuler. L'envahissement de ce sillon par des dépôts de tartre est une cause prédisposante. Dans d'autres cas, ce sera une extraction dentaire, notamment chez un sujet atteint de tuberculose pulmonaire, et par conséquent ayant dans sa salive des bacilles tuberculeux en plus ou moins grande abondance, qui fournira la cause occasionnelle.

Au début, on constatera du gonflement de la gencive, puis une ulcération saignant facilement, déchaussant les dents et pouvant amener leur chute. Les douleurs sont ordinairement très modérées. Un séquestre, le plus souvent peu étendu, peut se produire. Un des phénomènes les plus habituels chez ces malades atteints de tuberculose du rebord alvéolaire est une salivation très abondante.

Le DIAGNOSTIC n'offre en général aucune difficulté. Si cependant la lésion débute, à l'occasion d'une lésion dentaire, par des phénomènes plus ou moins aigus, on pourrait croire à une ostéomyélite. Mais la lenteur de l'évolution, les caractères du pus, ceux de l'ulcération, et, au besoin, l'examen histologique et bactériologique du pus ou d'un fragment excisé des tissus malades, ne laisseront place à aucun doute.

Le PRONOSTIC est grave, surtout parce que la lésion s'accompagne fréquemment de tuberculose pulmonaire, primitive ou secondaire.

Si on croyait devoir procéder au TRAITEMENT chirurgical d'une de ces lésions alvéolaires, on aurait recours à l'ablation des parties molles malades, au curettage de l'os; au besoin, on ferait une résection plus ou moins étendue. On ne négligerait pas les cautérisations au chlorure de zinc, les applications iodoformées, etc.

Tuberculose du maxillaire inférieur. — On décrit la tuberculose du rebord alvéolaire et la tuberculose du corps de l'os. La tuberculose alvéolaire est analogue à celle que nous avons étudiée pour le maxillaire supérieur. La tuberculose du corps du maxillaire est extrêmement grave. Elle peut être primitive ou secondaire, succédant à la forme alvéolaire, ou même à une tuberculose de la muqueuse gingivale.

TUBERCULOSE PRIMITIVE. — La tuberculose primitive se déclare généralement chez des sujets offrant déjà des tares tuberculeuses. On a parfois noté à son origine un traumatisme ayant porté sur la région ou même un simple refroidissement. La voie d'apport des bacilles est pour les uns la voie sanguine, pour les autres une infection directe par les sillons gingivo-dentaires ou d'une façon générale les alvéoles, ou encore par quelque solution de continuité non reconnue de la muqueuse buccale.

Le *siège* le plus habituel des lésions est le rebord inférieur du corps, soit vers la partie médiane, soit, en dehors, vers l'angle maxillaire. La branche montante est prise un peu moins souvent dans ces formes primitives.

Les *symptômes* de début consistent en un gonflement assez bien limité des parties molles recouvrant la partie malade du maxillaire. Si on déprime les parties gonflées, et si on parvient à palper la surface du maxillaire, on trouve là un épaississement assez marqué et généralement très consistant. Assez souvent, le toucher buccal donne des renseignements utiles. En déprimant le plancher de la bouche dans les cas de lésions médianes ou paramédianes du rebord inférieur, on peut constater du gonflement périostique dur remontant plus ou moins sur la face postérieure de l'os. De même, dans les localisations de la branche montante, on peut, en palpant la face interne de l'os par la dépression de la muqueuse génienne, avoir une sensation analogue. Pour les lésions de l'angle, il est préférable de rechercher s'il y a du gonflement de la face interne en déprimant la peau sous le bord inférieur ou en arrière du bord postérieur.

Il y a dans la plupart des cas fort peu de sensations douloureuses spontanées, et même la pression, dans les recherches dont nous venons de parler, ne les exagère guère. L'état général, pendant un temps assez long, peut rester satisfaisant. Les patients ont bon appétit et dorment bien. Ils n'ont pas de fièvre et il faut prendre leur température régulièrement pour reconnaître que, le soir, elle est un peu plus élevée qu'à l'état normal. C'est surtout la persistance du gonflement qui les inquiète. Assez souvent, pour remédier à ce gonflement, on procède à l'extraction d'une ou plusieurs dents : cette intervention, bien entendu, ne donne aucun résultat. Si on incise le gonflement et qu'on introduise un stylet, on arrive sur une surface osseuse dénudée, irrégulière, et parfois même on reconnaît l'existence d'un petit séquestre.

Une période de *complications* de plus en plus grave succède à la précédente, même dans les cas non traités, mais il semble que les tentatives de traitement accélèrent le début et l'évolution de cette période. Les ganglions cervicaux se prennent. Ceux des régions voisines, parotidienne, carotidienne, cervicale postérieure, sont envahis à leur tour. Une première fistule s'ouvre au niveau de la lésion du maxillaire, quelquefois au niveau d'un ganglion. Le processus osseux s'étend et gagne du corps la branche montante ou réciproquement, puis l'articulation temporo-maxillaire et la cavité glénoïde, le conduit auditif et la base du crâne. La durée totale de l'affection peut être assez longue et dépasser plusieurs années; mais la mort en est le terme à peu près fatal.

Tuberculose secondaire. — La forme secondaire, succédant le plus ordinairement à des lésions dentaires ou paradentaires, diffère de la précédente en ce que la période initiale est généralement très douloureuse, que les infections mixtes sont fréquentes, qu'on observe des périostites alvéolo-dentaires à marche d'apparence aiguë et des abcès qu'on peut prendre pour des abcès chauds. Comme dans tous les cas de lésions tuberculeuses avec infection mixte secondaire, il y a de la fièvre, la température monte le soir, le malade a des frissons, son état général s'altère rapidement, il pâlit, s'amaigrit, perd l'appétit et le sommeil. De même que dans la forme primitive, il y a une période de complications, avec envahissement progressif plus ou moins rapide des ganglions, et extension graduelle des lésions tuberculeuses, production de fistules, etc. Cependant le pronostic serait un peu moins mauvais que dans la forme primitive (Schlatter et Römer).

Diagnostic de la tuberculose du maxillaire inférieur. — Durant la période des complications, le diagnostic n'offre aucune difficulté. Mais, dans la période initiale, on pourra penser à une ostéomyélite à marche subaiguë ou chronique d'emblée, à une actinomycose, à une localisation hérédo-syphilitique tardive, à un sarcome. La lenteur de la marche au début, l'apparition tardive de la suppuration, l'absence de tous signes généraux dans la forme primitive, permettront d'éliminer l'idée d'une *ostéomyélite*.

L'*actinomycose* est rare chez les enfants jeunes. Ses formes sont si nombreuses et ses symptômes si variés qu'il est bien difficile de résumer d'une façon précise les caractères sur lesquels le diagnostic devra s'appuyer. En général, l'affection débute par un gonflement diffus du rebord gingival, qui s'étend peu à peu, gagne la région angulaire, puis les joues, et y détermine une sorte d'infiltration diffuse, pâteuse d'abord, puis plus consistante. A ce moment, l'affection semble s'arrêter dans son cours et persiste sans grande modification durant un temps indéterminé. Le plus souvent, il n'y a pas d'augmentation de volume des ganglions. Alors un ou plusieurs points se ramollissent, se fistulisent, et il s'écoule du pus épais, de couleur assez foncée, et contenant assez souvent les grains jaunes caractéristiques. Cet écoulement de pus s'arrête, reprend, et surtout en l'absence des grains jaunes on pourra croire à des abcès d'origine dentaire chauds ou froids. On voit que la tuberculose du maxillaire inférieur peut offrir des traits communs avec l'actinomycose de cet os. Mais il y a aussi des différences, et, dans tous les cas, l'examen du pus, sa culture, donneront des indications utiles.

La marche du *sarcome* est ordinairement beaucoup plus rapide que celle de la tuberculose. Quand il augmente de volume, on peut, dans la forme myélogène, sentir la crépitation de la mince lamelle osseuse soulevée par le néoplasme. Il n'y a, pendant longtemps, dans le sarcome, ni adénite ni fistule. En cas de doute, un examen biopsique serait utile. On pourrait aussi avoir recours à une injection de tuberculine. Une bonne radiographie donnerait de précieux renseignements montrant, dans le cas de sarcome, l'état comme soufflé de l'os, mais elle est très difficile à obtenir.

Traitement. — Deux méthodes de traitement se présentent à nous, la méthode expectante et la méthode radicale. Mais, comme nous l'avons vu plus haut, il n'y a pas place pour des demi-mesures. Comme les interventions diverses ne font le plus souvent qu'aggraver et accélérer la marche de l'affection, on peut se borner à l'expectation simple et se borner au traitement hygiénique et médical. La durée de l'affection sera ainsi, selon toute probabilité, plus longue, mais l'issue fatale est certaine. La gravité presque inéluctable de ce pronostic donne évidemment le droit de penser à une intervention. Mais il importe que cette *intervention* soit *absolument radicale*. L'incision suivie d'un grattage et de cautérisations ne peut donner qu'un résultat désastreux. Il faut absolument ici avoir recours à une résection étendue : avec la gouge ou le ciseau et le maillet, on devra dépasser largement les bornes du mal : c'est une portion plus ou moins étendue de l'os qu'il faudra sacrifier, en ne reculant pas devant une interruption de sa continuité et même une interruption assez considérable. Évidemment, cette interruption du maxillaire inférieur gênera beaucoup son fonctionnement. Mais on peut y remédier par la prothèse, et c'est la seule chance de guérison qu'on pourra donner au patient.

AUTRES VARIÉTÉS D'OSTÉOPÉRIOSTITES ET DE NÉCROSES.

Syphilis. — La voûte palatine est un des sièges de prédilection des lésions de la *syphilis tertiaire*. Mais il est tout au moins exceptionnel d'observer chez un enfant des lésions de ce genre. Cependant on peut rencontrer dans la syphilis *héréditaire tardive* des lésions d'ostéopériostite gommeuse siégeant sur les apophyses palatines des maxillaires supérieurs et les lames horizontales des os palatins; ces lésions peuvent aboutir à une nécrose amenant une perforation de la voûte palatine et une communication plus ou moins large entre la cavité buccale et les fosses nasales.

Actinomycose, nécrose phosphorée, arsenicale. — J'ai indiqué plus haut combien l'*actinomycose* était rare chez les enfants. Je me contente de renvoyer à ce que j'en ai dit à propos du diagnostic des lésions tuberculeuses et actinomycosiques des maxillaires.

Les *nécroses phosphorée* et *arsenicale* ne peuvent exister chez un enfant que d'une façon absolument exceptionnelle.

Ostéites des nacriers. — Les *ostéites des nacriers* ne sont pas beaucoup plus fréquentes. Mais comme elles ne se montrent que chez des sujets jeunes, aux environs de la puberté de préférence, et que le maxillaire inférieur paraît être un de leurs sièges les plus fréquents, il nous a paru intéressant de donner ici sur cette affection quelques brèves indications.

C'est Englisch qui, le premier, en 1870, décrivit chez certains apprentis, particulièrement chez ceux employés au travail de la nacre, une affection particulière, ne se manifestant guère qu'au moment de la puberté, et présentant un début et une évolution très caractéristiques. L'apprenti nacrier se plaint subitement de douleurs très violentes, dont le siège peut être un os quelconque du squelette. Les observations de Gussenbauer, de Fischer, de Weiss, montrent que le maxillaire inférieur est fréquemment atteint. Un des malades de Gussenbauer était âgé de quinze ans et travaillait à la nacre depuis trois ans.

Lorsque l'affection se développe sur un os long, peu après l'apparition des douleurs, on voit se produire, à l'union de la diaphyse et de l'épiphyse, mais plutôt sur la diaphyse, en somme dans la région que nous appelons en France le *bulbe de l'os*, ou la région juxta-épiphysaire, un gonflement d'abord profond, mais qui ne tarde pas à envahir les parties molles. Au début les douleurs ne sont guère augmentées par la pression sur le siège du gonflement, mais il n'en est plus de même quand le gonflement s'étend aux parties molles. Alors le moindre frôlement, le moindre attouchement arrache au patient des cris de douleur. Le siège de l'affection, le gonflement, les douleurs locales pourraient faire penser à une ostéomyélite, mais l'état général ne ressemble guère à ce qu'on observe dans les cas habituels d'ostéomyélite aiguë. La fièvre est toujours très modérée : la température s'élève à peine. Il y a, il est vrai, de l'anorexie, un peu de soif, mais le malade conserve son intelligence intacte et ne présente rien qui rappelle l'état adynamique ou ataxo-adynamique de l'ostéomyélite. Néanmoins, en raison des douleurs, du gonflement manifeste et de l'état fébrile, quelque léger qu'il soit, le malade est obligé de s'aliter. Presque immédiatement, son état s'améliore. Jamais il ne se produit de suppuration. Dans aucune des observations connues le gonflement n'a abouti à un abcès. La fièvre cesse, les douleurs disparaissent, et le gonflement rétrocède peu à peu. La région malade, en peu de temps, retrouve son état normal. Mais, dès que l'apprenti est retourné à son atelier, dès qu'il a recommencé à travailler la nacre, l'affection se reproduit avec les mêmes symptômes que ci-dessus.

Le tableau clinique est à peu près le même quand il s'agit d'une **ostéite du maxillaire**. Le malade de Gussenbauer dont j'ai parlé plus haut eut six attaques successives, toutes provoquées par le retour à l'atelier et la reprise du travail. La crise débutait par des douleurs; puis un gonflement se produisait sur la moitié droite du maxillaire inférieur, depuis l'articulation temporo-maxillaire jusqu'à la première incisive. A ce niveau, le gonflement cessait brusquement, limité par un rebord saillant, à pic.

Pour Gussenbauer, ces accidents seraient dus à l'introduction dans le système circulatoire du patient d'une substance spéciale, la conchioline, qui s'amasserait dans les capillaires et peut-être même les plus petites artères de la région juxta-épiphysaire d'un os, amenant là de minuscules embolies et un infarctus.

Le pronostic de l'ostéite des nacriers est favorable, à condition que le patient change de travail. C'est là d'ailleurs le seul traitement qu'on puisse conseiller.

AFFECTIONS ACQUISES DU RACHIS

Sous ce titre nous étudierons l'*ostéomyélite vertébrale*, la *tuberculose vertébrale* ou *mal de Pott* dans ses différentes formes, la *spondylitis typhique*, la *spondylitis traumatique*, l'*insuffisance vertébrale* et enfin les diverses *déviations de la colonne vertébrale* : cyphose, lordose et scoliose, qui, en raison de leur importance, constitueront un chapitre spécial. Bien que certaines de ces déviations soient aujourd'hui considérées comme ayant une origine nettement congénitale, nous n'avons pas voulu scinder cette étude, et nous décrirons en même temps les déviations d'origine congénitale et les déviations acquises proprement dites.

Ostéomyélite vertébrale.

L'ostéomyélite des vertèbres n'a été étudiée que depuis une trentaine d'années (Lannelongue, Tournadour, Chipault, Hahn, Schmidt, Grisel). Je signale surtout l'excellent rapport présenté par Grisel au Congrès de Toulouse, 1910, auquel je ferai de nombreux emprunts.

Étiologie. — L'ostéomyélite vertébrale est une affection rare dont on ne possède actuellement que 85 observations. Néanmoins, elle présente, en chirurgie infantile, une très grande importance à cause du voisinage de la moelle ou des organes juxta-rachidiens. Elle est deux fois plus fréquente chez les garçons que chez les filles (:: 53 : 23). Elle s'observe presque exclusivement pendant la période de croissance, qui pour la colonne vertébrale va jusqu'à trente ans environ : mais presque tous les cas se rencontrent chez des sujets de moins de vingt ans, avec un maximum entre onze et quinze ans. Dans un quart des cas, on note un traumatisme comme antécédent étiologique. Le plus souvent, c'est une petite plaie suppurée, ou un furoncle, ou encore une angine, une infection buccale, qui sont le point de départ de l'affection. L'ostéomyélite vertébrale est quelquefois secondaire à une ostéomyélite des membres. Sur 35 cas où l'examen bactériologique a été pratiqué, on a trouvé 25 fois le staphylocoque doré, 4 fois la staphylocoque blanc, 2 fois le streptocoque et 4 fois des associations microbiennes diverses. Le siège de prédilection est la région lombaire (33 cas), puis viennent la région dorsale (21 cas), le sacrum (17), la région cervicale (8) et la région sous-occipitale (5). L'ostéomyélite atteint souvent plusieurs vertèbres (18 fois sur 67 observations, Grisel). Les lésions ont en effet une tendance à la diffusion. Grisel distingue, en outre, au point de vue de leur siège, deux formes bien différentes, l'ostéomyélite du corps, beaucoup plus grave, et l'ostéomyélite de l'arc postérieur. Les deux parties de la vertèbre peuvent d'ailleurs être prises simultanément.

Anatomie pathologique. — Les lésions anatomiques sont celles de l'ostéomyélite commune. Au corps, elles peuvent être superficielles ou profondes et aller du simple décollement périostique avec suppuration sous-périostique à la nécrose, tantôt plus ou moins limitée, tantôt étendue à tout le corps. Le séquestre a bien rarement le temps de s'éliminer. Il peut y avoir de la disjonction épiphysaire, le corps osseux diaphysaire étant partiellement séparé des épiphyses adhérentes aux disques intervertébraux voisins. L'arc peut être lésé en totalité ou dans une de ses parties, apophyse épineuse (sa nécrose totale et sa mobilisation sont fréquentes), apophyse transverse (tantôt simplement dénudée, tantôt nécrosée en totalité et formant un séquestre qui s'élimine); l'ostéomyélite de la lame est le siège le plus habituel de l'ostéomyélite postérieure ; elle s'accompagne souvent de lésions soit de l'apophyse épineuse, soit de l'apophyse transverse correspondante.

La gibbosité est très rare : elle ne pourrait se produire que dans le cas de destruction étendue d'un ou plusieurs corps, et ces cas se terminent rapidement par la mort.

D'après Chipault, les **complications** sont de deux ordres, suivant qu'elles se produisent du côté des parties périrachidiennes ou du côté du canal rachidien.

Les *complications extrarachidiennes* comprennent premièrement les lésions des articulations intervertébrales, costales et sacro-iliaques, envahies par le pus, et deuxièmement les collections purulentes, qui suivent à peu près les mêmes trajets que les abcès par congestion du mal de Pott. Les abcès provenant des corps sont généralement antérieurs ; ils peuvent rester sous-périostiques et limités : dans la région cervicale, ils font ordinairement saillie derrière le pharynx ou l'œsophage ; à la région dorsale, ils soulèvent la plèvre (abcès sous-pleural), ou s'ouvrent dans sa cavité. Assez souvent un abcès antérieur de la région dorsale passe entre deux apophyses transverses et devient postérieur; dans les ostéomyélites lombaires antérieures, le pus envahit le psoas (psoïtis) et vient faire saillie vers le petit trochanter, ou bien il s'étend dans le bassin et peut faire issue par l'échancrure sciatique pour venir se collecter sous les muscles de la fesse.

Dans l'ostéomyélite de l'arc, l'abcès, postérieur, dissocie ou détruit les muscles de la gouttière vertébrale, perfore l'aponévrose et vient s'étaler dans le tissu cellulaire sous-cutané. Il peut s'étaler en descendant dans la gouttière : il est généralement unilatéral, occupant une des gouttières : quelquefois, il est médian et peut même être bilatéral. Les abcès nés d'une apophyse transverse peuvent être antérieurs ou postérieurs, ou les deux simultanément.

Les *complications intrarachidiennes* sont beaucoup plus graves. L'abcès intrarachidien provient le plus souvent d'un point ostéomyélitique de la paroi osseuse, soit antérieure, soit postérieure (lame). Rarement, le pus envahit secondairement le canal, par un trou de conjugaison, ou à travers le décollement d'un corps ou un disque détruit. L'abcès sous-dure-mérien est généralement limité : il peut, néanmoins, donner lieu à des phénomènes de compression médullaire. L'infection peut gagner les méninges et entraîner une méningite spinale, et même une myélite. Une ostéomyélite cervicale supérieure peut encore entraîner une méningite cérébrale de la base. Les racines médullaires peuvent être également enflammées par suite de leur contact avec le pus, d'où des phénomènes douloureux plus ou moins intenses, notamment des douleurs sciatiques dans l'ostéomyélite sacrée.

Symptômes. — L'ostéomyélite vertébrale présente des formes cliniques variables. Comme gravité, l'ostéomyélite postérieure est moins redoutable en général.

Formes. — La *forme suraiguë* est due généralement à une lésion massive du corps vertébral. L'état général est analogue à celui qu'on trouverait dans une fièvre typhoïde grave; si le malade n'est pas trop prostré, il se plaint de douleurs vives thoraciques ou abdominales. Il y a toujours de la douleur rachidienne soit spontanée, soit à la pression au niveau des vertèbres atteintes: le segment malade et, quelquefois, tout le rachis sont très rigides. Les complications pulmonaires ou méningo-médullaires sont précoces. En somme le diagnostic est généralement très difficile.

La *forme lente* est *plus fréquente*. Elle est plus souvent due à des lésions de l'arc, mais on la rencontre aussi avec des altérations superficielles ou peu étendues du corps. « Le malade, dit Grisel, est le plus souvent un garçon de douze à treize ans, soumis à un travail trop rude, qui éprouve, à la suite d'un effort, un coup, une douleur le plus souvent lombaire, dont la violence augmente progressivement. Cette douleur s'accompagne bientôt de raideur rachidienne, et l'enfant, incapable de se tenir debout, fiévreux, parfois frissonnant, est obligé de se mettre au lit. Les jours suivants, l'aspect est typhique, les douleurs vertébrales s'accompagnent d'irradiations à la poitrine, ou plus souvent à l'abdomen, et nécessitent l'entrée à l'hôpital avec un diagnostic incertain de fièvre typhoïde, de pneumonie, de pleurésie, de péritonite. Cependant la lésion vertébrale attire l'attention par la constance et l'accentuation de ses symptômes. La raideur du segment vertébral atteint impose une attitude fixe au malade, dont les douleurs sont augmentées par toute tentative de mobilisation. La région enraidie est empâtée et très sensible au palper ; on ne trouve pas encore de fluctuation. Peu à peu la tuméfaction augmente, la peau est œdémateuse et sillonnée par un réseau veineux important. Enfin, vers le dixième jour, souvent plus tard, on se trouve en présence d'un malade infecté, avec une température entre 38° et 39°, qui présente une vaste collection allongée, fusiforme, soulevant les muscles de la gouttière vertébrale, tandis que les complications pleuro-pulmonaires, les paraplégies par compression ou par myélite, associent souvent leurs symptômes à ceux du foyer ostéomyélitique. »

L'*ostéomyélite postérieure* se décèle assez vite par de l'empâtement, de l'œdème, de la rougeur, du gonflement et enfin de la fluc-

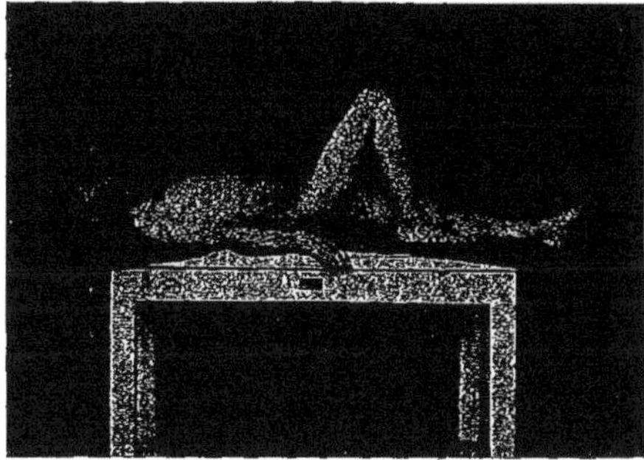

Fig. 153. — Ostéomyélite vertébrale lombaire antérieure. Psoïtis. Flexion de la cuisse dans le décubitus dorsal.

tuation dans les gouttières vertébrales. L'envahissement du canal rachidien par la collection purulente est la plus fréquente et la plus grave de ses complications.

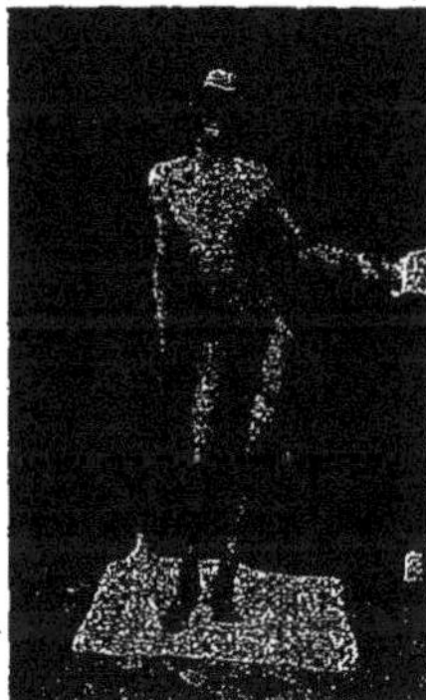

Fig. 154. — Le même malade, vu debout de face.

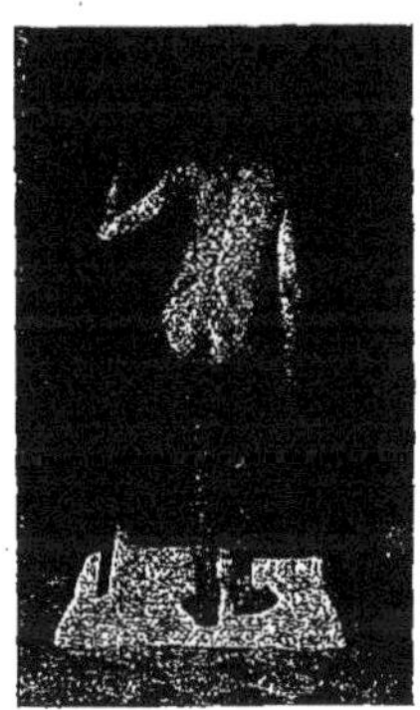

Fig. 155. — Le même malade, vu debout de dos.

Complications. — Quand les corps vertébraux sont intéressés, l'*abcès* rétro-pharyngien, rétro-œsophagien, médiastinal, abdominal ou pelvien, se montre un peu plus tardivement. Suivant la région, les abcès se manifestent avec leurs caractères propres de compressions nerveuses ou viscérales, leurs troubles fonctionnels. L'ostéomyélite lombaire, la plus fréquente, est aussi la plus grave. Elle peut offrir, en dehors de l'abcès dont nous avons indiqué plus haut l'évolution, un type abdominal dont les douleurs à la pression et le météorisme sont les principaux symptômes. Assez souvent, l'envahissement ou l'irritation du psoas donnent au membre inférieur la position spéciale de la psoïtis.

La raideur vertébrale est très marquée, la douleur locale très vive.

Les principales complications sont celles qu'on observe du côté des organes pleuro-pulmonaires et du côté des méninges rachidiennes ou de la moelle.

Les *complications pleuro-pulmonaires* ne sont pas spéciales aux ostéomyélites de la région dorsale. On les trouve souvent dans les localisations lombaires : elles constituent alors une localisation de l'infection pyohémique. Elles peuvent consister en un foyer de pneumonie ou de bronchopneumonie, ou en un abcès intrapulmonaire. Les abcès sous-pleuraux sont particuliers aux formes dorsales et peuvent infecter la cavité pleurale soit par voisinage simple, soit par perforation. La pleurésie purulente qui en résulte est généralement fatale et se révèle par des signes peu caractéristiques.

Les symptômes *méningo-médullaires* peuvent être dus à une simple irritation méningée, à la compression médullaire, ou à une myélite. Les signes d'excitation méningée, raideur vertébrale diffuse, exagération des réflexes, hyperthermie, sont précoces et peuvent être assez intenses pour faire penser à une méningite cérébro-spinale.

La *compression de la moelle* se manifeste tout d'abord par des phénomènes spasmodiques. Une paraplégie plus ou moins complète s'établit. On peut voir des symptômes méningitiques, renversement de la nuque, inégalité pupillaire, signe de Kernig, etc. La méningite suppurée aboutit rapidement à la mort.

La *myélite vraie* est rare. Ferrio a vu la paralysie remonter progressivement jusqu'à la base du cou, envahissant les membres inférieurs, le tronc, les membres supérieurs. Les réflexes s'abolissent : il y a de la rétention d'urine, et des selles involontaires, des escarres sacrées, des lésions de sphacèle des membres inférieurs. La mort survient en un mois, avec de la dysphagie, de la mydriase, de l'infection intestinale et urinaire.

Ostéomyélite sous-occipitale et du sacrum. — L'ostéomyélite sous-occipitale et celle du sacrum méritent une mention à part.

Grisel, en 1903, a donné le nom d'OSTÉOMYÉLITE SOUS-OCCIPITALE à l'ostéomyélite de l'atlas et de l'axis. C'est une localisation rare et très grave. Il n'en existe que 5 observations, dont 4 se sont terminées par la mort. L'atlas était atteint dans tous les cas, l'axis dans deux. Dès le début, on trouve des signes de torticolis osseux et de violentes douleurs névralgiques. La tête est légèrement fléchie, inclinée latéralement, avec un peu de rotation. Tout mouvement est impossible. Les douleurs spontanées, vives, s'irradient à la nuque, entre les épaules, vers les régions temporale et sous-orbitaire. Puis on voit survenir un empâtement œdémateux de la partie supérieure de la nuque. Cet empâtement, plus ou moins étendu, ne tarde pas à devenir fluctuant. Dans aucun cas, on n'a trouvé d'abcès rétro-pharyngien. Une seule fois, on a constaté des complications méningo-myélitiques graves. Le malade succombe généralement aux progrès de l'infection.

L'OSTÉOMYÉLITE DU SACRUM est également grave : sur 17 cas, Grisel relève 11 morts et 6 guérisons.

L'affection débute dans le tissu spongieux d'un des ailerons du sacrum. Dans les cas légers, la lésion reste superficielle et limitée. Le plus souvent, elle est diffuse, profonde. Les autres localisations primitives, face antérieure, ou face postérieure, sont plus rares. Le canal sacré peut être envahi, et le sac dure-mérien se trouve au contact du pus, ainsi que les racines du plexus sacré. Souvent, l'abcès est franchement postérieur; quelquefois, il est antérieur, entre le sacrum et le rectum : il peut franchir la grande échancrure sciatique et devenir rétro-trochantérien ou fessier : il peut aussi envahir le psoas et s'ouvrir vers le petit trochanter.

Les *symptômes* se manifestent rapidement. Douleur lombaire ou sacro-iliaque, gêne de la marche, puis frissons, hyperthermie, et presque tout de suite état typhique. Les mouvements de la cuisse sont limités dès le début, et le malade se plaint d'irradiations douloureuses dans les membres inférieurs. La pression sur la région sacro-iliaque, la pression simultanée des deux crêtes iliaques sont très douloureuses. La région sacro-iliaque s'empâte, et un abcès peut faire son apparition. L'incision de cet abcès n'améliore en rien l'état général, et le malade succombe à la septico-pyohémie avec abcès viscéraux. Les complications méningo-nerveuses sont rares.

Diagnostic. — Dans la période initiale, le diagnostic, quelquefois, sera hésitant; plus tard, la douleur localisée au rachis, la raideur du segment rachidien malade et surtout l'apparition d'un abcès viendront le préciser.

Au début, dans les formes avec état général grave, on sera surtout tenté de croire à une *fièvre typhoïde* d'autant plus qu'à cette période de la fièvre typhoïde la séro-réaction ne peut pas donner de notion précise. Mais la fièvre typhoïde n'éclate guère en bonne santé; elle a toujours été précédée par une période plus ou moins longue pendant laquelle le malade n'est pas bien. L'ascension de la fièvre est plus régulière et plus rapide dans la fièvre typhoïde, et la recherche des signes spéciaux à l'ostéomyélite vertébrale fixera le diagnostic. De même, on pourra quelquefois penser à une ostéomyélite sans préciser la localisation. Il ne faut jamais oublier d'explorer le rachis en pareil cas.

Un peu plus tard, à la période des complications, on pourra méconnaître l'ostéomyélite vertébrale et croire à une *pneumonie*, une *pleurésie*, une *psoïtis*, une *péritonite*, une *appendicite*, ou dans d'autres cas, à une *méningite*, une *méningite cérébro-spinale*, etc. La maladie de Landry peut aussi être une cause de confusion, en raison de la fièvre brusque avec douleurs lombaires, et paralysie flasque des membres inférieurs qui caractérisent cette affection. Mais, comme le dit Grisel, le meilleur signe distinctif entre toutes ces affections et l'ostéomyélite vertébrale est l'existence d'une douleur violente et d'une raideur invincible du rachis, qui, jointe aux signes tant généraux que locaux de suppuration, permet dans presque tous les cas de reconnaître la véritable nature du mal.

Dans les formes lentes, subaiguës, sans signes trop marqués d'infection générale, la confusion avec le *mal de Pott* est possible. Même attitude, même douleur, spontanée et provoquée, localisée en un point du rachis, même raideur du segment rachidien malade, mêmes complications médullaires, même tendance à un abcès. Mais, dans le mal de Pott, l'abcès est rarement postérieur, il y a une gibbosité qui manque dans l'ostéomyélite vertébrale, il n'y a pas de mouvement fébrile. Enfin, si l'abcès est évacué, l'examen du pus lèvera tous les doutes.

Il est souvent difficile de reconnaître la cause réelle des complications viscérales, abcès rétro-pharyngien, médiastinite, pleurésie, psoïtis, etc. Dans ces différents cas, il faut toujours penser à la possibilité d'une ostéomyélite vertébrale.

Pronostic. — Il est toujours grave, et d'autant plus grave, exception faite pour l'ostéomyélite sous-occipitale, que la lésion occupe un niveau plus bas dans le rachis.

Traitement. — Le traitement doit être soumis aux règles habituelles applicables aux diverses localisations de l'ostéomyélite. Cependant il faut remarquer que, dans la plupart des cas, les chirurgiens se sont contentés de l'*incision simple* du foyer suppuré et ont renoncé à l'intervention osseuse. Sur 53 cas d'intervention chirurgicale, l'incision simple a été employée 40 fois avec 28 guérisons. Ces 40 observations comprennent 25 ostéomyélites postérieures, avec 21 guérisons : donc, même dans les cas où on pourrait atteindre la lésion osseuse, l'incision simple se montre le plus souvent suffisante.

Néanmoins, dans les ostéomyélites postérieures, on peut être amené à réséquer ou à curetter, à évider, soit l'apophyse épineuse, soit une apophyse transverse. La *laminectomie* a été faite surtout dans les cas de compression (6 cas avec 5 guérisons).

Pour les ostéomyélites antérieures, les difficultés sont plus grandes. Dans la région cervicale, quand on soupçonnera un abcès rétro-pharyngien d'être d'origine ostéomyélitique, on n'hésitera pas à l'ouvrir par la voie externe, en pénétrant de préférence en arrière du bord postérieur du sterno-cléido-mastoïdien. On pourra ainsi non seulement évacuer et drainer la collection, mais même explorer la face antérieure des corps vertébraux et au besoin en curetter la surface. Pour les abcès médiastinaux, Potarca a conseillé de réséquer une apophyse transverse et un fragment de la côte attenante pour pouvoir explorer le corps et, le cas échéant, faire l'extraction d'un séquestre, etc.

Spondylitis.

On décrit actuellement deux formes particulières de spondylitis : l'une au cours de la fièvre typhoïde ou *spondylitis typhique* ; l'autre qui a été bien étudiée par Kümmel, et qui est connue sous le nom de *spondylitis traumatique*.

SPONDYLITIS TYPHIQUE.

Caractères cliniques. — Sous le nom de *typhoïd spine*, Gibney, le premier, en 1889, a décrit, comme complication possible de la fièvre typhoïde, une ostéite vertébrale. Les travaux de Quincke, de Lord, de Fluss, de Wullstein, de Silver, Halpenny, Potter, Lance (1), Ardin-Delteil, etc., permettent de faire une description de cette affection, qui est peut-être plus fréquente qu'on ne l'a cru d'abord, puisque Wullstein, en 1906, en comptait 40 observations; Halpenny, en 1909, 72, et Lance, en 1911, 92. L'évolution de cette affection est peu aiguë en général ; son pronostic est beaucoup moins grave que celui de l'ostéomyélite vertébrale commune, et ce n'est que dans des cas assez peu fréquents qu'elle aboutit à la suppuration.

Cette complication de la fièvre typhoïde paraît assez rare dans l'enfance : cependant on en a cité des cas à partir de quinze ans. Elle paraît surtout commune entre vingt-cinq et quarante ans. Dans plus des trois quarts des cas, elle frappe des sujets du sexe masculin.

Dans un tiers des cas, la complication peut débuter pendant la période fébrile de la fièvre typhoïde, mais, dans les deux tiers des observations, on note un intervalle plus ou moins long, de quelques jours à trois ou quatre mois, exceptionnellement un an (Gibney),

(1) *Gaz. des hôp.*, 1911.

entre la chute de la température et l'apparition des signes de spondylitis. Il ne semble pas que la gravité de la fièvre typhoïde initiale ait une influence particulière ni sur l'apparition, ni sur l'évolution de cette complication tardive.

Début. — Dans environ un quart des cas, le début est brusque et peut paraître consécutif à un traumatisme, un effort, une grande fatigue, la reprise des occupations professionnelles, ou à un refroidissement. Mais, le plus souvent, l'évolution est progressive.

Le premier symptôme est le plus ordinairement une *douleur* plus ou moins vive, spontanée le plus souvent, siégeant surtout dans la région lombaire supérieure, s'exagérant par les pressions, ou par les mouvements, et pouvant s'irradier vers la paroi abdominale antérieure, les régions inguinales ou les membres inférieurs. Exceptionnellement, la douleur principale siège dans les régions dorsale ou sacrée.

En même temps que la douleur initiale, Wullstein signale une poussée fébrile constante. Beaucoup d'auteurs pensent que la fièvre peut manquer. Quand elle se montre, elle est irrégulière, tantôt légère et tantôt violente, 39°,5, 40°, avec frissons. Elle peut disparaître assez rapidement, alors que la douleur persiste, ou, au contraire, durer plusieurs semaines.

La douleur initiale va ordinairement en s'aggravant et devient parfois si intense qu'aucun sédatif, pas même une piqûre de morphine, ne la calme. Elle est exagérée par le moindre choc, la moindre pression ou percussion sur les apophyses épineuses ou les apophyses transverses de la région douloureuse. Josephovitch a noté l'exacerbation de ces douleurs de la région lombaire par la pression exercée sur la paroi antérieure des corps vertébraux lombaires à travers la paroi abdominale antérieure. Quincke a vu cette exacerbation provoquée par la compression de haut en bas du rachis. Si on veut bien se reporter à ce que je dirai (p. 382) de l'insuffisance vertébrale et de ses symptômes, on reconnaîtra combien ces douleurs de la spondylitis typhique ont de rapports avec celles de l'insuffisance vertébrale.

Période d'état. — Au bout de peu de jours, suivant Quincke et Wullstein, on voit apparaître dans la région douloureuse un *empâtement*, ordinairement assez diffus. Cet empâtement est très sensible à la pression. Il peut manquer (Josephovitch, Silver). Silver a noté dans des cas très rares un peu de rougeur au niveau de cet empâtement.

Mais un signe absolument constant est l'*immobilisation* et la *raideur* du segment rachidien douloureux, par suite de la contracture musculaire : cette rigidité, analogue à celle du mal de Pott au début, peut s'étendre un peu au delà des limites de la région douloureuse. Cette rigidité s'accompagne assez souvent de déviation rachidienne, effacement de la lordose lombaire, ou même cyphose à rayon allongé, plus rarement déviation latérale, scoliose lombaire, généralement gauche, et même, dans quelques cas, scoliose totale.

Dans les cas les plus légers, l'affection s'arrête là. Les symptômes rétrocèdent, et la guérison complète s'obtient en un temps plus ou moins long, trois ou quatre semaines en moyenne. Dans les cas plus graves, aux symptômes déjà signalés, qui prennent alors une intensité plus grande, se joignent des phénomènes nerveux et une gibbosité. Ce sont surtout les cas où l'œdème et l'empâtement ont été très intenses qui prennent cette marche plus grave. Les *phénomènes nerveux* sont attribués par Wullstein à l'action de l'œdème inflammatoire soit sur la moelle ou la queue de cheval, soit sur les racines rachidiennes. Le plus souvent, ce sont des signes d'excitation, douleurs en ceinture, douleurs abdominales, inguinales, testiculaires, douleurs sur le trajet du sciatique, zones hyperesthésiques sur le trajet des troncs nerveux, contractures des muscles abdominaux, etc. On a vu ces contractures abdominales être rythmiques, synchrones aux pulsations artérielles. Plus rarement, on a noté de l'anesthésie, des parésies musculaires, quelquefois des atrophies musculaires avec réaction de dégénérescence. L'incontinence des urines et des matières fécales a été égalcment signalée.

Les réflexes patellaires sont souvent exagérés, quelquefois normaux, rarement abolis. Jamais on n'a noté le signe de Babinski; dans 4 cas, on a signalé le signe de Kernig.

L'état général du malade est ordinairement assez bon. L'examen du sang, quand il a été pratiqué, a fait reconnaître une hyperleucocytose variable, jusqu'à 17 600 avec 84 p. 100 de polynucléaires dans un cas de Conner. La réaction de Widal a toujours été positive.

Ces symptômes peuvent présenter des alternances de recrudescence et d'amélioration, aboutissant souvent à une période subaiguë. La maladie peut se terminer par résolution ; cependant, dans quelques cas, on a signalé l'établissement soit d'une suppuration, soit d'une gibbosité.

Wullstein nie la possibilité de la suppuration, et le travail tout récent de Lance semble indiquer que les cas terminés par suppuration sont loin d'être certains. Dans tous les cas, ils seraient très rares. D'ailleurs, les ostéomyélites post-typhoïdiques suppurées sont loin d'être fréquentes, et les altérations signalées par Ponfick sur les os après la fièvre typhoïde se terminent presque constamment par résolution.

La *gibbosité* peut se montrer quelques jours après le début de la complication : Freiberg l'a vue survenir au début du second septénaire de la fièvre typhoïde. Le plus habituellement elle ne se manifeste qu'à la fin de l'évolution de la spondylitis, dans la période subaiguë, des semaines ou des mois après la cessation des phénomènes fébriles. Cette gibbosité ne consiste que dans la saillie, d'ailleurs peu marquée, d'une seule apophyse épineuse. Lord, en 1901, croyait qu'on rencontrait cette gibbosité dans un tiers des cas. Wullstein croit cette proportion beaucoup trop forte.

Évolution. — Le pronostic est assez favorable. La guérison s'obtient pour les cas légers en quelques jours, pour les cas graves en quelques mois, au bout d'un an pour les cas les plus graves. Cette guérison est toujours complète, si on fait abstraction de la gibbosité qui persiste dans les cas où elle s'est manifestée, mais peut être masquée par les parties molles (Silver). Dans certains cas où il n'y a pas eu de gibbosité, on peut voir persister une certaine rigidité du rachis lombaire et aussi assez souvent des rachialgies. Néanmoins les malades, presque toujours, recouvrent leur entière capacité de travail.

Diagnostic. — Le diagnostic n'est difficile que si la fièvre typhoïde est guérie depuis assez longtemps pour qu'on ne pense pas à la corrélation entre les deux affections. On pourrait alors croire à un début de *mal de Pott*. Mais le début fébrile, l'évolution relativement rapide, la guérison en peu de jours des symptômes nerveux, l'absence habituelle d'abcès, mettront sur la voie du diagnostic.

On a pu croire également à du *lumbago*, à des *névralgies intercostales*, génito-abdominales ou sciatiques, à des *abcès du psoas*, à des abcès périnéphrétiques, à une colique néphrétique, à une colique hépatique, etc. La connaissance dans les antécédents d'une fièvre typhoïde et la réaction de Widal permettront, dans tous les cas, de faire le diagnostic. La radiographie, comme nous le verrons plus loin, peut être utile.

On a beaucoup discuté sur la ***nature*** et le ***substratum anatomique*** de la spondylitis typhique. Osler avait cru à une *simple névrose* consécutive à la fièvre typhoïde. Mais les altérations osseuses post-typhoïdiques décrites pour la première fois par Ponfick sont trop bien connues pour qu'on ne puisse pas admettre la possibilité de leur localisation dans l'appareil vertébral. La spondylitis serait donc une *ostéite vertébrale* ou une ostéo-arthrite rachidienne éberthienne. A l'appui de cette opinion, s'il n'existe qu'une seule autopsie, peu concluante d'ailleurs, de Schaffer, et si, dans les cas rares de suppuration, on n'a fait aucune constatation touchant l'état des vertèbres, on a les radiographies de 24 malades. 19 fois on a trouvé des lésions positives du rachis (Lance). Ces lésions siègent en trois points différents : 1° dans presque tous les cas, on a noté la disparition de l'espace clair correspondant à un disque intervertébral, ou plus rarement des espaces clairs correspondant à deux disques voisins ; tantôt, l'espace clair a réellement disparu, comme si le disque avait fondu soit dans toute sa largeur, soit seulement d'un côté, créant dans ce dernier cas une déviation latérale, ou bien il est remplacé par une tache sombre qui déborde le corps vertébral, indiquant la production d'os en ce point ; 2° assez rarement, on a trouvé des altérations des vertèbres, raréfaction ou plus généralement condensation du tissu osseux immédiatement en rapport avec le disque ; 3° plus souvent, mais non constamment, on constate de l'hyperostose diffuse englobant les ligaments, les apophyses transverses, etc. Il semble donc, d'après les radiographies, que les lésions osseuses ou périostiques ne soient qu'accessoires et que la lésion principale soit celle du disque intervertébral. C'est pourquoi Josephovitch a proposé de dénommer l'affection *spondylarthritis typhique*.

Traitement. — L'emploi de la morphine, de l'antipyrine, de l'aspirine, etc., ne donne ordinairement aucun résultat pour la sédation des douleurs. Il en est de même des révulsifs. L'*immobilisation* et l'*extension* continues peuvent seules donner de bons résultats. Le malade sera placé soit dans une claie de Piéchaud, avec extension caoutchoutée, soit mieux encore dans un lit plâtré maintenant la réclinaison nécessaire, ou dans un corset fait durant la suspension, et l'appareil sera maintenu aussi longtemps que les douleurs persisteront, qu'il y aura tendance à la formation d'une gibbosité, ou qu'il persistera de la rigidité rachidienne.

Frick a proposé l'emploi de la vaccinothérapie telle qu'elle a été préconisée pour les porteurs de germes typhiques.

SPONDYLITIS TRAUMATIQUE (MALADIE DE KÜMMEL).

Tableau clinique. — L'affection qui, signalée pour la première fois par Schede, a été ensuite décrite par Kümmel (dont on lui donne souvent le nom), présente dans les cas typiques le tableau clinique suivant.

Un sujet dans la deuxième enfance ou l'adolescence, souvent même plus âgé, a subi un traumatisme rachidien, tantôt assez grave pour que la question d'une fracture puisse se discuter, et tantôt assez léger pour que tous les phénomènes disparaissent en quelques jours. La douleur rachidienne, localisée ou diffuse, est plus ou moins intense; les mouvements sont pénibles ou douloureux; le malade ne peut se tenir ni debout ni assis : les douleurs sont exacerbées par la pression locale, les chocs, les secousses : il peut y avoir en outre des symptômes nerveux ou médullaires, le tout offrant une durée variable suivant l'intensité du traumatisme, mais finissant par rétrocéder et disparaître complètement. Cette première période constitue la période dite *traumatique*.

Vient alors la deuxième période, à laquelle Kümmel a donné le nom de période de l'*intervalle libre*. Elle peut durer de quelques semaines à plusieurs mois (un an et demi dans un cas de Kümmel), sans présenter aucun phénomène pathologique, et est absolument caractéristique de l'affection que nous étudions.

La troisième période, qui commence alors, est celle de la *spondylitis traumatique* proprement dite. Elle se manifeste par des douleurs se reproduisant au point traumatisé, des névralgies irradiées dans les nerfs intercostaux ou abdominaux, vers les parties génitales ou les membres inférieurs, etc., et des phénomènes médullaires, généralement légers. En même temps, on voit la région devenir cyphotique et présenter une gibbosité soit à saillie aiguë, soit à courbure arrondie. Cette saillie est tantôt nettement postérieure, quelquefois plus ou moins latérale. Elle est sensible à la pression ou à la percussion sur les apophyses épineuses et transverses. La suspension cervicale fait disparaître la cyphose, mais la gibbosité persiste.

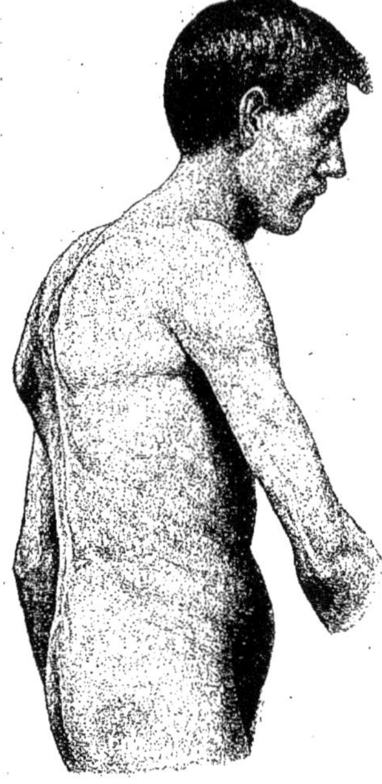

Fig. 156. — Cyphose de Kümmel.

Le pronostic est variable : dans certains cas, les douleurs disparaissent et le rachis se consolide, mais la déformation persiste plus ou moins. Dans d'autres, la maladie persiste ou va en s'aggravant, et le malade doit rester au lit, ou ne peut marcher que muni d'un corset.

Les meilleurs traitements applicables seront le repos au lit, puis un corset approprié, des massages, la thermothérapie.

La *nature* et l'*étiologie* de cette affection ont été diversement interprétées. Henle en fait une spondylomalacie traumatique due à des troubles vasomoteurs, à une congestion artérielle ; Schuchardt, une atrophie vertébrale d'origine neurotique ; Virchow et Recklinghausen, une ostéomalacie ou une ostéite raréfiante. Mikulicz incrimine la pression exercée sur la moelle par un hématome. Kirmisson, König et Kocher admettent qu'il s'agit d'une lésion du cal consécutive à une fracture vertébrale atypique méconnue. Oberst attribue la plupart des cas au développement des foyers tuberculeux, réveillés peut-être par le traumatisme. Schanz, récemment, a vu dans bon nombre de ces cas des manifestations de son insuffisance vertébrale (Voy. ci-dessous).

Insuffisance vertébrale.

Définition et symptômes. — Schanz (de Dresde) a décrit en 1907 une affection du rachis qu'il croit fréquente et d'une grande importance au point de vue du diagnostic et du traitement. Il lui a donné le nom d'*insuffisance vertébrale.*

Les sujets qui présentent cette maladie, en général, ne se plaignent pas du rachis : ils se croient malades du tube digestif, ou accusent des douleurs dans le thorax, l'abdomen, le bassin ou même les membres, sans que l'examen révèle aucune altération organique au siège des douleurs : en revanche, des pressions exercées sur divers points du rachis éveillent chez eux des sensations douloureuses. Ces malades sont souvent des enfants, mais aussi des adolescents ou des adultes. Il y a une prédominance légère du sexe féminin, un peu plus marquée peut-être dans l'enfance.

C'est surtout la *pression* ou la *percussion des apophyses épineuses*, parfois aussi des apophyses transverses, qui, en une ou plusieurs régions du rachis, éveillent des douleurs variables comme étendue et comme intensité. Le siège de prédilection de ces douleurs est la région dorsale moyenne, entre les deux omoplates, et la région lombaire inférieure. Plus rarement, on les trouve dans la région dorsale inférieure et lombaire supérieure, plus rarement encore dans la région dorsale supérieure et cervicale inférieure. Mais la localisation la plus constante, tantôt isolée, et tantôt associée à la sensibilité des apophyses épineuses, est la douleur à la pression sur la face antérieure des corps vertébraux lombaires, que l'on atteint en déprimant la paroi abdominale.

Rarement on trouve des points douloureux à la pression sur les parois thoraciques ou pelviennes : Schanz les fait dépendre de la distribution périphérique des nerfs ayant leur origine dans les régions rachidiennes sensibles.

L'exagération des réflexes rotuliens est très fréquente.

Au niveau des points douloureux, quel que soit leur siège, on ne trouve aucun signe physique. Jamais il ne se produit la moindre gibbosité. Cependant il existe assez souvent une *déviation rachidienne* plus ou moins accentuée, soit antéro-postérieure, soit latérale : mais presque toujours on constate que cette déviation préexistait à l'insuffisance.

Chez beaucoup de ces malades, l'état général est mauvais : ils ont de la lassitude, des céphalées, de l'insomnie, de l'anorexie. Chez les femmes, ces signes s'exagèrent au moment des règles. Tout effort physique ou intellectuel, toute fatigue aggrave les signes tant locaux que généraux : au contraire, le repos paraît les améliorer.

Évolution. — Le début est graduel, avec des alternatives d'amélioration et d'aggravation. La marche est toujours à peu près la même : la tendance à la guérison spontanée est nulle, et, si on constate des périodes d'amélioration durant le cours de la maladie, les rechutes sont inévitables, et l'aggravation se fait progressivement. Mais jamais on ne voit apparaître ni gibbosité, ni déformation rachidienne grave, ni affection chronique inflammatoire pouvant aboutir à l'ankylose du rachis. Les radiographies sont négatives.

Causes. — Parmi les causes qui paraissent avoir une influence sur l'apparition de l'influence vertébrale, on peut ranger dans un premier groupe les affections générales susceptibles d'affaiblir l'organisme du patient, et qui jouent le rôle de *causes prédisposantes*. Chez les fillettes on constate que l'anémie, la chlorose existaient réellement avant le début de l'affection. Les maladies infectieuses, les fièvres éruptives, la fièvre typhoïde, la diphtérie, les angines, l'érysipèle, les furoncles, les anthrax, etc., semblent, à ce point de vue, exercer une action prépondérante. Dans un deuxième groupe, celui des *causes déterminantes*, on rangera toutes les actions nocives qui peuvent s'exercer sur le rachis, les traumatismes, les contusions, les succussions vertébrales, ou bien le surmenage. Les efforts répétés, le port, surtout sur la tête ou les épaules, de fardeaux trop lourds, peuvent jouer un rôle analogue à celui du traumatisme. L'abandon d'un corset porté constamment jusque-là est noté quelquefois avant le début de l'affection. D'ailleurs on ne constate aucune différence entre les cas d'origine traumatique et les autres.

Mais les faits qui me paraissent être le plus fréquents chez les enfants sont ceux en connexion avec une **altération survenant dans la forme du rachis**. J'entends par là aussi bien les modifications physiologiques qui se produisent dans la forme du rachis par suite de la croissance que les déviations pathologiques. Parmi ces dernières, les déviations antéro-postérieures, soit exagération, soit atténuation, des courbures physiologiques, aussi bien le dos plat rachitique que la lordose lombaire exagérée ou la cyphose du dos rond, paraissent avoir une large part dans l'étiologie des insuffisances vertébrales. Mais évidemment, chez les enfants, la scoliose semble être la cause la plus fréquente. Contrairement aux assertions de Schanz, je n'ai pas trouvé l'insuffisance vertébrale dans tous les cas de scoliose. Je l'ai rencontrée surtout dans ces cas où la déviation s'accentue rapidement, où la torsion s'aggrave vite, où les saillies paraspinales prennent une importance notable, où le caractère angulaire de ces saillies indique l'accroissement rapide des déformations costales, où la suspension cervicale ne donne que peu ou pas de redressement. Ce n'est pas seulement, comme l'a dit Schanz, parce que, dans ces cas, la scoliose est en voie d'accroissement, c'est parce que, selon moi, ces cas répondent à un état spécial subinflammatoire ou du moins irritatif du tissu osseux vertébral. Après les traumatismes, quand se produisent ces altérations du tissu osseux que Recklinghausen a désignées sous le nom de spondylomalacie, dans les scolioses de l'ostéomalacie, dans celles d'origine rachitique, dans celles qui suivent la paralysie infantile ou les diverses infections, l'insuffisance vertébrale est constante : elle manque presque toujours dans les scolioses d'origine congénitale, dans celles d'ordre statique dues à la « surcharge ». Mais, dans bien des cas, on verra l'insuffisance venir se surajouter à une déviation déjà existante, sous l'influence soit d'une infection, soit d'un traumatisme, d'un exercice exagéré de fatigues excessives. Avec Schanz, on peut reconnaître que, parmi les causes les plus fréquentes de l'insuffisance vertébrale chez les scoliotiques, se trouve l'exagération du traitement gymnastique.

Diagnostic. — Au point de vue du diagnostic, l'ensemble des signes peut faire croire à un *mal de Pott.* La marche de l'affection, l'absence de gibbosité et même de raideur du segment rachidien douloureux, l'absence constante d'abcès, la présence de plusieurs foyers douloureux à la pression et notamment de la douleur obtenue par la pression transabdominale sur la face antérieure des corps vertébraux lombaires, l'exagération des réflexes feront penser à l'insuffisance.

Le rhumatisme chronique, la maladie de Bechterew, la *spondylitis deformans*, la maladie de Kümmel offrent dans leur marche des particularités qui les feront reconnaître. Les symptômes thoraciques peuvent éveiller l'idée d'une névralgie intercostale, d'une pleurodynie, d'une tuberculose pulmonaire au début. L'examen du rachis, si on pense à le faire, lèvera les doutes. Les manifestations abdominales pourront être attribuées à une gastralgie, une entérite chronique, notamment à une entérite muco-membraneuse, ou à une appendicite latente. Les douleurs pelviennes seront quelquefois rattachées à une ovarite, une salpingite, une métrite, etc. Ici encore, si on pense à l'insuffisance vertébrale, toute erreur sera impossible.

En résumé, s'il y a des points d'analogie avec d'autres affections rachidiennes, il y a des différences telles qu'on peut dire qu'il s'agit réellement d'une affection particulière, décrite pour la première fois par Schanz. Il semble que cette affection ne s'accompagne d'aucune lésion matérielle; son étiologie est variable, il n'y a ni âge ni sexe déterminé; et, quant aux causes proprement dites, on peut les ranger en deux catégories, celles qui affaiblissent la capacité constitutionnelle du rachis, celles qui soumettent le rachis à un travail supérieur à cette capacité constitutionnelle. De même, dans la marche de l'affection, tout ce qui lèse la capacité constitutionnelle du rachis ou élève son travail contribue à exagérer les symptômes ; tout ce qui aboutit à un effet contraire les diminue. Si on considère l'ensemble de ces caractères, dit Schanz, une comparaison s'impose à l'esprit entre cette affection et le pied plat douloureux. Comme dans la tarsalgie, les douleurs surviennent quand l'équilibre est rompu entre le travail imposé et la capacité fonctionnelle, que ce travail se soit exagéré, ou que cette capacité ait été diminuée par une affection infectieuse, un traumatisme, l'abandon d'un appui habituel, une modification de la forme normale, etc. Du côté du rachis, il se produit alors dans les vertèbres un état subinflammatoire, qui cause leur sensibilité, peut réagir sur les racines médullaires (d'où les douleurs périphériques), ainsi que sur les méninges, voire même la moelle (d'où l'action sur l'état général, la nervosité du sujet, les céphalées, l'exagération des réflexes, etc.).

Traitement. — Quant au traitement, il doit tendre à rétablir cet équilibre. Pour cela, il faut, ou diminuer le travail, ce qui est relativement facile, ou accroître la résistance du rachis. La première indication est remplie d'abord en recommandant le *repos*, ensuite en faisant porter au malade un *appareil de soutien*, un corset approprié. L'appareil que recommande Schanz est constitué par une sorte de cadre formé de deux bandelettes d'acier longitudinales, moulées sur la paroi dorsale et faisant ressort, réunies transversalement par trois bandelettes plus courtes. Le tout est matelassé de feutre, et relié en avant par des liens à boucles à une sorte de tablier de cuir. Je me suis servi avec avantage d'une pièce dorsale en celluloïd, faite sur un moule thoracique et complétée en avant par un tablier en cuir, comme dans l'appareil de Schanz.

La deuxième indication est plus difficile à remplir : le *massage* ne donne de bons résultats que si on emploie un effleurage léger. La gymnastique ne doit être employée qu'avec une grande circonspection, et seulement quand le repos aura fait disparaître toute trace d'irritation. Je me suis très bien trouvé des *applications chaudes locales*, faites soit avec un appareil de chauffage de Bier, soit, mieux encore, avec un *thermophore électrique*. Mais le moyen le plus utile est certainement le repos au lit, auquel je joins souvent l'extension caoutchoutée, en utilisant la claie de Piéchaud. Les bains de mer, les bains salés, le séjour à la campagne, ou une cure d'altitude peuvent donner d'utiles résultats.

Mal de Pott.

On désigne sous le nom de *mal de Pott* la tuberculose des vertèbres. Les lésions tuberculeuses occupent dans la grande majorité des cas les corps vertébraux, plus riches en substance spongieuse, plus abondamment vascularisés ; mais quelquefois elles se développent dans les arcs postérieurs des vertèbres. Nous aurons donc à étudier en première ligne le mal de Pott proprement dit, tuberculose vertébrale antérieure, tuberculose des corps vertébraux. Nous consacrerons ensuite des chapitres spéciaux à la *tuberculose vertébrale postérieure*, ainsi qu'à certaines localisations spéciales de la tuberculose rachidienne, notamment le *mal sous-occipital* et la *tuberculose sacro-coccygienne*.

TUBERCULOSE ANTÉRIEURE OU MAL DE POTT PROPREMENT DIT.

Il nous paraît impossible de bien comprendre la description clinique du mal de Pott sans avoir fait au préalable une brève description de ses lésions anatomiques.

Anatomie pathologique. — Nous aurons à passer successivement en revue : 1° les lésions des corps vertébraux ; 2° les gibbosités et les déformations mécaniques secondaires qui en sont la conséquence tant dans le squelette que dans les viscères ; 3° les altérations extrarachidiennes ; 4° les altérations intrarachidiennes et les troubles qui en dépendent ; 5° les lésions générales.

Lésions des vertèbres. — Les localisations osseuses primitives l'emportent de beaucoup sur les formes synoviales qui n'existent guère que dans le mal sous-occipital. Les lésions osseuses occupent surtout le tissu aréolaire des corps et très rarement les apophyses transverses ou articulaires, plus compactes et moins vascularisées. König a insisté sur l'importance des voies sanguines dans l'infection tuberculeuse, aussi bien pour les vertèbres que pour les os longs. D'après Lexer, les vaisseaux des corps vertébraux proviennent de trois sources : 1° quelques petites artérioles, antérieures, isolées, provenant des intercostales ou des lombaires, se distribuent à la partie antérieure des corps ; 2° deux artérioles, assez peu importantes, ayant la même origine, se distribuent à la base des apophyses transverses ; 3° enfin, et c'est là la source de beaucoup la plus importante, deux branches proviennent des artères spinales, vont horizontalement, sur la face postérieure du corps, à la rencontre l'une de l'autre, s'anastomosent et émettent sur toute cette face postérieure un riche réseau sous-périosté. De l'anastomose horizontale principale partent deux vaisseaux antéro-postérieurs, qui traversent la face postérieure du corps, se dirigent d'arrière en avant, se divisent, et irriguent la presque totalité du corps. Immédiatement au-dessous de chaque épiphyse, d'autres petits vaisseaux partent du réseau sous-périosté et se distribuent à la région juxta-épiphysaire. Un fait important pour Wullstein est que ces vaisseaux juxta-épiphysaires s'anastomosent constamment avec les vaisseaux semblables de la vertèbre voisine, sus ou sous-jacente.

Les lésions des corps peuvent être profondes ou superficielles. Les premières revêtent deux formes principales, le TUBERCULE ENKYSTÉ et l'INFILTRATION TUBERCULEUSE. Les *tubercules enkystés*, presque toujours multiples, et fusionnant à mesure qu'ils s'accroissent, aboutissent à des pertes de substance globuleuses, centrales ou s'ouvrant à la surface des corps ; ces excavations sont tapissées par une membrane tuberculeuse, tantôt molle et donnant naissance à du pus, tantôt sèche, et servant de point de départ à des fongosités. L'infiltration tuberculeuse amène la production de séquestres arrondis ou cunéiformes, à la limite desquels une ostéite raréfiante détermine la formation d'un sillon d'élimination. Pour König, certains séquestres cunéiformes volumineux et occupant parfois plusieurs vertèbres voisines seraient dus à une embolie tuberculeuse occupant un vaisseau plus ou moins volumineux. L'arrêt de la circulation qui en résulterait faciliterait l'extension du processus tuberculeux parti de l'embolie.

L'*infiltration* de la zone épiphysaire, en raison du mode de vascularisation des corps vertébraux, se fait souvent en même temps dans les deux zones épiphysaires avoisinant un disque intervertébral. On a reconnu aujourd'hui qu'il ne s'agit là nullement d'une lésion partant du disque, et que les altérations du disque intervertébral sont toujours secondaires.

A la surface des corps, l'infiltration peut s'étendre, constituant cette nécrose superficielle qu'on désignait autrefois sous le nom de carie.

Ces lésions déterminent autour d'elles une zone d'ostéite raréfiante plus ou moins étendue, et au delà une zone d'ostéite condensante, de sclérose osseuse, qui, surtout quand la zone raréfiée est peu étendue, semble établir une véritable limitation du mal.

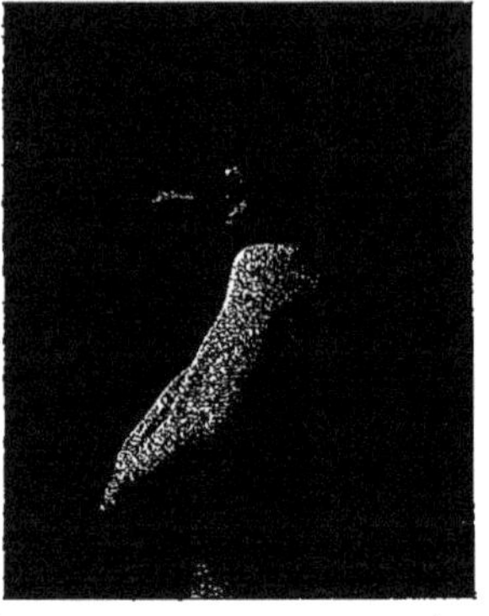

Fig. 157. — Mal de Pott dorsal. Gibbosité angulaire, médiane, postérieure. Exagération de la lordose lombaire.

Quand les lésions affleurent le périoste, il peut se produire par hyperostose des végétations osseuses.

Gibbosité. — Ces différentes lésions, avec ou sans séquestres, aboutissent à la destruction plus ou moins étendue du tissu osseux dans les corps. L'ostéite raréfiante entourant les foyers diminue encore la résistance des corps à la surcharge, d'où un affaissement qui peut être graduel si la perte de substance est restreinte et entourée d'une zone étendue de tissu raréfié, ou subit, quand, au contraire, la perte de substance est considérable, et ne laisse autour d'elle qu'une coque facile à rompre sous l'influence du plus léger traumatisme.

Quel que soit son mécanisme, la destruction des corps vertébraux amène, pour les deux segments sus et sous-jacents, un rapprochement qui a lieu par un mouvement de bascule et leur fait former un angle ouvert en avant : la gibbosité sera donc *postérieure*. Le segment portant cette gibbosité décrira une courbe à convexité postérieure : c'est la *cyphose pottique*. Cette gibbosité est généralement *angulaire*, surtout lorsque le nombre de corps vertébraux détruits est peu élevé et ne dépasse pas 2 ou 3, et que la gibbosité siège dans la région rachidienne normalement cyphotique ; s'il y a plus de trois corps vertébraux détruits, la gibbosité prend ordinairement la forme *en anse*. La forme angulaire est donc une forme précoce ; celle en anse est plutôt tardive.

Dans les régions normalement lordotiques, cervicale ou lombaire, la gibbosité, même quand les corps vertébraux détruits sont peu nombreux, un, deux ou trois, prend habituellement la forme en *plateau*.

Les deux segments rachidiens sus et sous-jacents forment un angle ouvert en avant, généralement obtus, quelquefois droit, très rarement aigu. Le segment supérieur peut, dans certains cas, glisser un peu en avant, donnant l'impression d'une subluxation. Assez souvent, surtout au début, la déviation, au lieu d'être franchement postérieure, cyphotique, peut paraître plus ou moins latérale (Piéchaud, Lovett).

La gibbosité peut manquer, surtout chez les adultes, par suite de l'accolement régulier de deux corps voisins, dont les deux épiphyses adjacentes et le disque intervertébral interposé ont été détruits, ou de l'accolement de deux épiphyses, consécutif à la destruction centrale du corps.

Le canal vertébral n'est que bien rarement rétréci par la déviation : parfois, au contraire, au niveau de la gibbosité, son calibre est augmenté. Mais sa direction est altérée ; il décrit une courbure souvent angulaire et donnant lieu en avant à la présence d'une « vive arête » transversale. Cependant il faut se souvenir qu'un fragment séquestré peut faire saillie en arrière et diminuer ainsi le calibre du canal. Les trous de conjugaison ne sont jamais suffisamment rétrécis pour qu'il y ait compression nerveuse directement par les os.

Déformations secondaires du squelette. — L'inclinaison en avant du segment sus-gibbeux, dans la station debout, entraînerait une chute en avant : les muscles extenseurs rétablissent l'équilibre en ramenant en arrière la partie supérieure de ce segment et en le mettant ainsi en lordose plus ou moins exagérée. Cette lordose de compensation s'exagère quand, la gibbosité siégeant dans la région dorsale, naturellement cyphotique, elle occupe une région naturellement lordotique, la région lombaire ou cervicale, et se réduit à un aplatissement de la cyphose naturelle quand la gibbosité occupe une région naturellement lordotique.

A la longue, ces courbures de compensation se fixent par l'adaptation des muscles et des ligaments à la position nouvelle, et surtout par des modifications dans les disques intervertébraux : le *nucleus pulposus* se déplace, les disques prennent une forme en coin. Le corps des vertèbres peut lui-même devenir cunéiforme. Enfin, il se produit, surtout dans le voisinage de la gibbosité, des synostoses qui rendent définitives les modifications apportées à la forme du rachis.

Pour ne citer que quelques exemples, dans une gibbosité étendue de la région dorsale moyenne, on verra se produire une exagération de la cyphose dorsale et des lordoses lombaire et cervicale. Au contraire, pour une gibbosité lombaire, la courbure lombaire étant redressée ou même invertie, la cyphose dorsale s'aplatira, et, par en bas, la compensation s'obtiendra par le redressement du sacrum et l'hyperextension des hanches.

Une gibbosité donne toujours lieu à une réduction de hauteur du tronc, surtout quand la gibbosité est dorsale, en raison de l'exagération des courbures et de l'affaissement des corps. On voit quelquefois ce raccourcissement être tel que les dernières côtes recouvrent les crêtes iliaques.

Par contre, dans les gibbosités lombaires peu importantes, sans grand affaissement, et surtout dans les gibbosités cervicales basses, le tronc peut paraître allongé, l'affaissement étant compensé par le redressement de la cyphose dorsale.

Déformations thoraciques. — Déjà signalées par Hippocrate, les déformations thoraciques n'existent que dans le mal de Pott dorsal et varient suivant le siège de la gibbosité. On en distingue trois types : 1° la *gibbosité occupe les vertèbres dorsales supérieures*. Les premières côtes se dirigent en bas, abaissent le sternum et le rapprochent du rachis; le thorax sera aplati d'avant en arrière ; 2° la *gibbosité occupe la région dorsale inférieure.* Les dernières côtes sternales sont redressées et se dirigent plus ou moins horizontalement, repoussant en avant et relevant l'extrémité inférieure du sternum, qui devient presque horizontal, et fait en avant une forte saillie ; 3° la *gibbosité occupe la région dorsale moyenne.* Le sternum reste en place, mais le rachis dorsal ayant sa hauteur plus ou moins réduite, les côtes divergent, et le

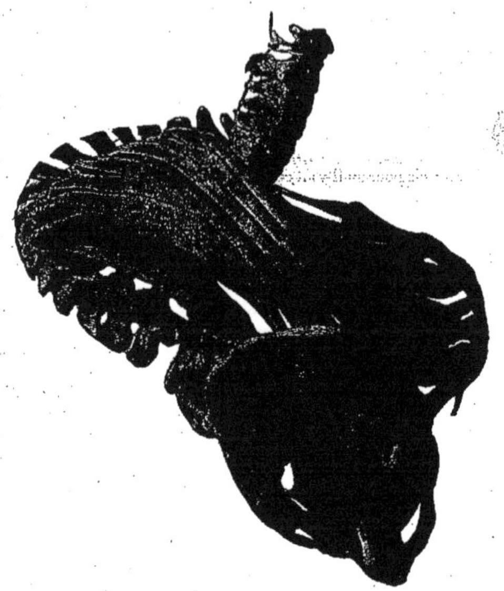

Fig. 158. — Pièce anatomique provenant d'un mal de Pott ancien, avec énorme gibbosité et pénétration des côtes inférieures dans la cavité pelvienne.

thorax devient *globuleux.* Mais, cette forme que prend ainsi le thorax est celle du thorax en inspiration. Dès lors, non seulement les muscles inspirateurs ne peuvent plus agir, mais même dans les cas les plus accentués, ils peuvent devenir expirateurs (Nélaton). Il en résulte des troubles respiratoires graves : la respiration devient purement diaphragmatique, partant insuffisante, d'où, parfois, de la stase dans le cœur droit, et de l'hypertrophie de ses parois. Par contre, la gibbosité lombaire, sans modifier la forme proprement dite du thorax, pourra amener son abaissement en masse, de telle sorte que le diaphragme se rapprochera d'autant plus de l'orifice supérieur du bassin que ce dernier, comme nous l'avons vu, est redressé. La hauteur de la cavité abdominale se trouvera donc très réduite, et on comprend que ces divers facteurs agiront pour troubler la respiration diaphragmatique.

Déformations du bassin. — Surtout dans les maux de Pott lombaires, le bassin subit des déformations accentuées. Nous avons vu que la compensation sous-gibbaire s'obtenait par le redressement du sacrum, qui se rapproche de la verticale ; son extrémité supérieure se trouve reportée en arrière, et le diamètre antéro-postérieur du détroit supérieur se trouve ainsi augmenté. Les crêtes iliaques étant rejetées en dehors, il en est de même pour le diamètre transverse du détroit supérieur : en revanche, la pointe du sacrum se trouve repoussée en avant, et les tubérosités ischiatiques sont rapprochées, d'où diminution de tous les diamètres du détroit inférieur. Le bassin prend la forme décrite par Nægele sous le nom de *bassin cyphotique* (*bassin en entonnoir* de Chantreuil). En même temps, l'inclinaison générale du bassin est redressée, d'autant plus que la gibbosité lombaire est plus basse. Les épines iliaques antérieures et supérieures sont relevées et se cachent sous les côtes. Pour que les membres inférieurs puissent descendre normalement vers le sol, il faut que les articulations coxo-fémorales soient mises d'une façon permanente en hyperextension.

Déformations du crane. — Les déformations du crâne sont d'autant plus accentuées que la gibbosité est plus élevée, mais elles sont constantes et font que tous les pottiques se ressemblent plus ou moins. Les pottiques, en effet, sont obligés de redresser la tête pour regarder directement en avant, d'où contraction des muscles de la nuque et tension des muscles s'attachant à la partie inférieure de la face. Le diamètre occipito-mentonnier s'allonge, tandis que le diamètre occipito-frontal diminue (Witzel).

Action sur les viscères. — La gibbosité peut influer mécaniquement sur les viscères, surtout quand elle occupe la région dorsale. Nous avons vu comment les déformations thoraciques et même les gibbosités lombaires pouvaient amener la compression des poumons et l'altération de leur forme, diminuer les échanges gazeux respiratoires et entraver la circulation sanguine pulmonaire. D'où une prédisposition aux affections inflammatoires, à l'œdème, à l'emphysème, etc. Nous avons vu aussi que ces troubles pouvaient retentir sur le cœur, surtout sur le cœur droit, qui se dilate et s'hypertrophie. Il est en outre souvent déplacé.

L'aorte peut être infléchie en S. Quant à l'œsophage, les recherches récentes de Kolliker montrent qu'il ne présente d'inflexion au niveau de la gibbosité que quand il est relié au foyer tuberculeux vertébral par des néoformations inflammatoires.

Altérations extrarachidiennes. — Elles comprennent les *abcès ossifluents*, les *infections ganglionnaires*, les *lésions tuberculeuses par propagation*.

Abcès ossifluents. — La production d'abcès ossifluents (abcès par congestion, abcès froids, abcès tuberculeux de Lannelongue) est très fréquente dans le mal de Pott. Dans les autopsies, Lannelongue a trouvé des abcès 99 fois sur 100, Bouvier 86 fois, Nebel 68 fois, Billroth 59 fois sur 100. Il faut ajouter, d'ailleurs, que, si on considère les cas observés cliniquement et non plus seulement les autopsies, la fréquence des abcès s'abaisse à 24,3 p. 100.

Quand la lésion primitive intravertébrale atteint la couche corticale, le périoste, décollé et soulevé, est envahi à son tour : l'irritation de voisinage transforme le tissu cellulaire voisin en tissu embryonnaire, qui, peu à peu, subit l'envahissement tuberculeux ; la fonte purulente de la couche envahie constitue une cavité remplie de pus, dont les parois sont formées par du tissu tuberculeux, et qui agrandit à mesure que la couche de tissu tuberculeux s'étend aux dépens des tissus voisins. Cet accroissement se fait dans une direction et sur des points toujours à peu près les mêmes pour chaque région. L'envahissement tuberculeux se fait plus facilement dans le tissu cellulaire, et, d'autre part, la pesanteur joue un rôle; les bacilles ont un poids spécifique supérieur à la densité du liquide collecté et s'accumulent dans les points déclives de la collection, d'où une infection plus rapide en ces points.

La *forme* de ces abcès est très variable : ils offrent un point rétréci, une sorte de pédicule, à leur insertion sur le rachis ; la dilatation qui suit est quelquefois régulière et arrondie, quelquefois allongée et très irrégulière. On y trouve des points dilatés et d'autres rétrécis, en raison de la constitution anatomique et des rapports des tissus envahis. Un point rétréci peut se fermer, et l'abcès se trouve ainsi isolé de son point de départ initial.

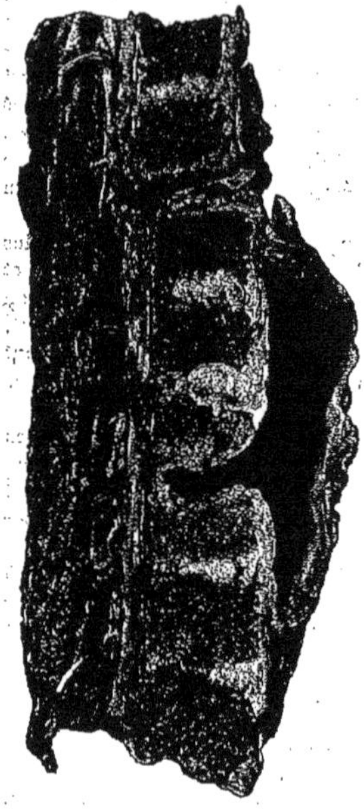

Fig. 159. — Tuberculose vertébrale. Destruction du corps de la vertèbre. Abcès décollant l'aponévrose prévertébrale.

Sur son chemin, l'abcès, par l'*irritation de voisinage* qu'il cause, peut amener l'adhérence des membranes séreuses ; il peut envahir les organes creux, trachée, bronches, œsophage, estomac, intestin, vessie, etc. Mais, le plus souvent, il arrive à la surface cutanée, envahit la face profonde du derme et s'ouvre à l'extérieur, créant une fistule. Cette ouverture expose les parois de l'abcès à être secondairement infectées par des bactéries venant de l'extérieur.

Surtout quand l'abcès ne s'est pas ouvert au dehors et n'a pas été infecté secondairement, la guérison spontanée est possible. La paroi perd son caractère de tissu tuberculeux, se transforme en tissu embryonnaire simple, puis se sclérose, tandis que le pus subit un travail de résorption et se change en une bouillie de plus en plus épaisse. Les parois se rétractent, et il n'est pas rare qu'elles se calcifient.

Malheureusement, ce processus favorable s'interrompt souvent, et l'abcès se reforme de nouveau.

Marche du pus. — L'abcès provenant des corps vertébraux reste constamment antérieur. Il est sessile, quand il est de petites dimensions, et se pédiculise quand il s'accroît ; il est rarement médian, presque toujours latéral, et quelquefois bilatéral.

Le pus provenant des vertèbres cervicales descend derrière le pharynx et l'œsophage (abcès rétro-pharyngiens). Il en est séparé par les muscles prévertébraux et l'aponévrose prévertébrale, mais il lui arrive de passer entre les muscles et de franchir l'aponévrose pour se mettre directement en rapport avec la muqueuse du pharynx et de l'œsophage, dans la cavité desquels il peut s'ouvrir. Il peut aussi s'étendre latéralement sous le muscle sterno-cléido-mastoïdien et franchir soit le bord antérieur, soit le bord postérieur de ce muscle pour faire saillie sous la peau, et même s'ouvrir au dehors. Plus souvent, il suit les nerfs cervicaux et arrive dans le creux sus-claviculaire, en arrière du sterno-cléido-mastoïdien, et de là, en suivant les vaisseaux axillaires, dans la région sous-claviculaire, ou le creux axillaire. Dans ce trajet, le pus peut éroder la paroi de l'artère vertébrale (Regnier, Legouest).

Dans d'autres cas, le pus, surtout quand il provient des dernières vertèbres cervicales, descend dans le médiastin postérieur et suit le même trajet que les abcès d'origine dorsale.

Les abcès dorsaux supérieurs peuvent remonter et aller s'ouvrir dans le creux sus-claviculaire, le creux sous-claviculaire ou le creux axillaire : généralement les abcès thoraciques descendent le long du médiastin postérieur et peuvent soit irriter la plèvre, soit envahir sa cavité, soit s'ouvrir dans les bronches ; plus rarement, ils s'ouvrent dans l'œsophage. Ordinairement, ils suivent l'atmosphère celluleuse de l'aorte, franchissent l'orifice aortique, exceptionnellement l'orifice œsophagien ou les fentes des nerfs splanchniques et des veines azygos, et pénètrent dans l'abdomen, où ils suivent les mêmes voies que les abcès lombaires.

Les abcès abdominaux ou lombaires suivent l'aorte et les artères iliaques primitives et peuvent prendre un des trajets suivants : 1° longer l'iliaque interne, le rectum et s'ouvrir au voisinage de l'anus ; 2° suivre l'iliaque externe et s'ouvrir dans le triangle de Scarpa (abcès ilio-fémoraux) ; 3° suivre le nerf sciatique et venir s'ouvrir dans la région fessière ; 4° envahir la fosse iliaque (abcès ilio-abdominal) ; 5° suivre le canal inguinal et aller s'ouvrir à son orifice externe, ou descendre jusque dans le scrotum (abcès ilio-scrotal) ; cette dernière variété est rare ; 6° l'abcès peut encore passer entre les insertions du psoas, envahir l'atmosphère celluleuse du rein, comprimer l'uretère (hydronéphrose) ou s'ouvrir au niveau du triangle de J.-L. Petit ; 7° enfin, envahir le psoas (psoïtis) et aller s'ouvrir au niveau du petit trochanter. La gaine du psoas communique assez fréquemment avec la synoviale de l'articulation coxo-fémorale ; celle-ci est souvent infectée, et une coxalgie vient compliquer le mal de Pott.

Parvenu au niveau du petit trochanter, l'abcès peut suivre la ligne intertrochantérienne et venir faire saillie vers le grand trochanter (Ménard).

On a signalé encore d'autres trajets, exceptionnels, comme par exemple dans ce cas de König où l'abcès, parvenu dans le triangle de Scarpa, a suivi la gaine des vaisseaux fémoraux.

Nous avons vu que les abcès sont souvent bilatéraux. Ils communiquent assez fréquemment, et on peut faire refluer le contenu de l'un dans la cavité de l'autre : mais ils ne sont pas le plus souvent symétriques, et leur développement est inégal.

L'INFECTION GANGLIONNAIRE et la PROPAGATION DU PROCESSUS TUBERCULEUX AUX ORGANES VOISINS varient suivant les cas.

Lésions intrarachidiennes. — Très variées, les lésions intrarachidiennes ont un caractère commun : le rôle pathogène qu'elles jouent à l'égard des troubles médullaires. On peut les distinguer en lésions périmédullaires et lésions médullaires.

Parmi les LÉSIONS PÉRIMÉDULLAIRES, il faut citer d'abord l'*épaississement du périoste vertébral* par réaction inflammatoire de voisinage, le *soulèvement du périoste* par des détritus caséeux, un séquestre, ou un abcès, d'abord localisé, puis diffus ; quand cet abcès aura dépassé le périoste, il sera d'abord bridé en arrière par le surtout ligamenteux postérieur, mais il franchit assez facilement cet obstacle et vient alors au contact de la dure-mère. La plus importante de toutes ces lésions périmédullaires est assurément la *pachyméningite tuberculeuse*. Le tissu péridural, par irritation de voisinage, s'enflamme : il devient rougeâtre, de consistance gélatineuse : il retourne à la forme embryonnaire, se laisse envahir par le processus tuberculeux et évolue soit vers la forme sèche, avec transformation fibreuse, constituant une gaine sujette à se rétracter, soit vers la forme molle, avec tendance à la transformation caséeuse ou purulente, à l'envahissement de la dure-mère, puis de la pie-mère, formant des foyers caséeux, parfois très épais, et amenant le processus tuberculeux au contact de la moelle. Dans les deux formes, la moelle peut subir des troubles de compression : rarement elle est envahie par le processus tuberculeux.

LÉSIONS MÉDULLAIRES. — Dans le mal de Pott, les fonctions médullaires sont fréquemment troublées (12,7 p. 100, Vulpius). Mais la cause de ces troubles est très diversement interprétée. On a cru longtemps au rétrécissement du canal vertébral au niveau de la gibbosité. On sait aujourd'hui que, dans presque tous les cas, le canal vertébral, à ce niveau, présente plutôt une dilatation. Mais nous avons vu que le calibre du canal peut être diminué par une périostite vertébrale (Strumpell), la saillie d'un séquestre (Lannelongue) ou la présence d'un abcès dans le canal, sous le périoste, sous le surtout ligamenteux, ou au contact de la dure-mère. Cet abcès peut communiquer ou ne pas communiquer avec un abcès extrarachidien. Ce sont là autant de facteurs possibles de compression. La cause de compression la plus fréquemment incriminée naguère était la pachyméningite, que nous avons décrite plus haut. Les travaux de Charcot et de son école avaient même pendant longtemps fait considérer la pachyméningite comme la cause à peu près exclusive de la compression médullaire. Les recherches de Ménard ont mis en doute la réalité de ce mécanisme unique. Pour Ménard, en dehors de quelques cas tout à fait exceptionnels, ce n'est pas la déformation osseuse qui, seule, peut donner lieu à la compression médullaire : la pachyméningite même n'est que rarement à elle seule la cause d'une paralysie : tout au moins dans le mal de Pott dorsal, c'est principalement l'abcès par congestion qu'on trouve comme cause de la paralysie. En fait, dans les régions cervicale et lombaire, on voit bien rarement un abcès amener des troubles compressifs médullaires : aussi bien dans le cou que dans l'abdomen ou le bassin, les abcès trouvent facilement une voie dans les couches de tissu cellulaire lâche. Il n'en est pas de même dans la région dorsale, où, au contraire, l'abcès rencontre des tissus qui s'opposent à son développement. Le pus reflue plus facilement vers le canal rachidien, sa tension s'élève, et il peut devenir une cause de compression de la moelle et, par conséquent, une cause de paralysie. Aussi verrons-nous plus loin que, dans les paralysies compliquant un mal de Pott dorsal, Ménard recommande d'aller à la recherche de l'abcès et d'en assurer l'évacuation et le drainage en pratiquant au besoin la costo-transversectomie. Les cas exceptionnels auxquels Menard fait allusion, et dans lesquels la déformation osseuse peut devenir la cause de la compression sont ceux où un séquestre fait saillie en arrière dans le canal rachidien, et ceux où l'inclinaison du segment sus-gibbeux donne lieu à un changement brusque dans la direction de la moelle : ce changement de direction de la moelle au niveau de la gibbosité est surtout dangereux quand il se combine avec une action de « vive arête » formée par le rebord osseux des corps vertébraux affaissés, sur lequel la moelle vient se tendre comme une corde de violon sur son chevalet.

Quelle est l'action de ces facteurs, et notamment de la compression, sur la moelle ? La plupart des auteurs admettent une action inflammatoire et décrivent une *myélite de compression* ; d'autres repoussent ce terme de myélite, comme présupposant une inflammation médullaire que ne révèlent pas les examens histologiques. Lannelongue, Wieting cherchent l'explication des paralysies pottiques dans des troubles de circulation de la moelle, causés soit par une ischémie consécutive au rétrécissement ou à l'inflexion de l'aorte (Lannelongue), des thromboses de l'aorte ou des artères intercostales (Wieting), ou lombaires, ou la compression des artères vertébrales par la pachyméningite, soit par la compression des veines (stase veineuse, œdème). Kahler, Schmaus incriminent des troubles de la circulation lymphatique médullaire. L'exsudat méningé exercerait une compression sur les voies lymphatiques de retour tant médullaires que méningées, d'où de l'œdème de l'arachnoïde et de la moelle. Pour Schmaus, l'œdème suffit pour altérer les éléments médullaires et causer des paralysies. Les lésions débutent par du gonflement des cylindraxes, qui ne tardent pas à perdre par places leur enveloppe de myéline. Ensuite survient une augmentation et une multiplication des cellules, puis des fibrilles et un épaississement de la névroglie, aboutissant à une sclérose interstitielle atrophiante. Et l'action de l'œdème est encore plus nocive quand, au contact de la moelle, se trouvent des masses tuberculeuses, et que dans le liquide œdémateux s'infiltrent des toxines bacillaires.

Au-dessus et au-dessous du point comprimé, on voit se produire des *dégénérations secondaires ascendantes et descendantes*, qui peuvent se manifester dans la substance grise ou dans la substance blanche. Ces dernières sont les plus importantes. Les dégénérations ascendantes de la substance blanche occupent les faisceaux de Goll, de Burdach, le faisceau cérébelleux direct de Flechsig, les fibres ascendantes de la zone marginale, le faisceau de Gowers. Les dégénérations descendantes occupent les faisceaux pyramidaux, les faisceaux intermédiaires et les fibres aberrantes, les fibres descendantes de la zone marginale et les fibres du faisceau en virgule de Schultze.

Les *nerfs* peuvent présenter des altérations dans leur trajet intrarachidien, dans leurs racines et leurs ganglions. Ces derniers seuls offrent une certaine tendance à se laisser envahir par le processus tuberculeux. Les racines peuvent être le siège de névrites par irritation de voisinage ; le plus souvent, on observe des lésions de compression, presque jamais par rétrécissement des trous de conjugaison, mais le plus souvent par des esquilles, des fragments de séquestre et surtout par la pachyméningite. Les nerfs au niveau de la compression présentent des lésions atrophiques : on trouve des dégénérations secondaires ascendantes et descendantes nerveuses, avec dégénérescence granulo-graisseuse des faisceaux musculaires, troubles trophiques, cutanés, etc.

Étiologie. — Le mal de Pott constitue *une des plus fréquentes* parmi les *tuberculoses osseuses* (le cinquième pour Vulpius, le tiers pour Billroth du chiffre total des tuberculoses osseuses en général). La mobilité des vertèbres, la part active qu'elles prennent à la croissance du corps, le rôle qu'elles jouent dans le soutien des parties sus-jacentes, expliquent cette fréquence, grande surtout dans le jeune âge. D'après Lannelongue, 90 p. 100 des cas observés surviennent avant dix ans. Gibney a trouvé 87 p. 100 des cas au-dessous de quatorze ans, 7 p. 100 entre quatorze et vingt ans, 4 p. 100 au-dessus de vingt ans. Au Japon, Hayashi et Matsuoka ont trouvé sur 700 cas, de un à dix ans, 28,57 p. 100; de dix à vingt ans, 22 p. 100; de vingt à trente ans, 33,14 p. 100. Le sexe masculin est pris un peu plus fréquemment. L'hérédité semble jouer un rôle, comme dans toutes les manifestations tuberculeuses.

Comme **causes prédisposantes** on a, en outre, invoqué les habitudes de masturbation, et surtout les fièvres infectieuses, comme la fièvre typhoïde, la scarlatine, la rougeole ; on a aussi incriminé la coqueluche. On sait aujourd'hui que le mal de Pott est assez fréquemment secondaire à une localisation tuberculeuse existant déjà soit dans l'appareil respiratoire, ou les ganglions trachéo-bronchiques, soit en un autre point du squelette.

Comme **cause déterminante**, c'est le *traumatisme* dont on a particulièrement discuté l'importance. Taylor admet l'origine traumatique dans 53 p. 100 des cas. D'une enquête de Wiener, il ressort que beaucoup de malades ou leurs parents accusent un traumatisme antérieur, dont on ne retrouve que rarement, quand on les oblige à préciser, l'existence réelle. En revanche, c'est souvent à l'occasion d'un traumatisme qu'apparaît la gibbosité. Mais cette apparition brusque ou du moins très rapide de la gibbosité montre bien que les lésions tuberculeuses préexistaient au traumatisme. König dit, non sans raison, que chez tous les enfants on peut trouver dans les antécédents une chute ayant pu ébranler ou intéresser le rachis, et qu'il est bien difficile de tirer des conclusions de ce fait.

Hoffa assimile au traumatisme les efforts répétés, la surchage exagérée, et admet que la localisation rachidienne est en faveur de cette interprétation. Mais cette localisation a été très diversement interprétée. Pour Bradford et Lovett, comme pour Taylor, les vertèbres le plus fréquemment atteintes sont celles qui sont le plus exposées aux tiraillements, et qui, en raison de leurs connexions anatomiques, peuvent le plus difficilement échapper aux traumatismes, les premières et dernières cervicales, les dorsales moyennes, les deuxième et troisième lombaires. Pour Hoffa, ce sont surtout les vertèbres de passage entre la région dorsale et la région cervicale en haut (particulièrement chez les enfants), ou la région lombaire en bas (plutôt chez les adultes). Matsuoka et Hayashi ont trouvé, pour leurs 700 cas, 5,28 p. 100 de localisations cervicales, 53,43 p. 100 de localisations dorsales et 41,29 p. 100 de lombaires. Pour Vulpius, les affections dorsales l'emportent durant les dix premières années, puis, entre dix et vingt ans, les localisations cervicales et dorsales sont en nombre à peu près égal. Billroth croit les lésions cervicales plus fréquentes entre dix et vingt ans.

Quant au *nombre de vertèbres atteintes*, sur 82 cas étudiés par Bouvier, il y avait dans 31 cas une ou deux vertèbres atteintes ; dans 26, de 3 à 5, et 24 fois plus de 5 vertèbres. Si on rapproche cette statistique de celle de Beuthner (sur 60 cas, 1 ou 2 vertèbres 10 fois, 3 à 5 vertèbres 31 fois, plus de 5 vertèbres 19 fois), on peut conclure que dans la grande majorité des cas il y a de 3 à 5 vertèbres, et même davantage, malades.

Symptômes. — Il y a lieu, au point de vue séméiologique, de considérer une *période de début* et une *période d'état*.

C'est surtout à la **période de début** (période latente de Tubby), qu'il sera utile de diagnostiquer le mal de Pott et d'en reconnaître les signes. « Le meilleur traitement du mal de Pott, a dit Gibney, est son diagnostic aussi précoce que possible. » Les symptômes qui se manifestent dans la période initiale peuvent être rangés en quatre catégories : 1° les douleurs spontanées ; 2° les douleurs provoquées ; 3° les raideurs musculaires; 4° les particularités de l'attitude et de la démarche. L'état général doit aussi être pris en considération.

Douleurs spontanées. — Ces douleurs peuvent manquer complètement : elles sont assez rares au niveau de la lésion même : elles se manifestent de préférence sur le trajet ou à l'extrémité des nerfs ayant leur origine au niveau du point malade, sous forme de pesanteurs, de brûlures, d'élancements (pseudo-névralgies). On les rencontre le plus souvent dans les membres, surtout les membres inférieurs, ou bien au niveau des nerfs intercostaux ou des nerfs de la paroi abdominale. Ces dernières s'irradient dans certains cas jusqu'à l'extrémité de la verge (Wullstein). Plus rarement, le malade accuse des douleurs profondes dans le thorax et l'abdomen. Il se plaint de « mal au ventre », et on peut croire d'autant plus à une affection gastro-intestinale que ces douleurs s'exagèrent après les repas. Judson dit que ces douleurs abdominales sont pour le mal de Pott ce que la gonalgie est pour la coxalgie.

Le caractère de ces douleurs, locales ou irradiées, c'est d'être souvent plus vives la nuit, d'être fréquemment symétriques, et d'offrir en général des exacerbations synchrones aux battements du pouls. Souvent elles s'exagèrent dans la position debout.

Les petits enfants localisent mal, ou ne localisent pas du tout les douleurs dont ils souffrent. On les voit seulement devenir tristes, ne plus jouer, pleurer souvent, puis pousser des cris à chaque mouvement, à chaque effort.

Douleurs provoquées. — Si, au début, les douleurs spontanées, au niveau des lésions vertébrales, manquent le plus souvent, il n'en est pas de même des douleurs provoquées. C'est un des signes de début les plus fréquents. Ces douleurs peuvent apparaître, plus ou moins vives, à l'occasion d'un mouvement, d'un effort, d'un éclat de rire, d'un éternuement. Mais on doit toujours les rechercher méthodiquement par la pression sur les apophyses épineuses et les apophyses transverses; si la pression ne suffit pas, on aura recours à des percussions modérées, faites avec le bout du doigt sur l'extrémité de chaque apophyse épineuse, à des pressions faites de chaque côté de la ligne médiane sur les apophyses transverses. L'application d'une éponge imbibée d'eau très chaude (Copeland) ou d'un morceau de glace, d'un courant galvanique faible (Badin, Rosenthal), peuvent quelquefois réussir à réveiller la douleur; mais ces moyens sont infidèles.

La *compression des corps vertébraux* malades peut aussi être douloureuse : on obtiendra cette compression en faisant incliner le malade en avant; on voit alors, au delà d'une certaine inclinaison, les douleurs devenir intolérables. C'est par le même mécanisme que les enfants souffrent quand ils sont debout ou assis et cessent de se plaindre quand ils sont couchés : dans le mal de Pott lombaire, la station debout est moins pénible que la station assise, car, en s'asseyant, l'enfant donne à son rachis lombaire un certain degré de cyphose, qui exagère la compression des corps lombaires.

Angelescu a récemment (1910) indiqué un procédé différent pour provoquer ces douleurs tout à fait au début du mal de Pott. Il fait étendre le malade sur un plan horizontal, sur le dos, et lui commande de « faire le pont », de courber son corps en arc, ne conservant comme points d'appui que les talons et l'occiput. Durant la période initiale, cette position causerait une douleur vive au niveau des vertèbres malades : plus tard, la raideur du segment atteint mettrait le malade dans l'impossibilité de la prendre. L'explication de ce signe, qui ne m'a pas paru constant, est facile à donner : les lésions siègent habituellement à la partie antérieure des corps vertébraux : le tiraillement du grand surtout ligamenteux antérieur sera douloureux. De plus, ce ligament distendu exercera une pression sur la face antérieure des corps vertébraux.

Évidemment un coup sur la tête ou sur les épaules, un saut, pourraient exagérer la compression des corps et éveiller la douleur. Mais ce procédé serait dangereux ; on risquerait de provoquer l'effondrement de vertèbres déjà altérées et d'amener ainsi l'apparition d'une gibbosité.

Parfois, la nuit, l'enfant se réveille en poussant des cris, comme dans la coxalgie ; il se plaint de son dos. Il s'agit généralement de douleurs provoquées par un mouvement brusque, involontaire, comme les enfants en ont si souvent en dormant.

Raideurs musculaires. — Comme dans toutes les ostéo-arthrites tuberculeuses, les muscles avoisinant le foyer malade se contractent pour immobiliser le segment rachidien atteint, le protéger et prévenir les heurts, les chocs, les mouvements douloureux. Cette contraction peut être volontaire au début : elle ne tarde pas à se transformer en une contracture réflexe permanente. Localisée aux muscles voisins des vertèbres présentant des lésions tuberculeuses, et d'abord, aux muscles des gouttières vertébrales, cette raideur entraîne non seulement l'immobilisation du segment rachidien atteint, mais encore des particularités dans la marche et l'attitude du malade. C'est un symptôme très précoce : on l'observe souvent non seulement avant toute déformation, mais même quand le malade ne se plaint encore d'aucune douleur. Il importe donc de savoir le rechercher. On peut rechercher la raideur musculaire elle-même, ou bien les particularités de l'attitude et de la marche dont elle est la cause. Mais il faut bien savoir que la raideur musculaire doit être recherchée alors qu'il n'existe encore aucune particularité de l'attitude ou de la démarche. La raideur musculaire peut quelquefois être reconnue par la palpation simple des gouttières vertébrales. Quelquefois le tapotement brusque des masses musculaires, soit avec un marteau caoutchouté, soit avec le bord cubital de la main, ne provoquera pas, dans un segment plus ou moins étendu, la contraction réflexe normale. Mais c'est surtout la raideur d'un segment rachidien qu'il est utile de rechercher.

Quand cette raideur d'un segment rachidien est encore peu marquée, elle ne se révèle que par une diminution plus ou moins prononcée dans la mobilité normale de ce segment. Il serait donc intéressant de connaître quelle flexibilité peut normalement présenter chaque partie du rachis. Cette flexibilité est essentiellement variable suivant les individus : nous pouvons seulement dire que chez les enfants elle est normalement beaucoup plus considérable que chez l'adulte. Chez un enfant sain, il est facile de reconnaître la flexibilité du rachis dans chaque région. Pour la *région cervicale*, on fera fléchir la tête en avant, en arrière, latéralement de chaque côté, chaque oreille venant successivement en contact avec l'épaule correspondante ; on demandera ensuite un mouvement de torsion tel que les yeux, regardant toujours dans le plan horizontal, soient alternativement dirigés de chaque côté, et aussi en arrière que possible. Chez l'enfant sain, les mouvements de flexion latérale et de torsion sont symétriques ; le défaut de symétrie, l'amplitude d'un de ces mouvements plus prononcée d'un côté que de l'autre, devront attirer l'attention et faire soupçonner une cause pathologique. De même, pour les mouvements sagittaux, chez l'enfant normal, dans la flexion, le menton doit venir facilement au contact de la paroi thoracique antérieure ; dans l'extension, le mouvement de bascule en arrière de l'occiput doit être très étendu ; la restriction de ces mouvements est généralement facile à reconnaître.

Pour la *région dorsale*, on fera asseoir l'enfant sur un plan horizontal, les membres inférieurs étendus : on peut d'abord faire mettre le rachis dorsal en extension en ordonnant au sujet de rejeter les épaules aussi en arrière que possible ; mais ce mode d'exploration ne donne pas, au point de vue d'un diagnostic, de résultat bien précis. On pourra encore faire étendre le malade et lui commander de « faire le pont » comme dans le procédé d'Angelescu, ci-dessus décrit. Il est plus simple de rechercher la flexion, en demandant à l'enfant assis, les membres inférieurs étendus, de toucher ses orteils avec ses doigts, et en même temps d'embrasser ses genoux, qu'il sera le plus souvent obligé de relever en flexion, plus ou moins. Dans ce mouvement, il est facile de voir si la courbure s'étend d'une façon à peu près uniforme à toute l'étendue du rachis dorsal, ou si un segment plus ou moins étendu de ce rachis dorsal ne prend pas part à l'inflexion. On peut aussi faire mettre l'enfant debout, les genoux bien étendus, la tête droite, et les bras relevés de chaque côté de la tête : on lui enjoint alors de fléchir la tête jusqu'à ce que le menton vienne toucher la poitrine : les bras doivent suivre le mouvement de la tête : on commande alors à l'enfant de continuer le mouvement comme s'il voulait aller toucher le sol avec les mains, les bras restant de chaque côté en contact avec le texte, et les genoux demeurant bien tendus. Ce procédé de recherche a l'inconvénient d'être plus compliqué que le précédent.

Enfin, pour la *région lombaire*, et ce dernier procédé, le plus utile de tous, peut également servir pour la région dorsale inférieure et moyenne, on fera étendre l'enfant, à plat ventre, sur un plan horizontal ; puis prenant les pieds, les genoux ou les cuisses, on s'efforcera de les relever progressivement aussi haut que possible au-dessus du plan horizontal, de façon à relever progressivement le bassin. Normalement, à mesure que le bassin se relève, le rachis lombo-dorsal se creuse de plus en plus, et sa courbure, de plus en plus profonde, reste régulière. S'il y a un segment rigide, il ne prend pas part à cette courbure, qu'il interrompt en formant une sorte de plateau, et si ce segment est suffisamment étendu, le rachis ne s'infléchit pas, et toute la portion inférieure du tronc est relevée comme d'un seul morceau.

Dans ces diverses recherches, la *palpation* peut aussi être utilisée. Pour un rachis normal, si on applique la main sur plusieurs apophyses épineuses et qu'on fasse pencher en avant le malade, on sentira chaque apophyse épineuse se mouvoir isolément et successivement. Il en sera de même quand le patient se relèvera. Chez un pottique, même au début, les mouvements se feront en masse pour trois ou quatre apophyses consécutives (Tubby).

C'est surtout dans la région dorsale supérieure qu'il est difficile de constater la raideur, quand elle est un peu marquée et peu étendue. Mais le plus souvent, la raideur, quand on la recherche, est facile à reconnaître et constitue un des symptômes les plus utiles du mal de Pott au début.

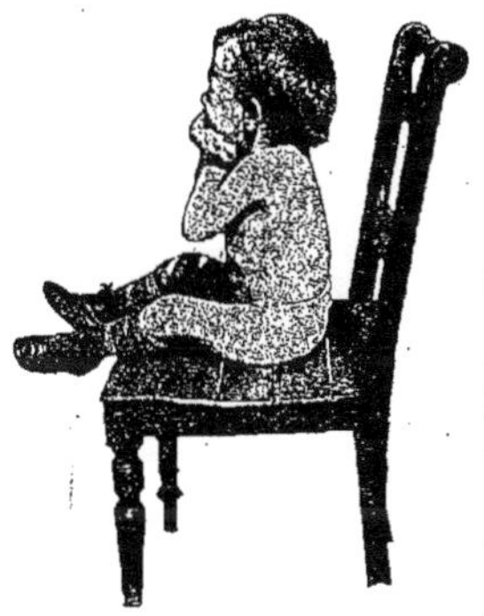

Fig. 160. — Mal de Pott cervical au début.

Attitudes et démarches particulières. — Les particularités de l'attitude et de la démarche sont en grande partie dues à la contracture musculaire que nous venons d'étudier : dans certains cas, il faut aussi tenir compte du désir inconscient qu'éprouve le malade de décharger la partie malade, de lui éviter toute secousse, comme aussi de la présence possible d'un abcès ou de l'existence d'une paralysie plus ou moins étendue, parfois d'une paralysie spasmodique.

L'*attitude* varie suivant la région malade. Pour la *région cervicale*, la tête peut entrer en flexion, en extension directe, ou en flexion latérale avec plus ou moins de rotation, simulant ainsi les positions dans les diverses formes du torticolis. Nous ne parlerons pas ici des déviations de la tête dans le mal sous-occipital, que nous étudierons à part plus loin, mais, dans le mal de Pott cervical moyen ou inférieur, comme dans le mal de Pott dorsal supérieur, on peut rencontrer des attitudes vicieuses de la tête. Il ne s'agit parfois que d'une immobilisation de la tête dans une position moyenne. Mais assez souvent la tête est inclinée latéralement, si bien qu'on a pu croire à du torticolis musculaire et tenter des ténotomies.

Dans le mal de Pott cervical moyen ou inférieur, la tendance ordinaire du malade est de relever plus ou moins le menton, pour décharger les corps vertébraux en rejetant en arrière le centre de gravité de la tête. Au-dessus du point malade, la lordose cervicale est ordinairement accrue : mais au-dessous, la courbure normale de la région cervicale est atténuée : la colonne est redressée, et même, dans certains cas, elle peut être inversée, le segment cervical inférieur se mettant en cyphose et se continuant directement avec la courbure dorsale. La cyphose dorsale, elle-même, est exagérée, en courbure de compensation, si bien qu'un observateur non prévenu pourrait croire à l'existence d'une gibbosité dorsale moyenne, et placer le siège de la lésion beaucoup plus bas que sa localisation réelle. D'autre part, le malade cherche à fixer, à appuyer sa tête :

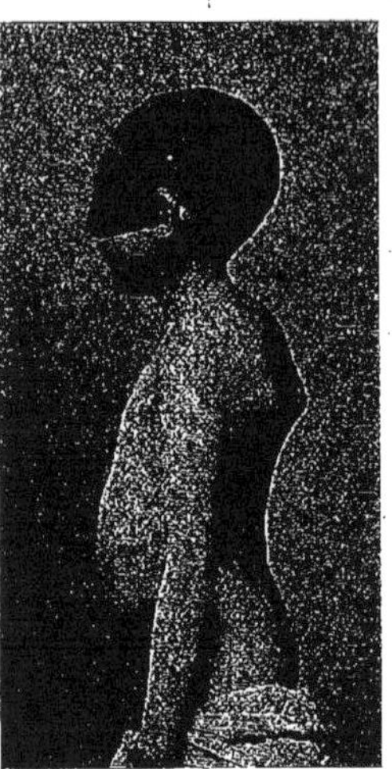

Fig. 161. — Mal de Pott dorsal supérieur.

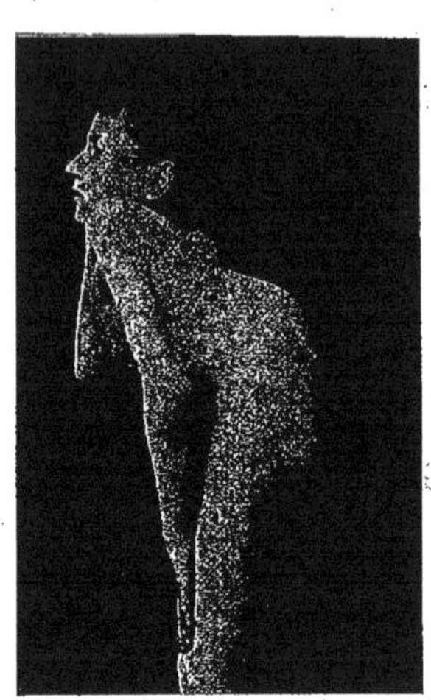

Fig. 162. — Mal de Pott lombaire supérieur.

pour cela, assez fréquemment, on le voit appliquer ses deux mains sur les joues, ou encore l'une en avant sous le menton, l'autre en arrière sous l'occiput, pour soutenir la tête et décharger le rachis cervical (fig. 160).

Dans la *région dorsale*, si la lésion occupe les vertèbres supérieures, la position de la tête peut ressembler beaucoup à celle que nous venons de décrire : la tête sera légèrement rejetée et reportée en arrière. L'exagération compensatrice de la cyphose dorsale peut commencer au-dessous de la lésion (fig. 161).

S'il s'agit d'une lésion des vertèbres moyennes, on constate assez ordinairement de l'élévation des épaules ; Bradford et Lovett insistent même sur ce fait que, parfois, une des épaules peut paraître un peu plus élevée que l'autre.

Le malade évite instinctivement les mouvements trop étendus de thorax ; il le dilate aussi peu que possible ; ses inspirations sont courtes et répétées, et la respiration prend un caractère haletant plus ou moins marqué.

D'autre part, aussi bien dans la station debout que dans la marche, le malade peut chercher à décharger ses vertèbres malades ; il y parvient en s'appuyant des deux mains soit sur les meubles voisins. soit sur la face antérieure de ses cuisses légèrement fléchies (fig. 162),

Dans la tuberculose des *vertèbres lombaires*, la raideur musculaire peut n'entraîner qu'une certaine rigidité de l'attitude, dans la station debout aussi bien que dans la marche. Assez souvent, le malade décharge les corps vertébraux malades en rejetant en arrière le haut du tronc, d'où un certain degré de lordose : sa position, dans ce cas, est assez analogue à celle des femmes enceintes, ou des sujets obèses porteurs d'un gros ventre. Quelquefois, à cette période initiale, le malade présente un peu de claudication unilatérale, que Bradford et Lovett attribuent à une légère contracture irritative d'un muscle psoas. Mais, habituellement, dans les formes aussi bien lombaires que dorsales, en même temps que le sujet rejette plus ou moins en arrière le haut du tronc pour décharger les corps vertébraux malades, il marche avec précaution, pour éviter les heurts : il avance plutôt sur la pointe des pieds, les genoux légèrement fléchis, dans la position la plus favorable pour amortir toute secousse et empêcher sa propagation au rachis. L'enfant mesure ses mouvements, redoute l'approche de toute personne qui pourrait le heurter. Lui dit-on de ramasser sur le sol quelque objet, au lieu de se pencher en avant, il laissera son rachis raide, vertical autant que possible, prendra avec une de ses mains un point d'appui soit sur un meuble bas, soit sur la face antérieure d'une de ses cuisses, et fléchissant les genoux et les hanches, il abaissera son corps tout d'une pièce et tendra la main restée libre vers l'objet qu'il voudrait prendre. Puis il se relèvera avec des précautions identiques, étendant d'abord ses genoux, puis ses hanches, et faisant remonter progressivement la main ou les mains qui lui servent d'appui le long de ses cuisses, jusque sur les trochanters ou les crêtes iliaques.

Symptômes généraux. — Dès cette période du début, il n'est pas rare de voir l'état général atteint. Le malade devient triste et ne joue plus, a de l'anorexie, maigrit et se plaint toujours de lassitude. Sa température vespérale peut être légèrement élevée. On recherchera son index opsonique qui pour le bacille tuberculeux sera souvent un peu abaissé. Enfin une bonne radiographie du rachis peut fournir quelquefois des notions utiles.

Période d'état. — A la période d'état, les signes peuvent être repartis en trois catégories; 1° la *gibbosité* et les déformations secondaires qui en dépendent; 2° les *abcès*; 3° les *troubles médullaires* ou plus généralement *nerveux*.

Gibbosité. — La gibbosité est le symptôme le plus constant du mal Pott. Avec l'anatomie pathologique (p. 388), nous avons donné une description de ses diverses formes et montré dans quels cas elle peut soit ne pas exister, soit être très peu apparente. Elle se produit ordinairement d'une manière graduelle. Mais, dans un certain nombre de faits, elle peut apparaître subitement, par exemple à la suite d'un traumatisme, d'une chute, etc.

Dans le premier cas, la gibbosité n'est, en commençant, constituée que par une saillie, parfois à peine indiquée, d'une seule apophyse épineuse ou de deux apophyses voisines. Il n'est pas toujours facile de reconnaître cette saillie. Elle peut être insignifiante et échapper à l'examen; chez les enfants très gras, elle peut être cachée par l'épaisseur des tissus. On doit savoir, d'autre part, que, chez certains sujets, ce n'est pas seulement la septième vertèbre cervicale qui présente une apophyse épineuse proéminente. Quelquefois, la sixième cervicale et la première dorsale offrent le même caractère, mais ordinairement à un degré un peu moins prononcé. Dans des cas plus rares, la douzième dorsale et la première lombaire peuvent faire normalement une légère saillie. Mais ces vertèbres, normalement proéminentes, sont assez facilement reconnaissables. Suivant l'expression de Bradford et Lovett, elles donnent plutôt l'impression d'une vertèbre à apophyse épineuse trop longue que celle d'une saillie angulaire pottique. Mais on devra toujours, au niveau de ces saillies, rechercher avec soin tous les signes précoces du mal de Pott, et surtout la rigidité musculaire, et la douleur à la pression. Tubby insiste sur deux signes spéciaux à la saillie apophysaire pottique : le premier est une infiltration profonde des tissus au niveau de l'apophyse saillante; le deuxième est la sensation qu'en pressant sur l'épine saillante on aurait de la sentir céder. Ces deux signes d'ailleurs seraient assez tardifs.

La saillie d'une apophyse épineuse est à peu près impossible à reconnaître dans la région cervicale supérieure, en raison des muscles qui recouvrent là le rachis.

La tendance habituelle de la gibbosité est de s'accroître progressivement. On peut admettre d'une façon générale, — cette règle toutefois offrant de nombreuses exceptions, — que l'accroissement de la gibbosité est proportionnel à la gravité de l'affection. Dans les cas aigus, avec extension rapide du processus et destruction étendue des corps vertébraux, la gibbosité s'accroît vite et prend des proportions considérables. L'arrêt du processus et, par conséquent, la guérison mettent fin au développement de la gibbosité.

Nous verrons plus loin que le traitement peut souvent s'opposer efficacement à l'accroissement de la gibbosité.

Une fois constituée, la gibbosité pottique présente trois caractères cliniques principaux : elle est *postérieure*, *médiane*, *angulaire* (fig. 163). Elle est postérieure, étant due à l'effondrement des corps ; elle est médiane, constituant ordinairement une courbure cyphotique pure ; enfin, nous avons vu, dans l'anatomie pathologique, pourquoi le plus ordinairement elle est angulaire. Mais ces caractères, jadis classiques, sont loin d'être constants. Si la gibbosité pottique regarde presque toujours en arrière, il arrive qu'elle soit déviée latéralement. Piéchaud, à Bordeaux, et son élève Badin Lovett, en Amérique (1890) (1), ont montré que, dans le mal de Pott, surtout au début, la gibbosité pouvait offrir une déviation latérale. Cette déviation entraîne presque toujours une déviation du même côté ou du côté opposé de tout le haut du tronc (fig. 164). Mais, contrairement à ce qui se voit dans la scoliose, la rotation qui accompagne cette déviation est nulle ou, du moins, peu prononcée. Pour Lovett, cette modification de la gibbosité est due au siège latéral de la lésion dans les corps vertébraux. Badin admet que, dans beaucoup de cas, cette latéralisation de la gibbosité est le fait de la contraction musculaire asymétrique.

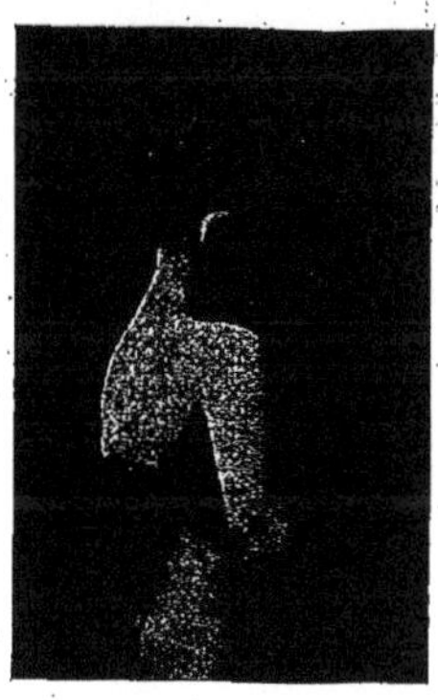

Fig. 163. — Mal de Pott dorsal. Gibbosité angulaire, postérieure, médiane. Exagération des lordoses lombaire et cervicale.

Enfin, si la gibbosité est le plus souvent angulaire, nous avons vu comment elle pouvait être *en anse* ou *en plateau*. Dans la région dorsale, surtout au début, la gibbosité peut ne pas être angulaire, constituer une cyphose plus ou moins étendue et simuler un dos rond.

Il peut être utile d'obtenir une représentation graphique de la gibbosité pour pouvoir ultérieurement constater les progrès de son évolution. Hoffa conseille de se servir de lamelles ayant 1 à 2 centimètres de large et 2 ou 3 millimètres d'épaisseur, faites de plomb, ou mieux d'un mélange de 2 parties de plomb pour 1 partie de zinc; ces bandelettes s'appliquent sur la gibbosité, dont elles pren en la forme, puis sont reportées sur une feuille de papier

(1) *Thèse de Bordeaux*, 1880.

qu'on découpe : on applique le côté creux sur le dos du malade, ce qui permet de contrôler l'exactitude du tracé. Des tracés pris à intervalles réguliers pourront être comparés facilement. Je me suis aussi servi de bandelettes faites de deux ou trois épaisseurs de tarlatane trempées dans de la bouillie plâtrée : on les applique sur le rachis, dont elles prennent très exactement la forme, et, en outre, à travers la tarlatane, il est possible de sentir la pointe des apophyses épineuses et de la repérer sur le plâtre au crayon d'aniline. Dans le cas de déviation latérale, ce procédé permet à la fois la représentation de la déviation cyphotique et celle de la déviation latérale.

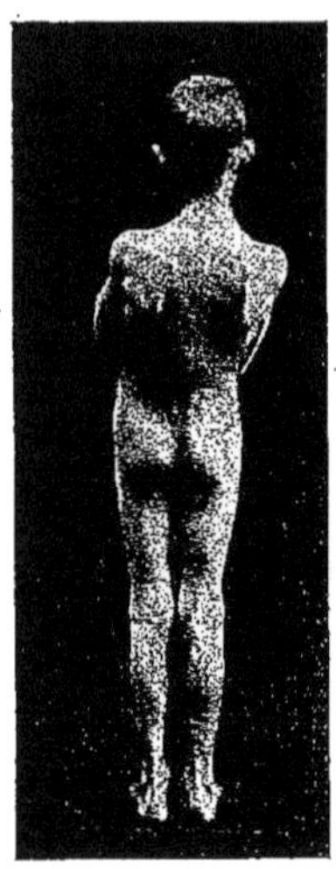

Fig. 164. — Mal de Pott. Déviation latérale gauche de la région malade. Rejet du haut du corps à droite.

Durant tout le stade de développement de la gibbosité, et tant que les lésions tuberculeuses sont à l'état aigu, la pression exercée sur la gibbosité, plus exactement sur les apophyses épineuses constituant la gibbosité, et de chaque côté sur les apophyses transverses correspondant à ces apophyses épineuses, est douloureuse. La disparition de ces douleurs à la pression est un signe de la rétrocession et de la guérison du processus tuberculeux.

L'auscultation de la gibbosité fait entendre quelquefois un souffle (French).

Sauf quand le malade est forcé de rester constamment au lit, il se produit toujours, au-dessus et au-dessous de la gibbosité, des *courbures de compensation*, dont nous avons donné plus haut la description et étudié le mécanisme. Nous avons vu qu'elles consistaient en une exagération des lordoses et un aplatissement ou même une inversion des cyphoses normales. Le malade a, pour décomprimer ses corps vertébraux malades, une tendance à exagérer le redressement du corps et à porter ses épaules en arrière (fig. 165).

Quand la gibbosité est *latéralisée*, il se produit de même une courbure de compensation scoliotique pour redresser l'inclinaison du corps vers le côté de la concavité de la gibbosité. Cette correction s'obtient surtout dans les portions les plus mobiles du rachis : pour les gibbosités dorsales, la correction se fait presque exclusivement dans la région lombaire; pour les gibbosités cervicales, c'est dans la région cervicale même, au-dessus ou au-dessous de la gibbosité, que se fait la correction. L'aspect qui en résulte ne contribue pas peu à donner à cette locasition du mal de Pott l'aspect d'un torticolis.

Enfin nous avons vu les modifications que la gibbosité imprime au thorax, les déformations de celui-ci, l'abaissement des dernières côtes vers le crête iliaque.

Il résulte de ces faits que, suivant la région malade, le pottique présente une tenue, une attitude et une démarche souvent caractéristiques. Par exemple, une gibbosité marquée de la région dorsale exagérera la cyphose normale de la région, la gibbosité sera très apparente. Les lordoses normales, cervicale et surtout lombaire, seront notablement exagérées. Le tronc sera raccourci par suite de l'effondrement des vertèbres et de l'exagération des courbures normales; les côtes empiéteront sur les crêtes iliaques; en avant, la peau de l'abdomen présentera des plis profonds, et la pointe du sternum sera rapprochée du pubis.

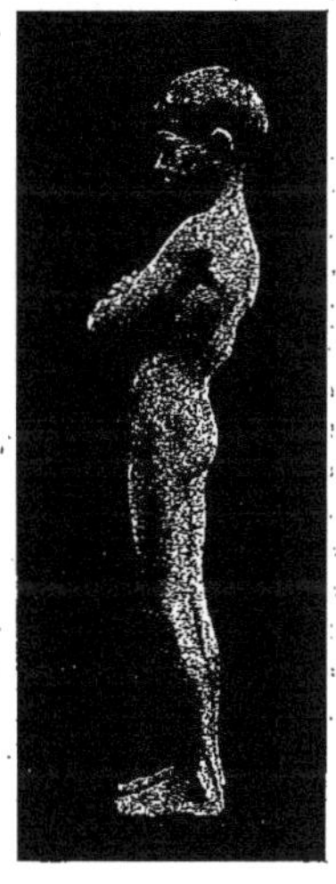

Fig. 165. — Mal de Pott dorso-lombaire. Aplatissement de la cyphose dorsale. Exagération de la lordose de la région lombaire inférieure. Rejet en arrière du haut du corps. Hanches en hyperextension.

Au contraire, dans un mal de Pott lombaire, la gibbosité redressera la forme lordotique de la région; la courbure de compensation supérieure consistera en un aplatissement de la région dorsale. Le raccourcissement du tronc ne sera dû qu'à l'effondrement des corps malades et sera en partie compensé par le redressement des courbes normales. Mais le bassin sera fortement redressé en avant : les épines iliaques antérieures et supérieures seront très élevées, allant pour ainsi dire à la rencontre de l'orifice inférieur de la cage thoracique abaissé par l'effondrement vertébral : les articulations coxo-fémorales seront en hyperextension : les membres inférieurs, dans la station debout, ne seront pas verticaux, mais obliques en avant et en haut. Le haut du corps sera fortement rejeté en arrière (fig. 165).

Abcès. — Les abcès, tant qu'ils sont sessiles ou peu volumineux, ne se révèlent par aucun symptôme. Cependant une bonne radiographie pourrait déjà révéler leur existence « même dans la cavité thoracique, sous la forme d'une ombre arrondie ou ovalaire souvent bilatérale et symétrique » (Hayashi et Matsuoka.) Quand les abcès pointent à la peau, quand celle-ci rougit, s'amincit, on est prévenu de sa perforation prochaine et de l'ouverture imminente de l'abcès à l'extérieur. La palpation profonde permet souvent de reconnaître l'existence des abcès avant leur arrivée sous la peau. Ils forment des tumeurs plus ou moins profondes, où la fluctuation se reconnaît quelquefois très nettement, quelquefois plus difficilement, mates à la percussion, et, dans certains cas, donnant une impression de réductibilité.

Les *symptômes fonctionnels* qui dépendent des abcès varient suivant les régions. Au cou, les abcès rétro-pharyngiens causent de la dysphagie, de la dysphonie, de la dyspnée : quand l'abcès obstrue le pharynx nasal, l'enfant conserve tout le temps la bouche ouverte, et sa voix est nasonnée. Plus bas, dans le pharynx buccal, l'abcès fait sous la paroi pharyngée postérieure une saillie appréciable à la vue ou au toucher. Plus bas encore, il peut comprimer le plexus brachial et donner lieu à des douleurs névralgiques ou à des signes parétiques dans un des membres supérieurs, ou dans les deux. Dans la région dorsale, on voit les abcès suivre quelquefois un des espaces intercostaux, et causer une névralgie intercostale ; quand ils occupent le médiastin postérieur, on les voit, dans certains cas, comprimer la trachée ou l'œsophage et amener de la dyspnée ou de la dysphagie. Exceptionnellement cette dyspnée a pu atteindre une gravité suffisante pour qu'on ait cru devoir recourir à la trachéotomie. Assez rarement, l'abcès s'ouvre dans la trachée ou les bronches et donne lieu à une vomique. L'ouverture dans l'œsophage est encore plus exceptionnelle.

Dans l'abdomen, nous avons indiqué les *principaux trajets* et les *points d'émergence* des abcès ossifluents. Quand ceux-ci sont suffisamment volumineux, on reconnaît facilement leur présence par la palpation, et on trouve sans peine à leur niveau la matité à la percussion et la fluctuation. Albert (de Vienne) a signalé ce fait que les mouvements respiratoires communiqués à la paroi abdominale s'arrêtent au niveau de l'abcès. Mais l'abcès le plus important au point de vue sémiologique dans la cavité abdominale est celui qui envahit le psoas. La position que prend alors le membre inférieur est typique. La cuisse se met en flexion, ordinairement sans rotation, sans abduction ni adduction. Il est assez facile d'exagérer cette flexion, ou d'imprimer au membre des mouvements d'abduction, d'adduction ou de rotation. Mais on ne peut pas, sans de vives douleurs, diminuer la flexion. Dans les maux de Pott lombaires, il est même impossible d'étendre le membre en faisant basculer le bassin et en diminuant la lordose lombaire à cause de l'altération des vertèbres lombaires et des douleurs qui s'y manifestent. La rigidité du segment rachidien atteint fait que cette flexion de la cuisse ne s'accompagne pas de lordose exagérée, comme dans la coxalgie.

Quand l'infiltration du muscle psoas est encore tout à fait au début et ne s'étend pas loin de ses insertions supérieures, le membre inférieur peut ne pas prendre la position vicieuse que nous venons d'indiquer. L'abcès du psoas peut ne pas être encore sensible à la palpation. Tous les symptômes du psoïtis se réduisent à une légère claudication. Il est cependant possible de faire le diagnostic de cet abcès commençant. Même avec une lésion très peu accentuée, le malade ne peut supporter la moindre distension du muscle affecté : si on place le malade étendu à plat ventre sur un plan horizontal, et que, le bassin étant fixé, on cherche, en soulevant alternativement chaque membre à mettre la cuisse en hyperextension, ce mouvement provoque du côté atteint une douleur intolérable, et l'hyperextension est même impossible à obtenir.

Même avec ces abcès de petite dimension, on trouve souvent, le soir, une température plus ou moins élevée.

Quand l'abcès s'étant développé franchit l'arcade de Fallope, il peut faire saillie dans le triangle de Scarpa, en dehors de l'artère. Ou bien, suivant le tendon et sa gaine, il vient apparaître un peu plus bas, en dedans, vers le petit trochanter. Dès qu'il a passé au-dessous de l'arcade, l'abcès prend une disposition en bissac ; on peut assez facilement faire refluer le liquide de la cavité inférieure dans la cavité supérieure. Si ce reflux, si la fluctuation même sont méconnaissables, l'abcès peut faire croire à une hernie (fig. 167).

Quand l'abcès s'est ouvert, la *fistule* laisse écouler une quantité plus ou moins grande de pus. Elle est alors sujette à s'infecter secondairement. Ces infections mixtes causent le plus souvent de l'élévation de la température : l'état général s'aggrave rapidement, et les conséquences les plus redoutables sont possibles.

Troubles nerveux. — Les troubles nerveux se rencontrent plus fréquemment chez les adultes ou les adolescents que chez les enfants. Ils accompagnent surtout les formes dorsales (plus de 50 p. 100) et les formes cervicales (environ 50 p. 100), exceptionnellement les formes lombaires (12,5 p. 100 Bouvier). Ils ont été divisés par Charcot en *extrinsèques* et *intrinsèques*.

a. Les *troubles extrinsèques* sont dus aux altérations ou à la compression des nerfs vertébraux, des méninges [la dure-mère et la pie-mère sont sensibles à l'état pathologique (Flourens)], des nerfs rachidiens, de leurs racines ainsi que de leurs ganglions. La compression ou l'altération des nerfs vertébraux donnent les douleurs locales du début. Celles des racines postérieures donnent les pseudo-névralgies, que nous avons signalées parmi les signes précoces ; celles des racines antérieures causent les troubles moteurs, plus rares, paralysies et plus souvent contractures par névrites. Il y a aussi des troubles trophiques, notamment des atrophies musculaires, sans paralysie ni diminution de la contractilité électrique, et, du côté de la peau, des escarres, surtout aux points soumis à une compression, sacrum, trochanters, malléoles, etc., du zona, du pemphigus, etc.

b. Les *signes intrinsèques* sont dus : 1° à la compression de la moelle, et 2° aux dégénérations ascendantes ou descendantes secondaires, qui en sont la conséquence. Ces signes consistent en troubles moteurs, sensitifs et trophiques.

Les *troubles moteurs* sont souvent les plus précoces et les plus importants, les régions antérieures motrices étant les plus rappro-

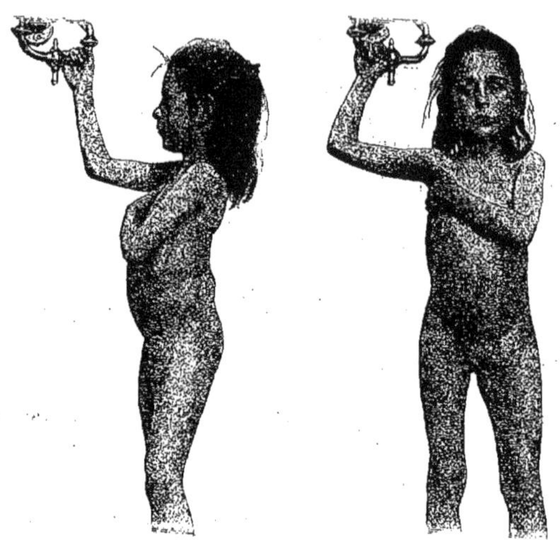

Fig. 166. Fig. 167.

Mal de Pott lombaire. Abcès faisant saillie à la cuisse gauche.

chées des foyers tuberculeux. Ils consistent en paralysies de nature et d'intensité différentes. Le plus souvent, la simple compression du faisceau pyramidal entraîne une paralysie *flaccide*, ordinairement une paraplégie. Il est rare que cette paraplégie survienne brusquement : le plus souvent, son évolution est lente et progressive. Au début, l'enfant se plaint de se fatiguer plus vite : puis sa démarche est moins assurée, il fait des faux pas, trébuche, tombe facilement, ses pieds se croisent, ses membres inférieurs ont de la peine à le supporter et fléchissent aux genoux, aux hanches. Peu à peu, la station debout, la marche deviennent impossibles, et le malade est obligé de garder le lit. Tout mouvement des membres inférieurs est alors impossible. Les jambes sont étendues; les muscles sont flasques ; les pieds sont en extension plantaire, en équinisme, entraînés simplement par le poids de l'avant-pied. Les réflexes ne sont pas troublés ; quelquefois ils sont diminués. Plus tard, s'il survient des dégénérescences secondaires ; elles se manifesteront par l'apparition de contractures, donnant à la paralysie le caractère *spasmodique*.

Les *contractures* pourront d'abord être cloniques (sous forme de soubresauts, de crampes, de spasmes survenant à l'occasion d'un mouvement, d'un changement de position), puis toniques (la contraction devenant permanente). Au début de cette dernière période, les membres peuvent rester contracturés en extension. Le malade étant couché sur le dos, les membres paraissent avoir leur position normale. Mais les mouvements passifs seront plus ou moins difficiles ; les réflexes tendineux, rotuliens et achilléens seront exagérés; il y aura de la trémulation épileptoïde du pied ; les réflexes cutanés seront troublés, et leur recherche donnera des résultats différents suivant le siège de la compression médullaire. Le réflexe cutané plantaire donnera de l'extension du gros orteil (signe de Babinski) ; les réflexes crémastériens, abdominaux, épigastrique, ceux du membre supérieur ne seront conservés que dans les cas où leur centre médullaire n'aura pas été isolé par la lésion compressive de leurs connexions périphériques.

Plus tard, surtout quand la contracture devient tonique, les fléchisseurs l'emportent. Dans la contracture en flexion, les membres inférieurs sont relevés, les genoux sont souvent serrés l'un contre l'autre, quelquefois même croisés ; les réflexes tendineux ne sont pas toujours modifiés, mais il y a exagération des réflexes cutanés de défense donnant des mouvements de retraite brusque des membres. Aussi la position des membres inférieurs est-elle variable ; la flexion des cuisses peut augmenter ou diminuer fréquemment, quoique la motricité volontaire, dans cette forme, soit profondément troublée, et parfois même complètement abolie.

Il peut arriver que les contractures ne soient pas secondaires et que la paralysie, dès son apparition, offre le caractère spasmodique. Ce serait même, pour Wullstein et les auteurs allemands, le cas le plus fréquent. D'après Oppenheim, quand le mal de Pott s'accompagne de phénomènes médullaires, on observe en général : 1° de la paraplégie avec rigidité musculaire et exagération des réflexes ; 2° de l'anesthésie plus ou moins étendue, plus ou moins complète, avec, parfois, à la limite supérieure du territoire anesthésié ou hypoesthésié, une zone d'hyperesthésie ; 3° une sensation de constriction en ceinture ; 4° les réflexes cutanés sont conservés, mais souvent très exagérés : le moindre souffle, le moindre frôlement sur la plante des pieds peut déterminer de violentes secousses dans le membre ; 5° des troubles vésicaux et rectaux ; 6° des troubles trophiques.

Pour ces auteurs, la paralysie flaccide ne surviendrait que secondairement, d'une façon plus ou moins tardive, lorsque, la compression médullaire ayant fait des progrès, la conductibilité médullaire s'interrompt totalement. C'est aussi ce que disent avoir observé, au Japon, Hayashi et Matsuoka (1906-1912).

Il est certain que chez les adultes ou les grands enfants la paraplégie se présente souvent avec la marche et l'évolution que lui assignent les auteurs allemands. Mais on voit aussi, même chez les sujets d'un certain âge, la paraplégie débuter avec le caractère flasque. Chez les petits enfants, je crois que la paraplégie débute toujours avec le caractère flasque, et même le plus souvent conserve ce caractère pendant toute la durée de son évolution. D'ailleurs, il est juste de faire, avec Delbet, entre les paralysies flasques et les paralysies avec contractures, une place intermédiaire à certaines paralysies flasques, mais offrant de l'exagération des réflexes, de la trépidation épileptoïde, symptômes précoces qui pourraient se produire sans lésions bien marquées de la moelle.

Les *troubles vésicaux*, incontinence ou rétention, sont assez fréquents. La tonicité du sphincter urétral est due à un réflexe dont l'arc eisodique est constitué par les nerfs vésicaux contenus dans les troisième, quatrième et cinquième paires sacrées. Pour que l'effet de ce réflexe soit suspendu, l'action de la volonté est nécessaire. Tout trouble médullaire au-dessus de la région dorsale moyenne rendra impossible cette action de la volonté sur le réflexe, d'où rétention; toute lésion située plus bas interrompra l'action du réflexe, d'où incontinence (Budge, Charcot). Il peut y avoir de même des troubles rectaux, habituellement de l'incontinence des matières fécales.

Les *troubles sensitifs*, plus tardifs, sont aussi d'un pronostic plus grave et témoignent d'une action compressive plus profonde. Comme l'a montré Strumpell, les voies médullaires sensibles ont une résistance plus grande que les voies motrices. Elles sont d'ailleurs postérieures et par conséquent plus éloignées des lésions initiales. On constate surtout des troubles de la transmission. La sensibilité peut être atténuée, troublée ou abolie dans ses diverses modalités. L'anesthésie ou l'hypoesthésie tactile est la plus fréquente (Fickler). Il peut y avoir aussi de l'hyperesthésie douloureuse et assez souvent thermique. Dans quelques cas, le moindre frôlement cause des vibrations très pénibles, qui rayonnent vers la racine du membre et peuvent se propager dans le membre opposé. Un contact peut être pris pour une piqûre, une brûlure. Il peut y avoir du retard de la transmission allant jusqu'à trente secondes (Cruveilhier). En revanche, l'analgésie, surtout totale, est rare. Le *sens musculaire* peut être troublé : sa perte, combinée avec l'excitabilité réflexe, causera de l'incoordination motrice, des troubles de la marche.

On recherchera aussi les troubles de la sensibilité osseuse. La topographie de ces divers troubles sera reportée sur un schéma et donnera des renseignements utiles pour la reconnaissance du siège exact de la compression. C'est surtout la limite supérieure de ces troubles qui est intéressante, car elle correspond à la distribution périphérique de la première racine postérieure soumise à la compression.

Les *troubles trophiques intrinsèques* pourront consister, du côté de la peau, en rougeurs ou pâleurs, refroidissement, ou « glossy skin » ; il peut y avoir des éruptions phlycténoïdes et aussi des escarres dans les points soumis à des pressions, région sacrée, trochanters, malléoles, talons, etc. Charcot a signalé du côté des articulations des arthralgies et des arthropathies caractérisées le plus souvent par un épanchement simple qui peut être passager. Gowers a mentionné des troubles de la sécrétion sudorale dus à une action sur le centre cilio-spinal.

Symptômes généraux. — A vrai dire, il n'y a de symptômes généraux dans le mal de Pott que lorsqu'ils sont causés par quelque complication, telles que l'infection secondaire d'un abcès fistulisé, l'apparition d'une escarre chez un sujet atteint de paralysie, etc. Et cependant, même chez les patients n'ayant eu aucune complication, chez ceux dont la maladie semble évoluer de la façon la plus favorable, à plus forte raison chez ceux dont le processus tuberculeux semble avoir une évolution plus aiguë, l'état général est loin d'être bon. L'appétit diminue, le sommeil est souvent interrompu ; le sujet maigrit, ses traits sont tirés, et sa peau prend un aspect plus ou moins cachectique. Bradford et Lovett disent que la température vespérale est le plus souvent au-dessus de la normale. La langue est généralement saburrale, et les fonctions digestives sont fréquemment troublées. Les pottiques sont sujets aux palpitations cardiaques ainsi qu'aux congestions des organes respiratoires. Chez les enfants jeunes, la croissance est troublée. Le rachis, même dans les régions indemnes, ne paraît pas se développer proportionnellement aux membres : il en résulte que les membres, surtout les membres supérieurs, paraissent avoir une longueur démesurée. La tête aussi paraît très volumineuse par rapport aux dimensions du tronc. Il faut noter en outre que le développement mental des pottiques est souvent très avancé, surtout chez ceux dont le processus, peu aigu, évolue lentement.

Diagnostic. — Le diagnostic du mal de Pott est en général assez facile. Cependant, à chacune de ses périodes, à propos de chacun de ses signes, des erreurs peuvent être commises.

Au début, quand la gibbosité, les abcès, les paralysies n'existent pas encore, la *douleur*, malgré ses caractères précis, peut être confondue avec celle d'affections tout à fait différentes, douleurs de croissance (les mouvements les apaisent au lieu de les exaspérer, au dire de Lorenz), douleurs de l'entérite, de la gastro-entérite, etc. Mais aucune de ces affections ne donne cette localisation vertébrale si nette, cette raideur d'un segment rachidien, cette sensibilité à la percussion des apophyses épineuses ou transverses, ces troubles fonctionnels presque invariables, précédemment décrits. En l'absence de gibbosité, il sera quelquefois très difficile de faire le diagnostic avec l'*insuffisance vertébrale* : je renvoie à la description que j'ai donnée de cette affection pour les caractères différentiels. J'en dirai autant de la *spondylite post-typhoïde* et de la *spondylite traumatique* de Kümmel.

Une forte *contusion du rachis*, une entorse des articulations intervertébrales peuvent souvent être difficiles à distinguer d'un mal de Pott. Après une chute, on voit un enfant présenter une démarche raide, se plaindre de douleurs dans le dos, et quelquefois même dans les membres inférieurs. L'attitude du blessé peut être identique à celle d'un pottique. L'examen révèle de la rigidité musculaire dans la région traumatisée. Cet état peut se prolonger pendant dix ou quinze jours et même davantage, et on comprend qu'à cette période le diagnostic soit à peu près impossible. Mais, dans ces traumatismes rachidiens, la tendance à la guérison est habituelle, et la disparition des symptômes inquiétants permettra d'établir le diagnostic.

Si le traumatisme a entraîné une *fracture*, fracture par arrachement ou fracture par écrasement d'un corps vertébral, le diagnostic peut être très difficile, surtout un certain temps après l'accident. Comme dans le mal de Pott, on trouvera au niveau de la fracture de la douleur spontanée et à la pression, de la rigidité du segment rachidien atteint, une déformation manifeste quand le fragment supérieur se déplaçant sur l'inférieur entraîne une cyphose et la saillie en arrière de l'apophyse épineuse sous-jacente au corps vertébral fracturé, et enfin, dans certains cas, des signes nerveux, paralysie motrice et anesthésie dans les parties qui reçoivent leurs nerfs des points situés au-dessous de la lésion médullaire consécutive au déplacement. Pour faire le diagnostic, on invoquera d'abord les anamnestiques : une chute violente sur les pieds, les genoux ou les ischions peut être la cause d'une fracture par écrasement : celle-ci peut siéger dans toute l'étendue du rachis. Un éboulement déterminant la flexion forcée de la colonne est la cause habituelle de la fracture par arrachement, qui ne se rencontre guère qu'au niveau de la douzième dorsale ou de la première lombaire. Il n'y a en général de déplacement et, par conséquent, de phénomènes nerveux que dans les fractures par arrachement. Mais nous avons vu que, dans bien des cas, c'est un traumatisme qui détermine l'apparition de la gibbosité. La radiographie peut éclairer le diagnostic, mais celui-ci peut être si obscur que seule l'apparition d'une complication pottique, abcès par congestion ou tuberculose généralisée, permettra d'affirmer l'existence d'une tuberculose rachidienne.

L'*ostéomyélite vertébrale* pourrait en imposer au premier abord, mais l'ostéomyélite est une maladie généralement fébrile, infectieuse, aiguë, dont la marche est rapide, et qui aboutit vite à de vastes collections purulentes.

Chez les tout petits enfants, il faudra tenir grand compte de leur mauvais aspect général, de leur humeur triste, de leurs refus de jouer et surtout de la résistance qu'ils opposent quand on veut les faire se lever, ou même s'asseoir.

Quand la gibbosité existe, il ne faut pas la confondre avec la déformation d'une *cyphose rachitique*. La forme et le siège sont différents dans les deux cas. La cyphose rachitique n'est jamais angulaire; elle est régulièrement arrondie et s'étend sur la totalité ou la presque totalité de la région dorsale. La cyphose pottique est angulaire, plus localisée, et se manifeste plutôt dans les régions cervico-dorsale ou lombo-dorsale. La cyphose rachitique ne présente pas de points douloureux. Il faut cependant faire exception :

1° Pour le point douloureux qu'on trouverait normalement à la pression sur le sommet de la septième apophyse épineuse dorsale (Golding Bird) et qui n'est peut-être qu'un signe d'insuffisance vertébrale; 2° pour les douleurs spontanées ou à la pression qu'on observe souvent chez les jeunes filles, au niveau des omoplates et qui sont rapportées tantôt à l'hystérie, tantôt à la croissance, et, par Schanz, à l'insuffisance vertébrale; 3° enfin pour les douleurs de l'insuffisance vertébrale qui peuvent se surajouter à une cyphose rachitique. Le rachis rachitique reste mobile dans toute son étendue, et enfin on pourra retrouver en d'autres points du corps les tares habituelles du rachitisme.

Quand la gibbosité n'est pas médiane, elle peut faire croire à une *scoliose*. « Mais ce n'est guère que dans les cas au début, quand la gibbosité est peu prononcée et s'accompagne de déviation latérale que la confusion avec une scoliose peut se produire. Dans le mal de Pott, on trouvera une ou plusieurs des apophyses épineuses constituant la gibbosité douloureuses à la pression, la rigidité du segment rachidien, le transport en masse du haut du tronc du côté de la convexité de la courbure, l'aggravation de la douleur par les exercices gymnastiques. Naturellement, dans le mal de Pott, on ne trouvera ni l'asymétrie des angles de la taille, caractéristiques de la scoliose, ni les symptômes dus à la torsion rachidienne » (Hoffa). La rotation manque généralement dans la déviation latérale du mal de Pott. Cependant Bartow la croit fréquente. Elle présenterait le caractère spécial d'être irréductible, aussi bien activement que passivement. J'ajoute que, dans le mal de Pott, le point culminant de la gibbosité est au niveau de la série des apophyses épineuses : dans la scoliose, il est au niveau des angles costaux postérieurs. Dans la scoliose, il n'y a jamais ni abcès, ni paralysies, ni troubles trophiques.

Mais il ne faut pas oublier que la superposition d'une insuffisance vertébrale à une scoliose est loin d'être rare et qu'elle peut donner lieu à des douleurs simulant absolument celles du mal de Pott. Chlumsky a récemment (1910) insisté sur le caractère peu constant des signes que nous venons d'énumérer et conclu à la grande difficulté, dans certains cas, du diagnostic entre le mal de Pott et la scoliose.

La contracture du psoas peut faire penser à une *coxalgie*. Mais, dans la coxalgie, à la flexion de la cuisse se joignent de la rotation en dehors et de l'abduction, ou de la rotation en dedans et de l'adduction : dans le mal de Pott, la flexion est ordinairement pure. Dans la coxalgie, le rachis lombaire est en lordose exagérée : c'est le contraire dans le mal de Pott lombaire. Dans la coxalgie, si on fléchit la cuisse, la lordose disparaît : dans le mal de Pott, la flexion de la cuisse est impossible ou très douloureuse, et elle n'amène aucune modification de la région lombaire. Dans le mal de Pott, le sommet du trochanter reste sur la ligne de Nélaton, au-dessus de laquelle il s'élève dans les cas anciens de coxalgie. Enfin, dans la coxalgie, il y a souvent des signes particuliers, gonalgie, limitation de plusieurs mouvements, etc. Nous avons dit déjà comment une coxalgie secondaire pouvait se surajouter au mal de Pott.

Le diagnostic de psoïtis étant fait, on devra rechercher si l'origine de l'abcès est dans le rachis, ou, comme cela arrive quelquefois, dans une lésion d'une des dernières côtes.

La paralysie, flaccide ou accompagnée de contracture, ne saurait en aucune circonstance être confondue avec la *paralysie infantile*, dont on connaît le début brusque, fébrile, les effets disséminés sur certains muscles ou groupes musculaires, ni avec la paraplégie spasmodique, d'origine congénitale, et caractérisée surtout par des raideurs musculaires, ni avec les paralysies produites par une malformation congénitale comme un spina bifida (les paralysies tardives dues à un *spina bifida occulta* sont quelquefois très difficiles à diagnostiquer).

Dans la *syringomyélie*, la paraplégie est ordinairement peu marquée. Elle s'accompagne d'atrophie musculaire aux membres supérieurs. Il y a souvent de la cyphose ou de la cypho-scoliose, des déformations diverses, des troubles trophiques particuliers, comme le panaris analgésique, ou la chiromégalie. On observera enfin le phénomène de la dissociation syringomyélique (le syringomyélique sent le contact, mais il ne perçoit ni le froid, ni une brûlure, ni la piqûre d'une épingle). Il faut néammoins se rappeler que la dissociation syringomyélique peut quelquefois se rencontrer dans le mal de Pott.

Les *myélites transverses* ou les *compressions médullaires* d'origine syphilitique, les compressions dues à une tumeur maligne du rachis sont très rares chez les enfants. La sclérose en plaques, la sclérose latérale amyotrophique, la maladie de Friedreich ne peuvent guère amener des difficultés de diagnostic.

J'ai étudié, après Sayre, certaines *paralysies réflexes*, dues particulièrement au phimosis, qui portent sur la coordination des mouvements et ne s'accompagnent ni de troubles de la sensibilité, ni de troubles trophiques, ni d'atrophie musculaire, et qu'il sera difficile de confondre avec une paralysie pottique.

Un abcès au début peut comprimer le rein et amener des signes rénaux qui pourront faire croire à un calcul rénal, à une ptose du rein, etc.

Sicard, Foix et Salin attachent une grande importance à l'**examen du liquide céphalo-rachidien** pour le diagnostic et le pronostic du mal de Pott. Le caractère principal révélé par cet examen serait la présence d'une quantité plus ou moins considérable d'albumine, se coagulant facilement à froid, en présence d'acide nitrique, et l'absence complète ou presque complète de lymphocytose. (La lymphocytose est, au contraire, abondante dans les lésions rachidiennes d'origine syphilitique.) Le liquide est presque toujours coloré, plus ou moins, suivant la gravité de l'affection, en verdâtre discret dans les formes légères, en jaune plus ou moins foncé dans les formes graves.

Marche et pronostic. — La marche du mal de Pott est rarement très rapide. Il ne nous paraît pas utile de donner ici les statistiques portant sur la durée moyenne de l'affection, quelles que soient sa forme, ses complications ou son issue. Disons seulement que, pour Hoffa, il faut au moins six mois, et généralement de dix-huit mois à deux ans pour arriver soit à la convalescence, soit à la mort. D'une façon générale, le pronostic est grave et la mortalité très élevée. Le chiffre de cette mortalité est d'ailleurs très variable suivant les auteurs. La mort serait la terminaison directe de la maladie d'après Mohr dans un dixième des cas (7 sur 72), d'après Jaffé dans un peu moins du quart (22 sur 82), d'après Hugelshofer un peu moins du tiers (31,3 p. 100), d'après Billroth et Menzel un peu plus du tiers (23 sur 61 cas). En totalisant les diverses statistiques, Wullstein arrive au chiffre moyen de 27 p. 100. D'autre part des conditions très diverses peuvent influer sur la durée de l'affection et la gravité de son pronostic. Le pronostic paraît devoir être d'autant plus sévère et la marche d'autant plus rapide que le sujet est plus âgé. La guérison spontanée n'est pas absolument rare chez les petits enfants, et le traitement donne des résultats plus rapides et des guérisons plus nombreuses chez les enfants que chez les adolescents et les adultes.

La *localisation* du mal de Pott dans les diverses régions du rachis est encore un facteur important. Si on ne tient pas compte des cas de mal sous-occipital, Wullstein admet que les maux de Pott dorsaux sont les plus graves de tous, plus graves à coup sûr que les formes lombaires, plus graves peut-être que les formes cervicales. A mon avis, et d'une façon générale, on peut admettre qu'*un mal de Pott est d'autant plus grave que sa localisation est plus élevée.*

Il est évident que les complications doivent exercer une influence très notable sur le pronostic. On ne peut guère considérer la *gibbosité* comme une complication du mal de Pott, puisque c'est une de ses conséquences les plus constantes : elle ne manque guère que dans les maux de Pott postérieurs, limités à l'arc postérieur des vertèbres. C'est surtout dans la région dorsale que son accroissement est rapide et considérable : en outre, la gibbosité dorsale s'accompagne de déformations graves du thorax. Le raccourcissement du thorax, la diminution de sa capacité, la gêne qui en résulte pour le fonctionnement des organes respiratoires, les compressions du cœur et des gros vaisseaux diminuent la résistance du sujet et par là influent sur le pronostic. C'est presque exclusivement dans ce cas que le mal de Pott se complique de tuberculose pulmonaire. Lannelongue insiste sur les torsions que peuvent subir en pareil cas les gros vaisseaux et notamment l'aorte : les difficultés de la circulation qui en résultent pourraient être la cause de certaines paralysies rapides qui ne semblent pas dues à la compression médullaire.

Bien entendu, plus la gibbosité est étendue et volumineuse, plus son accroissement a été rapide, et plus le pronostic doit être réservé. Une perte de substance étendue demandera plus de temps pour qu'une ankylose solide se produise, rétablissant la continuité de la colonne rachidienne et lui rendant la solidité et l'appui nécessaires.

Les *abcès* aggravent toujours le pronostic. Néanmoins, quand ils ne sont pas ouverts, on peut espérer arriver à les guérir. Certaines localisations sont plus à redouter que d'autres. L'abcès du psoas, par exemple, par la malposition du membre inférieur qu'il entraîne, rend le traitement beaucoup plus difficile.

Quand l'abcès est ouvert, le danger d'une infection mixte secondaire, la transformation du pus qui en résulte, augmentent le danger dans une notable proportion. Nous avons insisté plus haut sur ce point. La fistulisation d'un abcès pottique est beaucoup plus à redouter chez l'adulte que chez l'enfant. La dégénérescence amyloïde des viscères qu'entraîne une suppuration prolongée doit aussi entrer en ligne de compte. C'est avec raison que Calot a pu dire que l'ouverture d'un abcès par congestion est une porte ouverte à la mort.

Les *paralysies* doivent inspirer aussi des craintes sérieuses. Il est vrai qu'on voit des paraplégies, même assez anciennes, des troubles des fonctions vésicale et rectale s'amender et disparaître (dans 36 p. 100

des cas suivant Reinert, 50 p. 100 pour Taylor et Lovett, 86 p. 100 pour Dollinger). Quand ces complications persistent, il faut redouter les troubles circulatoires, qui peuvent entraîner l'apparition soit d'escarres cutanées, soit de phénomènes congestifs du côté des organes respiratoires. Les malades sont obligés de demeurer dans le décubitus dorsal, qui favorise l'apparition des accidents que nous venons d'énumérer. La cystite, l'infection ascendante des voies urinaires, la pyélonéphrite sont aussi à craindre chez les sujets atteints de ces troubles médullaires définitifs.

En somme, la mort peut provenir des causes les plus diverses. La généralisation de la tuberculose, sous forme, le plus souvent, de phtisie pulmonaire ou de méningite tuberculeuse, est une des plus fréquentes. Les affections pulmonaires des organes de la respiration sont aussi à considérer. L'ouverture des abcès par congestion soit dans un organe creux, soit à l'extérieur, la septicémie qui en résulte, doivent aussi être rangés parmi les causes possibles d'une terminaison fatale.

Suites éloignées. — La guérison, surtout avec les méthodes modernes de traitement, est assez fréquente. Elle n'en laisse pas moins subsister des complications graves, dont la plus commune est la gibbosité avec ses courbures de compensation et ses déformations secondaires du thorax et du bassin. Il faut tenir compte aussi de la diminution qu'éprouve la croissance générale pendant toute la durée du mal de Pott. Dans les cas où la guérison paraît complète, une récidive est toujours à redouter. Mais, même avec une guérison complète et sans récidive, le sujet est exposé à des affections spéciales qui sont susceptibles d'entraîner la mort. Neidert, dans sa dissertation inaugurale (Munich, 1886), a donné une étude complète de ces suites tardives du mal de Pott. Les déformations graves du thorax entraînent fréquemment un *travail exagéré du cœur*, qui peut aboutir à l'asystolie et à la mort. Dans les déformations moins graves, la tuberculisation pulmonaire peut survenir à une époque même plus avancée de la vie. Au contraire, chez les sujets ayant une déformation nulle ou peu marquée du thorax, la survie paraît devoir être à peu près normale. Sur 31 sujets dont l'auteur rapporte l'autopsie, 21 avaient de l'hypertrophie, sans ou avec dilatation du cœur droit, et, dans ce nombre, 4 avaient du rétrécissement mitral ; 1 était mort de granulie, 4 de tuberculose pulmonaire, 4 de pneumonie et 1 d'anthrax.

Si les *déformations du bassin* ne constituent pas un obstacle absolu à l'accouchement, il n'en est pas toujours ainsi, surtout dans le cas de forte lordose lombaire, ou de spondylolisthésis. De plus, la grossesse aggrave le mal de Pott non guéri, ou réveille souvent un mal de Pott en apparence guéri. Les lésions cardiaques des pottiques gravides sont toujours exacerbées. Il n'est pas rare de voir les pottiques même guéries succomber peu de temps après l'accouchement d'une affection pulmonaire ou cardiaque (Halsted, Myers).

En somme, si le pronostic doit être considéré comme sombre, il n'en est pas moins vrai qu'avec les traitements actuellement en usage on arrive à diminuer considérablement la mortalité, à prévenir la plupart des complications, ou, du moins, à les réduire dans leur évolution à un minimum de gravité.

Traitement. — Le traitement du mal de Pott comprend de nombreuses méthodes qui peuvent être rangées en trois catégories : 1° le traitement *général* ou médical ; 2° le traitement *mécanique* ou orthopédique ; 3° le traitement *opératoire* ou chirurgical.

Traitement général. — Le traitement général doit répondre à trois indications principales : *a.* par l'*hygiène*, il doit maintenir l'organisme en bon état ; *b.* par une *médication tonique* et *reconstituante*, il doit relever les forces ; *c.* par une *médication antibacillaire*, il doit attaquer, si c'est possible, la cause première de l'affection.

Parmi les moyens thérapeutiques empruntés au domaine de l'HYGIÈNE, il faut citer en première ligne une alimentation suffisante ou suffisamment azotée. On conseillera de donner à l'enfant surtout de la viande, du lait (1 ou 2 litres par jour, si le malade veut bien les prendre), des œufs, des matières grasses (dont l'huile de foie de morue constitue le type), etc. Mais il faut éviter de fatiguer l'estomac et l'intestin du patient : on aura recours à des petits repas, assez fréquents. Si c'est nécesaire, on joindra à l'alimentation l'emploi des peptones, du jus de viande, des gelées, des poudres de viande, etc.

Il faut encore signaler comme indispensable dans le traitement du mal de Pott, la vie autant que possible au grand air, en pleine lumière, dans un climat favorable. Le séjour à la campagne est très utile : le séjour à la montagne, à une altitude modérée, 600 à 800 mètres au plus, rend souvent service. Dans les formes non irritatives, on se trouvera bien également du séjour au bord de la mer.

Parmi les MÉDICAMENTS TONIQUES et RECONSTITUANTS, je citerai surtout l'huile de foie de morue, dont il a été déjà question, le quinquina, le fer, l'arsenic, surtout dans ses composés organiques, cacodylates et méthylarsinates. Le phosphore m'a donné de bons résultats (huile de foie de morue phosphorée à 0mg,5 ou a 1 milligramme par cuillerée à soupe), mais c'est un médicament bien dangereux. On le remplacera par les préparations de nucléine. La noix vomique, la strychnine sont de bons toniques qui relèvent l'appétit, mais il faut éviter leur emploi, si on craint de voir se manifester une paralysie spasmodique.

Les *cures thermales* peuvent jouer ici un rôle important, mais seulement dans des conditions déterminées. Au début, alors qu'il n'y a pas encore de gibbosité, et qu'on peut enlever à l'enfant son appareil, ou, tout à fait à la fin de la convalescence, pour hâter celle ci, on pourra les utiliser. Je signalerai surtout dans ce sens les eaux chlorurées sodiques fortes, Salies-de-Béarn, Dax-Salins, Biarritz, Briscous. Dans cette dernière station, le traitement est suivi au bord de la mer. La Bourboule, quand le sujet est anémié, les eaux sulfureuses de Barèges ou de Luchon, dans les cas de fistules absolument chronique, peuvent être indiquées.

Pour suppléer aux cures thermales salines, à l'hôpital des Enfants de Bordeaux, on emploie avec succès les bains salés artificiels (à 150 grammes de chlorure de sodium par litre d'eau). Hoffa a beaucoup vanté les onctions savonneuses sur le dos, le ventre, la poitrine, les cuisses du petit malade trois fois par semaine : au bout d'une demi-heure, on enlève le savon avec de l'eau tiède. Ce traitement donnerait de bons résultats, notamment en stimulant l'appétit.

Comme MÉDICAMENTS ANTIBACILLAIRES, on a surtout employé l'iodoforme, non seulement dans le traitement local des lésions, mais à l'intérieur (Verneuil). L'iode, à l'intérieur ou en injections sous-cutanées (Durante), le gaïacol, le cinnamate de soude, etc., n'ont pas donné de résultats bien précis. On n'est pas encore bien fixé sur le rôle que pourrait jouer la sérothérapie. Au découragement causé en 1891 par l'échec lamentable de la tuberculine de Koch a succédé, du moins en Allemagne, une confiance qui va croissant. On a remplacé la tuberculine primitive par les tuberculines nouvelles, la TR ou la Neu-Emulsion de Koch, le bouillon filtré de Denys, la tuberculine de Beraneck, de Marmorek, etc. D'autre part, on a abandonné les doses massives, et Sahli a préconisé une méthode d'une lenteur et d'une prudence excessives. On a appris enfin à reconnaître les troubles dus à l'anaphylaxie. Lœwenstein a conseillé de commencer par des doses très faibles, puis de laisser après chaque injection reposer l'organisme pendant une période assez longue, douze ou quinze jours, et alors d'augmenter chaque fois assez fortememcnt la dose de tuberculine, pour user l'anaphylaxie et produire l'effet immunisant. Nous ne pouvons donner sur la sérothérapie antituberculeuse dans le mal de Pott que ces courtes indications. Mais la méthode n'est nullement abandonnée : elle est toujours à l'étude.

Traitement orthopédique. — Le traitement orthopédique est surtout dirigé contre la lésion vertébrale et ses manifestations principales. Il se propose deux buts principaux, l'un immédiat, la disparition des douleurs, et, dans certains cas, des troubles de la motilité; le deuxième, plus éloigné, la guérison de la lésion vertébrale, avec une difformité aussi restreinte que possible. Les moyens employés sont analogues à ceux qu'on met en usage dans les diverses ostéo-arthrites tuberculeuses : ce sont l'immobilisation et la décharge des parties malades. Deux cas peuvent se présenter : ou bien le mal est en voie d'accroissement, et il faut immobiliser complètement les parties malades et les soustraire à toute pression pour arrêter la marche aiguë du processus ; ou bien la maladie sortie de la période aiguë tend à la réparation, et l'immobilisation et la décompression pourront être moins strictes. De là une première règle dans le traitement du mal de Pott : *tant que le processus tuberculeux revêt un caractère aigu et que les lésions manifestent une tendance à l'extension, quels que soient les appareils employés, le décubitus horizontal est un élément indispensable du traitement.* Au contraire, *quand la maladie est arrivée au stade de consolidation, elle relève du traitement ambulatoire, avec des appareils assurant l'immobilisation, la décompression des parties malades, et autant que possible le redressement des parties affectées.*

Mais, même pendant la première période, le décubitus seul serait insuffisant : il n'assurerait pas, surtout pendant le sommeil, l'immobilité du rachis. Il faut donc y joindre la *fixation*, qui, en supprimant toute mobilité, permettra, en outre, le transport plus facile du malade au grand air. De plus, cette fixation, faite dans une position appropriée, assurera la *décompression* des corps vertébraux malades. Le décubitus horizontal seul aplanirait les courbures normales rachidiennes et, pour les régions lordotiques, tendrait par conséquent à rapprocher les corps vertébraux. On évite cet inconvénient en joignant à la fixation soit la *traction continue,* soit la *réclinaison,* qui consiste à placer un segment rachidien dans une position telle que la lordose normale soit exagérée, ou la cyphose naturelle atténuée.

La gouttière de Bonnet, ou les appareils qui en dérivent, permettent d'assurer l'immobilisation dans le décubitus et d'y joindre l'extension continue : on pourra agir sur la tête avec un collier de Sayre, et sur les membres inférieurs au moyen de poids ou de tractions élastiques.

Claie de Piéchaud. — Elle est moins coûteuse et plus hygiénique que la gouttière de Bonnet.

Elle se compose :

1° D'un corset de coutil embrassant le tronc et muni en haut et en bas d'anneaux métalliques auxquels aboutissent des liens fixateurs ;

2° De bandes de flanelle destinées à assujettir sur les membres inférieurs des étriers de flanelle d'où partiront des liens de caoutchouc, ou bien encore des cordelettes passant sur des poulies et supportant des poids pour la traction continue ; au sanatorium d'Arcachon, la cordelette aboutit à un ressort installé de façon à assurer la traction continue ;

3° D'un matelas dur, bien capitonné, placé dans une claie ovale en osier, facilement transportable, et sur les bords de laquelle les liens fixateurs et les caoutchoucs ou les poulies destinées à la traction s'attacheront facilement. Le malade peut être ainsi porté au grand air : les soins de propreté sont faciles. Bien que l'immobilisation ne soit pas complète, il est certain que cet appareil, très simple, et facile à installer, donne de bons résultats dans les cas où les douleurs ne sont pas trop vives et où la marche du mal n'est pas trop aiguë.

Le lit de Phelps, où la claie d'osier est remplacée par une caisse en planches, le cadre de Bradford sont conçus d'après des principes analogues.

Rauchfuss a cherché à assurer autrement la réclinaison : son lit est pourvu d'une sorte de cadre, plus ou moins élevé, auquel il fixe une sangle qui, passant sous le malade, relève la région malade. La pression exagérée, le peu de fixité de l'appareil doivent le rendre peu efficace. Tubby arrive plus facilement au même but, en plaçant un coussin plus ou moins volumineux légèrement excavé pour recevoir la région malade saillante.

En Angleterre, Bampfield a proposé le décubitus horizontal, avec ou sans fixation, mais en position abdominale (*prone system*). Le malade est couché sur le ventre, ce qui assure la décharge du rachis ; de plus, en relevant par des coussins les segments rachidiens sus et sous-jacents, on obtient la réclinaison.

Lit plâtré. — Mais le moyen le plus employé aujourd'hui et le plus sûr pour obtenir une fixation complète et pouvoir y joindre soit l'extension, soit le degré de réclinaison qui paraîtra convenable est assurément le *lit plâtré* de Lorenz. Les corsets plâtrés dont nous parlerons plus loin ont les mêmes avantages et se combinent parfaitement avec le décubitus.

Pour appliquer le lit plâtré, on met le malade à plat ventre sur un plan horizontal : on assure la réclinaison en plaçant sous le front, les épaules, les cuisses ou le bassin et les pieds des coussins de grosseurs convenables. La table de Redard, articulée à sa partie moyennne, et dont les extrémités se relèvent à volonté, est très commode pour obtenir le degré voulu de réclinaison. L'appareil de Nebel est un cadre métallique long de 2 mètres et large de 60 centimètres. Des pieds inégaux lui donnent une position oblique à volonté. Des sangles, longitudinales et transversales, supportent le malade couché à plat ventre. L'extension est faite sur la tête au moyen d'un collier de Sayre, et sur les pieds au moyen de guêtres et de liens allant à des moufles ou à des treuils. La tension plus ou moins grande de la sangle longitudinale médiane et des sangles transversales permet de régler comme on le désire la réclinaison. D'ailleurs il ne faut pas exagérer cette réclinaison, et le mieux en général est de donner au malade la position qui lui paraît la plus commode. Finck se contente de mettre les petits enfants à plat ventre sur une table, les épaules relevées sur les coudes, la tête s'appuyant sur les mains.

Dans l'une ou l'autre de ces positions, on applique sur le dos du malade, depuis le haut de la tête jusqu'au milieu des cuisses, une couche destinée à isoler le dos et à le protéger contre la pression et l'adhérence du plâtre. Hoffa recommande deux ou trois doubles de tarlatane molle. D'autres emploient soit une ou deux lames de Jersey, soit une mince couche d'ouate. J'emploie du tissu de laine dit des Pyrénées, que je laisse ensuite incorporé dans l'appareil dont il constitue le matelassage. Par-dessus, on applique l'appareil plâtré. On peut se servir de bandes plâtrées ordinaires : on en met

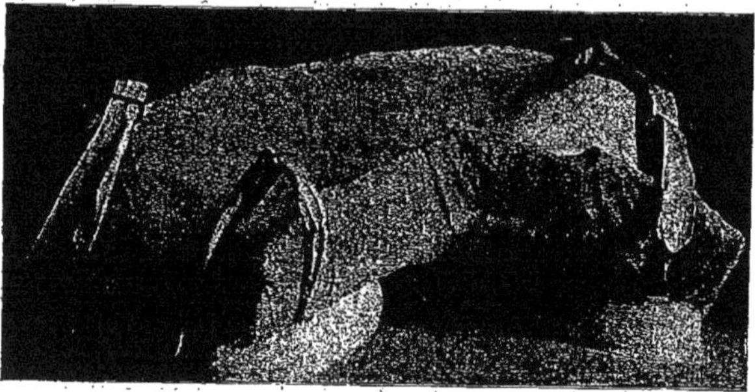

Fig. 168. — Lit plâtré.

plusieurs couches successives, d'abord des bandes longitudinales, allant du haut de la tête jusqu'aux plis sous-fessiers, médianes et latérales, les plus latérales ne montant que jusqu'aux creux axillaires. Après cinq ou six couches de ces bandes longitudinales, on met cinq ou six couches de bandes transversales, puis des bandes obliques éventaillées, et enfin de nouvelles couches de bandes longitudinales et transversales, jusqu'à ce que l'appareil ait atteint l'épaisseur voulue. L'appareil plâtré doit être bien modelé sur la tête, le cou, les épaules et le tronc. On recoupe ses bords de façon à ce que les membres supérieurs et inférieurs soient libres. Enfin on consolide les parties de l'appareil qui doivent lui servir d'appui avec des masses de bouillie plâtrée, ou de tarlatane ou d'étoupe trempée dans la bouillie plâtrée (fig. 168).

Klapp, plus simplement, applique sur le dos du malade un sac de toile trempé dans de la bouillie plâtrée, qu'il modèle et recoupe ensuite comme l'appareil ci-dessus.

Un autre procédé consiste à mouler simplement le dos du malade dans la position voulue, à établir un moule positif, et, sur ce moule, à faire un lit soit plâtré, soit en celluloïd ou en bois. Le lit est ensuite rembourré avec de la ouate, du crin ou du kapok, et recouvert d'une étoffe imperméable, d'une peau de chamois, etc. L'enfant y est placé et fixé avec une ou plusieurs sangles à boucles.

Wullstein a imaginé un lit, construit sur les mêmes principes, mais divisé en deux parties réunies par une charnière et permettant d'augmenter à volonté la réclinaison.

Corset plâtré. — Au lit platré, on peut substituer un corset analogue à ceux qui servent pour le stade ambulatoire du traitement et maintenir le malade au lit. On obtient ainsi une immobilisation plus parfaite et le degré de réclinaison qu'on peut désirer. Le seul inconvénient est que le corset couvre une plus grande étendue du revêtement cutané. Néanmoins, dans les cas graves, il me paraît donner, joint au décubitus, des résultats plus complets que le lit plâtré. D'ailleurs, si le malade doit rester au lit, on peut fenêtrer la paroi antérieure du corset aussi largement qu'on le croira bon.

Le type des corsets plâtrés que le malade peut porter en suivant le

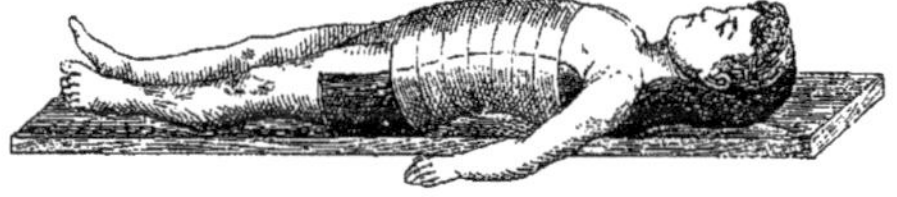

Fig. 169. — Lit plâtré de Lorenz appliqué.

traitement ambulatoire nous a été fourni par le corset de Sayre. Sayre suspendait son malade pendant l'application du corset plâtré. Le corset, une fois dur, immobilisait le tronc assez bien et maintenait jusqu'à un certain point sinon l'extension, le corps se tassant facilement dans le corset, mais au moins la réclinaison. Quand la lésion était haute, Sayre joignait à son corset un *jury-mast*, mât de fortune dont la partie inférieure s'insérait entre les tours de bande du corset, et dont la partie supérieure, recourbée à angle droit, permettait l'adjonction d'un collier et l'extension cervico-mentonnière. Depuis, Furneaux-Jordan, Barwell, Piéchaud, ont conseillé d'adjoindre au corset une pièce plâtrée comme le reste du corset, enserrant le cou, la nuque et la tête pour maintenir celle-ci. La technique de ces appareils a été grandement perfectionnée par Calot, auquel nous emprunterons certains détails.

Le corset plâtré peut se faire suivant trois modèles : le petit corset sans col, le corset moyen à col d'officier, le grand corset emboîtant la base du crâne. Ces corsets ne diffèrent que par leur partie supérieure : tous descendent en bas jusqu'au grand trochanter. Le choix de l'appareil dépend du siège et de la période de l'affection. Pour un mal de Pott au stade aigu, on choisira, si la lésion siège au-dessous de la sixième vertèbre dorsale, le corset moyen à col d'officier, et pour le mal de Pott cervical ou dorsal supérieur, au-dessus de la sixième dorsale, le grand corset à minerve ou entonnoir emboîtant la base du crâne. Les petits appareils sans col sont des appareils de convalescence réservés pour les maux de Pott dorsaux inférieurs ou lombaires. Nous prendrons comme type de notre description le corset moyen à col d'officier.

Le corps du patient est revêtu d'un ou mieux de deux jerseys superposés, ou de lainage des Pyrénées. Aux jerseys on peut, avec avantage, substituer des tricots tubulaires. Il est prudent de matelasser avec soin, avec de la ouate ou du lainage, la gibbosité, la ligne des apophyses épineuses, le sacrum, les crêtes et les épines iliaques. Autrefois, on plaçait au niveau du creux épigastrique, une compresse ou une serviette pliée en plusieurs doubles pour permettre l'ampliation de l'estomac après les repas. Nous verrons plus loin comment aujourd'hui on préfère fenêtrer la paroi antérieure du corset.

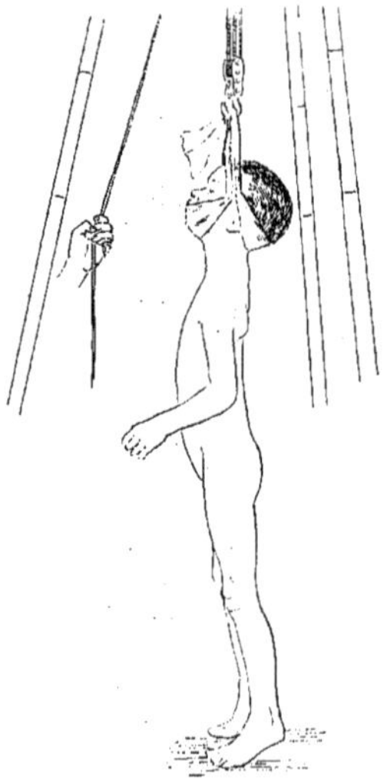

Fig. 170. — Suspension du sujet pour l'application d'un corset plâtré (d'après Ménard).

Le malade est alors suspendu au moyen d'un collier prenant le menton et la nuque. Au début de ses recherches sur les corsets plâtrés, Sayre, en faisant la suspension, croyait obtenir une extension du rachis suffisante pour donner une décompression des corps vertébraux et maintenue suffisamment par l'application du corset plâtré. On sait aujourd'hui que le corset plâtré est impuissant à maintenir l'extension rachidienne. Ce n'est pas l'extension, c'est la réclinaison qui produit la décompression des corps, et le corset suffit pour maintenir la réclinaison.

Le malade doit être suspendu en extension de telle façon que les talons seuls et non la pointe des pieds quittent le sol (fig. 170).

A défaut de cadre spécial avec poulies et collier de Sayre, on peut facilement improviser un appareil pour suspendre le malade. Le cadre spécial n'est réellement nécessaire que pour appliquer un corset de redressement forcé. Nous en reparlerons à propos de ces appareils.

On prend un fragment de bois, par exemple un morceau de manche à balai, long de 60 centimètres, qu'on entaille à sa partie moyenne et non loin de chacune de ses extrémités. Un porte-manteau solide serait très commode. On se procure une bande de toile neuve très résistante, longue de 1m,50, dont on noue solidement les deux chefs. La partie moyenne de cette double bande est passée une des bandes sous le menton, l'autre sous l'occiput : les deux chefs sont alors convenablement tendus et fixés au-dessus de chaque oreille par deux épingles anglaises placées en croix. Les deux bouts de la double bande sont placés sur les encoches terminales de la barre et fixés avec des ficelles, tandis qu'une cordelette est nouée par sa partie moyenne sur l'encoche médiane. Le malade est conduit sous une échelle double, à la barre supérieure de laquelle on attache la cordelette, le patient étant maintenu sur la pointe des pieds. Si on juge que l'extension est insuffisante, il suffit de rapprocher plus ou moins les deux montants de l'échelle. Les mains sont placées sur les barreaux des deux montants, à la hauteur qu'on jugera convenable. L'interposition d'un tube de caoutchouc replié plusieurs fois entre la poulie ou la cordelette et la barre transversale rend la suspension moins pénible.

On peut d'ailleurs, si on ne veut pas mettre le malade en suspension cervicale, le coucher à plat ventre sur une bande de tissu médiocrement tendu qu'on laissera ensuite incluse dans le corset. Cette bande, faite avec de la tarlatane non apprêtée, moins large que le corps du patient, peut être tendue entre le pied et la tête d'un lit. Moins on la tend, et plus on augmente la réclinaison.

On procède alors à l'application des bandes plâtrées.

On se sert pour cela de bandes de 12 à 15 centimètres de largeur, de 5 mètres de longueur, taillées (ou simplement déchirées) dans de la tarlatane gommée no 8. On les saupoudre de plâtre à modeler extrafin : le procédé le plus simple est de répandre le plâtre en couche assez épaisse sur une surface plane, et d'y faire passer la bande, qu'on recouvre de plâtre; on répartit le plâtre en appuyant assez fortement le bord cubital de la main qu'on promène tout le long de la bande à mesure qu'on la retire : en même temps on la roule assez lâchement. Au moment d'appliquer ces bandes qui doivent être préparées à l'avance, mais ne sont utilisables que le jour même ou tout au plus le lendemain de leur préparation, on les fait tremper dans l'eau froide le temps nécessaire pour qu'à la surface de l'eau on ne voie plus se dégager de bulles d'air. Calot et Privat conseillent à ceux qui ne seraient pas familiers avec cette manière de faire de tremper les bandes dans de la bouillie plâtrée préparée extemporanément avec parties égales de plâtre et d'eau froide et soigneusement gâchée. L'appareil doit être appliqué régulièrement de haut en bas, ou de bas en haut, peu importe, en donnant au bord par lequel on commence son épaisseur voulue, puis on poursuit l'application des bandes méthodiquement, couche par couche, jusqu'au bord opposé. Quand on veut renforcer le corset, il est bon de procéder par couches de haut en bas ou de bas en haut : on interpose entre les couches des renforts, soit des mèches d'étoupe, soit des lames de bois de placage, soit des fils de fer, soit de minces bandelettes métalliques : c'est ce dernier mode de renforcement que je préfère : il est bon seulement, avant d'appliquer ces bandelettes métalliques, de faire avec un poinçon et un marteau des irrégularités à la surface de la bandelette, pour faciliter l'adhérence du plâtre. On fait ainsi un véritable « plâtre armé », plus régulier que celui qu'on obtient avec les fils de fer conseillés par Thilo.

Le corset primitif, telle que le faisait Sayre, s'arrêtant en haut au niveau des creux axillaires, n'est plus guère à conseiller. Même dans les formes basses du mal de Pott, le corset doit être fait montant jusqu'au cou.

Il suffit, quand le corset arrive au niveau des aisselles, de faire une série de tours en 8 incomplets, allant de la paroi axillaire d'un côté, croiser sur l'épaule de l'autre côté : ces tours remontent graduellement en avant et en arrière. On fait alors avec des jets superposés se recouvrant en haut et divergeant en bas des épaulettes que l'on relie par des jets de bande transversaux. Pour tous les changements de direction que ces divers jets de bande nécessitent, je conseille, au lieu de faire les renversés doubles préconisés par Ducroquet, de couper la bande toutes les fois que c'est nécessaire.

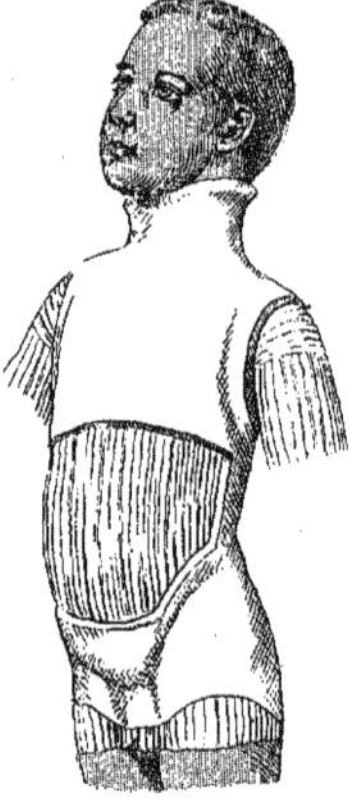
Fig. 171. — Corset à col d'officier. Échancrure découvrant la région abdominale.

On peut compléter ce corset par un *col d'officier* : on fait remonter sur la base du cou les épaulières ainsi que les parties pectorale et dorsale du corset, puis on ajoute le col soit en faisant plusieurs tours de bande consécutifs, soit en appliquant une « épaisseur » préparée à l'avance à la longueur voulue avec six à dix pièces superposées de bande plâtrée. Bien entendu, sous ce col, le cou a dû être soigneusement matelassé (fig. 171).

Dans les localisations hautes du mal de Pott, *le corset doit être complété par une minerve* soutenant et immobilisant la tête.

Pour cela, on doit se servir exclusivement de la suspension faite avec une bande de toile que nous avons décrite plus haut : comme la bande antérieure sera perdue sous le plâtre, en cas d'accidents respiratoires, on passe dans le bord antérieur de cette bande, à sa partie moyenne, une épingle anglaise qui servira à tirer au besoin la bande en avant pour dégager le cou de toute constriction.

Au-dessus de la tête, on fait d'un côté à l'autre quelques tours de bande plâtrée qui rapprochent les montants de la fronde. On fait alors descendre la bande plâtrée sous le menton ; on remonte du côté opposé, on fait un tour autour du montant de la fronde de toile, et de là on redescend sous l'occiput ;

on remonte, on fait la même manœuvre du côté opposé, avant de redescendre sous le menton et ainsi de suite. Quelques tours allant directement de dessous le menton jusque sur l'occiput peuvent au besoin compléter en haut la calotte plâtrée.

Quel que soit le modèle de corset adopté, il est bon de modeler exactement l'appareil sur les crêtes iliaques, les épines antéro-supé-

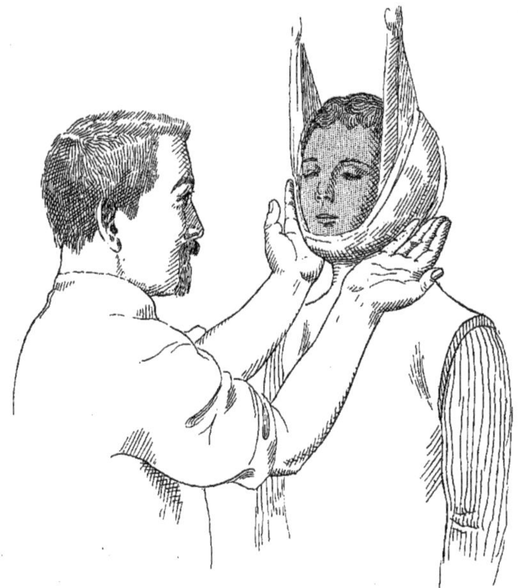

Fig. 172. — Corset à minerve. Modelage de la base du cou.

rieures, et en haut autour des seins, sous les aisselles, sur les épaules, dans le dos, puis le cas échéant autour du cou, sous le menton et l'occiput, et autour des oreilles (fig. 172-173).

Quand le plâtre est pris, on détache le malade ou on coupe la suspension, et on achève l'appareil en recoupant les bords.

Le bord inférieur doit passer juste au niveau des trochanters et être dégagé de façon à permettre la flexion complète des cuisses. Il ne doit pas gêner le sujet quand celui-ci est assis. Le bord supérieur est recoupé de même.

Pour le corset à minerve, le bord déterminé par la recoupe doit aller du sommet de la nuque en haut, à mi-chemin entre la lèvre inférieure et le menton en bas : ce bord sera échancré à sa partie moyenne de chaque côté, de façon à libérer complètement le pavillon de l'oreille. Les épingles de la fronde se trouvent alors dégagées : on les enlève ainsi que l'épingle anglaise antérieure, et, en tirant sur chacune des bandes, on les fait glisser et sortir sans difficulté. On dégage ensuite les aisselles jusqu'à ce que les mouvements des bras soient libres. Calot qui, le premier, a bien réglé la technique de ces corsets, conseille de ne faire le premier jour sur la paroi antérieure du corset qu'une petite fenêtre, au niveau de la région épigastrique. On l'agrandira un ou deux jours plus tard. Cette fenêtre antérieure peut être plus ou moins vaste.

La technique actuelle de Calot est

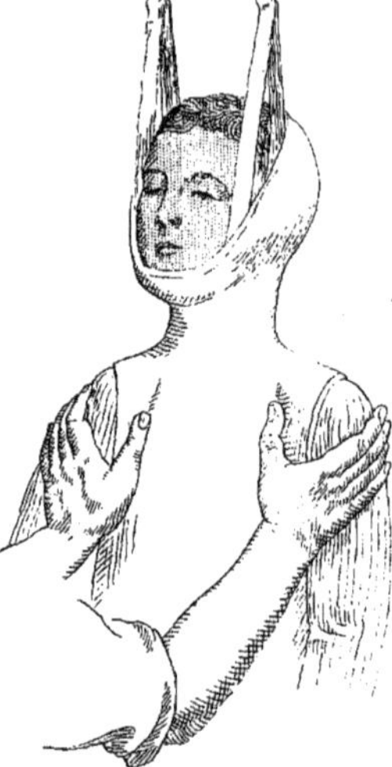

Fig. 173. — Corset plâtré. Modelage des épaules.

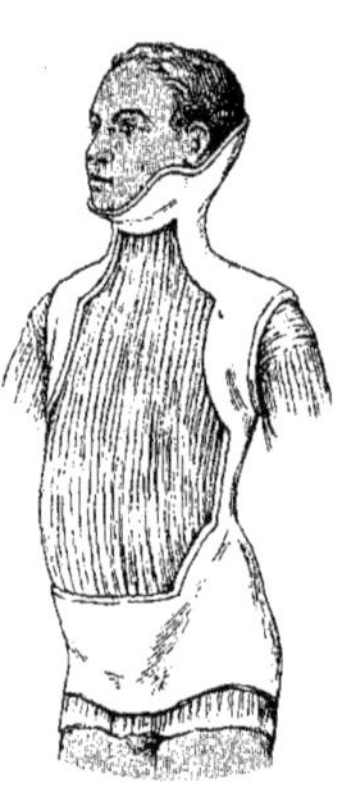

Fig. 174. — Corset plâtré à minerve avec grande échancrure (Ducroquet).

la suivante : « Deux jours plus tard, dégagez largement la poitrine et le ventre par une fenêtre en forme de lyre (fig. 174). Son bord supérieur sera au niveau de la fourchette sternale et aura comme longueur la moitié de la distance entre les deux articulations scapulo-humérales. Ses bords latéraux descendront d'abord parallèlement aux échancrures des épaules, puis s'écarteront pour former la partie renflée de la lyre ; ils se rejoindront enfin au-dessous de l'ombilic par une courbe à concavité supérieure » (Privat). Cette fenêtre se pratique aussi bien pour le corset à col d'officier que pour le corset à minerve.

Nous avons vu que la principale indication des corsets était de s'opposer à la production de la gibbosité, quand elle n'existe pas encore, et à son accroissement quand elle s'est déjà produite. On peut même, grâce aux corsets, remédier à la gibbosité et obtenir jusqu'à un certain point son redressement.

Calot, en 1896, a pratiqué le *redressement forcé de la gibbosité*, aussi bien dans le stade aigu du mal de Pott que quand les lésions étaient plus anciennes ; le patient, anesthésié, était placé sur le ventre et soumis à des tractions énergiques exercées par des aides, d'une part sur les membres supérieurs et la tête et, d'autre part, sur les membres inférieurs. L'opérateur complétait le redressement en exécutant de fortes pressions sur la gibbosité. Le redressement obtenu était fixé par un appareil plâtré prenant la tête et tout le tronc, et cet appareil était maintenu en place jusqu'à la consolidation du rachis dans la position obtenue. Ce procédé, inefficace et dangereux, est aujourd'hui complètement abandonné. Calot lui préfère maintenant la correction progressive de la gibbosité.

Outre la large fenêtre antérieure dont il munit son appareil, et dont nous avons déjà parlé, il fait une fenêtre postérieure, exactement au niveau de la gibbosité. Cette fenêtre, dit-il, est indispensable parce que, dans aucun appareil, les vertèbres ne restent plaquées contre la paroi du corset et ne sont pas, en conséquence, suffisamment soutenues. Entre les vertèbres malades et la paroi du corset, il intercale une série de carrés d'ouate, qu'on maintient par quelques tours d'une bande de tarlatane plâtrée, de façon à pouvoir, quand cette bande sera sèche, l'échancrer en avant.

A mesure que la ouate se tasse, on augmente le nombre des carrés d'ouate, et « la gibbosité, par ce moyen, est progressivement repoussée en avant, tandis que les vertèbres sus et sous-jacentes tendent à revenir vers la paroi postérieure de l'appareil, à cause de l'immobilisation de l'épaule et du bassin ».

Goldthwait, en Amérique, couche le malade en extension sur un cadre métallique pourvu d'une toile tendue, au-dessous de laquelle une plaque montée sur un ajutage mobile peut en s'élevant graduellement exercer sur la gibbosité des pressions progressives.

D'autres cherchent à obtenir une certaine correction plus complète de la gibbosité *en exagérant la lordose de compensation.*

C'est ainsi que Lorenz a tenté de suspendre le malade horizontalement par la tête et les pieds, une pelote exerçant sur la région infragibbaire une pression d'arrière en avant, et d'appliquer le corset dans cette position. Dans l'appareil de Hoffa, l'enfant, étendu le dos en bas, est également suspendu par les mains et la tête d'une part et les pieds d'autre part, et une pelotte ascendante exagère la lordose du segment rachidien infragibbaire. Anders, Lange, font également le redressement paragibbaire au moyen d'appareils spéciaux, ou du cadre de Nebel. Wullstein a combiné un cadre de suspension où le point de suspension, mobile dans tous les sens, permet d'exercer la traction sur la tête dans une direction quelconque : des leviers, par l'intermédiaire des bras, agissent sur les épaules : le siège, mobile en tous sens et divisé en deux parties indépendantes et pouvant être haussées séparément, permet de donner au bassin et au rachis lombaire inférieur la position qu'on désire : un système de sangles et de pelotes mobiles portées sur des tiges qui les relient au cadre assure la position du reste du corps et le redressement de la gibbosité et surtout des courbures compensatrices. On peut ainsi mettre le malade dans la position qu'on choisit pour lui appliquer un corset plâtré, dans lequel restent les pelotes dégagées de leurs tiges de soutien. Plus simplement on pourrait se servir de la bande mentionnée plus haut.

Durée du traitement par les corsets inamovibles. — Corsets amovibles. — La *durée du traitement* par les lits plâtrés et les corsets inamovibles est toujours *très longue*. Calot conseille de laisser les malades dans le décubitus, soit dans un lit plâtré, soit avec un corset de plâtre deux ans environ, en renouvelant le corset tous les quatre mois. On profitera de ce changement périodique pour faire la toilette de la peau à l'éther et à l'alcool, ou, si la peau est squameuse, à la vaseline et à l'alcool, et surtout pour rechercher avec le plus grand soin, par l'examen du dos, des fosses iliaques, et le cas échéant du cou et du pharynx, s'il n'y a pas trace d'abcès en formation. Après deux ans de traitement dans la position couchée, le malade est mis sur pieds pourvu qu'il ne souffre ni spontanément ni à la pression sur le rachis et particulièrement sur la gibbosité, et que son état général, très bon, permette de croire que le foyer vertébral est éteint (ou à peu près éteint). L'enfant est alors levé, mais conserve toujours le même corset. Les enfants soignés à l'hôpital ou dans une clinique hospitalière garderont un corset plâtré pendant encore deux ou trois ans au minimum à partir de ce moment. On ne le supprimera que lorsque, depuis déjà deux ou trois ans, la pression exercée sur la gibbosité et les vertèbres voisines n'éveille plus la moindre sensibilité, que la gibbosité parfaitement fixée n'a pas varié d'un millimètre, et que l'état général du sujet est resté très bon. On fera bien de s'assurer par des radiographies en série, prises de profil, que la soudure rachidienne est complète et définitive. On substituera progressivement au corset avec minerve le corset à col d'officier, puis le corset sans col, et, dans les dernières périodes du traitement, on pourra employer le corset amovible, qu'on fera retirer la nuit, quand le patient sera au lit.

Le *corset amovible* peut se faire en plâtre, exactement comme les corsets décrits plus haut.

Dès que le plâtre est sec, on le coupe en avant sur la ligne médiane, et on le retire, en écartant doucement les deux lèvres de la section. Il est souvent utile, pour ne pas trop exagérer cet écartement, de faire tourner le corset autour du corps de façon à faire sortir le corps de côté et non de face. On referme le corset, qu'on maintient avec une bande de tarlatane sèche, et on le fait sécher à l'air libre.

Le corset, une fois sec, peut être employé tel quel, en le replaçant simplement sur le corps et le fixant avec trois sangles à boucles. Ou bien on le fait garnir, doubler, border, munir de crochets à laçage. Au besoin, on pratique au niveau de chaque sein un orifice.

Ces corsets plâtrés amovibles sont toujours assez lourds : de plus, ils sont cassants. On doit leur préférer les corsets amovibles faits sur un moulage, corsets en bois de placage de Waltuch, corsets en feutre laqué d'Adams, mais surtout les corsets en cuir moulé et les corsets en celluloïd. Bien que les *corsets en celluloïd* soient assez délicats à réussir, leur technique est simple : en voici les détails essentiels.

Il faut d'abord faire un moule du tronc. Pour cela, on fait un corset plâtré en suivant exactement les règles données plus haut, mais en lui donnant une épaisseur beaucoup moindre. Ce corset, dès que le plâtre est pris, est sectionné, sur sa paroi antérieure et sur les épaules, comme un corset amovible, enlevé, refermé avec des bandes sèches et mis à sécher. Quand il est sec, on ferme l'orifice supérieur et les ouvertures des bras avec des bandes plâtrées : ensuite on badigeonne sa paroi interne avec de l'huile ou de l'eau de savon épaisse ; avec une bouillie plâtrée très épaisse on ferme soigneusement les fissures qui existent le long de la section antérieure, au niveau des épaules, etc., et on le remplit de bouillie plâtrée assez épaisse pour éviter les fuites, assez claire pour bien reproduire tous les détails de la surface intérieure du moulage négatif (cinq verres d'eau pour dix verres de plâtre) (Calot). Quand le moulage positif est bien pris, on le libère du moule négatif qui le recouvre, et on attend qu'il soit bien sec. Il faut alors le corriger, enlever au couteau les parties surabondantes, ajouter du plâtre partout où on le jugera nécessaire. Le positif est alors recouvert d'un jersey ou d'un tricot tubulaire, qu'on tendra avec des pointes, et qu'on fera adhérer exactement, soit avec des pointes, soit avec quelques tours de fil. On applique par-dessus ce jersey de recouvrement des bandes ou des carrés de tarlatane molle, imbibés d'une solution sirupeuse de celluloïd dans de l'acétone (1 partie de celluloïd pour 4 d'acétone), et sur chaque couche on passe plusieurs badigeonnages, à plusieurs heures d'intervalle, avec la même solution de celluloïd-acétone. Une épaisseur de 3 ou 4 millimètres s'obtient avec dix à douze couches de mousseline imbibée et badigeonnée : cette épaisseur est suffisante. Au lieu de mousseline, on peut employer du tricot tubulaire imprégné puis badigeonné de celluloïd-acétone. La surface extérieure de l'appareil est vernie avec plusieurs couches d'une solution moins épaisse de celluloïd-acétone. L'appareil, une fois sec (ce qui pour chaque couche demande plusieurs heures, la confection totale d'un de ces appareils demande plusieurs jours), est coupé, libéré du moulage positif, essayé, rectifié, fenêtré, puis pourvu au besoin d'une armature métallique, percé de trous facilitant la perspiration cutanée, doublé d'une peau de chamois et pourvu le long de ses bords d'œillets ou de crochets à laçage.

Le *corset de cuir moulé*, pourvu d'une armature métallique, ne peut guère être fait que par un fabricant spécial d'appareils orthopédiques. Il est plus lourd que le corset de celluloïd, mais il est moins cassant et plus facile à rectifier.

Il faudrait citer encore ici les corsets mécaniques, dont le rôle autrefois considérable dans le traitement du mal de Pott est aujourd'hui bien réduit. Je ne signalerai que les corsets d'Heusner et de Hessing. Ils ne peuvent être considérés que comme des appareils applicables uniquement à la période de convalescence.

Quand la guérison est obtenue, on fera porter au patient, comme corset de soutien, un *corset en toile* fortement baleiné et s'adaptant très exactement au thorax.

L'action du corset, quel qu'il soit, ne se borne pas à prévenir ou corriger la déformation. L'immobilisation parfaite et la décompression des corps vertébraux est le meilleur moyen préventif à opposer au développement des abcès ossifluents. Les paralysies, même, sont souvent influencées de la façon la plus favorable par l'application du corset. Pour Reiner, 50 p. 100 des paralysies guérissent par la simple application du traitement orthopédique. Hayashi et Matsuoka conseillent, dans le cas de contracture, d'anesthésier le malade pour l'application du corset. Par contre, il n'est pas rare de voir survenir des complications, abcès ou paralysies, malgré l'emploi des lits plâtrés ou des corsets les mieux faits. On devra alors non seulement insister sur le traitement orthopédique et sur le traitement général, mais encore, dans certains cas, avoir recours aux moyens de l'ordre chirurgical.

Traitement chirurgical. — Nous allons passer en revue les principaux procédés ressortissant à la méthode chirurgicale, proposés contre la déformation, les abcès, les paralysies.

Gibbosité. — Nous avons déjà mentionné la méthode de redressement forcé de la gibbosité proposée par Calot, et aujourd'hui abandonnée, ainsi que les méthodes de redressement progressif infiniment plus utiles. Les résections rachidiennes, proposées aussi par Calot, n'ont jamais été prises en sérieuse considération. La résection des apophyses épineuses de cet auteur poursuivait un double but éviter la compression que l'appareil de contention doit faire au sommet de la gibbosité et permettre une synostose postérieure des arcs, qui contribuait à la décompression des corps et s'opposait aux progrès ultérieurs de la gibbosité. Hadra avait déjà proposé la ligature des apophyses épineuses, à laquelle Chipault ajoutait la suture osseuse des lames. Vulpius, après Calot, a tenté, en taillant, sur les apophyses épineuses des lambeaux ostéopériostiques, d'obtenir des synostoses. Lange (de Munich) fait remarquer que le séjour prolongé dans un lit plâtré finit par devenir douloureux pour les petits enfants, et que, d'autre part, avec le corset, la gibbosité s'accroît, et la forme du dos devient de plus en plus mauvaise ; les appareils orthopédiques modernes exercent tous une action néfaste sur le fonctionnement des muscles redresseurs du tronc. Lange croit qu'il serait indiqué de donner au rachis malade une sorte de tuteur sur lequel les vertèbres prendraient dans l'épaisseur même des tissus un appui direct. Dans ce but, il préconise l'emploi de fils d'acier sur lesquels il fixe les apophyses vertébrales au moyen de liens faits avec la soie traitée à la paraffine sublimée. Dans ses observations, le fil d'acier et la soie ont été bien tolérés, et les malades, bien guéris, conservent une mobilité suffisante du rachis.

ABCÈS. — L'incision simple, l'incision suivie de curettage, le drainage, l'extirpation de l'abcès sont complètement laissés de côté. Calot a formulé ainsi le traitement des abcès : 1° défense de toucher à l'abcès s'il n'est pas facilement accessible, et s'il ne menace pas la peau (dans ce cas on se contentera de laisser la région occupée par l'abcès au repos et d'exercer une légère compression) ; 2° permission d'y toucher, c'est-à-dire de le traiter par des ponctions aspiratrices et des injections modificatrices, s'il est facilement accessible, lors même qu'il ne menace pas la peau ; 3° devoir urgent d'y toucher lorsqu'il menace la peau, auquel cas il est toujours facilement accessible. J'ajouterai à ces règles qu'en cas de paralysie il faut toujours évacuer l'abcès dont on aura reconnu l'existence, même s'il n'est pas facilement accessible.

Pour la ponction on se sert d'une petite seringue de 10 centimètres cubes au plus et d'une aiguille un peu forte, n° 4, par exemple. Une aiguille plus forte exposerait à une fistule. Le pus étant aspiré, on injecte un liquide modificateur qui sera soit l'éther iodoformé au dixième ou au vingtième (Verneuil), soit l'huile iodoformée de von Bruns, soit le liquide dont Calot, après Lannelongue, a proposé successivement des formules un peu différentes :

Huile stérilisée	70 grammes.
Éther	30 —
Créosote	6 —
Iodoforme	10 —

ou :

Huile stérilisée	70 grammes.
Éther	30 —
Créosote	5 —
Gaïacol	1 gramme.
Iodoforme	10 grammes.

Calvé, assistant de Ménard, donne une formule modifiée :

Huile stérilisée	100 grammes.
Éther	10 —
Iodoforme	5 —
Créosote } ãã	2 —
Gaïacol }	

Ménard a proposé comme liquide à injecter le naphtol camphré, que Calot recommande de n'utiliser que bien mélangé à cinq fois son poids de glycérine. Ce liquide aurait l'avantage de provoquer activement la fonte des fongosités. Je préfère employer dans ce but l'essence de térébenthine, soit dissoute dans quatre ou cinq fois son poids d'huile d'amandes douces, soit émulsionnée à 1 ou 2 p. 100 dans l'eau distillée avec un peu d'alcool.

La ponction se fait avec les précautions habituelles. On la renouvelle tous les sept ou huit jours, en ayant soin de piquer chaque fois un nouveau point, pour éviter le risque d'une fistule. Si le pus revient trop abondant, on fait une ponction simple, sans injection, une fois sur deux. Au bout de dix ou douze injections, quand le liquide de l'abcès se modifie, il faut cesser les injections et ne plus faire que de la compression, avec, lorsque cela paraîtra nécessaire, une simple ponction.

Fistules. — Une fistule qui n'est pas infectée se traite exactement comme un abcès, en prenant toutes les précautions voulues pour éviter l'infection secondaire. On fera donc des injections modificatrices dans le trajet de la fistule et un pansement occlusif combiné de façon à favoriser l'accolement des parois fistuleuses. Pour les fistules infectées, Calot trace les règles de conduite suivante : s'il n'y a pas de fièvre, il faut attendre patiemment la fermeture avec des pansements aseptiques, la suralimentation et le séjour au bord de la mer. Si la fièvre dépasse 38°,5, drainez le mieux que vous pourrez, mais, surtout, pas d'opération sanglante à prétention de cure radicale. Car le premier devoir est de ne pas nuire; or, l'opération sanglante, forcément incomplète ici, redoublerait la résorption septique et l'infection.

Paralysie. — Nous avons vu déjà comment le redressement, même partiel, et l'application d'un appareil plâtré, et, dans certains cas, la ponction d'un abcès, réussissaient, dans au moins 50 p. 100 des cas de paralysie, à amener une amélioration et même la guérison complète de la paralysie.

Quand on n'arrive pas à remédier ainsi à la compression, la question d'une intervention chirurgicale se pose. Israël, Macewen se sont proposés d'arriver à la décompression par une opération sanglante, la *laminectomie*. Kraske a fait observer que la compression était rarement due à un déplacement osseux corrigeable. Le plus souvent, nous l'avons vu, la cause de la compression est une péripachyméningite ou un abcès intrarachidien. Certainement, l'ablation des masses granuleuses, ou suppurées, qui entourent la moelle peut amener la disparition de la paralysie; mais il est rare que ces masses ne se reproduisent pas plus ou moins vite.

La laminectomie serait donc indiquée surtout si une paralysie, survenue rapidement, paraissait provoquée par une compression subite venant d'une esquille déplacée. Trendelenburg, s'appuyant sur les résultats obtenus par lui dans une série d'opérations, a avancé que ces cas n'étaient pas aussi exceptionnels qu'on le croyait. Pour Goldmann, le traitement du mal de Pott est soumis aux règles suivantes : s'il n'y a pas de paralysie, le traitement sera purement orthopédique ; s'il y a un abcès en même temps que la paralysie, il faut avant tout évacuer le contenu de l'abcès ; les cas déjà anciens, dans lesquels il ne s'est jamais produit d'abcès, et qui se compliquent de paralysie, peuvent être traités par la laminectomie, car il est probable que la paralysie est causée soit par une péripachyméningite, soit par une cause d'origine osseuse, séquestre déplacé ou hyperostose ; il est donc possible, grâce à la laminectomie, de supprimer la cause de la paralysie. Au contraire, Wassilief croit, comme Ménard, que presque tous les cas de paralysie dépendent d'un abcès intrarachidien, et que la costo-transversectomie, qui conduit directement sur le corps vertébral malade, permet non seulement d'évacuer plus sûrement l'abcès, mais même donne des résultats plus certains dans le cas de péripachyméningite.

Traitement chirurgical de la lésion proprement dite. — Les opérations de Ménard, de Vincent, de Schœffer, qui permettent d'arriver sur les corps vertébraux, d'extraire les séquestres, d'établir le drainage, ne peuvent être considérées que comme des procédés d'exception. Nous avons vu leurs indications dans le cas de paralysies. Mais, dans la grande majorité des cas, le traitement orthopédique, avec les méthodes applicables aux abcès, répondra, dans le mal de Pott, à toutes les indications.

MAL VERTÉBRAL POSTÉRIEUR.

Caractères particuliers. — La tuberculose postérieure, limitée aux différentes portions de l'arc postérieur vertébral, est rare. Nous en avons vu plus haut la cause : l'arc vertébral est presque entièrement composé de substance osseuse compacte et ne contient que très peu de substance spongieuse. D'autre part, sa circulation artérielle est beaucoup moins riche que celle du corps vertébral.

Au point de vue **anatomo-pathologique**, un seul arc est ordinairement atteint, et il est très rare de voir deux arcs voisins malades : les lésions s'étendant à trois arcs et plus sont absolument exceptionnelles. J'ai fait chez un enfant de dix ans la résection de deux apophyses épineuses voisines atteintes de lésions tuberculeuses.

Toutes les parties constituantes de l'arc peuvent être prises, et par ordre de fréquence il faut citer d'abord les apophyses transverses (qui contiennent à leur base de la substance spongieuse et offrent une irrigation artérielle assez abondante), puis les apophyses épineuses, et plus rarement enfin les lames, dont la structure est plus compacte.

Les formes anatomiques qu'on rencontre ici sont les mêmes que dans la tuberculose des corps, tubercule enkysté et infiltration tuberculeuse. Des portions plus ou moins étendues peuvent être envahies par le mal. Il n'est pas rare de voir se constituer de petits séquestres. Le pus qui se forme franchit la corticale et donne lieu à un abcès qui, lorsqu'il vient des apophyses épineuses ou des lames, tantôt pointe directement en arrière et tantôt suit un trajet ordinairement descendant et plus ou moins prolongé dans la gouttière vertébrale correspondante.

Les ABCÈS provenant des apophyses transverses ont un trajet très différent suivant qu'ils proviennent de la face antérieure, de la face postérieure ou de l'extrémité libre de l'apophyse. Les abcès provenant de la *face postérieure* sont identiques aux abcès postérieurs dont nous venons de parler. Les abcès issus de la *face antérieure* suivent en général le même trajet que les autres abcès antérieurs de la même région. Quant aux abcès de l'*extrémité libre*, à la région cervicale, bridés en avant par l'aponévrose prévertébrale, en arrière par le feuillet qui s'étend de l'apophyse transverse à la face profonde de l'aponévrose superficielle, ils envahissent la loge du muscle scalène antérieur, dont ils peuvent suivre plus ou moins bas le trajet. On les voit pointer dans le creux sus-claviculaire et descendre en suivant le plexus brachial et les vaisseaux axillaires jusque dans le creux de l'aisselle.

Regnier, Legouest, Hasse ont vu ces abcès, bridés, comme nous l'avons dit, par les aponévroses, se mettre en contact prolongé avec l'artère vertébrale et amener l'érosion de ses parois.

Les abcès provenant des lames pénètrent souvent dans le canal vertébral, soit que l'abcès provienne de la face antérieure de la lame, soit qu'il passe dans l'interstice de deux lames. L'évolution est la même que dans le mal antérieur, mais la compression porte plutôt sur les parties postérieures de la moelle (Henle). Mais, comme l'a fait observer Wieting, les abcès provenant d'un mal vertébral postérieur se développent en général sur place et ont peu de tendance à être migrateurs.

Parmi les **symptômes** du mal vertébral postérieur, le premier est fourni par la *douleur locale*, parfois spontanée, toujours apparaissant ou s'exagérant par la pression. C'est un symptôme assez précoce. Au début surtout, la douleur peut ne pas être réveillée ni par la surcharge, ni par les mouvements. Pour les lésions des apophyses épineuses, la douleur s'obtient par des pressions sur la ligne médiane, exactement sur l'extrémité de l'apophyse malade. On peut aussi saisir l'apophyse près de sa base, entre deux doigts, et lui imprimer des mouvements de latéralité. Dans la période initiale, ce moyen seul, quelquefois, réveille la douleur. A une période plus avancée, on pourra aussi sentir des craquements, des frottements, de la crépitation.

Pour les lames, la pression doit être faite de chaque côté de la ligne médiane, plus en dehors encore pour les apophyses transverses.

On voit bientôt survenir de l'empâtement soit sur la ligne médiane, soit plus habituellement dans une des gouttières latérales. Cet empâtement augmente graduellement, sur place, et on finit par y trouver de la *fluctuation*. Il s'est produit un abcès froid, qui, si on le laisse se développer, finira par arriver à la peau, s'ouvrir et donner lieu à une fistule. Au fond de cette fistule, l'exploration au stylet fera reconnaître une portion d'os dénudée, quelquefois un séquestre mobile.

Presque jamais, dans le mal de Pott postérieur, il n'y a de rigidité accentuée du segment rachidien, ni de gêne des mouvements. Il y a rarement des douleurs pseudo-névralgiques irradiées, et jamais de gibbosité proprement dite : on ne peut en effet donner ce nom à la dépression qui se produit au niveau d'une apophyse épineuse séquestrée ou détachée de sa base.

Le **traitement** consiste en l'immobilisation pour éviter le travail de la partie malade. S'il se produit un abcès, il faudra le ponctionner et faire dans la cavité de l'abcès des injections modificatrices avec les liquides et suivant la technique indiqués pour les abcès froids du mal de Pott en général. Si l'abcès ne guérit pas ainsi, on sera autorisé à inciser largement et à explorer la région pour se rendre compte de la partie malade. S'il s'agit d'une apophyse épineuse, voire même de deux ou trois apophyses voisines, on pourra facilement en faire la résection. Pour les apophyses transverses, on aura à distinguer si une résection est nécessaire ou si un simple grattage ne suffit pas. Enfin, pour les lames, le plus souvent un curettage sera suffisant, mais quelquefois on pourra être obligé de pratiquer une laminectomie.

MAL SOUS-OCCIPITAL.

Définition. — Sous le nom de *mal sous-occipital* on désigne la tuberculose des deux premières vertèbres cervicales, l'atlas et l'axis, des condyles occipitaux et des articulations occipito-atlo-axoïdiennes. Cette localisation de la tuberculose vertébrale présente des caractères assez spéciaux pour mériter une description à part. C'est le seul point de la colonne vertébrale où la tuberculose attaque particulièrement les articulations : aussi les Allemands la désignent-ils souvent sous le nom de *spondylarthritis*. Elle peut donner lieu à des troubles fonctionnels spéciaux, notamment à tous les périls qui peuvent résulter de la compression du bulbe.

Étiologie. — D'après les statistiques de Lannelongue, portant sur 37 cas, le mal sous-occipital surviendrait surtout entre quinze et vingt-cinq ans et chez des sujets du sexe masculin.

Divers auteurs ont pensé que le port de lourds fardeaux sur la tête pouvait être une cause prédisposante. Rien n'est venu donner une confirmation à cette hypothèse.

Comme dans le mal de Pott ordinaire, l'infection bacillaire paraît se faire en général par la voie sanguine.

Anatomie pathologique. — Comme dans les grandes articulations, les lésions peuvent être au début soit osseuses, soit synoviales. Teissier, en 1841, croyait le début synovial le plus habituel. Les recherches modernes permettent de penser que les deux formes de début, osseuse et synoviale, se rencontrent à peu près dans le même nombre de cas. Peut-être les débuts osseux sont-ils un peu plus fréquents.

Dans la forme *synoviale*, au début, on trouve les vaisseaux sous-synoviaux injectés, la surface de la synoviale hérissée de granulations tuberculeuses miliaires, les ligaments et les tissus adjacents infiltrés, œdémateux ; la cavité articulaire s'emplit d'un liquide séreux, plus ou moins louche, riche en matières fibrinoïdes, qui se déposent et s'accumulent dans les parties déclives, dans les plis de la synoviale, et arrivent peu à peu à recouvrir les parties cartilagineuses. Ces cartilages se laissent éroder, tombent et mettent à nu les surfaces osseuses. Les fongosités se produisent comme dans les grandes articulations : la vascularisation et l'organisation des couches fibrinoïdes jouent dans cette production un rôle important. Le liquide épanché disparaît peu à peu, laissant la place aux fongosités, dans la forme sèche, ou bien, au contraire, il devient de plus en plus trouble et prend les caractères du pus froid, contenant des débris caséeux, et des fragments de séquestres. La capsule se laisse perforer, soit en avant, soit en arrière, et donne passage à l'abcès qui devient périarticulaire (Wullstein).

Dans la forme *osseuse*, on trouve d'abord des foyers centraux dans les condyles occipitaux, les masses latérales de l'atlas, ou l'apophyse odontoïde (Lorenz). Ces foyers tuberculeux s'accroissent rapidement, arrivent à la superficie, décollent les cartilages. Les articulations sont vite prises, de sorte que, même avec le début osseux, la maladie peut être considérée comme surtout articulaire.

Il résulte de ces lésions des déplacements osseux, luxations ou subluxations, qui constituent le phénomène le plus important à la période terminale. Ces luxations sont généralement progressives. Elles peuvent se passer dans les articulations occipito-atloïdiennes (luxation ordinairement postérieure et bilatérale), ou plus souvent encore dans l'articulation atloïdo-axoïdienne (l'atlas se porte le plus ordinairement en avant, d'où compression du bulbe entre l'arc postérieur de l'atlas et l'apophyse odontoïde). Il peut y avoir aussi des déplacements complexes, très variés. Outre la compression du bulbe et de la moelle, ces déplacements peuvent causer la rupture de l'artère vertébrale, d'où une hémorragie très grave.

Si la guérison survient, elle s'accompagne le plus ordinairement d'*ankylose*, immobilisant l'atlas sur l'occipital ou l'axis sur l'atlas, ou les trois os entre eux.

Les *abcès par congestion* peuvent être intra ou extrarachidiens. Les abcès intrarachidiens ont souvent un trajet récurrent et s'insinuent entre la dure-mère et la gouttière basilaire. Les abcès extrarachidiens se logent le plus souvent en avant du rachis, se collectant en arrière du pharynx, d'où ils peuvent fuser plus ou moins loin. Ils s'ouvrent parfois dans le pharynx ou l'œsophage, mais peuvent descendre jusque dans le médiastin, ou s'étendre dans le cou. Ou bien, ils peuvent être latéraux, descendre sur les côtés du cou, en avant ou en arrière du sterno-mastoïdien, jusque dans le creux sus-claviculaire ou même le creux axillaire. Parfois, enfin, ces abcès sont postérieurs, se collectent sous les muscles profonds de la nuque, qui sont distendus, infiltrés, et deviennent très durs. Pour diminuer la tension de ces muscles, le malade tient la tête inclinée en avant, ou plus ou moins tournée du côté malade. Puis le pus franchit cette couche et vient saillir sur le côté du muscle splénius. Il forme là quelquefois une tumeur assez consistante pour qu'on ait pu penser à un ostéosarcome. Ordinairement, la fluctuation se sent d'abord immédiatemnnt au-dessous de l'apophyse mastoïde. La cavité de ces divers abcès est souvent très considérable.

Il y a presque toujours de la pachyméningite, et celle-ci est d'autant plus précoce que la dure-mère adhère au pourtour du trou occipital et à l'apophyse odontoïde et ne se laisse pas facilement décoller. Néanmoins, la pachyméningite s'étend fréquemment à la base du crâne, au niveau de la gouttière basilaire.

Symptômes. — Nous considérerons deux périodes, une de début, une d'état.

A la période de début, on peut distinguer trois catégories de symptômes : 1° les douleurs locales et leurs irradiations ; 2° la gêne des mouvements ; 3° les attitudes vicieuses.

Douleurs. — La *douleur spontanée* est de siège variable et souvent décevant. Localisée dans la majeure partie des cas à la nuque, et quelquefois plus profondément, à la paroi postérieure du pharynx, elle peut prendre le type d'une céphalalgie temporo-occipitale, ou bien elle s'irradie vers la face, la région parotidienne, le pavillon de l'oreille, les dents, plus souvent vers le cou ou l'épaule, simulant alors une périarthrite scapulo-humérale. Au contraire, la *douleur provoquée* par la pression exercée sur la fossette sous-occipitale, sur la saillie de l'apophyse épineuse de l'axis, sur les apophyses transverses de l'atlas ou de l'axis, au-dessous et en dedans de l'apophyse mastoïde, donne des indications précises. On les complétera en explorant, du doigt porté dans le pharynx supérieur, la sensibilité des faces antérieures des premières vertèbres cervicales.

Gêne des mouvements. — D'une manière assez précoce, les *mouvements communiqués* sont douloureux ; ils permettent jusqu'à un certain point de localiser les lésions initiales ; quand la flexion et l'extension de la tête sont plus particulièrement douloureuses, les lésions principales siègent dans les articulations occipito-atloïdiennes : au contraire, quand le malade se plaint surtout pour les mouvements de rotation et d'inclinaison latérale, l'articulation atloïdo-axoïdienne doit être incriminée de préférence.

La *gêne des mouvements volontaires* est due non seulement à la douleur locale, mais encore et surtout aux *raideurs musculaires*, souvent très précoces, qui atteignent les muscles profonds et prérachidiens, donnent au malade « l'air guindé » (Lannelongue), et, en augmentant, amènent les attitudes vicieuses.

Attitudes vicieuses. — L'attitude, en général, est assez particulière ; tandis que les mouvements d'inclinaision latérale qui peuvent se passer dans toute la colonne cervicale sont possibles, les mouvements de flexion et d'extension ainsi que ceux de rotation de la tête sont abolis ; aussi la tête paraît-elle immobilisée en flexion, et, pour regarder de côté, le malade est obligé d'imprimer à son corps entier le mouvement de rotation nécessaire. Le moindre mouvement, la moindre secousse, sont si douloureux que le malade marche avec précaution, les genoux et les hanches en flexion, pour amortir les chocs ; ou bien il s'accroupit, appuyant les coudes sur les genoux ; de ses deux mains, il soutient et immobilise la tête. Quand les contractures musculaires prédominent d'un côté, la tête, comme dans le torticolis rhumatismal, s'incline vers le côté malade. Mais, dans le mal sous-occipital, le menton regarde aussi vers le côté de la lésion initiale. « Quand le menton, de bonne heure, regarde vers la droite, on peut conclure à la présence de la lésion initiale dans l'articulation occipito-atloïdienne du même côté » (Bergmann). D'une façon générale, il faut se méfier des torticolis acquis, douloureux et persistants, chez des sujets jeunes.

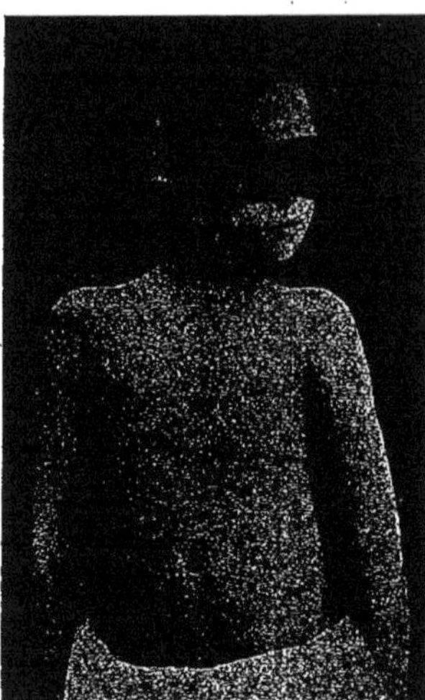

Fig. 175. — Mal sous-occipital.

Période d'état. — Plus tard, on voit se produire les *abcès*, la *déformation rachidienne*, les *signes nerveux*.

Abcès. — Les abcès froids ne sont pas fréquents : « Les malades meurent avant que les foyers tuberculeux aient eu le temps de projeter leurs diverticules vers l'extérieur » (Lannelongue). Les abcès rétro-pharyngiens se développent obscurément. Ce n'est que quand ils ont atteint un volume considérable qu'ils gênent la respiration, la déglutition, et donnent de la raucité à la voix (cet ensemble de signes est quelquefois désigné sous le nom inexact d'« angine hippocratique ». L'exploration de la paroi pharyngée postérieure révèle leur saillie. On trouve assez facilement la fluctuation en la recherchant avec un seul doigt qui déprime la paroi et, se retirant, reçoit le choc en retour. Ces abcès s'ouvrent ordinairement dans le pharynx, le pus étant rejeté au dehors. Dans quelques cas, l'entrée du pus dans les voies aériennes a pu donner lieu à des symptômes de suffocation. Cette ouverture de l'abcès dans le pharynx est rapidement suivie d'une infection secondaire, avec les symptômes généraux que nous avons signalés au chapitre précédent. L'abcès descend quelquefois dans le médiastin postérieur.

L'abcès peut aussi s'étendre dans la région latérale ; on trouve alors de l'empâtement profond dans la région latérale du cou, et l'abcès vient pointer dans le creux sus-claviculaire, en arrière du sterno-mastoïdien, ou bien il peut fuser jusque dans le creux axillaire. Enfin l'abcès est souvent postérieur. On voit alors la fossette sous-occipitale devenir le siège d'un empâtement profond, très dur, médian ou s'étendant latéralement vers l'apophyse mastoïde, dû à l'infiltration des muscles de la couche profonde. Cet empâtement est un des signes les plus importants du mal sous-occipital. En même temps on trouve du gonflement des ganglions cervicaux postérieurs. La fluctuation apparaît ensuite, et en général, tout d'abord, sous l'apophyse mastoïde.

Déformation rachidienne. — Cette déformation est le fait d'une des nombreuses luxations pathologiques qui peuvent se produire dans le mal sous-occipital. Quand ces déplacements ont eu lieu, ils se manifestent par la présence de saillies osseuses anormales, sensibles au toucher, surtout en arrière, au-dessous de la bosse occipitale, et dans la fossette occipitale, ou en avant, par le toucher buccal, sur la paroi postérieure du pharynx. En même temps, la tête prend une position vicieuse. Le plus ordinairement, la tête se met en flexion forcée, le menton venant au contact du sternum : assez fréquemment, à cette période, la face se tourne vers le côté le moins malade.

Plus rarement, la tête est inclinée en arrière. Ces attitudes diffèrent de celles que nous avons vues dans la période du début, et qui sont dues à l'action musculaire. Elles diffèrent aussi en ce qu'elles sont irréductibles et que tout mouvement actif ou passif est impossible. Un mouvement brusque pourrait, en complétant la luxation, exagérer la compression bulbaire et causer la mort.

Symptômes nerveux. — Les symptômes nerveux se divisent ici encore en extrinsèques et intrinsèques.

1° Les *symptômes extrinsèques* sont dus à la compression des premières paires cervicales. Précoces et assez fréquents, ils consistent pour les branches postérieures en pseudo-névralgies irradiées vers la nuque, les tempes ou l'occiput. Les branches antérieures concourent à former le plexus cervical : aussi les pseudo-névralgies pourront-elles affecter les branches mastoïdienne, auriculaire et cervicale transverse, innervant la peau depuis l'apophyse mastoïde, l'oreille et le menton jusqu'au sternum et aux clavicules. A ces douleurs pseudo-névralgiques peuvent se joindre de l'anesthésie, des troubles vaso-moteurs variés, plus rarement des éruptions cutanées.

2° Les *symptômes nerveux intrinsèques* sont dus surtout à la compression bulbaire. Cette compression est le résultat ou d'une pachyméningite, et alors elle est superficielle et diffuse, ou d'un déplacement osseux, cas auquel elle est plus limitée et plus profonde. En outre le bulbe peut être intéressé comme organe de transmission ou comme centre d'innervation. La compression portant sur toute l'étendue et la profondeur des pyramides donnera une paraplégie totale des quatre membres, débutant ordinairement par les membres supérieurs. Quand la paralysie débute par un des membres supérieurs (monoplégie), elle peut s'étendre au membre inférieur du même côté (hémiplégie); mais l'hémiplégie se transforme vite en paraplégie. Ces paralysies motrices sont le plus souvent flaccides. Les contractures sont rares.

Les troubles sensitifs sont variés, mais ordinairement prononcés : hyperesthésie, fourmillements, brûlures, etc., ou anesthésie, d'un côté ou de l'autre, suivant que la compression porte au niveau ou au-dessous de l'entre-croisement des pyramides. Les réflexes moteurs sont presque toujours augmentés : plus tard, on trouve de la rétention d'urine et de la constipation opiniâtre. La théorie de Budge (p. 412) rend compte de ces derniers troubles.

Si la compression porte sur les centres d'innervation bulbaire, les nerfs affectés peuvent être de trois ordres : *sensitifs* (auditif, partie sensitive du trijumeau), *moteurs* (moteur oculaire externe, facial, grand hypoglosse et spinal), et enfin *mixtes* (glosso-pharyngien et pneumogastrique). Le bulbe préside aux mouvements de la face, du globe oculaire, à la phonation, à la mastication, à la déglutition, à la respiration, à la circulation. Il peut y avoir des phénomènes d'excitation des nerfs comprimés à leur origine, spasmes de la face, strabisme divergent, bourdonnements d'oreilles, etc. Plus tard, viennent des signes de paralysie, parésie des muscles de la face, strabisme convergent, parésie des muscles masticateurs, des muscles du voile du palais, de la langue, du pharynx. De là des troubles de la mastication, de la déglutition, de la phonation (sans abcès rétro-pharyngien). En même temps peuvent exister des troubles cérébraux, vertiges, céphalées, crises épileptiformes. Plus tard, le pneumogastrique étant intéressé, on pourra constater de la dyspnée sans lésions pulmonaires et sans paralysie du diaphragme, et du ralentissement du pouls. Le diaphragme peut également être paralysé, d'où asphyxie et mort.

Ces symptômes bulbaires proprement dits sont très rares.

La compression brusque peut déterminer la mort subite.

Marche et pronostic. — La marche est assez lente, mais le pronostic est grave, beaucoup plus grave que dans toute autre forme de tuberculose vertébrale. La mort subite n'est pas rare, et, dans les autres cas, la terminaison fatale se produit avec des symptômes très variables. La durée totale de l'affection ne dépasse guère un an; tout au plus atteint-elle deux ans. De nos jours, avec les méthodes modernes de traitement, la guérison est un peu moins rare qu'autrefois.

Diagnostic. — Quand les signes ostéo-articulaires existent seuls, on peut penser à un *torticolis acquis*, surtout d'origine rhumatismale. L'affection rhumatismale est souvent la conséquence d'un refroidissement; certains mouvements peuvent être très douloureux, s'ils sont volontaires, mais ils sont possibles et même faciles s'ils sont passifs : il n'y a ni abcès, ni déplacement osseux, ni pseudo-névralgie. Enfin, dans le torticolis musculaire, la tête est inclinée latéralement du côté malade, mais le menton est dirigé vers le côté opposé : dans le mal sous-occipital, au début, le menton regarde du côté malade.

Les arthrites aiguës rhumatismales ou consécutives à une maladie infectieuse aiguë se distinguent par leur début aigu, fébrile, et l'absence de tout signe de mal sous-occipital.

Dans l'*arthrite déformante sous-occipitale*, assez fréquente au dire de Lannelongue, les mouvements ne sont pas abolis; ils sont seulement limités et s'accompagnent de gros craquements rudes. La nuque est gonflée, mais non pas empâtée. L'état général est satisfaisant et la marche très lente.

Bergmann et Bidder ont insisté sur la difficulté que peut présenter le diagnostic entre le mal sous-occipital et un *ostéosarcome de la base du crâne*. Le diagnostic serait à peu près impossible. Mais, chez des enfants, il est rare qu'on ait à y songer.

Le diagnostic avec une *fracture* ou une *luxation* traumatique, ne peut guère offrir de difficulté quand la fracture ou la luxation sont récentes. Quand elles sont anciennes et qu'on a oublié leur origine, l'ancienneté des altérations, l'absence d'infiltration et d'empâtement feront penser à une origine purement traumatique.

Traitement. — Le traitement, comme dans le mal de Pott, repose surtout sur l'*immobilisation en bonne position* et l'*extension continue sur la tête.* On l'obtient soit au moyen d'un corset de Sayre avec un *jury-mast* et un collier d'extension, soit mieux encore avec un appareil plâtré, placé dans la suspension, prenant le tronc, le cou et la tête, et ne laissant libres que le visage et de chaque côté, les oreilles. Plus tard, s'il y a de l'amélioration, on pourra se contenter d'une minerve plâtrée, d'un collier en celluloïd ou en carton, qui assurera l'immobilisation et supportera le poids de la tête.

La THÉRAPEUTIQUE DES ABCÈS PAR CONGESTION est soumise aux règles communes. On peut les ponctionner avec une aiguille aspiratrice et injecter dans leur cavité soit de l'huile iodoformée, soit du liquide de Calot.

Pour faire la ponction, on recherche sur le côté du cou, sur le prolongement vertical de l'apophyse mastoïde, la ligne des apophyses transverses. On sent surtout facilement et nettement la sixième. On peut, en remontant, arriver sur la troisième, qui, dans les cas les plus habituels, représente le niveau du point le plus déclive de l'abcès. On repousse en avant, du bout du doigt, le bord postérieur du sterno-mastoïdien, et on aplatit les tissus mous de dehors en dedans sur la saillie de cette troisième apophyse transverse. C'est là qu'on pique, à 1 millimètre en avant de l'apophyse, dont on rase la face antérieure : on passe ainsi entre l'apophyse et les muscles prévertébraux, qui séparent l'aiguille des vaisseaux ; si on touche l'apophyse transverse, il suffit de relever légèrement en avant la pointe de l'aiguille pour pénétrer dans l'abcès (Calot). Après évacuation du pus, on injecte le liquide modificateur.

Si on ne veut pas employer cette méthode ou si on veut avoir immédiatement recours à l'*intervention directe* et à l'*ouverture de l'abcès*, on évitera la voie buccale, qui prédispose à l'infection et permet aux produits tuberculeux de se déverser sans cesse dans les voies digestives, et on emploiera la *voie externe*, en incisant soit en avant, soit en arrière du sterno-mastoïdien.

TUBERCULOSE SACRO-COCCYGIENNE.

Caractères cliniques. — La tuberculose sacro-coccygienne est assez rare chez l'enfant. König admet que le sacrum peut être isolément atteint de lésions tuberculeuses. La tuberculose du coccyx peut donner lieu à une action destructive assez importante, à des abcès qui fusent tantôt du côté de l'excavation pelvienne, de la marge de l'anus, de la région fessière, tantôt directement en arrière.

Les SYMPTÔMES NERVEUX sont assez particuliers; ils résultent de la compression de la queue de cheval. Les *douleurs locales* s'irradient vers les aines, les fesses, les genoux, les malléoles, correspondant assez exactement aux localisations d'une névralgie sciatique. Ces douleurs sont spontanées, ou provoquées par la succussion, la marche, un saut, la flexion de la cuisse ou de la jambe. Elles peuvent s'accompagner d'une *anesthésie*, dont la distribution varie suivant les quatre modes suivants (Dufour) :

1° Muqueuse ano-rectale, vésico-urétrale, périnée, scrotum, pénis, moitié inféro-interne des fesses et partie interne des cuisses;

2° Toutes les parties innervées par le nerf sciatique, c'est-à-dire tout le membre inférieur sauf le bord interne du pied, la racine du gros orteil (innervés par le saphène interne, branche du crural);

3° Région antéro-interne des cuisses et des jambes ;

4° La vessie, le rectum et tout le membre inférieur.

Dans les quatre cas, les testicules conservent leur sensibilité.

Comme *troubles moteurs*, on trouve une paralysie flaccide avec atrophie des muscles de la fesse, des muscles fléchisseurs de la jambe, des muscles du périnée et des muscles de la jambe.

Les adducteurs et le quadriceps ne sont pas intéressés. Les réflexes sont abolis. Il peut y avoir des escarres fessières, sacrées ou trochantériennes. Enfin, un symptôme assez particulier, qu'on désigne sous le nom d'*ischurie paradoxale*, consiste en la coexistence d'une incontinence d'urine avec une rétention, due à ce que la vessie est paralysée, tandis que le sphincter à fibres lisses est intact. La constipation est opiniâtre. Les fonctions génitales sont abolies ou entravées par la paralysie des muscles du périnée. L'anesthésie urétrale empêche en outre de sentir l'éjaculation.

Traitement. — Le traitement relève des mêmes règles que dans les autres formes de tuberculose vertébrale. Le malade sera immobilisé dans le décubitus, avec défense absolue de se lever et de se mettre debout. Les abcès seront traités comme les abcès par congestion dans les autres localisations. La gravité des phénomènes nerveux serait une indication d'intervenir chirurgicalement. L'examen de la paroi postérieure du sacrum serait facile ; sa résection même, surtout limitée aux deux pièces inférieures, n'offrirait pas de grands inconvénients : elle permettrait peut-être de découvrir la cause de la compression et d'y remédier.

DÉVIATIONS DU RACHIS

On entendait autrefois par *déviation du rachis* les changements dans la direction de la colonne vertébrale non symptomatiques d'une autre affection. Aujourd'hui, cette définition est devenue trop étroite, et on étudie sous ce nom toutes les déformations rachidiennes, primitives ou secondaires, à condition, dans ce dernier cas, que la déviation rachidienne constitue un symptôme important de l'affection causale, en n'excluant absolument que les déviations causées par une tuberculose vertébrale.

Anatomie et physiologie du rachis. — Nous dirons seulement quelques mots des courbures normales et des principaux mouvements du rachis.

Chez l'adulte, le rachis présente dans le plan antéro-postérieur une série de courbures opposées : la région cervicale décrit une courbe convexe en avant (lordose), la région dorsale une courbe convexe en arrière (cyphose) ; la région lombaire présente une lordose et la région sacro-coccygienne une cyphose. Chez le fœtus, à une période précoce du développement, le rachis ne présente qu'une cyphose totale ; un peu plus tard, l'apparition du promontoire divise le rachis en deux segments, l'un inférieur, court, l'autre supérieur, beaucoup plus long, tous les deux cyphotiques. Pour le segment supérieur, au moment de la naissance, la courbure cyphotique n'est réellement sensible que dans la région dorsale (Merkel), et assez peu d'ailleurs pour que, en raison de la présence des parties molles, le dos de l'enfant couché paraisse plat. Un peu plus tard, la colonne vertébrale est demeurée parfaitement flexible : elle s'infléchit suivant la position du sujet. L'enfant étant assis à terre, le polygone d'appui est fourni à son corps par son siège et ses membres inférieurs étendus en avant : en penchant son corps en avant, l'enfant ne fait qu'améliorer son équilibre ; il place son centre de gravité plus au-dessus du polygone d'appui. Ce mouvement sera limité, d'une part, par la tension des ligaments jaunes et la compression des disques intervertébraux, et d'autre part par l'appui que donne au rachis la masse des viscères abdominaux et thoraciques. Dans cette position, la tête suit l'inclinaison du rachis, et le sujet devra, pour regarder en avant, la relever ; il mettra son rachis cervical en lordose. Plus tard, quand l'enfant, debout, voudra marcher, le polygone d'appui, restreint, ne sera plus constitué que par les pieds. Le sujet devra reporter en arrière son centre de gravité. Il y parviendra en rejetant le haut du corps en arrière, c'est-à-dire en mettant son rachis lombaire en lordose. Ainsi se constitueront, après la cyphose dorsale, les lordoses cervicale et lombaire. A la longue, ces attitudes volontaires devenant permanentes, les figaments, surtout les disques intervertébraux, les muscles, les os même s'adaptent à la position prise par la colonne vertébrale, et, vers l'âge de six ou sept ans, les courbures rachidiennes se fixent.

Cette fixation n'empêche ni les mouvements du rachis, ni la modification des courbures, qui peuvent varier dans des limites assez étendues. D'abord, même à l'état de repos, chacune de ces courbures dépend des courbures voisines, l'exagération ou l'aplatissement de l'une d'entre elles devant être compensés aussitôt par l'aplatissement ou l'exagération des deux autres. Les vertèbres sont mobiles les unes sur les autres, d'autant plus que le sujet est plus jeune. Les nécessités de l'équilibre font que tout mouvement d'une vertèbre ou d'un segment rachidien se répercute sur toute l'étendue du rachis. Pour conserver son équilibre, le sujet, par des mouvements réflexes, maintient toujours sa tête dans le plan médian antéro-postérieur, et l'anneau omo-claviculaire au-dessus du bassin (Lovett). Asseyez un cadavre sur une planche et relevez le côté droit de cette planche ; le haut du corps s'inclinera à gauche, le rachis décrivant une courbure *convexe à droite*, jusqu'à ce qu'une chute se produise. Nous avons ici l'action de la pesanteur. Si, au contraire, le sujet est vivant, l'obliquité du siège entraînera l'obliquité du bassin, mais la tête et les épaules demeureront au-dessus du bassin, conservant l'équilibre du tronc, grâce à une courbure du rachis *convexe à gauche*. Le sens de l'équilibre aura annihilé l'action de la pesanteur.

De même, si une cause permanente agit, un défaut de la vision obligeant à tenir la tête obliquement, la brièveté d'un membre inférieur causant une obliquité constante du bassin, il se fera une compensation qui permettra au centre de gravité de rester au-dessus du polygone d'appui. Mais les courbures par lesquelles s'obtient cette compensation, surtout chez un sujet à l'époque de la croissance, entraîneront des modifications dans les ligaments, les muscles et même le tissu osseux, et deviendront ainsi définitives, fixées.

On a décrit une courbure latérale, convexe à droite, existant normalement dans la région dorsale du rachis. Cette courbure, attribuée au passage de l'aorte, à l'activité plus grande du membre supérieur droit (Bichat), a été regardée par Lorenz comme due à une simple illusion optique. Pere (1) considère cette courbure physiologique comme existant réellement.

Les MOUVEMENTS que le rachis peut exécuter sont au nombre de trois : 1° la *flexion* (en avant); 2° l'*extension* (redressement en arrière); 3° la *flexion latérale* et la *rotation*, qui, à des degrés divers, se trouvent toujours combinées. Dès 1844, Bigelow avait reconnu le fait de cette combinaison constante, qu'il comparait à ce qu'on obtient quand on veut fléchir une tige plate suivant son épaisseur; « le centre exécute alors un mouvement de rotation autour de l'axe longitudinal de la tige, et la courbure se passe dans le sens de la moindre épaisseur. De même, le rachis, pour se fléchir latéralement, exécute un mouvement de rotation autour de son axe vertical et se fléchit suivant son diamètre le plus court, c'est-à-dire le diamètre antéro-postérieur. Lovett se rallie à cette manière de voir. De plus, il fait remarquer que le rachis en lui-même n'est pas très flexible, et que la plus grande partie de sa flexibilité apparente est due à des mouvements accessoires se passant entre le rachis et la tête ou le bassin. En outre, la flexion latérale et la rotation du rachis ne se font pas également dans les positions de flexion et d'extension des diverses régions. C'est ainsi que, dans la région lombaire l'hyperflexion, et dans la région dorsale, l'hyperextension empêchent totalement les mouvements de flexion latérale et de rotation. L'importance de ces faits est très grande. La concomitance forcée entre la flexion latérale et la rotation nous sera utile pour l'étude de la rotation dans les scolioses. La connaissance des mouvements accessoires devra être prise en considération quand nous étudierons le traitement des déviations par les mouvements actifs ou passifs du rachis.

Ces considérations vont nous permettre d'établir une classification parmi les déviations pathologiques du rachis. Au point de vue de la forme, nous les diviserons d'abord en deux grandes catégories : 1° les *déviations* du rachis *dans le plan antéro-postérieur*, par exagération, atténuation ou inversion des courbures normales antéro-postérieures; 2° les *déviations latérales*. Au point de vue étiologique, ces diverses déviations pourront former deux classes principales, suivant qu'elles seront : 1° congénitales ou 2° acquises.

Au début, la plupart de ces déviations ne seront que des positions vicieuses susceptibles d'être redressées. Plus tard, l'adaptation des ligaments, des muscles, des os, rendra le redressement actif ou passif impossible : la déviation sera alors dite « fixée ».

(1) Thèse de Toulouse, 1890.

Déviations antéro-postérieures.

(*Cyphose. — Lordose.*)

Division. — Les déviations antéro-postérieures peuvent être dues à une *exagération*, une *atténuation* ou une *inversion* des courbures physiologiques. La modification de la courbure peut porter sur son rayon, qui sera tantôt augmenté et tantôt diminué, ou sur son étendue, une courbure pouvant empiéter sur la région voisine, dont elle atténuera ou inversera la courbure normale.

On peut diviser cliniquement les attitudes vicieuses antéro-postérieures du rachis en quatre catégories :

1° La *cyphose*, ou dos rond, exagération de la courbure dorsale qui peut empiéter jusqu'à la troisième ou quatrième lombaire ;

2° La *lordose*, exagération de la courbure lombaire ou de la courbure cervicale ;

3° Le *dos rond creux* (Staffel) par exagération égale sensiblement des courbures dorsale et lombaire ;

4° Le *dos plat*, par atténuation des courbures.

Le dos rond creux peut être considéré comme une variété de cyphose. Le dos plat n'est guère qu'une atténuation des formes physiologiques. Il faut seulement noter, au point de vue pratique, que le dos plat prédispose à la scoliose et à l'insuffisance vertébrale. Nous n'étudierons ici que: 1° la cyphose, à laquelle nous joindrons le dos rond creux ; et 2° la lordose.

CYPHOSE.

Étiologie. — La cyphose peut être congénitale ou acquise ; elle est souvent la conséquence du *rachitisme* ; la consistance amoindrie du tissu osseux, sa moindre résistance à la surcharge, la paresse musculaire expliquent cette fréquence. Le décubitus dorsal sur un coussin trop mou laisse, dans la première enfance, le rachis se défléchir en une courbe étendue à convexité postérieure (cyphose totale). La cyphose est, plus tard, due fréquemment à des *positions vicieuses* persistantes, soit habituelles, soit professionnelles ou, pour mieux dire ici, scolaires.

Je laisse de côté la cyphose sénile, qui ne rentre pas dans notre cadre. La paralysie infantile quelquefois et, plus rarement, la paralysie pseudo-hypertrophique amènent la cyphose. Mais, comme l'a très bien fait ressortir Hoffa, la cause la plus ordinaire de la cyphose est le manque d'énergie, le manque de volonté. La position redressée exige un effort que les enfants s'habituent à ne pas donner : ils laissent le haut du corps retomber en avant. Par défaut d'exercice, les muscles s'atrophient, les ligaments s'adaptent à la position vicieuse, qui se fixe. La cyphose se montre surtout chez les enfants de moins de quinze ans. Elle est à peu près aussi fréquente chez les garçons que chez les filles. Certains exercices favorisent son développement; écrire, jouer du piano, en se penchant en avant, faire des travaux d'aiguille fins, ou lire trop longtemps avec une vue défectueuse ou un mauvais éclairage aident d'autant mieux à son aggravation que le mobilier scolaire est généralement défectueux, et que, si on peut souvent incriminer la négligence des enfants, il faut aussi tenir compte de la fatigue que des travaux trop prolongés dans de mauvaises conditions leur imposent. Signalons seulement l'inconvénient grave des bancs scolaires sans dossier, qui, en ne permettant pas à l'enfant, quand il est fatigué, de se reposer en s'adossant, l'obligent à se rejeter en avant pour s'appuyer sur la table.

Anatomie pathologique. — Dans la CYPHOSE SIMPLE, les lésions sont nulles; ce n'est que chez des sujets âgés et déviés depuis longtemps qu'on trouve les disques comprimés à leur partie antérieure : très rarement les corps sont déformés. De même, à la longue, les ligaments antérieurs et les parties molles situées dans la concavité de la courbure, surtout les muscles, se raccourcissent et fixent la déviation. C'est ainsi que, dans le dos rond, Hasebrœck a trouvé du raccourcissement des muscles pectoraux et dentelés; il pense que ce raccourcissement est, dans certains cas, congénital et peut être la cause du dos rond.

C'est surtout dans la CYPHOSE RACHITIQUE qu'on trouve des lésions notables, qui ont été bien déterminées par Bouland. Le siège de la cyphose rachitique est plus bas que celui de la cyphose simple; le plus souvent la courbe offre son maximum entre la huitième ou la neuvième dorsale et la troisième lombaire. Dans cette région, on constate un affaissement de la partie antérieure des disques intervertébraux. De même, les cartilages épiphysaires sont moins épais à leur partie antérieure; les noyaux osseux des corps présentent une disposition analogue, mais moins marquée. D'ailleurs, suivant les cas, l'importance de la déformation pour chacun des trois éléments est variable. Le *nucleus pulposus*, surtout au point culminant de la courbure, est repoussé en arrière. Les faces supérieure et inférieure de chaque corps vertébral sont généralement convexes, par suite d'un épaississement plus grand du cartilage épiphysaire vers sa partie moyenne. Les altérations histologiques des cartilages épiphysaires et des noyaux osseux sont analogues à celles qui ont été décrites pour les déviations rachitiques des os longs.

Le dos rond est souvent associé avec un aplatissement de la paroi thoracique antérieure. L'obliquité plus marquée des côtes vertébro-sternales supérieures en est la cause.

Symptômes. — Dans la cyphose simple, la courbe dorsale est trè étendue et empiète sur les régions cervicale et lombaire, dont l lordose se trouve atténuée. Il résulte de cette atténuation de la lordose cervicale que le cou et la tête sont inclinés en avant, que les épaules tombent en avant (Hasebrœk), tandis que les omoplates font saillie en arrière ; la lordose lombaire est très atténuée ; la compensation est obtenue par le transfert en avant du bassin, qui, en même temps, est redressé. Les épines iliaques antérieures et supérieures sont relevées. Le ventre est proéminent. Les cuisses, en hyperextension, se dirigent en bas et en arrière : les genoux sont légèrement

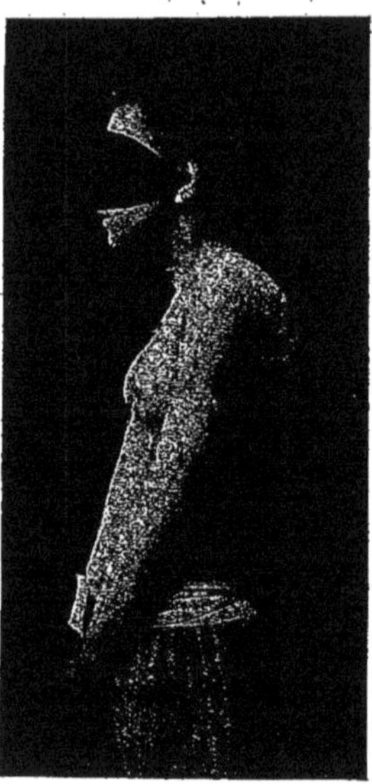

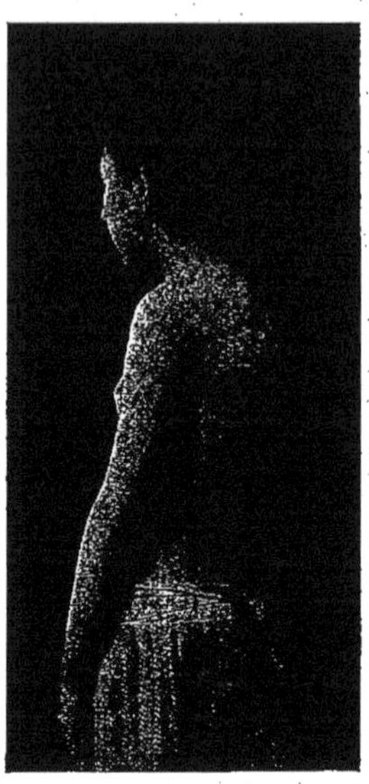

Fig. 176 et 177. — Cyphose dorsale (dos rond). — Protrusion de l'abdomen.

fléchis ; les pieds sont souvent plats et en dedans. Si on commande à l'enfant, debout, de lever les bras au-dessus de la tête, il n'y parvient qu'en creusant la partie inférieure de son dos et en exagérant la protrusion de l'abdomen (Bradford). Quand on dit à ces enfants de se tenir droit, cela leur est impossible, et ils ne relèvent le haut du tronc qu'en rejetant davantage en avant le bassin. Le fil à plomb tombant au niveau des articulations de Chopart devrait normalement passer au niveau des articulations coxo-fémorales et des oreilles. Chez les cyphotiques, il passe en arrière de ces deux points (Hoffa).

La cyphose rachitique, surtout quand elle apparaît d'une façon précoce, chez les enfants qui n'ont pas encore cherché à s'asseoir, et notamment chez ceux qui restent couchés sur le dos sur des coussins trop mous, se manifeste sous la forme d'une courbure plus ou moins prononcée mais très allongée, occupant à la fois la région dorsale et la région lombaire, offrant son point le plus proéminent un peu au-dessus de l'union des régions dorsale et lombaire. Si on redresse l'enfant, la tête se fléchit en avant, et les épaules et les membres supérieurs pendent en avant. Un peu plus tard, quand l'enfant s'est assis déjà, la courbure paraît être l'exagération de celle que les enfants prennent naturellement quand ils commencent à s'asseoir. Elle est moins allongée

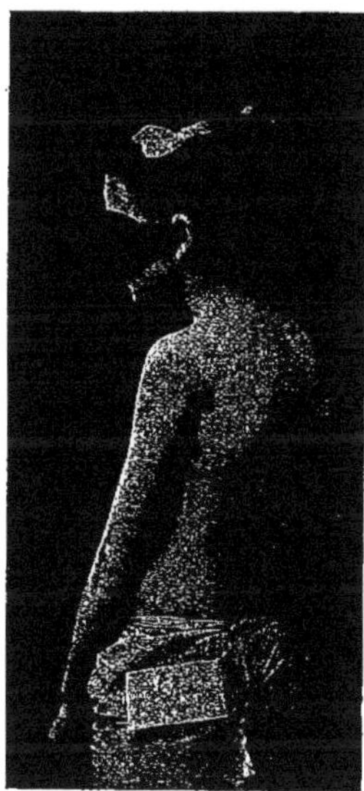

Fig. 178. — Cyphose dorsale rachitique.

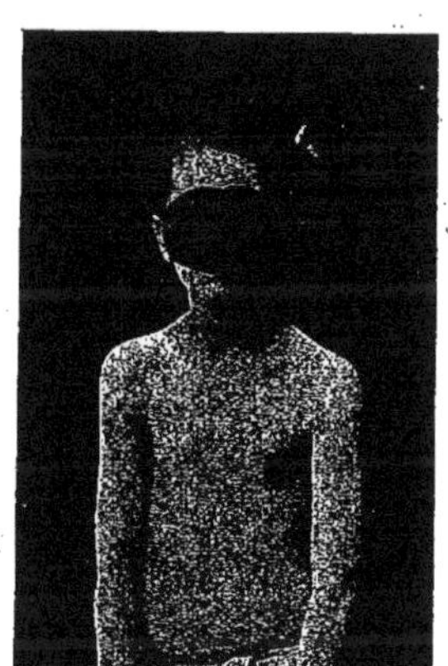

Fig. 179. — Cyphose dorsale rachitique. Aplatissement de la paroi antérieure thoracique.

que dans le cas précédent : son point culminant occupe à peu près la même région. A ce niveau, la courbure peut être très prononcée, mais n'offre jamais le caractère angulaire de la cyphose pottique. Un autre fait, très important pour le diagnostic, est qu'au niveau de cette courbure le rachis reste mobile et n'est pas fixé, comme dans la cyphose tuberculeuse. Le paroi antérieure du thorax est souvent déprimée, aplatie.

Un fait des plus importants dans l'étude de la cyphose est sa *coexistence* fréquente avec une déviation latérale, une *scoliose*.

Dans la forme appelée par Staffel **dos rond creux**, la cyphose dorsale existe, mais elle ne dépasse pas les limites de la région dorsale, et au-dessous la région lombaire présente une lordose plus ou moins marquée. L'aspect du dos est à peu près le même que dans le dos rond ordinaire, mais l'attitude générale est très différente; le bassin n'est pas aussi redressé, le ventre ne fait pas de saillie en avant; l'aplomb des membres inférieurs est normal. Le fil à plomb affleure les oreilles, les articulations coxo-fémorales et les articulations de Chopart. Dans les cas où la lordose lombaire est moins prononcée relativement que la cyphose, il n'est pas rare de voir la compensation se compléter par un certain degré d'hyperextension des genoux (fig. 183).

Les sujets avec un dos rond creux sont peu prédisposés à la scoliose.

Diagnostic. — Le diagnostic de la cyphose est généralement facile. On ne confondra pas une cyphose simple ou rachitique avec une *gibbosité pottique*. Ce diagnostic a été étudié avec le mal de Pott. Il est surtout difficile pour la cyphose rachitique. On peut remarquer que le rachitisme est infiniment plus fréquent que le mal de Pott chez les enfants du premier âge, entre un et deux ans. Plus tard, la proportion est inverse. Hoffa donne comme un signe en faveur d'une déformation rachitique la dyspnée due à la parésie des muscles respiratoires et à la déformation du thorax exerçant une compression sur les poumons. Ce signe me paraît très inconstant : d'ailleurs, chez les pottiques dorsaux moyens, à thorax globuleux, la dyspnée peut être très marquée : il en est de même pour les pottiques dorsaux supérieurs, avec abaissement du sternum.

Le **diagnostic causal** est quelquefois assez délicat. Comme nous l'avons vu plus haut, la cyphose rachitique a son siège plus bas que la cyphose simple, dans la région dorso-lombaire, plutôt que dans la région dorsale. Son apparition est très précoce dans les deux premières années. On trouve chez les sujets qui en sont porteurs les autres tares du rachitisme, développement de l'abdomen, nouures, chapelet costal, déformations épiphysaires et diaphysaires des os longs, parésie musculaire, etc.

Dans la paralysie des muscles des gouttières rachidiennes, tout le tronc tombe en avant, la face venant au contact des genoux ; la ligne des apophyses épineuses forme sur toute son étendue une courbe plus ou moins marquée.

La « raideur chronique du rachis » de Bechterew, la spondylose rhizomélique de P. Marie ne sont pas des maladies infantiles et ne se voient guère avant l'âge de dix-huit ans.

Nous avons étudié plus haut (p. 38) la cyphose qui se produit dans la maladie de Kümmel.

Pronostic. — Le pronostic dépend surtout de l'ancienneté de l'affection et aussi de son origine. La cyphose en elle-même est facile à traiter au début : son traitement est d'autant plus pénible et donne un succès d'autant plus aléatoire que l'affection est plus ancienne. Le pronostic de la cyphose rachitique est plus grave et son traitement beaucoup plus difficile, même quand le processus rachitique a disparu.

Traitement. — Le traitement varie suivant qu'on a affaire à une forme *mobile* ou à une forme *fixée*.

Dans les **formes mobiles**, on devra : 1° obvier aux causes ; 2° mobiliser la courbure cyphotique, si elle est déjà fixée, et augmenter la force des muscles redresseurs du tronc.

Parmi les indications de la première catégorie, une des plus importantes est d'*agir contre le manque d'énergie du sujet*, d'essayer de lui donner la volonté qui lui fait défaut. Les recommandations, les objurgations vont souvent à l'encontre du but qu'elles se proposent. On réussit quelquefois, surtout avec les petites filles, en leur faisant voir combien leur tenue est disgracieuse. Mais, en même temps, on s'efforcera de supprimer les autres causes, de remédier à l'insuffisance ou à la mauvaise direction de l'éclairage, à la forme défectueuse des bancs scolaires ; on fera traiter les vices de la réfraction oculaire, et surtout la myopie, etc. ; on s'occupera des obstacles à la respiration, végétations adénoïdes, hypertrophie des amygdales, etc. On apprendra au patient à respirer correctement.

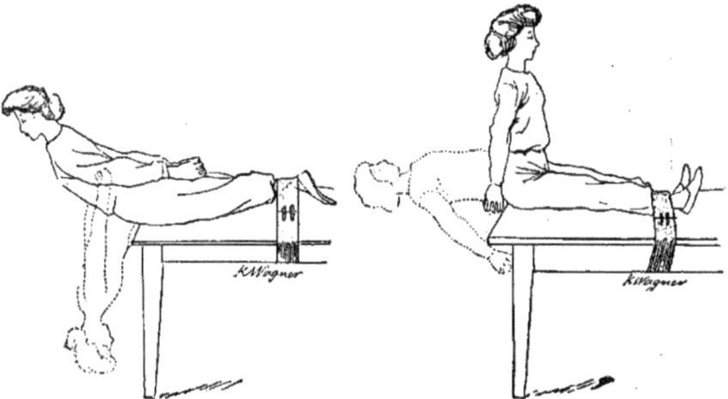

Fig. 180. — Exercices d'extension et de flexion actives sur le banc.

Pour renforcer les muscles redresseurs du tronc, on aura recours, d'une part, au *massage*; d'autre part, à la *gymnastique*. Les exercices au banc, l'enfant étant à plat ventre ou sur le dos, et s'efforçant de relever le haut du corps (fig. 180), les exercices aux anneaux, à la machine à ramer, les mouvements de redressement avec opposition, les exercices avec haltères, massues, la marche avec un objet sur la tête, etc., peuvent être utilisés.

Dans les **formes fixées**, il faut avant tout procéder à la *mobilisation* du segment rachiden cyphotique. Cette mobilisation peut être soit lente, graduelle, soit forcée, rapide. La mobilisation lente sera facilitée par la suspension cervicale avec l'appareil de Sayre, l'emploi du tréteau de Lorenz (fig. 181), du cadre de Beely, les exercices soit de circumrotation, soit de balancement antéro-postérieur avec les anneaux, le rejet du haut du corps en arrière, le sujet prenant appui sur une sangle, la suspension à l'échelle à traverse dorsale (fig. 182) et les exercices actifs ou passifs ci-dessus mentionnés. Mais, avant tout, il est important, dans ces divers exercices, que ce soit dans la forme mobile, ou la forme fixée, de ne jamais aller jusqu'à la fatigue. Des pauses fréquentes sont nécessaires : on les utilisera en faisant coucher l'enfant sur un plan incliné, la tête maintenue dans un collier de Sayre, les bras fixés au plan par des sangles, les épaules relevées par un coussin.

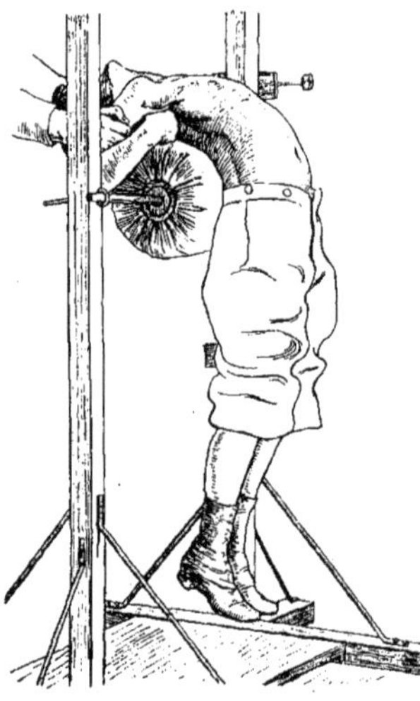

Fig. 181. — Mobilisation de la cyphose au moyen du tréteau de Lorenz.

La *thermothérapie*, au moyen soit des appareils de Bier-Klapp (fauteuils dont le dossier est une boîte à air chaud), soit des thermophores électriques, m'a donné d'excellents résultats. C'est un adjuvant précieux aux autres méthodes de traitement, qui non seulement favorise la mobilisation du rachis, mais encore aide au développement musculaire.

On peut aussi tenter le *redressement forcé*, soit manuel, soit mécanique. Je conseille de n'essayer cette méthode que chez des sujets déjà suffisamment mobilisés par l'action des méthodes lentes et comme temps préparatoire à l'application d'un corset destiné à maintenir le redressement obtenu. Nous reviendrons plus longuement sur ces méthodes de redressement rapide à propos du traitement des scolioses.

La seconde partie du traitement, mais non la moins importante, consiste à renforcer les muscles destinés à assurer le redressement de la courbure. Dans les méthodes lentes de redressement, cette indication est remplie en même temps que la mobilisation. Dans les méthodes rapides, il faut s'occuper spécialement du renforcement musculaire, soit de suite après le redressement, soit après l'ablation des appareils d'immobilisation, si on a eu recours à l'application d'appareils inamovibles. Les moyens les plus fréquemment employés pour obtenir ce renforcement sont l'électricité et plus ordinairement le massage et la gymnastique. A propos du traitement de la scoliose, on trouvera des détails plus circonstanciés sur l'application de ces diverses méthodes de traitement.

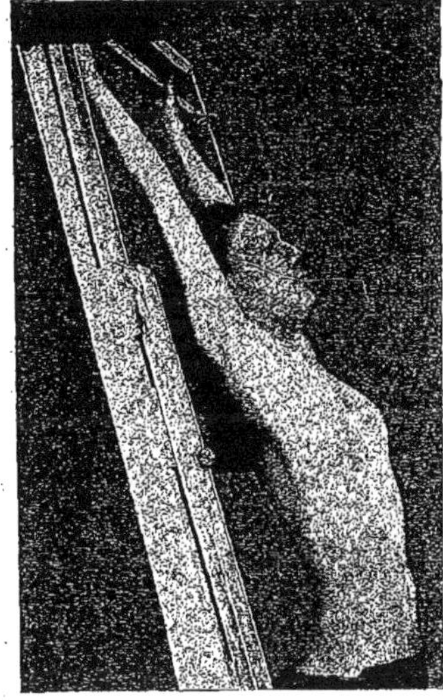

Fig. 182. — Suspension à l'échelle à traverse dorsale pour le redressement de la cyphose.

En terminant ce chapitre, je tiens à insister ici sur ce fait qu'en dehors des appareils destinés à maintenir le redressement forcé, et par conséquent jouant un rôle dans la mobilisation d'une courbe fixée, tous les appareils dit de soutien, bretelles américaines ou autres, redresseurs, épaulières, corsets, etc., sont inutiles, et même, en général, nuisibles. Ils favorisent l'atrophie musculaire, exagèrent la faiblesse de la volonté, et, quand ils donnent un redressement, ce n'est ordinairement qu'en exagérant le transfert en avant du bassin. Cependant Goldthwait insiste pour que le poids des vêtements ne soit pas appliqué aux épaules par l'intermédiaire de bretelles (garçons et filles). Dans les cas légers, on se contentera de recommander des bretelles faites de façon à passer très près de la racine du cou et à ne pas se déplacer en dehors sur les épaules. Il faudrait mieux encore substituer une ceinture aux bretelles.

Dans les cas graves, on pourrait utiliser le dispositif suivant : on fait passer transversalement sur le dos, au niveau des épines des omoplates, une bande de tissu large de 3 centimètres, dont les extrémités passent sous les aisselles et sont ramenées sur les épaules, puis croisées en haut du dos : le point de croisement est fixé par un point de couture solide. Les bouts dépassant ce croisement supportent les vêtements.

LORDOSE.

Causes. — La lordose est presque toujours une exagération de la courbure normale à convexité antérieure du rachis lombaire. Très rarement on trouvera une lordose marquée de la région cervicale. La lordose totale, s'étendant à tout le rachis, est absolument exceptionnelle.

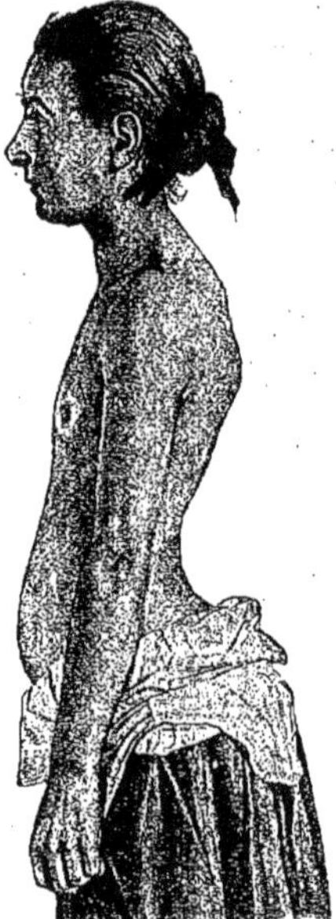

Fig. 183. — Dos rond creux.

La lordose lombaire, dans bien des cas, n'est que la compensation d'une cyphose dorsale, soit simple, comme dans le *dos rond creux* de Staffel, soit tuberculeuse, pottique. Mais les causes les plus fréquentes sont celles qui agissent *en exagérant l'obliquité du bassin.* Dès que l'obliquité du bassin s'exagère, le sacrum devient oblique en haut et en avant, et la face supérieure de la première vertèbre sacrée s'incline en avant : le rachis qui s'élève perpendiculairement à cette face aurait donc un trajet oblique en avant et en haut, incompatible avec l'équilibre dans la position verticale, si le sujet, redressant son rachis lombaire et exagérant par conséquent sa courbure, ne ramenait en arrière le haut du corps. Les causes les plus habituelles de cette obliquité pelvienne exagérée sont les affections pathologiques de l'une des deux, ou des deux articulations coxo-fémorales. Quand une seule hanche est malade, la lordose se produit, mais se complique d'une déviation latérale. Il en est de même dans les affections coxo-fémorales bilatérales mais asymétriques. C'est seulement quand les lésions sont bilatérales et symétriques que la lordose pure se constitue. La coxalgie cause souvent une position vicieuse de la hanche en flexion, soit par contracture musculaire simple, soit par ankylose, que compense une plus grande obliquité pelvienne; la lordose lombaire en est la conséquence. La luxation congénitale de la hanche est encore une cause fréquente de lordose. Quand la luxation est unilatérale ou bilatérale et asymétrique, la lordose se complique de scoliose. D'ailleurs, dans des cas nombreux de luxation congénitale de la hanche, la lordose n'est pas seulement une lordose de compensation due à un mouvement de bascule du bassin. Elle peut être due, surtout chez les sujets ayant dépassé les limites de la première enfance, à l'action du psoas (Gourdon). Dupuytren avait déjà indiqué le rôle du psoas qui décrit une anse dont la concavité sert de support au bassin : les insertions supérieures du psoas pourraient exercer une traction

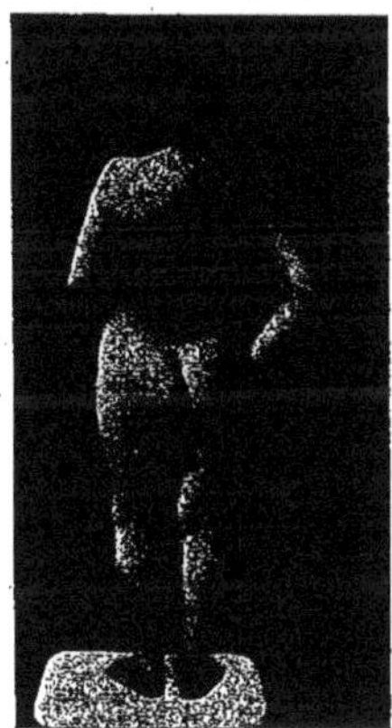

Fig. 184. — Luxation congénitale des deux hanches. Lordose.

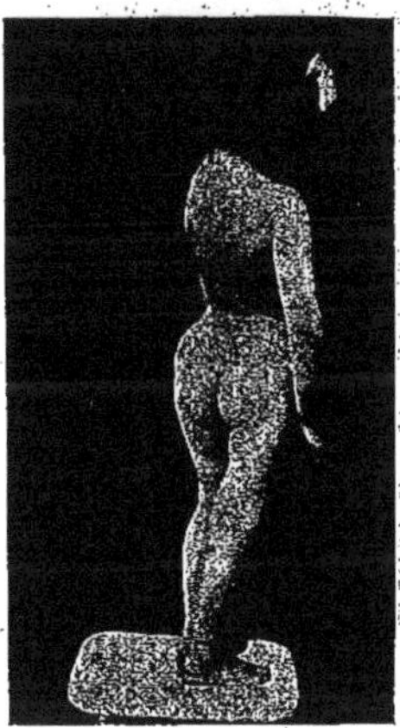

Fig. 185. — Luxation congénitale unilatérale. Lordose, scoliose.

sur le rachis lombaire et entraîner celui-ci en avant. Gourdon distingue cette forme de lordose qu'il appelle « lordose haute », et qui peut coexister avec un état cyphotique du bassin, de la lordose commune par bascule du bassin, « lordose basse ». Celle-ci disparaît dès que le malade est mis dans le décubitus dorsal : la lordose haute persiste et ne se corrige que si on fléchit assez fortement les deux cuisses. La première disparaît après la réduction de la luxation, la deuxième persiste et nécessite un traitement post opératoire spécial.

C'est le même genre de lordose qui se produit dans les cas de contracture du psoas, de psoïtis, sauf quand le rachis lombaire est fixé par l'affection initiale (mal de Pott, ostéomyélite vertébrale, etc.).

La lordose est assez souvent d'origine *paralytique*. Elle est due le plus ordinairement à une paralysie infantile portant soit sur les muscles de la paroi abdominale antérieure, soit sur les extenseurs du rachis. Dans le premier cas, les malades, pour équilibrer l'action des extenseurs rachidiens et empêcher la chute en arrière, mettent en action leurs muscles psoas, d'où lordose haute accentuée; dans le second cas, les malades, pour empêcher la chute du corps en avant, rejettent instinctivement le haut du corps en arrière et, pour cela, exagèrent la courbure lombaire.

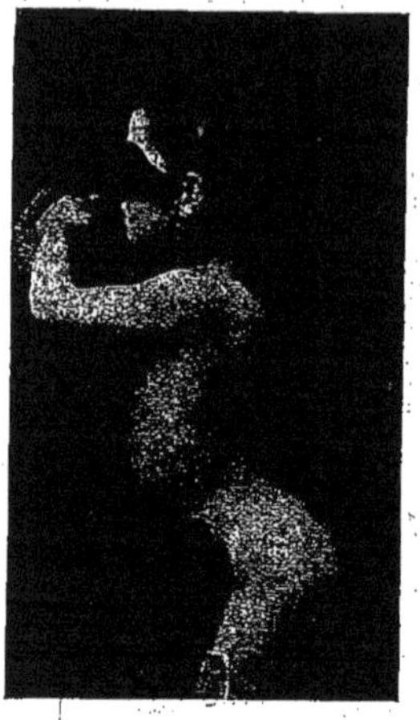

Fig. 186. — Lordose haute par rétraction du psoas, chez une enfant atteinte de luxation congénitale des deux hanches complètement réduite.

La lordose peut être d'origine *rachitique*. Hoffa indique que la production d'une lordose rachitique peut dépendre de divers mécanismes : 1° l'enfant, pour obvier à l'affaissement des membres inférieurs, ne marche que les jambes écartées, d'où obliquité du bassin et lordose (Eulenburg); 2° dans les cas de rachitisme grave, le bassin n'est plus capable de supporter le poids du rachis : il cède, le sacrum se rapproche de l'horizontale, d'où obliquité de la face supérieure de la première sacrée et lordose (Arbuthnot Lane); 3° le développement de l'abdomen et des viscères abdominaux doit jouer un rôle analogue à celui de la grossesse (Hoffa).

Si le rachitisme est la plus fréquente des causes ostéopathiques de la lordose, on peut cependant citer à côté d'elle la lordose par *spondylolisthésis*, ou luxation en avant de la cinquième vertébrale sur le sacrum; ce déplacement, dû au relâchement des ligaments, a souvent une origine congénitale. D'autre part, le défaut d'ossification de la cinquième vertébrale peut amener une rupture de la vertèbre telle que les apophyses articulaires inférieures et l'arc postérieur restent en place, tandis que les apophyses articulaires supérieures et le corps glissent en avant (*spondylolysis*). Dans les deux cas, le glissement en avant du rachis porte tellement en avant le centre de gravité que la lordose est nécessaire pour que la verticale passant par le centre de gravité tombe dans le polygone d'appui. Mais ces formes n'ont guère qu'un intérêt obstétrical.

Nous devons rappeler ici les rapports qui existent entre la lordose lombaire et certaines albuminuries, rapports qui, signalés d'abord par Northmann et par Jeckle, ont été discutés au Congrès de Budapest (1909). Ces rapports ont déjà été étudiés dans cet ouvrage (t. III, p. 227) par Castaigne et Simon. Nous renvoyons le lecteur à l'article de ces auteurs.

Anatomie pathologique. — La lordose lombaire empiète quelquefois sur la douzième dorsale, mais bien rarement au delà. L'obliquité du bassin est plus ou moins exagérée : l'orifice supérieur du bassin regarde plus en avant qu'à l'état normal : le sacrum et le coccyx sont relevés en arrière à leur extrémité inférieure, et leur concavité regarde en bas. L'articulation sacro-lombaire se trouve reportée en avant de la ligne interfémorale, et l'équilibre est rétabli par le rejet du haut du tronc en arrière. Dans la lordose, les corps vertébraux ne sont que fort peu modifiés : la courbure, dans sa presque totalité, est due à la déformation et au développement anormal des disques intervertébraux.

Symptômes. — La région lombaire est très creuse, tandis que la région dorsale paraît plus arrondie qu'à l'état normal. La tête est rejetée en arrière par une exagération de la lordose cervicale. Les fesses sont élevées et notablement saillantes. L'abdomen est ordinairement proéminent.

La lordose se fixe rarement et toujours incomplètement.

Traitement. — Chez **les enfants en bas âge**, le meilleur traitement consiste dans le *décubitus dorsal*, qui fait disparaître les courbures du rachis. Au besoin, on relèvera les épaules par un coussin, et on tiendra les cuisses fléchies. Cette méthode de traitement est particulièrement utile dans les lordoses survenant dans le cours du rachitisme.

Chez des **enfants plus âgés**, et quand le décubitus est impossible, on emploiera un *corset d'appui*, qui transmettra directement au bassin le poids de la tête et des épaules et déchargera le rachis lombaire, tout en le maintenant dans une position favorable.

Le traitement sera complété par la *gymnastique*. Schatz (de Philadelphie) recommande surtout l'exercice suivant, le patient est couché sur le dos, les jambes fléchies sur les cuisses, les cuisses fléchies sur le bassin, les membres supérieurs allongés et rapprochés du tronc. L'exercice consiste à ramener les genoux aussi près que possible des creux des épaules ; il ne faut pas chercher à obtenir ce résultat par un balancement des membres inférieurs ; mais, en contractant les muscles abdominaux, on s'efforcera de ramener directement le pubis en haut vers l'appendice xiphoïde. Les jambes doivent rester fléchies sur les cuisses, sinon ce seraient les muscles pelvi-cruraux qui seraient mis en action. Le mouvement doit être répété plusieurs fois par jour, de 30 à 100 fois à chaque reprise, qui sera coupée par de nombreux repos. Dans les formes secondaires, on traitera l'affection primitive : les positions vicieuses de la coxalgie seront corrigées par l'ostéotomie. La luxation congénitale de la hanche sera réduite si l'âge du sujet le permet.

On traitera quand ce sera possible les paralysies. C'est surtout, en ce cas, que les corsets d'appui seront indispensables.

Scoliose.

Définition. — On désigne sous le nom de *scoliose* une déviation permanente du rachis ou d'une portion du rachis hors du plan médian antéro-postérieur. Cette déviation s'accompagne presque constamment d'une *rotation* ou *torsion* plus ou moins marquée des vertèbres déviées autour de leur axe vertical. L'inflexion peut être *unique*, *simple*, *totale*, quand elle affecte toute l'étendue de la colonne, ou tout au moins toute l'étendue du rachis dorso-lombaire, *partielle* quand un segment seul est dévié latéralement. Plus souvent la scoliose est constituée par plusieurs courbures consécutives dirigées alternativement de chaque côté de la ligne médiane : elle est dite alors *multiple*, *complexe* ou *sigmoïde*. La désignation de la courbe est complétée par l'indication de la région déviée et du sens vers lequel se dirige la convexité de la courbure (ex : scoliose totale gauche, scoliose dorsale droite, scoliose dorsale droite lombaire gauche, etc.). Nous avons vu plus haut comment une déviation d'un segment rachidien doit forcément entraîner l'apparition de *courbures de compensation* dans les autres segments : en outre, les conditions statiques et mécaniques du corps tout entier se trouvant modifiées, il faut envisager avec la scoliose des modifications possibles dans toutes les portions du squelette, toutes les articulations jouant un rôle dans l'équilibre du corps.

Étiologie. — Les scolioses ont des causes très nombreuses. Je les diviserai en scolioses *congénitales* et *acquises*. Ces dernières peuvent être dues : 1° soit à une altération pathologique des éléments rachidiens (*scolioses ostéopathiques*) ; 2° soit à un trouble de l'équilibre rachidien (*scolioses mécaniques* ou *fonctionnelles*).

Scoliose congénitale. — La scoliose *congénitale* peut être une malformation congénitale secondaire due à une compression par les parois utérines (insuffisance du liquide amniotique) ou des adhérences amniotiques, etc. ; dans ce cas, elle coïncide souvent avec d'autres malformations de même origine, telles, par exemple, que le pied bot. Plus souvent, on trouve une malformation primitive des vertèbres, soit des arcs postérieurs (spina bifida), soit des corps (spina bifida antérieur, Denucé, Œhlecker), état cunéiforme d'une vertèbre, hémiatrophie, développement d'une moitié d'une vertèbre seulement, etc. Ces altérations siègent dans la région sacro-lombaire ou lombaire, au niveau de la cinquième ou des deux premières vertèbres lombaires (Mouchet), ou dans la région cervico-dorsale : on peut constater alors l'action, soit de l'élévation congénitale de l'omoplate, soit de la présence d'une côte cervicale.

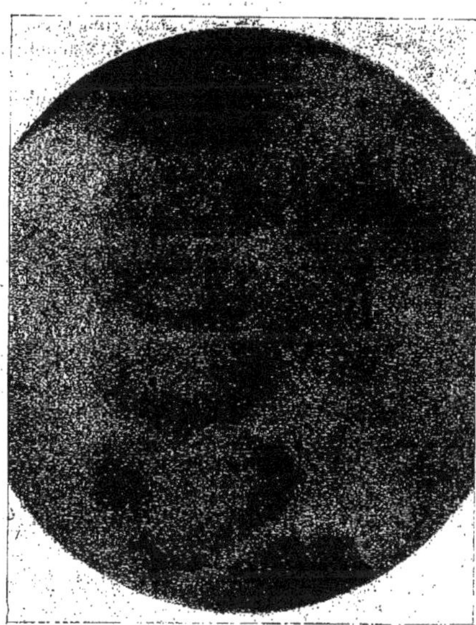

Fig. 187. Scoliose congénitale lombaire (enfant de six mois). Interposition d'un demi-corps cunéiforme entre la deuxième et la troisième vertèbre lombaire (obs. personnelle : radiographie du Pr Bergonié).

Breuss et Kolisko ont signalé de nombreuses altérations congénitales, souvent peu graves, dans la région sacro-lombaire, fusion des apophyses transverses, développement anormal des apophyses articulaires, fermeture incomplète de l'arc postérieur, etc., qui peuvent jouer un rôle dans l'apparition tardive d'une scoliose.

Böhm a indiqué l'importance étiologique des *variations numériques rachidiennes*. Ces variations dans le nombre des vertèbres appartenant à chaque région sont fréquentes, 15 à 16 p. 100 d'après Bardeen. Mais le point le plus important, bien relevé par Böhm, est que les deux moitiés latérales de la colonne peuvent présenter des variations indépendantes. On trouve ces variations surtout à l'union des régions, cervicale et dorsale, dorsale et lombaire, lombaire et sacrée. La variation unilatérale étant produite, on constate comme un effort de l'organisme pour la compenser. S'il n'y a que onze demi-corps vertébraux dorsaux à gauche, ils seront plus longs. D'où une tendance à la courbure latérale. Si on joint à cela les variations des apophyses articulaires, et par conséquent leurs directions différentes (d'où résistance opposée à certains mouvements), on comprend le rôle que ces asymétries peuvent jouer dans l'étiologie de la scoliose.

J'ai appelé l'attention sur les malformations congénitales des disques intervertébraux et de leur *nucleus pulposus*, et leur rôle dans la pathogénie des scolioses. Par suite de troubles apportés au développement de la corde dorsale, le *nucleus pulposus*, dans un ou plusieurs disques voisins, peut être double et asymétrique, ou simple et asymétrique. On conçoit la résistance variable opposée par des disques ainsi constitués à des mouvements en sens opposés et l'importance d'une pareille disposition pour le développement ultérieur d'une scoliose.

Il y a lieu, on le voit, de considérer, au point de vue de son évolution, deux formes de la scoliose congénitale : dans la première, la malformation et la déviation se reconnaissent à la naissance ; dans la deuxième, les lésions étant moins graves, la malformation peut passer inaperçue dans les premiers temps de la vie, et la déviation ne s'accusera que plus tard, au moment de la croissance.

Scolioses acquises. — Je divise les *scolioses acquises* en deux variétés seulement : les scolioses *ostéopathiques* et les scolioses *mécaniques* ou *fonctionnelles*. L'étiologie de ces scolioses est souvent complexe ; dans beaucoup de cas, on voit des causes mécaniques ou fonctionnelles se surajouter aux causes ostéopathiques, et *vice versa*.

Les CAUSES OSTÉOPATHIQUES jouent un rôle beaucoup plus fréquent qu'on ne l'a admis, et, selon moi, toutes les formes graves de la scoliose, celles où on constate des altérations ou des modifications graves dans la forme et la texture des vertèbres, sont d'origine ostéopathique. Je range ici toutes les causes susceptibles d'amener un état inflammatoire ou subinflammatoire altérant la résistance du tissu osseux vertébral, comme le *traumatisme* (ostéite traumatique de Recklinghausen), certaines *intoxications* ou *auto-intoxications* et surtout les *infections*. Or les infections peuvent agir de deux façons différentes. Ou bien elles agissent directement sur le tissu osseux des vertèbres, se développent dans son épaisseur et en altèrent la structure, comme le mal de Pott (infection bacillaire), l'ostéomyélite (infection staphylo ou streptococcique), etc., ou bien l'infection se développe loin du rachis, et ce sont les toxines déversées dans la circulation qui viennent agir à distance sur le développement des vertèbres, diminuent leur résistance et modifient les conditions dynamiques de la colonne vertébrale. Poncet nous a fait voir, par exemple, que, dans la tuberculose, sans lésion tuberculeuse des corps vertébraux, la résistance de ceux-ci pouvait être altérée : dans d'autres cas, il peut se produire, par un processus semblable, des ankyloses plus ou moins étendues des articulations vertébrales de nature à fixer une déviation due à l'affaiblissement osseux. Mais, pour donner naissance à des lésions de ce genre, aucune infection n'est spécifique, et toute toxime, qu'elle provienne d'une infection microbienne ou d'une intoxication, peut intervenir. On pourra voir agir, aussi bien que le bacille de Koch, le gonocoque, le streptocoque, le bacille de Löffler, le bacille d'Eberth, etc. Toutes les pyrexies infectieuses, la scarlatine, la rougeole, la variole, etc., peuvent entraîner des lésions analogues. Il en sera de même d'une éruption furonculeuse, d'un anthrax, de lésions impétigineuses prolongées. Nous n'hésitons pas à ranger dans cette catégorie le rachitisme. Dans ce même ouvrage (t. I, p. 85), Marfan écrivait : « Nous regardons le rachitisme comme le résultat des réactions de défense commune que provoquent dans la moelle osseuse les infections ou les intoxications chroniques, quand elles atteignent un sujet dans les derniers mois de la vie intra-utérine, ou dans les deux premières années de la vie extra-utérine, c'est-à-dire à une période où les réactions de la moelle sont très vives et où l'ossification très active est facilement troublée. Les réactions de défense dont il est question ici... ne sont pas dues à l'action locale, *in situ*, de la cause morbifique, microbe ou poison ; ce sont des réactions à distance, des réactions généralisées, qui se produisent même lorsque l'agent causal et les lésions qu'il détermine restent limités au point d'introduction... » Nous partageons complètement l'avis de Marfan et nous rangeons dans cette catégorie les faits suivants.

Rachitisme. — L'action du rachitisme est très variable. La scoliose rachitique proprement dite apparaît durant le stade aigu du rachitisme et semble due, d'une part, à l'altération des corps vertébraux, à leur ramollissement, et, d'autre part, à l'action de la pesanteur et des contractions musculaires. Les mauvaises positions dans le lit, un lit trop mou suffisent, quand l'enfant est couché ; quand il se lève, le poids de la tête et des épaules entre en ligne de compte. Dans les deux cas, la contraction musculaire peut être une cause de déviation. Il faut aussi envisager ici les mauvaises positions ; quand la mère porte toujours l'enfant sur le même bras, le gauche par exemple, le bassin sera toujours sur le même plan incliné, la fesse gauche abaissée, et l'enfant rejettera le haut du corps vers le sein de sa mère pour y prendre un appui : d'où une scoliose totale gauche. Quand l'enfant marche, il donne presque toujours la même main, généralement la gauche à sa mère : d'où élévation de l'épaule et scoliose totale gauche. Dans les formes précoces de la scoliose rachitique, la déviation latérale se joint presque toujours à de la cyphose (Rebattu et Rhenter). On remarquera d'ailleurs que la cause ostéopathique se complique dans ces cas de causes mécaniques.

Mais il peut arriver aussi que la lésion rachidienne rachitique soit peu prononcée et ne donne pas lieu à l'apparition immédiate d'une déviation apparente : elle laissera en certains points du rachis des tares qui, plus tard, au moment de la croissance, agiront mécaniquement pour amener la déviation.

Les courbures rachitiques ont le plus souvent leur maximum vers la partie moyenne du rachis, à l'union des régions dorsale et lombaire. La tige est trop faible; elle cède à sa partie moyenne (Henle).

On a décrit un rachitisme tardif. A mon avis, et sans parler des tares rachitiques latentes, à action tardive, il est difficile de le distinguer d'une part de l'ostéomalacie et, d'autre part, des ostéites infectieuses dont nous avons parlé plus haut. Nous mentionnerons donc après le rachitisme :

L'*ostéomalacie*, plus fréquente chez les adolescents et les adultes que chez les enfants ;

La *tuberculose* agissant à distance suivant les divers mécanismes indiqués par Poncet. Je mets à part les cas de mal de Pott où l'asymétrie de la lésion vertébrale donne une latéralisation à la gibbosité ;

Tous les cas d'*infection* signalés plus haut : fièvre typhoïde, diphtérie, érysipèle, scarlatine, rougeole, variole, furoncles, anthrax, ostéomyélites extrarachidiennes, etc. Les plaies infectées, les brûlures ayant suppuré sont du même ordre. Les lésions consécutives à ces infections ont, comme nous l'avons vu, été souvent confondues avec celles du rachitisme précoce ou tardif.

Schulthess incrimine aussi la syphilis héréditaire. On voit souvent, dit-il, des petits malades qui ont eu des manifestations même légères de syphilis héréditaire, et qui ont ensuite une scoliose.

L'ostéomyélite vertébrale laisse souvent après elle des déformations rachidiennes ;

Les *affections articulaires* du rachis, rhumatismes, arthrites goutteuses, arthrites déformantes, etc , causent des ankyloses plus ou moins complètes, altèrent le fonctionnement du rachis et entraînent le plus ordinairement des cyphoses ou des cypho-scolioses.

Pour les *traumatismes* rachidiens, je me contente de renvoyer à ce que j'ai dit à propos de la spondylitis traumatique de Kümmel.

Nathan a soutenu que la *puberté*, par les modifications qu'elle entraîne dans la structure et l'évolution des tissus, peut causer dans la structure des corps vertébraux des troubles suffisants pour amener une scoliose. Kirmisson explique cette influenee de la puberté par des troubles digestifs; Coudray, par un processus de déminéralisation; Chipault invoque une sclérose myxœdémateuse, Hertog l'hypothyroïdie et Dalché une dystrophie ovarienne.

Scolioses mécaniques ou fonctionnelles. — Nous avons défini ces scolioses celles qui sont dues à un trouble permanent ou habituel apporté à l'équilibre rachidien. Nous pouvons en considérer deux sous-variétés : 1° les cas ayant une origine *congénitale* ou *pathologique extrarachidienne*; 2° ceux où l'équilibre et le fonctionnement du rachis sont troublés d'une façon permanente ou habituelle par une *cause extrarachidienne non pathologique*.

Avant d'entrer dans l'examen des diverses causes pouvant se rattacher à ces deux sous-variétés, je tiens à dire quelques mots des classifications admises jusqu'ici par la plupart des auteurs, classifications que je n'ai pas cru devoir adopter. Parmi les plus fréquentes des scolioses fonctionnelles, on range ordinairement les scolioses *habituelles*, les scolioses par *surcharge* et les scolioses *statiques*.

La scoliose habituelle (ce qu'en français nous rendrions plus exactement en employant la périphrase de « scoliose due à des causes d'habitude »; Tubby, en anglais, l'appelle « occupation scoliosis »), serait la conséquence d'attitudes vicieuses du rachis prises d'une façon permanente ou habituelle. Nous avons cité plus haut quelques causes de courbure fréquente imposée à la colonne vertébrale. Mais la plus grande importance dans cette classe revient certainement aux causes dites professionnelles. Le petit apprenti qui, tous les jours et pendant la journée entière, doit s'astreindre à garder une position donnée, toujours la même, peut être pris ici pour exemple. A coup sûr ce n'est pas là chez l'enfant le mécanisme le plus ordinaire : c'est surtout à l'école que l'enfant passe la plus grande partie de ses journées, et c'est là que, condamné à une immobilité relative, soumis à la nécessité d'un travail intellectuel plus ou moins absorbant, obligé de prendre pendant des heures entières certaines attitudes en rapport avec l'acte de lire ou surtout d'écrire, il contracte des habitudes d'attitude qui peuvent entraîner la formation d'une scoliose. Nous reviendrons plus loin sur ces *causes scolaires* auxquelles on a attribué une si grande importance.

Une des causes les plus fréquentes de la scoliose habituelle serait l'insuffisance musculaire, due soit à une paralysie ou à une parésie (comme dans le rachitisme), ou à une fatigue rapide comme dans les états de faiblesse générale, anémie, convalescence de maladies graves, etc. Les muscles sont incapables de maintenir longtemps la position droite du rachis. Comme toutes les articulations auxquelles le point d'appui musculaire fait défaut, les articulations rachidiennes prennent alors un point d'appui sur leurs ligaments. Mais les ligaments articulaires ne peuvent fournir un point d'appui qu'à l'état de tension, c'est-à-dire lorsque le mouvement de chaque articulation s'exagère dans un sens ou dans l'autre. De là soit une inflexion en avant (cyphose), soit une série d'infections latérales en sens opposés. Hoffa croit que bien des cas de scoliose pourraient être appelés « scolioses de fatigue ». La scoliose, d'abord passagère, se fixera à la longue par adaptation asymétrique des muscles et des appareils ligamenteux.

Les SCOLIOSES PAR SURCHARGE se confondent en grande partie avec les scolioses habituelles. La théorie de la surcharge de Roser et Volkmann (*Belastungstheorie*) rattache de nombreux cas de scoliose à l'inégale répartition sur un segment rachidien du poids des parties sus-jacentes. Cette répartition asymétrique peut être permanente ou se répéter longuement et fréquemment. Elle peut être due à des causes extérieures, comme le port de fardeaux toujours du même côté, ou à des causes corporelles, comme, par exemple, l'inclinaison permanente de la tête d'un côté, dans le torticolis. La surcharge tend à courber le rachis et à repousser de plus en plus en dehors la vertèbre culminante. La courbe une fois formée se fixe à la longue par suite du développement inégal des appareils ligamenteux et des muscles, et aussi par suite de l'inégale action de la pesanteur sur les points d'ossification des corps vertébraux, les points soumis à une pression plus grande se développant moins en hauteur, et peut-être plus en largeur, que les points moins surchargés.

Le mécanisme des SCOLIOSES STATIQUES est différent. Elles relèvent de toutes les causes pouvant amener de l'obliquité latérale du bassin. Aussitôt que l'axe transversal du bassin et la surface supérieure de la première vertèbre sacrée deviennent obliques, la colonne vertébrale, au lieu de s'élever verticalement, montera obliquement.

Si le rachis continuait à suivre cette même direction, tout le haut du corps serait porté latéralement ; l'équilibre serait rompu, et une chute serait inévitable. Pour empêcher cette chute, le sujet redresse son rachis en sens opposé. Si la courbure ainsi constituée se place dans la partie inférieure de la colonne, l'obliquité du segment sus-jacent à la courbure pourrait amener une chute au sens contraire, si un nouveau redressement placé plus haut, et cette fois en sens opposé au premier, n'intervenait. Ainsi se formeraient non seulement la courbure principale, mais encore les courbures de compensation. Les causes les plus habituelles de ces scolioses statiques sont toutes celles qui aboutissent à une inégalité des membres inférieurs. Nous en reprendrons plus loin l'énumération. Sans discuter ces diverses théories, nous reviendrons à la division que nous avons indiquées plus haut en : 1° cas ayant une origine congénitale ou pathologique extrarachidienne, et 2° cas où l'équilibre statique ou dynamique du rachis est troublé par une cause extra-rachidienne non pathologique.

1° *Scolioses fonctionnelles d'origine congénitale ou pathologique.* — Ces scolioses ne peuvent, par définition, reconnaître comme cause qu'une altération ayant son siège en dehors du rachis (puisque les altérations rachidiennes appartiennent aux catégories décrites plus haut). Schultess établit des distinctions que nous reproduisons en les modifiant légèrement.

DÉVIATIONS PAR ALTÉRATIONS DU SQUELETTE EN DEHORS DU RACHIS. — a. *Anomalies thoraciques* (congénitales ou pathologiques). — Le développement asymétrique des deux moitiés du thorax donne des leviers inégaux pour l'action musculaire, d'où déviations. L'élévation congénitale de l'omoplate (maladie de Sprengel) et l'existence d'une ou plusieurs côtes cervicales s'accompagnent de scolioses qui peuvent être rattachées à cette classe. Mais, d'une façon générale, les déviations rachidiennes se rapportant à cette catégorie sont presque toujours la conséquence du rachitisme. Nous reparlerons plus loin des déformations thoraciques causées par une pleurésie, surtout si la pleurésie a été purulente.

b. *Anomalies du pelvis.* — Par suite d'une malformation congénitale ou d'un défaut de développement, presque toujours d'origine rachitique, le pelvis peut être « amésial ». Le point de départ du rachis au-dessus du sacrum, au lieu d'être dans le plan médian, se trouve alors déplacé latéralement. Une inflexion latérale est dès lors nécessaire pour que la tête ait son plan médian antéro-postérieur coïncidant avec le plan médian du corps.

c. *Anomalies du squelette des membres.* — Leur action est peu prononcée pour les membres supérieurs, mais il n'en est pas de même pour les membres inférieurs. L'inégalité de ceux-ci, quelle qu'en soit la cause, amènera une obliquité de l'axe transversal du bassin, dont une scoliose sera la conséquence fatale. Signalons ici le simple raccourcissement d'un des deux membres inférieurs par troubles de la croissance : j'ai vu récemment un cas dans lequel, à la suite d'un empoisonnement par des gâteaux à la crème, il s'était produit chez deux enfants d'une même famille des troubles du développement osseux irrégulièrement répartis. Chez un de ces deux enfants, l'arrêt de croissance d'un des fémurs avait amené une scoliose. Généralement, ces arrêts de croissance sont consécutifs à des tuberculoses ou à des ostéomyélites. Dans d'autres cas, l'asymétrie est la conséquence d'une croissance exagérée d'un des deux membres inférieurs : une des causes précédentes agissant d'une façon moins énergique sur un des cartilages de conjugaison pourra, par simple irritation, activer son fonctionnement physiologique. Diverses affections ou malformations du pied, notamment le pied plat unilatéral ou bilatéral asymétrique, les pieds bots, les difformités des os de la jambe ou de la cuisse, courbures rachitiques, genu varum, valgum ou recurvatum, celles de la hanche, luxation congénitale simple ou double, coxa vara, ankylose, malpositions de la coxalgie, sans parler des malformations des diaphyses, de leurs fractures vicieusement consolidées, etc., peuvent entraîner l'obliquité du bassin et une scoliose statique.

Depuis longtemps, Morton avait signalé l'importance attribuable au raccourcissement même peu considérable d'un des deux membres inférieurs. Les opinions sur la fréquence relative de ces scolioses sont assez variables : Vogt les croit fréquentes ; Sklifosowsky a trouvé une inégalité des membres inférieurs 17 fois sur 21 scolioses, Staffel 62 sur 230, Taylor 28 fois sur 32. En revanche, Lorenz ne l'a vue qu'une fois sur 100, et Dolega 2 fois sur 230.

Anomalies et maladies essentielles des muscles, congénitales ou acquises. — Nous devons ranger sous ce chef la faiblesse générale musculaire, qui certainement est la cause d'un grand nombre de déviations, mais est souvent d'origine rachitique. Hoffmann attribue fréquemment la scoliose à la perte ou l'affaiblissement non pas de la contractilité musculaire, mais du *sens* musculaire.

Les myopathies essentielles pourraient aussi être envisagées ici. Enfin une mention spéciale serait due au *torticolis congénital* ou *acquis*. Nous renvoyons pour la scoliose consécutive au torticolis à l'article *Torticolis* (p. 535).

Altérations du système nerveux. — Les altérations du système nerveux sont une cause fréquente de déviations rachidiennes. Nous signalerons en particulier, en premier lieu, les *paralysies infantiles* et les *polynévrites périphériques*, puis les *paralysies spasmodiques* (maladie de Little, hémiplégies spasmodiques, etc.) et enfin les *déformations hystériques*. La méningite et la méningite cérébro-spinale, la maladie de Friedreich, la syringomyélie, les néoplasmes médullaires ne constituent que des causes exceptionnelles. Le tabes n'existe guère chez les enfants.

On a beaucoup écrit à propos de la *sciatique* comme cause de scoliose. Je n'y insisterai pas. La sciatique n'est pas une maladie infantile. D'ailleurs, j'ai depuis longtemps émis l'opinion que la scoliose sciatique n'existait pas. Dans les sciatiques essentielles, il s'agit de simples positions prises par le malade pour décharger son membre douloureux. Dans les sciatiques symptomatiques (sacro-coxalgie, arthrites sacro-iliaques, mal de Pott lombaire ou lombo-sacré), la déviation doit être rattachée à l'affection initiale et non à la sciatique. J'ai été heureux de voir Lovett se ranger à cet avis.

La *scoliose hystérique* appartient plutôt à la période de l'adolescence. On la rencontre surtout chez des sujets du sexe féminin. Son apparition est ordinairement brusque et souvent consécutive à un traumatisme léger. La scoliose hystérique peut apparaître isolément, ou en même temps qu'une coxalgie hystérique.

Altérations pathologiques ou fonctionnelles des organes des sens. — Il s'agit surtout ici de troubles unilatéraux apportés au fonctionnement soit de l'ouïe, soit de la vue (anisométropie, myopie prédisposant à la cyphose et à la cypho-scoliose).

Maladies des organes internes. — Les maladies des *organes respiratoires* sont les plus importantes. Les affections du pharynx nasal et surtout les *végétations adénoïdes* paraissent jouer un rôle fréquent (1). La compression de la trachée par un goitre ou par une hypertrophie du thymus influe d'autant plus sur la forme du thorax et du rachis que le rachitisme existe souvent en même temps. L'emphysème pulmonaire, la tuberculose pulmonaire, la pleurésie et surtout la pleurésie purulente, avec ses reliquats pseudo-membraneux rétractiles, entraînent des déformations thoraciques d'abord et ensuite rachidiennes.

Affections cutanées. — Ce sont surtout les rétractions cicatricielles qui peuvent être placées parmi les causes de déviations.

2° *Déviations de cause extérieure.* — Nous avons surtout à envisager ici les déformations professionnelles et scolaires. Cependant, aux causes déjà citées, joignons l'impropriété des diverses pièces de vêtement, l'étude du violon, le port de fardeaux placés asymétriquement, enfant sur un bras, panier tenu d'une main, voire même le décubitus latéral trop prolongé (fig. 188-189), etc. On peut trouver chez les apprentis de véritables déformations professionnelles.

(1) Chauvet (Thèse de Bordeaux, 1909) a démontré que l'obstruction d'une narine amenait des modifications dans l'hémithorax du même côté, par suite, soit de l'existence d'un double courant aérien partant de chaque fosse nasale, ne se mélangeant pas dans la trachée, et aboutissant séparément à chaque poumon, soit d'une corrélation physiologique entre les fonctions musculaires (surtout des inspirateurs) de chaque hémithorax avec la perméabilité de la fosse nasale du même côté.

L'*origine scolaire* de la scoliose infantile comporte deux éléments : 1° le surmenage mental, qui amène le relâchement musculaire tout aussi bien que la fatigue physique, et fait que l'enfant, prenant son appui non plus sur ses muscles mais sur ses ligaments, doit forcé-

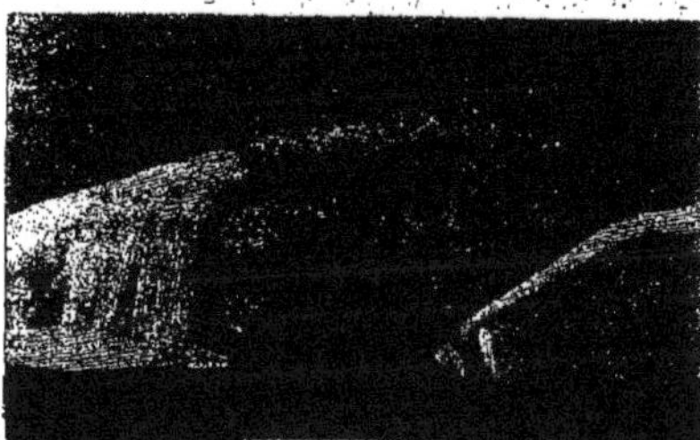

Fig. 188. — Scoliose dorsale droite causée par le décubitus latéral droit trop prolongé.

ment affecter une mauvaise position ; 2° l'impropriété des locaux et du mobilier scolaire. Pour le *local*, et sans parler d'une mauvaise ventilation, il faut signaler l'éclairage défectueux ; si la lumière est insuffisante, elle force les écoliers à rapprocher leurs yeux du livre qu'ils lisent, d'où flexion du corps en avant. Si elle est mal dirigée

Fig. 189. — Scoliose lombaire gauche causée par le décubitus latéral gauche.

elle oblige l'enfant à des contorsions pour permettre aux rayons lumineux d'arriver sur son livre. La question du *mobilier scolaire* a été très discutée. Il faut : 1° éviter qu'une flexion trop prolongée du corps en avant amène la distension des muscles dorsaux ; 2° empêcher les enfants de prendre des attitudes contournées, destinées à donner du repos à certains muscles par un changement de position. Pour cela, une commission scolaire à Boston (1903) a posé les règles suivantes : les pieds de l'enfant doivent reposer sur le sol ou un appui ; le siège sera un peu incliné en bas et en arrière ; sa largeur égalera celle des fesses, sa longueur les deux tiers de celle des cuisses ; le dossier, indispensable, peut, au besoin, ne prendre que la région lombaire ; il monte un peu en avant du bord postérieur du siège, concave transversalement, convexe de haut en bas au niveau du creux lombaire, et un peu incliné en haut et en arrière ; la hauteur de la table doit être telle que l'avant-bras s'appuie naturellement sur elle ; son inclinaison sera d'environ 15°. La meilleure distance entre les yeux et le pupitre est de 40 à 50 centimètres. Pour éviter les discussions auxquelles a donné lieu la question de la « distance » entre le siège et le pupitre, je crois que le siège doit être mobile, au moins dans certaines limites. Il est bon, en effet, quand l'enfant assis écrit, que le siège puisse s'enfoncer sous la table (distance négative) et que néanmoins l'écolier puisse se lever.

La question de l'écriture et de la position en écrivant a été l'objet de nombreuses discussions. Berlin et Rembold ont montré que la ligne transversale unissant les deux yeux est perpendiculaire aux jambages. Le plus souvent l'écolier rejette le corps à gauche, s'appuie sur le bras gauche étendu sur la table et repousse son cahier à droite ; l'écriture étant ordinairement inclinée à droite, la tête s'incline à droite ; le rachis tout entier forme alors une courbure à convexité gauche, d'où à la longue une tendance à la scoliose totale gauche. Dans certains cas, l'enfant relève l'épaule droite pour faciliter les mouvements du bras droit, d'où une scoliose lombaire gauche et dorsale droite. Ce sont là les deux formes les plus fréquentes. Mais tous les enfants qui écrivent mal ne deviennent pas scoliotiques, et il faut tenir compte de la prolongation exagérée de l'attitude vicieuse. La plus grande fréquence de la scoliose chez les filles s'expliquerait par leur attitude assise pendant les récréations et quand elles rentrent chez elles (piano, travaux d'aiguille, etc.), tandis que les garçons se livrent à des jeux plus actifs.

Pour obvier à ces causes, on a proposé le redressement de l'écriture. Malgré des statistiques assez probantes en faveur de l'écriture redressée, Gould (de Philadelphie) a fait observer qu'avec le haut du corps droit et la tête droite, le papier droit, la main et le porte-plume d'aplomb, personne ne pourrait écrire, car la main et le porte-plume cacheraient l'écriture. Pour y voir dans ces conditions, il faut ou se servir d'une plume en baïonnette, ou tenir son porte-plume entre l'index et le médius en l'inclinant, ou le prendre loin de la plume. Le plus simple est de ne pas placer le papier au milieu mais en face de l'épaule droite. En somme, la discussion entre les partisans de l'écriture dite anglaise et de l'écriture droite est loin d'être close, et si je crois l'écriture redressée préférable, je n'estime pas nécessaire d'en faire une obligation absolue.

Il faut noter, d'ailleurs, que, depuis quelques années, certains auteurs tendent à restreindre l'influence des causes scolaires sur l'apparition de la scoliose. Ottendorf admet que ces causes scolaires peuvent produire des attitudes vicieuses, mais non de véritables scolioses avec déformations osseuses et fixation. C'est aussi l'avis de Böhm.

Causes prédisposantes. — Pour les *causes prédisposantes*, on peut admettre les conclusions suivantes : 1° la *situation sociale* est indifférente : la scoliose est à peu près aussi fréquente dans toutes les classes de la société; 2° pour l'*âge*, on voit la scoliose depuis la naissance et à tous les âges : son maximum paraît être entre sept et quatorze ans; 3° en ce qui concerne le *sexe*, il n'est pas certain que la grande prédominance accordée au sexe féminin soit exacte. On peut dire que, chez les adultes, la scoliose semble plus fréquente chez les femmes, que, chez les enfants, les deux sexes paraissent également prédisposés, mais qu'à tous les âges les sujets du sexe féminin viennent se faire traiter en nombre beaucoup plus grand.

Quel rôle joue l'*hérédité* dans la pathogénie de la scoliose? Assez fréquemment, dans les observations des malades, on relève des antécédents héréditaires, remontant parfois à plusieurs générations successives. Eulenburg a noté l'influence héréditaire dans 25 p. 100 de ses cas, Hoffa dans 27,5 p. 100, tandis que Schulthess ne l'a trouvée que dans 10-15 p. 100, et Barwell seulement dans 5,5 p. 100. A coup sûr, dans les scolioses congénitales primitives, l'action de l'hérédité est incontestable. Pour les scolioses congénitales secondaires et celles dues à une cause congénitale extrarachidienne, elle est déjà moins certaine. Pour les formes ostéopathiques ou fonctionnelles, elle est à peu près nulle.

Anatomie et physiologie pathologique. — La *déviation latérale* du rachis, unique, ou multiple et composée de courbures en sens opposés, s'accompagne constamment d'un degré plus ou moins marqué de *torsion*. Les altérations des vertèbres changent suivant la place qu'occupe dans une courbure la vertèbre examinée. Chaque courbure présente un point culminant, le plus éloigné de l'axe médian. La vertèbre placée à ce niveau sera la *vertèbre culminante*. Le point où une courbure se transforme en une courbure de sens opposé, et où la ligne des axes vertébraux franchit l'axe médian du corps, peut être désigné comme le *point d'interférence*. Nous appellerons la vertèbre occupant ce point *vertèbre d'interférence*. Les vertèbres situées entre la vertèbre culminante et la vertèbre d'interférence seront dites *intermédiaires*.

La vertèbre culminante, la plus éloignée de la ligne médiane, présente la déformation la plus marquée. Placée au sommet de la courbure, comme clef de voûte, elle prend une forme de coin. Son corps est oblique du côté de la convexité, tandis que l'apophyse épineuse a son extrémité infléchie du côté concave.

Au contraire la vertèbre d'interférence, au niveau de laquelle la courbure et la torsion changent de sens, prend un aspect en pas de vis. Sa forme générale est peu modifiée. Mais son axe vertical devient horizontal. Les vertèbres intermédiaires se rapprochent de l'un ou de l'autre de ces deux types, suivant qu'elles sont plus ou moins près de la vertèbre culminante ou de la vertèbre d'interférence.

Mais, au point de vue clinique, *ce ne sont pas les lésions osseuses qui offrent le plus d'intérêt.* Le rachis est une colonne formée par la superposition des vertèbres. L'équilibre du système est maintenu : 1° par les ligaments, soit du corps, disques intervertébraux, ligaments communs antérieur et postérieur, soit des apophyses articulaires, soit des lames, ligaments jaunes, et des apophyses épineuses ; 2° par la tonicité des muscles rachidiens à qui on pourrait appliquer l'ingénieuse dénomination proposée par Verneuil de ligaments actifs. Pour que cet équilibre persiste, il faut l'intégrité à la fois morphologique et fonctionnelle de ces divers éléments, muscles, ligaments et os. Or, dans la scoliose, on constate la perte de cette intégrité en même temps pour les trois ordres d'organes. Néanmoins, aux différentes périodes de la maladie, chacun des éléments est atteint dans une proportion très différente.

Au début, dans la période que les auteurs anglais appellent « the postural period », la période des attitudes vicieuses, il n'y a guère de changement dans les os. La suspension cervicale suffit pour faire disparaître les courbures ; il est donc probable que les modifications articulaires sont elles aussi peu importantes. Au point de vue local, et à ne considérer que la statique du rachis, ce qui domine évidemment, c'est l'impossibilité où se trouvent les muscles rachidiens de remplir leur office de ligaments actifs. Il ne s'agit ici ni de rétraction unilatérale, ni de parésie unilatérale. C'est le système musculaire tout entier qui est en cause. Les muscles rachidiens, affaiblis, parésiés, ne peuvent plus maintenir le rachis dans l'extension, et le maintien de l'équilibre est dès lors dévolu aux ligaments passifs. L'action de ceux-ci ne peut s'exercer qu'à leur maximum de tension, c'est-à-dire pour les ligaments ou les fibres ligamenteuses d'un côté, dans la flexion du côté opposé.

Déjà, à cette période, et surtout dans les scolioses ostéopathiques, les éléments articulaires et osseux sont atteints mais d'une façon relativement peu intense, et, au point de vue de la physiologie pathologique, le caractère prédominant est la faiblesse, la parésie musculaire.

Il devient plus difficile, maintenant, de procéder à une division chronologique constante des modifications anatomiques survenant dans les périodes ultérieures. Nous admettons qu'à la deuxième période ce sont les changements ligamenteux qui occupent la place prépondérante. Il est évident qu'à côté d'eux, surtout dans les scolioses ostéopathiques, se rencontrent des altérations osseuses, plus ou moins accusées, modifiant la forme, la structure, la nutrition et le développement des vertèbres. Mais le phénomène qui, selon nous, domine, dans cette période toute l'histoire de la scoliose, c'est la *rigidité*, la *polyankylose rachidienne*. Je sais bien que de nombreux auteurs attribuent la scoliose à la *laxité* des ligaments. Mais il n'y a là, à mon sens, qu'une erreur de mots. La laxité ne peut exister qu'avec de la flexibilité exagérée du rachis. Cette flexibilité se rencontrera ns certaines formes de scoliose. Mais cela est bien rare. Et dans la scoliose arrivée à une certaine période de son développement, on ne la rencontre jamais. Parmi les auteurs mêmes qui invoquent la laxité ligamenteuse comme cause efficiente de la scoliose, il en est, comme Fischer, qui, dans leur description anatomique, énumèrent les modifications que nous considérons comme caractéristiques de la rigidité rachidienne.

La *lésion* la plus importante au point de vue de la rigidité rachidienne est celle des *disques intervertébraux*. Les disques voisins de la vertèbre culminante deviennent cunéiformes : les biseaux du coin sont taillés à peu près également aux dépens des deux faces. La pointe est tournée vers la concavité de la courbure ; cette pointe peut être si mince que les deux vertèbres sus et sous-jacentes paraissent accolées à ce niveau, et la disparition de cette pointe peut même permettre l'accolement et la soudure des bords vertébraux. Au niveau des vertèbres d'interférence, la forme générale du disque est conservée. Mais les lésions les plus importantes des disques, c'est d'une part la disparition plus ou moins complète de leurs éléments élastiques, et, d'autre part, le déplacement du *nucleus pulposus*, qui, au lieu d'être central, est repoussé à la périphérie du côté convexe. Les dimensions du nucleus sont moindres qu'à l'état normal ; sa substance, au lieu d'être semi-liquide, devient pulpeuse, presque sèche, friable, brunâtre. J'ai dit déjà que, dans certains cas de sco-

Fig. 190. — Côte droite provenant d'une courbure dorsale à convexité droite.

liose congénitale, les altérations des disques pouvaient être primitives. Ces altérations compromettent l'élasticité de l'anneau périphérique du disque et l'incompressibilité et la mobilité du nucleus. Le défaut d'élasticité nécessite pour chaque mouvement une dépense musculaire plus grande. De même, les modifications du nucleus font que le retour à la position initiale est sous la dépendance exclusive de la contraction musculaire, au lieu de se faire plus ou moins automatiquement. Puis, peu à peu, le disque et son noyau prennent une forme nouvelle, et la difformité n'est plus réductible, même avec l'aide d'une action extérieure.

Le ligament jaune du côté concave se rétracte, et, des deux côtés, les éléments élastiques font place à du tissu fibreux inextensible. Pour les articulations des apophyses articulaires, les ligaments constituent une capsule plus épaisse, plus courte, plus serrée du côté de la concavité. Le ligament vertébral commun antérieur offre aussi des modifications importantes ; du côté des concavités, il se raccourcit et présente un bord épais : il s'allonge et s'amincit du côté des convexités.

La déviation latérale et la torsion des vertèbres agissent secondairement sur les *côtes*. A leur partie postérieure, les côtes suivent d'abord la direction des apophyses transverses ; du côté convexe, elles se dirigent en arrière, puis reviennent en avant en décrivant un angle arrondi au début, puis de plus en plus aigu, à mesure que la scoliose est plus ancienne et plus grave. La série de ces angles constitue la gibbosité postérieure. Du côté concave, les côtes d'arrière en avant ont un trajet plus direct ; leurs angles sont moins marqués, mais les cartilages costaux pour se raccorder au sternum s'infléchissent, formant une saillie plus ou moins prononcée (gibbosité antérieure). Les côtes du côté convexe ont un trajet divergent ; celles du côté concave sont horizontales et peuvent même converger et se mettre en contact.

A la région lombaire, le trajet antéro-postérieur des apophyses transverses du côté convexe fait que l'extrémité de ces apophyses est saillante sous les muscles et constitue la saillie paraspinale du côté convexe.

Le *sternum* n'offre une déviation importante que dans les cas graves ;

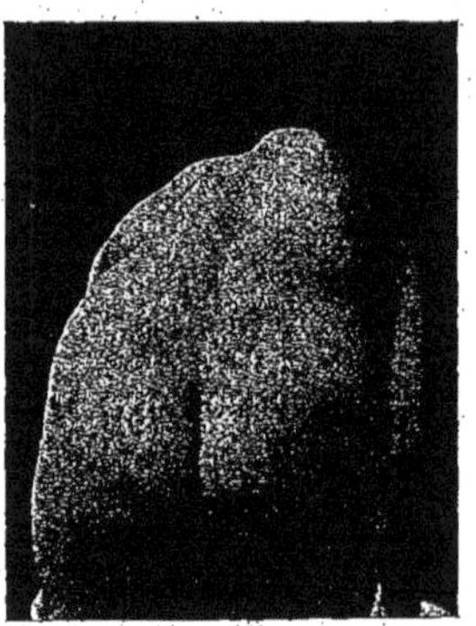

Fig. 191. — Scoliose dorsale droite. Gibbosité costale droite. Trajet oblique des côtes gauches.

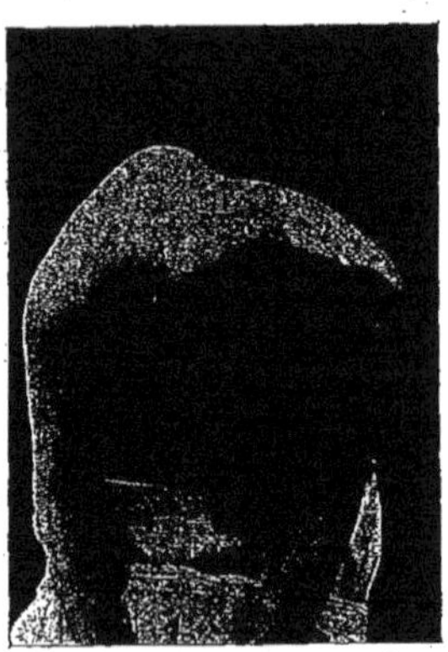

Fig. 192. — Même malade, vu d'avant en arrière.

est alors plus ou moins oblique, et son bord du côté concave est plus proéminent.

Le *thorax*, dans les courbures purement lombaires, n'offre guère de modification. Dans les courbures dorsales, au contraire, il peut être fortement altéré. Il paraît déplacé en masse vers la convexité de la courbe rachidienne. Les gibbosités costales, antérieure et postérieure, étant aux deux extrémités d'un même diamètre oblique, ce diamètre est allongé. Le diamètre oblique, par contre, est raccourci. La capacité de l'hémithorax du côté convexe est très diminuée.

Les *omoplates* ont une position en rapport avec la forme du thorax : la gibbosité costale éloigne du rachis l'omoplate correspondante, et, si la gibbosité est haute, l'élève : quand la gibbosité représente un angle aigu, la direction de l'omoplate peut devenir antéro-postérieure.

Le *bassin* est d'autant plus affecté que la courbure principale est plus basse. Le sacrum se redresse ; le détroit supérieur prend une obliquité inverse de celle du thorax. Dans les cas habituels, ces altérations sont à peine notables.

Dans les scolioses anciennes, le *crâne* et la *face* sont parfois asymétriques (Hoffa). Cette asymétrie est en général peu importante. Schulthess n'admet son existence que dans la scoliose rachitique ou dans les cas de scoliose secondaire à un torticolis.

Les *organes internes* peuvent offrir des modifications dans leur forme, leur situation, leur direction. Le cœur est déplacé dans les cas graves, mais, par suite de la gêne apportée à la circulation pulmonaire, il est souvent hypertrophié, dilaté. L'aorte accompagne la déviation dorsale et se trouve ainsi infléchie. Au contraire, l'œsophage suit son trajet direct. Les reins sont déplacés suivant la forme de la courbure ; ils ne sont plus à la même hauteur ; l'un d'eux paraît plus allongé et l'autre plus arrondi. Le diaphragme et le foie peuvent être abaissés. Mais l'altération la plus importante est celle que subissent les poumons ; surtout le poumon situé du côté de la convexité est comprimé, se développe mal, fonctionne d'une façon défectueuse. Les poumons des scoliotiques sont prédisposés à la tuberculose, à l'emphysème et à toutes les infections inflammatoires.

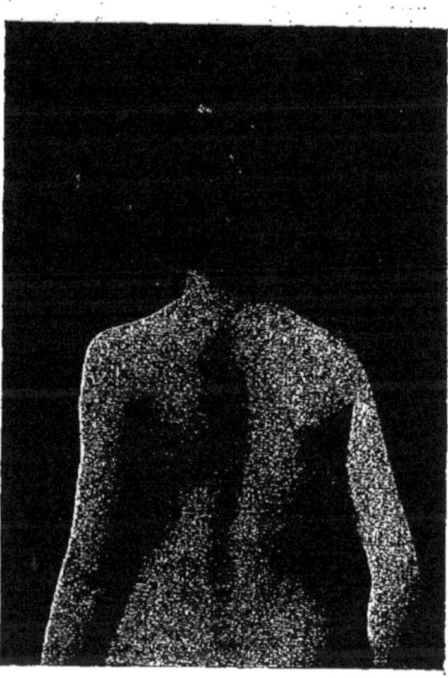

Fig. 193. — Scoliose dorsale droite. Déviation de la ligne des apophyses épineuses.

En résumé, le caractère le plus essentiel, dans la plupart des scolioses, est la *rigidité rachidienne*, due aux modifications des disques et des ligaments et aux altérations du squelette. C'est surtout contre cette rigidité, cette « polyankylose vertébrale » que le traitement devra lutter.

Symptômes. — Nous examinerons successivement les signes de la scoliose en général et ceux des principales formes anatomiques et étiologiques en particulier. Les symptômes physiques de la scoliose en général peuvent être divisés en : a. *rachidiens* ; b. *pararachidiens* ; c. *extrarachidiens*.

Signes physiques. — *a.* Il n'y a qu'un seul SIGNE RACHIDIEN objectif, c'est la *déviation de la ligne des apophyses épineuses.* Si on marque avec un crayon dermographique l'extrémité de chaque apophyse épineuse, et que d'autre part on établisse une ligne droite unissant l'apophyse de la septième cervicale à la crête sacrée, il devient très facile de reconnaître les courbures que décrit la ligne des apophyses épineuses. Nous avons d'ailleurs dit, en anatomie pathologique, que ces courbures ne représentent qu'une partie minime de la déviation; elles suffisent néanmoins pour en donner une idée. Il est bon de mesurer chacune des courbures par sa flèche maxima, c'est-à-dire la distance qui sépare le point le plus en dehors de la courbure et la ligne médiane à ce niveau; on note l'apophyse épineuse à la hauteur de laquelle cette mensuration a été prise. On cherche de même à quelle apophyse épineuse correspondent les points d'interférence où la ligne des apophyses épineuses franchit la ligne médiane pour s'incurver en sens opposé. On place alors le sujet dans la suspension cervicale, de façon à décharger la colonne et voir l'effet produit par l'extension. On se sert pour cela d'un collier de Sayre; mais, à défaut de cet appareil, il suffira de faire pendre le patient par les bras, ou même, s'il s'agit d'un petit enfant, de le faire enlever par un aide qui le prendra sous les aisselles. Les modifications apportées à la ligne des apophyses épineuses comme aussi à tous les signes d'asymétrie dorsale doivent être reconnues avec le plus grand soin. Elles jouent un rôle important au point de vue du diagnostic et du pronostic. La déviation se corrige-t-elle entièrement, il ne s'agit que d'une scoliose posturale, d'une simple malposition absolument et complètement redressable; le redressement est-il partiel, la scoliose n'est pas entièrement fixée, et on peut espérer par le traitement obtenir pour la colonne vertébrale une amélioration qui, le plus souvent, équivaudra au degré de redressement atteint dans la suspension. Mais, à ce point de vue, il est très important de noter si le redressement se produit par le redressement même de la courbure, ou par des modifications se passant dans d'autres parties du rachis. Si, au contraire, la déviation n'est nullement corrigée par la suspension, c'est que la scoliose est fixée; son pronostic est naturellement plus grave, et le traitement sera plus difficile et d'une efficacité moins certaine (fig. 193).

En même temps que la déviation latérale, on doit rechercher les déviations antéro-postérieures, cyphose ou lordose, dans chaque région.

Henle ajoute ici la recherche de la flexion latérale du rachis, dont l'asymétrie est un signe précoce et indique l'établissement de la rétraction musculaire, le malade étant impuissant à donner aux muscles rétractés leur longueur normale. On notera de chaque côté le point où se fait la flexion latérale; en général, au niveau de chaque courbure, la flexion latérale se fait plus facilement du côté de la concavité que du côté opposé, celui où elle amènerait le redressement de la courbure.

Un autre signe rachidien, inconstant, mais important au point de vue du diagnostic étiologique, puisque c'est un signe certain de congénitalité, est la présence du *trou épineux*. En suivant du doigt la ligne des apophyses épineuses, on constate au niveau de la courbure et plus particulièrement de son point maximum une dépression due à l'absence ou au développement incomplet d'une ou plusieurs apophyses épineuses voisines. En général, ce signe se révèle non seulement à la palpation, mais encore à la vue ; l'absence de l'apophyse épineuse ou des apophyses épineuses s'accompagne d'une dépression plus ou moins marquée du tégument, qui rappelle assez ce que donnerait une impression digitale. Cette dépression peut être tapissée par de la peau normale, ou présenter un caractère cicatriciel. Il peut y avoir à ce niveau de l'hypertrichose. Nous avons étudié ces différents aspects à propos du spina bifida (p. 320); nous n'y reviendrons pas ici. Il nous suffit de rappeler que la présence d'un de ces trous avec ou sans modification du tégument indique qu'il y a eu à ce niveau un *spina bifida*, *occulta* ou *occlusa*.

En même temps que ce signe, on rencontre généralement cette forme de déviation spéciale à la scoliose congénitale, la courbure brusque, peu étendue, de rayon court, en crochet.

Il faudrait en outre parler ici, à titre de signe rachidien subjectif, de la *sensibilité rachidienne*, et notamment de la douleur obtenue par la pression exercée sur les apophyses épineuses ou transverses. Mais je crois, avec Schanz, que cette sensibilité est due à l'insuffisance vertébrale, et je renvoie pour sa description et les moyens de la rechercher à l'étude que j'ai faite de cette affection (p. 382).

b. Comme SIGNES PARARACHIDIENS, je ne vois à signaler que la *gibbosité costale* dans la région dorsale et la *saillie pararachidienne*, dans la région lombaire. La gibbosité, nous l'avons vu, est due surtout à la déformation des côtes au niveau de leur angle postérieur, du côté convexe. Cette gibbosité, plane dans les cas les plus légers, est arrondie dans les cas de moyenne gravité (fig. 194) et devient transversalement angulaire dans les cas les plus graves (fig. 195). On notera le nombre de côtes prenant part à la gibbosité. On constatera aussi la disposition des côtes du côté concave. En examinant la gibbosité et l'aplatissement du côté opposé, on pourra apprécier approximativement le degré de la rotation. La gibbosité s'observe mieux en faisant incliner le malade en avant de façon à ce que son dos soit à peu près horizontal, et en lui ordonnant de laisser tomber ses bras, verticalement, ce qui, en ramenant les omoplates en avant, dégage la gibbosité.

Dans la région lombaire, la saillie pararachidienne est due au soulèvement de la masse musculaire par les apophyses transverses du côté convexe. Cette saillie est plus ou moins allongée, plus ou moins marquée transversalement. Du côté concave, on peut trouver dans la région correspondante une dépression plus ou moins notable. Dans la flexion horizontale du thorax, la saillie pararachidienne lombaire peut conserver le même aspect, s'atténuer ou s'exagérer. S'il y a atténuation, le pronostic est bénin ; s'il n'y a pas de modification, la scoliose est de gravité moyenne ; s'il y a exagération, la scoliose lombaire est grave (Gourdon).

Puis, regardant le malade de

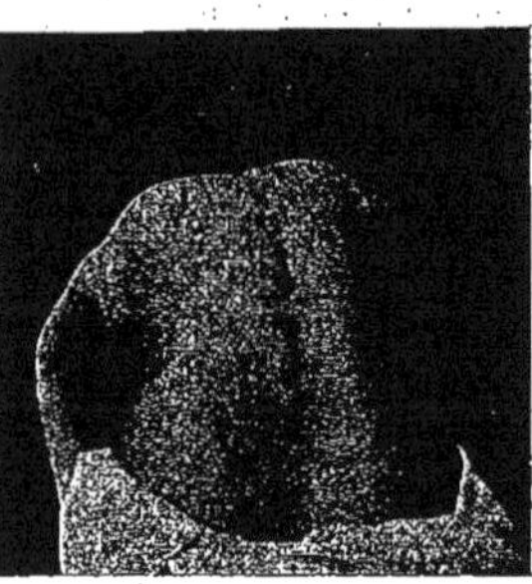

Fig. 194. — Scoliose dorsale droite. Gibbosité costale arrondie (2e degré).

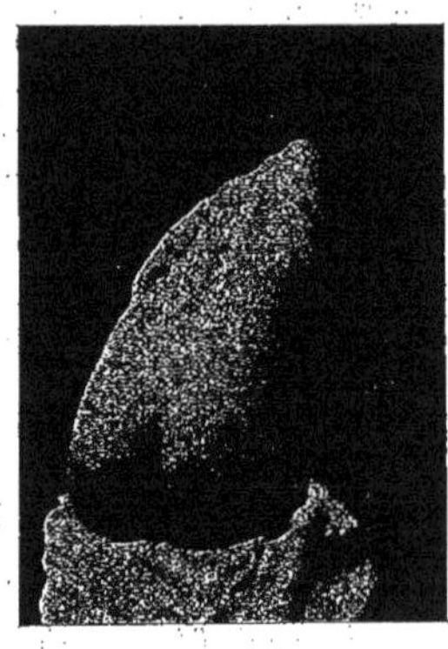

Fig. 195. — Scoliose dorsale droite. Gibbosité costale postérieure angulaire (3e degré).

face, on étudiera la *gibbosité antérieure* due à la saillie des angles costaux antérieurs, et placée du côté opposé à celui de la gibbosité costale postérieure, et, le cas échéant, la déviation sternale.

c. Les SIGNES EXTRARACHIDIENS sont les plus nombreux. Ils sont donnés en premier lieu par l'examen des *omoplates*, qui ne sont plus symétriques ; une des omoplates est plus élevée que l'autre : leur position varie, le bord postérieur faisant d'un côté une saillie plus marquée, etc. La position de l'omoplate est commandée par la forme du thorax, le poids du membre supérieur et la tension de divers muscles. Nous reviendrons sur les signes scapulaires en étudiant les formes cliniques de la scoliose.

Les courbures des *clavicules* sont quelquefois modifiées.

La symétrie des deux *contours des épaules* est altérée : une des épaules est plus haute que l'autre. C'est généralement l'épaule du côté convexe qui est la plus élevée : mais ce peut être le contraire dans certaines variétés. Nous y reviendrons.

L'*attache du bras* au tronc paraît « pédiculée » du côté concave et « sessile » du côté de la convexité dans les formes hautes de scoliose dorsale (fig. 196).

Les *contours latéraux du cou* doivent aussi être observés, mais ce sont surtout les *contours latéraux du tronc* qui donnent des renseignements importants. En bas, les fesses ne sont plus égales : une d'elles peut être aplatie. Une des hanches paraît beaucoup plus développée que l'autre ; ce fait est dû à la déflexion de la colonne lombaire dans le sens opposé ; mais il peut aussi être la conséquence d'une atrophie de l'os iliaque du côté de la convexité lombaire (Böhm, Desfosses) (fig. 197).

Au-dessus des hanches, les *angles de la taille* diffèrent notablement des deux côtés : du côté de la convexité lombaire, l'angle est effacé, tantôt seulement moins profond et arrondi, tantôt remplacé par une ligne droite, tantôt enfin par une courbe saillante en dehors. Du côté de la concavité, au contraire, l'angle est approfondi et généralement aigu. Des plis cutanés partent du sommet de l'angle (fig. 198).

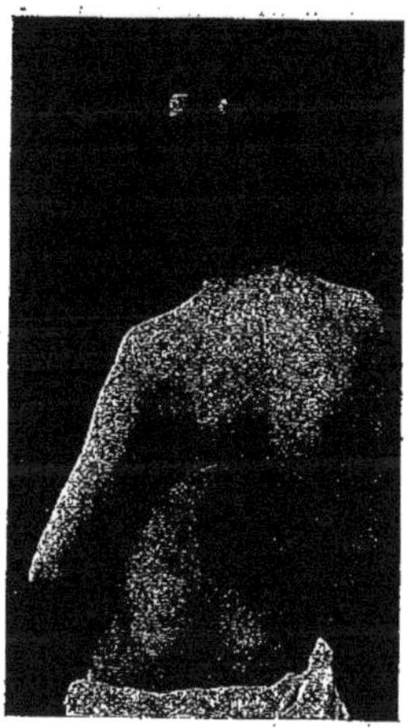

Fig. 196. — Scoliose dorsale droite. Asymétrie des contours des flancs. Élévation de l'épaule droite. Bras droit sessile ; bras gauche pédiculé. Transfert du haut du tronc à droite.

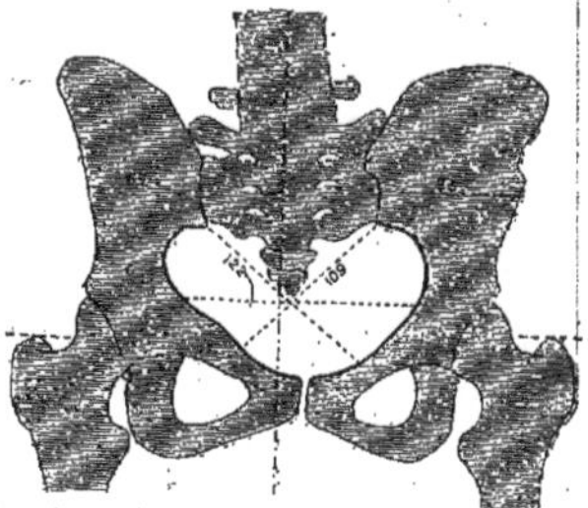

Fig. 197. — Radiographie de scoliose lombaire gauche (Max Böhm).

De l'angle de la taille à l'attache du bras, le *flanc* du côté de la concavité dorsale monte verticalement, ou en décrivant une courbe rentrante plus ou moins prononcée ; du côté de la convexité dorsale, il s'élève obliquement en dehors, décrivant souvent une ligne courbe saillante en dehors et en bas (fig. 196).

Le thorax est souvent aplati d'avant en arrière, diminué de capacité.

Bien entendu, on ne manquera pas d'examiner les *membres infé-*

rieurs et leurs longueurs respectives, les affections dont ils peuvent être le siège, etc. La longueur respective des deux membres inférieurs, difficile à mensurer, s'apprécie mieux en comparant les deux plis sous-fessiers. Si ces plis sont symétriques, les deux membres sont probablement égaux; s'ils ne sont pas à la même hauteur, ou si l'un d'eux étant horizontal, l'autre est oblique en bas et en dehors, on met successivement des cales sous le pied du membre qui paraît le plus court : la hauteur des cales nécessaires pour rétablir la symétrie donne d'une manière approximative la longueur du raccourcissement. D'une façon générale, on passera en revue tous les organes, tous les appareils dont nous avons indiqué le rôle étiologique possible ou les altérations secondaires.

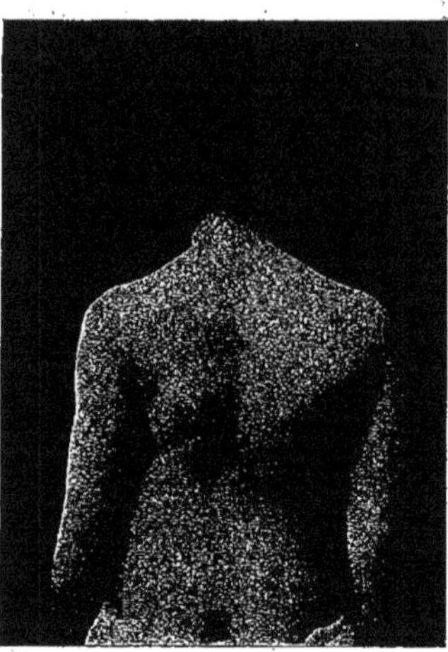

Fig. 198. — Scoliose dorsale droite, lombaire gauche. Approfondissement de l'angle de la taille droit. Asymétrie des contours thoraciques, de l'attache des bras, des contours du cou.

La *radiographie* du rachis est utile. Elle révèle les malformations congénitales ainsi que les lésions acquises des corps vertébraux ou les déformations des disques, et renseigne sur l'état des courbures.

Symptômes fonctionnels. — Les symptômes fonctionnels dans la scoliose et, d'une façon plus étendue, les symptômes généraux, peuvent dépendre de deux ordres de causes : 1° de l'affection générale dont la scoliose est la conséquence ; 2° de la déformation scoliotique même. Nous laisserons de côté ici les symptômes relevant de la première catégorie. Quant aux symptômes du deuxième ordre, nous devons tout d'abord rappeler ce que nous avons dit à propos de la douleur; la scoliose par elle-même, sauf, bien entendu, dans les formes ostéopathiques, n'est pas douloureuse. Avec Schanz, nous croyons que les douleurs dont se plaignent les malades sont le plus souvent surajoutées. Elles sont rarement spontanées, le plus habituellement révélées par la pression sur les apophyses épineuses ou transverses, et relèvent d'une insuffisance vertébrale. Nous ne pouvons, à ce sujet, que renvoyer à l'étude que nous avons faite plus haut de l'insuffisance vertébrale.

Hoffa signale ici une tendance à l'ectasie des veinules cutanées, tendance qui nous paraît devoir être rattachée plutôt aux troubles circulatoires sur lesquels nous allons revenir, une hyperhidrose assez marquée surtout dans le sillon correspondant à la ligne des apophyses épineuses, et enfin une pilosité plus marquée au niveau de la partie culminante de la déformation. J'ai rencontré assez souvent l'hyperhidrose localisée que mentionne Hoffa : elle dépend aussi, sans doute, des troubles circulatoires ci-dessus mentionnés. Quant à l'exagération du système pileux au niveau de la gibbosité, je suis d'avis qu'elle n'existe que dans certaines formes congénitales, où elle indique l'existence d'un *spina bifida occulta* ou *occlusa*, cause probable de la déformation.

C'est seulement à une période avancée de la scoliose, quand les déformations ont acquis un caractère exagéré, qu'on voit apparaître des troubles fonctionnels assez graves pour attirer l'attention. Ils portent essentiellement sur les appareils respiratoire et circulatoire et accessoirement sur les viscères abdominaux.

Du côté de l'APPAREIL RESPIRATOIRE, au point de vue clinique, on observe de la difficulté de la respiration, qui est courte, anhélante; l'inspiration est raccourcie, saccadée, ce qu'on constate sans peine à l'auscultation. Cette brièveté de la respiration est due surtout à la diminution de capacité de la cavité thoracique. Le poumon du côté convexe, dans les cas de déviations dorsales graves, ne peut jouer dans la respiration et notamment dans l'inspiration qu'un rôle restreint. Comprimé dans l'étroite gouttière formée en dedans par la convexité rachidienne et en dehors par la paroi costale déviée, le poumon du côté convexe ne peut contenir qu'un volume d'air restreint, et son action respiratoire est des plus faible. Le poumon du côté concave, quoique moins à l'étroit, a cependant une capacité moindre qu'à l'état normal. De plus, les côtes inférieures de ce côté ont, en général, un trajet ascendant qui les place en position d'inspiration plus ou moins forcée; leur action pour les mouvements inspiratoires est donc annulée; enfin le trajet oblique du diaphragme ascendant vers ces côtes n'est pas favorable à son fonctionnement dans l'inspiration. C'est pour cela que l'inspiration est si courte, si saccadée, du moins dans les cas avec déviation grave. Pour suppléer à l'insuffisance des mouvements respiratoires, le malade est obligé de faire des inspirations multiples, répétées, parfois même désordonnées. A la percussion, les limites pulmonaires sont peu précises : au niveau de la gibbosité costale, on trouve de la matité, que Schulthess regarde comme une simple tonalité osseuse, mais qui me paraît aussi attribuable à la minceur de la couche pulmonaire contenue dans l'étroite cavité du thorax au niveau de la gibbosité, et à l'atélectasie de ce tissu. Immédiatement au-dessous de la gibbosité, au contraire, on trouverait à la percussion du tympanisme. Du côté concave, on trouve de la sonorité, qui paraît aller jusqu'à la ligne des apophyses épineuses, empiétant en quelque sorte sur les apophyses transverses de ce côté. A l'auscultation, on peut rencontrer du côté de la concavité, en dehors des irrégularités de l'inspiration, des râles, des bruits de souffle divers. A la base du côté convexe, on entend souvent aussi, dans l'inspiration profonde, des craquements particuliers, voire même un bruit de souffle qui pourraient faire croire à un début de pleurésie.

Appareil circulatoire. — Ces signes indiquent surtout l'atélectasie du tissu pulmonaire. Mais on comprend que des poumons ainsi comprimés d'une façon permanente ne puissent pas avoir une circulation normale. D'où, des troubles circulatoires. En effet, la circulation est gênée, surtout la circulation de retour. Il y a une tendance à la congestion, à l'œdème, une nutrition défectueuse qui expliquent la fréquence des accidents inflammatoires des poumons et des bronches, et la prédisposition à la tuberculose pulmonaire, que nous avons déjà signalée.

Ces troubles de la circulation pulmonaire, à la longue, retentissent sur le *cœur*. Nous avons vu, à l'anatomie pathologique, que le cœur était déplacé et souvent dilaté, surtout le cœur droit. Mais il ne faut pas s'attendre à trouver toujours des signes très nets de cette dilatation, de cette hypertrophie. En effet, d'une part, le déplacement du cœur peut dissimuler en partie l'augmentation de volume du cœur droit. D'autre part, comme le bord antérieur du poumon gauche est souvent emphysémateux, il s'insinue entre le cœur et la paroi thoracique et altère les résultats que donnerait la percussion. En raison du déplacement habituel du diaphragme, la pointe du cœur est souvent remontée, dans le quatrième et même le troisième espace intercostal : le choc de la pointe est rarement net ; il est plutôt diffus. On le trouve en général en dedans de la ligne mamelonnaire.

Les troubles de la circulation cardiaque s'indiquent au début par la saillie des veines jugulaires, puis une légère cyanose de la face. Plus tard la stase veineuse se manifeste plus loin, aux membres supérieurs et dans la gouttière dorsale. Les troubles de la respiration s'accentuent ; la respiration est de plus en plus courte, anhélante ; on voit entrer en jeu dans l'inspiration des muscles comme le petit pectoral, dont le rôle à l'état normal est peu visible. Puis surviennent des œdèmes, des hydropisies. La cyanose augmente, et la dyspnée peut amener des accidents de plus en plus graves.

Cavité abdominale. — Du côté de la cavité abdominale, on peut noter de l'*augmentation* de volume *du foie* et un fonctionnement vicieux de l'appareil gastro-intestinal, surtout de la constipation. Il y a souvent de l'anorexie. Les ptoses viscérales sont fréquentes.

Schulthess a signalé la possibilité d'une myélite de compression analogue à celle du mal de Pott, mais ayant une évolution beaucoup plus lente. Il ne s'agit là que de faits au moins exceptionnels.

Marche. — La marche de la scoliose est d'ordinaire très lente. On l'a divisée, un peu arbitrairement, en trois stades, qui, cliniquement, se confondent en partie. Dans une période prodromique, dite posturale ou préscoliotique, inconstante, on constate une mauvaise tenue habituelle, mais se corrigeant facilement, d'une manière tant active que passive. Quelquefois, à cette période, sans qu'on puisse trouver de signes de déviation ou de torsion, le haut du tronc paraît déplacé latéralement par rapport au bassin, et il semble que le dos soit plus large d'un côté du rachis que de l'autre. Je ne fais que mentionner ici les nombreuses affections signalées à propos de l'étiologie et qui peuvent précéder l'apparition de la scoliose.

Le premier stade est dit stade de la *scoliose mobile.* L'attitude vicieuse prend tous les caractères de la scoliose, mais le malade peut encore se redresser activement d'une façon notable, et la suspension cervicale donne un redressement plus ou moins complet. Dans le deuxième stade, stade de la *rétraction*, les déformations secondaires, les courbures de compensation s'accusent, et la déformation ne se laisse plus réduire que partiellement. Le troisième stade est celui de la *fixation.* C'est à ce moment que la suspension n'influe plus sur la déviation, ne redressant que le déjettement latéral du haut du corps. C'est alors qu'on trouve les altérations et les déplacements des organes internes. Mais toutes les scolioses n'arrivent pas à ce degré grave. L'affection peut s'arrêter au premier ou au deuxième stade.

A cette division en périodes, Gourdon a proposé de substituer une **division par degrés**, basée pour les scolioses dorsales sur la forme de la gibbosité costale postérieure, le premier degré, le moins grave, caractérisé par une gibbosité plane, le deuxième par une gibbosité arrondie, le troisième, le plus grave, par une gibbosité formant un angle aigu dans le sens transversal. Pour les déviations lombaires, la division en degrés s'appuie sur la modification que fait subir à la saillie paraspinale la flexion du tronc jusqu'à ce que le dos soit horizontal. Le premier degré correspond à l'atténuation de la saillie, le deuxième à sa non-modification, le troisième à son exagération dans cette position de flexion. Cette division, au point de vue clinique, me paraît plus utile que la précédente.

Formes cliniques de la scoliose. — Il nous faut maintenant passer brièvement en revue les principaux symptômes qui se groupent dans les diverses formes cliniques de la scoliose. Nous les examinerons successivement dans chaque localisation anatomique de la déformation, c'est-à-dire : 1° dans la forme totale ; 2° dans chacune des formes localisées, lombaire, dorsale, lombo-dorsale et dorso-cervicale, enfin dans les scolioses complexes.

Nous établirons ensuite le tableau clinique des différentes formes étiologiques.

Variétés anatomiques. — SCOLIOSE TOTALE. — La courbure, unique, commence en bas, juste au-dessus du sacrum, et se termine en haut de la région dorsale, ou un peu plus bas, la colonne rejoignant la ligne médiane un peu au-dessous du commencement de la région dorsale. La scoliose totale est presque toujours convexe à gauche. Schulthess dit que 10 p. 100 des scolioses totales sont droites ; d'après ce que j'ai vu, je crois ce chiffre exagéré. La scoliose totale gauche peut présenter deux formes : la *forme commune* et la *forme à rotation paradoxale* (Kirmisson).

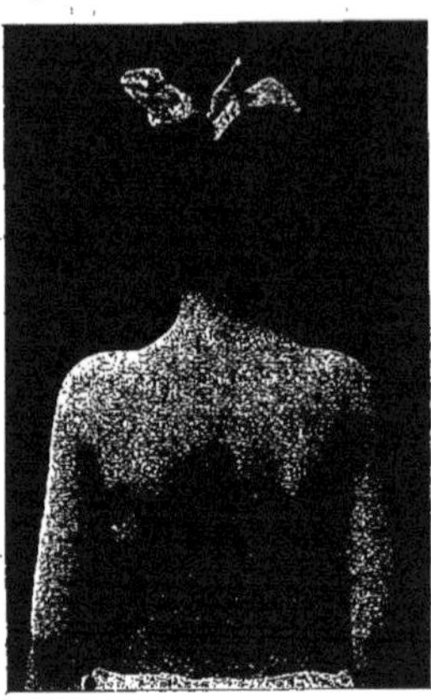

Fig. 199. — Scoliose totale gauche commune au début.

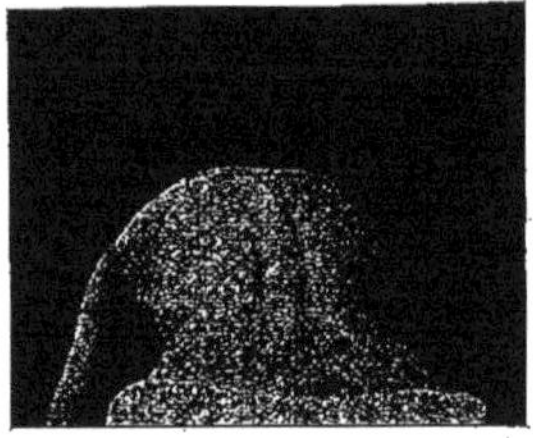

Fig. 200. — Même malade en flexion.

Je n'entends pas, en dénommant la première forme « commune », que ce soit la plus fréquente : j'entends seulement qu'au point de vue de la rotation elle suit la règle commune.

La scoliose totale gauche se voit assez souvent chez le nourrisson et l'enfant en bas âge ; on la rencontre d'ailleurs à tous les âges et notamment à la période scolaire. Elle paraît à peu près aussi fréquente chez les garçons que chez les filles. D'après Lovett, le nombre des scolioses totales augmenterait avec l'âge chez les garçons, jusque vers dix-huit ans. Chez les filles, après douze ans, ce nombre diminuerait, alors que les scolioses lombaires deviendraient plus fréquentes.

La déviation du rachis et, dans la forme commune, la torsion sont très peu marquées ; il se fait au-dessus du sacrum une légère inclinaison du rachis à gauche, et le rachis décrit une courbe allongée pour revenir à la ligne médiane en haut de la région dorsale. Le haut du corps paraît déplacé du côté de la convexité (fig. 199). Les signes para et extrarachidiens sont très peu apparents. Le signe presque unique de cette forme est donc la déviation de la ligne des apophyses épineuses avec le déplacement latéral du haut du corps, qu'on apprécie en faisant passer un fil à plomb au niveau de la septième apophyse épineuse cervicale.

Le fil tombe à gauche du sillon interfessier.

La flexion du corps en avant permet d'apprécier une saillie assez faible des angles costaux postérieurs du côté convexe (fig. 200). L'épaule du même côté est légèrement surélevée (fig. 201).

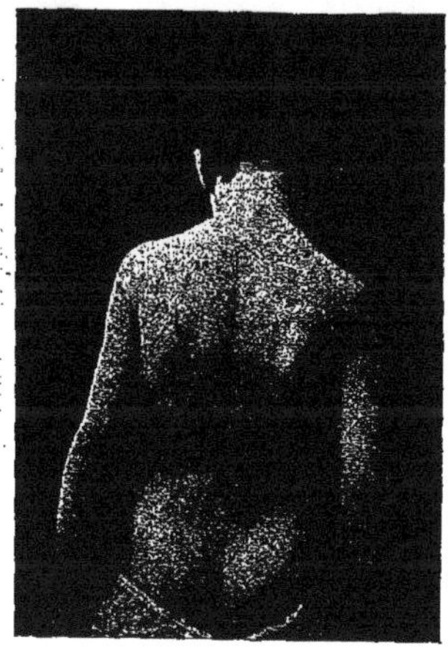

Fig. 201. — Scoliose totale gauche commune.

La flèche de cette déviation, à son point culminant, en général dans la région lombaire supérieure ou dorsale inférieure, ne dépasse guère 2 ou 3 centimètres. Il n'y a pas de courbures de compensation, et, si on ne connaît pas bien cette forme, on peut ne pas reconnaître l'existence de la scoliose.

Dans la forme à *rotation paradoxale*, la déviation de la ligne des apophyses épineuses est exactement comme dans la forme précédente, à gauche, et cependant c'est à droite qu'on trouve des signes de rotation, d'ailleurs en général assez peu prononcés.

Lovett donne comme caractéristiques de cette forme les quatre signes suivants : 1° la courbe totale convexe à gauche de la ligne des apophyses épineuses ; 2° l'élévation de l'épaule gauche (fig. 202) ; 3° la protrusion en arrière de l'omoplate droite (fig. 203) ; 4° dans la flexion complète du tronc en avant, une légère saillie du côté droit du thorax au-dessus du niveau du côté gauche (fig. 204). Il faut joindre à ces signes l'effacement de l'angle de la taille gauche (fig. 202). Le redressement à la suspension est total. La flexion latérale est à peu près normale.

On a beaucoup discuté sur l'origine et le mécanisme de cette rotation se produisant du côté concave, et qu'on a nommée rotation paradoxale, torsion concave, rétro-torsion, etc. Pour Lovett, cette rotation du côté concave serait

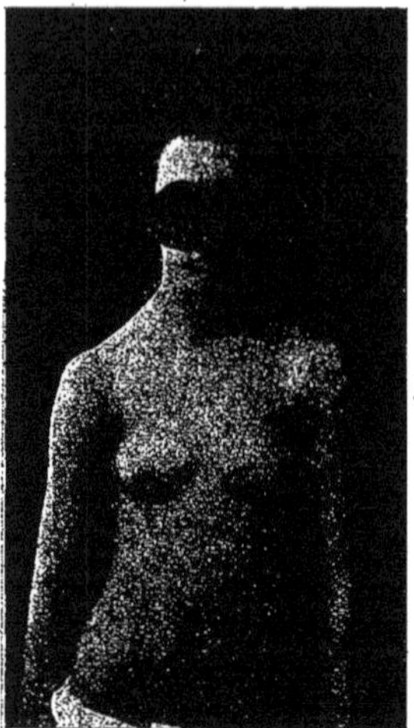

Fig. 202. — Scoliose totale gauche paradoxale. Noter l'effacement de l'angle de la taille gauche et l'élévation de l'épaule gauche.

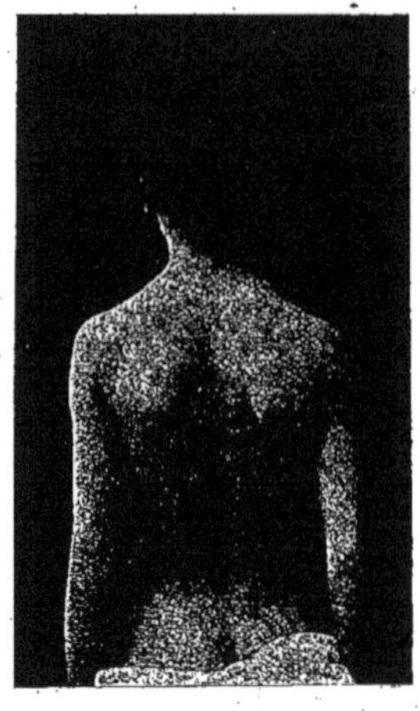

Fig. 203. — Même malade, vue de dos. Noter la ligne des apophyses épineuses, l'approfondissement de l'angle de la taille droit ; l'abaissement de l'épaule droite, l'abaissement et la saillie en arrière de l'omoplate droite.

simplement la rotation physiologique que toute colonne vertébrale normale présenterait si on lui faisait décrire une courbure convexe à gauche. On peut, ajoute-t-il, s'en assurer expérimentalement en plaçant un livre sous le pied droit d'un sujet, ce qui amènera nécessairement, pour la conservation de l'équilibre, une courbure convexe à gauche du rachis. On verra alors l'extrémité supérieure du rachis exécuter un mouvement de rotation à droite. Le thorax et les épaules se dévieront en arrière à droite, et même, dans la flexion en avant du corps, cette

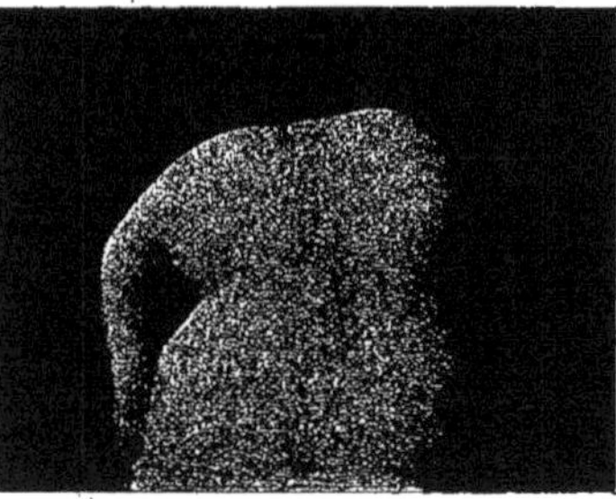

Fig. 204. — Même malade vue en flexion. Saillie du côté droit du thorax.

rotation pourra persister, et le niveau de l'épaule droite sera au-dessus de celui de l'épaule gauche.

La scoliose totale peut se transformer en une autre forme, mais c'est loin d'être la règle. Pour Hess, la transformation s'effectue seulement dans un tiers des cas; pour Schulthess, elle serait plus fréquente dans les cas à rotation paradoxale. Le plus habituellement, on voit au-dessus de la courbure lombaire gauche se développer une courbure dorsale droite, et la scoliose prend le type complexe, dorsale droite et dorso-lombaire ou lombaire gauche.

Dans près de la moitié des cas, la scoliose totale gauche s'accompagne d'un degré plus ou moins marqué de cyphose. Plus rarement on trouve de la lordose lombaire. Dans ces derniers cas, la rotation, surtout si elle est paradoxale, est plus apparente.

Scoliose lombaire. — La scoliose lombaire est rarement simple : le plus souvent *elle s'accompagne d'une courbure dorsale en sens opposé*. Elle est plus fréquemment *convexe à gauche* qu'à droite. Schulthess, cependant, croit les deux formes droite et gauche de fréquence à peu près égale. On la voit plus souvent chez les filles que chez les garçons. L'âge des malades est un peu plus avancé que pour les scolioses totales.

La flèche maxima est ordinairement au niveau de la deuxième vertèbre lombaire.

La courbure est de rayon très court. Quelquefois, et surtout dans les scolioses lombaires droites, la courbure comprend le sacrum, qui est ainsi oblique en haut et à droite : la partie supérieure du tronc, pour conserver l'équilibre, se trouve à gauche du bassin. Dans les autres formes, surtout les gauches, le sacrum n'est pas intéressé ; il y a au-dessus de lui une courbure angulaire assez aiguë.

Le signe le plus apparent de la courbure lombaire est la disparition de l'angle de la taille du côté de la convexité et son approfondissement du côté concave. La peau peut présenter de ce côté des plis transversaux plus ou moins profonds. La hanche du côté concave paraît saillante, et le plus souvent les parents, en vous consultant pour une scoliose lombaire, ne parleront que du développement anormal d'une hanche. Nous avons vu plus haut que cette asymétrie peut être due au transfert latéral du rachis, mais que quelquefois il y avait atrophie de l'aile iliaque du côté convexe : une radiographie du bassin permettra de reconnaître cette atrophie. Le flanc est vertical du côté de la convexité, oblique en haut et en dehors du côté de la concavité. Les épaules restent symétriques dans les formes lombaires pures.

Quand le sujet est debout, on constate dans la région lombaire, immédiatement en dehors du rachis, du côté de la convexité, une saillie allongée, ayant sa partie médiane au niveau du point culminant et s'allongeant au-dessus et au-dessous; c'est la saillie para rachidienne lombaire, due, comme nous l'avons vu, au soulèvement des muscles par les apophyses transverses du côté convexe. Si on

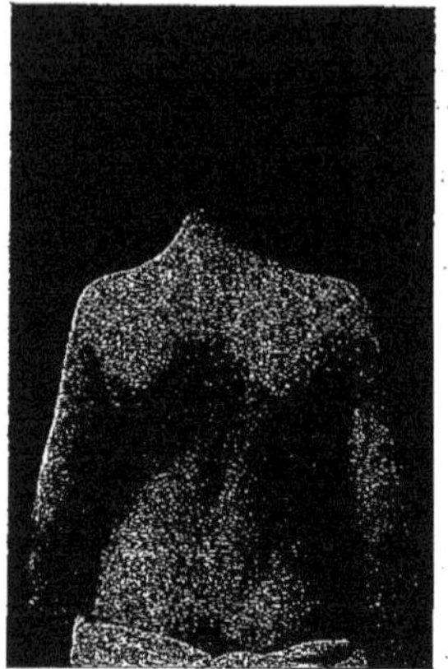

Fig. 205. — Scoliose dorsale droite (2e degré).

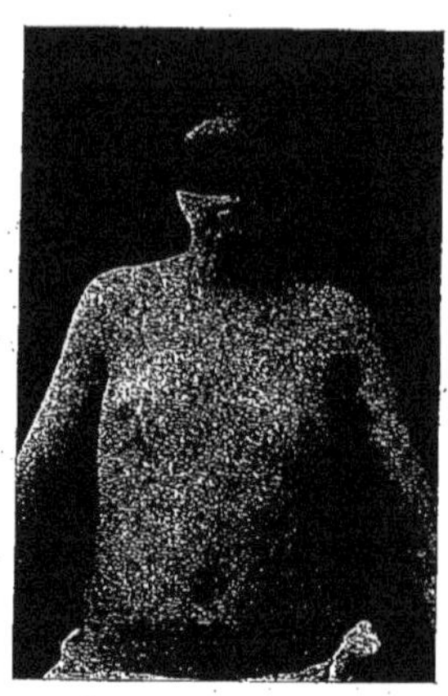

Fig. 206. — Scoliose dorsale droite (2e degré).

fait pencher le sujet en avant, cette saillie pararachidienne s'atténue dans les cas légers (premier degré), persiste dans les cas moyens (deuxième degré), s'exagère dans les cas graves (troisième degré) (Gourdon) (Voy. les figures p. 507 à 509).

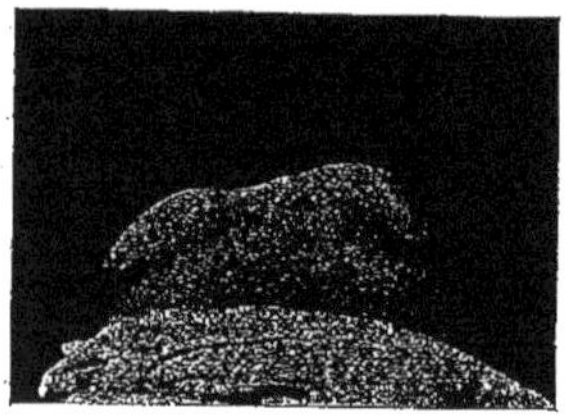

Fig. 207. — Scoliose dorsale droite (2e degré).

La flexibilité latérale du corps est nettement plus marquée du côté de la concavité.

La scoliose lombaire coïncide souvent avec un dos plat.

Scoliose dorsale. — La scoliose dorsale simple est relativement fréquente, plus fréquente que la scoliose lombaire simple, mais infiniment moins fréquente que la scoliose complexe dorsale accompagnée de courbures de compensation. La scoliose dorsale *est le plus souvent à convexité droite* : cependant la scoliose dorsale simple gauche n'est pas très rare. Le nombre de scolioses dorsales simples, droites ou gauches, qu'on rencontre montre bien que la scoliose dorsale peut se développer sur place et n'est pas toujours consécutive à une courbure lombaire primitive (Lorenz).

Le point culminant se trouve en général entre la sixième et la huitième dorsale.

Dans une scoliose dorsale droite, l'angle de la taille peut être effacé du côté de la convexité (fig. 205), ou tout au moins atténué, en raison de l'abaissement des dernières côtes qui viennent croiser la crête iliaque. Le flanc est vertical ou légèrement oblique en haut et en dehors. Le bras est sessile, et cependant il pend plus loin de la hanche que le gauche. En effet, le thorax tout entier paraît incliné, mais surtout dévié, à droite : l'épaule droite est plus

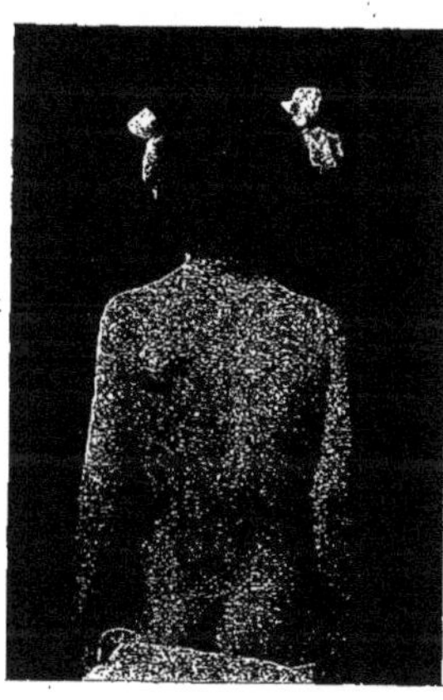

Fig. 208. — Scoliose dorsale droite (1er degré).

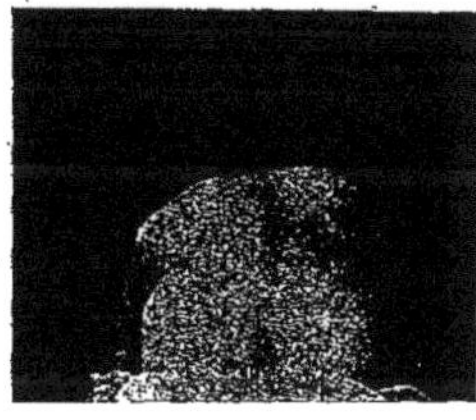

Fig. 209. — Scoliose dorsale droite (même sujet que figure 207). Vue du malade incliné en avant.

haute (fig. 206), et le contour latéral droit du cou semble beaucoup moins long que le gauche qui descend plus bas; à gauche, le flanc est plus ou moins excavé; le bras paraît pédiculé; l'épaule est plus basse, et le cou semble allongé.

La malade étant debout, sa gibbosité est ordinairement très apparente. A droite de la ligne incurvée des apophyses épineuses, toute la moitié droite du thorax fait une saillie très apparente en arrière (fig. 208). Les angles costaux postérieurs droits proéminent et repoussent l'omoplate en arrière et en dehors. L'omoplate droite est élevée: son angle inférieur fait saillie : dans les cas les plus graves, quand la gibbosité est angulaire et aplatie transversalement, l'omoplate est dirigée presque directement d'avant en arrière, et son bord spinal fait une forte saillie postérieure. Le côté gauche du thorax paraît très étroit : il est aplati ou même excavé. L'omoplate gauche est abaissée, et son angle inférieur se rapproche du rachis, de telle sorte que la cavité glénoïde est portée en dehors et regarde vers en bas (aspect pédiculé du membre).

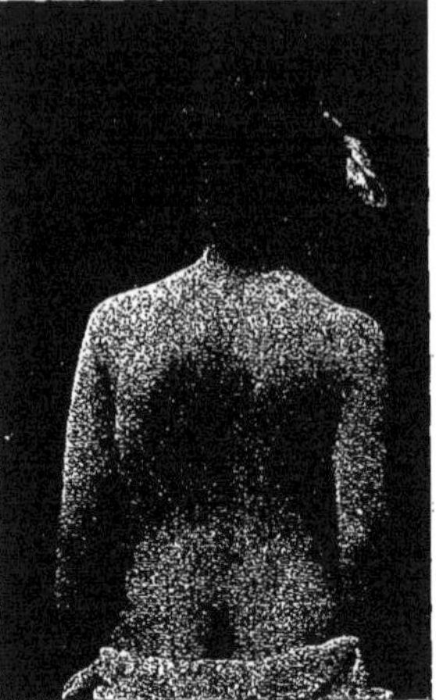

Fig. 210. — Scoliose dorsale gauche.

Si on fait incliner le malade en avant, la gibbosité droite est encore plus apparente (fig. 207) : nous avons vu qu'elle pouvait être plane, arrondie ou angulaire transversalement. A gauche, les côtes ont un trajet descendant qui exagère pour ce côté son aspect excavé, aplati.

Si on regarde le malade en avant, on voit la même déformation des lignes externes du tronc, la même déviation du haut du corps, la même élévation de l'épaule droite, mais on constate que le sternum est dévié, ordinairement vers le côté de la convexité, et que les angles costaux antérieurs gauches font une proéminence plus ou moins apparente. Le sein de ce côté se trouve élevé et plus saillant, ce qu'on peut vérifier par la mensuration comparative des *lignes mammo-ombilicales*.

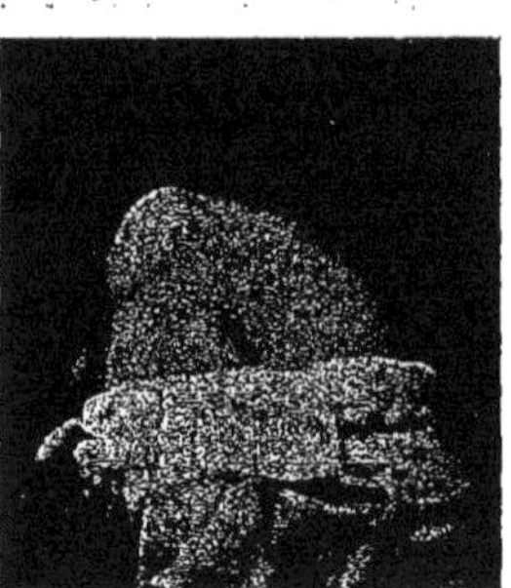

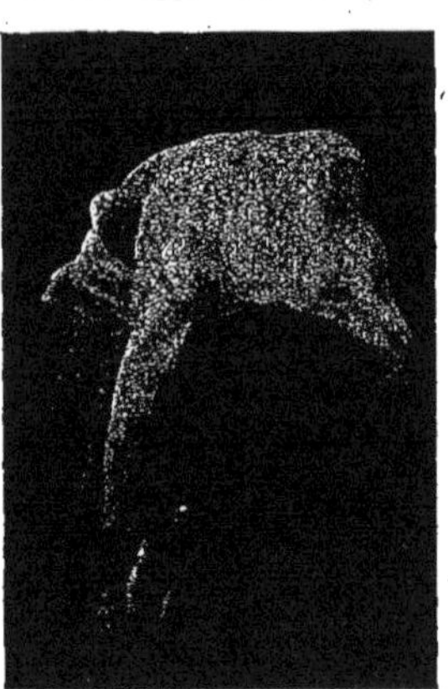

Fig. 211. — Scoliose dorsale gauche. Gibbosité costale.

Fig. 212. — La même, vue d'avant en arrière.

La gibbosité est arrondie en haut (2e degré) et aplatie transversalement (3e degré) en bas.

Le tableau clinique est inversé dans les scolioses dorsales gauches. Il faut noter seulement que, dans les scolioses gauches, l'étendue de la courbe est généralement moindre et l'inclinaison du haut du corps moins marquée. Les formes gauches ont une tendance moindre à la constitution de courbures de compensation et restent plus souvent simples. La torsion peut être très marquée (fig. 210, 211, 212).

La scoliose dorsale s'accompagne très fréquemment de cyphose (fig. 213). Néanmoins, dans quelques cas où les phénomènes de rotation ont une prédominance moindre, on peut voir, avec une déviation droite ou gauche de la ligne des apophyses épineuses, un dos plat.

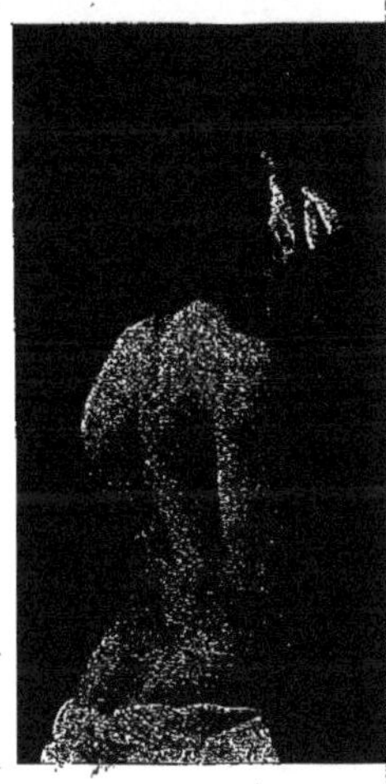

Fig. 213. — Même malade vue de profil. Étendue de la gibbosité costale gauche. Cyphose dorsale.

Scoliose dorso-lombaire. — La scoliose simple dorso-lombaire est assez fréquente. On la rencontre beaucoup plus souvent *chez les filles*. Elle occupe la région limite entre les segments dorsal et lombaire, et sa convexité est gauche 4 fois sur 5. L'angle de la taille est effacé, et le flanc décrit une courbe convexe. Le tronc semble en entier déplacé du côté de la convexité, où, suivant l'expression de Lovett, il surplombe la hanche (fig. 214). Du côté concave, l'angle de la taille est très élargi : son bord supérieur se continue directement avec la ligne du flanc oblique vers l'aisselle, tandis que son bord inférieur, oblique en bas, s'arrondit pour contourner la saillie très marquée de la hanche. Les cas graves s'accompagnent souvent de cyphose dorsale (fig. 218) empiétant quelquefois sur la partie supérieure de la région lombaire. La formation de courbures de compensation n'est pas fréquente.

Scoliose cervico-dorsale. — Assez rare, ayant sa convexité un peu plus souvent à gauche qu'à droite, la scoliose cervico-dorsale constitue une courbe peu étendue, mais ordinairement très prononcée. Son point culminant est au niveau de la troisième ou quatrième vertèbre dorsale. Le haut du tronc est incliné du côté convexe et la tête du côté concave : il en résulte un aspect caractéristique. Du côté convexe, l'épaule est élevée, et l'omoplate est plus haute et plus saillante que celle du côté concave. Le cou paraît raccourci. La gibbosité est très apparente, le long du montant inférieur de la courbe et au niveau du culmen. Plus haut, vers le cou, la gibbosité se continue avec une saillie cervicale pararachidienne, due à la proéminence des apo

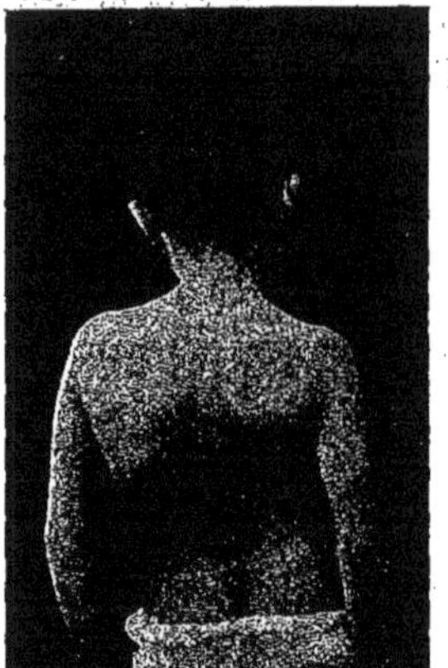

Fig. 214. — Scoliose dorso-lombaire gauche.

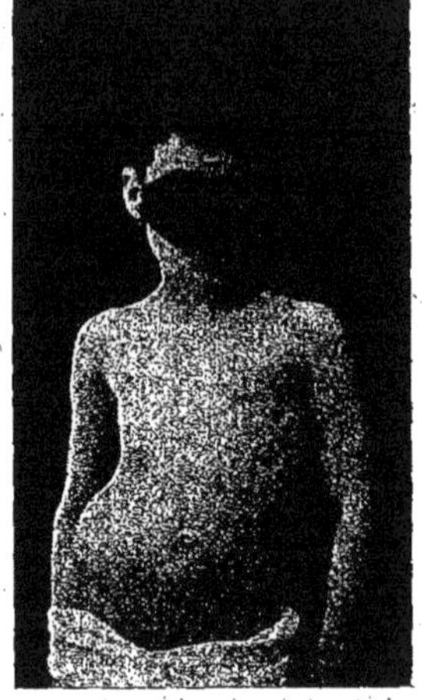

Fig. 215. — Scoliose dorso-lombaire gauche.

physes transverses du côté convexe et au soulèvement du trapèze par la gibbosité (fig. 219 et 220).

La très forte inclinaison du tronc du côté de la convexité est due à ce que la courbure est très aiguë et qu'il ne peut pas s'établir au-dessus de courbure de com-

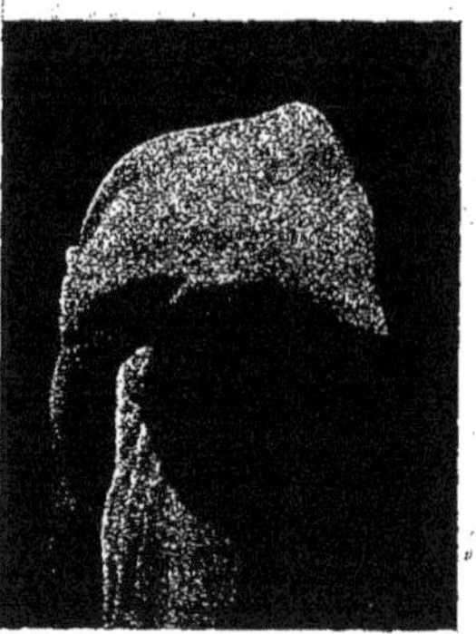

Fig. 216. — Scoliose dorso-lombaire gauche.

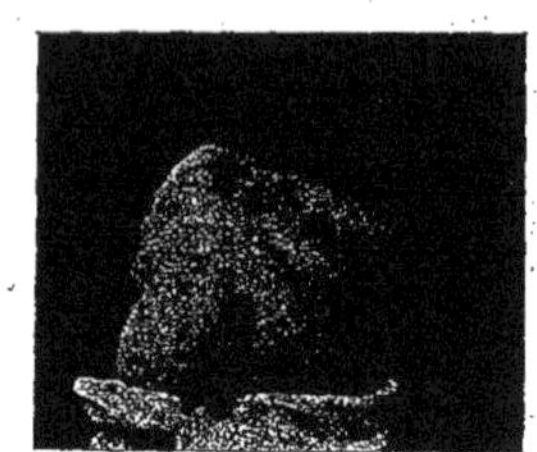

Fig. 217. — Même malade.

pensation suffisante. Pour redresser la tête, le malade est obligé,

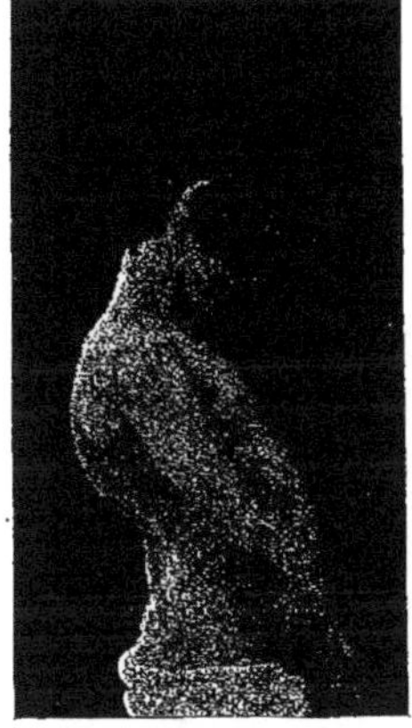

Fig. 218. — Même malade vu de profil. Cyphose dorsale marquée.

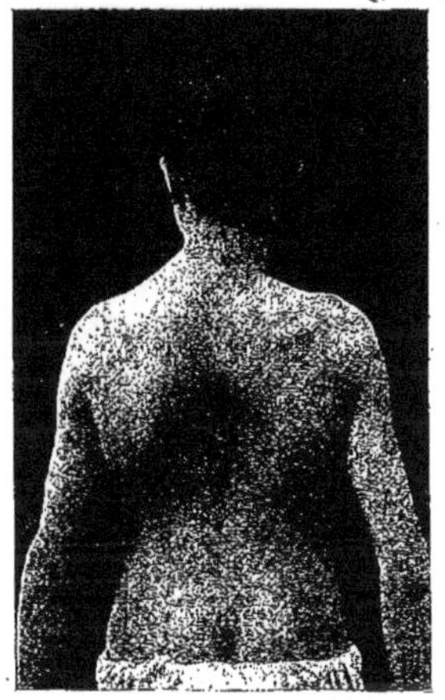

Fig. 219. — Scoliose cervico-dorsale gauche.

quand la scoliose est fixée, de déjeter le tronc du côté de la convexité. Les scolioses gauches ont plus de tendance que les droites à constituer dans la région dorsale une courbure de compensation en sens opposé.

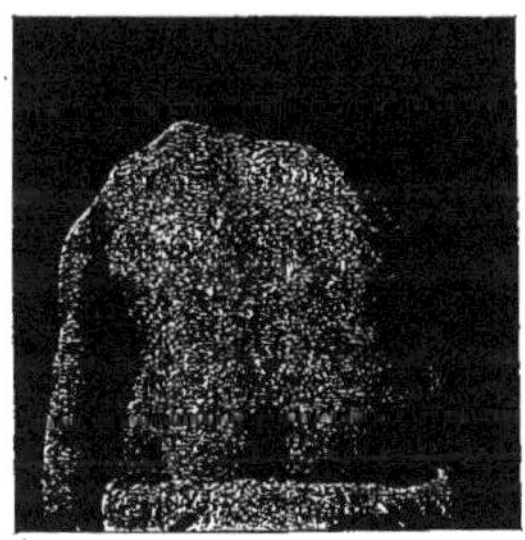

Fig. 220. — Scoliose cervico-dorsale gauche (même malade).

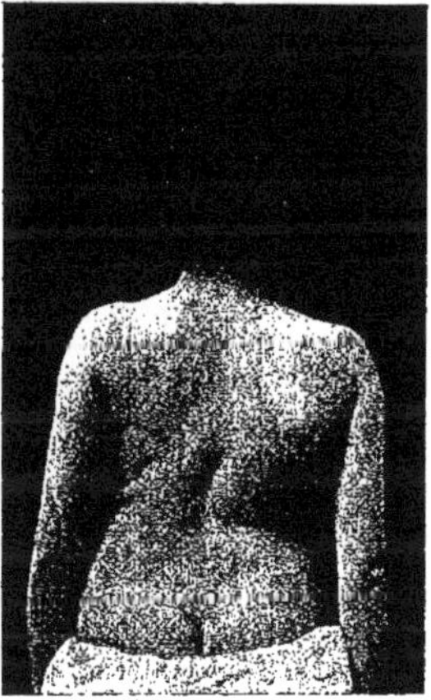

Fig. 221. — Complexe dorsale droite, lombaire gauche.

Scolioses complexes. — Très fréquemment, les scolioses présentent non pas une courbure unique, *simple*, mais des *courbures multiples*, deux, parfois trois se succédant en sens opposé. Le tableau clinique de ces courbures complexes est évidemment moins typique que celui des courbures simples. Prenons la combinaison la plus fréquente, une dorsale droite lombaire gauche : suivant que la courbure dorsale ou la courbure lombaire prédominera, le tableau se modifiera. Le plus souvent, c'est la courbure dorsale qui prédomine. Le point culminant de la courbure dorsale se place entre la sixième et la huitième vertèbre dorsale. Les signes donnés par le contour du thorax, l'élévation de l'épaule, la gibbosité, la déviation de la ligne des apophyses épineuses sont ceux que nous avons décrits pour les courbures dorsales et

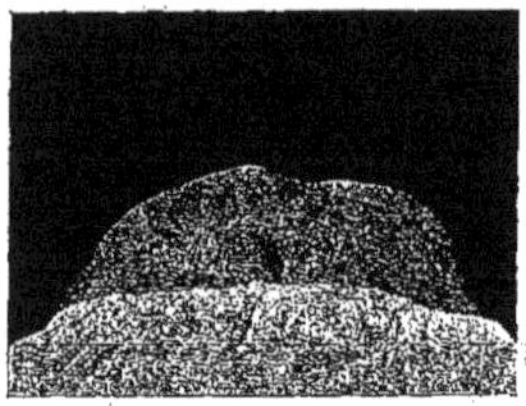

Fig. 222. — *Scoliose dorsale droite*, lombaire gauche. Position fléchie en avant. On voit nettement la saillie paraspinale lombaire gauche et la gibbosité costale droite.

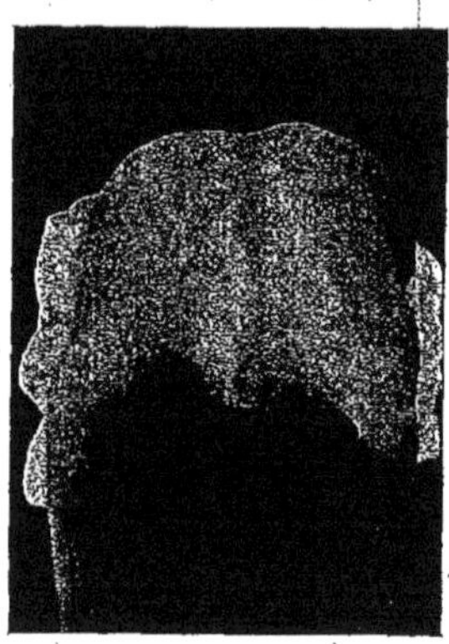

Fig. 223. — Même malade. La flexion du corps étant plus marquée, la saillie paraspinale lombaire gauche apparaît seule.

particulièrement pour la scoliose dorsale droite. Mais, vers la douzième dorsale ou la première lombaire, la ligne des apophyses épineuses franchit la ligne axiale et décrit une courbure lombaire gauche. Les angles de la taille, la saillie d'une hanche, la position du bassin, la saillie paraspinale lombaire sont conformes au type de la scoliose lombaire gauche (fig. 221, 222). La gibbosité dorsale et la saillie paraspinale lombaire du côté opposé sont très accentuées, surtout dans la flexion du corps en avant (fig. 223). Cette forme se rencontre surtout durant la deuxième enfance, mais aussi chez des sujets très jeunes. Elle est plus fréquente chez les filles dans la proportion de 7 à 1 (Lovett). Le signe le plus modifié est l'inclinaison latérale du haut du tronc, diminuée par suite de la courbure inférieure. Ces formes s'accompagnent souvent de cyphose. Elles peuvent atteindre un degré de gravité très grand.

La fréquence relative de ces différentes formes a été diversement interprétée par les auteurs : nous donnons ici le tableau établi par Schulthess pour chaque sexe :

	Garçons.	Filles.
Dorsales complexes	25,4 p. 100.	31,4 p. 100.
— simples	25,4 —	18 —
Totales	24 —	14 —
Lombo-dorsales	15,5 —	20 —
Lombaires	6,3 —	12,7 —
Cervico-dorsales	3,7 —	3,6 —

Variétés étiologiques. — Nous suivrons l'ordre que nous avons adopté pour la classification des causes. Nous insisterons surtout sur les caractères propres à la déviation rachidienne, laissant autant que possible de côté les signes relevant de l'affection causale.

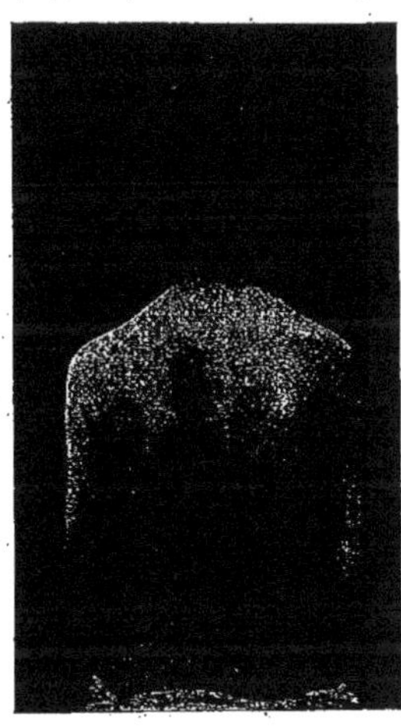

Fig. 224. — Scoliose congénitale dorsale supérieure droite, dorso-lombaire gauche. Crochet. — Atrophie des apophyses épineuses des 5e et 6e vertèbres dorsales (trou épineux).

Scolioses congénitales. — Les scolioses congénitales constituent deux catégories : 1° la déformation existe assez marquée pour qu'il soit possible de la reconnaître immédiatement après la naissance; 2° la malformation passe inaperçue dans les premiers temps de la vie et ne s'accuse que plus tard au moment de la croissance. Les signes objectifs des deux catégories sont analogues, plus marqués, en général, dans la première. Leur siège le plus habituel est la région lombaire. Puis vient la région cervico-dorsale supérieure (côtes cervicales, élévation congénitale de l'omoplate, etc.). Les scolioses liées à des *spina bifida occulta* ou *occlusa* se rencontrent surtout dans les parties les plus basses du rachis, mais elles peuvent se trouver dans toutes les régions. L'incurvation du rachis est ordinairement très prononcée et suivie presque aussitôt d'un redressement brusque : le tout constitue une sorte de *crochet* caractéristique (fig. 224). Les apophyses épineuses sont souvent obliques vers le côté concave (Hoffa). Si, en outre, à ce niveau, on trouve une région limitée ou du moins peu étendue d'hypertrichose, on peut, sans crainte d'erreur, diagnostiquer une scoliose par *spina bifida*. Nous avons vu (p. 479) l'importance du signe que nous avons décrit sous le nom de « trou épineux », absence d'une apophyse épineuse causant une dépression sensible à la palpation. A ce niveau la peau, ayant un aspect tantôt normal et tantôt cicatriciel, forme souvent une sorte d'enfoncement. A ces signes vient se joindre, d'après Schulthess, surtout quand la malformation congénitale est basse, une élévation (Hochziehen) du membre inférieur situé du côté de la concavité lombaire, avec obliquité du diamètre transverse pelvien. Cet ensemble ne se rencontre dans aucune des autres formes étiologiques de la scoliose, sauf, naturellement, celles qui proviennent d'une anomalie ou d'une affection de la hanche.

L'existence d'une *côte cervicale* peut s'accompagner d'une scoliose, qui rarement existe dès la naissance. Il s'agit toujours d'une déviation haute, à la limite des régions cervicale et dorsale, constituée par un crochet accentué et très court, avec élévation de l'épaule et de l'omoplate du côté convexe et courbure de compensation en sens inverse dans la région lombaire.

L'élévation congénitale de l'omoplate s'accompagne assez souvent d'une scoliose (Horwitz en donne 65 observations). Rarement cette scoliose est à proprement parler congénitale : en ce cas, elle est généralement due à la coïncidence d'une anomalie vertébrale, absence d'une demi-vertèbre (Willet et Walsham) ou de plusieurs vertèbres ou demi-vertèbres, fusion des apophyses épineuses (Hibbs, Putti, Horwitz), soudure des apophyses articulaires (Kienbock) ou enfin spina bifida cervical inférieur, ou cervico-dorsal. Il existe assez fréquemment une pièce osseuse unissant l'omoplate surélevée au rachis : Guay (1) a trouvé ce pont scapulo-vertébral mentionné 28 fois dans 138 observations. Il existe aussi, mais plus rarement, des pièces osseuses analogues, qui se détachent du rachis, mais ne vont pas jusqu'à l'omoplate et se perdent librement dans les tissus. On observe également la présence des côtes cervicales supplémentaires et de nombreuses irrégularités ou anomalies costales. La présence de la pièce osseuse rachi-scapulaire n'est pas la cause de la scoliose, car dans un certain nombre d'observations, malgré l'existence constatée de cette pièce, le rachis conservait une rectitude parfaite, et dans les cas de déviation vertébrale, cette déviation se fait indifféremment du côté surélevé ou du côté sain (Guay).

Dans la surélévation bilatérale, Mauthner et Selka ont signalé une très légère scoliose cervicale gauche avec courbe de compensation dorsale droite.

Scolioses ostéopathiques. — Les scolioses ostéopathiques sont très fréquentes. Elles se font remarquer le plus souvent par leur marche rapide, et toujours par l'évolution progressive des lésions

(1) Guay, *Thèse de Bordeaux*, 1910-1911.

aboutissant à des formes graves, courbures multiples, accentuées, fixées, signes marqués de torsion, déformations des corps vertébraux, modifications profondes des parois thoraciques et du bassin. L'âge d'apparition de ces scolioses les fait diviser en deux catégories : 1° les scolioses rachitiques primitives ou retardées ; 2° les scolioses par traumatisme ou infection, qui peuvent survenir à tout âge jusqu'au moment où la soudure des épiphyses vertébrales est définitive, mais dont le maximum peut être placé entre dix et treize ans.

La *scoliose rachitique* primitive est fréquente. Elle apparaît durant le stade aigu du rachitisme. Nous avons vu déjà le mécanisme qui préside à l'apparition de la cyphose rachitique. Presque toutes les scolioses rachitiques primitives sont des cypho-scolioses. On peut considérer comme les plus fréquentes les formes suivantes : *a.* la cyphose avec la courbure latérale lombaire ou lombo-dorsale ; *b.* la cyphose avec scoliose cervico-dorsale ; *c.* la cypho-scoliose complexe avec courbures multiples, surtout dorsale et lombaire en sens opposé. Cette dernière forme est la plus grave. La courbure dorsale est généralement convexe à droite : la déviation latérale est très accentuée ; la gibbosité offre une importance considérable ; le thorax est aplati transversalement du côté où se trouve la gibbosité et fait, en avant, de l'autre côté, une saillie assez marquée. Une déformation analogue se retrouve sur le crâne, dont le diamètre oblique de droite en arrière à gauche en avant est allongé, tandis que les parties droite en avant et gauche en arrière sont plus ou moins aplaties. D'autre part, quand l'enfant peut se lever, ou tout au moins se tenir plus ou moins droit sur son séant, on constate une déviation latérale du haut du corps, en général vers le côté qui, en avant, paraît aplati. Enfin, les enfants qui marchent présentent une sorte de diminution progressive de la hauteur du tronc, qui semble indiquer un écroulement, ou pour mieux dire un affaissement des corps vertébraux. L'ensemble de ces signes est d'un pronostic très mauvais.

Les autres formes ostéopathiques de la scoliose se manifestent durant la seconde enfance ou l'adolescence ; elles sont dues soit au *traumatisme*, soit plus habituellement aux diverses *infections* mentionnées plus haut. Elles présentent un tableau clinique qui, sur certains points tout au moins, se rapproche du précédent, tout en ayant en général un caractère moins sévère. On retrouve ici surtout la forme complexe, dorsale d'un côté, le plus souvent droite, et lombaire en sens opposé, la marche rapide de l'affection, une tendance plus ou moins prononcée à l'écroulement du rachis, la fixation rapide des courbures.

Scolioses mécaniques. — Parmi les scolioses de cette catégorie, un groupe important dépend, ainsi que nous l'avons vu en traitant de l'étiologie, d'une inégalité des membres inférieurs (*scolioses statiques*). Ce groupe était jadis considéré comme parfaitement homogène au point de vue de l'aspect clinique, de la marche et du pronostic. Les scolioses statiques étaient des scolioses lombaires primitives, à convexité tournée du côté du membre inférieur le plus court. La partie latérale du bassin, de ce même côté, l'épine iliaque antérieure et supérieure, la crête iliaque étaient plus basses que celles du côté opposé. Une courbure dorsale de compensation en sens contraire de la courbe lombaire pouvait se produire, mais elle était toujours beaucoup moins marquée que cette dernière. Si les causes entraînant la formation de la scoliose statique existaient dès l'enfance, la courbure, le plus souvent, se fixait. Au contraire, si ces causes ne se manifestaient que tardivement, après la terminaison de la croissance, la scoliose pouvait demeurer mobile.

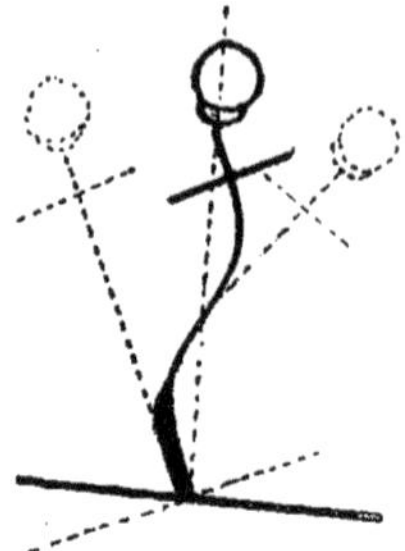

Fig. 225. — Schéma d'Adams (scolioses statiques).

Aujourd'hui, on doit reconnaître que, dans ce groupe si complexe comme étiologie, il se rencontre des cas très différents comme aspect clinique et comme marche.

Tout d'abord la forme est beaucoup plus variable qu'on ne le pensait. Au schéma simpliste d'Adams (fig. 225) destiné à montrer comment l'obliquité du bassin doit nécessairement entraîner une scoliose lombaire à convexité tournée du côté abaissé et une courbure de compensation dorsale en sens contraire, Schulthess a substitué son schéma beaucoup plus compliqué, et montrant la formation de variétés assez nombreuses de scoliose statique (fig. 226).

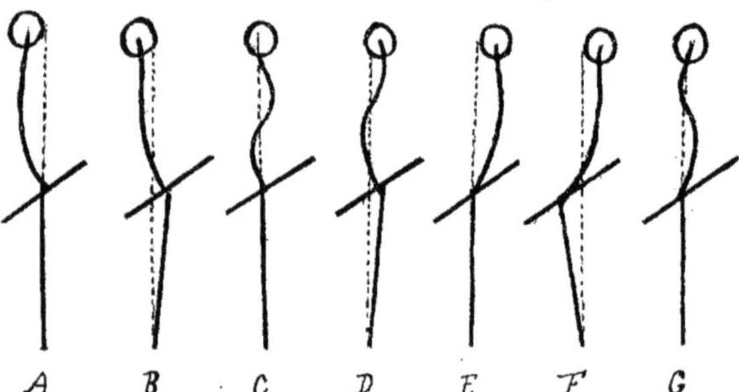

Fig. 226. — Schéma de Schulthess (scolioses statiques).

Il admet tout d'abord que, chez les jeunes enfants, avec une obliquité peu marquée du bassin, il se produit une courbure unique, totale, sans courbure de compensation, à convexité dirigée du côté du membre inférieur raccourci (A). Mais pour que l'équilibre soit possible avec ce type, il faut que le bassin soit reporté vers le côté du membre le plus long (B). La tête se trouvera ainsi replacée au-dessus du pelvis. A défaut de ce déplacement latéral pelvien, une courbure de compensation en sens contraire de la courbure lombaire ou dorso-lombaire primitive se produira dans la région dorsale, ou dorsale supérieure, et donnera lieu à une scoliose double conforme au schéma d'Adams (C). D'ailleurs, les deux premiers types peuvent se combiner, et il n'est pas rare de trouver avec la courbure lombaire une courbure de compensation supérieure, et en même temps un déplacement latéral du bassin (D, et fig. 227 et 229). De plus,

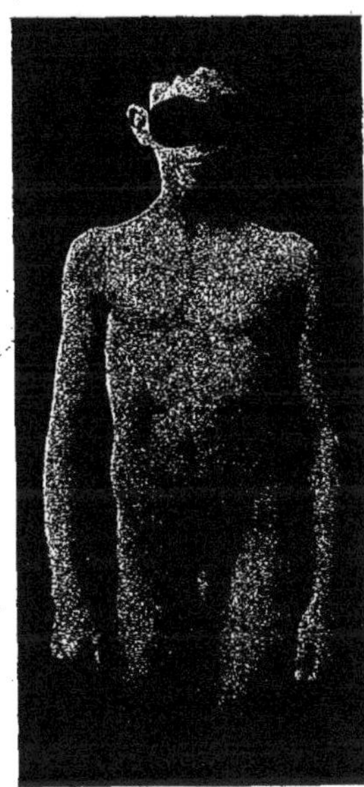

Fig. 227. — Scoliose statique dorso-lombo-sacrée droite par raccourcissement du membre inférieur droit. Déplacement latéral du bassin et du haut du tronc, en sens inverse. Courbure de compensation haute.

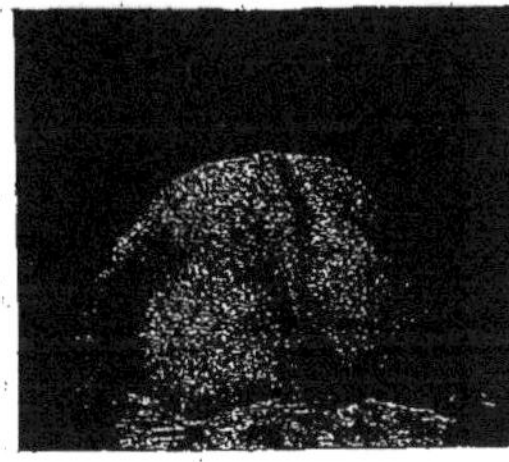

Fig. 228. — Même malade vu de dos en flexion (Voy. le même malade vu de dos debout, fig. 229).

Schulthess admet une autre série de types dans lesquels le rachis, dès son départ du sacrum, peut s'incliner vers le côté du membre inférieur le plus long et former une courbure totale, unique, de ce côté (E), avec déplacement latéral du bassin vers le côté opposé (F), et formation possible d'une courbure de compensation dorsale en sens contraire de la courbure lombaire (G).

Mais il y a plus. Dans sa thèse faite dans mon service, mon élève

M. de Bourayne (1) a montré que beaucoup de scolioses statiques ne devaient pas être considérées uniquement au point de vue statique pur, mais aussi à un point de vue *dynamique* ou *cinématique*. Si nous prenons pour exemple la scoliose accompagnant une luxation congénitale unilatérale, nous lui trouverons une forme et une direction différentes suivant que le malade sera debout ou assis. Et, de plus, dès qu'il marchera, sa scoliose s'inversera à chaque pas. C'est ce qui explique d'ailleurs que ces scolioses ne se fixent pas et disparaissent d'elles-mêmes quand la luxation congénitale est réduite.

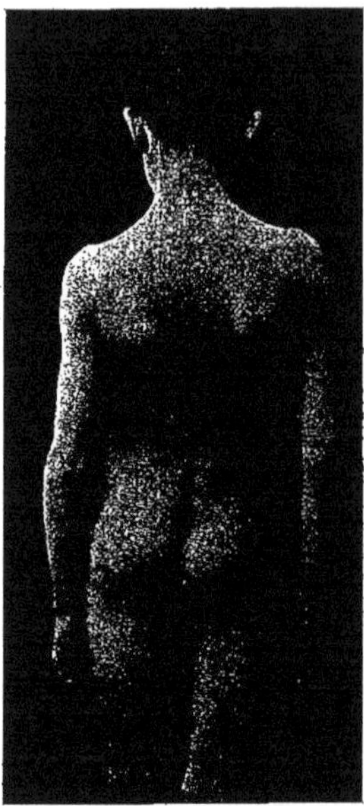

Fig. 229. — Scoliose statique lombaire droite (même malade que fig. 227). Abaissement du pli sous-fessier droit, obliquité du pli interfessier. Effacement de l'angle de la taille droit.

En somme, si la forme la plus fréquente de la scoliose statique par inégalité des membres inférieurs est la scoliose lombaire convexe du côté du membre le plus raccourci, avec courbure de compensation dorsale en sens opposé, on peut trouver aussi des scolioses totales du côté du membre court, sans ou avec déplacement du bassin du côté opposé, des scolioses totales convexes vers le côté long, sans ou avec déplacement du bassin en sens opposé, et enfin, plus rarement, des scolioses lombaires du côté long, avec courbure de compensation dorsale vers le côté court.

L'examen clinique doit toujours s'attacher à découvrir l'inégalité des deux membres inférieurs dans ces cas. On constatera l'inégale hauteur des deux épines iliaques antéro-supérieures ou des deux crêtes iliaques : cette inégalité est quelquefois si peu accentuée que, pour la découvrir, il faut employer un compas à niveau d'eau. J'attache beaucoup plus d'importance à l'examen comparatif des deux plis sous-fessiers ; la moindre inégalité des deux membres inférieurs se traduit par une asymétrie de ces plis, celui qui correspond au côté

(1) De Bourayne, *Thèse de Bordeaux*, 1910.

pelvien abaissé étant plus bas et plus tombant en dehors que l'autre. De plus, le sillon interfessier est oblique et se dirige en haut vers le côté abaissé du bassin (fig. 229). Enfin il sera nécessaire de rechercher toujours si la scoliose en question est fixée ou mobile, et, dans ce dernier cas, ce qu'elle devient dans les stations debout ou assise, ainsi que dans la marche, si elle persiste, s'exagère ou s'atténue, ou même s'inverse.

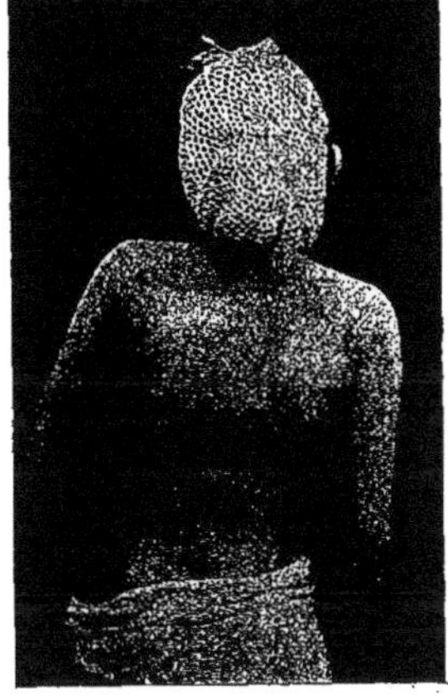

Fig. 230. — Scoliose paralytique : paralysie infantile unilatérale droite. Scoliose dorsale convexe du côté sain.

Scoliose paralytique. — Consécutivement à la paralysie infantile, la scoliose peut se produire suivant trois modes différents : 1° la paralysie a frappé les muscles du membre supérieur ou de l'extrémité supérieure ; la scoliose peut alors résulter des attitudes imposées au sujet ; 2° la paralysie a atteint un des deux ou les deux membres inférieurs : par suite de la paralysie musculaire ou d'un développement inégal, la longueur des deux membres sera inégale ou leur fonctionnement sera asymétrique. Ce second cas rentre dans celui des scolioses statiques précédemment étudiées ; 3° les muscles du tronc agissant directement sur le rachis sont paralysés. On admettait autrefois que, dans le cas de paralysie unilatérale des muscles du tronc, il se produisait toujours

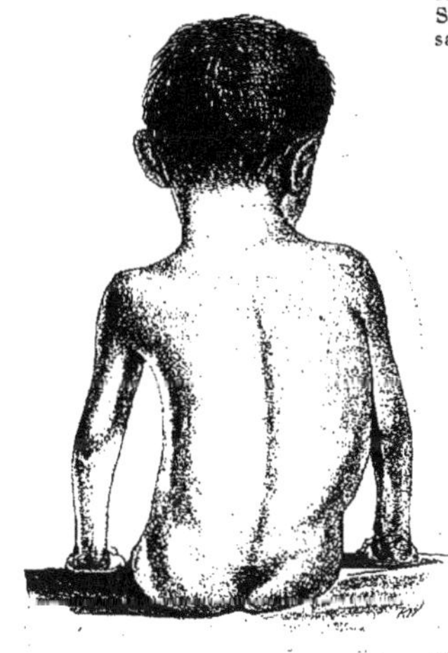

Fig. 231. — Scoliose dorso-lombaire paralytique à convexité tournée vers le côté paralysé (d'après F. Carles).

une scoliose convexe du côté paralysé. Mais on a reconnu depuis que la paralysie n'était pas toujours strictement unilatérale, et que, même dans le cas de paralysie unilatérale, la scoliose consécutive n'avait pas toujours sa convexité dirigée du côté des muscles paralysés. Mesner, Kirmisson et récemment Firmin Carles (1) ont rapporté des cas de scoliose paralytique à convexité dirigée du côté sain (fig. 230). Pour Lovett, « la déviation est due aux efforts faits par le malade pour ajuster son centre de gravité aux conditions nou-

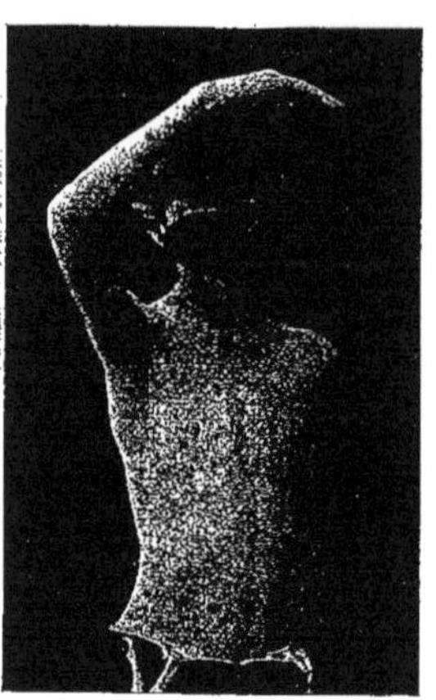

Fig. 232. — Pleurésie purulente interlobaire droite. Ouverture et drainage. Scoliose dorsale gauche consécutive. Déformation de la paroi costale antéro-latérale droite. Malade (obs. personnelle) trois ans après l'opération.

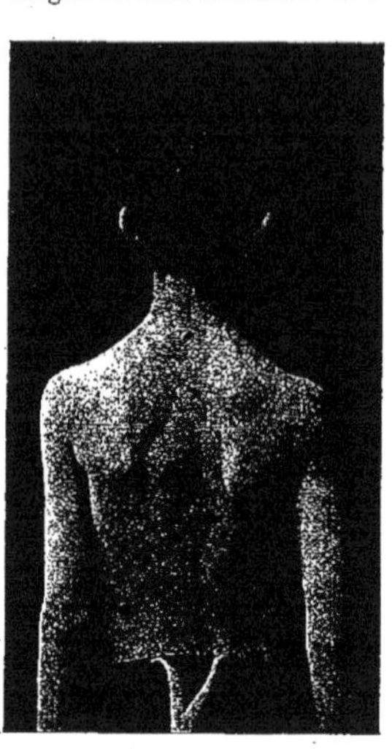

Fig. 233. — Malade de la figure 232 vu de dos. Abaissement de l'épaule droite. Déplacement de l'omoplate droite.

velles résultant de la paralysie unilatérale. Le rétablissement de l'équilibre peut entraîner une courbure soit droite, soit gauche pour une paralysie unilatérale droite » (p. 100). Pour Desfosses (2), il semble que la paralysie infantile portant sur un des côtés du *thorax* amène une scoliose à convexité dirigée du côté sain, tandis que la paralysie infantile portant sur un des côtés de la région *lombaire* amène une scoliose à convexité dirigée du côté paralysé. L'auteur croit encore qu'une paralysie unilatérale frappant à la fois la région

(1) Carles, *Revue d'orthopédie*, 1909, p. 42.
(2) Desfosses, *Presse médicale*, 1909, I, p. 186.

thoracique et la région lombaire produirait une scoliose à double courbure. Comme le fait remarquer Firmin Carles, l'action musculaire n'est pas la seule cause à invoquer, et il faudrait faire en outre intervenir les lésions atrophiques qui doivent frapper les corps vertébraux.

Scoliose hystérique. — Elle a un début soudain. Elle apparaît souvent à l'occasion d'un traumatisme léger. Elle disparaît dans l'anesthésie générale. Son redressement complet s'obtient aussi par une suspension cervicale qu'on pourra au besoin prolonger. On peut quelquefois constater du côté de la concavité de la contracture musculaire.

Elle est de forme soit totale, soit plus rarement dorsale, presque toujours gauche.

Elle accompagne quelquefois une coxalgie hystérique. Sa durée peut être très longue. Elle peut alors se fixer. Le diagnostic s'appuiera sur les antécédents héréditaires ou personnels, la présence de tares hystériques, et surtout la disparition de la courbure dans l'anesthésie.

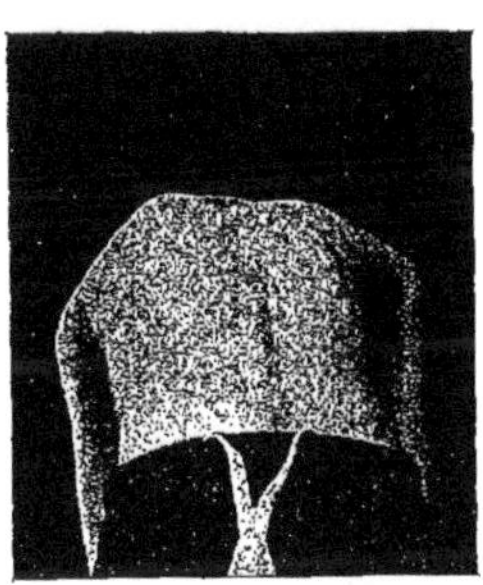

Fig. 234. — Malade de la figure 232, vu dans la flexion du tronc, saillie des côtes gauches.

Scoliose pleurétique. — Après les pleurésies surtout purulentes (notamment quand l'opération de l'empyème a été faite), il se produit souvent une déviation convexe vers le côté sain. Elle atteint son maximum quand des résections costales ont été pratiquées. D'après Walther (1911), la scoliose empyématique comporte deux courbures de compensation, une supérieure, l'autre inférieure à la courbure principale. La rotation, toujours peu accentuée, est nulle pour la courbure lombaire. Les vertèbres culminantes sont très peu cunéiformes. Au niveau de la courbure primitive, la déviation des arcs est à peu près égale à celle des corps. La moitié saine du thorax est très développée et globuleuse, tandis que la moitié malade est aplatie, rétractée. L'épaule et l'omoplate du côté malade sont abaissées. La pointe de l'omoplate se rapproche ou même vient au contact des apophyses épineuses (fig. 232-233-234).

Examen et diagnostic. — Examen. — Je considère qu'il y a avantage à employer toujours la même marche dans l'examen des scolioses, et voici la méthode que mes élèves emploient à la Clinique d'orthopédie de Bordeaux.

La malade enlève ses vêtements supérieurs : ses jupons sont rabattus et maintenus au moyen d'une ceinture en caoutchouc immédiatement au-dessous des plis sous-fessiers. L'examen est toujours commencé PAR LE DOS.

On regarde d'abord les *plis sous-fessiers*, les *fesses* et le *sillon interfessier*. Si les plis sous-fessiers, au lieu d'être symétriques, horizontaux et placés au même niveau, sont asymétriques, si l'un d'eux tombe en dehors et occupe un niveau inférieur à celui de l'autre, si le pli interfessier est oblique en haut d'un côté, il y a des présomptions en faveur d'une inégalité des deux membres inférieurs, qu'on devra alors rechercher avec soin. L'étalement d'une fesse, son aplatissement, son élargissement indiquent un déplacement de l'extrémité supérieure du fémur.

On passe ensuite à l'examen comparatif des deux *hanches*. Sont-elles asymétriques? L'une des deux est-elle plus saillante (fig. 235)? Une radiographie sera parfois nécessaire pour reconnaître si l'asymétrie des hanches dépend uniquement d'une déviation rachidienne ou de l'atrophie d'un des deux os

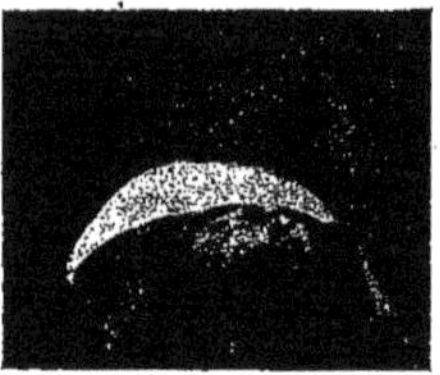

Fig. 235. Fig. 236.

Fig. 235 et 236. — Saillie de la hanche gauche. Asymétrie des angles de la taille. Asymétrie des flancs et de l'attache des bras. Saillie paraspinale lombaire dans la position de flexion en avant.

iliaques (Voy. fig. 197). Les *angles de la taille* doivent retenir l'attention. Si l'un d'eux est moins profond ou s'il a complètement disparu, si du côté opposé l'angle est approndi et se prolonge par des plis horizontaux, on peut affirmer qu'il y a scoliose lombaire convexe du côté où l'angle de la taille a disparu (Voy. fig. 235).

Au-dessus des angles de la taille, on compare le contour des *flancs*, vertical et rectiligne d'un côté, oblique et plus ou moins arrondi de l'autre, puis l'*attache des bras*, sessile ou pédiculée. On regarde la hauteur *relative des deux épaules* et les contours latéraux du *cou*

Il est bon, à ce moment, de constater la position des épaules et d'une façon générale du haut du tronc par rapport au bassin. Un fil à plomb est appliqué sur la pointe de la septième apophyse épineuse cervicale, proéminente, toujours facilement reconnaissable : normalement le fil à plomb doit tomber dans le sillon interfessier. Si le haut du tronc est déjeté à gauche, le fil à plomb tombera sur la berge à gauche de ce sillon ou même plus en dehors sur la fesse.

Comme on le voit, cet examen est mené des parties les plus périphériques vers les parties centrales. On relève alors la position des *omoplates*, en comparant la hauteur de leurs pointes, la distance qui

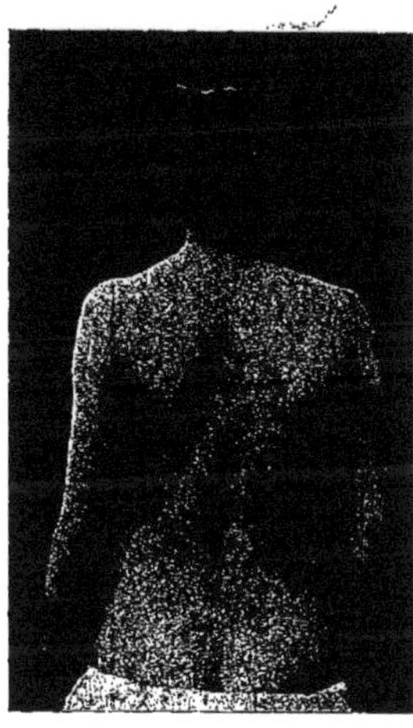

Fig. 237. — Scoliose dorsale droite. Profondeur inégale des angles de la taille. Asymétrie des hanches et des flancs. Bras droit sessile, bras gauche légèrement pédiculé. Aspect différent du contour des épaules. Inclinaison à droite du haut du corps.

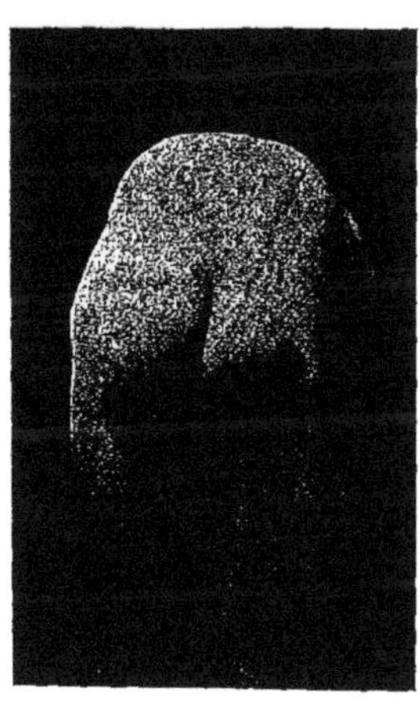

Fig. 238. — Examen de la gibbosité costale. Gibbosité costale gauche en plateau (1er degré).

sépare cette pointe du rachis, la position du bord spinal des omoplates (couché à plat sur le dos, ou faisant une saillie en arrière plus ou moins marquée, *scapula alata*). Graves attache une grande importance à la constatation de la forme concave du bord interne de l'omoplate (omoplate scaphoïde). Ce serait l'indice d'un mauvais état général d'origine héréditaire, ordinairement en rapport avec la syphilis des ascendants.

A ce moment, on fait incliner le sujet complètement en avant, jusqu'à ce que son dos soit à peu près horizontal : les bras doivent tomber verticalement, la tête doit être pendante ; on s'assure que les talons sont bien rapprochés l'un de l'autre et que les genoux sont bien tendus. On peut alors rechercher l'état relatif des deux angles costaux postérieurs : la saillie exagérée de l'un d'eux constitue la *gibbosité costale*. On constate son étendue par le nombre de côtes qu'elle occupe, son importance et surtout sa forme, en plateau, arrondie ou transversalement angulaire. Plus bas, dans la région lombaire, la saillie de chaque côté de la ligne médiane des muscles lombaires donne des indications analogues : si l'une de ces masses musculaires est plus soulevée que l'autre par suite du relèvement en arrière des apophyses transverses lombaires d'un côté, il y a *saillie paraspinale lombaire*, dont on note le côté, l'étendue et l'importance. On ne manquera pas d'examiner la *paroi costale postérieure du côté opposé à la gibbosité costale*, et le plan musculaire en face de la saillie paraspinale lombaire.

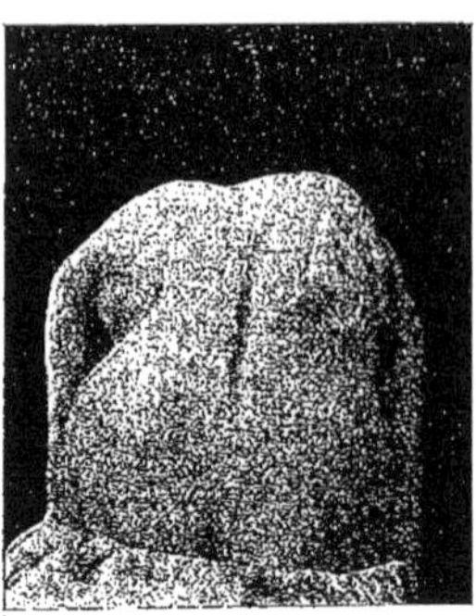

Fig. 239. — Examen du malade incliné en avant. Gibbosité costale droite arrondie (2e degré). Même malade que figure 237.

Ce n'est qu'en dernier lieu qu'on étudiera la *ligne des apophyses épineuses*. On marque chaque apophyse avec un crayon dermographique ou de l'encre, et on tend un fil entre la proéminente et le sillon interfessier. On note, pour chaque courbure, sa direction ou son étendue, les vertèbres qui en haut et en bas sont sur la ligne médiane, sa flèche

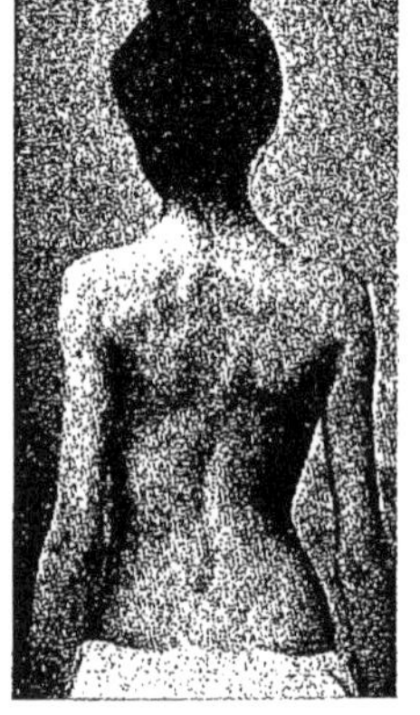

Fig. 240.

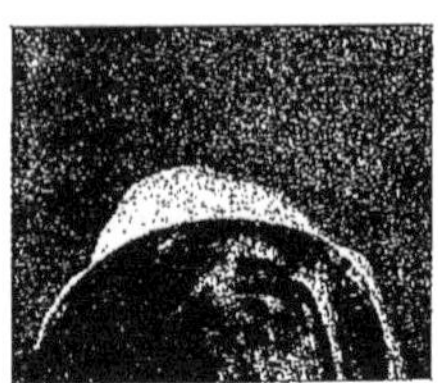

Fig. 241.

Fig. 240 et 241. — Scoliose dorso-lombaire gauche. Gibbosité costale inférieure arrondie (2e degré).

maxima et la vertèbre à laquelle elle correspond. On vérifie si le thorax est ou non aplati.

Le malade est alors placé de PROFIL, de façon à montrer ses courbures antéro-postérieures, puis suspendu dans un appareil de Sayre, ou simplement enlevé par les bras ou mis à un trapèze, ce qui permet d'apprécier si les courbures sont absolument fixées, ou plus ou moins réductibles.

Le sujet est enfin examiné de FACE, dans le même ordre : on examine les contours du corps, la hauteur comparée des crêtes iliaques et des épines iliaques antéro-supérieures, la position du haut du tronc, parfois mieux visible en avant, celle des seins ou des mamelons : on mesure la distance qui sépare les mamelons de l'ombilic, lignes *mammo-ombilicales*. On recherche la forme

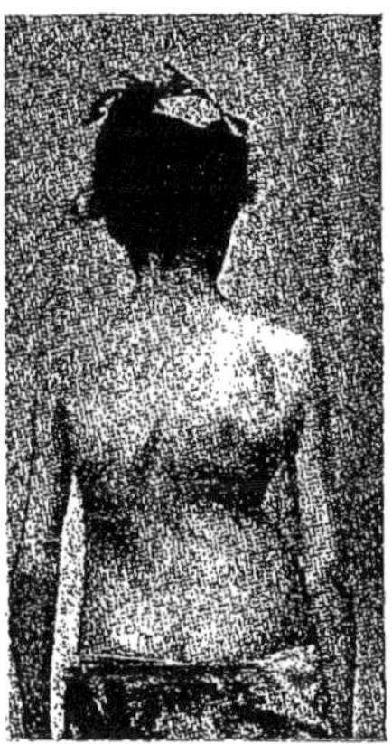

Fig. 242.

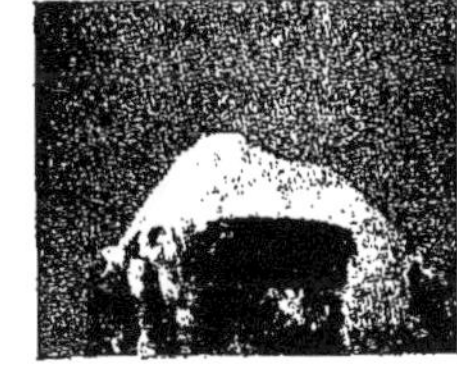

Fig. 243.

Fig. 242 et 243. — Scoliose dorso-lombaire gauche. Gibbosité costale inférieure angulaire transversalement (3e degré).

et la saillie des angles costaux antérieurs et la position et la direction du sternum.

FORMULAIRE ET PHOTOGRAPHIES. — Un formulaire imprimé sert à recueillir les résultats de ces examens. La première page de ce formulaire est consacrée à l'état général, antécédents héréditaires et personnels, naissance, allaitement, sevrage, dentition, âge où l'enfant a marché, maladies antérieures (notamment rachitisme, affections tuberculeuses, maladies générales infectieuses, infections cutanées, etc.), à l'état et aux affections des organes respiratoires (végétations adénoïdes, état des sommets, etc.), des organes digestifs (surtout état de l'estomac), des autres viscères, des centres nerveux. On passe alors à l'histoire de la déviation, l'époque de son début, son évolution. La taille et le poids du sujet sont indiqués, et au besoin les résultats de l'analyse des urines, de la numération des globules, de l'hémoglobinométrie, la formule leucocytaire, la spirométrie, etc.

On joint à l'observation les photographies, les radiographies ou

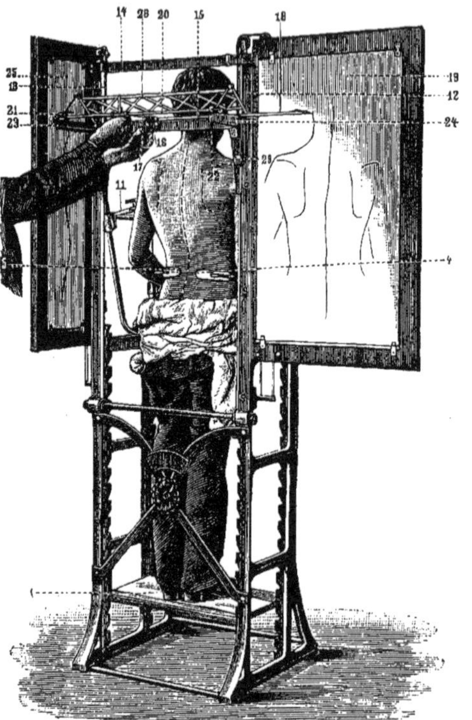

Fig. 244. — Thoracographe de Schulthess. Son emploi.

les tracés qui pourront permettre ultérieurement de constater les progrès obtenus.

Dans ce but, on peut se contenter de prendre de bonnes photographies de face ou de profil. Fitz conseille de prendre ces photographies toujours à la même distance. Sur une feuille de celluloïd transparent, on reporte avec une pointe d'aiguille un quadrillage dont les carrés mesurant une dimension exacte en centimètres auront été photographiés à la distance donnée : il suffira de superposer cette feuille à une photographie pour avoir les mensurations nécessaires.

On peut aussi, sur une bande de gaze, marquer au crayon bleu la ligne des apophyses épineuses. Si à cette bande de gaze on substitue une bande faite de quelques épaisseurs de mousseline plâtrée, et bien appliquée sur la surface dorsale, on aura aussi une reproduction des courbes antéro-postérieures du dos. En même temps, les courbes horizontales du thorax sont prises avec une bandelette métallique flexible et reportées sur une feuille de papier.

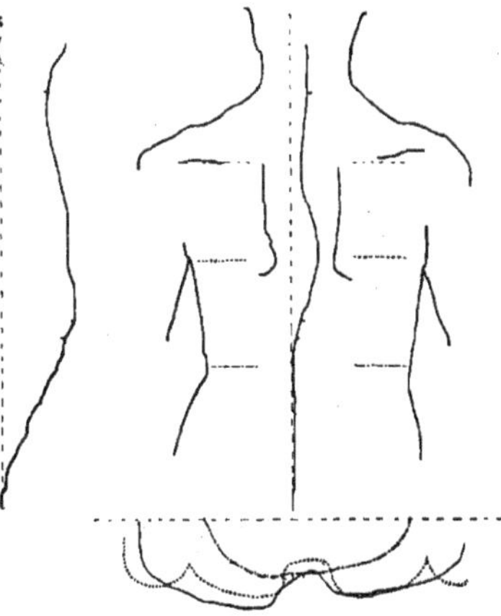

Fig. 245. — Schéma de mensuration obtenu au thoracographe de Schulthess. Contours verticaux du corps avec projection frontale de la ligne des apophyses épineuses; projection sagittale de la même ligne (courbures physiologiques), demi-contours horizontaux postérieurs, dont la position est repérée sur le premier tracé.

Enfin, on a inventé des appareils plus ou moins compliqués, parmi lesquels nous signalerons le scoliosomètre de Mikulicz, celui de Barwell, le compas et le trapèze à niveau de Schulthess, et surtout le plus précis de tous les appareils laissant des tracés, le thoracographe de Schulthess.

Diagnostic. — Le diagnostic n'offre quelque difficulté qu'au début, alors que la malformation est peu marquée. Si la déviation de la ligne des apophyses épineuses existe, même peu prononcée, le diagnostic sera plus facile : sinon, il sera indiqué de rechercher attentivement tous les signes de torsion, gibbosité costale peu marquée, saillie pararachidienne lombaire, etc. L'examen des contours latéraux du thorax, l'effacement d'un des angles de la taille, le déplacement d'une omoplate, l'inégalité des lignes mammo-ombilicales faciliteront le diagnostic.

Avec une déviation nette de la ligne des apophyses épineuse, il y a quelques causes d'erreur à signaler. Duchenne (de Boulogne) a montré que la *contracture* ou la *paralysie* des muscles scapulaires peuvent déterminer l'élévation ou l'abaissement du moignon de l'épaule et faire croire à une scoliose au début. Kirmisson a vu une scoliose commençante prise pour une paralysie du grand dentelé, à cause du soulèvement de l'angle inférieur de l'omoplate. Mais ces cas sont rares, et l'examen électrique des muscles, de même que l'examen radiographique du rachis, permettraient d'éviter l'erreur.

La confusion de la scoliose avec le *mal de Pott* est possible, surtout au début de cette dernière affection, quand ses symptômes ne se sont pas suffisamment précisés, et que la gibbosité commençante présente des signes de latéralisation. Mais on trouvera d'autres signes de tuberculose vertébrale, si on les recherche, douleurs à la pression sur les apophyses épineuses, rigidité marquée du segment scoliotique affecté, douleurs pseudo-névralgiques, etc. En cas de douleurs à la pression, on devra penser à l'insuffisance vertébrale.

Une déviation latérale accompagne souvent l'*arthrite déformante rachidienne*, à laquelle on a donné aussi les noms de spondylose rhizomélique, de maladie de Bechterew, etc. C'est une affection des adultes, mais on la rencontre, très rarement il est vrai, chez les enfants. Le rachis est rigide et douloureux ; la courbure lombaire est atténuée ou complètement effacée, et la courbure, très étendue, est régulière, avec peu ou pas de rotation.

Je n'insiste pas sur les déviations latérales accompagnant les accidents traumatiques, fractures ou luxations : les anamnestiques permettent en général de faire le diagnostic sans difficulté.

Des contractures musculaires, d'origine *hystérique*, peuvent simuler la scoliose. L'absence de phénomènes de rotation mettra sur la voie du diagnostic qu'une anesthésie permettra de confirmer.

Diagnostic étiologique. — Le diagnostic de scoliose étant établi, il est utile d'en reconnaître la localisation exacte : pour cela, nous renvoyons au chapitre de sémiologie. Il faut aussi savoir l'origine de la scoliose. La scoliose *congénitale* est souvent difficile à reconnaître : Mouchet n'admet comme signe caractéristique que la congénitalité, qui, nous l'avons vu, peut rester inaperçue. Hoffa signalait deux caractères, la brusquerie de l'inflexion qui se trouve au sommet de la courbure et le fait que les apophyses épineuses, au lieu d'être tournées vers la concavité, le sont vers la convexité. J'y joindrai la présence du trou dans la ligne des apophyses épineuses dont j'ai parlé plus haut. La radiographie peut donner ici des renseignements importants.

Dans la scoliose *acquise*, on reconnaîtra immédiatement, si on les recherche, les causes *statiques*, l'obliquité du bassin, le raccourcissement d'un membre inférieur, l'asymétrie du bassin ou du thorax, les défauts de la vision ou de l'ouïe. Le *rachitisme* est une cause fréquente : nous avons dit la forme spéciale de la courbure : l'asymétrie du crâne est un signe presque constant (Schulthess). Il existe d'autres tares rachitiques, chapelet costal, nouures épiphysaires, courbures diaphysaires, étalement de l'abdomen, éversion de l'orifice inférieur de la cage thoracique, etc. La *paralysie infantile*, la *polynévrite périphérique* sont des causes fréquentes qu'on reconnaîtra ordinairement sans peine. La *scoliose pleurétique*, celle encore plus grave qui succède à l'empyème, surtout si une résection costale a été pratiquée, seront facilement reconnues si on a recueilli les antécédents, ou si, en examinant la paroi thoracique, on trouve des cicatrices.

On recherchera toujours, en examinant une scoliose, les affections des voies respiratoires, et notamment les végétations adénoïdes. Il faut aussi songer à examiner le cœur. Enfin on pensera aux causes extérieures, et surtout aux causes scolaires.

Marche et pronostic. — La marche de la scoliose est ordinairement chronique, lente et progressive. Elle peut subir des temps

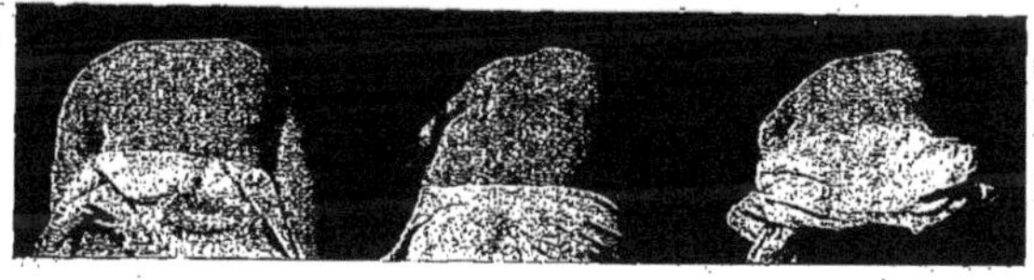

1er degré. Fig. 246. — 2e degré. Fig. 247. — 3e degré. Fig. 248.

Fig. 246 à 248. — Classifications des scolioses dorsales.

d'arrêt plus ou moins prolongés et même s'arrêter spontanément dans son évolution. Le plus souvent elle progresse jusqu'à la fin de la période de croissance. Là, l'affection subit un temps d'arrêt, et ce n'est que plus tard, au moment de la vieillesse, quand la raréfaction du tissu osseux et l'atrophie des disques se produisent, qu'on voit la difformité s'exagérer de nouveau et se manifester par des signes souvent pénibles. Il est des formes qui évoluent avec une rapidité telle et entraînent en peu de temps des déformations si graves qu'on peut leur donner le nom de formes aiguës. Nous avons vu que ces formes coïncident presque toujours avec un degré marqué d'insuffisance vertébrale.

Au point de vue du pronostic, il faut distinguer les scolioses traitées de celles qui ne le sont pas. Parmi les formes soumises à un traitement, les scolioses totales ont les plus grandes chances de guérir entièrement. Il en est de même des scolioses légères, entièrement redressables. Quant aux *scolioses fixées*, d'une façon générale, nous adoptons volontiers la classification pronostique de Gourdon, d'après la forme de la gibbosité : les cas avec gibbosité plane peuvent sinon être entièrement guéris, au moins bénéficier dans de larges limites du traitement. Les cas où la gibbosité est arrondie offrent beaucoup plus de difficultés, mais on peut espérer qu'un traitement suffisamment énergique et suffisamment prolongé pourra donner un résultat plus ou moins satisfaisant, toujours une amélioration au point de vue esthétique, mais presque jamais ou même jamais une guérison absolue. Quand, avec une déviation accentuée, on trouve une gibbosité transversalement angulaire, l'amélioration réelle de la difformité sera bien peu de chose : tout au plus arrivera-t-on à relever l'état général et à apprendre au patient, par sa tenue, à masquer plus ou moins sa difformité (fig. 246, 247, 248).

Pour définir le degré des scolioses lombaires, il faut, après avoir constaté l'existence d'une saillie paraspinale lombaire, faire mettre le sujet dans la flexion antérieure horizontale du tronc. Si, dans cette nouvelle attitude, la saillie s'atténue, la scoliose est du premier degré, du deuxième si elle persiste, du troisième si elle s'exagère.

Le pronostic des scolioses graves ne doit pas être envisagé seulement au point de vue de la lésion rachidienne. On n'oubliera pas la prédisposition de ces sujets aux affections des organes respiratoires. La moyenne de la vie est beaucoup moins longue pour les scoliotiques graves que pour les sujets normaux. De plus, une scoliose grave diminue dans de grandes proportions la résistance et la vigueur du patient.

Traitement. — Les méthodes de traitement de la scoliose peuvent être divisées en deux catégories : les méthodes *préventives* et les méthodes *curatives*.

Traitement préventif. — On surveillera les attitudes des enfants pendant l'enfance et dans l'adolescence. On agira énergiquement aussitôt qu'on trouvera une position vicieuse durable du rachis, quelque facile qu'en puisse être le redressement actif ou passif. On veillera à ce que les heures d'études ne soient pas trop prolongées, et qu'elles soient coupées par des récréations assez longues, pendant lesquelles on recommandera de faire faire aux enfants des exercices actifs. Pendant les heures d'étude, aussi bien durant les classes que pendant les exercices de piano ou les travaux de couture, on combattra toute tendance à prendre une attitude vicieuse. Pour cela, on appliquera au mobilier scolaire les règles que nous avons étudiées plus haut. On s'opposera à ce que l'enfant porte des fardeaux toujours sur la même épaule ou avec le même bras, à ce qu'il tienne un petit enfant sur son avant-bras, à ce qu'il aille à l'école avec un paquet de livres suspendu par une courroie toujours à la même épaule. On inspectera ses vêtements, et on s'assurera que rien dans leur agencement ne prédispose à une malposition.

L'examen des membres inférieurs permettra, par une élévation du talon et de la semelle, de corriger une inégalité, si elle existe. L'examen des yeux et des oreilles s'impose : on corrigera, par des verres appropriés, les vices de réfraction oculaire et surtout la myopie, qui oblige le petit malade à ne lire et écrire que le tronc toujours courbé en avant. D'une façon générale, on recherchera toutes les causes prédisposantes, troubles respiratoires, végétations adénoïdes, troubles digestifs, troubles nerveux, hernies, pied plat, etc., pour pouvoir y porter remède.

Enfin on n'oubliera pas de traiter l'*état général*. L'observation stricte des règles de l'hygiène comme alimentation, la vie au grand air autant que possible, le séjour à la campagne, à la montagne à une altitude modérée, au bord de la mer, seront recommandés. Les cures thermales à La Bourboule, dans des stations sulfureuses, Barèges, Luchon, etc., surtout les eaux chlorurées sodiques fortes, Dax-Salins, Salies-de-Béarn, Biarritz-Briscous, doivent donner d'excellents résultats dans la période préscoliotique. Pour le traitement *médical* proprement dit, on utilisera les toniques ou les reconstituants généraux, huile de foie de morue, iode, arsenic, phosphore et ses dérivés, phosphates, etc.

Ces diverses médications ne devront pas rester purement préventives. On les utilisera dans le traitement curatif en même temps qu'on appliquera les méthodes locales que nous allons passer en revue.

Traitement curatif. — Nous examinerons ici les méthodes destinées à combattre les divers éléments de la malformation. Avec Redard, on doit faire remarquer combien le traitement différera pour les scolioses complètement redressables, scolioses posturales, fausses scolioses, malpositions préscoliotiques, et pour celles arrivées à un terme plus avancé de leur évolution, scolioses fixées, scolioses structurales. Nous avons suffisamment insisté, à propos du pronostic, sur les résultats peu comparables qu'on est en droit d'attendre du traitement dans l'un et l'autre cas.

On peut distinguer, dans le traitement de la scoliose, deux méthodes principales :

1° Les méthodes *musculaires*, qui agissent sur les muscles chargés de produire et de maintenir le redressement et visent à renforcer leur action ;

2° Les méthodes *ostéo-articulaires*, qui, agissant sur le squelette, tendent à obtenir le redressement, par des moyens soit manuels, soit mécaniques : le maintien du redressement sera demandé à des appareils, corsets ou lits spéciaux.

La valeur respective des moyens appartenant à ces deux méthodes a été diversement appréciée : pendant longtemps, les orthopédistes ont vanté la valeur exclusive de l'une ou de l'autre. Aujourd'hui, on est plus éclectique, et on utilisera, suivant le cas, l'origine, la nature ou le degré de la difformité, les moyens relevant des deux méthodes, sans négliger le traitement général.

Le traitement de la scoliose doit viser : 1° à *mobiliser* les déviations fixées du rachis ; 2° à *redresser* les courbures rachidiennes dans leurs divers éléments, flexion latérale et rotation ; 3° à *maintenir* le redressement obtenu.

Nous savons que la fixité de la région atteinte est due à des altérations des ligaments, des disques, des muscles et des vertèbres mêmes : ces dernières ne peuvent guère être atteintes par nos méthodes de mobilisation, qui ne s'adressent qu'aux modifications des parties molles. Mais c'est surtout à ces altérations osseuses que s'adresseront les méthodes de redressement. Dans la station debout ou assise, la pesanteur travaille à exagérer la difformité, aggrave la compression des parties des corps vertébraux situées du côté de la concavité et déjà atrophiées ; il nous faudra donc, pour obtenir le redressement, soustraire le rachis à l'influence de la pesanteur, répartir également le poids du corps sur les deux moitiés des vertèbres, ou même décharger la moitié concave de chaque corps vertébral scoliotique, et charger la moitié convexe, et pour cela, non seulement ramener les vertèbres dans leur position normale, mais même dans une position hypercorrigée : ces changements dans la statique du rachis devront influer sur la forme des vertèbres et corriger les effets de la déviation unilatérale et de la torsion. Enfin on ne s'adressera pas seulement aux altérations rachidiennes, mais on s'efforcera d'agir de même sur les éléments du thorax et même du bassin.

Pour cela, nous disposerons : de la gymnastique sans ou avec appareils ; du massage, de l'électricité, de la thermothérapie ; du redressement passif et du traitement antistatique : du redressement forcé suivi de contention ; de corsets, de lits, d'appareils mécaniques en général ; du traitement chirurgical.

1° Gymnastique sans appareils. — C'est assurément une des méthodes les plus employées dans le traitement de la scoliose. Suivant qu'on veut simplement renforcer le système musculaire, ou mobiliser une courbe donnée, le choix des exercices devra varier. Ces exercices sont infiniment nombreux. Ils peuvent être faits dans la position : *a.* debout ; *b.* debout, le haut du corps plus ou moins incliné en avant ; *c.* assis ; *d.* dans la position horizontale, le corps étendu sur une banquette, dans le décubitus soit dorsal soit abdominal ; *e.* à quatre pattes. Ces exercices peuvent être effectués avec une résistance opposée (gymnastique suédoise).

Quelques recommandations préliminaires peuvent être utiles. Il est bon, pour tous ces exercices, que le dos soit à nu, pour qu'on puisse bien voir l'effet de chaque mouvement sur le rachis. Un costume dans le genre des costumes de bains de mer, largement échancré dans le dos, peut suffire. Avant le traitement, on examinera le cœur du sujet : on recherchera les signes d'insuffisance vertébrale; la présence de ces signes, et plus généralement de toute douleur, doit rendre très circonspect dans l'emploi du traitement gymnastique. Ces signes seront fréquemment recherchés, et leur apparition devra faire immédiatement suspendre ou au moins modérer le traitement.

Au début, les exercices seront de courte durée; on ne les fera qu'une fois par jour. Plus tard, la durée des séances devra être augmentée progressivement, de même que leur nombre.

Nous ne décrirons ici que quelques-uns de ces exercices, renvoyant aux traités spéciaux pour plus de détails. Nous dirons aussi quelques mots des exercices de gymnastique respiratoire.

Exercices debout. — Lovett préconise les suivants :

Position initiale : le sujet est debout, les genoux tendus, les deux mains sur les hanches, le dos droit, la tête droite, les épaules en arrière et les omoplates aussi rapprochées que possible. Il ne doit pas trop creuser la région lombaire ; de ses deux mains, il presse sur les hanches.

I. *Allongement du tronc.* — (1) Le patient fait un effort pour se grandir ; (2) il reprend la position initiale; en même temps que (1), il fait une aspiration forcée : avec (2), une expiration.

II. *Flexion en avant du tronc allongé.* — (1) Le patient fait un effort pour se grandir, comme ci-dessus ; (2), flexion lente du tronc en avant, jusqu'à ce que le dos soit horizontal, en maintenant la position allongée de (1); la flexion doit se passer tout entière dans les hanches ; (3) retour à la position verticale ; (4) retour à la position initiale.

III. *Torsion du tronc.* — Position initiale ; puis (1) torsion du tronc aussi loin que possible à droite, la face regardant à droite ; (2) position initiale ; (3) torsion dans le sens opposé ; (4) position initiale.

IV. *Mouvement circulaire du tronc.* — Position initiale : puis (1) les mains sur les hanches, flexion du tronc en avant, le dos devenant horizontal ; (2) flexion latérale et rotation extrêmes à droite ; (3) extension du tronc en arrière ; (4) flexion du tronc en avant; (5) flexion latérale et rotation extrêmes à gauche; (6) position de (1). La face doit tout le temps regarder en avant durant les différents temps de cet exercice.

V. *Mouvements de la tête.* — Dans la position initiale, faire faire successivement un mouvement de flexion de la tête en avant, un mouvement de flexion latérale à droite, un mouvement d'extension en arrière, un mouvement de flexion latérale à gauche, etc. Après chacun des mouvements, on revient à la position initiale. Finalement, on combine les quatre mouvements dans un mouvement circulaire, ne revenant qu'à la fin à la position initiale, la tête regardant toujours en avant. Les mouvements ne doivent se passer que dans la région cervicale.

Je donne ici les mouvements d'auto-redressement de Hoffa pour les courbures lombaires, et de Lorenz pour les courbures dorsales.

VI. *Auto-redressement* (Hoffa). — Position initiale : (1) avancer le membre inférieur situé du côté de la concavité lombaire, en avant et en dehors, à deux longueurs de pied du pied opposé restant en place ; (2) fléchir fortement le genou du membre avancé, faisant ainsi incliner le bassin de ce côté ; (3) position initiale.

L'inclinaison du bassin donne une correction de la courbure lombaire.

VII. *Auto-redressement* (Lorenz). — Position initiale : la main du côté de la convexité dorsale se place à plat sur le sommet de cette convexité, l'autre main sur la hanche ; (1) une forte pression de la main placée sur la convexité

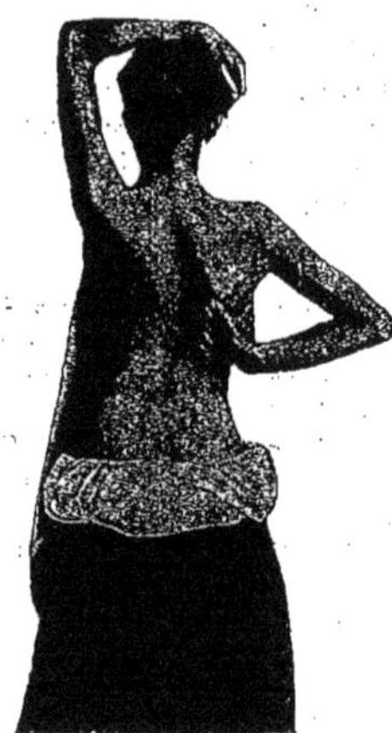

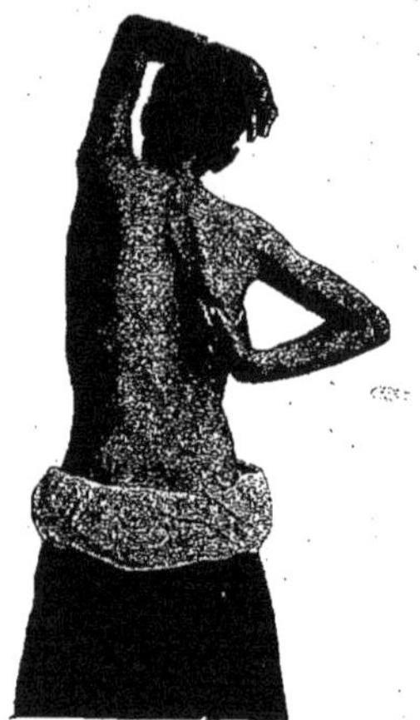

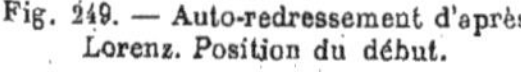

Fig. 249. — Auto-redressement d'après Lorenz. Position du début.

Fig. 250. — Auto-redressement d'après Lorenz. Position du redressement.

de la courbe dorsale corrige, et même, si c'est possible, hypercorrige cette courbure : la correction est maintenue quelques instants. En même temps, s'efforcer d'allonger la colonne. On peut faire ce même exercice en plaçant la main du côté de la concavité non pas sur la hanche, mais sur le sommet de la tête ; on tend ainsi à élever l'épaule abaissée (fig. 249).

Dans le cas de courbure double, on peut combiner et faire en même temps les deux méthodes précédentes.

A ces divers mouvements, il sera bon de joindre les mouvements respiratoires profonds, des mouvements de flexion, d'extension, d'élévation, de circumduction des membres supérieurs.

Exercices debout, le tronc incliné en avant. — Les exercices suivants sont recommandés par Klapp :

Position initiale : les talons rapprochés, les pieds en équerre, les bras tombant le long du corps, le sujet se penche en avant, la tête redressée, en creusant son dos, et en faisant effort pour se grandir. Dans cette position, il faut faire attention à ce que l'inclinaison en avant soit telle que le centre de gravité soit à peu près au-dessus de la pointe des pieds, que le dos, bien en extension, soit creusé, que le menton proémine en avant.

I. *Demi-flexion en avant du tronc.* — (1) Fléchir le tronc en avant, jusqu'au demi-angle droit : en même temps, on remonte les bras en arrière, et on étend la tête en arrière. Les mains sont en supination, les doigts étendus et serrés les uns contre les autres. La concavité du rachis doit être très marquée ; (2) position initiale.

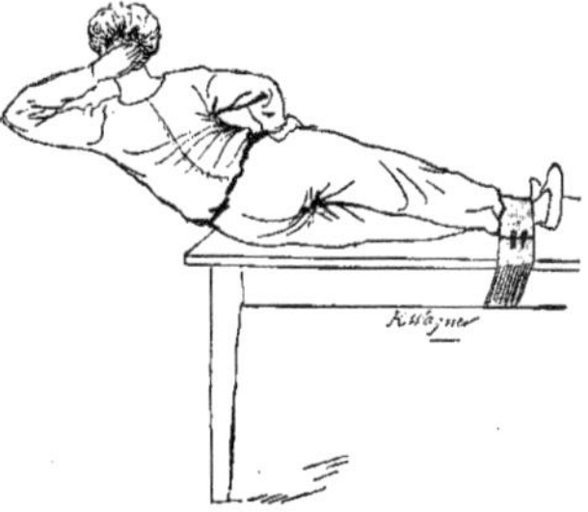

Fig. 251. — Mouvements de flexion latérale.

II. *Même exercice, avec mouvements des bras.* — (1) Demi-flexion comme ci-dessus ; (2) balancement des bras, en avant ; en arrière : continuer plusieurs fois ; (3) position initiale — *Id.* avec flexion et extension des bras. — *Id.* avec circumduction des bras, tournant en avant, autour de l'articulation de l'épaule, et se croisant en avant du corps.

III. *Demi-flexion et rotation du tronc.* — Position initiale ; en écartant les pieds de la distance d'un pas et étendant les bras en arrière, le dos des mains tourné en bas, la tête redressée en arrière : (1) demi-flexion du tronc en avant ; (2) inclinaison du tronc à gauche ; (3) demi-flexion en avant ; (4) inclinaison

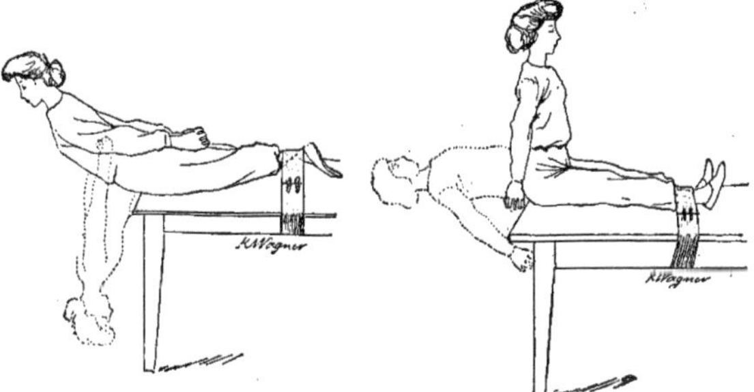

Fig. 252. — Redressement du tronc. Fig. 253. Mouvements d'extension et de flexion.

du tronc à droite. Répéter plusieurs fois, puis revenir à la position initiale. (Cet exercice a pour but de redresser les courbures du rachis, tout en le maintenant en extension.)

IV. *Flexion du tronc en avant, avec les bras étendus en avant.* — Partir de la même position initiale que ci-dessus, mais les bras tendus en avant; fléchir le tronc jusqu'à l'angle droit; revenir à la position initiale.

Exercices assis (Klapp). — Le sujet s'assoit sur un banc, les pieds pressant fortement sur le sol, les talons rapprochés, les pointes des pieds écartées: les mains saisissent le bord du banc tout auprès du corps: (1) demi-flexion du tronc en avant, la tête se redressant fortement en arrière; (2) position initiale.

Exercices dans la position horizontale. — a. Le patient est couché à plat ventre sur une banquette, sur laquelle ses jambes seules reposent, les épines iliaques antéro-supérieures répondant au bord du banc. Une sangle passant au-dessus des articulations tibio-tarsiennes fixe les jambes au banc. Dans cette position, le patient fait, au commandement, alternativement le redressement du tronc en arrière, poussé aussi loin que possible, les mains croisées soit derrière les reins, soit derrière la tête, puis la flexion en avant, jusqu'à ce que la tête descende aussi bas que possible (fig. 252). Le malade couché sur le dos fait des mouvements analogues d'extension et de flexion forcées du tronc, et couché sur le côté des mouvements de flexion latérale (fig. 251).

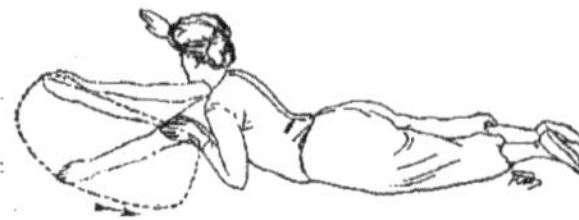

Fig. 254. — Mouvements de natation.

b. Le patient, à plat ventre, comme ci-dessus, et le corps redressé en arrière autant que possible, simule avec les bras des mouvements de natation (fig. 254). Dans la même position, il fait des mouvements de circumduction des membres supérieurs.

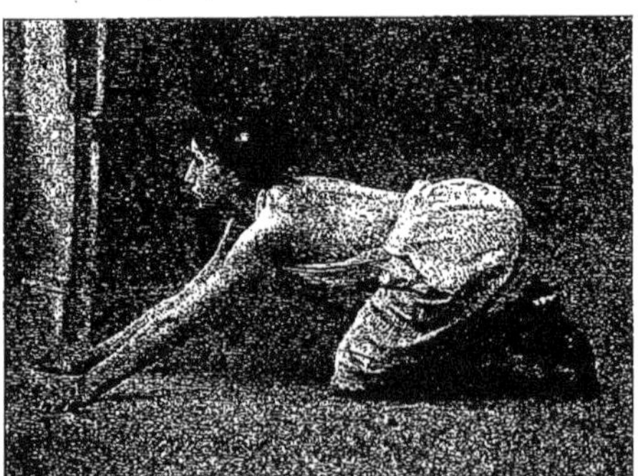

Fig. 255. — Méthode Klapp. Reptation. Position initiale.

Exercices a quatre pattes. — Ils constituent essentiellement la méthode de Klapp et sont d'une grande efficacité dans le redressement des courbures fixées et dans le traitement des scolioses totales. Il faut même avoir soin, quand on tente le redressement d'une scoliose rigide par la méthode de

Klapp, de veiller à ce que le but ne soit pas dépassé et interrompre le traitement dès que la mobilisation est suffisante, sans quoi on risque d'aggraver les courbures.

L'exercice principal de la méthode de Klapp est la *reptation*.

I. *Reptation*. — Position initiale : à quatre pattes, sur les genoux et les

Fig. 256. — Méthode Klapp. Reptation : 1er temps.

bras tendus ; les mains appuyées sur le sol sont dirigées un peu en dehors (fig. 255). « L'élève se meut sur les mains et les genoux, en avançant le genou gauche et la main droite au premier mouvement (fig. 256) et au mouvement suivant le genou droit et la main gauche (fig. 257). Le genou qui

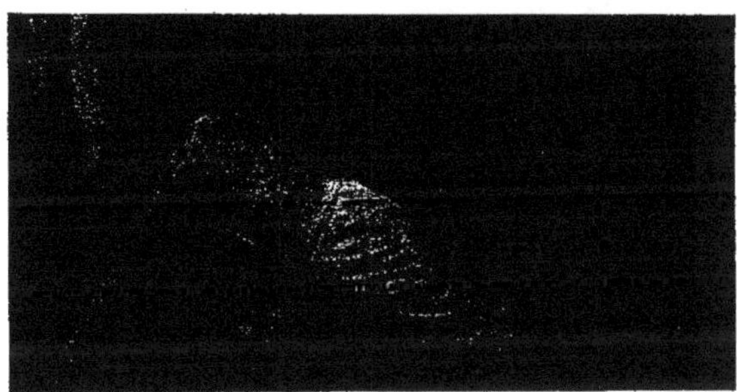

Fig. 257. — Méthode Klapp. Reptation : 2e temps.

avance doit venir se placer à côté du pouce de la main du même côté, qui, elle, ne bouge pas. La jambe qui n'avance pas reste étendue; la tête s'incline de ce côté, de façon que le sujet aperçoive la pointe de son pied. Dans ces mouvements de reptation, le dos doit décrire des courbures alternatives correspondant aux mouvements des membres (Klapp). »

II. *Reptation à l'amble* (pour les sujets atteints de courbures complexes nécessite une surveillance spéciale). — (1) Même position initiale que ci-dessus ; avancer en même temps le genou et la main droites ; (2) avancer en même temps le genou et la main gauches ; (3) le membre inférieur gauche est étendu tout droit vers la droite, la pointe du pied dirigée en dehors. En même temps, le membre supérieur gauche est légèrement fléchi de façon à ce que le coude s'appuie sur la cuisse, le bras sur le thorax, l'avant-bras sur le genou du même côté. La main droite est portée en avant, le bras étant étendu de façon à continuer la direction du dos. La tête s'incline à gauche. Le sujet garde quelque temps cette position, puis recommence le mouvement du côté opposé.

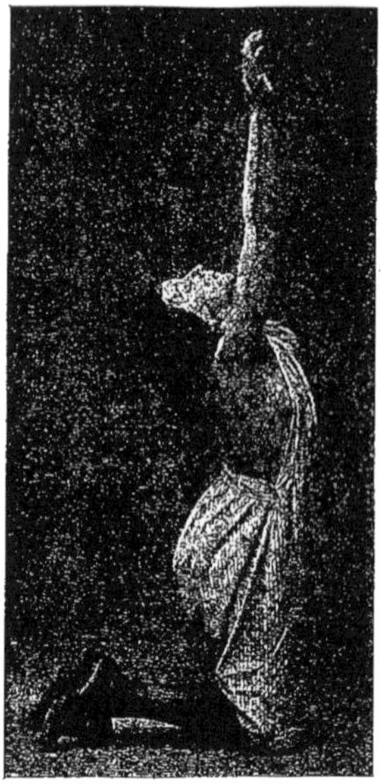

La reptation peut également se faire sur place, sans que l'élève cherche à avancer.

III. *Saut.* — Le sujet est à quatre pattes, la tête étendue en arrière : (1) relever les bras en avant et en haut, avec, en même temps, redressement du tronc et de la tête jusqu'à la position verticale (fig. 258); (2) revenir lentement à la position initiale ; (3) l'élève fait un saut en avant sur les genoux, sans que les mains quittent leur place, les genoux venant se placer entre les mains; durant tout ce temps, la tête reste dans l'extension en arrière (fig. 259).

Fig. 258. — Méthode Klapp. Saut : 1er temps.

Mouvements de gymnastique respiratoire. — La fonction respiratoire est fréquemment troublée, non seulement chez les scoliotiques ou les cyphotiques, mais encore chez des sujets dont la capacité thoracique est diminuée, soit en raison d'une malformation congénitale du thorax, sternum ou côtes, soit par suite d'un défaut de développement le plus souvent de cause rachitique ou dû à une obstruction des voies respiratoires (fig. 260). Depuis quelque temps déjà, j'emploie dans ces cas la méthode de Thooris, qui m'a donné les meilleurs résultats. Selon Thooris, les mouvements du thorax sont d'autant plus physiologiques qu'ils sont plus amples, plus réguliers et plus synchrones. La rééducation doit donc avoir pour objet de restituer l'amplitude, la régularité et le synchronisme des mouvements du tronc à tous ses niveaux, en faisant coïncider le maximum d'ampliation du thorax avec le maximum de rétraction de l'abdomen. Le moyen le plus sûr d'y parvenir serait de provoquer chez le sujet des inspirations profondes par des pressions manuelles sur le bas-ventre au moment où commence l'inspiration, puis au fur et à mesure que se développent les muscles de l'abdomen grâce à des exercices déterminés, par une rétraction spontanée de la paroi abdominale. Cette rééducation doit se faire le sujet étant couché, nu jusqu'à la ceinture. L'instructeur doit surtout exécuter les mouvements ; le sujet l'imite.

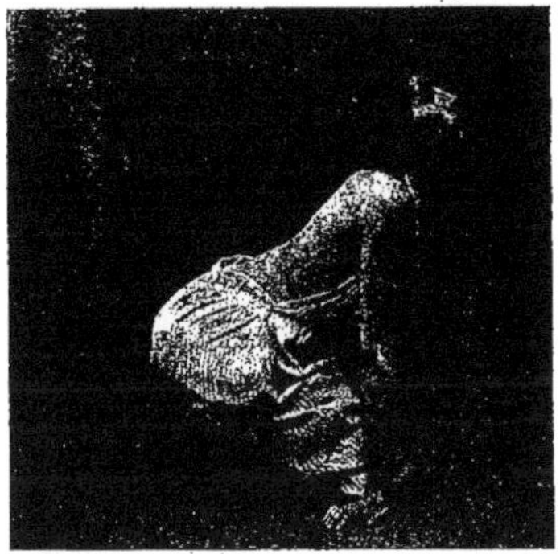

Fig. 259. — Méthode Klapp. Saut : 2e temps.

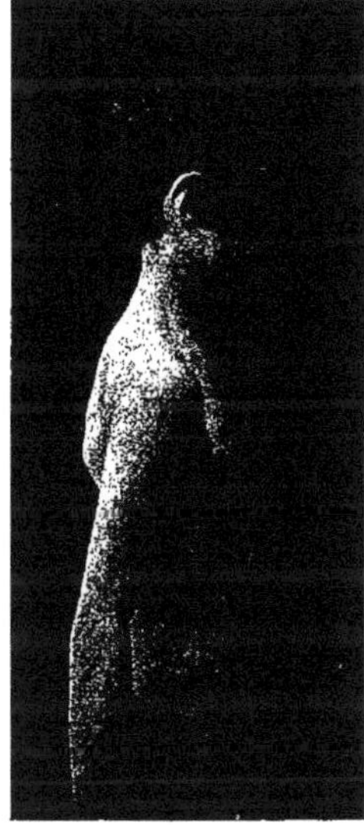

Fig. 260. — Scoliose totale gauche. Aplatissement du thorax.

Premier exercice (fig. 261). — Position initiale : décubitus dorsal, tête en extension, thorax affaissé, ventre au repos, bras élevés verticalement, les paumes jointes dans le plan sagittal. Lentement, les bras s'abaissent dans le plan perpendiculaire au plan sagittal. En même temps, l'instructeur exerce une légère pression sur le bas-ventre, en invitant le sujet à gonfler la poitrine lentement et profondément. Le maximum d'ampliation de la poitrine doit coïncider avec le maximum d'abaissement des bras (fig. 262). Quand le sujet revient à la position initiale, la pression manuelle sur l'abdomen doit diminuer progressivement. Plus tard, on invitera le sujet à rétracter spontanément la paroi abdominale, sans attendre la pression manuelle. La fin de l'expiration devra coïncider avec le relâchement complet de l'abdomen et le retour des bras dans la position d'élévation verticale.

Deuxième exercice (fig. 263). — Position initiale ci-dessus. Mouvement

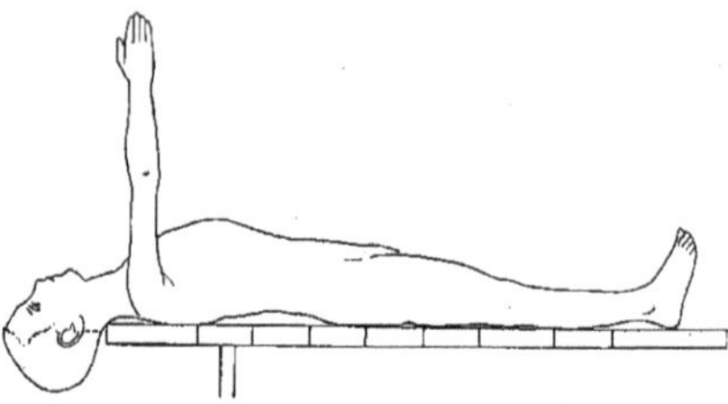

Fig. 261. — Gymnastique respiratoire. Position initiale.

d'élévation des membres inférieurs, synchrone avec le mouvement d'ampliation thoracique et d'abaissement des bras. Mouvement d'abaissement des

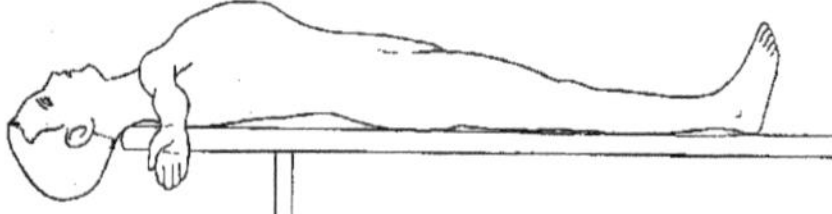

Fig. 262. — Gymnastique respiratoire. Premier exercice.

membres inférieurs, synchrone avec le mouvement d'élévation des bras et le retour au repos de tous les muscles du tronc.

Troisième exercice. — Même position initiale; mouvement d'élévation du thorax, synchrone avec les mouvements d'ampliation du thorax et d'ouverture des bras. Retour du tronc à la position initiale synchrone avec le mouvement de fermeture des bras, l'affaissement progressif du thorax et le relâchement progressif du ventre. Les pieds sont retenus au plan horizontal par une courroie.

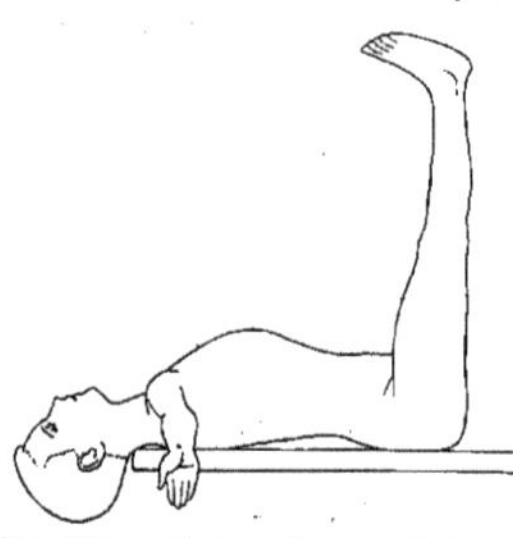

Fig. 263. — Gymnastique respiratoire. Deuxième exercice.

Quatrième exercice (fig. 264 et 265). — Position initiale, décubitus ventral (fig. 264). Le tronc porte à faux en avant de l'articulation coxo-fémorale; le rachis est horizontal; les fesses sont contractées, les bras pendent, paumes jointes ; la tête est fléchie. Mouvement d'élévation des bras dans le plan perpendiculaire au plan sagittal synchrone avec le mouvement d'extension de la tête, l'ampliation du thorax et la rétraction du ventre (fig. 265). Retour des bras à la position initiale coïncidant avec la flexion de la tête, l'affaissement thoracique et le relâchement abdominal.

Cinquième exercice. — Le sujet est debout, les bras horizontaux, les paumes jointes dans le plan sagittal. Mouvement d'ouverture des bras syn-

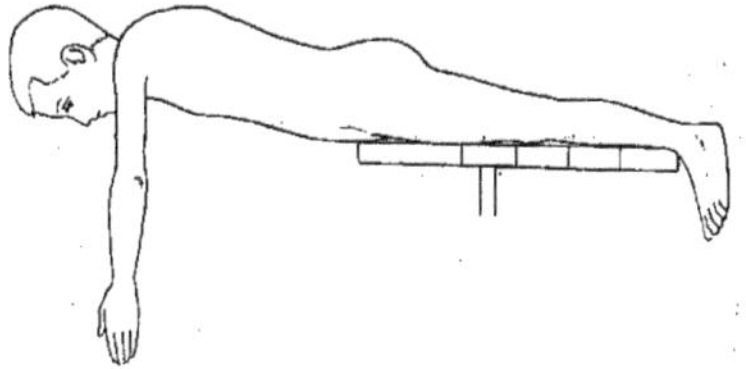

Fig. 264. — Gymnastique respiratoire. Troisième exercice.

chrone avec l'ampliation thoracique et la rétraction énergique de l'abdomen. Mouvement de fermeture des bras synchrone avec l'affaissement thoracique et le relâchement de l'abdomen.

Tous ces exercices doivent être faits bouche fermée. On les exécute chacun

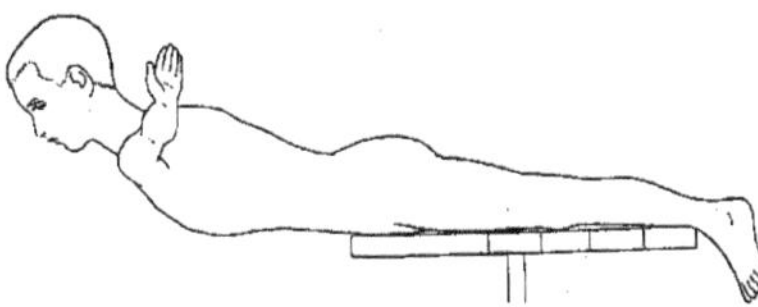

Fig. 265. — Gymnastique respiratoire. Troisième exercice.

cinq fois en commençant. On assure la régularité du mouvement respiratoire en faisant émettre au sujet la voyelle *a*. L'émission doit être aussi prolongée que possible, peu intense, mais homogène.

2° Gymnastique avec appareils. — Nous rangerons ici la suspension à l'échelle dorsale à planche médiane ou à traverse (fig. 266, 267), le trapèze, le trapèze à barre double, les anneaux (mouvements de suspension, mouvements alternés de flexion et d'extension, mouvements de rotation, les pieds restant fixes sur le sol, et le visage regardant toujours du même côté), les exercices avec haltères, ou avec massues, avec cordons élastiques (fig. 268, Michelin) ; etc.

Les appareils de Schulthess peuvent être considérés comme rentrant dans cette catégorie, quoique plusieurs d'entre eux donnent, en même temps qu'un exercice gymnastique passif ou actif, du redressement passif. Je signalerai au même titre certains appareils de Zander, ceux de Gerson, qui permettent de faire les mouvements d'extension et de flexion du tronc dans la suspension cervicale, etc.

Le traitement gymnastique seul n'est utile que dans les scolioses redressables : dans les scolioses incomplètement redressables, et à plus forte raison dans les scolioses complètement fixées, la gymnastique simple ne peut guère agir sur les courbures : elle doit donc être combinée avec le redressement passif, soit qu'on alterne les deux méthodes, soit qu'on les applique concurremment.

3° Massage, électricité, thermothérapie. — Ces diverses méthodes physiothérapiques constituent des adjuvants très utiles au traitement gymnastique. Le *massage* rend de très grands services, soit qu'on fasse du massage général pour améliorer l'état général, soit qu'on fasse du massage des muscles rachidiens pour renforcer leur action.

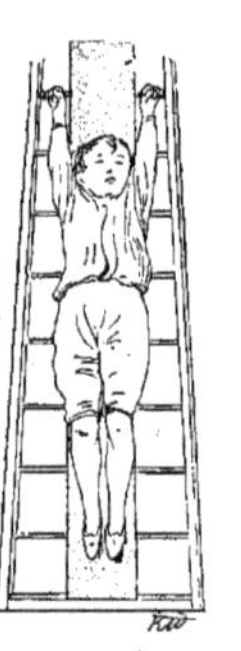

Fig. 266. — Échelle dorsale à planche médiane.

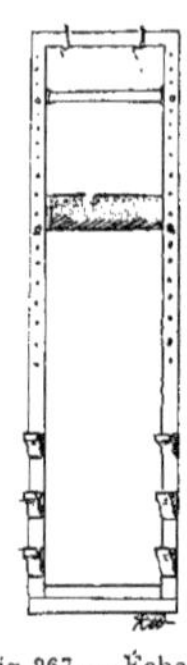

Fig. 267. — Échelle dorsale à traverse pour cyphose.

J'estime même qu'aucune séance orthopédique de gymnastique, avec ou sans manœuvres de redressement, n'est complète, si on ne la termine par un massage des muscles des gouttières rachidiennes. Le massage comportera des *effleurages à main plate*, puis *à poing fermé*, des *tapotements* avec le creux de la main, puis en *hachures* avec le bord cubital de la main, des *foulages* avec le bout des doigts, des *pétrissages* entre le pouce d'une part et l'index et le médius d'autre part, le tout fait à plusieurs reprises, sur les masses musculaires, de chaque côté de la ligne des apophyses épineuses, depuis la base du cou jusqu'aux fesses. La séance, qui doit durer de cinq à dix minutes, se termine par une reprise des effleurages.

L'*électricité* peut être adjointe aux massages (courants galvaniques ou faradiques, suivant l'état des muscles). Quant à la *thermothérapie*, appliquée avec les appareils spéciaux de Bier et de Klapp, ou les thermophores électriques, elle agit non seulement sur les muscles en activant leur circulation (congestion active), mais encore sur les articulations qu'elle assouplit, et dont elle favorise la mobilisation.

4° Redressement passif. — Le redressement passif peut être manuel ou mécanique. Il doit être progressif : le redressement en une seule séance relève plutôt du redressement dit forcé. Le redressement manuel est très efficace, mais il est très fatigant pour celui qui le fait (fig. 269, 270). On lui préfère en général le redressement mécanique, fait avec des appareils appropriés.

Le plus simple de ces appareils est la *suspension cervicale* prônée par Sayre. Le malade lui-même fait la traction jusqu'à ce que ses pieds ne reposent plus sur le sol que par la pointe. Le poids du corps agit sur le rachis qu'il redresse. Ce procédé assez efficace dans les scolioses légères ne peut le plus souvent être considéré que comme un simple exercice de gymnastique. On doit toujours y joindre des mouvements respiratoires profonds.

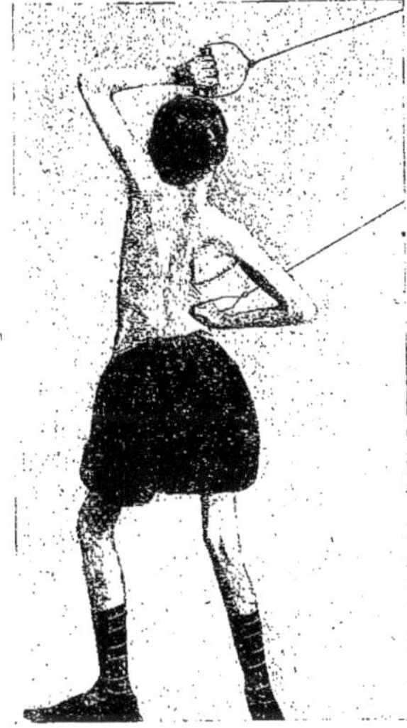

Fig. 268. — Scoliose convexe à droite : hypercorrection par l'appareil à cordons élastiques.

L'appareil de *rachilyse* de Barwell agit directement sur les courbures : des sangles larges, rembourrées, au nombre de trois, passent, en sens opposé, sur le sommet des courbures : les deux extrêmes sont reliées à des crochets fixes, la médiane à une moufle ; « la force agit perpendiculairement à la coubure dorsale, dont le montant supérieur, revenant vers la ligne médiane, est redressé par la sangle supérieure, axillaire, tandis que la sangle lombaire redresse la courbure de compensation inférieure ». On peut avec cet appareil faire tantôt des efforts successifs et tantôt une traction soutenue.

Gourdon a modifié cet appareil : le sujet est placé en suspension cervicale. La sangle axillaire ne passe pas simplement dans l'aisselle, mais elle forme une sorte de bracelet qui entoure l'épaule, ce qui donne à cette sangle une fixité complète : de plus les extrémités des sangles ne sont pas reliées à des crochets fixes; de nombreux crochets sont disposés en séries horizontales et verticales; on peut fixer sur eux les extrémités des sangles, et les tractions prennent à volonté une direction plus ou moins oblique, qui permet d'agir non plus seulement sur les courbures, mais aussi sur la rotation (fig. 271).

Lovett applique la rachilyse dans la position horizontale, le malade étant couché sur une table, dont les bords portent des crochets pour la fixation des sangles et des poulies.

Le levier de Redard, la plaque à pression de Gerson agissent sur le sommet de la courbure principale, qu'on cherche ainsi à redresser.

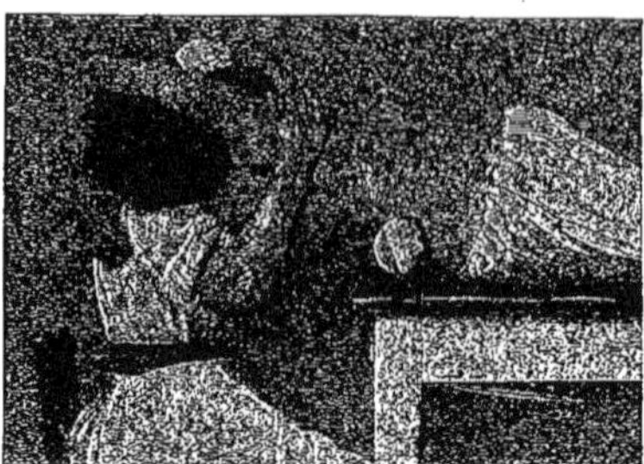

Fig. 269. — Scoliose dorsale droite. Redressement manuel.

Un dispositif d'Adams permet d'agir ainsi sur deux ou trois courbures, le malade étant dans le décubitus abdominal.

Fischer fait placer son malade debout, le corps incliné horizontalement en avant, les coudes reposant sur un tréteau. Une bande de

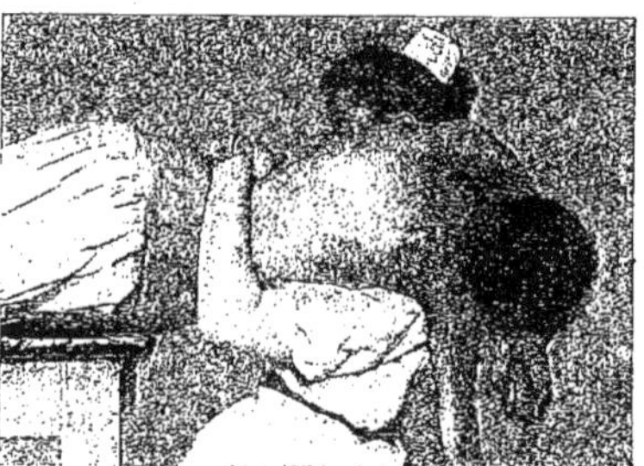

Fig. 270. — Scoliose lombaire gauche : redressement manuel.

caoutchouc de 8 centimètres de large, terminée par un lien, est placée par une extrémité au sommet de la courbure principale, et le plein s'enroule autour du thorax, pour porter à l'autre extrémité, pendante, un poids plus ou moins considérable : des dispositifs analogues, agissant en sens contraire, sont placés au sommet des courbures de compensation. Chaque poids agit en déroulant pour ainsi dire le thorax : les côtes repoussées en arrière du côté convexe sont aplaties et ramenées en avant : les côtes déprimées du côté concave, au contraire, sont repoussées en arrière ; enfin le rachis éprouve une détorsion dans le sens correctif de la difformité.

Beely a modifié cette méthode, en plaçant le malade incliné en

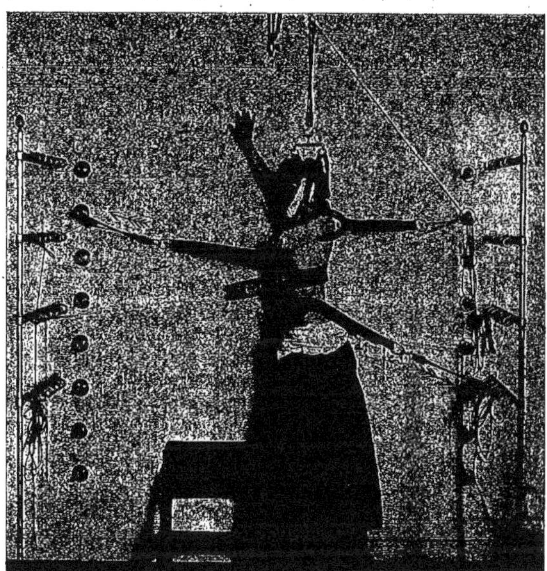

Fig. 271. — Appareil à rachilyse et détorsion de Gourdon.

avant entre deux barres parallèles d'où partent les sangles qui vont, croisant le dos, passer sur les courbures : ces sangles portent à leur extrémité des poids plus ou moins considérables.

La *suspension latérale* de Lorenz est simple : sur un tréteau à barre transversale, cylindrique, rembourrée, mobile entre les deux montants, on appuie la convexité de la courbure principale ; le sujet se maintient dans cette position par le bras du côté convexe s'enroulant autour du cylindre, tandis que l'autre bras passe au-dessus de la tête inclinée sur l'épaule opposée, et que la main empoigne une poignée qu'une courroie relie au pied de l'appareil. Les pieds du sujet pendent dans le vide (fig. 272). Redard a ajouté à cet appareil un plan inclinable qui soutient le corps et les membres inférieurs du sujet et diminue l'effort.

Le cadre à renversement de Beely est très utile pour la mobilisation des cyphoses, des cypho-scolioses et des courbures latérales lombaires.

Le redressement passif, il ne faut pas l'oublier, n'a qu'une action temporaire de mobilisation. Il ne peut donc être employé seul et doit être adjoint à d'autres méthodes.

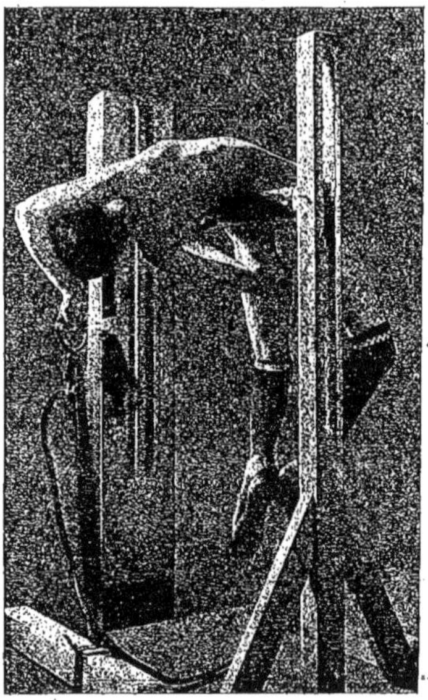

Fig. 272. — Suspension latérale de Lorenz.

Traitement antistatique. — Dans les scolioses lombaires d'origine statique, il est indiqué de rendre à l'axe transversal du bassin sa direction horizontale. Dans la position debout, on y arrive en élevant la semelle du côté du membre le plus court, ou tout au moins du côté où l'épine iliaque antéro-supérieure est abaissée. Dans la position assise, on aura recours au siège oblique de Volkmann, qui rétablit l'équilibre du bassin en surélevant une des tubérosités ischiatiques. On a essayé d'appliquer cette méthode aux formes même non statiques : on applique la semelle surélevée et le siège oblique de façon à inverser autant que possible la courbure rachidienne lombaire.

5° Redressement forcé suivi de contention. — Cette méthode diffère de la précédente en ce qu'on cherche à obtenir une correction aussi complète que possible, et même, au besoin, une hypercorrection, et à fixer le résultat obtenu au moyen d'un corset plâtré. C'est le corset de Sayre qui a été le point de départ de cette méthode, beaucoup perfectionnée depuis. Le procédé de réduction forcée de la gibbosité pottique proposé par Calot a été repris pour la scoliose, au moyen de dispositifs divers. Le plus connu est celui de Wullstein. Dans un cadre spécial, la suspension cervicale est appliquée au sujet dont le bassin est attaché à un siège mobile, en deux parties s'inclinant pour modifier l'obliquité du bassin et changer les rapports du pelvis avec l'extrémité inférieure du rachis. Des pressions latérales sont faites au moyen de plaques portées par des bras métalliques horizontaux, à ressorts. Des poignées mobiles que le malade saisit ou auxquelles on attache ses mains, permettent d'agir sur la ceinture scapulo-claviculaire et les épaules. Wullstein emploie une force considérable, et, le redressement une fois obtenu, applique sur la tête, les épaules et tout le tronc, un corset plâtré, très exactement appliqué. Cet appareil est laissé en place un, deux ou trois mois, puis enlevé, et, après une ou plusieurs séances préparatoires d'assouplissement et un nouveau redressement forcé, remplacé par un autre. En général, après un ou deux appareils de ce genre, on constate un redressement important, mais qui, malheureusement, n'est pas le plus souvent acquis d'une façon définitive.

Les séances de redressement forcé peuvent être faites sous le chloroforme, surtout si, comme Redard, Lovett, on met le malade dans la position horizontale.

Ce qui frappe le plus quand on sort le malade de l'appareil, surtout après la seconde ou la troisième application, c'est, avec le redressement rachidien obtenu, l'état d'atrophie marquée des muscles. Cette atrophie cède rapidement au massage, à l'électricité, aux exercices gymnastiques.

Le redressement forcé, méthodiquement appliqué, peut donner la correction partielle, mais quelquefois considérable des courbes, avec une augmentation en rapport de la taille, le redressement de la gibbosité, de la flexion, de l'inclinaison latérale et des attitudes vicieuses du tronc, des épaules et du bassin, et, bien que la rotation soit assez peu influencée, une amélioration telle que la difformité peut être dissimulée, le tronc n'ayant plus sa mauvaise attitude, les épaules étant placées symétriquement, la gibbosité, aplatie, n'étant plus aussi apparente.

Il est vrai que, l'appareil une fois enlevé, la difformité se reproduit, au moins en partie. Mais on peut maintenir une part de la correction obtenue, si on a soin de soumettre aussitôt le malade à un traitement gymnastique, et de lui faire porter un corset amovible (Redard).

La *méthode* qu'Abbott (de Portland) a publiée, il y a quelques semaines à peine, me paraît appelée à donner des résultats beaucoup plus satisfaisants que les procédés antérieurs de redressement forcé suivi de contention. Les essais que j'ai tentés sont trop récents pour que je puisse faire autre chose que de les mentionner et dire combien ils me paraissent encourageants. Cette méthode est fondée sur les principes suivants : 1° conformément à la règle établie par Lovett, la flexion latérale et la rotation dans la région dorsale ne sont possibles que dans la flexion cervico-dorsale. L'extension, et plus encore l'hyperextension, bloquent la région dorsale quant à ces mouvements. C'est ainsi que la scoliose dite habituelle, la scoliose scolaire, se produisent dans la flexion du rachis dorsal. De même, la déviation latérale, une fois produite, ne peut être modifiée, et à plus forte raison inversée, que dans cette position de flexion.

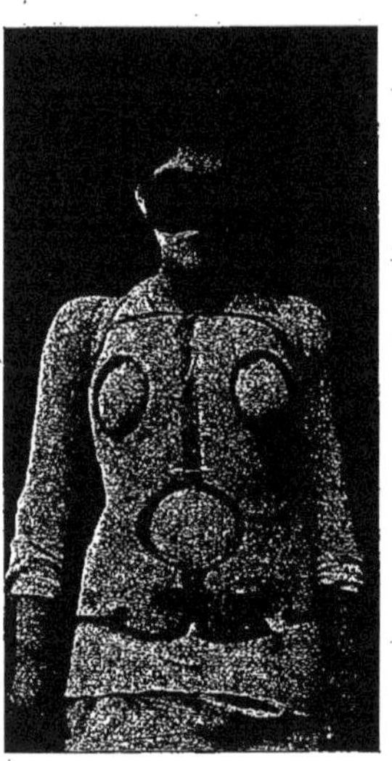

Fig. 273. — Corset plâtré amovible vu de face.

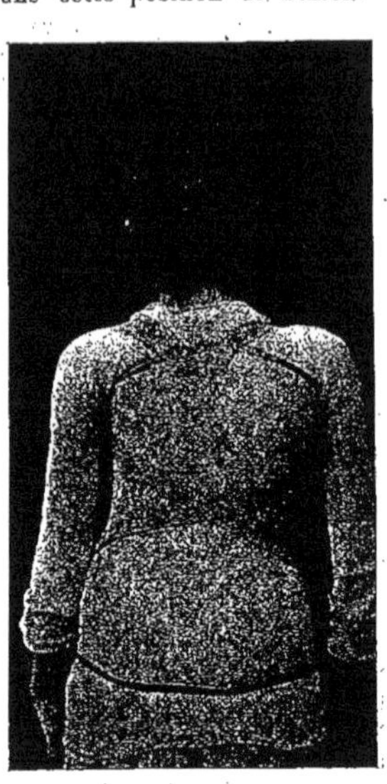

Fig. 274. — Corset plâtré amovible vu de dos.

2° La correction de la rotation ne peut être obtenue qu'en faisant faire aux vertèbres un mouvement en sens exactement inverse de celui qu'elles ont parcouru pour arriver à leur position pathologique. On a admis jusqu'ici que le côté convexe se portait en arrière, et on s'est efforcé de corriger la rotation en exerçant sur l'angle proéminent des côtes des pressions d'arrière en avant. Pour Abbott, c'est le côté concave qui s'est porté en avant, en décrivant un arc de cercle. C'est donc sur ce côté qu'il faut agir pour le ramener d'avant en arrière. Pour atteindre ce double but, Abbott place le rachis dorsal en flexion, en exerçant une pression sur les côtes inférieures, en faisant relever en haut et en avant le membre supérieur du côté concave et abaisser en bas et en arrière celui du côté concave. Le patient est placé sur un cadre oblique, la tête inclinée vers le bas : des sangles hypercorrigent la déviation latérale. Un hamac asymétrique supporte le thorax, de telle façon qu'un côté tendu correspond à la gibbosité, un côté lâche aux côtes déprimées. On applique alors un corset plâtré, dans lequel on découpe en arrière et du côté concave une large fenêtre, qui permettra le retour en arrière du côté concave; des coussinets placés en avant complètent la correction de la rotation. Au bout de quelques semaines, l'hypercorrection est obtenue. Le corset est enlevé, et le patient soumis à un traitement complémentaire de gymnastique et massage.

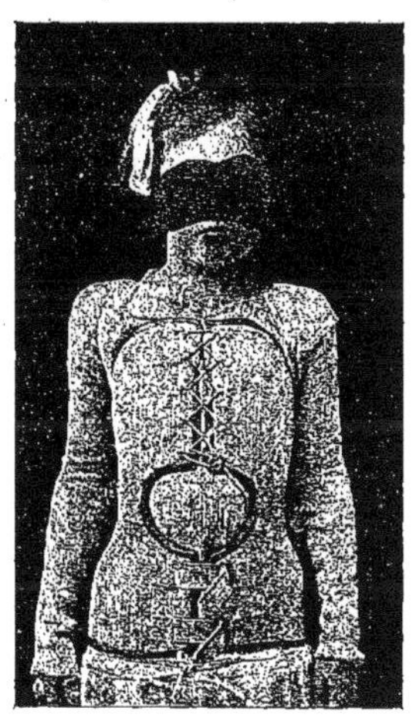

Fig. 275. — Corset plâtré amovible (enfant).

6° Corsets, lits, appareils mécaniques en général. — Comme traitement de la scoliose, quelle que soit sa forme et son degré, le corset mécanique, qui fut longtemps le principal moyen de traitement, s'il est employé seul, n'a aucune espèce de valeur et ne peut être que nuisible. Mais, combiné avec d'autres méthodes, notamment avec un traitement gymnastique, un corset de soutien peut être utile. Dans l'intervalle des exercices, il fixe le tronc dans la position corrigée, sans nuire ni à l'état des muscles, ni à l'état général. Dans les scolioses avec trop grande laxité ligamenteuse, à la période de convalescence, après les redressements forcés, le port d'un corset peut être indiqué.

A tous les modèles compliqués avec armatures métalliques, je préfère le corset plâtré amovible, ou le corset de celluloïd, construit sur un moule en plâtre du thorax en traitement.

Ces corsets sont encore l'agent efficace de la *méthode des redressements progressifs*, qui consiste, après un traitement préparatoire de mobilisation, et quand on a obtenu un certain degré de redressement, à appliquer un corset. Ce corset est généralement inamovible. C'est ainsi que Lovett préconise le redressement progressif par l'application de plusieurs corsets plâtrés. Il les applique le corps du sujet étant simplement en pronation, étendu horizontalement sur des sangles de toile. Il ne fait pas d'extension ni de pressions correctives, la position suffisant pour avoir un redressement. Un premier corset inamovible est porté pendant une semaine, puis les suivants sont portés successivement deux semaines. Enfin on fait une séance de redressement forcé, et on applique un corset que le malade conserve plus longtemps, et jusqu'à un an.

W. Elmer préconise un traitement mixte de redressement progressif et d'exercices gymnastiques. La malade est mise en position horizontale à plat ventre sur un cadre muni de sangles en tarlatane et placé en extension forcée : un corset plâtré est appliqué, puis rendu amovible. Un corset nouveau est appliqué tous les quinze jours. Tous les jours, le sujet couché horizontalement est sorti de son corset et fait des exercices tous en position horizontale, sans jamais se relever : il ne se relève que le corset remis. Pendant tout le traitement, il ne doit se tenir verticalement qu'avec son corset remis. Au bout de quelques mois de ce traitement, il peut aborder les exercices en position verticale sans corset.

A l'action du corset, on joindra utilement celle d'un lit plâtré, moulé sur le corps redressé, et dans lequel on couchera l'enfant la nuit, et même le jour, durant les périodes de repos, dans le décubitus horizontal.

7° Traitement chirurgical. — Les diverses interventions chirurgicales tentées contre la scoliose n'ont donné que des déboires. Je citerai seulement la myotomie rachidienne de Guérin, la résection ou l'ostéotomie des côtes du côté concave (Hoffa), la résection de la gibbosité (Volkmann), la désternalisation, (Jaboulay), etc.

MALADIES DU COU ET DU THORAX

TORTICOLIS

Définition. — Le torticolis est une difformité congénitale ou acquise, caractérisée par une inclinaison permanente et involontaire de la tête et du cou.

Le torticolis peut être antérieur, postérieur ou latéral, suivant le sens dans lequel la tête s'incline. Dans le torticolis latéral, le plus fréquent, l'inclinaison latérale de la tête s'accompagne de torsion.

Nous distinguerons deux variétés de torticolis, le torticolis *congénital* et le torticolis *acquis*, cette dernière variété pouvant comprendre des formes très différentes.

Torticolis congénital.

Étiologie et pathogénie. — Le torticolis congénital est une affection assez rare. Il est plus fréquent chez les filles que chez les garcons (:: 24 : 13, Kempf). Redard le croit cependant plus commun chez les garçons (:: 13 : 5). Il siège plus souvent à droite qu'à gauche; Kempf en a observé 24 cas à droite et 18 à gauche. Golding Bird n'a jamais vu que des cas de torticolis droit.

On a cité des cas héréditaires. Le torticolis congénital coexiste souvent avec d'autres malformations telles que le pied bot, la luxation congénitale de la hanche, le bec-de-lièvre, etc.

Dans des cas assez nombreux on a signalé des difficultés de l'accouchement, soit l'emploi de la version ou du forceps, soit, particulièrement, l'accouchement par le siège.

Les **théories** données pour expliquer la pathogénie du torticolis sont très nombreuses ; on peut les répartir en quatre groupes principaux : 1° la théorie traumatique ; 2° la théorie inflammatoire ; 3° la théorie de la malformation congénitale ; 4° nous y joindrons enfin la théorie qu'on pourrait appeler ischémique.

1° *Théorie traumatique.* — Dans cette théorie, suggérée par Röderer en 1763, et soutenue surtout par Stromeyer en 1838, une lésion traumatique du sterno-cléido-mastoïdien, rupture totale ou partielle, attrition, contusion ou déchirure du muscle, serait l'origine d'une rétraction cicatricielle. Les lésions traumatiques des sterno-mastoïdiens sont en effet fréquentes dans les accouchements pénibles, à la suite desquels le torticolis se manifeste surtout. D'ailleurs Kunstner a montré que la rotation de la tête, dans les accouchements même faciles, suffisait pour amener des lésions musculaires. Les hématomes qu'on trouve souvent au moment de la naissance sont bien la preuve que le sterno-mastoïdien peut être lésé facilement. Mais, à l'encontre de cette théorie, on peut, avec Jeannel, faire les observations suivantes : la lésion des sterno-mastoïdiens dans les accouchements les plus difficiles est plutôt une attrition qu'une rupture. Les enfants qui présentent à la naissance des hématomes n'ont jamais ensuite de torticolis. Le torticolis est héréditaire dans un certain nombre de cas. Enfin, dans les véritables ruptures obstétricales du sterno-mastoïdien, on ne voit jamais se produire de torticolis. On peut ajouter avec Petersen que toutes les ruptures musculaires sont suivies d'un allongement du muscle, et que le raccourcissement consécutif à une rupture serait spécial au sterno-mastoïdien.

Schuller a publié trois cas de torticolis coïncidant avec une paralysie radiculaire du bras du même côté. Mais cette coïncidence indique-t-elle l'origine traumatique du torticolis, ou bien l'inclinaison de la tête n'est-elle pas une cause prédisposante à la lésion radiculaire (Joachimstall) ?

2° *Théorie inflammatoire.* — En somme, l'origine purement traumatique du torticolis n'est nullement établie. Aussi Mikulicz a-t-il pu soutenir l'origine inflammatoire de cette malformation, qui serait la conséquence d'une myosite interstitielle fibreuse, ayant évolué pendant la vie fœtale. Kader, qui a étudié de nombreuses pièces d'extirpations du sterno-mastoïdien pratiquées par Mikulicz, pense que la myosite interstitielle de Mikulicz existe réellement, qu'elle peut se développer durant la vie fœtale, mais que souvent elle est la conséquence d'un traumatisme subi pendant l'accouchement. A la suite d'une rupture ou d'une attrition du muscle, du sang s'épanche et constitue un milieu très favorable à la culture et à la multiplication de bactéries provenant sans doute de la cavité buccale ou du tube digestif, arrivant par la voie sanguine dans le muscle lésé et y occasionnant la myosite. Cette myosite, plus ou moins aiguë, aboutirait à la substitution au tissu musculaire d'un tissu embryonnaire, se transformant ultérieurement en tissu fibreux rétractile. Un certain nombre de faits faciles à constater cliniquement, notamment le gonflement fréquent des ganglions de la région, viendrait à l'appui de cette opinion. Mais des objections graves peuvent être apportées à cette manière de voir. Les traumatismes sont presque toujours bilatéraux, et le torticolis est unilatéral. Si les lésions histologiques semblent être celles d'une inflammation ancienne, on n'a jamais eu la preuve ni clinique ni anatomique pas plus de cette inflammation au stade aigu que de l'infection bactérienne incriminée.

3° *Théorie congénitale.* — Le torticolis, pour Petersen, serait toujours une malformation congénitale. En effet, dans bien des cas, il est impossible de faire intervenir comme cause un traumatisme ayant porté sur les muscles du cou. L'existence du torticolis au moment de la naissance a été fréquemment constatée, et cette constatation permet de repousser aussi bien la théorie traumatique que la théorie mixte de Kader. Ne faudrait-il pas, en effet, dans l'un et l'autre cas, un certain temps pour que la rétraction puisse se produire ? Enfin les recherches histologiques de Hadra, Kœster, Petersen, etc., qui, chez le nouveau-né, ont trouvé des raccourcissements et une transformation fibreuse du muscle sterno-cléido-mastoïdien, ne peuvent s'expliquer que par un processus ayant évolué pendant la vie fœtale.

Dans ce cas, on peut se demander s'il s'agit d'une altération primitive du germe embryonnaire ou d'une lésion secondaire se produisant chez le fœtus jusque-là normalement développé. En faveur de la première hypothèse, on peut citer les cas d'hérédité (Golding Bird, Petersen). Mais la plupart des autres arguments donnés en faveur de la théorie congénitale plaident aussi bien pour l'origine secondaire que pour l'origine primitive. Tels sont, par exemple, la coïncidence fréquente du torticolis avec une autre malformation congénitale (luxation congénitale de la hanche, pied bot, bec-de-lièvre, hypoplasie du radius, absence du grand pectoral droit (Schanz), élévation congénitale de l'omoplate, etc. Comme mécanisme de ces lésions secondaires, on a invoqué la pression par les parois utérines (insuffisance de liquide amniotique), l'étroitesse de l'amnios, l'existence de brides ou d'adhérences amniotiques, etc. Petersen fait remarquer que les fissures unilatérales de la face, dans lesquelles les adhérences amniotiques sont considérées comme jouant un rôle important, sont presque toujours à gauche, ce qui est en faveur de la plus grande fréquence des adhérences amniotiques à gauche ; or, avec une adhérence à gauche, le corps tendant à se reporter vers le milieu de la cavité utérine, l'épaule gauche se trouvera éloignée de la face, d'où raccourcissement du sterno-cléido-mastoïdien droit, et plus grande fréquence du torticolis droit. D'ailleurs ces adhérences gêneraient le mouvement de bascule du fœtus, d'où la grande fréquence des présentations du siège dans les cas de torticolis. Pour Meinhardt Schmidt, dans les cas de présentation du siège, ce serait le foie de la mère qui, exerçant une compression sur la tête du fœtus, serait la cause du torticolis. Volcker donne comme preuves de l'action pendant la vie intra-utérine d'une pression s'exerçant sur l'extrémité supérieure du fœtus, et amenant l'inclinaison latérale de la tête vers l'épaule, les malformations de l'oreille sur lesquelles nous reviendrons.

4° *Théorie ischémique.* — Une théorie récente (Volcker, Kempf, etc.) assimile le torticolis congénital, au point de vue pathogénique, aux *contractures ischémiques* décrites par Volkmann en 1881. Nové-Josserand et Viannay ont montré que les portions moyenne et sternale du muscle sterno-cléido-mastoïdien étaient irriguées par une branche de la thyroïdienne supérieure, et que ce territoire vasculaire, n'offrant guère d'anastomoses avec les vaisseaux voisins, était comme isolé. Or, certaines positions de la tête suffiraient pour amener l'occlusion de cette branche. Sur 20 sujets (nouveau-nés), il suffisait de mettre la tête en flexion latérale forcée pour que le réseau artériel du muscle ne pût être injecté, l'injection s'arrêtant au niveau du bord antérieur du muscle. Une position analogue intra-utérine suspendrait la vascularisation du muscle, d'où paralysie, rétraction et altérations spéciales des fibres musculaires comme dans la contracture ischémique de Volkmann consécutive à l'application chez des sujets jeunes d'appareils de fracture trop serrés.

Aucune de ces théories, bien que la théorie ischémique me paraisse de beaucoup la plus séduisante, ne peut être actuellement considérée comme convenant d'une façon parfaite à tous les cas. On peut dire que la pathogénie du torticolis congénital est encore très obscure, et admettre, jusqu'à plus ample informé, que ses causes et son origine ne sont pas uniques. Il est possible que certains cas reconnaissent pour cause un arrêt de développement, une ischémie ou une lésion intra-utérine et d'autres un traumatisme obstétrical avec ou sans infection consécutive. Pour résoudre ce problème, il faudrait de nombreux examens microscopiques faits à une période aussi précoce que possible.

Anatomie pathologique. — Dans le torticolis congénital, le muscle sterno-cléido-mastoïdien du côté affecté est non seulement raccourci, avec rapprochement de ses insertions, mais encore diminué de volume. Parfois la coloration, la structure du muscle sont normales, mais le plus ordinairement on trouve une transformation fibreuse plus ou moins étendue, portant surtout soit sur la moitié, soit sur les deux tiers inférieurs du muscle, et affectant plus souvent le chef sternal que le chef claviculaire. Quand les deux chefs sont intéressés, il n'est pas rare de trouver du côté du chef sternal des lésions plus prononcées. Outre la transformation fibreuse du muscle proprement dit, presque toujours on voit l'aponévrose être le siège de rétractions et présenter en différents points l'apparence de brides épaissies à direction longitudinale. Le raccourcissement du muscle est souvent considérable ; elle peut atteindre 2, 3 et 4 centimètres (Bouvier). Les lésions histologiques, d'après Mikulicz, consisteraient en une atrophie simple des fibres musculaires, avec multiplication des noyaux du myolemme, accumulation de cellules embryonnaires et développement des vaisseaux sanguins et lymphatiques. Pour Nové-Josserand et Paviot, la lésion constante consisterait en une myosite interstitielle, scléreuse, avec une lésion spéciale de la fibre musculaire, la *dégénérescence cireuse* de Zenker, dégénérescence qui ne se manifeste que lorsqu'une perturbation grave intervient dans l'irrigation vasculaire d'un muscle.

Des lésions analogues peuvent se rencontrer sur d'autres muscles voisins du sterno-cléido-mastoïdien, notamment sur le trapèze. Les aponévroses voisines offrent des brides rétractées ; les gaines celluleuses vasculaires sont épaissies.

Le torticolis entraîne des lésions secondaires non seulement sur les parties molles du cou et de la tête, mais encore sur le rachis et sur le crâne. Le rachis cervical décrit une courbe à convexité située du côté opposé à la lésion du sterno-mastoïdien ; les gros vaisseaux du côté du torticolis peuvent être déplacés, la jugulaire passant plus en avant de la carotide. Leur trajet est plus ou moins flexueux ; leur calibre en certains points peut être diminué ; ils sont aplatis au niveau des coudes. La circulation peut se trouver gênée Les muscles avoisinant le sterno-mastoïdien sont modifiés dans leur longueur et leur direction. Quant aux modifications du squelette, les unes dépendent directement de la rétraction musculaire, les autres ont pour but de compenser les premières. Nous avons vu déjà que le torticolis entraîne nécessairement une scoliose cervicale convexe du côté sain ; il se produira ultérieurement des courbures de compensation, une scoliose dorsale en sens opposé de la scoliose cervicale, une scoliose lombaire dans le même sens. De plus, dans la région cervicale, il n'y a pas que de la scoliose, et, dans tous les cas, on constate aussi une lordose plus ou moins exagérée ; il en résultera une augmentation de la cyphose dorsale et de la lordose lombaire normales, et le malade aura, quand il atteindra un certain âge, un dos rond creux. Nous verrons tout à l'heure qu'il peut aussi se produire une courbure de compensation à la limite supérieure de la région cervicale, et que cette courbure aura une grande influence sur l'attitude du sujet (Lorenz). Ces courbures, redressables au début, arrivent à se fixer. Elles sont susceptibles de donner lieu à toutes les déformations thoraciques ou pelviennes qu'on rencontre dans les scolioses ordinaires.

Il se produit en même temps de l'asymétrie du crâne et de la face ; le crâne devient asymétrique (*caput obstipum* de Beely); toute la moitié du crâne située du côté du torticolis présente une atrophie d'autant plus notable que le sujet est plus âgé. Le diamètre oblique du côté malade est raccourci ; les bosses, surtout les bosses frontales, sont moins développées. L'apophyse mastoïde est déplacée en avant, allongée et élargie (Witzel). La voûte palatine descend plus bas du côté du torticolis que du côté opposé.

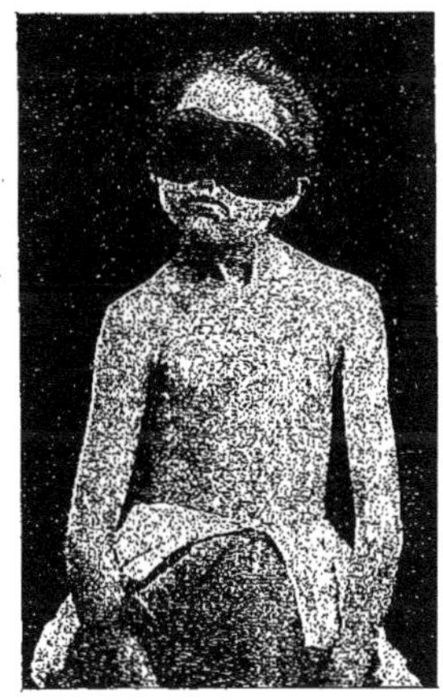

Fig. 276. — Torticolis congénital.

A la face, la moitié correspondant au côté du muscle rétracté est diminuée de hauteur, mais paraît élargie. Les cavités orbitaires ne sont pas situées sur le même niveau; celle du côté malade est rétrécie; ses diamètres verticaux sont diminués. Le maxillaire inférieur est atrophié dans presque toutes ses parties; il s'incline du côté du torticolis ; la symphyse est inclinée dans le même sens, et la moitié de l'os située de ce côté est plus courte et plus épaisse.

L'hémiatrophie du crâne entraîne une diminution de volume de l'hémisphère cérébral correspondant (Broca).

Ces déformations cranio-faciales ont été attribuées : 1° au défaut de nutrition de ces parties, résultant de l'inclinaison vicieuse de la tête (J. Guérin); 2° au développement inégal des deux carotides (Bouvier), ou au rétrécissement du calibre de la carotide située du côté malade, soit par suite de ses inflexions (Saint-Germain), soit en raison de l'inflexion exagérée qu'elle subit à son entrée dans le crâne; 3° à des troubles respiratoires dus à l'insuffisance des muscles situés du côté du torticolis (Stromeyer) ; 4° à la traction exercée sur l'apophyse mastoïde par le muscle rétracté, traction qui aurait pour effet d'atrophier la moitié du crâne et l'hémisphère cérébral correspondants ; 5° à des lésions congénitales primitives, causant en même temps le torticolis et l'hémiatrophie cranio-faciale, ces lésions seraient soit des lésions centrales Golding Bird), soit des lésions périphériques dues à une compression anormale intra-utérine (Beely).

Chez les sujets âgés, la clavicule du côté malade est moins développée que celle du côté sain.

Symptômes. — Avec Joachimstall, nous diviserons les symptômes du torticolis congénital en trois catégories : 1° ceux qui dépendent du raccourcissement du muscle sterno-cléido-mastoïdien ; 2° ceux qui sont dus aux courbures secondaires du rachis ; 3° ceux qui tiennent à l'asymétrie du crâne et de la face.

Symptômes dépendant du raccourcissement du sterno-mastoïdien. — Si on examine un malade atteint de torticolis congénital droit, on constate que la tête et le cou sont déviés vers la droite, et que la tête est inclinée à un tel point que, dans certains cas, l'oreille

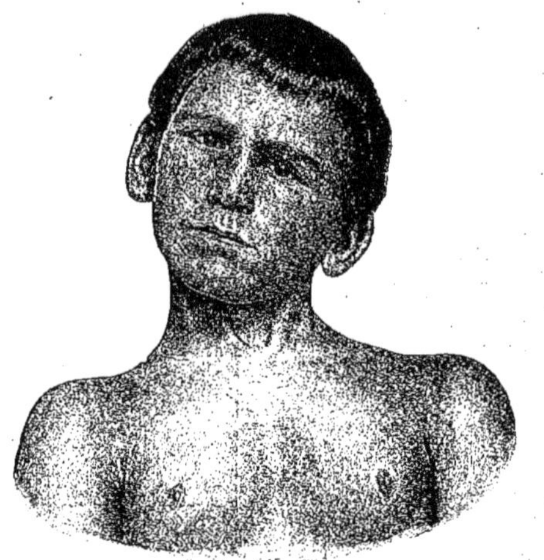

Fig. 277. — Torticolis congénital.

touche presque l'épaule ; le menton, suivant ce mouvement, est abaissé vers la région claviculaire, mais, en même temps, il est dévié vers le côté opposé, de telle sorte que la tête inclinée à droite regarde cependant à gauche. De plus, la tête, *in toto*, est portée de côté, surplombant le côté sain ou le côté malade, suivant le type de la courbure rachidienne. Nous y reviendrons.

On s'aperçoit encore mieux de cette déviation quand on examine un malade opéré depuis quelque temps et en bonne voie de guérison. Mais, avant tout traitement, on reconnaît que le sterno-mastoïdien, raccourci, a une direction se rapprochant de la verticale et fait avec la clavicule un angle de 90°, tandis que celui du côté sain a une obliquité en haut et en dehors plus ou moins prononcée et fait avec a clavicule un angle de 45° environ. La mâchoire inférieure paraît moins développée du côté malade : l'espace entre les deux incisives inférieures médiane et latérale du côté sain correspond à peu près exactement à la ligne médiane. Le front est moins haut du côté malade, et, du même côté, le diamètre oblique cranien est plus court. Les yeux ne sont plus sur une ligne horizontale ; ils sont disposés « en escalier » : chaque œil considéré isolément a son axe transversal à peu près horizontal ; mais l'œil du côté malade est sur un niveau inférieur à celui de l'œil du côté sain. De plus, les yeux regardent perpendiculairement au plan frontal du corps, et non plus de la face, ce qui contribue à donner au regard un caractère spécial. Hubscher a signalé chez les sujets atteints de torticolis congénital un rétrécissement du champ visuel, portant pour les deux yeux sur la partie correspondant au côté sain, c'est-à-dire pour le cas que nous avons choisi d'un torticolis droit, à gauche. Ce rétrécissement disparaît peu à peu après l'opération.

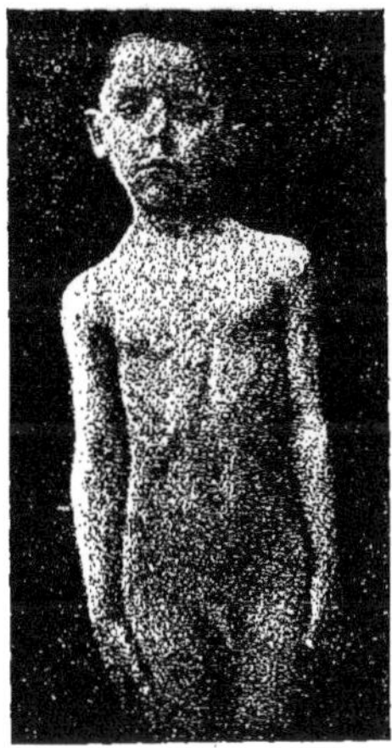

Fig. 278. — Torticolis congénital gauche. Type complexe de Lorenz.

La bouche est oblique dans le sens opposé à celui des yeux. Les axes transversaux des yeux et de la bouche convergent du côté malade. La ligne médiane de la face décrit un arc convexe du côté sain, de sorte que la face, avec sa moitié du côté malade comme atrophiée et diminuée dans toutes ses dimensions, et sa moitié du côté sain, plus volumineuse, donne l'impression d'un croissant de lune. Le nez offre la même direction que l'axe médian de la face. Quant aux oreilles, elles ont été plus particulièrement étudiées par Volcker. Le pavillon du côté malade est raccourci et élargi, tandis que celui du côté sain est aplati. Nous avons vu l'importance que Volcker attache à ces déformations comme preuve de l'origine intra-utérine du torticolis. Enfin, en examinant le cou, on le trouve naturellement raccourci du côté malade ; l'épaule de ce côté est remontée, et, à l'union de l'épaule et du cou, la peau fait des plis plus ou moins profonds. La palpation permet de reconnaître que le sterno-cléido-mastoïdien est transformé en un cordon dur, saillant : il est bon d'examiner soigneusement les deux chefs du muscle et de voir s'ils sont atteints tous les deux par la rétraction. En tendant la peau, on peut reconnaître les cordes aponévrotiques.

Stumme estime le degré du torticolis en mesurant les deux muscles sterno-cléido-mastoïdiens de l'apophyse mastoïde à l'articulation sterno-claviculaire, et en établissant le rapport entre les deux chiffres obtenus : soit par exemple 13 centimètres à gauche, et 10 centimètres à droite, le rapport sera de 13 dixièmes — 1,3. Il serait même possible d'apprécier cet index sur une photographie de face, en prenant les mensurations pour chaque côté entre le lobule de l'oreille et la fourchette sternale. La distance, relevée au compas, serait exprimée en millimètres, et l'index serait obtenu comme ci-dessus.

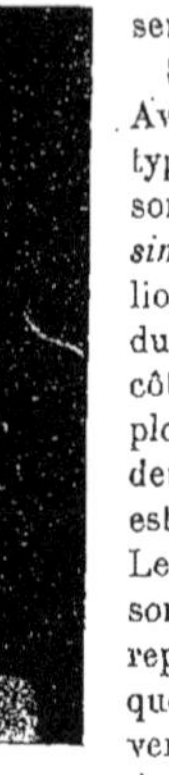

Fig. 279. — Le même sujet vu de dos. On voit la courbure de compensation dorsale gauche.

Signes dus aux courbures du rachis. — Avec Lorenz, nous admettrons ici deux types principaux, différant par l'inclinaison de la tête. Le premier type, type *simple* de Lorenz, correspond à une scoliose cervicale ou cervico-dorsale convexe du côté sain. La tête est très inclinée du côté malade, et sa plus grande partie surplombe l'hémithorax du même côté. Le deuxième type, *type complexe* de Lorenz, est une transformation du type précédent. Le malade cherche à redresser sa tête ; son sterno-mastoïdien étant rétracté, il reporte la tête vers le côté sain jusqu'à ce que le sterno-mastoïdien rétracté devienne vertical (fig. 278) : mais, pour que ce redressement soit possible, il se produit, du côté du rachis, une courbure haute, occipitale, ou occipito-cervicale supérieure, convexe vers le côté malade, une exagération de la courbure cervicale ou cervico-dorsale convexe vers le côté sain, ainsi que de la courbure de compensation dorsale en sens inverse (fig. 279). Le redressement de la tête n'indique donc pas une diminution de la lésion. La difformité rachidienne s'est accrue et est devenue plus complexe. Dans ces cas, on voit aussi la lordose cervicale augmenter beaucoup : elle peut même se transformer en cyphose (Kader).

Quelle que soit la courbure rachidienne, les vertèbres ne présentent pas d'altérations bien marquées. La scoliose, le plus souvent, ne persiste pas après le traitement du torticolis. Néanmoins il est des cas, surtout dans les formes complexes, où la scoliose, fixée, ne disparaît pas complètement.

Witzel a signalé l'asymétrie des clavicules. Elle ne se produirait qu'à la longue, la clavicule du côté malade se développant moins que celle du côté sain.

Asymétrie de la face et du crâne. — Les altérations cranio-faciales ne portent pas seulement sur les parties molles : elles intéressent aussi les os. Joachimstall donne l'ensemble de ces modifications comme constituant une sorte de scoliose cranio-faciale due à l'adaptation des parties (loi de Julius Wolff). L'obliquité prolongée amène des modifications des os de la face et du crâne, qui se produisent là, comme les altérations des vertèbres dans les scolioses invétérées ; en effet, ces altérations ne sont pas absolument particulières au torticolis congénital; on les trouve également dans les vieilles scolioses, sans torticolis, mais ayant donné lieu longtemps au port oblique de la tête. Von Eiselsberg a constaté les mêmes phénomènes dans les torticolis cicatriciels anciens.

Le torticolis congénital n'est pas toujours reconnu au moment de la naissance : quelquefois on ne constate son existence qu'au bout de quelques jours, voire même plus tard, quand l'enfant commence à se tenir debout et à marcher. Le torticolis congénital ne détermine ordinairement aucune douleur, aucune réaction générale. Le plus souvent, il reste stationnaire, mais quelquefois ses symptômes deviennent plus apparents à mesure que l'enfant grandit.

Diagnostic. — Le diagnostic est facile, les symptômes que nous avons rapportés étant suffisamment caractéristiques dans la plupart des cas. Ce n'est qu'en l'absence de tout renseignement sur l'origine et l'évolution de la maladie qu'on pourrait être amené à confondre un torticolis avec un mal de Pott cervical ou sous-occipital. Mais l'existence de douleurs soit irradiées (pseudo-névralgiques), soit au siège du mal, spontanées ou provoquées par la pression sur les apophyses épineuses des vertèbres malades, la raideur et l'immobilisation absolue de la tête que le chirurgien ne parvient pas à mouvoir, le gonflement dur dans la région sous-occipitale, la présence d'abcès par congestion, de symptômes médullaires, l'inclinaison de la tête, non compliquée de rotation, l'absence au niveau d'un des sterno-mastoïdiens d'un cordon dur, feront conclure en faveur d'une tuberculose vertébrale. Plus tard, à une période plus avancée du mal sous-occipital, quand se sont prononcées les déviations de la tête, il y a presque toujours des symptômes médullaires, notamment de la parésie d'un ou deux membres supérieurs, de la diminution dans la force de la main, puis, un peu plus tard, des troubles de la sensibilité. Bien entendu, tous les signes précédents persistent, aggravés pour la plupart.

Nous reviendrons plus loin sur le diagnostic du torticolis congénital avec les différentes formes de torticolis acquis.

Pronostic. — Le pronostic est bénin, en ce sens que le torticolis est une affection purement locale, ne retentissant jamais sur l'état général. Mais il ne faut pas oublier que les déformations locales sont susceptibles de s'exagérer avec la croissance et que les déformations secondaires, asymétrie du crâne et de la face, courbures de compensation rachidiennes fixées, aggravent notablement ce pronostic.

Traitement. — Le traitement du torticolis congénital comporte trois ordres de moyens thérapeutiques: les moyens *orthopédiques*, *chirurgicaux* et *mécaniques*.

Moyens orthopédiques. — C'est surtout le traitement orthopédique qui depuis quelques années a fait des progrès. Au début, les cas d'une gravité légère peuvent guérir par l'emploi des moyens orthopédiques seuls (Hoffa). Il suffit alors d'employer le massage, des manœuvres de redressement manuel, et de faire porter au petit malade, dans l'intervalle des séances de massage et de redressement, un collier de carton, d'ouate, etc., pour maintenir autant que possible les résultats obtenus.

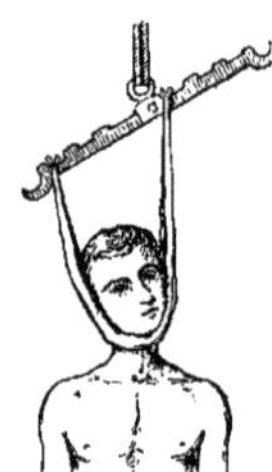

Fig. 280. — Mode de suspension du malade en hypercorrection.

Le massage consistera en manœuvres d'effleurage et de pétrissage léger tant sur le sterno-cléido-mastoïdien rétracté que sur les muscles voisins et les aponévroses voisines.

Le *redressement manuel* se fera en prenant d'une main la tête du côté malade, le talon de la main s'appliquant au-dessus de l'oreille, les doigts étendus sur le sommet de la tête, et en exerçant une pression lentement progressive dans le sens du redressement, tandis que l'autre main, à plat sur l'épaule, et repoussant de son bord la convexité de la courbure scoliotique cervicale, agira dans le sens horizontal. En même temps, on imprimera à la tête un mouvement de rotation portant le menton vers le côté malade.

Pour les petits enfants, le collier de Dieffenbach est généralement suffisant comme support dans l'intervalle des séances de massage et de redressement.

On découpe dans une feuille de carton mince une bandelette dont la longueur égale la circonférence du cou et la largeur la hauteur du cou, de la clavicule à l'angle du maxillaire inférieur : on recouvre cette petite attelle d'une couche d'ouate, qu'on fixe au besoin avec quelques tours d'une bande de tarlatane molle. Je préfère faire recouvrir l'attelle de carton de lainage des Pyrénées, cousu sur la face externe de l'appareil. Le collier ainsi préparé est maintenu en place par une cravate, des liens ou quelques tours de bande. Schanz a proposé pour le traitement post-opératoire une cravate ouatée qui est applicable ici. Elle consiste à superposer une série de couches de ouate maintenues chacune par quelques tours de bandes de tarlatane molle. Enfin on peut aussi se servir d'une simple lanière de cuir découpée de façon à s'adapter au cou et maintenue par un ruban (Guersant).

Les appareils plâtrés, les minerves mécaniques ne sont guère indiqués chez les enfants jeunes. Chez des sujets plus âgés, on pourrait employer les différents appareils que nous décrirons comme applicables au traitement post-opératoire, notamment ceux de Sayre, Lorenz, Gourdon. Chez ces sujets plus âgés, aussi, au lieu du redressement manuel, on peut employer le redressement par l'appareil de Sayre, en latéralisant la traction et reportant le point d'attache de l'arc métallique supportant la mentonnière vers le côté malade, et en faisant porter un poids plus ou moins lourd par la main du côté malade, pour obtenir une sorte de contre-extension et l'abaissement de l'épaule (fig. 280).

Chez les sujets très jeunes, immédiatement après la naissance, ou dans les cas très légers, on peut ainsi obtenir la guérison complète en quelques mois.

Moyens chirurgicaux. — Mais, quand le sujet a atteint l'âge de deux ou trois ans, le torticolis, invétéré, aggravé, demande des moyens autres. Il faut avant tout obvier au raccourcissement du muscle. On aura alors recours aux moyens *chirurgicaux*, qui peuvent être répartis sous quatre chefs : 1° le redressement forcé; 2° la ténotomie sous-cutanée ; 3° la ténectomie à ciel ouvert; 4° l'extirpation du sterno-cléido-mastoïdien malade.

Redressement forcé. — Le redressement forcé a été proposé d'abord par Récamier, puis, plus près de nous, par Delore. Le malade étant chloroformé, on procède aux manœuvres de redressement, analogues à celles que nous avons décrites pour le redressement simple, mais faites avec une force plus grande et une insistance suffisante. Le résultat obtenu est maintenu par le port d'une cravate, d'un appareil plâtré, ou d'une minerve mécanique. Ce procédé a été perfectionné par Lorenz sous le nom de *redressement modelant avec myorrhexis*.

Le malade est chloroformé ; on agit sur le muscle sterno-mastoïdien comme sur les muscles adducteurs dans la réduction de la luxation congénitale de la hanche. Par des pesées énergiques sur le muscle tendu et ses extrémités, par des mouvements de friction allongée ou de scie exécutés avec le bord cubital de la main, on cherche à pratiquer la rupture fibrillaire sous-cutanée et l'élongation du muscle rétracté. Ceci fait, on procède au redressement de la tête, en agissant lentement, mais avec persistance, tandis qu'on cherche en même temps à effacer la courbure cervicale. Il faut pour cela agir avec les deux mains s'appuyant sur la convexité, tandis que les pouces prennent un point d'appui l'un sur l'extrémité supérieure de la colonne, l'autre à l'union de l'épaule et du cou du côté malade.

Lorenz croit que son procédé peut redresser complètement tous les torticolis infantiles, jusqu'à l'âge de six, neuf, dix ans et même au-dessus. Cependant, à partir de sept ou huit ans, on peut avoir des échecs. En somme, il me paraît préférable de réserver cette méthode aux enfants au-dessous de trois ou quatre ans. Son avantage est de donner un redressement complet et même une hypercorrection, si on le désire, sans laisser aucune trace, ni la cicatrice opératoire ordinaire, ni l'aplatissement de l'extrémité inférieure du cou que laisse la section tendineuse. Il faut cependant ajouter que Riedel a vu ce procédé donner lieu à la production d'exostoses claviculaires.

Ténotomie sous-cutanée. — Cette ténotomie du muscle sterno-cléido-mastoïdien a été longtemps le seul traitement employé contre le torticolis congénital. Elle doit intéresser le faisceau sternal, le faisceau claviculaire ou les deux faisceaux d'insertion inférieure du muscle. La technique opératoire est des plus simple. Le sujet anesthésié est couché sur le dos, un coussin dur glissé sous les épaules : un aide redresse l'inclinaison et la rotation de la tête et abaisse l'épaule du côté malade, de façon à tendre et faire saillir le tendon à sectionner, et à le détacher des parties sous-jacentes. L'asepsie de la peau est faite avec la teinture d'iode.

Section du faisceau sternal. — Le chirurgien, avec le pouce, attire la peau de la région un peu en dehors, et de l'index jalonne le bord externe du tendon à $1^{cm},5$ ou 2 centimètres au-dessus de son insertion sternale (de façon à évite la jugulaire antérieure et la jugulaire externe). Du bout de l'index, il invagine la peau sous le tendon, ponctionne la peau invaginée avec le ténotome pointu, et remplace ce dernier par le ténotome mousse, qu'il introduit en arrière du tendon. Pendant ce temps, l'aide a un peu relâché la position de la tête ; le chirurgien cesse d'invaginer la peau, et reportant son index sur le bord interne du tendon, s'assure que le ténotome arrive juste au niveau de ce bord interne. Il retourne alors le ténotome, le tranchant en avant. L'aide fait de nouveau tendre le tendon, qui vient, pour ainsi dire, se couper lui-même sur la lame du ténotome. C'est la méthode d'arrière en avant ou rétro-tendineuse de Dupuytren. Elle exposerait moins à léser les vaisseaux profonds et la portion verticale de la jugulaire antérieure.

D'autres auteurs préfèrent la méthode d'avant en arrière ou prétendineuse de J. Guérin. On introduit le ténotome mousse en avant du tendon, et on sectionne celui-ci de la superficie vers la profondeur. Jalaguier conseille de pousser le doigt, en déprimant les parties molles, sous le tendon, et de faire la section sur le doigt.

Dans les deux cas, un craquement sourd, et surtout la cessation subite de toute résistance, indiquent que la section est complète. Le chirurgien retourne alors le ténotome à plat, et le retire doucement, en comprimant d'un doigt la peau sur la lame, pour empêcher la pénétration de l'air ; il exprime aussitôt les quelques gouttes de sang qui ont pu s'épancher, met sur l'orifice une gouttelette de teinture d'iode et applique un pansement occlusif.

Section du faisceau claviculaire. — Certains opérateurs font la section des deux chefs au moyen d'une seule ponction ; il me paraît préférable, quand les deux chefs doivent être coupés, de faire séparément les deux sections. Pour le faisceau claviculaire, la position du malade et les préparatifs étant les mêmes que pour le faisceau sternal, on fait un pli vertical à la peau sur le côté externe du tendon à sectionner, de façon à ce que le milieu de ce pli soit porté au-dessus de la clavicule ; puis on engage le ténotome à la base de ce pli, à 15 ou 20 millimètres au-dessus de la clavicule, au bord externe, au-dessus ou au dessous du tendon claviculaire, et on le sectionne de dehors en dedans ou de dedans en dehors, en suivant les règles exposées plus haut pour le chef sternal (Redard). La section d'avant en arrière, recommandée par J. Guérin, permet d'éviter la jugulaire externe, mais expose à la lésion des vaisseaux profonds. Sabatier recommande la section d'arrière en avant.

Surtout quand la section du chef claviculaire est nécessaire, je préfère de beaucoup la *ténectomie à ciel ouvert*, qui a été pratiquée avec les incisions les plus diverses comme direction et comme longueur. Je décrirai tout à l'heure le mode opératoire que j'emploie exclusivement.

Extirpation totale ou partielle du sterno-cléido-mastoïdien. — Pour les torticolis rebelles, résistant à la ténotomie et aux moyens orthopédiques, Mikulicz a conseillé l'extirpation, totale ou plutôt partielle, du muscle sterno-cléido-mastoïdien.

On pratique entre les deux chefs sternal et claviculaire une incision verticale de 3 à 4 centimètres, comprenant la peau, le muscle peaucier et l'aponévrose. On isole successivement les deux chefs tendineux, qu'on sectionne aussi près que possible de leur insertion. On saisit alors dans une pince de Kocher leur bout supérieur, qu'on attire dans la plaie, et on fait descendre le muscle peu à peu, sans agrandir la plaie, en le détachant des parties voisines, soit avec un instrument mousse, soit, en cas de besoin, avec le bistouri. On peut aller ainsi jusqu'à l'insertion mastoïdienne, en prenant soin d'éviter la blessure de la jugulaire. Mais il est préférable, pour ne pas léser le nerf spinal, de n'extirper que les deux tiers inférieurs du muscle. Tout traitement post-opératoire serait inutile, et la guérison de la scoliose cervicale se ferait spontanément après l'extirpation du muscle dégénéré.

Ténectomie a ciel ouvert. — Pour ma part, toutes les fois que je crois une section nécessaire, réservant l'extirpation du muscle pour les cas absolument résistants ou les récidives, je pratique la *ténectomie à ciel ouvert*. J'ai laissé absolument de côté la ténotomie sous-cutanée ; quand elle pourrait suffire, elle sera avantageusement remplacée par le myorrhexis de Lorenz. Et pour la section du chef claviculaire, la ténectomie est moins dangereuse. Voici la technique de cette opération.

Entre les deux chefs sternal et claviculaire, je pratique une incision longitudinale, courte, analogue à celle conseillée par Lorenz, mais verticale, et placée exactement entre les deux chefs tendineux, partant à quelques millimètres au-dessus du bord de la clavicule, et n'ayant que 2 centimètres de hauteur. Cette incision doit comprendre la peau, le peaucier et l'aponévrose qui est coupée avec précaution. Je prends alors un crochet mousse spécial, dont la courbure est telle que la partie recourbée pénètre facilement par l'incision, et dont la portion rectiligne s'aplatit, et porte, du côté de la concavité, et jusque dans la courbure une cannelure médiane. Avec ce crochet, introduit de dehors en dedans, je charge le chef sternal, que j'attire en dehors ; je m'assure que je n'ai chargé que le tendon ; je le saisis alors avec une pince à dents de souris, ou une petite pince de Kocher, et confiant le crochet cannelé à un aide, je coupe le tendon au-dessous de la pince, sur la cannelure. J'attire alors le bout supérieur du tendon dans la plaie, en le

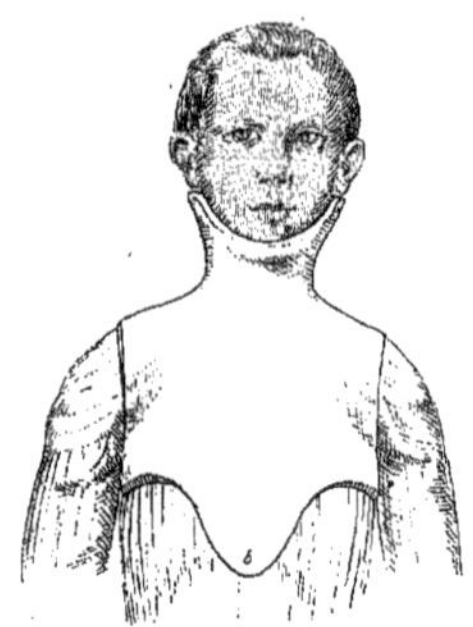

Fig. 281. — Minerve. Aspect antérieur.

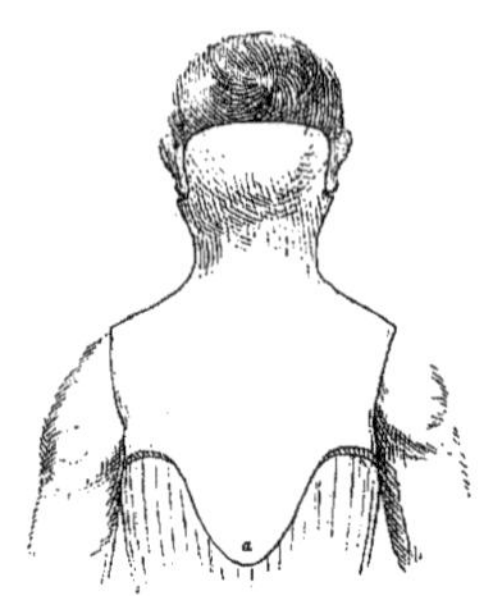

Fig. 282. — Minerve. Aspect postérieur.

libérant au besoin avec le bout d'une sonde cannelée, et j'en résèque, suivant le cas, de 1 à 2 centimètres. Je réintroduis alors le crochet mousse dans la plaie, et m'aidant de l'index gauche qui palpe à travers les téguments, je cherche s'il ne persiste pas dans cette direction quelque bride tendue que je charge sur le crochet, attire à l'extérieur, examine et sectionne ou résèque comme ci-dessus. Quand je me suis bien assuré que sous la lèvre interne de la plaie il ne me reste plus aucune bride, j'agis de même, en introduisant le crochet de dedans en dehors, et en chargeant le faisceau claviculaire. Ici, pour le faisceau lui-même, plusieurs prises sont toujours nécessaires. Il faut toujours examiner les tissus chargés sur le crochet et s'assurer qu'il n'y a là que des faisceaux tendineux ou aponévrotiques, qu'on sectionne ou qu'on résèque. La plaie est alors refermée avec une ou deux agrafes de Michel, ou, s'il s'agit d'une petite fille, avec deux ou trois points de suture intradermique au catgut. J'exécute alors le redressement de la courbure rachidienne suivant les indications de Lorenz (les doigts des deux mains exercent une pression continue sur le sommet de la convexité, tandis que les pouces prennent un point d'appui l'un sur l'extrémité supérieure de la colonne cervicale, l'autre à l'union de l'épaule et du cou, du côté malade), et procède au pansement. La position donnée à la tête, en hypercorrection, doit être maintenue avec un col en carton ou un appareil ouaté de Schanz.

Au bout de deux ou trois jours, j'enlève l'agrafe de Michel et applique un appareil plâtré.

Quelques auteurs ont cherché à substituer aux procédés que nous venons de décrire des opérations plastiques. Bayer a tenté de faire l'allongement du tendon du muscle rétracté, au moyen de l'incision en Z, et de la suture bout à bout des deux moitiés tendineuses. Von Foderl coupe le chef claviculaire à son insertion sur la clavicule et libère le chef sternal jusqu'à son attache au corps musculaire ; il le sectionne là et suture le bout inférieur du chef claviculaire au bout supérieur du chef sternal. Wullstein combine avec le raccourcissement du muscle rétracté suivant le procédé de Bayer, ou même avec l'extirpation complète ou partielle de ce muscle, le raccourcissement du muscle sain par plicature de son tendon. Ces procédés, compliqués, ne paraissent devoir être applicables qu'à certains cas spéciaux.

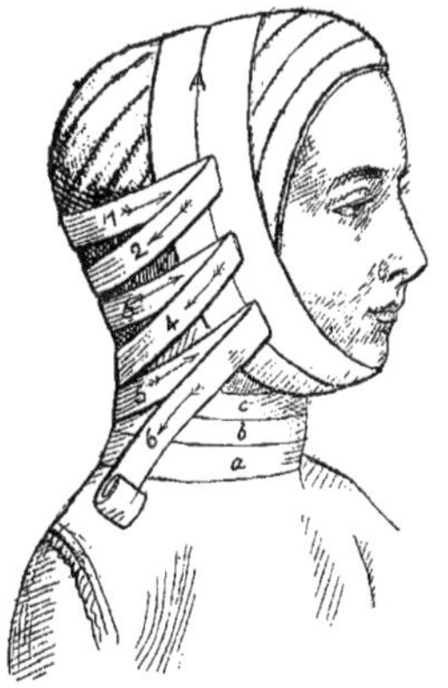

Fig. 283 — Application des bandes sur la tête. Aspect latéral.

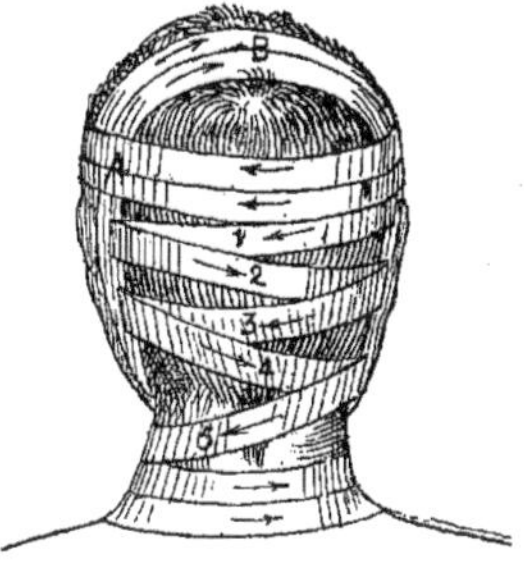

Fig 284. — Le même. Aspect postérieur.

Traitement post-opératoire. — Le traitement post-opératoire est le complément indispensable de toutes les méthodes opératoires, sauf, d'après Mikulicz, de l'extirpation du muscle. Encore Stumme est-il d'avis que, même après l'extirpation, ce traitement est nécessaire.

La plupart des appareils mécaniques plus ou moins compliqués, employés autrefois, sont aujourd'hui tombés en désuétude.

On se contente, les premiers jours, de maintenir la tête en hypercorrection légère par les moyens indiqués ci-dessus ; au bout de trois ou quatre jours, quand la réunion par première intention de la petite plaie est obtenue, on peut forcer encore un peu la correction et la maintenir durant quelques jours, soit avec un simple col, soit avec un appareil plâtré, une minerve (fig. 281, 282), un 8 de la tête et de l'aisselle, ou un appareil en T, dont la branche verticale passe par-dessus le crâne et descend sur le dos, tandis que les branches horizontales encerclent la tête, se croisent en arrière de la nuque et descendent en avant, de chaque côté, sur la poitrine. Ces deux chefs antérieurs ainsi que le chef postérieur sont fixés par quelques tours d'une bande plâtrée enserrant le thorax au-dessous des aisselles ou encore sont reliés à un corset (fig. 285). Bien entendu, ces bandes plâtrées ne sont pas appliquées directement sur la peau, mais par-dessus une couche protectrice soit

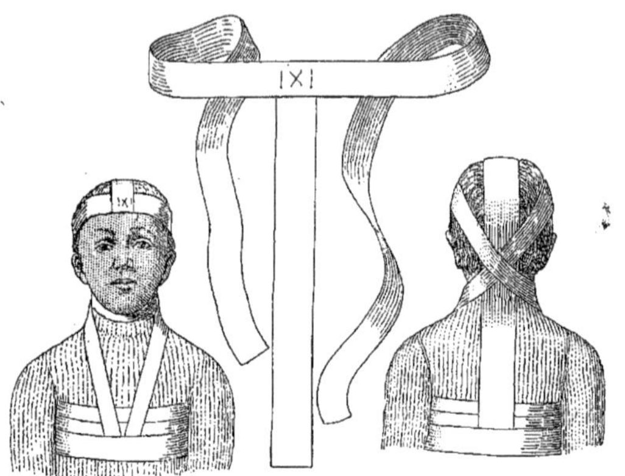

Fig. 285. — Minerve occipito-frontale (Ducroquet).

de lainage des Pyrénées, soit de tissu Jersey ou de bandes de crêpe, soit simplement d'ouate cardée.

Quinze jours après l'opération, on enlève cet appareil et on commence le traitement post-opératoire proprement dit. Ce traitement consiste en l'emploi de manœuvres passives et actives de redressement, du massage et de l'électricité.

Pour les *manœuvres passives*, le chirurgien se tient debout derrière le patient assis sur un siège, ou le maintient entre ses genoux.

D'une main, il agit sur la convexité de la courbure rachidienne et, de l'autre, sur la tête, en exerçant au-dessus de l'oreille du côté malade des pressions destinées à faire et exagérer le redressement de la tête : en même temps, avec le coude ou l'avant-bras, il empêche l'épaule du côté malade de remonter. Ces mouvements doivent se faire d'abord avec douceur, sans saccades, puis être répétés à de courts intervalles, avec une force graduellement accrue, pendant une dizaine de minutes. On termine en prenant la tête à deux mains, au niveau des oreilles, et en lui faisant exécuter, tout en la maintenant redressée, des mouvements de rotation. On peut aussi ajouter à ces manœuvres la suspension cervicale, avec les modifications indiquées par Lorenz ; l'arc métallique de l'appareil est décentré de façon que son point d'appui soit déplacé vers le côté malade ; la main du même côté tient un poids ; la main du côté sain exerce les tractions sur la corde (fig. 280).

Les *mouvements actifs* sont destinés à rendre aux muscles affaiblis par l'inaction leurs fonctions normales. Ils peuvent être faits librement, ou contre une résistance opposée par le chirurgien ; dans certains mouvements, c'est le malade qui oppose une résistance à une pression exercée par le chirurgien. Il est difficile de décrire ici tous les mouvements possibles. Ils doivent être choisis avec soin, de façon à faire travailler les muscles dont on veut améliorer le fonctionnement. Ils consistent en mouvements de flexion, d'extension, de flexion latérale, de rotation, etc. Ils doivent être faits régulièrement, plusieurs fois par jour, jusqu'à ce que le malade puisse facilement amener au contact l'oreille et l'épaule du côté sain. Il est bon, durant ces exercices, de faire porter au sujet, de la main du côté malade, un poids plus ou moins lourd pour empêcher l'épaule de remonter.

Enfin le traitement sera complété par le *massage* et l'*électricité*. Dans l'intervalle des séances, la tête sera maintenue en bonne position, soit avec un collier de carton, soit avec une minerve de celluloïd, soit simplement avec l'appareil de Gourdon ou celui de Kirmisson. Pour les petites filles, je me contente de faire tresser leurs cheveux du côté sain en deux nattes que je noue sous le bras, en donnant à la tête l'inclinaison voulue. Il suffit pour cela de placer convenablement le point de départ des nattes. Les appareils mécaniques plus ou moins compliqués, les minerves à ressorts ou engrenages sont abandonnés. Mais le traitement post-opératoire devra être suivi chaque jour jusqu'à guérison complète, sous peine de voir se produire une récidive.

Torticolis acquis.

Le torticolis acquis s'observe surtout dans l'enfance et chez les sujets du sexe masculin. Au point de vue de son origine, ce torticolis peut être *cicatriciel*, *musculaire*, *ostéo-articulaire* ou *nerveux*. Au point de vue de son évolution, dans une quelconque de ces quatre variétés étiologiques, il peut être *aigu* ou *chronique*.

Torticolis cicatriciel. — Le torticolis cicatriciel est dû à la rétraction de cicatrices produites dans le cou par une perte de substance étendue, due le plus souvent à une brûlure, un processus inflammatoire (phlegmon), ou ulcéreux (syphilis, tuberculose). La sémiologie de cette forme est variable suivant le siège de la cicatrice, son étendue, sa rétraction. Le diagnostic est en général très facile, la cause de la déviation étant facilement visible. La cause première de l'affection est quelquefois un peu plus difficile à reconnaître. La connaissance des anamnestiques fera distinguer les formes traumatiques des formes ulcéreuses, celles-ci, d'ailleurs, ayant, le plus souvent, un aspect particulier. On recherchera avec soin les antécédents syphilitiques, de façon à pouvoir traiter cette cause. Quant à la lésion elle-même, elle n'est justiciable que de la distension de la cicatrice quand celle-ci est possible, ou de l'ablation des masses cicatricielles, avec emploi des méthodes autoplastiques, dans le cas contraire.

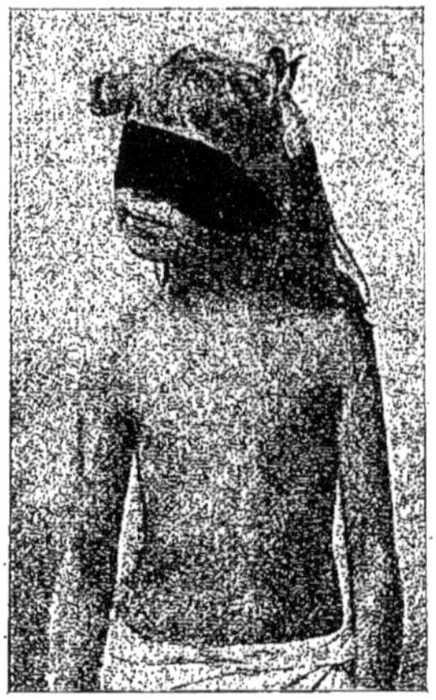

Fig. 286. — Torticolis acquis musculaire (trapèze gauche).

Torticolis musculaire. — Le torticolis musculaire acquis peut être *aigu* ou *chronique*.

Le TORTICOLIS AIGU, ordinairement passager, est dû généralement à une *altération rhumatismale* des muscles d'un côté du cou, et plus particulièrement d'un sterno-cléido-mastoïdien. A la suite d'un refroidissement, le malade se réveille le matin avec une douleur vive dans le cou et dans le rachis cervical et une attitude vicieuse de la tête. Cette attitude est variable suivant les muscles frappés. Si c'est un des sterno-mastoïdiens, la tête est en légère flexion, plus ou moins inclinée du côté malade, la face tournée du côté opposé, et l'épaule immobilisée. Si c'est le trapèze, la tête inclinée du côté malade est renversée en arrière, en légère rotation du côté opposé (fig. 286). L'épaule est un peu élevée et l'omoplate rapprochée du rachis. Si c'est le splénius qui est malade, la tête, inclinée en arrière, est un peu tournée du côté malade. Les muscles de la nuque sont pris quelquefois et donnent lieu à ce qu'on a appelé le *torticolis postérieur aigu*; la tête est en extension, renversée plus ou moins directement et plus ou moins complètement en arrière.

Assez fréquemment, plusieurs muscles sont malades simultanément : si ce sont les deux sterno-mastoïdiens, la tête et le cou s'inclinent directement en avant, à moins que la rétraction ne soit pas égale des deux côtés; la tête, en ce cas, s'inclinera en avant et aussi latéralement du côté le plus pris, avec un léger degré de rotation du côté opposé. La rétraction simultanée du trapèze et du sterno-mastoïdien du même côté donne la même position que celle d'un sterno-mastoïdien seul. Si l'affection atteint simultanément les deux trapèzes, la tête et les épaules sont attirées en arrière, et le renversement de la tête en extension est très prononcé.

Dans tous les cas, les muscles malades sont tendus, douloureux; par la palpation, on peut retrouver leur corps charnu formant une masse plus ou moins allongée, d'une dureté très grande. Cette palpation est douloureuse. En revanche, les muscles sains ne sont ni tendus, ni douloureux. Les mouvements sont de même très pénibles : au moindre effort tenté pour mouvoir la tête, le malade pousse des cris de douleur et parvient souvent à indiquer assez exactement le siège de cette sensation douloureuse.

Certains auteurs, notamment Redard, croient que les cas considérés jusqu'ici comme étant des torticolis musculaires rhumatismaux aigus dépendraient le plus souvent d'une arthrite rhumatismale des articulations du rachis cervical. Les phénomènes musculaires observés, et particulièrement la tension, ne seraient que des phénomènes réflexes secondaires.

A côté du torticolis rhumatismal, il faut citer les cas, beaucoup plus rares, de torticolis dus à une *myosite aiguë*. Celle-ci est généralement consécutive à une maladie infectieuse, scarlatine, rougeole, fièvre typhoïde, oreillons. Elle passe souvent à l'état chronique, amenant une dégénérescence fibreuse du muscle atteint, qui est souvent, mais pas constamment, le sterno-mastoïdien. Redard croit que, dans cette catégorie aussi, l'affection est presque toujours sous la dépendance d'une arthrite vertébrale infectieuse.

Enfin le torticolis musculaire aigu est, dans certains cas assez nombreux, d'origine *réflexe*, et dû à des affections inflammatoires ou douloureuses des organes voisins. Le torticolis *auriculaire* a une certaine importance : ses causes sont multiples; les unes agissent non pas par une action réflexe, mais en déterminant de l'inflammation des méninges, méningite cérébrale ou cérébro-spinale, un abcès ou toute autre lésion du cerveau, ou encore une compression ou une altération du spinal à son passage à travers le trou déchiré postérieur, soit par une fusée purulente provenant de la caisse, soit par une thrombose consécutive de la jugulaire. Les cas de ce genre doivent être considérés comme relevant d'une origine plutôt nerveuse que musculaire. Les autres agissent d'une façon purement réflexe : telles sont les lésions suppurées de la caisse sans propagation, surtout les suppurations mastoïdiennes (l'apparition d'un torticolis au cours d'une affection de l'oreille moyenne serait un signe certain de propagation aux cellules mastoïdiennes) (Radzich). Les lésions du naso-pharynx et particulièrement les végétations adénoïdes ont été aussi incriminées. Dollinger a signalé des cas de torticolis réflexe dans les névralgies du plexus brachial.

D'une façon générale, toutes les inflammations de voisinage peuvent déterminer du torticolis musculaire, soit directement par propagation de l'inflammation, soit par voie réflexe. Nous citerons les phlegmons du cou, les abcès rétro-pharyngiens et surtout les adénites aiguës, qui sont une cause fréquente de torticolis.

Le TORTICOLIS MUSCULAIRE CHRONIQUE est plus rare. Il peut être la suite de la forme précédente et dû, par exemple, à une dégénérescence fibreuse consécutive à une myosite. Nous avons vu que ces myosites se rencontrent à la suite de la scarlatine, des oreillons, de la diphtérie, de la fièvre typhoïde, etc. La syphilis peut aussi être la cause de dégénérescences fibreuses, à la suite du développement et de l'évolution de lésions scléro-gommeuses dans un ou plusieurs muscles du cou.

Les torticolis post-traumatiques peuvent être rattachés à cette classe. Une rupture, une attrition d'un muscle peut être le point de départ d'une contracture. La rupture complète ou la section transversale du muscle ou des on tendon donneraient au contraire lieu à une impotence de ce muscle. La section ou la compression des nerfs destinés à un muscle agiraient de même.

Le **diagnostic** du torticolis musculaire est généralement facile. La forme de la déviation, l'induration et la sensibilité du muscle, les douleurs dans les mouvements, l'examen électrique permettent de distinguer le torticolis musculaire des torticolis ostéo-articulaires. La cause est quelquefois plus délicate à déterminer. On se rappellera qu'un muscle *contracturé* est plus dur, mais qu'il conserve sa forme générale, qu'il est encore contractile et répond à l'excitation galvanique. Un muscle rétracté a diminué de volume et perdu sa contractilité. Il ne répond plus à l'excitation galvanique. A la palpation, il donne l'impression d'un faisceau dur, assez analogue à un tendon. Le sommeil chloroformique est un excellent moyen de diagnostic, qui permet de faire le redressement facile de la tête dans le cas de simple contracture, tandis que la corde dure persiste ainsi que la déviation dans les cas de rétraction vraie.

Traitement. — Le traitement des formes aiguës est celui du rhumatisme musculaire. On donnera à l'intérieur le salicylate de soude, l'aspirine ou l'antipyrine. A l'extérieur, on ordonnera les fomentations chaudes, les liniments calmants, les pulvérisations de chlorure de méthyle, et, si les douleurs sont trop vives, on pourra avoir recours à une injection hypodermique de morphine.

Mais, si la forme n'est pas trop aiguë, le massage, l'extension de la tête et du cou par la supension cervicale, les manœuvres de redressement, telles que nous les avons indiquées pour le traitement du torticolis congénital, peuvent donner de très rapides succès. L'électricité, sous ses différentes modalités, a été souvent recommandée. Le badigeonnage faradique de la peau, la faradisation énergique, avec une bobine à gros fil, des muscles affectés donnent de bons résultats. Duchenne (de Boulogne) galvanisait les muscles antagonistes pour en augmenter la force par des contractions énergiques. Dans les cas de contracture douloureuse, Onimus emploie un courant galvanique de forte intensité, en plaçant l'anode au point le plus douloureux. La galvanisation réussit dans les cas de torticolis aigus d'origine réflexe : le pôle positif est placé sur les premières vertèbres cervicales et le négatif promené sur les muscles contracturés. La galvanisation est surtout indiquée quand on craint la dégénérescence fibreuse des muscles. L'intensité des courants doit être plutôt faible et ne pas dépasser 25 milliampères.

Torticolis ostéo-articulaire. — Le torticolis ostéo-articulaire peut être *aigu* ou *chronique*. La forme aiguë est généralement d'origine rhumatismale. On a signalé aussi des arthrites vertébrales plus ou moins aiguës dans les affections infectieuses. Nobécourt et Paisseau ont signalé des cas de torticolis par arthrite séreuse des articulations vertébrales comme signe de début de la fièvre typhoïde. Le torticolis s'établit brusquement avec fièvre. Puis il disparaît en quelques jours à mesure que se manifestent les signes habituels de la fièvre typhoïde. La forme chronique peut succéder à la forme aiguë. Mais, le plus souvent, la forme chronique est une manifestation de la tuberculose vertébrale, c'est-à-dire d'un mal de Pott cervical ou sous-occipital. Nous avons fait une étude détaillée de ces localisations tuberculeuses à propos du mal de Pott sous-occipital et cervical. Nous n'y reviendrons pas ici.

La forme aiguë est d'autant plus difficile à diagnostiquer des formes musculaires que, par réflexe, elle s'accompagne presque constamment de tension et de contracture musculaire. Nous avons vu plus haut que, pour certains auteurs, les variétés dites musculaires aiguës seraient presque toujours des formes articulaires.

Au contraire, dans la forme articulaire chronique, un des signes les plus frappants consistera dans l'opposition entre l'attitude vicieuse irréductible et le relâchement évident du muscle ou des muscles qui devraient, par leur contraction, être la cause de cette attitude. Même s'il persiste de la contracture, il suffira de soumettre le malade au sommeil anasthésique pour la voir disparaître, tandis que l'attitude vicieuse ne sera nullement modifiée. Les mouvements seront complètement abolis, ou, du moins, ils seront très limités, et, en les provoquant, on éveillera des douleurs, et on fera entendre des craquements. On pourra encore provoquer la douleur par la pression sur les apophyses épineuses ou transverses, ou sur les corps vertébraux, en introduisant un doigt dans la bouche et en allant presser sur la paroi postérieure du pharynx. On trouvera aussi assez souvent, à la palpation, un empâtement plus ou moins marqué, par exemple dans la fossette sous-occipitale, et des déformations osseuses, saillies ou dépressions, indiquant des changements de rapports entre les parties des différentes vertèbres de la région. Il est vrai que cette catégorie de signes appartient plutôt aux formes tuberculeuses, mal de Pott cervical, mal sous-occipital.

Dans le torticolis ostéo-articulaire, l'inclinaison latérale est exceptionnelle, et la tête est plus souvent soit en flexion directe, soit en extension directe (torticolis postérieur, rétrocolis).

Le TRAITEMENT est à peu de chose près celui que nous avons indiqué pour le mal de Pott cervical ou le mal sous-occipital.

Phocas a aussi décrit un **torticolis rachitique**. L'attitude vicieuse est due au ramollissement du tissu osseux, à la laxité des ligaments, et ne s'accompagne d'aucune paralysie, d'aucune contracture musculaire. En somme, il s'agit plutôt d'une localisation cervicale de la scoliose rachitique. Le traitement tant général que local sera celui du rachitisme et les déviations rachidiennes qu'il provoque.

Torticolis nerveux. — Cruchet a montré, dans un ouvrage récent, que les torticolis décrits sous ce nom comprenaient en réalité des torticolis par paralysie ou par spasme, d'ordinaire névralgique ou professionnel (comme la crampe des écrivains), des torticolis rythmiques, des tics du cou, des torticolis d'habitude ou enfin des torticolis d'ordre mental.

Plusieurs de ces variétés ne se rencontrent guère chez l'enfant. On trouvera dans le fascicule V de ce traité, au cours des chapitres concernant les chorées chroniques et l'athétose (p. 375-380), les tics (p. 588), les rythmies (p. 609), les spasmes limités (p. 626) et les mauvaises habitudes (p. 651), les renseignements concernant cette délicate question de pathologie neuro-psychique.

MALFORMATIONS DU THORAX

Les malformations du thorax peuvent porter sur le sternum, les côtes ou les muscles thoraciques.

Malformations congénitales du sternum.

Absence du sternum. — Wiedmann, Marjolin, Abbott (de Bahia), Tenières ont rapporté dès cas d'*absence totale* ou *partielle* du sternum compatibles avec la vie. La paroi antérieure et thoracique ne se trouve, dans les cas d'absence totale, constituée que par les téguments, parfois doublés d'une membrane fibreuse qui va des côtes d'un côté aux côtes de l'autre côté et représente le sternum. Les côtes, en effet, peuvent se terminer par une extrémité libre, ou être reliées à celles du côté opposé par une membrane fibreuse.

La présence de noyaux osseux dans l'épaisseur de cette membrane fibreuse constitue ce qu'on a appelé l'*absence incomplète* du sternum. Mais, plus souvent, le sternum offre une fissure longitudinale médiane, divisant l'os de haut en bas en deux moitiés symétriques. La fissure peut ne pas s'étendre sur toute la longueur de l'os : dans ce cas, elle est restreinte à la partie supérieure, ou, plus fréquemment, à l'appendice xiphoïde; elle peut ne pas être continue et constituer seulement des lacunes plus ou moins nombreuses et plus ou moins vastes.

Très rarement, une seule des deux moitiés longitudinales du sternum se développe, et les côtes du côté opposé tantôt se terminent par une extrémité libre sous les téguments, et tantôt se relient à la moitié développée du sternum par une membrane fibreuse. A travers les téguments et la membrane en question, on sent les battements du cœur. Une hernie du poumon peut se faire dans la fissure.

Sternum en entonnoir. — On désigne sous le nom de *sternum en entonnoir* une malformation thoracique congénitale, qu'il ne faut pas confondre avec les déformations sternales d'origine rachitique, étudiées ailleurs. Le sternum en entonnoir est constitué par une dépression infundibuliforme du sternum, dépression qui peut s'étendre aux parois costales et abdominales voisines. Ebstein, et plus récemment Raubitschek, ont appelé l'attention sur cette difformité. La dépression est quelquefois assez étendue et assez profonde pour admettre le poing fermé. Versé insiste sur les petites dimensions du manubrium. De chaque côté de la dépression, les cartilages costaux font une saillie plus ou moins marquée. Ebstein attribue cette malformation à un retard dans le développement du sternum, Chlumsky à une pression exercée par les parois utérines pendant la vie fœtale, Hueter au rachitisme congénital ; Williams, Hoffa, Taylor, Klemperer, Eckstein ont cité des cas héréditaires et familiaux.

Dans quelques cas rares, le sternum en entonnoir paraît avoir une origine acquise : il est attribué en ce cas par Mulhausen au rachitisme, par Kirmisson et Karewsky à une insuffisance des voies respiratoires supérieures, notamment quand elles sont obstruées par une hypertrophie des amygdales ou des végétations adénoïdes. Mais, en réalité, l'origine congénitale paraît de beaucoup la plus fréquente. Assez souvent, on trouve en même temps que le sternum en entonnoir d'autres difformités, attribuables également à la pression des parois utérines et à l'insuffisance de liquide amniotique, pied bot, luxation congénitale de la hanche, etc. Il est parfois accompagné de troubles du système nerveux central, paralysie infantile, épilepsie (Flesch), myopathie progressive (Marie). D'après Hoffa, le sternum en entonnoir un peu prononcé pourrait entraîner des troubles cardiaques.

Le traitement est à peu près nul. On peut avoir recours à la gymnastique respiratoire, aux mouvements forcés d'inspiration et d'expiration. Hoffa recommandait de faire jouer de la trompette ou du cor contre cette difformité. Il usait aussi d'un traitement consistant à fixer un lien au fond de l'entonnoir au moyen d'un emplâtre adhésif, et à exercer sur ce lien des tractions rythmées. Chlumsky fait faire au malade des inspirations profondes, en déprimant avec la main le haut du sternum. Le même auteur a suggéré la possibilité d'une intervention chirurgicale.

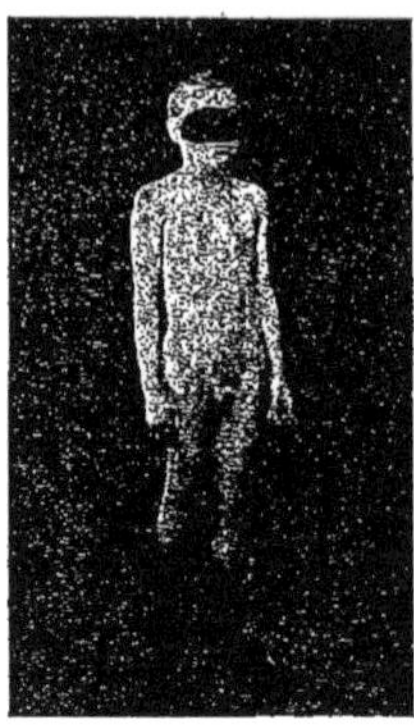

Fig. 287. — Sternum en entonnoir.

Sternum en carène. — La déformation du sternum ou, pour parler plus exactement, du thorax, qu'on désigne sous ce nom, n'est pas en général d'origine congénitale : elle relève presque constamment du rachitisme. Le sternum fait une saillie anormale, qui le projette en avant des cartilages costaux avoisinants. Ceux-ci ont leurs extrémités sternales recourbées en dehors, tandis que les articulations chrondro-costales sont affaissées en dedans. La déformation s'atténue plus ou moins complètement dans le décubitus dorsal, avec réclinaison rachidienne. Aussi, dans les cas très marqués, un lit plâtré est-il utile. On y joindra des mouvements respiratoires et des exercices gymnastiques faits surtout dans le décubitus dorsal, et faisant travailler les muscles abdominaux, les muscles pectoraux, et, d'une façon générale, les muscles du membre supérieur.

Malformations congénitales des côtes.

Une ou plusieurs côtes peuvent manquer totalement (Kirmisson, Freund, Piéchaud). L'espace laissé libre est ordinairement comblé par une membrane fibreuse, comme pour les fissures sternales. Une hernie du poumon est possible.

Au lieu de manquer totalement, une ou plusieurs côtes peuvent présenter un développement insuffisant et s'arrêter plus ou moins loin du sternum, par exemple sur la ligne axillaire (Volkmann, Hæckel, Seitz). On a signalé la soudure des côtes insuffisamment développées.

Une augmentation du nombre des côtes est possible, et les côtes supplémentaires peuvent être cervicales ou lombaires. L'anomalie peut être bilatérale, symétrique ou asymétrique, ou unilatérale. Ces cas rentrent dans la catégorie des variations numériques rachidiennes dont nous avons parlé. Le cas le plus intéressant au point de vue orthopédique ou chirurgical est celui des côtes cervicales.

Côte cervicale surnuméraire.

La présence d'une ou plusieurs côtes cervicales surnuméraires n'est pas très rare : Pilling, en 1894, en comptait déjà 140 observations, relevées pour la plupart dans des autopsies. Les observations cliniques sont moins fréquentes. La malformation ne donne guère lieu à des phénomènes observables avant l'âge de quinze ans.

Anatomie pathologique. — La côte cervicale supplémentaire part toujours de la septième vertèbre cervicale. On la trouve plus souvent bilatérale dans les autopsies; dans les observations cliniques, elle est presque toujours unilatérale. Il existe deux cas, dus à Struthess et Karg, où, outre une côte partant de la septième vertèbre cervicale, il en existait une autre en rapport avec la sixième vertèbre cervicale.

La côte cervicale surnuméraire est tantôt très rudimentaire, ne dépassant pas le niveau de l'apophyse transverse correspondante, tantôt plus développée, allant plus ou moins loin, se rattachant parfois par une soudure fibreuse ou même osseuse à la partie moyenne de la première côte, plus rarement allant jusqu'à son cartilage. On l'a même vue reliée au sternum par un cartilage particulier. Dans les cas où elle est suffisamment développée, elle entre en rapport avec l'artère sous-clavière et le plexus brachial. L'artère sous-clavière passe sur la côte cervicale ou en avant d'elle sur la première côte dorsale, jamais entre la première côte et la côte surnuméraire. Elle creuse quelquefois une gouttière à la surface de cette dernière, par qui elle peut être comprimée ou déviée. Le plexus brachial peut aussi être comprimé ou dévié. Le scalène antérieur s'insère quelquefois sur l'extrémité de la côte surnuméraire : l'intervalle entre celle-ci et la première côte est parfois occupé par des muscles intercostaux supplémentaires.

La côte cervicale unilatérale (Garre) et même bilatérale (Schulthess) peut s'accompagner de scoliose. Dans les cas de côte unilatérale, il s'agit d'une scoliose dorso-cervicale haute, convexe du côté où se trouve la côte surnuméraire avec élévation de l'omoplate de ce côté et courbure de compensation dorso-lombaire en sens opposé. Garre incrimine l'asymétrie de la musculature. Böhm, dans sa théorie des variations numériques, appelle l'attention sur l'asymétrie des apophyses articulaires et la résistance inégale qu'elles opposent aux mouvements latéraux. Schulthess, dans un cas de côte cervicale bilatérale, a vu une scoliose dorso-cervicale droite haute avec point culminant au niveau de la deuxième dorsale et courbure de compensation gauche allongée au-dessous.

Symptômes. — La côte cervicale surnuméraire ne donne guère lieu à des symptômes que quand elle est le siège d'une périostite (Frœlich) ou qu'elle cause une compression vasculaire ou nerveuse. La compression de la sous-clavière donne de la faiblesse du pouls, une diminution de la température : elle expose à une thrombose, ou à un anévrysme de l'artère au point où siège la compression. Si la circulation collatérale ne s'établit pas, il pourra se faire de la gangrène des doigts (Cooper, Hodgson).

La compression des branches du plexus brachial donne lieu à des troubles plus marqués, surtout sensitifs, douleurs névralgiques dans les branches terminales du plexus, hyperesthésies, fourmillements, engourdissements dans le bras et la main, etc.

On n'a signalé ni troubles moteurs, ni paralysies, ni parésies, ni modifications dans les réactions électriques des muscles.

Cependant Frœlich (de Nancy) a récemment attribué la crampe des écrivains, au moins dans certains cas, à la présence d'une côte cervicale surnuméraire droite.

L'examen local fait trouver une saillie à la place du creux sus-claviculaire : la palpation permet de reconnaître que cette saillie est due à une pièce osseuse, au niveau de laquelle on constate les pulsations de la sous-clavière. Quand la côte est rudimentaire, les pulsations et la saillie manquent.

Enfin, on peut constater l'existence de la scoliose mentionnée plus haut.

Diagnostic et traitement. — Le diagnostic est généralement facile : en cas d'hésitation, la radiographie lèvera tous les doutes.

En cas de nécessité, on pratiquera la *résection* de la côte surnuméraire. L'intervention, assez délicate vu le voisinage de la plèvre, n'a donné jusqu'ici que des succès ; la guérison des troubles par compression a toujours été complète.

Anomalies congénitales des muscles du thorax.

Caractères généraux. — Les anomalies congénitales des muscles thoraciques sont assez fréquentes. Le travail récent de Knierim en rapporte 172 cas.

Le muscle grand pectoral peut faire entièrement défaut, ou présenter un développement incomplet : le plus souvent ce sont les faisceaux claviculaires qui manquent. En même temps que ce développement incomplet du grand pectoral, ou même avec un grand pectoral normalement développé, on peut noter l'absence totale ou partielle du petit pectoral, du grand dentelé, d'un ou plusieurs muscles intercostaux. Ces malformations congénitales sont généralement unilatérales ; elles sont accompagnées souvent de tares congénitales diverses, telles que l'épaississement de la peau, l'absence de couche cellulaire sous-cutanée, l'absence de follicules pileux dans la peau de la région, l'absence, l'atrophie ou le déplacement d'un ou des deux mamelons, le déplacement de l'omoplate, ou une quelconque des diverses malformations du squelette thoracique que nous avons étudiées : signalons aussi la possibilité d'une hernie du poumon.

Ces malformations peuvent ne donner lieu à aucun symptôme notable (Azam) et n'être découvertes que par hasard. Dans d'autres cas, on ne constate du côté malformé qu'une tendance plus rapide à la fatigue. On voit en effet la suppléance des muscles absents se faire notamment par le deltoïde et le trapèze.

Le diagnostic est facile : l'origine congénitale, la disposition unilatérale ne permettront pas la confusion avec les amyotrophies acquises, et notamment les myopathies primitives des types Erb ou Landouzy-Dejerine, toujours symétriques et beaucoup plus étendues.

Comme traitement, on ne peut guère compter que sur l'application d'un appareil pour fixer l'omoplate en cas de besoin. Von Eiselsberg a obtenu cette fixation par une opération sanglante.

AFFECTIONS INFLAMMATOIRES

Nous n'étudierons ici que l'ostéomyélite et la tuberculose du sternum et des côtes. Les déformations acquises consécutives au rachitisme, à l'obstruction des voies respiratoires (végétations adénoïdes, etc.) ont été étudiées à propos de la scoliose (p. 465, 470).

Ostéomyélite aiguë des côtes et du sternum.

L'ostéomyélite des côtes et du sternum est rare. Elle peut affecter une côte seulement ou plusieurs côtes voisines ; en même temps, le sternum peut être pris. Outre la forme commune, Bauer a signalé une forme éberthienne, survenant au déclin ou pendant la convalescence d'une fièvre typhoïde, et dans laquelle, en général, plusieurs côtes voisines ou non sont prises simultanément.

Anatomie pathologique. — L'ostéomyélite affecte surtout l'extrémité antérieure de la côte osseuse. Plus rarement, on trouve les lésions en arrière, près de la tête de l'os. Le plus souvent, l'ostéomyélite a une évolution aiguë : dans quelques cas, elle est chronique d'emblée. L'inflammation aboutit en général à la formation rapide d'un séquestre. Le pus se collecte profondément, mais ne présente aucune tendance à envahir la plèvre : celle-ci, en effet, réagit au voisinage du foyer inflammatoire, s'épaissit et offre une barrière à l'envahissement du pus, qui gagne les espaces intercostaux voisins et se collecte sous les muscles ou fait saillie sous la peau.

Symptômes. — Aux symptômes habituels, généraux ou locaux de l'ostéomyélite, se joignent ici les points douloureux, les troubles de la respiration et les signes d'auscultation qui indiquent que la plèvre s'enflamme secondairement. Une collection purulente se forme : si elle est superficielle, elle est facilement accessible, donne de la fluctuation et se reconnaît sans peine. Quand elle est profonde, et surtout dans les cas d'origine postérieure, le pus peut cheminer plus ou moins loin de son point de départ. Il peut alors être assez difficile de retrouver la lésion initiale.

Diagnostic et traitement. — On ne peut guère confondre l'ostéomyélite costale avec une autre affection, sauf peut-être pour les cas postérieurs avec une ostéomyélite vertébrale; le siège de celle-ci est plus profond et plus postérieur; un examen attentif permettra ordinairement de reconnaître si la vertèbre est indemne ou non.

Le **traitement** doit être précoce et radical. L'incision jusqu'à l'os, donnant issue au pus collecté extérieurement, ne suffit pas. Il est nécessaire d'ouvrir le tissu osseux largement. Plus tard, on ira à la recherche du séquestre, dont on fera l'ablation. Il pourra être nécessaire de faire une résection plus ou moins étendue de la côte, qui se sépare assez facilement des tissus voisins.

Tuberculose des côtes et du sternum.

La tuberculose des côtes et du sternum est assez fréquente dans le jeune âge. Son maximum s'observe aux approches de la puberté, entre la dixième et la quinzième année.

Anatomie pathologique. — La tuberculose *costale* peut être secondaire et due à la propagation de voisinage de lésions pleurales ou pleuro-pulmonaires, ou primitive.

Les formes primitives sont les plus fréquentes; Kummel en distingue deux variétés, l'une superficielle ou périostique, l'autre profonde, intra-osseuse. Dans les cas à début intra-osseux, le foyer primitif, peu volumineux à l'origine, a un développement très lent. Il arrive peu à peu à la superficie de l'os, en nécrosant à mesure les travées osseuses, de sorte qu'on ne trouve là presque jamais de séquestre vrai. Le foyer s'ouvre au dehors, et l'abcès froid évolue comme dans la forme périostique.

La forme périostique primitive est plus rare. Elle succède plus souvent à la forme précédente, ou à une lésion pleurale. Les lésions costales externes donnent lieu à un abcès qui se développe vers la superficie, fait rapidement saillie sous les téguments et s'ouvre au dehors. Les lésions de la face interne aboutissent à la formation d'un abcès sous-costal : celui-ci tantôt perfore l'espace intercostal sous-jacent et devient immédiatement externe, et tantôt s'étend entre la paroi thoracique et la plèvre, qui, au contact du pus, s'épaissit, forme des adhérences, et se laisse difficilement envahir. Ce trajet de l'abcès est alors sinueux, irrégulier, avec des dilatations et des rétrécissements successifs. Aussi est-il souvent difficile de le suivre jusqu'à la lésion primitive (Tuffier). Rarement on trouve des séquestres dans cette forme : la côte présente des lésions superficielles étendues (carie des anciens auteurs).

Les côtes moyennes sont fréquemment atteintes, et les abcès ossifluents se collectent sous les muscles grand pectoral, grand dentelé, etc., ou sous la mamelle : ils peuvent envahir le tissu rétro-mammaire et donner l'illusion d'une hypertrophie du sein. Les lésions peuvent s'étendre à la glande et constituer une tuberculose mammaire secondaire.

La tuberculose des *cartilages costaux* débute en général par une périchondrite tuberculeuse, dont la marche est le plus souvent très lente. La guérison spontanée n'est pas rare, sauf quand le mal envahit l'articulation sterno-costale et le sternum.

La tuberculose du *sternum* offre à peu près les mêmes particularités anatomiques que celle des côtes. Les lésions affectent surtout la face antérieure, et les abcès pointent en avant. Rarement on les voit se former en arrière, d'où ils peuvent envahir le médiastin et amener rapidement la mort (Israël).

Symptômes. — L'abcès est en général le premier signe de la tuberculose costale ou sternale. Il n'y a pas de troubles fonctionnels sensibles, surtout au début. Dès que la collection apparaît, on peut constater, outre la tuméfaction, l'empâtement, la fluctuation, un point douloureux spontanément ou à la pression sur une côte voisine ou sur le sternum, ce qui permet de présumer le siège primitif de l'affection et fait diagnostiquer sa nature.

A la période des trajets fistuleux, le stylet peut arriver sur une portion d'os dénudée. La longueur et les sinuosités du trajet ne permettent guère de reconnaître ainsi le point malade.

Pour les cartilages costaux, la périchondrite ne se manifeste, le plus ordinairement, que par une augmentation de volume et de la sensibilité spontanée ou à la pression.

Traitement. — Quand l'abcès est formé, et avant qu'il ne soit ouvert, la ponction aspiratrice suivie d'une injection d'éther iodoformé, ou d'huile iodoformée, de liquide de Calot, etc., donne quelquefois de bons résultats. Dans tous les cas, cette injection a l'avantage de préparer l'asepsie du foyer. L'incision large, le curettage de la lésion osseuse et des parties molles intéressées, au besoin la résection de la côte, constituent les méthodes de choix. La guérison après une série d'injections modificatrices est assez fréquente et répond, au dire d'Ollier, aux lésions osseuses superficielles, périostiques (*abcès parostaux*). Si ce moyen échoue, l'intervention deviendra nécessaire, et ce n'est qu'au cours de cette intervention qu'on pourra décider si le curettage simple ou la résection plus ou moins étendue seront nécessaires. La résection est facile quand il s'agit d'une région bien découverte. Elle devient très pénible pour le sommet du thorax, le creux axillaire, l'extrémité postérieure des côtes (Ollier). Là surtout de grands délabrements sont nécessaires, les trajets fistuleux ne conduisant pas toujours directement sur le point osseux malade.

Le traitement de la carie sternale ne diffère pas d'une façon générale de celui des lésions costales périostiques : il consiste en injections modificatrices, et au besoin curettage de la lésion. Si par hasard on reconnaissait la présence d'un abcès rétro-sternal, il faudrait immédiatement réséquer au trépan ou mieux à la gouge l'os malade, de façon à ouvrir largement l'abcès.

AFFECTIONS DU BASSIN

Nous avons déjà décrit l'ostéomyélite et la tuberculose du sacrum. Nous ne nous occuperons ici que de l'ostéomyélite de l'os iliaque, puis de la tuberculose de cet os, et enfin de la tuberculose de l'articulation sacro-iliaque ou *sacro-coxalgie*.

Ostéomyélite de l'os iliaque.

Étiologie. — Comme toutes les ostéomyélites, les ostéomyélites du bassin se localisent dans les points où l'ossification se fait le plus activement.

Ollier a montré que les cartilages épiphysaires et les points d'ossification de l'os iliaque formaient deux catégories distinctes. D'une part, on trouve la cavité cotyloïde, qui se développe par six points d'ossification, apparaissant à des époques variables ; l'ossification de l'acétabulum est cependant complète avant ou tout au moins au moment de la puberté. D'autre part, la zone marginale de l'os ne présente de points d'ossification que vers seize ans. A dix-huit ans, l'épiphyse marginale forme une bande osseuse continue allant de l'épine antéro-supérieure à l'épine postéro-supérieure. Alors seulement apparaissent les points de l'épine antéro-inférieure, de la tubérosité ischiatique, de l'épine du pubis, de l'épine sciatique. Gouilloud s'est appuyé sur cette description et les observations cliniques pour diviser les ostéomyélites du bassin en deux groupes distincts, les *ostéites prépubertiques* et les *ostéites postpubertiques*. Les premières occupent le cotyle ou son voisinage immédiat. Exceptionnellement on voit des ostéo-myélites périphériques avant l'âge de la puberté. C'est à ce moment seulement qu'on rencontre les ostéomyélites de la crête iliaque (*marginales* de Gouilloud). Plus tard enfin, entre dix-huit et vingt-cinq ou même trente ans, l'ostéomyélite occupe les points juxta-épiphysaires indiqués ci-dessus, épine antéro-inférieure, pubis, tubérosité de l'ischion, épine sciatique.

Anatomie pathologique. — En dehors du siège variable avec l'âge, l'ostomyélite occupant surtout l'articulation coxo-fémorale chez les enfants, et étant plutôt périphérique chez les adolescents et les adultes, il y a peu de chose à signaler. L'inflammation est localisée ou diffuse. Dans les formes articulaires, il y a une arthrite suppurée, qui peut s'ouvrir à l'extérieur, l'abcès se portant soit en arrière vers la fesse ou la racine de la cuisse, soit en avant vers le triangle de Scarpa, ou envahir secondairement le bassin en suivant l'échancrure sciatique, ou enfin envahir primitivement la cavité pelvienne. Dans toutes les formes, l'os iliaque malade se développe mal, ce qui amène la formation d'un bassin oblique. La face interne de l'os se couvre d'aiguilles ostéophytiques. L'ostéomyélite chronique peut simuler une coxalgie. Mais jamais dans la coxalgie l'obliquité du bassin n'est aussi prononcée, et jamais on ne trouve sur la face interne de l'os iliaque des aiguilles ostéophytiques.

Symptômes. — L'ostéomyélite du bassin évolue comme les autres ostéomyélites, tantôt assez bénigne, tantôt grave ou même suraiguë. Elle peut être localisée ou diffuse. Le début est généralement brusque ; une fièvre violente se déclare, et le malade se plaint de douleurs vives au siège du mal. Les phénomènes généraux peuvent dominer la scène à un tel point que les signes locaux passent à peu près inaperçus, au moins au début. Souvent, et assez vite, on trouve de la rétraction du psoas. Puis on observe de la douleur à la pression soit au niveau du cotyle, soit le long de la crête iliaque, soit en un des points indiqués plus haut ; le gonflement parfois très considérable qui se produit à ce niveau, l'apparition d'un abcès éclairent le diagnostic. Nous avons vu que l'abcès peut s'ouvrir à l'extérieur ou dans la cavité pelvienne. Les cas d'ostéomyélite prépubertique se signalent par des phénomènes précoces d'arthrite purulente suraiguë. L'abcès une fois ouvert, il persiste une ou plusieurs fistules qui n'ont aucune tendance à la réparation. Le stylet arrive sur de l'os dénudé, nécrosé, parfois sur un séquestre qui peut quelquefois s'éliminer spontanément.

Traitement. — L'incision large, aussi précoce que possible, peut suffire, mais le plus souvent il sera préférable d'ajouter à l'incision la trépanation osseuse. La résection osseuse sera aussi étendue qu'il le faudra pour atteindre les limites du mal. Larghi, Ollier, v. Bergmann, dans des cas d'ostéomyélites diffuses, ont tenté la résection totale de l'os iliaque.

L'ostéomyélite devenue chronique, on ira à la recherche du séquestre, quelquefois volumineux.

Tuberculose de l'os iliaque.

En dehors des lésions coxalgiques, la tuberculose primitive de l'os iliaque est assez rare.

Anatomie pathologique. — La localisation des lésions se conforme aux règles que nous avons mentionnées pour l'ostéomyélite. Dans le jeune âge, ce sont les lésions cotyloïdiennes qui sont les plus fréquentes : la coxalgie est étudiée ailleurs. Dans la deuxième enfance et chez l'adolescent, on peut trouver des lésions tuberculeuses primitives sur tout le trajet de la crête iliaque, vers l'épine iliaque postéro-inférieure, la tubérosité de l'ischion, et surtout la portion épaisse qui se trouve immédiatement au-dessous du cotyle. Ces derniers foyers peuvent se développer sans envahir l'articulation coxo-fémorale. Ils peuvent siéger à la face externe ou à la face interne de l'os.

Symptômes. — Les ostéites tuberculeuses de l'os iliaque présentent souvent une évolution obscure. Le malade se plaint de douleurs vagues, diffuses, qui finissent par se préciser au point atteint. Souvent il y a de la contracture du psoas. Au niveau des points douloureux ne tarde pas à apparaître de l'empâtement, puis la fluctuation survient, l'abcès s'ouvre et se fistulise. Les abcès froids qui partent de la fosse iliaque interne ont des trajets plus longs et souvent fort irréguliers. Tantôt ils s'étendent dans la fosse iliaque, tantôt ils aboutissent à l'extérieur, et tantôt ils s'ouvrent soit dans le vagin, soit dans la vessie ou le rectum.

Traitement. — Pour les abcès non encore ouverts, on tentera les ponctions aspiratrices suivies d'injections de liquides modificateurs, soit d'éther iodoformé, soit d'huile iodoformée, soit de liquide de Calot. Dans le cas de fistule, si la lésion primitive est difficilement abordable, on se contentera d'employer les injections modificatrices. Si, au contraire, on peut arriver directement sur la lésion, on l'attaquera à la curette tranchante : les parois de la fistule seront également curettées. Dans le cas de tuberculose sous-cotyloïdienne, Schmidt a proposé la résection totale du cotyle. Quand les lésions sont étendues, Rieder conseille la résection plus ou moins complète de l'os iliaque.

Arthrites tuberculeuses pelviennes. Sacro-coxalgie.

Hennies et V. Büngner ont signalé des arthrites tuberculeuses, rares, de la symphyse pubienne. Cette affection est exceptionnelle chez l'enfant. Quant à l'arthrite tuberculeuse de l'articulation sacro-iliaque, elle est aussi rare dans l'enfance que la coxalgie est fréquente. Elle n'apparaît guère que chez les sujets âgés de plus de quinze, voire même de dix-huit ans. Cependant van Hook en donne des observations chez des enfants âgés de cinq ans. Nous croyons utile d'en donner ici une courte description.

Étiologie. — Malgré les mouvements très restreints dont elle jouit, l'articulation sacro-iliaque n'en possède pas moins des surfaces articulaires encroûtées de cartilage et une synoviale ; son rôle fonctionnel est des plus important, puisqu'elle transmet tout le poids du tronc à l'os iliaque et, par son intermédiaire, aux membres inférieurs. L'ossification des épiphyses articulaires iliaque et sacrée est assez tardive, ce qui explique les conditions d'âge tardif que nous avons indiquées. Elle est plus fréquente chez les sujets du sexe masculin. Tubby pense que les enfants atteints de sacro-coxalgie s'adonnent à des sports violents. Le traumatisme paraît être une des causes les plus importantes de l'affection. Chez les femmes adultes, la grossesse semble jouer un rôle fréquent de cause prédisposante.

Anatomie pathologique. — En dehors d'une observation unique de Golding Bird de début synovial, la sacro-coxalgie a toujours un début osseux. Les lésions primitives occupent généralement le sacrum. Elles peuvent, aussi bien sur le sacrum que sur l'os iliaque, débuter assez loin de l'articulation et n'atteindre celle-ci que par suite de leur extension. L'ouverture du foyer osseux dans l'articulation peut se faire dans deux conditions différentes : si l'articulation est entièrement libre, il se produit une arthrite suppurée totale ; si, au préalable, des adhérences se sont formées, la suppuration n'occupe qu'une portion restreinte de la cavité articulaire ; ce dernier processus est le plus fréquent (Delbet). L'affection peut revêtir deux formes, la *forme sèche* (*caries sicca*), ou la *forme fongueuse*, qui aboutit à la caséification et à la suppuration. Le foyer s'ouvrira soit en arrière à travers les parties molles et les téguments, soit, plus fréquemment, à cause du peu de résistance qu'offrent les ligaments antérieurs, en avant, dans le bassin, où il évolue comme les abcès froids intrapelviens en général, se développant plus ou moins sur place ; puis il sort du bassin par l'échancrure sciatique ou suit le trajet des vaisseaux fémoraux, pour aboutir au triangle de Scarpa, le psoas iliaque pour saillir vers le petit trochanter, ou le rectum pour arriver à la région périanale : rarement il s'ouvre dans les cavités rectale, vaginale ou vésicale. Les abcès intrapelviens constituent 61,8 p. 100 des cas de suppuration.

Symptômes. — Les symptômes au début peuvent être assez obscurs. Le seul signe qu'on relève pendant longtemps est une douleur vague, qui siège quelquefois au niveau de l'articulation, qui plus souvent s'irradie vers l'épine iliaque antérieure et supérieure, la fesse, la hanche ou le genou. Ces douleurs peuvent occuper la partie postérieure de la cuisse et simuler une sciatique. Mais, dans la sciatique, la douleur présente son maximum au-dessous de l'émergence du nerf hors du bassin ; dans la sacro-coxalgie, la douleur peut être crurale, mais elle affecte surtout le type sacro-lombaire. Les douleurs sont parfois spontanées : le plus souvent, on les réveille par une pression exercée au niveau de l'articulation, ou bien, et c'est là un signe assez caractéristique, en prenant d'une main chaque crête iliaque et en pressant les deux os iliaques l'un vers l'autre. Les mouvements, la marche, réveillent ces douleurs. Le toucher rectal est souvent très douloureux.

Au bout d'un temps plus ou moins long, surviennent une position spéciale du tronc dans la position debout et des troubles de la marche. La position du tronc rappelle assez exactement ce qu'on a appelé la *scoliose sciatique*. J'ai émis l'opinion que la plupart des cas considérés comme des scolioses sciatiques n'étaient autre chose que des sacro-coxalgies ou des maux de Pott sacro-lombaires (*Rev. d'orth.*, 1899). Le malade atteint de sacro-coxalgie cherche à mettre le poids du corps sur le membre non douloureux, en rejetant de ce côté tout le haut du corps (déviation croisée de Brissaud), ou en exagérant la déviation du bassin vers le côté sain et ramenant le haut du corps vers le côté malade (déviation homologue). Dans le premier cas, il relève le bassin du côté malade, d'où un raccourcissement apparent du membre inférieur de ce côté; dans le second, le bassin s'abaisse du côté malade, et le membre inférieur paraît allongé. Ces positions peuvent finir par se fixer. Mais, dans tous les cas, les mouvements de l'articulation coxo-fémorale sont absolument libres, et, si le malade marche avec précaution, c'est uniquement pour éviter les heurts dans l'articulation sacro-iliaque malade.

Plus tardivement, l'empâtement apparaît, puis l'abcès fait saillie au dehors et finit par s'ouvrir et se fistuliser. Même à une période précoce, la température locale au niveau de l'articulation atteinte est élevée.

Diagnostic. — La sacro-coxalgie à sa période de début peut être confondue avec des affections assez nombreuses, qui peuvent être nerveuses, musculaires ou ostéo-articulaires.

Parmi les affections nerveuses, il faut surtout envisager la *sciatique*. La douleur, dans la sciatique, s'étend plutôt vers en bas, en suivant le trajet du nerf sciatique ; le repos ne la calme pas : elle est exagérée par la pression au niveau des points de Valleix (signe peu fidèle); on aura en outre le signe de Lasègue (douleur quand, le malade étant couché, on élève le membre laissé dans la rectitude), le signe de Bonnet (douleur dans la flexion et l'adduction de la cuisse). Au contraire, dans la sacro-coxalgie, la douleur s'étend vers la région sacro-lombaire et peut même ne siéger que dans cette dernière région. Elle peut encore s'irradier sur le trajet du nerf crural et de ses branches. Il ne faut pas oublier que, dans le cas d'abcès intrapelvien, une véritable sciatique secondaire peut se surajouter à la sacro-coxalgie. Il faudra donc toujours, dans le cas de sciatique, rechercher les signes propres de la sacro-coxalgie, et notamment les douleurs au niveau de l'articulation sacro-iliaque et les douleurs par rapprochement des crêtes iliaques.

Parmi les affections musculaires, il faut surtout penser au *lumbago*. Ici, la douleur, le plus souvent bilatérale, occupe exclusivement la région lombaire et ne se montre pas au niveau de l'articulation sacro-iliaque, où les pressions par les procédés sus-indiqués, et notamment le rapprochement des crêtes iliaques, ne la réveillent pas. La durée de la maladie est courte. Le *psoïtis* ne tarde pas à amener la position spéciale de la cuisse en flexion sur le bassin, signe qui n'existe pas dans la sacro-coxalgie.

Ce sont surtout les affections ostéo-articulaires qui donnent lieu à des difficultés de diagnostic. On éliminera d'abord les affections localisées à l'os iliaque ou au sacrum sans participation de l'articulation sacro-iliaque. On recherchera les signes d'un *mal de Pott*, lombaire ou sacro-lombaire, douleurs à la pression sur les apophyses épineuses ou transverses, rigidité du segment lombaire, etc. Le diagnostic de la *coxalgie* est plus facile : les douleurs à la pression sur la tête du fémur, la limitation des mouvements de flexion et d'abduction de la cuisse n'existent pas dans la sacro-coxalgie. Au contraire, la douleur par rapprochement des crêtes iliaques est particulière à la sacro-coxalgie.

Tubby insiste sur la ressemblance existant souvent entre la sacro-coxalgie et le simple relâchement de l'articulation sacro-iliaque. Dans les deux cas, la douleur offre les mêmes caractères et la même localisation. Mais ce n'est que chez les femmes qu'on observe ce relâchement. Il n'y a pas de douleur éveillée par le toucher rectal. Du côté douloureux, le membre inférieur paraît raccourci, et la correction de ce raccourcissement suffit pour faire disparaître ou au moins améliorer la douleur. Enfin l'application d'une sangle ou d'une bande adhésive autour du bassin fait disparaître tous les symptômes.

Pronostic. — Chez les enfants, le pronostic serait moins sévère que chez les adultes. Dans les formes sèches, le nombre des guérisons est beaucoup plus élevé (91 p. 100, Tubby). Au contraire, dans les formes suppurées, la guérison est exceptionnelle et ne s'obtient que par une intervention. Mais, s'il s'est produit des fistules, et particulièrement si ces fistules se sont infectées secondairement, la terminaison est presque fatalement mauvaise.

Quand la guérison survient, il se fait presque toujours une ankylose de l'articulation sacro-iliaque. Cette ankylose n'offre aucun inconvénient immédiat. Chez les sujets jeunes appartenant au sexe féminin, il ne faut pas oublier que cette ankylose peut présenter, au point de vue obstétrical, de graves dangers (Tubby).

Traitement. — Au début, on se contentera du repos au lit, ou mieux du repos avec immobilisation, soit dans une gouttière de Bonnet, soit dans une claie de Piéchaud, soit dans un lit plâtré. Sayre se contente d'immobiliser le membre inférieur et le pelvis du côté malade dans un spica plâtré, et de surélever le membre sain sur lequel on permet la marche avec des béquilles. La nuit, on applique l'extension continue. Quand il y a un abcès, on le traite par la ponction aspiratrice et l'injection des liquides modificateurs, éther iodoformé, huile iodoformée ou liquide de Calot. Dans le cas de fistule, on procédera, si c'est possible, au curettage des parties osseuses et molles malades. Ollier, Delbet, Schede ont pratiqué l'*ablation* totale de l'articulation malade. Rieder a même enlevé l'os iliaque en totalité.

TABLE DES MATIÈRES

1235-12. — Corbeil. Imprimerie Crété.

LIBRAIRIE J.-B. BAILLIÈRE et FILS, 19, rue Hautefeuille, à Paris

Bibliothèque de Thérapeutique

PUBLIÉE SOUS LA DIRECTION DE

A. GILBERT & **P. CARNOT**

Professeur à la Faculté de médecine de Paris. Membre de l'Académie de Médecine. Médecin de l'Hôtel Dieu.

Professeur agrégé de thérapeutique à la Faculté de médecine de Paris. Médecin de l'Hôpital Tenon.

1909-1913. — 30 volumes in-8, d'environ 500 pages, illustrés de nombreuses figures.

1re Série. — LES AGENTS THÉRAPEUTIQUES.

L'Art de Formuler, par le professeur Gilbert. 1 vol.............................
Technique thérapeutique médicale, par le Dr Milian. 1 vol.
Technique thérapeutique chirurgicale, par les Drs Pauchet et Ducroquet. 1 vol... **15 fr.**
Physiothérapie :
Électrothérapie, par le Dr Nogier. 1 vol.. **10 fr.**
Radiothérapie, Radiumthérapie, Roentgenthérapie, Photothérapie, par les Drs Oudin et Zimmern. 1 vol.. **14 fr.**
Kinésithérapie : Massage, Gymnastique, par les Drs P. Carnot, Dagron, Ducroquet, Nageotte, Cautru, Bourcart, 1 vol.. **12 fr.**
Mécanothérapie, Hydrothérapie, par les Drs Fraikin, de Cardenal, Constensoux, Tissié, Delagenière, Pariset. 1 vol.. **8 fr.**
Crénothérapie (*Eaux minérales*), **Thalassothérapie, Climatothérapie**, par les professeurs Landouzy, Gautier, Moureu, De Launay, les Drs Heitz, Lamarque, Lalesque, P. Carnot. 1 vol.. **14 fr.**
Médicaments chimiques et végétaux, par le Pr Pic, les Drs Bonnamour et Imbert. 2 vol.
Opothérapie, par le Dr P. Carnot. 1 vol.. **12 fr.**
Médicaments microbiens (*Bactériothérapie, Vaccination, Sérothérapie*), par Metchnikoff, Sacquépée, Remlinger, Louis Martin, Vaillard, Dopter, Besredka, Salimbeni, Dujardin-Beaumetz, Calmette, *2e édit.* 1 vol.......................... **12 fr.**
Régimes alimentaires, par le Dr Marcel Labbé. 1 vol.............................. **12 fr.**
Psychothérapie, par le Dr André Thomas. Introd. du prof. Dejerine. 1 vol...... **12 fr.**

2e Série. — LES MÉDICATIONS.

Médications générales, par les Drs Bouchard, H. Roger, Sabouraud, Sabrazès, Bergonié, Langlois, Pinard, Apert, Maurel, Rauzier, P. Carnot, P. Marie et Clunet, Lépine, Pouchet, Balthazard. A. Rodin et Coyon, Chauffard, Widal et Lemierre. 1 vol.. **14 fr.**
Médications symptomatiques (*Mal. nerv., circulat., génitales et cutanées*), par J. Lépine, Sicard, Guillain, M. de Fleury, Mayor, Jacquet et Ferrand. 1 vol.
Médications symptomatiques (*Mal. digest. hépat., rénales, respiratoires*), par Gilbert, Castaigne, Menetrier. 1 vol.

3e Série. — LES TRAITEMENTS.

Thérapeutique Infectieuse, par les Drs Marcel Garnier, Nobécourt, Noc, Lereboullet. 1 vol.. **12 fr.**
Thérapeutique de la Nutrition et Intoxications, par les Drs Lereboullet, Lœper. 1 vol.
Thérapeutique nerveuse, par les Drs Claude, Lejonne, de Martel. 1 vol.
Thérapeutique des Maladies respiratoires et Tuberculose, par les Drs Hirtz, Rist, Ribadeau-Dumas, Tuffier, Kuss et Martin. 1 vol............................. **14 fr.**
Thérapeutique cardiaque et vasculaire (*Cœur, Vaisseaux, Sang*), par les Drs Josué, Vaquez et Aubertin, Wiart. 1 vol.
Thérapeutique des Maladies digestives, Foie, Pancréas, par les Drs P. Carnot, Combe, Lecène. 1 vol.
Thérapeutique des Maladies urinaires (*Reins, Vessie, Uretère, Organes génitaux de l'homme*), par les Drs Achard, Paisseau et Marion. 1 vol..................... **12 fr.**
Thérapeutique gynécologique et obstétricale par les Drs Jeannin et Guéniot. 1 vol.. **14 fr.**
Thérapeutique des Maladies cutanées et vénériennes, par les Drs Audry, Durand, Nicolas. 1 vol.. **12 fr.**
Thérapeutique articulaire, osseuse et ganglionnaire, par les Drs Marfan, Mouchet, Piatot. 1 vol.
Thérapeutique des Maladies des Yeux, des Oreilles, du Nez, du Larynx, de la Bouche, des Dents, par les Drs Dupuy-Dutemps, Étienne Lombard, M. Roy. 1 vol.

Les volumes parus sont soulignés d'un trait noir.

DIVISION EN FASCICULES

I. — ***Introduction à la médecine des Enfants,*** par les Drs Marfan, Andérodias, Cruchet. 480 p., 81 figures .... 10 fr. »

II. — ***Maladies du Tube digestif,*** par les Drs Cruchet, Rocaz, Méry, Guillemot, Grenet, Fargin-Fayolle, Génévrier, Delcourt, 117 figures. 12 fr. »

III. — ***Maladies de l'Appendice et du Péritoine, du Foie, du Pancréas, des Reins, du Sang, des Ganglions et de la Rate,*** par les Drs Haushalter, Castaigne, Simon et Leenhardt. 89 figures noires et coloriées......... 12 fr. »

IV. — ***Maladies des Appareils circulatoire et respiratoire; Médiastin,*** par les Drs Moussous, Barbier, Guinon, Hallé, Armand-Delille, Zuber, Audeoud, Bourdillon. 101 figures... 16 fr. »

V. — ***Maladies du Tissu cellulaire, des Os, des Articulations et de la Nutrition ; du Système nerveux,*** par les Drs Apert, Cruchet, Carrière. 242 figures........... 16 fr. »

VI. — ***Maladies de la peau et Fièvres éruptives, Art de formuler et formulaire,*** par les Drs Dalous, Dubreuilh, Petges, Weill, Péhu et Aviragnet.

VII. — ***Chirurgie des enfants :*** *Introduction à la chirurgie infantile*, par A. Broca. — *Appareils digestif, cardiaque et pulmonaire*, par Frœlich. — *Organes génito-urinaires*, par A. Broca et Mouchet. — *Larynx, Nez et Oreilles*, par Guisez. — *Œil*, par Terrien. 540 p. avec 235 fig. 14 fr. »

VIII. — ***Chirurgie du Crâne, du Rachis, du Thorax, du Bassin et des Membres, orthopédie,*** par Denucé et Nové-Josserand.............. ... 14 fr. »

Chaque fascicule se vend également ***cartonné*** avec un supplément de 1 fr. 50 par fascicule.

1235. — Corbeil, Imprimerie Crété.

www.ingramcontent.com/pod-product-compliance
Ingram Content Group UK Ltd.
Pitfield, Milton Keynes, MK11 3LW, UK
UKHW012141240726
13966UKWH00001B/103